Michael Linden
Martin Hautzinger
(Hrsg.)

Verhaltenstherapiemanual

7., vollständig überarbeitete und erweiterte Auflage

Michael Linden
Martin Hautzinger
(Hrsg.)

Verhaltenstherapiemanual

7., vollständig überarbeitete und erweiterte Auflage

Mit 16 Abbildungen und 22 Tabellen

Springer

Prof. Dr. Michael Linden
Reha-Zentrum Seehof der Deutschen
Rentenversicherung und Forschungsgruppe
Psychosomatische Rehabilitation an der
Charité Universitätsmedizin Berlin
Lichterfelder Allee 55, 14513 Teltow/Berlin

Prof. Dr. Martin Hautzinger
Eberhard Karls Universität Tübingen
Mathematisch-naturwissenschaftliche Fakultät
Fachbereich Psychologie, Klinische Psychologie und
Psychotherapie
Schleichstr. 4, 72074 Tübingen

ISBN-13 978-3-642-16196-4 Springer-Verlag Berlin Heidelberg New York

Bibliografische Information der Deutschen Nationalbibliothek
Die Deutsche Nationalbibliothek verzeichnet diese Publikation in der Deutschen Nationalbibliografie; detaillierte bibliografische Daten sind im Internet über http://dnb.d-nb.de abrufbar.

SpringerMedizin
Springer-Verlag GmbH
ein Unternehmen von Springer Science+Business Media
springer.de

Planung: Monika Radecki, Heidelberg
Projektmanagement: Michael Barton, Heidelberg
Lektorat: Achim Blasig, Heidelberg
Umschlaggestaltung: deblik Berlin
Fotonachweis Umschlag: © Yuri Arcurs/shutterstock
Satz: Crest Premedia Solutions (P) Ltd., Pune, India

SPIN: 12650200

Gedruckt auf säurefreiem Papier 26/2126 – 5 4 3 2 1 0

Autorenverzeichnis

Barbara Alm, Dr.
Zentralinstitut für Seelische Gesundheit
Klinik für Psychiatrie und Psychotherapie
J5, 68159 Mannheim

Teodoro Ayllon, Prof. Dr.
Georgia State University
Department of Psychology
P.O. Box 5010 Atlanta,
GA 30302-5010
USA

Kai Baumann, Dr. Dipl.-Psych
Reha-Zentrum Seehof der Deutschen Rentenversicherung Bund
Lichterfelder Allee 55
14513 Teltow/Berlin

Gaby Bleichhardt, Dr.
Universität Marburg
Klinische Psychologie und Psychotherapie
Gutenbergstr. 18
35032 Marburg

Lilian Blöschl, Prof. Dr.
Sandwirtgasse 10/2/62
1060 Wien
Österreich

Ernst-Jürgen Borgart, Dr. phil. Dipl.-Psych.
AHG Psychosomatische Klinik Bad Pyrmont
Bombergallee 10
31812 Bad Pyrmont

Michael Borg-Laufs, Prof. Dr.
Hochschule Niederrhein
Fachbereich Sozialwesen
Richard-Wagner-Str.101
41065 Mönchengladbach

Helga Breuninger, Dr.
Breuninger Stiftung GmbH
Breitscheidstr. 8
70174 Stuttgart

Michael H. Bruch, Prof. Dr.
University College London
Research Department of Clinical, Educational and Health Psychology
Gower Street
London WC1E 6BT
England

Walter Burger, Prof. Dr.
Humboldt-Universität Berlin
Medizinische Fakultät
Rudolf -Virchow-Klinikum
Augustenburger Platz 1
13353 Berlin

David D. Burns, Prof. Dr.
Presbyterian Medical Center
Department of Psychiatry
39th and Market Streets
Philadelphia, Pennsylvania 19014
USA

Alex Cole, Dr.
Georgia State University
Department of Psychology
Atlanta, Georgia 30303
USA

Renate de Jong-Meyer, Prof. Dr.
Westfälische Wilhelms-Universität Münster
Institut für Psychologie
Arbeitseinheit Klinische Psychologie und Psychotherapie
Fliednerstr. 21
48149 Münster

Rita de Muynck, Dr.
Kreuzstr. 1
80331 München

Ralf Demmel, HD Dr.
Westfälische Wilhelms-Universität Münster
Psychologisches Institut I
Klinische Psychologie/Psychotherapie und Psychologische Diagnostik
Fliednerstr. 21
48149 Münster

Claus Derra, Dr. med. Dipl. Psych.
Klinik Taubertal
Reha-Zentrum Bad Mergentheim
Ketterberg 2
97980 Bad Mergentheim

Liz Echelmeyer, Dipl.-Psych.
Wichernstr. 5
48147 Münster

Willi Ecker, PD Dr. phil.
Institut für Fort- und Weiterbildung in Klinischer Verhaltenstherapie (IFKV)
Kurbrunnenstr. 21a
67098 Bad Dürkheim

Hans G. Eisert, Dr. phil. Dipl.-Psych.
Schloßgartenstraße 27
69469 Weinheim

Christof T. Eschenröder, Dipl.-Psych.
Treseburger Str. 15
28205 Bremen

Eva-Maria Fahrner-Tutsek, Dr.
Alexander Tutsek-Stiftung
Karl-Theodor-Str. 27
80803 München

Giovanni A. Fava, MD
University of Bologna
Department of Psychology
Viale Berti Pichat 5
40127 Bologna Italien

Peter Fiedler, Prof. Dr.
Universität Heidelberg
Psychologisches Institut
Hauptstr. 47-51
69117 Heidelberg

Jobst Finke, Dr. med.
Hagelkreuz 16
45134 Essen

Steffen Fliegel, Dr.
Gesellschaft für Klinische Psychologie und Beratung
Wolbecker Str. 138
48155 Münster

Renate Gebhardt, Dr. phil.
Caspar-Theyß-Str.16
14193 Berlin

Monika Geibel-Jakobs, Dipl.-Psych. Dr. sc. hum.
Institut für Fort- und Weiterbildung in Klinischer Verhaltenstherapie (IFKV)
Kurbrunnenstr. 21a
67098 Bad Dürkheim

Wolf-Dieter Gerber, Prof. Dr.
Universität Kiel
Institut für Medizinische Psychologie und Medizinische Soziologie
Diesterwegstr. 10-12
24113 Kiel

Tanja Grathwol, Dipl.-Psych.
Eberhard Karls Universität
Klinik für Psychiatrie und Psychotherapie
Osianderstr. 24
72074 Tübingen

Siegfried Grosse, Dr.
Psychotherapeutische Praxis, Lindenstr. 2
35440 Linden

Gunther Haag, Prof. Dr. med. Dipl.-Psych.
Michael-Balint-Klinik
Hermann-Voland-Str. 10
78126 Königsfeld im Schwarzwald

Kurt Hahlweg, Prof. Dr.
Technische Universität Braunschweig
Institut für Psychologie
Humboldtstraße 33
38106 Braunschweig

Iver Hand, Prof. Dr. med.
Vehaltenstherapie Falkenried (MVZ)
Falkenried 7, PF 201861
20208 Hamburg

Juliane Hartmann, Dr.
EOS-Klinik für Psychotherapie
Hammer Str. 18
48153 Münster

Monika Hasenbring, Prof. Dr.
Ruhr-Universität Bochum
Abt. Medizinische Psychologie und Medizinische Soziologie
Universitätsstr. 150
44801 Bochum

Martin Hautzinger, Prof. Dr.
Eberhard Karls Universität
Fachbereich Psychologie, Klinische Psychologie und Psychotherapie
Schleichstr. 4
72074 Tübingen

Thomas Heidenreich, Prof. Dr. phil. Dipl.-Psych.
Hochschule Esslingen
Fakultät Soziale Arbeit, Gesundheit und Pflege
Flandernstr. 101
73732 Esslingen

Dirk Hellhammer, Prof. Dr.
Universität Trier
Fachbereich I - Psychologie
Abt. für Klinische Psychologie und Physiologische Psychologie
Johanniterufer 15
54290 Trier

Nicolas Hoffmann, Dr.
Orber Str. 18
14193 Berlin

Birgit Hofmann, Dr.
Flemmingstr. 4
12163 Berlin

Stephan Hoyndorf, Dipl.-Psych.
Praxis für Verhaltenstherapie
Arminstr. 13
70178 Stuttgart

Gert Kaluza, Prof. Dr.
GKM – Institut für Gesundheitspsychologie
Liebigstr. 31a
35037 Marburg

Thomas Kirn, Dr.
Psychotherapeutische Praxis
Theodor-König-Str.27
48249 Dülmen

Götz Kockott, Prof. Dr. med. Dr. med. habil.
Technische Universität München
Psychiatrische Klinik und Poliklinik
Ismaninger Str. 22
81675 München

Hans-Christian Kossak, Dr. phil. Dipl.-Psych.
Schnatstr. 25
44795 Bochum

Birgit Kröner-Herwig, Prof. Dr.
Universität Göttingen
Georg-Elias-Müller-Institut für Psychologie
Abt. Klinische Psychologie und Psychotherapie
Goßlerstr. 14
37073 Göttingen

Anton-Rupert Laireiter, Ao. Univ. Prof. Dr.
Universität Salzburg
Fachbereich Psychologie
Hellbrunner Str. 34
5020 Salzburg Österreich

Diane Lange, Dr.
EOS Klinik für Psychotherapie
Hammer Str. 18
48153 Münster

Gerhard W. Lauth, Prof. Dr.
Universität Köln
Heilpädagogische Fakultät
Klosterstr. 79b
50931 Köln

Arnold A. Lazarus, Prof. Dr.
Rutgers University
Graduate School for Applied and Professional Psychology
New Brunswick, New Jersey 08903
USA

Heinz Liebeck, Dr.
Lindenhof 1
37127 Dransfeld

Michael Linden, Prof. Dr. med. Dipl.-Psych.
Charité Universitätsmedizin Berlin
Reha-Zentrum Seehof der Deutschen Rentenversicherung und Forschungsgruppe Psychosomatische Rehabilitation
Lichterfelder Allee 55
14513 Teltow/Berlin

Bernd Lörch, Priv.-Doz., Dr. phil.
Praxis für Psychotherapie, Beratung und Supervision
Im Hirschmorgen 42
69181 Leimen

Rainer Lutz, Dr. rer. nat.
Philipps-Universität Marburg
Fachbereich Psychologie
Gutenbergstr. 18
35032 Marburg

Andreas Maercker, Prof. Dr. Dr.
Universität Zürich
Fachrichtung Psychopathologie und Klinische Intervention
Binzmühlestr. 14, Box 17
8050 Zürich Schweiz

Rolf Meermann, Prof. Dr. med. Dipl.-Psych.
AHG Psychosomatische Fachklinik Bad Pyrmont
Bombergallee 11
31812 Bad Pyrmont

Gunther Meinlschmidt, Dr.
Universität Basel
Abteilung für Klinische Psychologie und Psychotherapie
Birmannsgasse 8
4055 Basel Schweiz

Thomas D. Meyer, Prof. Dr.
Newcastle University
Institute of Neuroscience, Doctorate in Clinical Psychology
Ridley Building
NEWCASTLE UPON TYNE, NE1 7RU
United Kingdom

Victor Meyer, Prof. Dr.,†

Johannes Michalak, PD Dr.
Ruhr-Universität Bochum
Fakultät für Psychologie
Klinische Psychologie und Psychotherapie
Universitätsstr. 150
44780 Bochum

Wolfgang H. R. Miltner, Prof. Dr.
Friedrich-Schiller-Universität Jena
Fakultät für Sozial- und Verhaltenswissenschaften
Abt. f. Biologische u. Klinische Psychologie
Am Steiger 3, Haus 1
07743 Jena

Raymond W. Novaco, Prof. Dr.
University of California
Department of Psychology
School of Psychology
Irvine, California 92697
USA

Milton Perry, Prof. Dr.
University of Washington
Department of Psychology
Seattle, Washington 98115
USA

Franz Petermann, Prof. Dr.
Universität Bremen
Zentrum für Klinische Psychologie und Rehabilitation
Grazer Str. 6
28359 Bremen

Ulrike Petermann, Prof. Dr.
Universität Bremen
Zentrum für Klinische Psychologie und Rehabilitation
Lehrstuhl Klinische Kinderpsychologie
Grazer Str. 6
28359 Bremen

Jörg Petry, Dr.
Allgemeine Hospitalgesellschaft
Helmholtzstr. 17
40215 Düsseldorf

Ulrich Pfingsten Dr.
Universität Bielefeld
Fakultät für Psychologie und Sportwissenschaft
Abt. für Psychologie AE 11
»Klinische Psychologie und Psychotherapie«
Postfach 10 01 31
33501 Bielefeld

Hans S. Reinecker, Prof. Dr.
Otto-Friedrich-Universität
Klinische Psychologie und Psychotherapie
Markusplatz 3
96047 Bamberg

Winfried Rief, Prof. Dr.
Philipps-Universität Marburg
Klinische Psychologie und Psychotherapie, Psychotherapie-Ambulanz
Gutenbergstr. 18
35032 Marburg

Dieter Riemann, Prof. Dr.
Universitätsklinikum Freiburg
Universitätsklinik für Psychiatrie und Psychosomatik
Abt. für Psychiatrie und Psychotherapie mit Poliklinik
Hauptstr. 5
79104 Freiburg

Eckhard Roediger, Dr.
Institut für Schematherapie-Frankfurt
Alt-Niederursel 53
60439 Frankfurt a. M.

Barbara Romero, Dr. phil.
Neurologische Klinik
Bad Aibling, Alzheimer Therapiezentrum
Kolbermoorer Str. 72
83043 Bad Aibling

Wolfgang L. Roth, Dr.
Universität Trier
Fachbereich I - Psychologie
Abt. Klinische Psychologie, Psychotherapie und Wissenschaftsforschung
54286 Trier

Rainer Sachse, Prof. Dr.
Institut für Psychologische Psychotherapie
Prümerstr. 4
44787 Bochum

Jack Sandler, Prof. Dr.
University of South Florida
4202 E. Fowler Avenue
Tampa, Fl 33620
USA

Angelika A. Schlarb, Dr.
Eberhard Karls Universität
Fachbereich Psychologie, Klinische Psychologie und Psychotherapie
Schleichstr. 4
72074 Tübingen

Stefan Schmidtchen, Prof. Dr.
Universität Hamburg
Psychologisches Institut II
Von-Melle-Park 5
20146 Hamburg

Brigitte Schröder, Dr. Dipl.-Psych.
Psychologische Psychotherapeutin
Petershagener Str. 11
38259 Salzgitter

Jona Schultze, Dipl.-Psych.
Freie Universität Berlin
Institut für Klinische Psychologie
Habelschwerdter Allee 45
14195 Berlin

Ulrich Schweiger, Prof. Dr. med.
Universität zu Lübeck
Klinik für Psychiatrie und Psychotherapie
Ratzeburger Allee 160
23538 Lübeck

Valerija Sipos, Dr. phil. Dipl.-Psych.
Universität zu Lübeck
Klinik für Psychiatrie und Psychotherapie
Ratzeburger Allee 160
23538 Lübeck

Esther Sobanski, PD Dr. med.
Zentralinstitut für Seelische Gesundheit
Klinik für Psychiatrie und Psychotherapie
J5, 68159 Mannheim

Rainer F. Sonntag, Dr. med.
Praxis für Psychiatrie und Psychotherapie
In der Wüste 18
57462 Olpe

Gert-Walter Speierer, Prof. Dr. med. Dipl.-Psych.
Universität Regensburg
Naturwissenschaftliche Fakultät III
Institut für Medizinische Psychologie
Postfach 93040
Regensburg

Harlich. H. Stavemann, Dr.
IVT - Institut für Integrative Verhaltenstherapie e.V.
Osterkamp 58
22043 Hamburg

Joachim Stechow, Dr.
Heylstraße 31
10825 Berlin

Harry Stegat, Prof. Dr.
STERO - Medizinische Geräte
Prof. Dr. H. Stegat GmbH & Co. KG
Heroldstr. 14E
48163 Münster

Martin Stegat,
Am Berler Kamp 5
48167 Münster

Rolf-Dieter Stieglitz, Prof. Dr. rer.nat.
Universitäre Psychiatrische Kliniken UPK
Wilhelm Klein-Strasse 27
4025 Basel Schweiz

Christian Stiglmayr, Dr.
Arbeitsgemeinschaft Wissenschaftliche Psychotherapie Berlin
AWP-Berlin
Bundesring 58
12101 Berlin

Lilo Süllwold, Prof. Dr.
Niedenau 49
60325 Frankfurt/ Main

Serge K. D. Sulz, Prof. Dr. phil. Dr. med. Dipl.-Psych.
FA Psychiatrie und Psychotherapie - Psychoanalyse
FA Psychosomatische Medizin, Kinder- und Jugendlichenpsychotherapeut
Nymphenburger Str. 185
80634 München

Gerry S. Tyron, Prof. Dr.
Fordham University
Counseling Center
Rose Hill Campus
Bronx, NY 10458
USA

Rüdiger Ullrich, Dr. med. Dipl.-Psych.
Kreuzstr. 1
80331 München

Daniela Victor, Dr. phil. Dipl.-Psych.
EOS-Klinik für Psychotherapie
Hammer Str. 18
48153 Münster

Matthias von Aster, Dr.
Bezirkskrankenhaus Landshut
Klinik für Kinder- und Jugendpsychiatrie und -psychotherapie
Professor-Buchner-Str. 22
84034 Landshut

Michael von Aster, Prof. Dr. med. Dipl.-Päd.
DRK Kliniken Berlin Westend
Klinik für Kinder- und Jugendpsychiatrie
Psychotherapie und Psychosomatik
Spandauer Damm 130
14050 Berlin

Liane Vorwerk, Dr. phil.
Friedrich-Schiller-Universität Jena
Abt. f. Biologische u. Klinische Psychologie
Am Steiger 3, Haus 1
07743 Jena

Horst Waschulewski-Floruß, Prof. Dr.
MTO Psychologische Forschung und Beratung GmbH
Schweikardtstr. 5
72072 Tübingen

Michael Wenz, Dipl.-Psych.
Neurologische Klinik Bad Aibling, Alzheimer Therapiezentrum
Kolbermoorer Str. 72
83043 Bad Aibling

Sarah Weusthoff, Dipl.-Psych.
Technische Universität Braunschweig
Institut für Psychologie
Humboldtstraße 33
38106 Braunschweig

Martina Wolf, Dr.
Eberhard Karls Universität
Klinik für Psychiatrie und Psychotherapie
Osianderstr. 24
72074 Tübingen

Ulrike Worringen, Dr.
Deutsche Rentenversicherung Bund
Abteilung Rehabilitation
Dezernat 8023, Sachgebiet Psychologie und Gesundheitstraining
10704 Berlin

Isabel Wunschel, Dr.
St. Joseph-Krankenhaus Berlin-Weißensee
Gartenstr.1-5
13088 Berlin

Jeffrey Young, Dr.
Cognitive Therapy Centers of New York and Fairfield Country
New York, New York 10013
USA

Dirk Zimmer, Prof. Dr. phil. Dipl.-Psych.
Tübinger Akademie für Verhaltenstherapie
David-von-Stein-Weg 26
72072 Tübingen-Bühl

Hans J. Znoj, Prof. Dr. phil.
Universität Bern
Psychologisches Institut
Gesellschaftsstrasse 49
3012 Bern Schweiz

Doris Zubrägel, Dipl.-Psych.
Praxis für Psychotherapie
Wachsmuthstr. 23
13467 Berlin

Grundlagen

Psychotherapie, Verhaltenstherapie und Therapietechniken

N. Hoffmann

1.1 Psychotherapie

Unter Psychotherapie versteht man eine besondere Form zwischenmenschlicher Interaktion, bei der ein Therapeut mit Mitteln der verbalen und nonverbalen Kommunikation, gelegentlich unter Einbezug von Apparaten einen oder mehrere Patienten in ihrem Verhalten, ihren Einstellungen oder Denkweisen beeinflusst. So ist Psychotherapie als die Form sozialer Einflussnahme anzusehen, die charakterisiert ist durch

- einen professionellen Helfer, dessen Ausbildung und Fertigkeiten vom Patienten und seinem sozialen Milieu anerkannt werden,
- einen Patienten, der in der Regel positive Erwartungen an die Hilfe des Therapeuten hat,
- eine beschränkte Anzahl an Kontakten, mehr oder weniger in Anlehnung an bestimmte fachliche Regeln, strukturierte Kontakte,
- einen therapeutischen Auftrag und ein klar benennbares Behandlungsziel sowie
- ein definiertes Set an operationalisierbaren Behandlungsinterventionen.

Psychotherapie ist eine Form der Krankenversorgung. Gelegentlich sind die Grenzen zu pädagogischen Maßnahmen oder zu religiöser Einflussnahme fließend.

1.2 Basale Therapiefaktoren

Akzeptiert man die Auffassung, dass Psychotherapie primär in einer bestimmten Beziehung zwischen den Beteiligten besteht (also vom Therapeuten aus gesehen in der therapeutischen Intention und in einem inneren Wohlwollen dem Patienten gegenüber, von dessen Seite aus gesehen in der Hoffnung auf Erfolge und im Akzeptieren des Therapeuten in seiner Funktion), so stellt sich die Frage, ob sich diese Faktoren per se positiv auf den Therapieausgang auswirken und darüber hinaus, ob sie ausreichen, um die gewünschten Veränderungen zu bewirken.

Zum ersten Problem liegt eine Reihe von Forschungsergebnissen vor. Sie betreffen die Wirkung sog. basaler Therapiefaktoren. Darunter werden solche verstanden, die den Therapieprozess beeinflussen können, ohne selbst definierter Bestandteil einer bestimmten Intervention zu sein. Sie betreffen die gegenseitigen Haltungen von Therapeut und Patient, d. h. den zwischenmenschlichen Kontext, in dem Psychotherapie sich abspielt. Man ist sich heute darüber einig, dass diese Faktoren eine eminente Rolle bei jeder Form von Psychotherapie spielen, wobei es dennoch recht unterschiedliche Einschätzungen ihrer relativen Bedeutung gibt. Doch es ist genauso erwiesen, dass ihre Wirkung in den meisten Fällen nicht ausreicht, um die in der Therapie angestrebten Ziele zu gewährleisten.

Neben diesen grundlegenden Bedingungen, die offensichtlich für jede Psychotherapiesituation zutreffen, unterscheiden sich einzelne Ansätze durch spezifische Handlungsanweisungen der Therapeuten bei verschiedenen Problemstellungen.

Damit ist einmal die Strategie gemeint, die für die gesamte Herangehensweise an die Probleme typisch ist, ein andermal die Einzelbestandteile der Intervention, die Therapietechniken. Sie bilden, zusammen mit dem Menschenbild und der Psychopathologietheorie, das Spezifikum jeder Therapieschule.

1.3 Verhaltenstherapie: allgemeine Strategie

Die Verhaltenstherapie ist ein Psychotherapieansatz, der Eingang in die Krankenversorgung gefunden hat, weil seine Wirksamkeit bei vielen psychischen Krankheiten und Problemen hinreichend belegt ist (Reinecker, 2005; Margraf & Schneider, 2009). Ihre Strategie ist eingebettet in eine kontinuierliche Analyse der Problemlage und der Motivation des Patienten sowie der Beziehung zwischen ihm und dem Therapeuten. Zu gegebener Zeit, wenn die Bedingungen des einzelnen Falles hinreichend geklärt scheinen, erfolgt die Therapieplanung, bei der in Kooperation mit dem Patienten möglichst klare Zielsetzungen für die Therapie festgelegt werden und eine Indikation für spezifische Verfahren getroffen wird. Der letzte Schritt beinhaltet dann die Durchführung der Therapie (sprich: die Anwendung der ausgewählten Techniken) sowie den Versuch, erzielte positive Veränderungen zu stabilisieren.

Dieses Rahmenkonzept macht die Verhaltenstherapie zu einer besonders flexiblen und patientengerechten Vorgehensweise.

1.4 Verhaltenstherapeutische Techniken

In frühen Bestimmungsversuchen der Verhaltenstherapie wurde gelegentlich die These vertreten, sie sei »angewandte Wissenschaft«, d. h. die einzelnen Interventionen ergäben sich zwangsläufig aus der Anwendung der Psychologie als Wissenschaft auf bestimmte Problembereiche. Bereits Westmeyer (1978) hat eindringlich auf die wissenschaftstheoretischen Schwierigkeiten hingewiesen, die diese Auffassung mit sich bringt. Damit stellt sich die Frage nach dem Ursprung der schon zur Verfügung stehenden Verfahren und nach der Möglichkeit, innovative Vorgehensweisen in Zukunft zu entwickeln. Eine Bestandsaufnahme der aktuellen Praxis ergibt, dass die angewandten Verfahren recht unterschiedlicher Provenienz sind.

- Grundwissenschaftliche Theorien können als Heuristik fungieren. Trotz der oben genannten Einwände gegen Verhaltenstherapie als angewandte Wissenschaft bleibt unbestritten, dass grundwissenschaftliche Aussagen die Formulierung von »technologischen Regeln« nahe legen. Diese geben dann an, bei welcher Problemstellung und Diagnose welche Vorgehensweise erfolgreich sein könnte. Allerdings müssen die so gewonnenen Empfehlungen in Bezug auf ihre Praktikabilität und Wirksamkeit untersucht werden.
- Die Prinzipien einer Therapietechnik können auf Alltagserfahrungen basieren. So macht man sich z. B. beim Verfahren der sog. Zeitprojektion (▶ Kap. 68) die Beobachtung zunutze, dass Personen, die erhöhten Belastungen ausgesetzt sind oder an einem Stimmungstief leiden, sich oft selbst dadurch helfen, dass sie zu Tagträumen Zuflucht nehmen, in denen sie erfolgreich sind oder für sie angenehme Ereignisse eintreten. So existiert sicherlich in allen Kulturkreisen eine Fülle an vorwissenschaftlichen Erfahrungen und Beobachtungen, auch im Umgang mit psychischen Problemen, die noch auf ihre Auswertung und Nutzbarmachung zu Psychotherapiezwecken warten und zu interessanten klinischen Innovationen führen könnten.
- Eine Technik kann aus der klinisch-therapeutischen Erfahrung entstehen. Lazarus und Davison (1977) haben gezeigt, wie sich aus Enttäuschungen von Therapeuten heraus die Suche nach neuen Verfahren ergibt und damit beträchtliche Fortschritte erzielt werden. Oft lässt sich der Therapeut dabei von seinen Lieblingstheorien leiten. Dennoch soll sich eine einfühlsame Untersuchung des psychotherapeutischen Geschehens am besten daran orientieren, was Therapeuten tun, und erst in zweiter Linie nach den Gründen fragen, die sie zur Rechtfertigung ihres Handelns geben. In der Tat können sich Techniken als wirksam erweisen, die nicht im Entferntesten mit den theoretischen Vorstellungen zu tun haben, aus denen sie hervorgegangen sind.

- Techniken können aus Modifikationen und Verfeinerungen schon existierender Verfahren heraus entwickelt werden. Am Beispiel der systematischen Desensibilisierung (▶ Kap. 59) lässt sich zeigen, welche Ausweitungen und Abwandlungen eine Methode dadurch erfahren kann, dass man versucht, sie an neue Probleme zu adaptieren oder einzelne Elemente neu miteinander zu kombinieren.

1.5 Funktion von Therapietechniken

Es bleibt zweifelhaft, ob angesichts der heutigen Praxis überhaupt von einer halbwegs einheitlichen Anwendung von Therapietechniken in der Verhaltenstherapie gesprochen werden kann. Vieles von dem, was unter einer bestimmten Bezeichnung kursiert, hat in der konkreten Realisierung kaum mehr als den Namen gemeinsam. Die meisten Verfahren stellen vielmehr Rahmenkonzeptionen dar, die dem individuellen Agieren des einzelnen Therapeuten sehr viel Spielraum lassen. Dieser Rahmen kann von der individuellen Phantasie und Geschicklichkeit des einzelnen Praktikers durchaus gewinnbringend ausgefüllt werden, wenn es darum geht, meist unter »Laborbedingungen« entwickelte Standardvorgehensweisen zu »individualisieren«, d. h. an die Notwendigkeiten des Einzelfalles anzupassen. Das ist im Großen und Ganzen sicherlich ein Vorteil, doch werden Effektivitätsvergleiche dadurch schwierig. Der Versuch, unter bestimmten Bedingungen bewährte Verfahren **in ihrer Grundstruktur** möglichst exakt und nachvollziehbar zu beschreiben, ist deshalb von besonderer Bedeutung.

Der Psychotherapietechnik kommt, unabhängig von allen Einschränkungen und Vorbehalten, nach wie vor eine zentrale Bedeutung im Therapieprozess zu. Aus der Sicht des Patienten, der oft das starke Bedürfnis hat, dass »etwas passiert«, stellt die Arbeit mit speziellen Techniken häufig das eigentliche Ereignis in der Psychotherapie dar. Man hat in der Praxis oft den Eindruck, dass, abgesehen von der spezifischen Wirkung in Teilbereichen, auch die basalen Therapiefaktoren erst dann voll wirksam werden, wenn der Patient erfährt, dass seine Probleme mittels spezieller Techniken angegangen werden. In diesem Sinne hat die Anwendung jeder Technik auch einen Placebocharakter, wobei es jedoch selbstverständlich ist, dass ihr ein hoher Effektivitätswert erst dann zugeschrieben werden kann, wenn sie erwiesenermaßen darüber hinaus zu positiven Ergebnissen führt.

Für die Psychotherapeuten sind Techniken von mehrfacher Bedeutung. Sie stellen gewissermaßen das Produkt dar, in dem sich die Erfahrungen und Forschungsergebnisse anderer Therapeuten in einer übersichtlichen, handhabbaren und erlernbaren Form niederschlagen. Darüber hinaus bietet ein solides, gut beherrschtes und vielfältiges Repertoire an Einzeltechniken die Sicherheit, die der Therapeut absolut benötigt, um sich dem Patienten als Menschen voll und ganz zuwenden zu können. Das ist nach wie vor das Wichtigste bei jeder Form von Psychotherapie.

Bewährte und reproduzierbare, aber auch flexibel anpassbare Techniken können Psychotherapie ein Stück weit zum soliden, erlernbaren Handwerk machen, weg von schwer nachvollziehbarer Kunst oder von Narrenfreiheit.

Literatur

Hautzinger, M. (2001). *Kognitive Verhaltenstherapie bei psychischen Störungen* (3. Aufl.). Weinheim: Beltz/PVU.

Lambert, M. (2006). *Bergin and Garfield's handbook of psychotherapy and behavior change* (6th edn.). New York: Wiley.

Lazarus, A. & Davison, G. (1977). Klinische Innovation in Forschung und Praxis. In H. Westmeyer & N. Hoffmann (Hrsg.), *Verhaltenstherapie: Grundlegende Texte* (S. 144–165). Hamburg: Hofmann & Campe.

Margraf, J. & Schneider, S. (2009). *Lehrbuch der Verhaltenstherapie*. Heidelberg: Springer.

Reinecker, H. (2005). *Grundlagen der Verhaltenstherapie*. Weinheim: Beltz/PVU.

Westmeyer, H. (1978). Wissenschaftstheoretische Grundlagen klinischer Psychologie. In U. Baumann, H. Berbalk & G. Seidenstücker (Hrsg.). *Klinische Psychologie. Trends in Forschung und Praxis* (S. 108–133). Bern: Huber.

Indikation und Behandlungsentscheidungen

P. Fiedler

2.1 Allgemeine Beschreibung

Bei welchen Patienten soll welche Therapiemethode in welchem Behandlungssetting durchgeführt werden? Unter welchen spezifischen Bedingungen ist einem Patienten die Einzelbehandlung zu empfehlen, unter welchen anderen Bedingungen ist eine Therapie in der Gruppe vorzuschlagen? Wäre es nicht vielleicht sinnvoller, die Angehörigen oder sogar die ganze Familie an der Therapie zu beteiligen? Diese Indikationsfragen, ob überhaupt und – wenn ja – welche Art Therapie bei einem Patienten durchgeführt werden sollte, sind zumeist bereits vielfältig vorerwogen worden, wenn der Patient zum Psychotherapeuten kommt. Vieles wird dabei durch die Eigenarten und Strukturen des Lebensumfeldes des Patienten und des Gesundheitssystems vorweg entschieden: angefangen durch Ratschläge der Verwandten und Bekannten, häufig weiter gesteuert durch sog. »halbprofessionelle Helfer« wie Pfarrer oder Bedienstete der Gesundheitsdienste, bis hin zum Hausarzt, der schließlich zumeist als erster Fachmann konsultiert wird. Oft sind es Irrwege durch viele Instanzen des Versorgungssystems, bis schließlich die Indikation zur Psychotherapie durch einen Psychotherapeuten selbst gestellt wird. Da viele dieser Voraberwägungen nicht fachlich-rational getroffen werden, ist die Entscheidung des Psychotherapeuten, bei einem Patienten eine psychologische Behandlung durchzuführen, wohl zwingend stets erneut – und möglichst unabhängig von den (zumeist in Form einer Überweisung) vorliegenden Vorabindikationen – zu begründen.

2.2 Selektive Indikation: Entscheidung zur Psychotherapie

Die selektive Indikation betrifft die Frage, ob und welche Art Psychotherapie bei einem Patienten indiziert ist. Dabei sind normalerweise mindestens 4 Fragen abzuklären:

- **1. Ist bei dem jeweiligen Patienten mit seiner jeweils gegebenen spezifischen Problematik eine Psychotherapie überhaupt indiziert?**

Indikative Entscheidungen sind nicht unabhängig vom jeweiligen sozialen, kulturellen und gesellschaftlichen Kontext des Patienten und des Therapeuten zu treffen. In der Psychotherapie geht es zumeist um eine Veränderung der persönlichen Lebensgestaltung der Menschen, die um therapeutische Hilfe nachsuchen. Dabei unterscheiden sich die jeweils möglichen Therapieangebote z. T. erheblich in grundlegenden Wert- und Zielvorstellungen (vgl. Senf & Broda, 2005). Die Frage also, welche Form der psychosozialen Hilfestellung bei einem Patienten geeignet scheint, beinhaltet deshalb immer zugleich eine Reihe wesentlicher Wertentscheidungen. Diese müssten günstigenfalls ausführlich vorab mit dem Patienten besprochen werden (z. B. die Frage realistischer Therapieerwartungen, Unterschiede der Ansprüche des Patienten vs. seiner Angehörigen an einen Therapieerfolg o. Ä.). In der Folge solcher Gespräche über mögliche Therapieziele könnte sich ergeben, dass eine Psychotherapie nicht mehr sinnvoll und notwendig ist. Bei vielen Menschen, die um psychotherapeutische Hilfe nachsuchen, stellt sich zunächst die Frage, ob deren Probleme auf ungenügende Kenntnisse und Wissensdefizite zurückgeführt werden können. Für die meisten psychosozialen Probleme stehen in solchen Fällen Spezialisten in einem inzwischen weit gefächerten System der psychosozialen Beratung zur Verfügung (Fiedler, 1992). Kommt hinzu, dass die Betroffenen entsprechende Hilfsangebote zumeist kostenlos in Anspruch nehmen können, weil ihr Beratungsanspruch gesetzlich verankert ist (z. B. im Kinder- und Jugendhilfegesetz und in der Bundessozialgesetzgebung). Dies betrifft insbesondere die Beratung in Fragen der

- Erziehung,
- Familie,
- Partnerschaft,
- Trennung und Scheidung,
- schulischen und beruflichen Laufbahnplanung,
- ungewollten Schwangerschaft,
- Ausübung der Personensorge

sowie die Beratung von

- Pflegern,
- Vormündern und
- Behinderten sowie
- Fragen der persönlichen Hilfeleistung im Rahmen der Sozialhilfe.

Die Notwendigkeit einer zusätzlichen Psychotherapie ist in solchen Fällen günstig erst nach erfolgter Beratung und mit dem Beratungsspezialisten zu entscheiden (Fiedler, 2008).

2. Ist die vom jeweiligen Therapeuten vertretene Therapierichtung für die Behandlung der jeweiligen Probleme des Patienten geeignet?

Die Entscheidung für ein bestimmtes psychotherapeutisches Verfahren kann immer nur mit Blick auf die jeweils betroffene Person in ihrer konkreten Lebenssituation unter Berücksichtigung all ihrer individuellen Besonderheiten getroffen werden. Leider ist mit der Überweisung an einen Psychotherapeuten in praxi diese Frage nach der sog. schulspezifischen Indikation weitgehend vorentschieden.

Psychotherapeuten sind meist bestimmten Therapierichtungen verpflichtet. Angesichts des nach wie vor gegebenen »Omnipotenzanspruchs« praktisch aller Therapieschulen wird bislang nur in Ansätzen in der jeweiligen Therapeutenausbildung auf die spezifischen alternativen Behandlungskonzepte Bezug genommen. Die Frage, ob die Überweisung an einen Fachkollegen nicht möglicherweise die bessere Behandlungsperspektive eröffnen könnte, sollte dennoch bei jeder selbstkritischen Prüfung des Einzelfalls mit beantwortet werden. Einige Leitlinien dazu werden weiter unten im Rahmen der differenziellen Indikationsentscheidungen angegeben.

3. Ist bei dem jeweiligen Patienten mit seiner jeweils gegebenen Problematik eine selektive Indikation zur Verhaltenstherapie sinnvoll?

Es ist vor allem einigen entscheidenden Verbesserungen in der psychiatrischen Diagnostik zu verdanken, dass zunehmend störungsspezifische Behandlungskonzepte entwickelt wurden und werden. Vor allem in der Verhaltenstherapie gibt es heute für die meisten eindeutig definierbaren Störungsbilder differenziert ausgearbeitete und gut evaluierte Behandlungsprogramme, die zumeist bereits in Manualform vorliegen (vgl. die Beispiele in Abschn. IV dieses Buches).

Die Entwicklung und Evaluation verhaltenstherapeutischer Behandlungsprogramme wurde jedoch auch noch an störungsübergreifenden Aspekten ausgerichtet, wie z. B. an demographischen Merkmalen oder an Problemen, die innerhalb unterschiedlicher Störungsbereiche ätiologie- und zielrelevant sind (wie z. B. an Störungen des zwischenmenschlichen Beziehungsverhaltens, zur Verbesserung der sozialen Kompetenz im Bereich der Rehabilitation körperlicher Erkrankungen und chronifizierter psychischer Störungen; konkrete Beispiele in Abschn. III dieses Buches). Im Bereich der Körpermedizin und Psychosomatik schließlich hat die Verhaltenstherapie (als Verhaltensmedizin) eine wesentliche Funktion der psychotherapeutischen Adjuvanz und Ergänzung der medizinischen Standardversorgung übernommen (z. B. mit Hilfen zur Krankheitsbewältigung bei gastrointestinalen, kardiovaskulären, dermatologischen und respiratorischen Störungen; Beispiele in Abschn. IV dieses Buches).

Da insbesondere die störungsspezifischen Behandlungskonzepte zumeist in der Verhaltenstherapieforschung entwickelt und evaluiert wurden, ist eine selektive Indikation zur Verhaltenstherapie immer dort sinnvoll, wo die psychischen Störungen der Patienten im Sinne aktueller Diagnosegepflogenheiten eindeutig definierbar sind.

- **4. Sind unabhängig oder ergänzend zur Psychotherapie weitere Möglichkeiten psychosozialer Hilfeleistung sinnvoll oder sogar notwendig?**

In vielen Fällen ist die Psychotherapie nur eine von mehreren Möglichkeiten, die zur Änderung der Probleme, die den Patienten in die Psychotherapie geführt haben, in Betracht gezogen werden müssen. Sind z. B. körperliche Ursachen für die Entstehung und Aufrechterhaltung psychischer Störungen nicht auszuschließen, ist die konsultierende Kooperation des Psychotherapeuten mit einem Fachmediziner selbstverständlich. Eine Reihe von Problemen erfordert zwingend die Hinzuziehung weiterer Spezialisten oder die Ergänzung der Psychotherapie um eigenständige Behandlungsanteile: So wird in der Behandlung des pathologischen Spielens, das die Betroffenen häufig in eine extreme Verschuldungsnotlage geführt hat, die begleitende Beratung eines speziell mit dem Problem der Entschuldung vertrauten Sozialarbeiters oder sogar Juristen erforderlich. Im Bereich der Behandlung schwerer psychischer Störungen (wie z. B. der Schizophrenie) kann an die Einrichtung und Durchführung parallel laufender Angehörigengruppen oder zeitgleich laufender (psychoedukativer) Familientherapien gedacht werden. Im Bereich der Behandlung von Alkohol- und Drogenabhängigkeit wird allgemein die frühzeitige Integration der Patienten in bestehende Selbsthilfegruppen (anonyme Alkoholiker, Blaukreuz etc.) als wesentliche Ergänzung psychotherapeutischer Maßnahmen betrachtet. Schließlich kann die Psychotherapie in Institutionen (Psychiatrie, Heimerziehung, Strafvollzug) eine wesentliche Steuerungsfunktion innerhalb rehabilitativer Maßnahmen zur Absicherung des Übergangs von einer psychoedukativ-stützenden Behandlung hin zur Selbstbehandlung und Selbstversorgung durch die Betroffenen einnehmen (z. B. beim Eintritt in therapeutische Wohngemeinschaften oder bei der Wiederaufnahme beruflicher Tätigkeiten).

2.3 Differenzielle Indikation: Behandlungsrahmen und Behandlungssetting

Die differenzielle Indikation betrifft die Entscheidung, welches therapeutische Vorgehen und welches konkrete Behandlungssetting bei den jeweils gegebenen Problemstellungen eines Patienten die besten Behandlungseffekte versprechen könnten. Da sich die meisten Kapitel dieses Psychotherapiemanuals ausschließlich mit Aspekten differenzieller Entscheidungen in der Psychotherapie befassen, soll hier auf einige Probleme eingegangen werden, die die Auswahl eines geeigneten Behandlungssettings betreffen. Dies ist vor allem die Frage danach, ob die Therapie mit dem Patienten ambulant oder stationär, bzw. ob und wann sie mit ihm möglichst alleine (Einzelbehandlung) durchgeführt werden sollte, bzw. ob und wann man an eine Erweiterung des Personenkreises denken sollte, der an den Behandlungsmaßnahmen beteiligt werden könnte (z. B. als Gruppen-, Angehörigen- oder Familientherapie). Es haben sich folgende Problemstellungen als besonders geeignete Begründungskontexte für eine Entscheidungsfindung und für Settingzuweisungen erwiesen (Fiedler, 2008):

Die psychischen Probleme der Patienten stehen in engem Zusammenhang mit akuten traumatischen Erfahrungen und psychosozialen Belastungen.

Akute und posttraumatische Belastungsreaktionen oder auch Anpassungsstörungen werden zumeist durch unerwartete und einschneidende Ereignisse ausgelöst (wie Vergewaltigung, plötzlicher Tod eines Partners, plötzliche Invalidität) und durch eine Unfähigkeit der Betroffenen, angesichts einer überstarken emotionalen Betroffenheit ihnen vertraute Bewältigungsstrategien angemessen einsetzen und nutzen zu können. In vielen Fällen (vor allem bei erfolgten Suizidversuchen bzw. zur Suizidprophylaxe) ist der Behandlung posttraumatischer (z. B. dissoziativer) Störungen im engeren Sinne zunächst eine direkte, vor allem stützende psychotherapeutische Hilfe als sog. Stabilisierungsphase vorzuschalten. Im Vordergrund stehen personenzentrierte Gespräche, in denen auf eher pragmatische Weise versucht wird, den Patienten von seinen emotional existenziellen Verunsicherungen zu entlasten und Weichen für eine Neuorientierung zu stellen. Und im Verlauf der weiteren Behandlung sind über die Symptombehandlung hinaus weiterreichende Interventionen sinnvoll, in denen das soziale Umfeld stärkere Beachtung finden sollte (evtl. als Familien- und Angehörigentherapie): Dabei geht es dort, wo dies möglich ist, vor allem um das Zusammenbringen von Menschen, die in der Familie – gelegentlich auch im Beruf – an der Krisenentwicklung beteiligt waren oder die für eine längerfristige Krisenbewältigung eine Gewähr für soziale Unterstützung und Sicherung bieten können.

Die psychischen Probleme des Patienten resultieren aus antizipierbaren oder bereits bestehenden, vielfach natürlichen Veränderungen im Lebensverlauf.

Es handelt sich dabei zumeist um kritische Phasen der Lebensentwicklung, wie Verlassen des Elternhauses, Elternwerden, Übergang in die Zeit der Berentung, längere Zeiten der Arbeitslosigkeit und Umschulung, lang dauernde und möglicherweise unheilbare Krankheiten. In solchen Fällen kann – auch hier zumeist in der Einzelfallbehandlung – eine eher nüchterne Bestandsaufnahme der jeweiligen Lebensumstände und Lebensentwicklungen und eine gründliche Planung der individuell notwendig werdenden Lebensveränderungen wesentlich zur Stabilisierung der Betroffenen beitragen (möglicherweise unter Einbezug oder zeitgleichen Nutzung einer geeigneten Fachberatung).

Zentral für eine Arbeit mit Lebenskrisen ist also das sachliche therapeutische Gespräch, das sich Ressourcen aktivierend um Lösungen für die Zukunft bemüht (Fiedler, 2007). Krisen sollten dazu als integraler Teil des Lebenslaufs aufgefasst und nachvollziehbar gemacht werden. Und insbesondere bei gravierenden Krisen im Lebensverlauf bleibt zu beachten, dass diese mit materiellen Problemen zusammenhängen können und darüber hinaus auch noch von Unbehagen und Unsicherheiten der familiären und kollektiven Welt des Patienten dominiert werden – Kontextbedingungen, die natürlich nicht ausgeklammert bleiben dürfen (vgl. das Kap. über eine existenziell orientierte Verhaltenstherapie in Fiedler, 2010). Gute Möglichkeiten der Neuorientierung ergeben sich fast immer auch durch eine Zusammenstellung von Gruppen mit ähnlich betroffenen Personen (als professionell geleitete therapeutische Gruppen oder auch als Selbsthilfegruppen).

Die psychischen Probleme der Betroffenen lassen sich eindeutig als psychische Störung definieren.

Die Möglichkeit einer eindeutigen Diagnosestellung impliziert häufig eine bereits länger währende Störungsentwicklung. Sie führt deshalb in der Folge einer störungsspezifischen Eingangsdiagnostik (auch: Problem- und Verhaltensanalyse) zur Entscheidung, dem Patienten die zumeist längerfristige Teilnahme an einer störungsspezifischen Verhaltenstherapie zu empfehlen. In störungsspezifischen Therapieprogrammen werden die für die Behandlung einer spezifischen psychischen Störung als sinnvoll erachteten Maßnahmen üblicherweise in sog. multimodalen oder Breitspektrumtherapien für den Einzelfall zusammengestellt und aufeinander abgestimmt. Die meisten dieser Behandlungsprogramme eignen sich zugleich für verhaltenstherapeutische Gruppen, in denen Patienten mit gleicher Problematik das jeweilige Behandlungsprogramm gemeinsam absolvieren. Diese Gruppenprogramme kommen deshalb zumeist im stationären Kontext zur Anwendung (Fiedler, 2005).

Für die Durchführung verhaltenstherapeutischer Gruppen wird eine Teilnehmerzahl zwischen 5 und 10 allgemein als günstig angesehen und sollte zur Ermöglichung und Kontrolle individueller Veränderungen möglichst nicht überschritten werden. Je weniger strukturiert der beabsichtigte Gruppenverlauf ist, umso wichtiger scheinen schließlich die interaktionellen Voraussetzungen zu sein, die die Patienten in die Gruppe mitbringen. Bei vorab feststellbaren extremen Verhaltensstörungen (z. B. bei unterschwelliger Suizidalität, bei aggressiv-destruktivem Patientenverhalten oder bei extremen sozialen Unsicherheiten) sollte dem Patienten zunächst eine Einzelbehandlung empfohlen werden. Schließlich ist – wie im Fall akuter Krisen – die Beteiligung der Angehörigen, mit denen der Betroffene zusammenlebt, denkbar (Angehörigengruppen und verhaltenstherapeutische Familientherapie).

Die psychischen Störungen der Betroffenen müssen als besonders gravierend, multipel und schwer angesehen werden, sodass eine stationäre Behandlung erwogen werden muss.

Es ist vor allem der Wende der Verhaltenstherapie zu einem problem- und störungsspezifischen Behandlungsansatz zu verdanken, dass die Verhaltenstherapeuten heute als die Spezialisten für diese sog. schweren Störungen gelten. Gemeint sind damit vor allem psychische Probleme, die durch extreme Verhaltensdefizite gekennzeichnet sind, bei denen die Betroffenen vielfach eine Einsicht in die eigene Notlage verloren haben und die durch eine extreme Motivationsproblematik (fehlende Compliance) gekennzeichnet sind. Die Schwere der Störung führt dann vielfach zu der Entscheidung, dass eine Psychotherapie stationär durchgeführt werden sollte. So ist die Entscheidung für eine stationäre Behandlung bei bereits lange Jahre währenden, chronifizierten Störungsbildern oder bei fehlender Einsicht naheliegend (z. B. bei Anorexia nervosa im lebensbedrohlichen Zustand der Abmagerung). Weiter kann auch die seit Jahren zunehmende Spezialisierung von Fachkliniken für bestimmte Störungsbilder die Überweisung in eine stationäre Behandlung erleichtern helfen (unbestritten ist heute z. B. die Überlegenheit der stationären gegenüber der ambulanten Behandlung bei Suchterkrankungen).

Bei einigen sog. psychiatrischen Störungen (z. B. in psychotischen Episoden der Schizophrenie und Depression) kann es zum zeitweiligen Verlust der Selbst- und Wirklichkeitskontrolle durch die Betreffenden kommen, sodass eine stationäre Unterbringung und Therapie unumgänglich ist (stationäre Einzelfallbehandlung). Bei Menschen in akuter psychotischer Episode wird eine einsichtsorientierte Psychotherapie (Gesprächspsychotherapie oder psychoanalytische Therapie) zunächst als kontraindiziert betrachtet. Neben der zumeist indizierten medikamentösen Behandlung richtet sich die psychologische Betreuung (zumeist als stützend-verhaltenstherapeutische Intervention) vorrangig auf intrapsychische Reorganisation und Entspannung und zielt so auf ein allmähliches (Wieder-) Erlernen der Selbstkontrolle in aktuellen lebenspraktischen Zusammenhängen. Die psychoedukativen Verhaltenstherapiekonzepte für den stationären Bereich sind inzwischen so weit ausgearbeitet und evaluiert, dass mehrere Patienten mit Abklingen der psychotischen Symptomatik zu kleineren verhaltenstherapeutischen (Arbeits-) Gruppen zusammengefasst werden können, in denen das (Wieder) Erlernen sozialer Fertigkeiten und sozialer Kompetenzen im Mittelpunkt steht. Erst nach vollständigem Abklingen der psychotischen Symptomatik ohne Rückfallrisiko kann an eine langfristige, einsichtorientierte Psychotherapie gedacht werden (ambulante Einzelfallbehandlung). Aus den gleichen Gründen wird im Bereich der schweren psychiatrischen Störungen einer psychoedukativ-stützenden Familientherapie (zumeist der Verhaltenstherapie) einer dynamisch-systemischen Familientherapie gegenüber der Vorzug gegeben.

2.4 Psychische Notfälle

Als Notfälle werden üblicherweise psychische Probleme und Krisen bezeichnet, die die Betroffenen in eine extreme Hilflosigkeit führen und die insbesondere bei Gefahr selbst- und fremdschädigenden Verhaltens unmittelbare professionelle Hilfe sinnvoll, wenn nicht gar zwingend notwendig macht (nicht selten auch gegen den Willen der Betroffenen). Die unmittelbar notwendige Krisenintervention bei vollzogenem oder drohendem Suizidversuch oder vollzogener oder drohender Gewaltanwendung setzt eine regional gut geplante, erprobte und sachbezogene Zusammenarbeit unterschiedlicher Instanzen voraus:
- Polizei,
- Sozialdienste,
- Krisenzentren und
- Psychiatrie.

Im zunächst folgenden stationären Behandlungssetting geht es bei solchen Fällen zunächst um die Herstellung einer tragfähigen Beziehung (durch Vermittlung von Präsenz, Empathie, Hilfsbereitschaft und Zuversicht) sowie gleichzeitig um die Anregung und Aufrechterhaltung eines therapeutischen Zwiegesprächs (insbesondere zur Entlastung und Suizidprophylaxe sowie zur Wiederherstellung und Stützung des Selbstwertgefühls). Erst nach einer gewissen Zeit der stationären Unterbringung und nach erfolgter unmittelbarer Krisenintervention kann die Einleitung einer längerfristigen Therapie erwogen werden, die sich konzeptuell an den Eigenarten der jeweiligen psychischen Probleme oder Störungen ausrichten wird.

2.5 Grad der empirischen Absicherung und persönliche Bewertung

Die Frage der Indikation ist bzgl. der hier diskutieren Aspekte bislang kaum empirisch evaluiert, was bei einigen Aspekten (z. B. Notfälle, schwere Störungen) vermutlich auch kaum umfassend möglich sein dürfte. Natürlich liegt zur Frage der Bewährung verhaltenstherapeutischer Methoden bei bestimmten klinischen Problemen und Störungen (wie ja den nachfolgenden Kapiteln dieses Buches zu entnehmen ist) eine Fülle von Evidenzen vor, was die Indikationsentscheidung erleichtert. Es besteht jedoch auch dort ein Mangel an Studien, die der Frage der differenziellen Indikation für bestimmte Methoden, für bestimmte Programme der Verhaltenstherapie oder gar für bestimmte Formen der Psychotherapie, geschweige denn für bestimmte Settings oder Notfallsituationen angemessen nachgehen. Eine Ausnahme stellt die Studie von Nemeroff et al. (2003) zur Therapie chronischer Depressionen dar.

Es bleibt ganz allgemein sowieso zu beachten, dass jede Psychotherapie trotz vorhandener Erkenntnis und Entwicklung von Sitzung zu Sitzung von einem Versuchsstadium ins nächste wandert. Jede Behandlung geht von der Beobachtung am neuen Einzelfall aus, auch wenn sich Therapeuten von vorhandener wissenschaftlicher Kenntnis leiten lassen. So manches Mal kann natürlich eine Entwicklung vorausgesagt und erwartet werden. Um näher oder ferner liegende Ziele jedoch zu erreichen, erfordert die Therapie, genau im Auge zu behalten, was geschieht, und gegebenenfalls, den Weg zu ändern.

Auch wenn therapeutische Techniken wissenschaftlich begründeten Prinzipien folgen, in ihrer Anwendung stoßen sie auch auf Grenzen. Gelegentlich erweist sich ihre Anwendung am Einzelfall als Kunst, weil sie eben nur durchschnittlich passen. Psychotherapeutisches Handeln begründet sich nicht nur in den Mitteln, die uns die Psychotherapieforschung bereitstellt, sondern erst in der Art und Weise, wie sie vom Psychotherapeuten in die Beziehung zum Patienten eingebracht werden, nur im vollem Einverständnis mit ihm und unter seiner Mitwirkung. Vor allem krisenhafte Entwicklungen schließen es gelegentlich aus, im Sinne der Vorgaben störungsspezifischer Manuale oder anderer schulspezifischer Techniken voran zu schreiten – Fortschritt in der Therapieforschung hin, Lehrbuchmeinungen zur Beziehungsgestaltung her. In vielen Situationen wird der Psychotherapeut gezwungenermaßen sein eigener Therapieforscher. Vermutlich ist und bleibt er dies sogar andauernd, trotz wissenschaftlichen Fortschritts oder erworbener Routine. Aber dies ist durchaus positiv zu sehen, lassen sich viele Fortschritte in der Psychotherapie auch auf den Entwicklergeist von Psychotherapeuten in der Praxis zurückführen.

Literatur

Fiedler, P. (1992). Psychosoziale Intervention und Anwendungsfelder der Klinischen Psychologie. In R. Bastine (Hrsg.), *Lehrbuch der Klinischen Psychologie* (Bd. 2, S. 307–355). Stuttgart: Kohlhammer.

Fiedler, P. (2005). *Verhaltenstherapie in Gruppen* (2. Aufl.). Weinheim: Beltz-PVU.

Fiedler, P. (2007). *Ressourcenorientierte Psychotherapie*. In R. Frank (Hrsg.), *Therapieziel Wohlbefinden. Ressourcen aktivieren in der Psychotherapie* (S. 19–32). Heidelberg: Springer.

Fiedler, P. (2008). Verhaltenstherapeutische Beratung. In J. Margraf & S. Schneider (Hrsg.), *Lehrbuch der Verhaltenstherapie* (3. Aufl., Bd. 1, S. 743–754). Heidelberg: Springer.

Fiedler, P. (2010). *Verhaltenstherapie mon amour. Mythos – Fiktion – Wirklichkeit*. Stuttgart: Schattauer.

Nemeroff, C. B., Heim, C. M., Thase, M. E., Klein, D. N., Rush, A. J. et al. (2003) Differential response to psychotherapy versus pharmacotherapy in patients with chronic form of major depression and childhood trauma. *Proceedings of the National Academy of Science of the USA, 100*, 14293–14296.

Senf, W. & Broda, M. (Hrsg.). (2005). *Praxis der Psychotherapie. Ein integratives Lehrbuch* (3. Aufl.). Stuttgart: Thieme.

Diagnostik in der Verhaltenstherapie

M. Hautzinger

3.1 Allgemeine Beschreibung

Psychodiagnostik steht im Dienste der angewandten Psychologie und damit vor allem auch im Dienste der klinischen Psychologie und der Psychotherapie. Die Funktionen psychologischer Diagnostik lassen sich einteilen in *indikationsorientierte Diagnostik*, in *Verlaufs-* bzw. *Prozessdiagnostik* und in *evaluative Diagnostik* (Laireiter, 2000; Hautzinger, 2001).

In jeder Phase erfüllt die Diagnostik unterschiedliche Aufgaben (◘ Abb. 3.1):

- *Vor Beginn der Therapie* geht es um die Bestimmung und Deskription der Ausgangslage des Patienten, die Klassifikation der Symptomatik, die Erklärung und Genese der Symptomatik (funktionale Analyse), die therapeutischen Problemstellungen (Fallkonzeption – ▶ Kap. 4, Kap. 41 und Kap. 42), die Selektion und Beschreibung therapeutischer Problem- und Zielbereiche, die Selektion angemessener Interventionsstrategien und spezifischer Vorgehensweisen (differentielle und selektive Indikation – ▶ Kap. 2), die Abschätzung der Veränderbarkeit der Symptomatik sowie des Entwicklungsverlaufs der Therapie (Prognose).
- *Während der Behandlung* erfüllt die Diagnostik Funktionen der Qualitäts- und Prozesskontrolle sowie der Therapiesteuerung (adaptive Indikation – ▶ Kap. 7 und Kap. 9).
- *Nach Abschluss der Behandlung* leistet psychologische Diagnostik die Beurteilung des Erfolges und der Effektivität der Therapie (Evaluation).

Neben diesen phasenspezifischen Aufgaben erfüllt die Diagnostik weitere Funktionen. Diese sind die Dokumentation des Behandlungsverlaufs, die Unterstützung der Supervision (▶ Kap. 7), die Unterstützung der Kommunikation innerhalb und zwischen den Fachdisziplinen sowie die Planung der Nachbehandlungsphase. Nicht zuletzt erfüllt die Psychodiagnostik immer auch eine therapeutische Funktion (▶ Kap. 79; Schulte, 1974).

Als Grundlage der interventionsbezogenen Diagnostik gilt das Prinzip der Multimodalität (Seidenstücker & Baumann, 1987). Eine multimodale Diagnostik sollte (möglichst alle) verschiedene Aspekte innerhalb der folgenden Kategorien berücksichtigen:

- verschiedene Datenebenen (biologisch/somatisch, psychisch/psychologisch, sozial, ökologisch),
- unterschiedliche Datenquellen (befragte Person selbst, andere Personen, apparative Verfahren, Testdiagnostik im Leistungs-, Intelligenz-, Persönlichkeitsbereich),
- unterschiedliche Untersuchungsverfahren (Selbstbeobachtung, Fremdbeobachtung, Interview, Felderhebung, apparative Verfahren, inhaltsanalytische Verfahren).

Ziel interventionsorientierter Diagnostik ist die Sammlung von Informationen über einen Patienten und seine Lebensumstände, die Entscheidungen darüber erlauben, wie unerwünschte Ausgangszustände (Diagnosen, Probleme) mit Hilfe psychologischer Interventionen (Verhaltenstherapie) auf erwünschte Zielzustände hin verändert

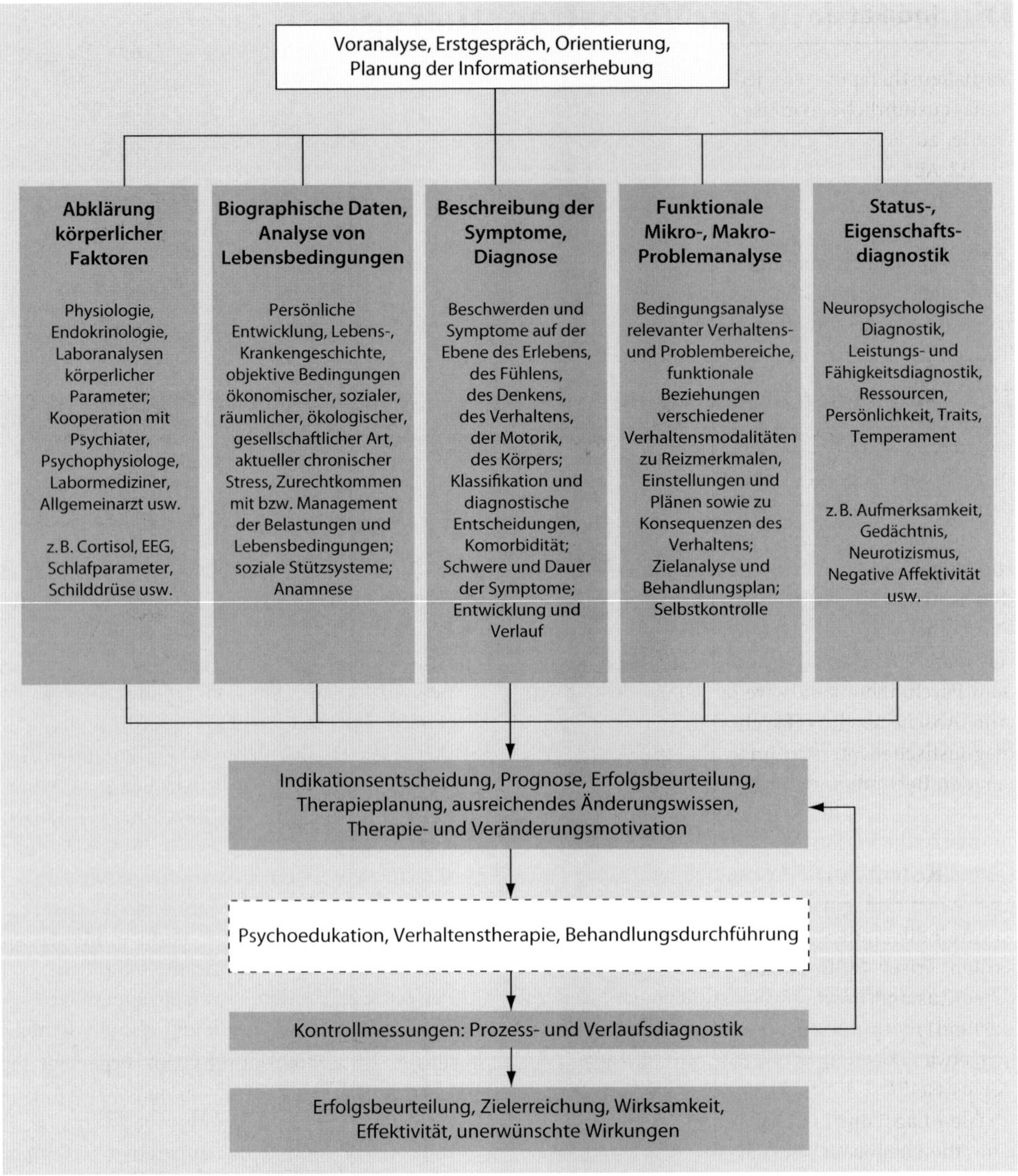

Abb. 3.1 Ablaufschema der Diagnostik in der Verhaltenstherapie. (Hautzinger, 2001)

werden können (Grosse-Holtforth, Lutz & Grawe, 2009).

> **Ziel interventionsorientierter Diagnostik ist die Sammlung von Informationen über einen Patienten und seine Lebensumstände, die Entscheidungen darüber erlauben, wie unerwünschte Ausgangszustände (Diagnosen, Probleme) mit Hilfe psychologischer Interventionen (Verhaltenstherapie) auf erwünschte Zielzustände hin verändert werden können (Grosse-Holtforth, Lutz & Grawe, 2009).**

3.2 Indikation

Verhaltenstherapie, wie jede Psychotherapie, ist ohne ausführliche vorausgehende und abschließende, zuverlässige und objektive Psychodiagnostik (◘ Abb. 3.1) undenkbar, unethisch, unverantwortlich, eben ein professionelles Fehlverhalten. Daher ist Psychodiagnostik vor jeder Psychotherapie indiziert, auch wenn diese Aussage nicht durch kontrollierte wissenschaftliche Studien belegt ist. Doch ist es eine von allen verantwortlich klinisch Tätigen geteilte Erfahrungstatsache, die sich daher auch in allen Versorgungs- und Behandlungsleitlinien findet. Entsprechend und auf die Besonderheit der Psychotherapie zugeschnitten stehen jedem Therapeuten und damit jedem Patienten unter dem Begriff »probatorische Sitzungen«, ergänzt um die biografische Anamnese und weitere Testuntersuchungen, seitens der Krankenkassen bezahlte diagnostische Sitzungen zu, um die nachfolgende Psychotherapie angemessen zu begründen und erreichbare Therapieziele zu definieren. Es stehen jedem Psychotherapeuten weiterhin im Verlauf und zum Abschluss einer Psychotherapie wiederholte diagnostische Untersuchungen zu, die unabhängig von den Behandlungsstunden abrechenbar sind.

3.3 Kontraindikation

Kontraindikationen sind nicht bekannt. Selbst in akuten Krisen (z. B. Suizidalität, akuter psychotischer Zustand, akute Traumatisierung, deliranter Zustand) ist ein Minimum an Diagnostik erforderlich, etwa Abschätzung der Hoffnungslosigkeit, der Bewusstseinstrübung, der Orientiertheit oder der sozialen Lage, um in dieser zugespitzten Situation eine (therapeutische) Entscheidung, etwa stationäre Aufnahme oder die Unterlassung von professioneller Betreuung, treffen zu können. Im Rahmen einer ambulanten Psychotherapie ist eine Kontraindikation der Psychodiagnostik kaum vorstellbar. Widerstand oder Ablehnung seitens der Patienten gegenüber bestimmten diagnostischen Maßnahmen (z. B. einer häuslichen Verhaltensbeobachtung oder einer Partnerbefragung) begründen niemals den Verzicht auf diagnostische Maßnahmen, bestenfalls werden diese aufgeschoben oder über andere Modalitäten möglich.

3.4 Vorgehen und technische Durchführung

3.4.1 Eingangs- und Entscheidungsdiagnostik

Zur Bestimmung des *Ausgangszustandes* einer Therapie gehört zunächst die Erhebung von Informationen über Voraussetzungen und Umstände des Therapiebegehrens, was meist in einem relativ wenig formalisierten Erstinterinterview (u. U. sogar am Telefon) geschieht. In einem therapeutischen *Erstgespräch* versucht der Kliniker, möglichst schnell einen umfassenden Überblick über die wichtigsten Informationen zu Person, Problematik, Problemgeschichte, Biographie, Therapieanlass, aktueller Lebenssituation sowie zum Störungsmodell des Patienten, zu Erwartungen an die Therapie, Motivationslage und Therapiezielen zu erhalten.

Bei der Erhebung der *Lebensgeschichte* des Patienten versucht ein Kliniker sich ein möglichst systematisches Bild davon zu machen, wie die individuelle Entwicklung bisher verlaufen ist, welche biografischen Einflussfaktoren für die Entwicklung von psychischen Störungen eine Rolle spielen und wie sie gegebenenfalls in die Therapieplanung einbezogen werden müssen. Zur Vorbereitung lassen sich dafür Fragebögen, Überweisungsberichte und Krankenakten nutzen.

Das Vorliegen einer oder mehrerer psychischer Störungen ist das Hauptindikationskriterium für eine Psychotherapie. Die Linderung der Störung ist das zentrale Kriterium für den Erfolg. Folglich sind das Erkennen und die Erfassung psychischer Störungen eines der wichtigsten Anliegen der interventionsbezogenen Diagnostik. Ziel *klassifikatorischer und kategorialer Diagnostik* ist es, die Vielfalt der Erscheinungsformen psychischer Auffälligkeiten anhand markanter, wissenschaftlich bestätigter Merkmale, zu ordnen und überschaubarer zu machen. Zur Klassifikation psychischer Störungen existieren die 10. Revision der Internationalen Klassifikation der Krankheiten der World Health Organization (ICD-10, Kap. V, Abschn. F) und das Diagnostische Manual Psychischer Störungen (DSM–IV) der amerikanischen psychiatrischen Gesellschaft. Die Kodierungen von ICD-10 und DSM sind weitgehend in einander überführbar. Zur objektiven und zuverlässigen Diagnostik mit ihrer Vielzahl von Einschluss- und Ausschlusskriterien sind verschiedene diagnostische Interviews und Checklisten entwickelt worden. Bei der Entscheidung, welches Verfahren im Einzelfall zur Anwendung kommen sollte, müssen Präzision und Reliabilität gegen Effizienz und Flexibilität der infrage kommenden Verfahren abgewogen werden. Manche Verfahren decken das ganze Spektrum psychischer Störungen ab (z. B. SKID, MINI, DIA-X), während andere nur bestimmte Bereiche oder bestimmte Zielgruppen berücksichtigen (z. B. SKID-II, MINI-Kids). In *strukturierten Interviews* werden systematisch alle Diagnosebereiche mit vorformulierten Fragen erfasst. Die Reihenfolge der Fragen sowie die Sprungregeln und Antwortkategorien sind vorgegeben, aber die Fragen selbst können bei Verständnisproblemen umformuliert, erklärt oder ergänzt werden. Die Anwendung dieser strukturierten Interviews ist in jedem Fall den freieren Diagnosechecklisten vorzuziehen.

Zur objektiven und genaueren Erfassung der Ausprägung (Schwergrad) von Symptomen können verschiedene standardisierte *Selbst- und Fremdbeurteilungsverfahren* angewendet werden. Es liegen zahlreiche gut bewährte, psychometrisch überzeugende und normierte störungsübergreifende und eine noch größere Zahl störungsspezifischer Instrumente vor (Hautzinger, 2001; Grosse-Holtforth et al., 2009). Weit verbreitet als störungsübergreifendes Instrument ist etwa die SCL-90, die jedoch zur Erfassung der globalen Belastung (GSI) durch psychische Symptome, in einer Kurzform (10 Items) völlig ausreichend ist.

Fragebögen (etwa WHO-5, CAGE) können auch zur groben *Vorauswahl (Screening)* von Personen mit psychischen Störungen verwendet werden.

Soziale Anpassung bezeichnet das »Funktionieren« eines Individuums in spezifischen sozialen Rollen einer Gesellschaft. Meist werden zur Erfassung des sozialen Funktionsniveaus globale Beurteilungen, etwa »GAF«, verwendet. Die GAF ist eine Skala von 0–100 und berücksichtigt bei der Beurteilung mittels eines globalen Werts unterschiedlichste Aspekte der Selbstfürsorge, der Hygiene, der sozialen Beziehungen, der Aktivität, der Arbeitsfähigkeit, der Bewältigung von alltäglichen Anforderungen.

Belastende Ereignisse lassen sich hinsichtlich der Valenz, des Anpassungsaufwandes, der Intensität, der Vorhersehbarkeit, der Normativität und der Unabhängigkeit der Ereignisse unterscheiden. *Lebensereignisse* (z. B. Trennung, Verluste) sind diskrete Ereignisse, die eine erhebliche Neuorganisation im Verhalten und Erleben der Person erfordern und im Individuum nachhaltige emotionale Reaktionen hervorrufen. *Trauma* bezeichnet das Erleben oder Miterleben einer Situation, die Tod oder eine schwerwiegende Bedrohung der körperlichen Unversehrtheit (z. B. Unfall, Überfall) beinhaltet. *Chronische Belastungen* hingegen definieren sich durch das Anhalten der Belastung und betreffen in erster Line die Bereiche Arbeit, Familie (z. B. Pflege von Angehörigen) und Lebensumstände (z. B. Arbeitslosigkeit). *Alltagsbelastungen* (z. B. Schichtarbeit, Kleinkinder, Ehekonflikte) erfordern eine hohe Wiederanpassungsleistung aber eine geringe Anpassungszeit.

Zwischenmenschliche Faktoren können zur Entstehung und zur Aufrechterhaltung von psychischen Störungen und Problemen beitragen, können selbst Hauptproblem und Behandlungsanliegen sein, doch können auch eine wichtige Ressource bei der Überwindung von Störungen sein. *Soziale Unterstützung* lässt sich definieren als das Erleben geliebt, geachtet, anerkannt, umsorgt und Teil einer sozialen Gruppen zu sein. Das *soziale Netz* wird definiert als Anzahl der (regelmäßigen) sozialen (familiären, selbst erworbenen) Kontakte. *Familien- und Partnerschaftsbeziehungen* zeigen sich ebenso wie der internalisierte Bindungsstil im Interaktions- und Kommunikationsverhalten (► Kap. 76), während die Bindungserfahrungen mit Hilfe von Selbstauskünften oder szenischen Rekonstruktionen zugänglich werden.

Ressourcen sind Merkmale der Person und der Umwelt, die erlauben, mit belastenden Lebensumständen und Problemen konstruktiv umzugehen. *Coping* oder auch Selbstkontrollfähigkeit (► Kap. 82) sind kognitive und behaviorale Fertigkeiten externen und internen Anforderungen ohne größere Störung zu bewältigen.

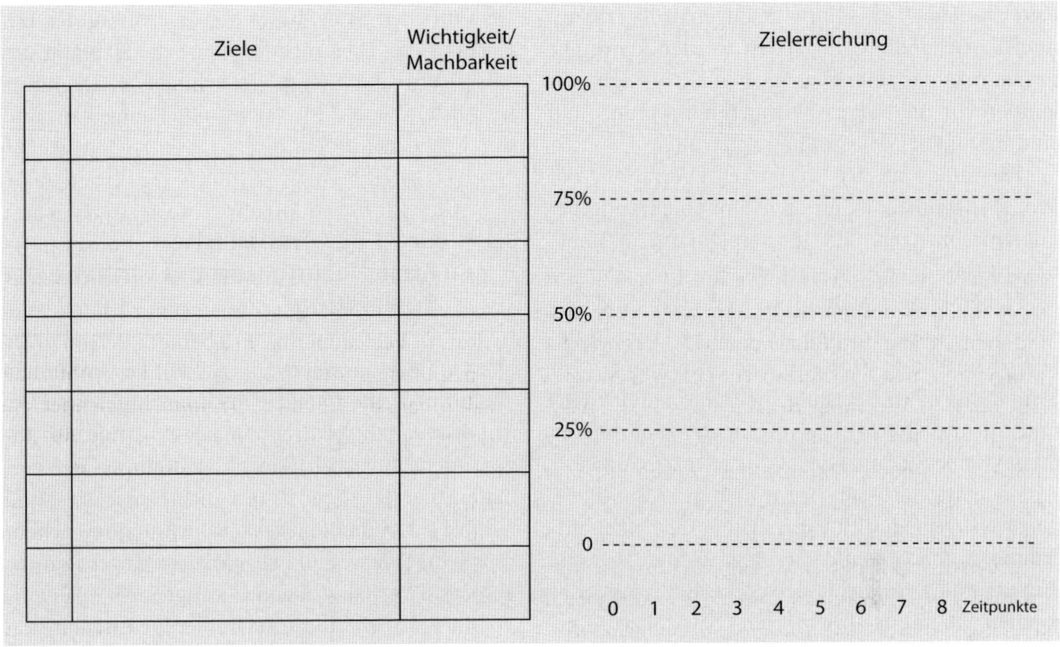

Abb. 3.2 Arbeitsblatt: Ziele und Zielerreichung

Überdauernde *Merkmale der Person* (Ressourcen, Fähigkeiten, Persönlichkeit, Temperament, Reaktionsmuster) zeigen sich im Verhalten in kritischen Situationen (► Kap. 63), in experimentellen Verhaltenstests (z. B. Arbeitsproben, Belastungstests), in neuropsychologischen Tests (z. B. Aufmerksamkeit, Gedächtnis) oder über Fremd- bzw. Selbstauskünfte mittels objektiven Tests (z. B. Intelligenz, Persönlichkeitsfaktoren, Stressverarbeitung).

Bei jeder psychischen Störung, jedoch ganz besonders bei chronischen organischen Erkrankungen (sog. psychophysiologischen Störungen), bedarf es immer auch einer Abklärung *somatischer Faktoren* (zentralnervöse, endokrinologische, immunologische, vegetative Indikatoren). Dies erfordert konsiliarische Zusammenarbeit mit Hausarzt bzw. Fachärzten sowie ggf. den Einsatz von bildgebenden und labormedizinischen Verfahren.

Ganz entscheidend für die Therapieplanung und *Fallkonzeption* ist die Erarbeitung eines individuellen Erklärungsmodells zur Entstehung und Aufrechterhaltung einer Störung. Aus der Fallkonzeption wird das therapeutische Vorgehen abgeleitet (Ziele, Interventionen – ► Kap. 4). Im Rahmen der Verhaltenstherapie ist hierfür die funktionale Diagnostik, die Verhaltens- und Problemanalyse entscheidend. Die *Mikro- und Makro-Verhaltensanalyse* (► Kap. 41 und Kap. 42) erarbeitet gemeinsam mit den Patienten funktionale Zusammenhänge der verschiedenen Problemverhalten (beobachtbares, motorisches, interaktives Verhalten, physiologische Reaktionen, affektive und kognitive Prozesse) mit vorausgehenden und nachfolgenden Bedingungen (Stimuli und Konsequenzen) auf horizontaler (Verhalten in Situationen) und mit Entwicklungserfahrungen, mit Überzeugungen bzw. Einstellungen auf vertikaler Ebene (Plan- und Schemaanalyse) zu diagnostizieren. *Therapieziele* werden basierend auf der funktionalen Verhaltensanalyse in freier Form erfasst (■ Abb. 3.2) und zur Verlaufs- und Erfolgskontrolle der Behandlung eingesetzt.

3.4.2 Therapiebegleitende Diagnostik

Die therapiebegleitende Diagnostik umfasst *Prozess-* und *Verlaufsdiagnostik* und ermöglicht die Erstellung von Verlaufs- und Ergebnisprognosen, sodass problematische Entwicklungen früh erkannt und die Behandlung angepasst werden kann. Die Ergebnisse der therapiebegleitenden Diagnostik können für die Supervision genutzt werden und sind Bestandteil der Qualitätssicherung.

Das am weitesten verbreitete Verfahren der Prozessdiagnostik ist die freie Dokumentation der Therapiesitzungen mit Hilfe von Dokumentationsbögen, Ton- oder Videoaufnahmen.

Neben diesen qualitativen Verfahren sind verschiedene standardisierte Verfahren zur Beziehungsbeurteilung (Patient und Therapeut), zur Symptom- bzw. Belastungsbeurteilung (Patient) und zur Adhärenz- bzw. Kompetenzbeurteilung (Supervision, unabhängige Beurteiler) verfügbar.

Es empfiehlt sich beim heutigen Stand der Technik, von jeder Therapiesitzung eine Bandaufnahme zu machen und diese ggf. in der Therapie zu nutzen. Es empfiehlt sich weiterhin nach jeder zweiten Sitzung eine Symptom- bzw. Belastungsbeurteilung von dem Patienten zu erbitten. Auch dies kann heute problemlos am Computer mit der Möglichkeit des Ausdrucks anschaulicher Kurvenverläufe und zur Besprechung während der Therapie umgesetzt werden.

3.4.3 Evaluative Diagnostik

Mit Recht interessiert Patienten und Angehörige, doch auch Überweiser, Mitbehandler, Kostenträger und Therapeuten, die Wirksamkeit einer Therapie. Dazu sollten objektive und zuverlässige diagnostische Methoden (z. B. Interviews, Fremd- und Selbstbeurteilungen, Verhaltensbeobachtung, physiologische Indikatoren), die bereits bei der Eingangsuntersuchung zur Anwendung kamen, eingesetzt werden. Diese direkte, idealerweise unabhängige Erfolgsmessung lässt sich gut Patienten rückmelden und im Behandlungsbericht darstellen. Zielerreichungsskalierungen als Erfolgsmaß zeichnen sich durch die große Nähe zum therapeutischen Geschehen aus, doch sind sie weniger objektiv. Dabei sind gerade die auf den individuellen Fall zugeschnittenen Zielformulierungen und deren Erreichung (◘ Abb. 3.2) aussagekräftiger und für die Aufrechterhaltung des Erreichten durch die Patienten motivierender als allein ein Differenzwert auf einer Skala. Besonders relevant für die Bewertung des Therapieerfolges ist die Stabilität der Effekte über das Therapieende hinaus. Katamnesen im Abstand von 6 Monaten sollten eingeplant und durchgeführt werden.

3.5 Grad der empirischen Absicherung und persönliche Bewertung

Die Qualität der Psychodiagnostik bestimmt sich allein durch die Qualität der Messungen und die Multimodalität der Erhebungen. Eine gute und angemessene Psychodiagnostik im Rahmen der Verhaltenstherapie benützt möglichst objektive und reliable Instrumente. Dies gilt für Interviews ebenso wie für Selbst- und Fremdbeurteilungen, wie für Tests und Verhaltensbeobachtungen.

Im Rahmen einer psychotherapeutischen Praxis oder einer Klinik sollte zumindest folgende minimale Psychodiagnostik stattfinden:

- *Eingangsuntersuchung und Indikationsstellung*: Biografie und Anamnese, strukturierte Interviews zur Diagnosestellung, störungsübergreifende und störungsspezifische Selbst- und Fremdbeurteilungen, Beurteilung des sozialen Funktionsniveaus, Verhaltensbeobachtung in der Lebenswelt, Verhaltensanalyse (Mikro- und Makroanalyse), Therapieziele vereinbaren. Fakultativ: Persönlichkeits-, Intelligenz- und neuropsychologische Funktionstests;
- *Verlaufsdokumentation*: Bandaufzeichnungen der Sitzungen, Zielerreichungsbeurteilung, störungsspezifisches Verlaufsmaß;
- *Evaluation und Enderhebung*: Wiederholung der störungsübergreifenden und störungsspezifischen Eingangsdiagnostik (Selbst- und Fremdbeurteilung), Beurteilung des sozialen Funktionsniveaus, Beurteilung der Zielerreichung.

Es wäre falsch anzunehmen, dass diese Standards Patienten irritieren bzw. überfordern. Es ist das Recht der Patienten auf eine angemessene, zuverlässige und möglichst valide Eingangs-, Verlaufs- und Enddiagnostik. Dabei darf es einerseits natürlich nicht zu Überforderungen kommen, andererseits sollte nur das an Diagnostik gemacht werden, was unbedingt sein muss (Minimalprinzip) und was für die Verhaltenstherapie (Indikation, Prognose, Effekt) nützlich bzw. erforderlich ist.

Literatur

Grosse-Holtforth, M., Lutz, W. & Grawe, K. (2009). Interventionsbezogene Diagnostik. In M. Hautzinger & P. Pauli (Hrsg.), *Psychotherapeutische Methoden. Enzyklopädie der Psychologie*. Göttingen: Hogrefe.

Hautzinger, M. (2001). Diagnostik in der Psychotherapie. In R. D. Stieglitz, U. Baumann & H. J Freyberger (Hrsg.), *Psychodiagnostik in der Klinischen Psychologie, Psychiatrie und Psychotherapie* (2. Aufl.). Stuttgart: Thieme.

Laireiter, A. R. (2000). *Diagnostik in der Psychotherapie*. Wien: Springer.

Schulte, D. (1974). Der diagnostisch-therapeutische Prozess in der Verhaltenstherapie. In D. Schulte (Hrsg.), *Diagnostik in der Verhaltenstherapie*. München: Urban & Schwarzenberg.

Seidenstücker, G. & Baumann, U. (1987). Multimodale Diagnostik als Standard in der Klinischen Psychologie. *Diagnostica, 33*, 243–258.

Multimodale Therapieplanung (BASIC-ID)

A. A. Lazarus

4.1 Allgemeine Beschreibung

Multimodale Therapieplanung ist eine spezifische, systematisch organisierte, diagnostische und behandlungsplanende Vorgehensweise in der Psychotherapie, die vor allem 7 Bereiche berücksichtigt. Zur Kennzeichnung dieser 7 Bereiche hat sich die Abkürzung BASIC-ID eingebürgert (◘ Tab. 4.1):

- Verhalten (B = »behavior«),
- Affekt (A = »affect«),
- Empfinden (S = »sensation«),
- Vorstellung (I = »imagery«),
- Kognitionen (C = »cognition«),
- Sozialbezüge (I = »interpersonal relationships«),
- Medikamente und biologische Faktoren (D = »drugs and biological factors«).

Dieser Ansatz geht von der Individualität eines jeden Individuums aus und versucht, Behandlungsmaßnahmen möglichst spezifisch auf die verschiedensten persönlichen Bedürfnisse und Rahmenbedingungen abzustimmen. Will man eine andere Person oder sich selbst verstehen, dann muss man das BASIC-ID verstehen.

Verhalten (B) meint das offene Verhalten, wie Gesten, Handlungen oder Reaktionen, die beobachtbar und messbar sind. Die Fragen an den Patienten sind, welches Verhalten oder welche Reaktionen er häufiger oder welche er seltener ausführen möchte, was er gerne bzw. womit er gerne aufhören würde.

Affekt (A) bezieht sich auf Emotionen, Stimmungen und starke Gefühle. Welche Gefühle erlebt der Patient am häufigsten? Welche Gefühle stören ihn am meisten (z. B. Angst, Depression, Schuld, Ärger)? Welche Gefühle treten bei bestimmtem Verhalten auf?

Empfindungen (S) sind Sehen, Hören, Tastgefühl und Gerüche, d. h. sie umfassen alle 5 Sinne. Welche negativen Empfindungen wie z. B. Spannungsgefühle, Schmerzen, Schwitzen, Erröten usw. erlebt der Patient? Haben solche Empfindungen irgendeinen Einfluss auf Verhalten oder Affekt?

Vorstellungen (I) sind wiederkehrende Träume und jede Form von lebhaften Erinnerungen, die unangenehm sein mögen. Hierzu gehören auch negative Aspekte des Selbstbildes. Welche bildhaften Szenen bzgl. Vergangenheit, Gegenwart oder Zukunft gehen dem Patienten häufiger durch den Kopf? Beeinflussen solche Vorstellungen Verhalten, Affekt oder Empfindungen?

Kognitionen (C) sind jede Form von Ideen, Werten, Meinungen und Einstellungen. Welche negativen Gedanken macht sich der Patient über sich selbst oder seine Umwelt (z. B.: »Ich bin dumm.« oder: »Ich muss mich über mich schämen.«)? Welchen Einfluss haben solche Gedanken auf Verhalten, Affekt, Empfindungen oder Vorstellungen?

Sozialbeziehungen (I) meinen das Verhältnis zu anderen Menschen wie Freunden, Liebhabern, Verwandten, Vorgesetzten usw. Welche Probleme hat der Patient im Umgang mit anderen Menschen? Welchen Einfluss haben solche sozialen Schwierigkeiten auf Verhalten, Affekt, Empfindungen und Kognitionen?

Medikamente (D), die vom Patienten eingenommen werden, sowie der gesundheitliche und medizinische Zustand, in dem sich der Patient befindet, müssen berücksichtigt werden. Welche

Tab. 4.1 Beispiel: Modalitätenprofil einer 32-jährigen Frau mit Alkoholproblemen, die zur psychotherapeutischen Behandlung überwiesen wurde

Modalität	Problem	Therapievorschlag
(B) Verhalten	Exzessives Trinken	Aversive Imagination u. a. Selbstkontrollverfahren (► Kap. 20 und Kap. 82)
	Meiden anderer Leute	Selbstsicherheitstraining (► Kap. 69)
	Negative Selbstbewertungen	Üben von positiven Selbstgesprächen (► Kap. 44 und Kap. 52)
	Ticartiges Zucken der rechten Schulter	Negatives Üben (► Kap. 62 und Kap. 64)
	Exzessives Trinken, wenn alleine zu Hause	Veränderung der Stimulusbedingungen durch Entwicklung von Außer-Haus-Aktivitäten (► Kap. 11)
	Anschreien der Kinder	Mediatorentraining von operantem Erziehungsverhalten (► Kap. 73 und Kap. 78)
(A) Affekt	Zurückhalten von Ärger (außer bei den Kindern)	Selbstsicherheitstraining (► Kap. 69)
	Angstgefühle	Selbsthypnose mit positiver Imagination (► Kap. 33)
	Depression	Vermehrung von positiven Verstärkern (► Kap. 11 und Kap. 67)
(S) Empfindungen	Magendrücken	Abdominelle Atemübungen (► Kap. 18)
	Verspannungsgefühl an Kopf und Rücken	Entspannungsübungen (► Kap. 25)
(I) Vorstellungen	Lebhafte Bilder, wie die Eltern miteinander streiten	Desensibilisierung (► Kap. 59)
	Züchtigungen vom Vater, im Schlafzimmer eingesperrt	Imagination von Flucht und Freilassen von Ärger (► Kap. 24)
(C) Kognitionen	Irrationale Selbstgespräche über die eigene Minderwertigkeit	Hinterfragen irrationaler Gedanken (► Kap. 38, Kap. 47 und Kap. 56)
	Vielfältige Schuldgefühle	Elimination von kategorischen Imperativen, wie »sollte«, »müsste« (► Kap. 29)
(I) Sozialbeziehungen	Ambivalenz gegenüber Ehemann und Kindern	Familientherapie und spezifisches Training im Einsatz von positiven Verstärkern (► Kap. 21 und Kap. 67)
	Zurückgezogenheit und Misstrauen	Diskussion und Training von größerer Offenheit (► Kap. 24 und Kap. 68)
(D) Medikamente und biologische Faktoren	Benutzung von Alkohol und Antidepressivum und Tranquilizer	Medizinisch-körperliche Behandlung, evtl. Einsatz von Antidepressiva

Gesundheitsprobleme hat der Patient und welchen Einfluss haben sie auf die vorgenannten Modalitäten?

Aufbauend auf einem Modalitätenprofil des BASIC-ID kann ein Therapieentwurf vorgenommen werden. Der Therapeut kann sich eine Modalität nach der anderen vornehmen und jeweils spezifisch abgestimmte Therapiemaßnahmen vorsehen.

4.2 Indikationen

Eine multimodale Analyse ist dann am Platze, wenn ein Therapeut eine Leitlinie für die Analyse eines Therapieproblems benötigt. Der multimodale Ansatz betont hierbei vor allem den interaktiven Aspekt von Diagnose und Therapie. Er ermöglicht auch dem Patienten eine bessere Einsicht in seine Probleme. Der multimodale Ansatz wurde vor allem bei familiären Problemen, Sexualstörungen, depressiven Zuständen, Ängsten und Phobien, psychosomatischen Störungen, kindlichen Verhaltensstörungen, mangelnden sozialen Fertigkeiten und Zwängen eingesetzt.

4.3 Kontraindikationen

Bei schwerst gestörten Individuen, z. B. mit selbstverletzendem Verhalten, tritt die multimodale Vorgehensweise zugunsten einer stärker symptomzentrierten Vorgehensweise, etwa einem operanten Konditionierungsansatz, zurück. Der multimodale Ansatz kann auch zu einer Überforderung mancher Patienten führen, die nicht in der Lage sind, sich auf mehr als ein oder zwei Punkte zu konzentrieren, und für die deshalb die Konzentration auf einen Bereich vorzuziehen ist. In einigen Fällen wie z. B. bei Übergewicht, Phobien, Panikstörungen, Zwängen, Spannungskopfschmerz, Sexualproblemen, Bettnässen oder beim Umgang mit verhaltensgestörten Kindern können einige hochspezifische Interventionsmaßnahmen bessere Ergebnisse erzielen als eine Mischung von Breitbandinterventionen.

4.4 Technische Durchführung

Die multimodale Vorgehensweise stützt sich auf eine Vielzahl von diagnostischen und therapeutischen Verfahren, die es dem Kliniker ermöglichen, »mikroskopische Informationen« über spezifische Problembereiche zu gewinnen.

Das Modalitätenprofil (◘ Tab. 4.1) macht deutlich, dass das Problem Alkoholismus Teil einer Reihe von spezifischen und miteinander verknüpften Problemen ist.

Die alleinige Anwendung von z. B. Aversionstherapie (► Kap. 13) würde ein ganzes Netzwerk von spezifischen und miteinander verknüpften Problemen völlig unberücksichtigt lassen. Im Laufe der Therapie mit dieser Patientin wurden weitere Probleme sichtbar, und einige der vorgeschlagenen Behandlungsansätze wurden zugunsten anderer ersetzt.

Wenn sich in der Behandlung bestimmter Problembereiche Schwierigkeiten ergeben, dann empfiehlt es sich, eine Analyse zweiter Ordnung des BASIC-ID vorzunehmen. Das bedeutet, dass man den zur Diskussion stehenden Problembereich herausnimmt und speziell in Bezug auf alle anderen Modalitäten hin analysiert.

Die schon genannte 32-jährige Patientin hat unter Affekt »Angstgefühle« angegeben. Man würde nun fragen:

- »Wenn Sie sich ängstlich fühlen, was tun Sie dann?
- Was ist dann Ihr typisches Verhalten?
- Welche anderen Gefühle und Emotionen erleben Sie dann zusätzlich zur Angst?
- Welche Empfindungen haben Sie, während Sie ängstlich sind?
- Welche spezifischen Bilder kommen Ihnen in den Sinn?
- Was sagen Sie zu sich selbst während Angstattacken? Wie kommen Sie in solchen Situationen mit anderen Leuten zurecht?
- Nehmen Sie dann irgendwelche Medikamente?«

Dieses Vorgehen versetzt den Therapeuten in die Lage, die Angstreaktion der Patientin sehr viel differenzierter zu sehen und zu analysieren, wie es dazu kommt und wie die Angst aufrecht erhalten wird. Ein wichtiger Punkt ist, dass unterschiedliche Personen sehr unterschiedliche zeitliche Abfolgen der einzelnen Modalitäten erleben können. Der eine mag zuerst ein Spannungserleben haben, woraufhin er die Vorstellung bekommt, dass er krank werden könnte, was dazu führt, dass er zu sich selbst sagt, dass eine Katastrophe auf ihn wartet, woraufhin er Fluchtverhalten zeigt. Ein anderer mag zunächst denken, dass ihm etwas Schlimmeres bevorsteht, woraufhin er sich um Hilfe an einen

Freund wendet und hierbei unangenehme Empfindungen erlebt, die zu der Vorstellung führen, dass er krank sei. Die Analyse der Ablaufsequenz gehört zu der Bestimmung der Modalitäten dazu und hat eine große Bedeutung für die Auswahl der angemessenen therapeutischen Strategie. Eine Person, die z. B. Angst als Folge von Körpermissempfindungen erlebt, wird eher auf Biofeedback (► Kap. 18) oder Entspannungsverfahren (► Kap. 25) positiv ansprechen, während eine Person, die Angst als Folge negativer Gedanken erlebt, eher mit Gedankenstopp (► Kap. 28) oder anderen kognitiven Therapieverfahren behandelt werden sollte. Ohne eine Persönlichkeitstypologie erstellen zu wollen, muss doch berücksichtigt werden, dass verschiedene Menschen bevorzugt mit verschiedenen Modalitäten reagieren. Bei einigen stehen Kognitionen im Vordergrund, bei anderen mehr motorische Reaktionen. Auch solche idiosynkratischen Reaktionsmuster sollten bei der Erstellung des Modalitätenprofils berücksichtigt werden.

4.5 Erfolgskriterien

Die Erfolgskriterien hängen von den jeweiligen Zielproblemen ab und werden durch das zuvor erarbeitete Modalitätenprofil festgelegt. Spezielle Methoden im Rahmen dieses Ansatzes existieren nicht. Ein möglicher Parameter, um abzuschätzen, ob das Problem des Patienten richtig erfasst wurde, ist die Kooperation des Patienten.

4.6 Grad der empirischen Absicherung und persönliche Bewertung

Die Relevanz und Brauchbarkeit des BASIC-ID und damit der multimodalen Therapieplanung hat sich bis heute bei zahlreichen klinischen Störungsbildern bewährt. Systematische Nachuntersuchungen sprechen für eine Brauchbarkeit des multimodalen Therapieansatzes in psychiatrischen Kliniken und psychotherapeutischen Ambulanzen. Die Bedeutung des multimodalen Ansatzes liegt vor allem darin, ein »Rational« für die Kombination verschiedener therapeutischer Einzelelemente zu sein.

Literatur

Lazarus, A. A. (1978). *Multimodale Verhaltenstherapie*. Frankfurt: Fachbuchhandlung für Psychologie.

Lazarus, A. A. (1995). *Praxis der multimodalen Therapie*. Tübingen: dgvt-Verlag.

Selbsterfahrung

A.-R. Laireiter

5.1 Allgemeine Beschreibung

Selbsterfahrung ist neben dem Training therapeutischer Methoden, der Aneignung theoretischen Wissens und dem Erwerb praktischer Kompetenzen durch therapeutische Tätigkeit und Supervision ein wichtiges Element der Ausbildung in Psychotherapie. Sie geht auf Freud und die Psychoanalyse zurück und wurde von nachfolgenden humanistischen und psychodynamischen Therapieschulen aufgegriffen, in denen sie vielfach das zentrale Ausbildungselement repräsentiert und meist mehrere hundert Stunden dauert. Die Verhaltenstherapie wie auch andere Therapieansätze (z. B. existenzialistische und systemische) standen und stehen ihr skeptisch gegenüber. Trotz dieser Ablehnung und vielfachen Kritik setzte sich die Forderung nach Selbsterfahrung durch, wenngleich ihre Absolvierung nicht überall verpflichtend ist (z. B. England, USA, Skandinavien).

Seit Mitte der 80er-Jahre ist sie auch in die Ausbildung in Verhaltenstherapie integriert und seit der Anerkennung der Verhaltenstherapie als Richtlinienverfahren in Deutschland (1987) bzw. dem Erlass des Psychotherapeutengesetztes (1999) und der Einführung des Psychotherapiegesetzes in Österreich (1990) gesetzlich verpflichtend. Der Begriff »Selbsterfahrung« ist nicht einheitlich definiert und umfasst unterschiedliche Phänomene:

1. Eigen- oder Lehrtherapie des angehenden Psychotherapeuten;
2. Sensibilisierungstrainings in themenzentrierten Gruppen;
3. Selbstanwendung therapeutischer Methoden in Ausbildungsgruppen oder Ausbildungsseminaren;
4. Feedback und Selbstmodifikation im Rahmen von Ausbildung und Supervision;
5. Selbstreflexion als Komponente der Supervision im Zusammenhang mit der Analyse individueller Anteile an der Therapeut-Klient-Beziehung;
6. Einübung von therapeutischen Fertigkeiten;
7. Video-Feedback und Konfrontation mit sich selbst über dieses Medium.

Generelles Ziel der Selbsterfahrung in der Ausbildung ist die Entwicklung therapeutischer Kompetenzen und therapieförderlicher persönlicher und interpersonaler Eigenschaften:

- Kennenlernen der therapeutischen Situation und therapeutischer Methoden am eigenen Leib mit dem Ziel des Erwerbes therapeutischer Prozess-, Beziehungs- und Methodenkompetenz durch erfahrungsorientiertes und Modelllernen;
- Entwicklung von Sensibilität für diese und von Empathie für die Bedürfnisse, Empfindungen und Erwartungen von Patienten;
- Kennenlernen der interpersonalen Dynamik der therapeutischen Beziehung und eigener interaktioneller, emotionaler und kognitiver Schemata; Sensibilisierung für Beziehungsphänomene;
- Entwicklung von Selbstreflexivität und Selbstoffenheit;
- Entwicklung sozialer und interpersoneller Kompetenz (Empathiefähigkeit); Erweiterung

des interaktionellen Repertoires; Verbesserung der therapeutischen Beziehungsfähigkeit, persönliche Kompetenzen, Erkennen eigener Probleme und Schwächen, Entwickeln von Ressourcen, persönlichen Stärken und förderlichen Personenmerkmalen;
- Verbesserung des psychischen Funktionierens; Prävention/Reduktion therapeutischer Risiken und berufsbedingten Burnouts; Entwicklung persönlicher Ressourcen;
- Erhöhung der Identifikation mit der Methode; Entwicklung eines positiven therapeutischen Selbstkonzeptes und der Überzeugung der Wirksamkeit und Veränderungskapazität von Psychotherapie.

Zwar gelten diese Ziele im Großen und Ganzen auch für die Verhaltenstherapie, allerdings betont diese stärker die Notwendigkeit der konzeptuellen und methodischen Einbindung der Selbsterfahrung in ihre allgemeinen Ausbildungsziele. Entsprechend betrachtet sie Selbsterfahrung als zielorientierten Bestandteil der Ausbildung und weniger als Methode zur (unspezifischen) Förderung persönlichen Wachstums und persönlicher Reifung sowie zur Behandlung psychischer Probleme und Konflikte. In diesem Sinn ist Selbsterfahrung in der Verhaltenstherapie weniger personbezogen als vielmehr praxis- und ausbildungsorientiert, da sie vor allem Ziele verfolgt, die auf die Person des Therapeuten in seiner (aktuellen oder späteren) Tätigkeit als Therapeut ausgerichtet sind. Allerdings ist ihr auch die Entwicklung methodischer und heuristischer Kompetenzen, jeweils durch Modelllernen und die Integration der Erfahrung aus der Selbsterfahrung in die individuellen Wissens- und Kompetenzspeicher, ein wichtiges Anliegen. Zu betonen ist, dass Selbsterfahrung diese Aufgaben nicht allein erfüllt, sondern in enger Synergie mit den anderen Ausbildungskomponenten und, was wichtig ist, mit weiteren (unspezifischen) Elementen wie persönlicher Lebenserfahrung, praktischer Tätigkeit etc.

5.2 Indikationen

Insbesondere aufgrund der verpflichtenden Festschreibung der Selbsterfahrung in Ausbildungsordnungen stellt sich die Frage nach der Indikation von Selbsterfahrung ganz besonders. Verlangt man nach Rationalität bei Indikationsentscheidungen, dann muss gerade auch Selbsterfahrung als wichtiges, aufwendiges und teures Ausbildungselement hinsichtlich des Nachweises seiner Effekte beurteilt und untermauert werden. Leider ist die objektive Befundlage diesbezüglich, vor allem im Kontext der Verhaltenstherapie, noch relativ schmal, sodass dazu erst wenig verbindliche Aussagen gemacht werden können.

5.3 Kontraindikationen

Aus der Verhaltenstherapie fehlen bis jetzt verlässliche Studien zu negativen Effekten oder Nebenwirkungen von Selbsterfahrung, wenngleich solche für andere Orientierungen der Psychotherapie gut belegt sind (z. B. Sensibilisierungen, Traumatisierungen, erzwungene Selbstöffnungen, Verletzung der Privat- und Intimsphäre etc.). Allerdings zeigen diese Studien, dass Selbsterfahrung per se nicht mit Nebenwirkungen assoziiert ist. Ein entsprechendes Risiko ist erst dann gegeben, wenn die Selbsterfahrung mit belastenden Faktoren verknüpft ist. Dazu gehören nach dem Stand der Forschung (s. unten) insbesondere
- der Zwang zur Absolvierung einer verpflichtenden Eigentherapie,
- die Unmöglichkeit, sich den Selbsterfahrungstherapeuten selbst auszusuchen,
- die Verwendung der Selbsterfahrungssituation als Bewertungsinstanz der persönlichen Eignung als Therapeut,
- therapeutische Fehler und negative Selbsterfahrungserlebnisse,
- kalte, narzisstische Selbsterfahrungstherapeuten,
- aggressive, abwertende Attacken vonseiten des Selbsterfahrungstherapeuten und der Gruppenmitglieder sowie
- damit verbundener Vertrauensverlust in die beteiligten Personen.

Ein Befund verdient gesonderte Erwähnung: Therapeuten, die in emotionale, sexuelle oder andere unethische Interaktionen mit ihren Patientinnen verwickelt waren, berichteten gehäuft von vergleichbaren Erfahrungen in ihren Eigentherapien. Negative Effekte der Selbsterfahrung werden also, wie in der Psychotherapie auch, durch eine Reihe von Variablen moderiert, vor allem – wie es scheint – von der Qualität des Lehrtherapeuten und der Selbsterfahrung.

Die Frage nach Kontraindikationen ist bislang empirisch nicht zu beantworten. Allerdings verdienen die genannten Nebenwirkungen intensiver Beachtung. Aufgrund ihrer Nachhaltigkeit auf eine negative Entwicklung als Psychotherapeut sind derartige Erfahrungen bei der Durchführung von Selbsterfahrung unbedingt zu vermeiden und durch präventive Maßnahmen auszuschalten. Selbsterfahrung bedarf zur Erreichung der erwünschten positiven Effekte daher einer ganz besonders verantwortungsvollen, kontrollierten und qualitativ hochwertigen Durchführung und eines verantwortungsvollen Umganges mit der gesamten Situation und den Ausbildungsteilnehmern. Selbsterfahrungstherapeuten benötigen daher spezifische Kompetenzen, die nur durch spezielle Weiterbildung vermittelt werden können.

5.4 Technische Durchführung und Modelle

Die Verhaltenstherapie besitzt kein einheitliches oder eindimensionales Konzept der Selbsterfahrung; es herrscht Konzept- und Methodenvielfalt, wobei Gruppenmethoden überwiegen, insbesondere themenzentrierte und zieloffene (interaktionelle, Problemlöse-, verhaltensanalytische) Gruppen. Weitere häufig verwendete Methoden sind

- Selbstmodifikationsprogramme im Einzel- und/oder Gruppensetting, Peertherapie (quasitherapeutische Arbeit mit einem Kollegen),
- Selbstanwendung verhaltenstherapeutischer Methoden in Ausbildungsgruppen, Seminaren oder in Eigenregie,
- praxisbezogene Selbstreflexion in der Supervision (Selbst-Thematisierung, Selbstreflexion) und
- ergänzende intensive Einzelselbsterfahrung.

In den meisten Ausbildungsgängen werden 2–3 Konzepte kombiniert (z. B. themenzentrierte Gruppen mit Selbstmodifikation und Peertherapie und ergänzende Einzelselbsterfahrung), die Durchführung eines Selbstmodifikationsprogramms, meist in Ausbildungsgruppen, ist häufig obligatorisch. Der zeitliche und organisatorische Rahmen ist abhängig von den gesetzlichen Rahmenbedingungen (Österreich: Gesamt mindestens 200 h, davon mindestens 50 im Einzelsetting; Deutschland: mindestens 120 h, ohne verpflichtende Einzelselbsterfahrung; wird in verschiedenen Instituten jedoch bis zu 30 h betrieben; Schweiz: 250–300, zwischen 50 und 100 h im Einzelsetting). In diesen Zahlen sind Selbstreflexionen und Selbsterfahrungsanteile in der Supervision nicht enthalten.

Die am häufigsten angewandte Methode ist die themenzentrierte Gruppe, in der die Selbsterfahrung meist in 5–7 Blöcken, verteilt über den Ausbildungszeitraum, absolviert wird. Trotz unterschiedlicher Einzelkonzepte werden in den meisten Gruppen folgende Inhalte allgemein bearbeitet:

- Entwicklung förderlicher Gruppenbedingungen (Offenheit und Vertrauen), Festlegen der Gruppenregeln;
- Förderung der Selbst- und sozialen Wahrnehmung; Vergleich Selbst- vs. Fremdwahrnehmung, eigenes Selbstkonzept;
- Motivation zum Therapeutenberuf; Erwartungen, Wünsche und persönliche Ziele als Verhaltenstherapeut; Konzipierung der eigenen Therapeutenrolle/Idealbild als Therapeut; Patientenrolle, Erwartungen an einen »guten Therapeuten«;
- Exploration persönlicher Stärken und Ressourcen und von Problemen und Schwächen; Entwicklung von Strategien, die Ressourcen in den therapeutischen Prozess zu integrieren bzw. eigene Probleme in der Therapie zu nutzen bzw. zu kontrollieren;
- Bearbeitung biographischer Aspekte und überdauernder kognitiv-affektiver und interaktioneller Schemata; Bedeutung für die Rolle als Therapeut und die therapeutische Tätigkeit;
- Erforschung eigener Werthaltungen und Normen und deren Effekte für die Therapie, z. B. Präferenzen für bestimmte Klienten, Problembereiche eigener Werte in der Therapie;

- Therapeut-Klient-Beziehung; eigenes Therapeutenverhalten, Therapeutenstil, Bearbeitung schwieriger Therapiesituationen unter Berücksichtigung eigener interaktioneller Muster; Lieblings- vs. Aversionspatient;
- Reflexion der Gruppenarbeit, Evaluation des Gelernten, Entwicklung eigener Projekte für weitere Selbstbearbeitung, Verabschiedung, Ausblenden etc.;
- ggf. Selbstmodifikationsprojekte oder Peertherapie in der Gruppe.

5.5 Erfolgskriterien

Selbsterfahrung ist auf die Entwicklung und Förderung spezifischer personaler und interpersonaler Kompetenzen ausgerichtet. Die Wirksamkeit und der Effekt von Selbsterfahrungsprogrammen muss vor allem an diesen Kriterien gemessen werden. Leider gibt es bis jetzt kaum objektive Studien, die diesen Effekt eindeutig belegen, wenngleich verschiedene Befunde darauf hinweisen, dass vor allem intensive person- und praxisbezogene Bearbeitung der oben genannten Bereiche zu den gewünschten Ergebnissen führen kann. Da die Anzahl derartiger Studien noch gering ist, sollte jede Ausbildungseinrichtung wie auch jeder Selbsterfahrungsleiter die Ergebnisse seiner Selbsterfahrung kontinuierlich überprüfen. Dabei sollten aber nicht nur, wie in den meisten bisherigen Studien, subjektive Kriterien und Beurteilungen verwendet werden, sondern auch objektive (z. B. Interaktions- und Gesprächsverhalten, beobachtbare Fertigkeiten), die eine kriterienbezogene Beurteilung des Kompetenzzuwachses durch Selbsterfahrung ermöglichen.

5.6 Grad der empirischen Absicherung und persönliche Bewertung

Obwohl in den letzten Jahren zwischenzeitig eine gewisse Intensivierung des Forschungsinteresses an Ausbildung und Selbsterfahrung in der Verhaltenstherapie zu beobachten war, ist die Forschung in den letzten Jahren wieder deutlich zurückgegangen. Entsprechend sind viele Fragen noch offen und die Effekte von Selbsterfahrung noch unklar. Aus der bisherigen Selbsterfahrungsforschung (auch außerhalb der Verhaltenstherapie) sind 5 Ergebnisse besonders relevant:

1. Persönliche Befragungen von Ausbildungsteilnehmern und Psychotherapeuten lassen innerhalb wie außerhalb der Verhaltenstherapie auf einen großen subjektiv wahrgenommenen Nutzen von Selbsterfahrung für die Erreichung der Ausbildungsziele und die spätere psychotherapeutische Tätigkeit schließen. Diesen hohen Stellenwert besitzt Selbsterfahrung allerdings nur bei jenen Befragten, die selbst eine solche absolviert haben.
2. Inhaltlich werden folgende Effekte als am Wichtigsten eingestuft: Verbesserung der Empathiefähigkeit, des Selbstwertes, der Fähigkeit zur Selbstreflexion, der interpersonalen Beziehungsfähigkeit; das Kennenlernen der Therapeut-Klient-Beziehung, des therapeutischen Prozesses und therapeutischer Methoden und Verbesserungen in der therapeutischen Effektivität, Effekte also, die durchaus erwünscht sind.
3. Im Gegensatz zu den subjektiven Einstufungen konnten Studien mittels objektiver Methodik (z. B. Verhaltensbeobachtungen, Behandlungsergebnisse) keinen Einfluss von Selbsterfahrung/Eigentherapie auf die Effektivität des Therapeuten in seiner Arbeit mit Patienten beobachten. Gelegentlich zeigten sich sogar negative Bezüge zwischen dieser und Erfolgsvariablen.
4. Prozessbezogene Studien legen den Schluss nahe, dass Selbsterfahrung/Eigentherapie mittelmäßig positive Effekte auf die therapeutische Empathie, die Gestaltung der therapeutischen Beziehung, die Fähigkeit, intensive therapeutische Beziehungen einzugehen, und die Patientenzufriedenheit ausüben. Allerdings sind diese Studien zum Teil methodisch problematisch und stammen meist aus dem psychodynamisch-humanistischen Bereich der Psychotherapie. Ihre Generalisierbarkeit auf die Verhaltenstherapie ist damit fraglich.
5. Studien aus der Verhaltenstherapie lassen den Schluss zu, dass Selbsterfahrung zu einer kurz-

fristigen Verbesserung der interaktionellen Kompetenz der Therapeuten beitragen kann und dass ihre Effekte durch eine Reihe von Variablen moderiert werden, insbesondere die Möglichkeit, das in der Selbsterfahrung Gelernte unmittelbar und möglichst breit in der eigenen therapeutischen Tätigkeit umzusetzen, was dafür spricht, diese praxisbegleitend anzubieten.

6. Verschiedene Studien berichten von negativen Effekten. Zwischen bis zu 15% der Eigentherapien führen zu Verschlechterungen im Befinden und Einbußen in der therapeutischen Kompetenz. Diese negativen Auswirkungen scheinen mit ihrer verpflichteten Absolvierung und mit den strukturellen Besonderheiten von Ausbildungstherapien (Angst vor Bewertung, Mehrfachrollen der »Eigentherapeuten«, Anpassungsdruck, Unsicherheit und Misstrauen gegenüber dem Therapeuten) zusammen zu hängen.

Abschließend und zusammenfassend ist festzuhalten, dass Selbsterfahrung eine wichtige Ausbildungskomponente darstellt, um den persönlichen und zwischenmenschlichen Kompetenzbereich angehender Verhaltenstherapeuten zu entwickeln. Gleichzeitig dürfte dieses Ausbildungselement auch das schwierigste und anspruchsvollste in der gesamten Ausbildung sein. Gute und ertragreiche Selbsterfahrung bedarf einer intensiven Bearbeitung persönlicher und zwischenmenschlicher Erfahrungen und Themen in einem unangetasteten Rahmen durch vertrauensvolle und hoch kompetente und speziell dafür ausgebildete Lehrtherapeuten.

Literatur

Bruch, M. & Hoffmann, N. (Hrsg.). (1996). *Selbsterfahrung in der Verhaltenstherapie*? Berlin Heidelberg New York Tokyo: Springer.

Frühmann, R. & Petzold, H. (Hrsg.). (1994). *Lehrjahre der Seele*. Paderborn: Junfermann.

Greve, G. (2007). *Selbsterfahrung in der Verhaltenstherapieausbildung. Inhalt und Prozess*. Lengerich: Pabst.

Hippler, B. & Görlitz, G. (2001). *Selbsterfahrung in der Gruppe. Person- und patientenorientierte Übungen*. Pfeiffer, Medizin.

Laireiter, A. R. (2000). *Selbsterfahrung in Psychotherapie und Verhaltenstherapie – Empirische Befunde*. Tübingen: DGVT.

Laireiter, A. R. & Elke, G. (1994). *Selbsterfahrung in der Verhaltenstherapie – Konzepte und Methoden*. Tübingen: DGVT.

Lieb, H. (1998). *Selbsterfahrung für Psychotherapeuten*. Göttingen: Angewandte Psychologie.

Strukturierung des Therapieablaufs

N. Hoffmann

6.1 Allgemeine Beschreibung

Eine unmittelbare positive Wirkung jeder Psychotherapie besteht darin, dass die Auseinandersetzung des Patienten mit seinen Problemen und Schwierigkeiten einen geordneten Rahmen erhält. Während er bislang unter Umständen viele ungeordnete Versuche unternommen hat, um seine Probleme in den Griff zu bekommen, wobei eigene Lösungsversuche sich mit der Hilfe anderer abwechselten, kommt es bei Beginn einer Psychotherapie zu einer Koordination all dieser Bemühungen. Er findet im Therapeuten einen Gesprächspartner, von dem er zu festen Terminen und unter gleichbleibenden Bedingungen (Ort, Honorar etc.) Hilfe erwarten kann. Dieser Effekt, zusammen mit dem Erleben der Kompetenz und der Empathie (▶ Kap. 23) des Therapeuten, bewirkt sicherlich die oft eintretende positive Veränderung, die als »positive therapeutische Reaktion« bezeichnet wird.

Allerdings ergeben sich daraus auch Erwartungen des Patienten an die Therapiesituation und damit an den Therapeuten, die die positive Reaktion erlöschen oder in ihr Gegenteil umschlagen lassen, wenn sie nicht einigermaßen erfüllt werden. Die wichtigsten Erwartungen sind:

- Gewähr, dass der Therapeut die Probleme erfasst hat und die richtigen Mittel anwendet,
- Gewissheit über die Ziele, die jeweils im Vordergrund der Arbeit stehen,
- Rückmeldung seitens des Therapeuten, ob der Patient durch sein Verhalten zum Gelingen der Therapie beiträgt,
- Wahrnehmung von Fortschritten in Bezug auf die Problemlösung.

Viele Therapien bleiben über lange Strecken erfolglos oder scheitern letztlich daran, dass der Patient immer wieder hinsichtlich dieser Erwartungen enttäuscht wird.

Ein Patient, der über längere Strecken der Therapie nicht weiß, worum es überhaupt geht, warum der Therapeut gerade das und nichts anderes tut, oder sich nicht sicher ist, ob die Sache überhaupt vorangeht, wird sein Vertrauen in den Therapeuten verlieren, mit einer Verschlechterung seines Zustandes reagieren oder die Therapie abbrechen. Ist der Therapieverlauf optimal strukturiert, d. h. werden die vorher genannten Klientenerwartungen zu jedem Zeitpunkt möglichst befriedigt, kann mit einer förderlichen Patient-Therapeut-Beziehung, einer hohen Patientenmotivation sowie einer für den Verlauf der Therapie sehr günstigen, kognitiven Organisation beim Patienten gerechnet werden. Lazarus (1971) hat als erster die Bedeutung von »graded structure« für die Therapie hervorgehoben und die Vermutung geäußert, dass sie per se positive therapeutische Effekte haben könnte.

In der Tat kann die Strukturiertheit vieler Techniken in der Verhaltenstherapie (▶ Kap. 69) und der kognitiven Therapie als Erklärung herangezogen werden; sie zeichnen sich dadurch aus, dass sie beim Patienten den Eindruck eines übersichtlichen und stringent aufgebauten Programms erwecken, das ihm erlaubt, immer mehr seiner Schwierigkeiten in den Griff zu bekommen. In diesem Sinne gibt es deutliche Analogien zum programmierten Lernen.

6.2 Indikationen

Eine optimale Strukturierung der therapeutischen Vorgehensweise ist bei jeder Form der Verhaltenstherapie und der kognitiven Therapie von großer Bedeutung. In folgenden Fällen ist sie allerdings besonders wichtig:

- Bei Patienten, deren Zustand durch starke Angst oder Depression gekennzeichnet ist, ist eine geradezu straffe Organisation des Therapieablaufs von entscheidender Bedeutung. Unsicherheit in Bezug auf das eigene Verhalten oder Antriebs- und Hilflosigkeit verlangen Vorgehensweisen, bei denen der Patient zumindest am Anfang der Therapie ständig Anregungen, präzise Instruktionen und kurzfristige Rückmeldungen erhält. Darüber hinaus ist es bei Störungen, die das tägliche Leben des Patienten stark in Mitleidenschaft ziehen, besonders wichtig, positive Ansätze hervorzuheben und zu verstärken.
- Eine genaue Kenntnis der Phasen und ein durchschaubarer Verlauf scheinen auch besonders bei solchen Patienten förderlich zu sein, die bereits negative Erfahrungen mit abgebrochenen oder negativ verlaufenen Therapien haben. Sie unternehmen oft mit großem Skeptizismus, bisweilen mit Voreingenommenheit, einen letzten Versuch und sind dadurch zu ermuntern und zu motivieren, dass sie einen ausführlichen Überblick darüber erhalten, was der Therapeut vorhat und wie der jeweilige Stand der Therapie ist.
- Bedeutsam ist Strukturierung auch bei Patienten, die besonders positiv auf eine aktionsnahe Form der Therapie reagieren, mit genauen Instruktionen, kurzfristigen Rückmeldungen und ohne viel »Psychologisieren«. Goldstein (1973) hat darauf hingewiesen, dass bei Patienten aus dem Arbeitermilieu, die ihr Helferbild stark am Arzt orientieren, mit einer solchen Vorgehensweise gute Ergebnisse erzielt wurden.
- Eine Strukturierung sowohl der Einzelsitzung wie auch über den Therapieverlauf hin ist auch wegen der zeitlichen Rahmenbedingungen von Psychotherapie erforderlich. Eine Sitzung dauert in der Regel 45 Minuten und danach wartet bereits der nächste Patient. Die Krankenkassen bewilligen z. B. 45 Sitzungen und danach ist die Therapie zu beenden. Es muss also für die einzelne Sitzung wie für den gesamten Verlauf die Therapie von Beginn an so geplant und gesteuert werden, dass nicht in der letzten Minute der Einzelsitzung oder der letzten Sitzungen der Therapie der Patient mit den eigentlich bedrängenden Themen kommt.

6.3 Kontraindikationen

Unter folgenden Bedingungen kann eine zu starke Strukturierung gegenindiziert sein:

- In der ersten Phase der Therapie (besonders beim Erstgespräch) kann eine falsch verstandene Strukturierung sich nachteilig auf den Patienten auswirken, wenn er glaubt, nicht die Inhalte äußern zu dürfen, die er für wichtig hält, oder wenn er auf Anhieb mit einem fertigen Programm konfrontiert wird, sodass er sich überfahren fühlt. Strukturierung heißt übrigens nicht, dass der Therapeut die Inhalte allein bestimmt; in einer Phase kann er dem Patienten explizit die Entscheidung über einen bestimmten Gesprächsinhalt oder bestimmte Verhaltensweisen übertragen.
- In der letzten Phase der Therapie werden Eigeninitiative, Eigenverantwortung und Loslösung vom Therapeuten zu wichtigen Therapiezielen. Daher ist zu diesem Zeitpunkt (zuerst vielleicht versuchsweise) dem Patienten immer mehr Raum auch in Bezug auf das, was in der Therapie geschieht, zu überlassen. Er soll auch in zunehmendem Maße von kurzfristiger Rückmeldung des Therapeuten unabhängig werden, sich seine eigenen weiteren Ziele selbst setzen. Aber auch dieser Abschnitt des therapeutischen Vorgehens soll explizit angekündigt werden, damit der Patient den Therapeuten nicht als indifferent empfindet und sich allein gelassen fühlt.

6.4 Technische Durchführung

In Bezug auf die Strukturierung des Therapieablaufs lassen sich 2 Aspekte unterscheiden:

- Strukturierung des Gesamttherapieablaufs und
- Strukturierung jeder Einzelsitzung.

Strukturierung des Gesamttherapieablaufs

- Ein Therapiebeginn stellt aus der Sicht des Patienten oft ein bedeutsames Ereignis dar, das am Anfang eines neuen Lebensabschnittes stehen kann. Oft hat er sich nach langem Zögern oder unter Druck einer sich verschlimmernden Lebenssituation mühsam zu dem Entschluss durchgerungen, Hilfe in Anspruch zu nehmen. Er mag die Entscheidung wie eine Bankrotterklärung seiner Bemühungen, selbst mit dem Problem fertig zu werden, erleben und sich der Situation mit Scham oder Schuldgefühlen und mit großer Angst vor einer Beurteilung durch andere stellen. Sehr oft sieht er in der Zukunft kaum eine Perspektive für sich. Die erste wichtige Aufgabe des Therapeuten besteht darin, zusammen mit dem Patienten eine Reihe von Zielen zu erarbeiten, die in Anbetracht der Probleme eine beträchtliche Verbesserung für den Patienten bedeuten würden. Da diese Zielvorstellungen erst langfristig erreichbar scheinen, ist so früh wie möglich eine Graduierung der Ziele vorzunehmen. Hierbei muss zwischen unmittelbar anzustrebenden, mittel- und längerfristigen Zielen zu unterscheiden sein. Auf jeden Fall sollen einige Ziele definiert werden, die der Patient in allernächster Zeit erreichen kann, damit eine Perspektive und somit eine Motivation für die nächste Zukunft etabliert werden kann.
- Bei der Besprechung der Therapieziele ist es u. U. nötig, ausführlich auf ihre Bedeutung für das weitere Leben des Patienten hinzuweisen und ihn die positiven Veränderungen, die ihr Erreichen bewirken würde, plastisch erleben zu lassen. Dazu können Verfahren wie die Zeitprojektion (▶ Kap. 68) eingesetzt werden.
- Bei unmittelbaren Zielen oder Zwischenzielen ist es wichtig, sie in einen für den Patienten sinnvollen Zusammenhang mit den eigentlichen Therapiezielen zu bringen: So ist es unzureichend, einem ängstlich-depressiven Patienten lediglich das Ziel vorzugeben, er möge üben, einen neutralen Telefonanruf zu tätigen, ohne ihm zu sagen, dass das unentbehrlich ist, um soziale Kontakte zu knüpfen, befriedigende Beziehungen aufzubauen usw.
- Bei den therapeutischen Techniken muss man dem Patienten genau erläutern, zu welchem Zweck sie eingesetzt werden. Ebenso sind ihm in einer für ihn verständlichen Form die wichtigsten Prinzipien zu erklären, nach denen diese Techniken funktionieren. Dabei muss man ihm gerade soviel sagen, wie zum Gelingen dieser speziellen Phase notwendig ist, d. h. der Patient soll exakt über das Verhalten informiert sein, das der Therapeut von ihm erwartet. Wurde dies dem Patienten verdeutlicht, soll er auch ständig Rückmeldung über sein Verhalten bekommen. So ist es z. B. nicht nur unsinnig, sondern ausgesprochen schädlich, dem Patienten eine Aufgabe für die nächste Sitzung zu geben und dann nicht mehr darauf zurückzukommen.
- Die Erfolgskriterien für die einzelnen Phasen oder Techniken sollen auch dem Patienten explizit bekannt sein, sodass er die erfolgreiche Bewältigung jedes Abschnittes selbst überprüfen kann. So müssen auch Teilerfolge für den Patienten klar erkennbar sein und ihm als Voraussetzung für den nächsten Abschnitt deutlich werden.
- Der Therapeut soll nicht versäumen, den Patienten immer wieder für positive Ansätze und Erfolge zu verstärken und ihm den eben bewältigten Schritt als Zwischenstufe zu den eigentlichen Therapiezielen aufzuzeigen.
- Es sollte mehrmals innerhalb des Therapieablaufs ein Fazit über den vorangegangenen Abschnitt gezogen werden, wobei das bisher Erreichte noch einmal zusammengefasst und gleichzeitig die Perspektive für den nächsten Abschnitt aufgezeigt und besprochen wird.

Strukturierung der Einzelsitzung

- Zu Anfang soll der Therapeut die wichtigsten Themen und Aufgaben für die jeweilige Sitzung kurz erläutern. Das kann mit der Frage an den Patienten verbunden sein, ob er einverstanden sei. Dadurch erhält er die Möglichkeit, selbst wichtige Anliegen zur Sprache zu bringen.

- Am Ende der Sitzung soll der Therapeut den Patienten zusammenfassen lassen, was aus seiner Sicht die wichtigsten Ergebnisse der Sitzung sind. Überhaupt wird in der Psychotherapieforschung viel zu großer Wert auf Details der Interaktion gelegt, von denen niemand weiß, ob sie sich überhaupt auf den Patienten auswirken, und viel zu wenig darauf geachtet, was der Patient begriffen hat, d. h. in verbalisierter Form »mit nach Hause« nimmt. Systematisches Abfragen (oder Registrieren-Lassen) der Ergebnisse jeder Sitzung für den Patienten erlaubt nicht nur, sich ein Bild darüber zu machen, was ihm in den einzelnen Therapiephasen hilfreich und bedeutsam erscheint, sondern hilft ihm auch dabei, Erkenntnisse in eine übersichtliche und erinnerbare Form zu bringen. Darüber hinaus können auf diese Art mancherlei Missverständnisse und Fehlinterpretationen des Patienten frühzeitig erkannt und korrigiert werden.
- Zusätzlich kann der Therapeut die Ergebnisse am Ende der Sitzung aus seiner Sicht zusammenfassen und einen Ausblick auf die nächste Sitzung geben.

6.5 Erfolgskriterien

Das Erfolgskriterium für eine günstige Strukturierung des Therapieablaufs besteht darin, dass beim Patienten angemessene Erwartungen geweckt werden, die dann auch befriedigend erfüllt werden können.

So soll sich der Therapeut häufig rückversichern, ob der Patient weiß, welche Ziele jeweils im Vordergrund stehen, warum welche therapeutische Operation durchgeführt wird und ob er im Fortgang der Therapie Fortschritte bei seinen Problemen erkennt. Das ist durch direkte Befragung oder mit Hilfe eines einfachen Fragebogens (z. B. Zielerreichungsskalierung) möglich, der dem Patienten von Zeit zu Zeit vorgelegt wird.

6.6 Grad der empirischen Absicherung und persönliche Bewertung

In einer empirischen Untersuchung konnte Lazarus zeigen, dass eine Strukturierung des Ablaufes, ursprünglich als »Placebotherapie« gedacht, annähernd dieselben positiven Ergebnisse bringt wie eine Behandlung, bei der spezifische verhaltenstherapeutische Techniken angewandt werden (Lazarus, 1971). Die persönliche Erfahrung des Autors kann das nur bestätigen. Er hält eine Strukturierung der Vorgehensweise, wie oben beschrieben, für eines der wichtigsten Elemente des therapeutischen Basisverhaltens überhaupt, dessen Implikationen noch immer viel zu wenig untersucht werden.

Literatur

Beck, J. S. (2000). *Praxis Kognitiver Therapie*. Weinheim: Beltz/PVU.

Goldstein, A. (1973). *Structured learning therapy*. London: Academic Press.

Hoffmann, N. & Gerbis, K. (1981). *Gesprächsführung in psychologischer Therapie und Beratung*. Salzburg: Müller.

Lazarus, A. (1971). *Behavior therapy and beyond*. New York: McGraw-Hill.

Supervision

D. Zimmer

7.1 Allgemeine Beschreibung

Supervision ist eine Maßnahme der Qualitätssicherung. Die meisten Fachverbände verpflichten ihre Mitglieder zur lebenslangen Supervision, da der Beruf des Psychotherapeuten hohe Ansprüche an die Kompetenz, aber auch an die persönliche Belastbarkeit und Integrität stellt. Supervision kann unter Kollegen als »Intervision« oder durch ausgewiesene Supervisoren durchgeführt werden oder im Einzel- oder Gruppenrahmen stattfinden. Sie kann sich auf die psychotherapeutische Arbeit oder die Zusammenarbeit eines Teams in einer Einrichtung beziehen.

Eine besondere Bedeutung hat Supervision in der Ausbildung. Hier ist der doppelte Charakter deutlich: Supervision als Unterstützung junger Kolleginnen und ist zugleich auch Kontrolle zum Schutze von Patienten. In der Ausbildung wird nur in der Supervision deutlich, ob Therapeuten das in Seminaren und Selbsterfahrung Gelernte adäquat umsetzen und anwenden können. Aus diesem Grunde haben Supervisoren hier eine besondere Verantwortung, nicht nur für den aktuellen Fall, sondern hinsichtlich der Frage, ob der Ausbildungsteilnehmer den Beruf verantwortlich ausfüllen kann.

7.2 Indikation und Kriterien der Supervision

Für Supervision im Rahmen der Ausbildung gelten die Bestimmungen der Ausbildungs- und Prüfungsverordnungen für ärztliche bzw. psychologische Psychotherapeuten des jeweiligen Landes bzw. der Landesärztekammer, die von den einzelnen Ausbildungsinstituten jeweils noch spezifiziert werden.

Supervisoren können approbierte Therapeuten werden, die nach Abschluss der eigenen Ausbildung halbtags psychotherapeutisch tätig sind, 3 Jahre Lehrerfahrung in Verhaltenstherapie haben und von einem Gremium eines anerkannten Ausbildungsinstitutes als fachlich und persönlich geeignet befunden werden.

Supervisanden sind verpflichtet, Supervisoren über alle Aspekte zu informieren, die für die Einschätzung des Patienten, der Therapeut-Patient-Beziehung und des Therapieverlaufs von Bedeutung sind. Nur so können im Krisenfall rechtzeitig Maßnahmen überlegt werden. Zu dieser Information gehören die Verlaufsdokumentation und sporadische oder regelmäßige Aufzeichnungen (Video oder Audio). Nötig ist die Bereitschaft, nicht nur eigene Erfolge zu präsentieren, sondern gerade Probleme, Unsicherheiten und offene Fragen zu thematisieren. Supervision in einem beruflichen Abhängigkeitsverhältnis, etwa durch Vorgesetzte bzw. leitende Mitglieder einer Abteilung, kann diese Bereitschaft reduzieren, eigene Schwächen zu thematisieren.

Supervisoren werden meist die Therapeuten in der Reflexion und dem fachlichen und persönlichen Lernprozess unterstützen. Im Grenzfall sind sie aber verpflichtet, primär das Wohl der Patienten im Auge zu behalten. So kann es auch das Ergebnis der gemeinsamen Reflexion sein, dass Therapeuten mit der Aufgabe überfordert sind und Patienten anderen Therapeuten abgeben sollten. Von primärem Interesse sind also nicht Wohlbefinden und fachliche Entwicklung der Therapeuten, sondern die Optimierung der Therapiedurchführung zum Wohle des Patienten. Interessenskonflikte zwischen Klinikleitung, Therapeuten und Patienten sollten bedacht und früh geklärt werden.

7.3 Kontraindikationen

In Therapie und Supervision werden persönliche Schemata und Reaktionsmuster von Therapeuten angeführt. Es dient daher einem besseren Verständnis und gibt größere Freiheit im Umgang mit eigenen Gefühlen und Handlungsimpulsen, wenn sie auch Gegenstand der Supervision sind. Supervision und Selbsterfahrung sind trotz dieser Überlappung sinnvollerweise getrennte Teile einer Ausbildung. In der Supervision ist das primäre Anliegen die adäquate Versorgung des Patienten. In der Selbsterfahrung dagegen muss ein sanktionsfreier Rahmen für die Auseinandersetzung mit eigenen Themen und für die persönliche Weiterentwicklung bestehen. Um hier Konfusion zu vermeiden, sollten Ausbildungsteilnehmer nicht zur gleichen Zeit bei der gleichen Person in Supervision und Selbsterfahrung sein.

7.4 Technische Durchführung und Inhalte der Supervision

Der Brückenschlag zwischen Wissenschaft, klinischer Erfahrung und Anwendung auf den Einzelfall ist ein zentrales Anliegen einer wissenschaftlich fundierten Ausbildung. Aus diesem Grunde sollten Supervisoren sowohl über fundierte wissenschaftliche Kenntnisse als auch über hinreichende Praxiserfahrungen verfügen. Weder die eine noch die andere Kompetenz alleine erscheint ausreichend.

Thematisch kann sich Supervision auf alle Aspekte der Psychotherapie beziehen, also auf Fragen der

- Diagnostik (Klassifikation, Problemanalyse),
- Abklärung der Indikation und Voraussetzungen (Rahmen, Motivation etc.),
- Zusammenarbeit mit anderen Professionen/Einrichtungen (etwa für psychiatrische Abklärungen und Begleitbehandlungen),
- Therapieplanung (Ansatzpunkte, Reihenfolge, therapeutische Prinzipien, Umsetzung konkreter Verfahren),
- Analyse von Kooperation, Änderungsmotivation und Widerstand,
- Analyse und Gestaltung der therapeutischen Arbeitsbeziehung,
- Antragstellung, Verlaufsdokumentation und Abschlussberichte.

Welche Inhalte Gegenstand der gemeinsamen Reflexion sind, kann sich aus den vorbereiteten Fragen der Supervisanden ergeben, aber auch von Supervisoren angeregt werden, sodass sich neue Perspektiven zur Klärung und Bearbeitung für die Therapie eröffnen können.

Typische Methoden der Supervision sind:

▪ Absprachen

Zu Beginn sind Erwartungen und Regeln zu klären:

- Wer bezahlt den Supervisor (Klinikleitung vs. Therapeut, Bezahlungsmodus), wem ist er verpflichtet?
- Was wollen Therapeuten erreichen, welche Art von Bestätigung benötigen sie (Ausbildungsziel vs. konkrete Hilfe bei einem Fall)?
- Welche Richtlinien sind für ein bestimmtes Ausbildungsziel zu beachten (z. B. Supervisionsdichte, Gruppengröße)?
- Welche Art von Protokoll ist anzufertigen?
- Was ist die Datenbasis der Supervision (s. unten).

▪ Supervisionsdichte

In Ausbildungsgängen wird im Durchschnitt auf jede dritte bis vierte Therapiestunde eine Supervisionssitzung geplant. Dabei ist mit Durchschnitt gemeint, dass bei fortgeschrittenen Behandlungen und relativ unproblematischen Verläufen auch einmal mehr als ein Patient pro Sitzung besprochen werden kann. Andersherum kann es zu Beginn einer Behandlung, bei krisenhaften Zuspitzungen und interaktionell schwierigen Behandlungen notwendig sein, dichter und ausführlicher Supervision in Anspruch zu nehmen. Da der Beginn von so großer Bedeutung ist, sollte Supervision in jedem Fall nach der ersten Therapiestunde beginnen.

Datenbasis der Supervision

Es ist hilfreich, verschiedene Datenquellen zu Rate zu ziehen:

- Berichte,
- emotionale Eindrücke, Fantasien und Handlungsimpulse der Therapeuten,
- Video- und Audioaufzeichnungen von interessanten oder schwierigen Sitzungen,
- Beobachtungsbögen, Protokolle, Fragebogen etc.

Frühe Verhaltenstherapeuten haben den eigenen emotionalen Reaktionen auf Patienten und der eigenen Intuition zu wenig Beachtung geschenkt. Das Verhalten von Patienten in der Therapie ist aber eine wichtige Quelle für Verhaltensbeobachtung. Je besser Therapeuten ihre eigenen Schemata kennen und je mehr sie eigene Reaktionen auf Patienten und Lebensthemen reflektiert haben, desto eher können sie ihre Reaktionen auf neue Patienten als Hinweisreiz und Quelle für Hypothesen nehmen. Es ist eine erstrangige Aufgabe der Supervision, mit jungen Verhaltenstherapeuten die Wahrnehmung zu sensibilisieren, ihre emotionalen Reaktionen zu reflektieren und ihre Intuition zu trainieren. Deshalb lohnt es sich, gerade die ersten Eindrücke vom Patienten zu besprechen.

Supervisoren bekommen durch Videoaufzeichnungen unmittelbare und wertvolle Eindrücke vom Patienten und von der Art, wie Therapeuten mit ihnen umgehen. Die Aufzeichnungen sind hilfreich für ein besseres Verständnis des aktuellen Verlaufs, häufig aber auch für Anregungen und Rollenspiele zur Gesprächsführung.

Gute Eindrücke können Supervisoren auch bekommen, wenn sie im Rollenspiel die Therapeutenrolle übernehmen und die Therapeuten ihre Patienten spielen.

Klärung/Problemverständnis

Ein Schwerpunkt der Supervision liegt in der Reflexion des Problemverständnisses und damit in der Gewichtung der Informationen. Junge Therapeuten legen sich häufig zu schnell fest, was sie als Problem definieren, nehmen die erste präsentierte Symptomatik als Hauptproblem, fühlen sich unter Druck, schnell zu intervenieren und halten es oft nicht aus, dass sinnvolle Hilfe Geduld und ein gutes gemeinsames Problemverständnis etc. voraussetzt. Insbesondere sollten Interventionen unterbleiben, wenn beim Patienten die Ambivalenz bzgl. der Entscheidung für die Therapie und eine Übernahme der Patientenrolle noch nicht aufgelöst ist.

Je schwieriger Patienten sind, desto eher zeigen sich deren Probleme in der Beziehung zum Therapeuten: Sie werden versuchen, einige Fragen und Handlungsoptionen zu erschweren, und bestimmtes Therapeutenverhalten massiv einfordern. Therapeuten müssen die Freiheit behalten, zu entscheiden, wo sie früh auf Bedürfnisse von Patienten eingehen möchten (etwa nach Verantwortungsabgabe und Entlastung) und wo sie Sorge tragen müssen, die Kontrolle über den Prozess nicht zu sehr aus der Hand zu geben. Hier werden Supervisoren vom Handlungsdruck entlasten und helfen, dass Therapeuten ihre Alternativen in Ruhe reflektieren.

Anregungen des Supervisors

Anregungen des Supervisors können sich unmittelbar auf die Therapieplanung, auf die Interaktion oder auf Maßnahmen zur Abwendung einer akuten Krise beziehen. Darüber hinaus sind Anstöße für Lektüre, Seminarteilnahme oder Selbsterfahrung denkbar, wenn deutlich wird, dass die fachlichen und persönlichen Kompetenzen nicht ausreichen. Insbesondere dann, wenn Therapeuten eigene Emotionen (Ärger, Freude) nutzen oder mit den eigenen Grenzen arbeiten sollten, wenn das Verhalten von Therapeuten Wünsche von Patienten frustrieren sollte (etwa nach Therapieverlängerung) und Klischees von allzeit warmherzigen Therapeuten den Erwartungen des Patienten widersprechen, sind Anregungen und Erfahrungsberichte von Supervisoren hilfreich.

Rollenspiele

In Einzel- und Gruppensupervision lassen sich Anregungen für ein verändertes Vorgehen oft in Rollenspielen testen. Die Wirkung unterschiedlicher Stile der Gesprächsführung wird so erlebbar. Die Übernahme der Patientenrolle durch den Therapeuten kann helfen, um die Perspektive des Patienten und die Wirkung des Therapeutenverhaltens besser zu verstehen.

7.5 Erfolgskriterien

Supervision unterstützt Lernprozesse fachlicher und persönlicher Art, nutzt die Ressourcen und die Wirkung von Rückmeldung. Insofern gelten teilweise ähnliche Prinzipien in Therapie und Supervision. Supervision beinhaltet aber auch den Aspekt der Kontrolle des Therapeuten durch den Supervisor, der im Grenzfall eine Therapie als Ausbildungsfall nicht anerkennen kann oder empfehlen muss, dass Therapeuten den Fall abgeben. Im Gegensatz zur Therapie steht nicht das persönliche Wohl des Therapeuten, sondern das des Patienten im Vordergrund.

7.6 Grad der empirischen Absicherung und persönliche Bewertung

Bislang gibt es wenig Forschung zur Supervision. Festhalten lässt sich: Ausbildungsteilnehmer erleben Supervision als hilfreich. Sie dient der Entwicklung fachlicher und persönlicher Kompetenzen sowie der Identitätsbildung als Verhaltenstherapeut. Gruppensupervision wird stärker für methodische Fragen genutzt. Einzelsupervision wird noch positiver bewertet und erscheint besonders geeignet, eigene Stärken und Schwächen als Therapeut zu besprechen.

Literatur

Frank, R. & Vaitl, D. (Hrsg.). (1998). *Empirische Beiträge zur Weiterbildung in Verhaltenstherapie*. (Themenheft der Zeitschrift »Verhaltenstherapie«).

Zimmer, D. (2009). Supervision in Verhaltenstherapie. In J. Margraf (Hrsg.), *Lehrbuch der Verhaltenstherapie*, Bd. 1 (3. Aufl.). Berlin: Springer.

Zimmer, D. & Zimmer, F. T. (1998). Wie hilfreich sind die Bausteine einer Verhaltenstherapie – Weiterbildung? *Verhaltenstherapie, 8*, 254–258.

Therapeut-Patient-Beziehung

D. Zimmer

8.1 Allgemeine Beschreibung

Die Bedeutung einer guten therapeutischen Arbeitsbeziehung, der vertrauensvollen Zusammenarbeit zwischen Patient und Therapeut ist übergreifend für alle wissenschaftlich anerkannten Therapieschulen nachgewiesen. Dies gilt, spätestens seit Ende der 1970er-Jahre, auch für die Verhaltenstherapie. Die ersten Forschungsarbeiten von Autoren wie Bandura oder Kanfer Anfang der 1960er-Jahre galten Fragen der Interaktion von Therapeut und Patient. Dennoch gab und gibt es leider immer noch eine Tradition, die Verhaltenstherapie primär als Sammlung von Verfahren und Techniken zu identifizieren.

Ein hoher Anteil der präsentierten Symptome steht in engem Zusammenhang mit mangelnder Bewältigung zwischenmenschlicher Konflikte. Entsprechend wichtig sind die kognitiv-emotionalen und interaktionellen Schemata, die auch in der therapeutischen Interaktion sichtbar werden. Verhaltenstherapeuten beobachten wie andere Therapeuten das Verhalten der Patienten in der Therapie und nutzen ihre eigene Reaktion als Hinweisreize von zwischenmenschlichen Bedürfnissen bzw. Befürchtungen. Die Nutzung solcher Beobachtungen ist eine Anregung zur Generierung von Arbeitshypothesen für die eigene Fallkonzeption. Sie bedürfen natürlich kritischer Prüfung.

Lange Zeit gab es allerdings folgende große Diskrepanz zwischen Theorie und Praxis: Die handlungsleitenden **Theorien** in der frühen Verhaltenstherapie haben den Variablen der Therapeut-Patient-Beziehung zu wenig Bedeutung beigemessen. Im Kontrast dazu fanden Beobachtungsstudien aber bei den beobachteten Verhaltenstherapeuten hohe **interpersonelle Kompetenzen**:

- große Flexibilität darin, sich auf verschiedene Patienten und ihr Beziehungsangebot einzustellen,
- viel Warmherzigkeit,
- Strukturierungsfähigkeit,
- Unterstützung,
- hohes Ausmaß an Offenheit auch in der Mitteilung eigener Erfahrung und
- systematische Aufmerksamkeitslenkung (Zimmer, 1983).

Zu den Zeiten, als die Therapierichtungen jeweils zu erklären versuchten, weshalb die Therapeuten der anderen Schulen auch effektiv seien, wurde die Hypothese populär, dass es die gemeinsamen Faktoren seien, die Effektivität erklären könnten, kurz gesagt, dass eine gute Beziehung der gemeinsame Faktor sei, und dass Verhaltenstherapie effektiv sei, weil Verhaltenstherapeuten interaktionell kompetent und flexibel seien.

Statt der Suche nach den für alle gemeinsamen Wirkprinzipien hält der Autor es für fruchtbarer, von verschiedenen Wirkmechanismen auszugehen, die durchaus zu vergleichbaren Resultaten führen können (siehe die vergleichbare Effektivität von Antidepressiva und Verhaltenstherapie). Weiterhin vermutet der Autor, dass diese Wirkmechanismen in therapeutischen Techniken sowie in den Erfahrungen in der Therapeut-Patient-Beziehung zu finden sind. Da alles, was wirksam ist, auch schädlich sein kann, sollte man vorsichtig sein bei der Suche nach universellen Gütekriterien für »gutes Therapeutenverhalten«. So kann »empathisches

Verhalten«, das üblicherweise als therapeutische Tugend betrachtet wird, nach den Befunden auch Ergebnisse verschlechtern (wenn z. B. zu viel Verständnis für Vermeidungswünsche geäußert wird).

Möglicherweise ist ein entscheidendes Merkmal der Beziehungsgestaltung in der Verhaltenstherapie die Reflexion, ob das Beziehungsangebot hilfreiche Erfahrungen ermöglicht oder erschwert.

Für die Tätigkeit von Therapeuten gibt es eine Reihe von berufsrechtlichen und ethischen Regeln, die von den Landespsychotherapeutenkammern in Berufsordnungen gegossen wurden. Darüber hinaus haben zahlreiche Regelwerke zur stationären und zur ambulanten Behandlung im Rahmen der gesetzlichen Krankenversicherungen (Psychotherapierichtlinien und vereinbarungen) Auswirkungen auf die Therapeut-Patient-Beziehung.

Psychotherapie als staatlich anerkannter und geregelter Beruf basiert idealerweise auf einer freiwilligen Entscheidung des Patienten, seine »krankheitswertigen« seelischen Probleme mit einem Therapeuten zu bearbeiten, der mit Fachwissen und persönlichem Engagement versucht, die Probleme zu verstehen und bei anstehenden Lern- und Entwicklungsschritten zu helfen. Dies geschieht auf der Basis wissenschaftlich anerkannter Verfahren, deren Aneignung und Kompetenz er in einer aufwändigen Ausbildung nachweisen muss.

Als basale ethische Grundlagen dieser Arbeit werden folgende Prinzipien betrachtet:

a. Nicht-Schädigung des Patienten,
b. Achtung seiner Autonomie,
c. Fürsorge und
d. prinzipielle Gleichheit bzw. Gleichwertigkeit der Menschen.

Mögliche Konflikte zwischen diesen Prinzipien, etwa bei vorliegender Selbst- oder Fremdgefährdung, sind mit der entsprechenden Sorgfalt und ggf. Intervision zu handhaben.

Hieraus leiten sich berufsrechtlich auch die

e. Schweigepflicht des Therapeuten bzw. der Datenschutz ab und
f. Abstinenz von Therapeuten, die Abhängigkeit von Patienten zu wie immer auch gearteten Eigenvorteilen auszunutzen. Private oder intime/erotische Beziehungen zu Patienten werden auf dieser Basis einmütig als inakzeptabel angesehen. Auch auf diesem Hintergrund ist die
g. Verpflichtung zur Kooperation mit anderen, insbesondere ärztlichen Berufsvertretern zu werten, die zur Abklärung oder Behandlung ggf. notwendige Beiträge leisten können.

8.2 Beziehungsverhalten und Durchführung

Erfahrene Verhaltenstherapeuten zeigen ein sehr flexibles Beziehungsverhalten und stellen sich auf den einzelnen Patienten ein. Diese Flexibilität, verbunden mit der Reflexion solcher intuitiver Angebote, ist ein übergreifendes Gütekriterium (Zimmer, 2000a). Woran aber kann man sich dabei orientieren?

Neben der Berücksichtigung der Therapiephase und der damit verbundenen gemeinsamen Aufgabe (s. unten) gilt es, eine Verbindung zu suchen zwischen dem aktuell möglichen Lernziel des Patienten und dem, was er in der Therapie erlebt und erfährt.

Diese Überlegung geht über die Selbstverständlichkeit hinaus, dass einzelne Techniken der Verhaltenstherapie besser umsetzbar sind, wenn eine vertrauensvolle Arbeitsbeziehung existiert. Diese zusätzliche Lernchance ist umso wichtiger, je stärker zentrale interaktionelle Schemata des Patienten eine Rolle spielen, ganz besonders also bei Patienten mit Persönlichkeitsstörungen.

Die gemeinsame Mustererkennung, mittels derer die relevanten Kernsituationen, kognitive und emotionale Muster sowie interaktionelle Problemlösungen analysiert werden, ist Ausgangspunkt für die Frage, welche schemainkongruenten Erfahrungen notwendig wären, um früh erworbene Schemata zu schwächen. Vor dem Erleben solch positiver Perspektiven steht hier meist eine hohe Hürde, die Angst vor dem Risiko, eingeschliffene Muster zu verlassen. Schemainkongruente Erfahrungen sollen letztlich in den relevanten Schlüsselsituationen des Alltags gesucht werden. Auf dem Weg dorthin sind neue, korrigierende Beziehungserfahrungen im Kontakt von Patient zum Therapeuten enorm hilfreich.

Als Grundmuster hat sich hier bewährt:

a. Geduldig und behutsam die Muster gemeinsam zu erarbeiten.
b. Das unbefriedigte zwischenmenschliche Bedürfnis zu erschließen und sich mit dem Wunsch nach Befriedigung zu verbünden.
c. Auch die oftmals starken Ängste sollten validiert und zunächst akzeptiert werden.
d. Vor diesem Hintergrund kann oftmals rekonstruiert werden, welche früheren Beziehungserfahrungen das (überlebte) Problemlöseverhalten verstehbar machen, um dann
e. Patienten auch zu frustrieren und zu konfrontieren.

Das verletzte Bedürfnis kann wertgeschätzt, die Art der Problemlösung dann als schädlich herausgearbeitet und frustriert werden. Auf dem Weg, die Ängste anzugehen, das alte Schema zu bekämpfen, wird die Therapeut-Patient-Beziehung immer wieder Tests unterworfen. Mikro-Verhaltensanalysen müssen die Basis für die Antwort des Therapeuten darstellen, damit die Grundbedürfnisse von Patienten nicht verletzt, das ggf. problematische Verhalten aber korrigiert werden kann.

Unvermeidlich fühlen sich Therapeuten immer wieder verstrickt und ringen um Klarheit und Struktur. Je klarer aber diese Erfahrungen vor dem Hintergrund einer Schemaanalyse des Patienten eingeordnet werden können, desto leichter gelingt es, gemeinsam wieder Klarheit und Perspektiven zu erarbeiten.

Bereits in den 70er-Jahren gab es empirische Befunde, dass z. B. sozial ängstliche Patienten zu verschiedenen Therapiephasen unterschiedliches Verhalten bei Verhaltenstherapeuten wertschätzen: Während zu Beginn Sicherheit gebendes, strukturierendes und wertschätzendes Verhalten gesucht wurde, war während der Therapiephase Klarheit, Anleitung und Rückmeldung erwünscht. In der letzten Phase kam ein eher zurückhaltendes, Erfahrungen begleitendes Verhalten gut an.

Ziele und Aufgaben während unterschiedlicher **Therapiephasen** wurden in der Verhaltenstherapie insbesondere von Kanfer (Kanfer, Reinecker & Schmelzer, 2006; Zimmer, 1983) herausgearbeitet.

■ Anfangsphase

Das Ziel dieser Phase ist die dreifache Entscheidung für (oder gegen) die Therapie. Ohne diese Entscheidungen kann nicht sinnvoll gearbeitet werden. Der Patient muss erleben bzw. klären, ob er sich von diesem Therapeuten in dieser Einrichtung angenommen und verstanden fühlt und ihn als möglicherweise kompetent genug für die Behandlung seiner Probleme einschätzt. Er muss wissen, ob er wohl an der richtigen Stelle ist, was die Spielregeln (rechtlich, institutionell) sind, was Psychotherapie insgesamt wohl sein kann und spüren, ob er sich auf die Patientenrolle und die Lernbereitschaft einlassen möchte.

Therapeuten müssen diese Fragen aus ihrer Sicht zu klären versuchen, auch die Freiheit behalten, ggf. ihre eigenen Bedingungen zu formulieren und eigene Grenzen zu respektieren: Kann ich mit diesem Patienten arbeiten oder sollte ich ggf. überweisen? Sie müssen auch klären, ob die Informationen z. B. für einen Antrag auf Kostenübernahme ausreichen. Ein Behandlungsangebot ist erst sinnvoll, wenn der Patient sich in dem aktuell belastendsten Thema verstanden fühlt.

■ Therapiedurchführung

Die Basis einer guten Verhaltenstherapie ist eine Fallkonzeption und ein Therapieplan (► Kap. 41 und Kap. 42). Dennoch laufen Therapien nicht wie geplant. Das ist verständlich, weil der Plan auf der Basis begrenzter Informationen entstand. Therapie ist also ein adaptiver Prozess. Das gilt für die Systematik der Verfahren wie für die Gestaltung der Therapeut-Patient-Beziehung. Wird diese als »empirische Kooperation« gefasst, ringen beide aufgrund der Erfahrungen des Patienten und des Expertenwissens um den jeweils günstigen nächsten Schritt. Patentrezepte gibt es hier nicht, wohl aber die Reflexion spannender Gegensätze:

a. Anpassen des Vorgehens aufgrund neuer Informationen vs. Aufrechterhalten der Grundstrategie und Vermeidung von Vermeidung;
b. Unterstützung der Autonomie des Patienten bei erkundendem Lernen vs. Nutzen der Erfahrung des Therapeuten bei der Wahl des nächsten Schrittes.

Probleme der Kooperation, Irritationen in der Zusammenarbeit sollten nicht übersprungen, sondern gemeinsam geklärt werden. Vermeidung und Widerstand sind häufige Phänomene, wenn Lernprozesse ängstigend sind. Therapeuten sollten nicht gekränkt oder sanktionierend reagieren, sondern die Vorgänge zu einem vertieften gemeinsamen Verständnis nutzen.

Bei einigen Patienten wird die Klärung der immer wieder verstrickten Therapeut-Patient-Beziehung einen großen Teil der Therapie ausmachen, bis eine größere Klarheit der beteiligten interaktionellen Schemata gelingt.

Therapiebeendigung

An das Ende sollte man von Anfang an denken. Zwischenbilanzen helfen, um Anfangs- und derzeitiges Symptombild bzw. die Annäherung an Ziele einzuschätzen. Dabei ist die prinzipielle Begrenztheit der Therapie Quelle dafür, die Zeit gut zu nutzen, zu klären, wo und wie weit therapeutische Begleitung notwendig ist oder wo die Selbsthilfekompetenzen reichen (Zimmer, 2000b). Aber auch wenn Patienten Fortschritte gemacht haben, wenn sie dies sogar wissen oder optimalerweise auf eigene Anstrengungen zurückführen, der Abschied muss bearbeitet werden. Er bleibt ein Verlust, der auch manche früheren Verluste erinnern lässt. Er setzt voraus, dass Patienten gelernt haben, einen Teil dessen, was eine gute Therapeut-Patient-Beziehung ausgemacht hat, Verständnis und Unterstützung, auch außerhalb der Therapie zu finden.

8.3 Erfolgskriterien und persönliche Bewertung

Einige allgemeine Ergebnisse der Therapieforschung haben sicherlich auch für die meisten verhaltenstherapeutischen Behandlungen Bedeutung (Norcross, 2002). Unstrittig belegt sind die positiven Wirksamkeitsnachweise für folgende Merkmale der Therapeut-Patient-Beziehung:

- **Empathie/Verständnis**: Vor allem die Einschätzung des Patienten, dass er sich in entscheidenden Fragen vom Therapeuten verstanden fühlt und dessen Bemühung um aktive Klärung fühlt, hat eine positive prognostische Bedeutung. Die Einschätzung des Patienten ist hier wichtiger als die von Therapeut oder unabhängigen Beobachtern. Der hierfür notwendige Beitrag auf Seiten der Patienten liegt in der Bereitschaft, sich emotional zu engagieren, d. h. über emotional relevante Themen offen zu sprechen.
  Empathie ist ein komplexes Konstrukt und es mehren sich auch Hinweise, dass gelegentlich Empathie auch als Verstärkung von Vermeidungsimpulsen eingesetzt werden kann und dann prognostisch ungünstig wirkt.
- **Therapeutische Allianz**: Alleine die Entwicklung eines therapeutischen Arbeitsbündnisses, das auf Freiwilligkeit und Vertrauen aufbaut und zur Formulierung gemeinsamer Anliegen bzw. Ziele in der Lage ist, hat positive Effekte. Wenn innerhalb der ersten drei bis acht Stunden eine kooperative Kommunikation entsteht, in der Therapeuten das Gespräch auch strukturieren dürfen, und wenn Patienten sich entscheiden und einlassen können für ein emotionales Engagement, ist ein längerfristiger Erfolg wahrscheinlich.

Ebenfalls gut bestätigt, wenngleich mit widersprüchlichen Befunden, sind folgende Aspekte:

- **Wertschätzung**: Auch hier ist die Einschätzung des Patienten entscheidend. Möglicherweise wirkt hier auch eine Art kognitiver Dissonanzreduktion: Ein Patient, der sich selbst ablehnt, begegnet einem von ihm hoch geschätzten Therapeuten, der ihm Wertschätzung entgegen bringt. Die Dissonanzreduktion könnte zur Ablehnung des Therapeuten oder zur Aufbesserung der Selbstakzeptanz führen.
- **Kongruenz** und **Echtheit**: In Vergleichsstudien zeigten Verhaltenstherapeuten ausgesprochen hohe Werte in diesen Variablen. Hier kann es positive Modell-Effekte für Patienten geben, sich offener zu zeigen. Die klinische Erfahrung spricht aber dafür, dass nicht die Menge derartiger Äußerungen, sondern ihr gezielter Einsatz dazu führt, dass Patienten sich mit offenen Selbstäußerungen der Therapeuten konstruktiv auseinandersetzen können.
- **Rückmeldung**: Es gibt wenig andere Gelegenheiten, wo konstruktive Rückmeldung so hilf-

reich erfahren werden kann wie in der Therapie. Mehrere Aspekte sind hier zu nennen:

a. **Validierung**: In vielen Fällen benötigen Patienten eine Bestätigung dafür, dass ihr Denken und Fühlen nachvollziehbar und verständlich ist, sodass biografische Phasen korrigiert werden, in denen sie im Denken und Fühlen in Frage gestellt bzw. invalidiert wurden.
b. **Anerkennung von Bemühung**: Verhaltenstherapeuten werden Verstärkung nicht erst bei Erreichen des Zieles einsetzen, sondern Bemühung, Ringen um Änderung und kleine Schritte zum Erfolg beachten. Weiterhin ist es entscheidend für die Entwicklung von Selbstwirksamkeitsüberzeugungen (»self-efficacy« nach Bandura), dass zwischen Kompetenz und realem Erfolg unterschieden wird. So können Patienten lernen, bei sich selbst zu würdigen, wenn sie sich hinreichend kompetent verhalten haben, auch wenn kompetentes Verhalten nicht immer zum erwünschten Ergebnis führt.
c. **Subtile Verstärkungsprozesse**: In zahlreichen Experimenten hatte Kanfer (Kanfer, Reinecker & Schmelzer, 2006) nachgewiesen, dass die Interaktion von Therapeut und Patient durch Verstärkungsprozesse beeinflusst wird, die beiden Teilen nicht bewusst sind. Durch selektive Aufmerksamkeit und Beachtung werden verbale Äußerungen verstärkt und damit Einstellungen und Problemlösungsstrategien. Patienten übernehmen zahlreiche Einstellungen und Vorlieben von Therapeuten, ohne dass dies explizit Gegenstand der Therapie gewesen wäre. Aus diesem Grund müssen angehende Therapeuten in der Selbsterfahrung eigene Einstellungen, kognitiv-emotionale Schemata und präferierte Strategien der Problemlösung kennenlernen, damit diese nicht unreflektiert auf Patienten übertragen werden.

   Aus der Perspektive eigener klinischer Erfahrung soll diese Liste durch zwei Aspekte ergänzt werden:
d. **Angstreduktion**: Psychotherapie kann als besonderer Raum gelten, in dem Kontingenzen des Alltags außer Kraft sind: Hier kann straffrei über Themen gesprochen werden, die schambesetzt sind, deren Aussprache andernorts starke Ängste auslösen würde.
e. **Neues Konzept und neue Sprache**: Viele Patienten leiden unter Unklarheit, wie sie ihre Probleme einordnen können. Die Zusammenhänge sind unklar oder auf problematische Art »klar«. Durch die Exploration, das Interesse an Details, das Sortieren von Ebenen und Verwendung neuer Begriffe lernen Patienten ihre Probleme mit einer neuen Sprache zu fassen. So werden aus nebulösen Klagen konkrete Probleme, für die sich leichter neue Perspektiven entwickeln lassen.

8.4 Nebenwirkungen, Schwierigkeiten und Gefahren

Aus den bisherigen Ausführungen wird deutlich: Psychotherapie ist eine besondere Beziehung. Sie unterscheidet sich z. B. von Freundschaft durch

a. ihre zeitliche Begrenzung und
b. durch mangelnde Reziprozität.

Der Therapeut ist ganz für seinen Patienten und seine zu bearbeitenden Themen da, nicht umgekehrt. Hier soll nicht in Abrede gestellt werden, dass auch Therapeuten persönlichen Nutzen und Lerngewinn in Therapien erleben. Dies ist ein Beiprodukt, nicht aber das primäre Ziel.

Durch die erwähnte Asymmetrie ist eine mögliche Verwöhnungssituation geschaffen, die durch die psychotherapeutische Zielsetzung gerechtfertigt ist, die aber auch eine Versuchung zu ungerechtfertigten Verlängerungen darstellt. Das wäre z. B. der Fall, wenn etwa einsame Patienten Zuwendung und Empathie nur in der Therapie erfahren. Zur Vermeidung der Abhängigkeit der Patienten von der besonderen Beziehung kann es helfen, das Bedürfnis nach Zuwendung und Kontakt wertzuschätzen und dennoch die prinzipielle zeitliche Begrenztheit im Bewusstsein der Patienten zu behalten. Dadurch erst kann zum therapeutischen Thema werden, welche Lernprozesse notwendig wären, damit auch nach Beendigung der Therapeut-Patient-Beziehung die Bedürfnisse nach Beziehung und Verständnis eine Chance auf Befriedigung haben.

Viele Patienten können Psychotherapie nicht gut unterscheiden von anderen helfenden Beziehungen – etwa medizinischer Hilfe. Eine informierte Entscheidung für eine Therapie kann eine andere Sicht und eine Rollenklärung nötig machen:

Verhaltenstherapeuten werden hier betonen, dass für erfolgreiche Entwicklungen eine bestimmte Form der Arbeitsbeziehung notwendig ist. Dabei wird die Rolle des Therapeuten charakterisiert als die eines wohlwollenden Fachmannes, der neben seinem persönlichen Engagement sein Wissen, d. h. die Systematik dessen, was Psychotherapieforschung und Erfahrungswissen ausmacht, einbringt. Dabei ist er auf die »empirische Kooperation« angewiesen, auf Informationen des Patienten über dessen Erleben und Handeln, und auf die Bereitschaft, Erfahrungen zu sammeln und offen zu berichten.

Eines kann kein Therapeut seinen Patienten abnehmen, nämlich an ihrer Stelle Erfahrungen zu sammeln.

Literatur

Kanfer, F. H., Reinecker, H. & Schmelzer, D. (2006). *Selbstmanagement Therapie* (4. Aufl.). Berlin: Springer.

Norcross, J. C. (2002). *Psychotherapy relationships that work: Therapists contributions and responsiveness to patients needs*. New York: Oxford University Press.

Zimmer, D. (1983). *Die therapeutische Beziehung. Konzepte, empirische Befunde und Prinzipien ihrer Gestaltung*. Weinheim: Edition Psychologie.

Zimmer, D. (2000a). Gesprächsführung in der Verhaltenstherapie. In A. Batra, R. Wassmann & G. Buchkremer (Hrsg.), *Verhaltenstherapie* (S. 74–82). Stuttgart: Enke.

Zimmer, D. (2000b). Therapiebeendigung. *Verhaltensmodifikation und Verhaltensmedizin, 4*, 469–480.

Nebenwirkungen und Nebenwirkungserfassung in der Verhaltenstherapie

M. Linden

9.1 Probleme der Nebenwirkungserfassung in der Psychotherapie

Die Erfassung von Nebenwirkungen oder auch nur die Diskussion des Nebenwirkungsproblems hat in der Psychotherapie allgemein wie auch in der Verhaltenstherapie vergleichsweise wenig Aufmerksamkeit gefunden. Es entsteht gelegentlich sogar der Eindruck, als sei Psychotherapie eine Behandlungsmethode, die weitgehend nebenwirkungsfrei sei (Nutt & Sharpe, 2008). Empirische Untersuchungen zur Rate der Nebenwirkungen in verschiedenen Psychotherapieformen sprechen jedoch dafür, dass es bei 3%–15% der Behandlungsfälle zu relevanten unerwünschten Wirkungen kommt, womit Psychotherapie hinsichtlich der Nebenwirkungen beispielsweise mit der Pharmakotherapie mehr als vergleichbar ist (Moos, 2005; Lilienfeld, 2007; Jarrett, 2007; Hoffmann, Rudolf & Strauß, 2008; Lieberei & Linden, 2008; Berk & Parker, 2009; Dimidjian & Hollon, 2010; Barlow, 2010).

Es gibt eine Reihe von Gründen, warum Nebenwirkungen in der Psychotherapie wenig erfasst und nur randständig diskutiert werden:

a. Während Nebenwirkungen eines Arzneimittels auf eine Substanz, also eine Sache bezogen werden, müssen Nebenwirkungen in der Psychotherapie immer auf therapeutische Interventionen, das heißt Therapeutenhandeln, also auf eine Person bezogen werden. Es ist von daher verständlich, dass Therapeuten wenig geneigt sind negative Folgen eigenen Verhaltens zu diskutieren. Nebenwirkungen können auch schnell in eine Kunstfehlerdiskussion münden, was es Therapeuten aus haftungsrechtlichen Gründen geradezu verbietet, Nebenwirkungen anzusprechen.
b. Es ist in der Psychotherapie, mehr noch als bei anderen Behandlungsformen, gelegentlich sehr schwierig, zwischen unabwendbaren Entwicklungen der Erkrankung einerseits und therapieabhängigen Negativentwicklungen zu unterscheiden. Dies erleichtert im Zweifelsfall zu behaupten, eine Negativentwicklung sei krankheits- und nicht therapiebedingt.
c. In der Psychotherapie ist es besonders schwierig zwischen positiven und negativen Therapiewirkungen zu unterscheiden. So bedarf es zusätzlicher Annahmen, um entscheiden zu können, ob beispielsweise eine Scheidung im Kontext einer Psychotherapie als positive oder negative Behandlungsfolge einzuschätzen ist.
d. Psychotherapie ist nur bedingt standardisierbar, sodass es im Einzelfall schwierig ist zu entscheiden, ob ein bestimmtes Vorgehen fachgerecht war oder nicht, sodass ein zusätzliches Problem ist zu sagen, ob bestimmte Negativwirkungen unvermeidlich waren oder bei anderem therapeutischen Vorgehen durchaus hätten vermieden werden können.
e. Einer der wesentlichen Gründe warum Nebenwirkungen der Psychotherapie vergleichsweise wenig Beachtung finden liegt darin, dass es bislang keine anerkannte Klassifikation und Erfassungsmethodik für Nebenwirkungen von Psychotherapie gibt.

Im Folgenden wird eine Klassifikation von Nebenwirkungen bei Psychotherapie dargestellt und dann das Vorgehen bei der Erfassung von Nebenwirkungen geschildert und die Konsequenzen für die therapeutische Praxis und Therapeutenausbildung diskutiert.

9.2 Entstehung von Nebenwirkungen in der Verhaltenstherapie

Nebenwirkungen sind dadurch zu definieren, dass sie in unmittelbarem Zusammenhang mit therapeutischen Interventionen stehen. Die Verschlechterung einer Erkrankung, z. B. die Zunahme an Angst im Rahmen des natürlichen Krankheitsverlaufes ist keine Nebenwirkung. Die Zunahme einer Angst als Folge einer therapeutischen Intervention hingegen ist eine Nebenwirkung. Nebenwirkungen müssen daher relational zu therapeutischen Prozessen beschrieben werden. Im Folgenden werden Beispiele für die Interaktion von Therapie und Negativkonsequenzen beschrieben.

9

▪ Nebenwirkungen in der Folge diagnostischer Probleme

Psychotherapeuten haben eine Tendenz, Krankheitsphänomene psychologisch zu erklären. Wenn ein Patient über Überforderung am Arbeitsplatz, Müdigkeit und schlechte Stimmung berichtet, wird dies zunächst einmal kontextbezogen interpretiert. Wenn die eigentliche Ursache jedoch eine Multiinfarktdemenz ist, kann durch die Psychotherapie die eigentlich wirksame Behandlung verhindert und der Patient bleibend geschädigt werden.

▪ Nebenwirkungen als Folge theoretischer Vorannahmen

Psychotherapeuten betrachten ihre Patienten und die geklagten Beschwerden im Lichte ihrer professionellen Theorien und theoretischen Modelle. Wenn ein Therapeut die Vorstellung hat, dass beispielsweise die Mutter wesentlich an der Entstehung einer Persönlichkeitsstörung beteiligt sei und mit dem Patienten deswegen die Beziehungsprobleme zwischen Patient und Mutter weniger als Folge der Erkrankung sondern als deren Ursache diskutiert, dann kann die Folge eine Verschärfung von Konflikten zwischen Patient und Mutter sein, möglicherweise einen Rückzug der Mutter vom Patienten zur Folge haben und damit zum Verlust einer wichtigen Ressource führen.

Ein besonderes Problem in diesem Kontext ist die Induktion von Paramnesien. Durch eine theoriegeleitete Anamneseerhebung können unproblematische Ereignisse in der Vorgeschichte nicht nur problematisiert werden sondern sogar Probleme »erinnert« werden, die nie bestanden haben. Ein Beispiel sind falsche »Diagnosen« von sexuellem Missbrauch in der Kindheit mit allen Negativfolgen, die daraus erwachsen können.

▪ Nebenwirkungen im Kontext einer Behandlungsstrategie

Es ist eine wichtige psychotherapeutische Aufgabe für jeden Einzelfall den richtigen Behandlungsansatz bzw. Therapiefokus zu wählen. Bei einem Patienten, der über Mobbing am Arbeitsplatz klagt, kann es sinnvoll sein, mit ihm im Rahmen eines Trainings der sozialen Kompetenz zu üben »nein zu sagen«, statt ihm beizubringen, sich zurückzunehmen. In der Anwendung kann dies jedoch dazu führen, dass der Patient an der falschen Stelle oder zu häufig nein sagt, sodass die Repressalien infolge der Therapie eher zu- denn abnehmen.

▪ Nebenwirkungen im Kontext falschen technischen Vorgehens

Psychotherapeutische Interventionen, z. B. eine Expositionsübung, können technisch auf verschiedene Art umgesetzt werden. Werden dabei Fehler gemacht kann es statt zu therapeutisch positiven zu negativen Entwicklungen kommen. Wenn beispielsweise im Rahmen einer solchen Expositionsübung statt einer Reaktionsexposition eine Stimulusexposition durchgeführt wird, was für einen Unkundigen nahezu identisch aussieht, dann führt dieses technisch falsche Vorgehen nicht zu einem Nachlassen von Angst sondern zu einem Angstlernen. Der Patient hat nach der Therapie deutlich mehr Angst, als vorher.

▪ Nebenwirkungen im Kontext von Sensitivierungsprozessen

In der Psychotherapie muss über Probleme, Schwierigkeiten im Leben oder die eigene Insuffizienz des Patienten gesprochen werden. Reden über derartige Probleme führt grundsätzlich zunächst einmal zu einer verschlechterten Stimmung. Man könnte von daher argumentieren, dass Psychotherapie ihrer Natur nach zunächst einmal immer mit Nebenwirkungen assoziiert ist. Dies wird jedoch noch ausgeprägter, wenn durch die Therapie Sensitivierungsprozesse eingeleitet werden. Wenn ein Patient beispielsweise einen Unfall erlitten hat und dann in der Therapie dieser Unfall in allen Details immer wieder neu durchgesprochen und visualisiert wird, dann kann durch dieses kognitive Rehearsal die Erinnerung und damit die Angstreaktion immer lebhafter werden, statt abzuklingen.

- **Nebenwirkungen im Kontext von Enthemmungsphänomenen**

Psychotherapie arbeitet darauf hin, Probleme besser herauszuarbeiten, zu beschreiben und entsprechende Problemlösungen herbeizuführen. Wenn dieser Prozess nicht vollständig gelingt, kann es auf dem Weg dorthin zu Patientenfehlverhalten kommen. Mit einem Patienten wurde seine eheliche Situation analysiert, dabei wurde für den Patienten erstmals deutlich, dass die Beziehung irreparabel am Ende ist, während sich der Patient bis dahin noch Hoffnung gemacht hat. Der Patient konnte diese neue Erkenntnis emotional nicht verarbeiten und es kam zu Gewalttätigkeiten gegen seine Frau.

- **Nebenwirkungen im Kontext der therapeutischen Beziehung**

Es ist eine wichtige Aufgabe jeder Psychotherapie eine gute Therapeut-Patient-Beziehung herzustellen. Die Patienten erleben im Rahmen der Behandlung häufig zu ersten Mal, dass sich ihnen jemand unvoreingenommen zuwendet, ihnen zuhört und ihnen Wertschätzung entgegen bringt. Wenn diese gute Beziehung nun dazu führt, dass der Patient meint, ohne den Therapeuten nicht mehr leben zu können und damit Angst vor einem Therapieende entwickelt, dann ist dies als Nebenwirkung anzusehen. Eine besonders »gute« therapeutische Beziehung kann also Ausdruck einer Nebenwirkung sein.

Ebenso ist eine beziehungsabhängige Nebenwirkung, wenn der Therapeut sich durch den Patienten angegriffen fühlt, ihm der Patient nicht sympathisch ist oder der Patient bei beim Therapeuten eigene problematische psychische Reaktionen auslöst, sodass er dann in der Folge den Patienten aggressiv angeht, mit der Psychopathologie des Patienten mitagiert oder die Therapie sogar vorzeitig abbricht. Eine konflikthafte therapeutische Beziehung kann also ebenfalls eine Nebenwirkung sein.

Eine besonders problematische Art von Nebenwirkungen im Kontext der therapeutischen Beziehung ist der Missbrauch des Patienten durch den Therapeuten. Hiermit sind nicht nur sexuelle Übergriffe gemeint, die als kriminelles Verhalten i. S. eines Missbrauchs mit Abhängigen einzustufen sind, sondern auch eine psychische Ausbeutung des Patienten durch den Therapeuten. So kann z. B. ein schwacher Patient vom Therapeuten missbraucht werden, um eigene narzisstische Bedürfnisse zu befriedigen.

9.3 Unerwünschte Ereignisse und Arten von Nebenwirkung bei Psychotherapie

Bei der Erfassung von Psychotherapienebenwirkungen muss grundsätzlich zunächst unterschieden werden zwischen »unerwünschten Ereignissen (UE)« und »Nebenwirkungen«. Unerwünschte Ereignisse sind alle negativen oder nicht erwünschten Vorkommnisse. So ist eine Scheidung im Kontext von Psychotherapie immer ein negatives bzw. unerwünschtes Ereignis, auch dann, wenn sie therapeutisch unvermeidlich ist oder sogar ein Behandlungsziel in der Therapie war. Hätte man eine alternative Therapie, die die Beziehungsproblematik lösen und ermöglichen könnte, dass die Beziehung zukünftig positiv fortgeführt wird, dann ist keine Frage, dass die Scheidung das nicht erwünschte Ergebnis wäre. Eine Scheidung ist auch dann ein negatives Ereignis, wenn sie völlig unabhängig von der Therapie erfolgt. Wenn sie jedoch zeitgleich zur Therapie erfolgt, dann muss sie zunächst einmal als unerwünschtes Ereignis registriert werden. Es ist dann in einem zweiten Schritt zu belegen, dass es sich dabei nicht um eine Nebenwirkung handelt.

◘ Abb. 9.1 gibt eine Übersicht über Typen von »unerwünschten Ereignissen« von Psychotherapie, wie sie aus der Analyse der oben geschilderten Entstehungsprozesse abgeleitet werden können. Dies

Patient: **Rater:** **Datum :**

UE	Kontext	Therapiebezug	Schwere
Unzureichendes Therapieergebnis			
Therapieverlängerung			
Non-Compliance des Patienten			
Auftreten neuer Symptome			
Symptomverschlechterung			
Unwohlsein des Patienten			
Spannungen in der Patient-Therapeut-Beziehung			
Außerordentlich gute Patient-Therapeut-Beziehung			
Probleme in den familiären Beziehungen			
Änderungen in familiären Beziehungen			
Probleme im Beruf			
Änderungen in der Berufssituation			
Arbeitsunfähigkeit des Patienten			
Probleme in sonstigen Sozialbeziehungen			
Sonstige Änderungen in der Lebenssituation des Patienten			

Ratingstufen		
Kontext der Entstehung	**Beziehung zur Therapie**	**Schwere**
1. Diagnostik	1. Ohne Bezug	1. Leicht, keine Konsequenzen
2. Theoretische Orientierung	2. Wahrscheinlich ohne Bezug	2. Mittel, belastend
3. Wahl des Therapiefokus	3. Eher keine Therapiefolge	3. Schwer, Gegenmaßnahmen erforderlich
4. Therapietechnik	4. Eher eine Therapiefolge	4. Sehr schwer, überdauernde negative Konsequenz
5. Sensitization-Prozesse	5. Wahrscheinliche Therapiefolge	5. Extrem schwer, stationäre Behandlung, Tod
6. Enthemmungsprozesse	6. Eindeutige Therapiefolge	
7. Therapeut-Patient-Beziehung		

Abb. 9.1 Rating unerwünschter Ereignisse bei Psychotherapie

9

umfasst unzureichende Therapiefortschritte oder ergebnisse, Verschlechterungen im Krankheitszustand oder Änderungen in der Lebenssituation des Patienten. Wichtig ist, dass auch vordergründig »positive« Ereignisse Anlass zu einem kritischen Hinterfragen sein können, wie beispielsweise eine außerordentlich gute Therapeut-Patient-Beziehung.

9.4 Vorgehen beim Erfassen von Nebenwirkungen

Die Erfassung von Nebenwirkungen beginnt zunächst mit der Registrierung von unerwünschten Ereignissen. Diese sollten auch dann als solche erfasst und benannt werden, wenn von Beginn an klar scheint, dass es sich nicht um therapiebedingte Negativereignisse handelt. Ein solcher Primäreindruck kann sich durchaus bei näherer Überprüfung ändern. Die UE-Liste der ◘ Abb. 9.1 könnte als Checkliste dienen.

Erst in einem zweiten Schritt ist dann zu klären, ob ein Bezug zur Therapie besteht. In Anlehnung an die vorgeschilderten Entstehungsmöglichkeiten von Nebenwirkungen gibt ◘ Abb. 9.1 eine Liste von Entwicklungskontexten, das heißt diagnostisches Vorgehen, theoretische Orientierung usw. Es ist also zu prüfen, ob die Entwicklung des unerwünschten Ereignisses in einen Bezug zur laufenden Psychotherapie gebracht werden kann. Ein derartiges Urteil ist natürlich niemals ein Ja- oder Nein-Urteil, sondern ein Wahrscheinlichkeitsurteil. Von daher macht ◘ Abb. 9.1 einen Vorschlag, wie ein solches Wahrscheinlichkeits-Rating gestuft werden kann, von »eindeutig kein Bezug« bis »eindeutig therapiebedingt«.

Neben der Qualität der Nebenwirkung muss auch die Quantität beurteilt werden. Im nächsten Schritt muss daher noch die Schwere der Nebenwirkung beurteilt werden. Die Schwere von Nebenwirkungen leitet sich aus ihren Negativfolgen für den Patienten ab. Nebenwirkungen, die keine weiteren Konsequenzen haben kann man als leicht ansehen, solche die zu subjektivem Leiden führen, sind schon schwerer, und solche die möglicherweise zu wesentlichen Änderungen in der Lebenssituation des Patienten oder im Extremfall gar zum Tode führen, sind als schwer oder besonders schwer einzustufen.

Erfolgt eine solche Nebenwirkungserfassung und dokumentation im Rahmen von Studien, dann ist auch noch festzuhalten, welche Maßnahmen ergriffen wurden, um die Nebenwirkungen im besten Falle rückgängig zu machen oder zumindest zu mildern.

9.5 Nebenwirkungen in der täglichen Praxis und Supervision

Da Nebenwirkungen ein alltägliches Phänomen in der Psychotherapie sind, müssen Therapeuten eine Sensibilität für Nebenwirkungen, deren Erfassung und gegebenenfalls erforderliche therapeutische Gegenmaßnahmen haben. Es kann als Grundsatz gelten:

> **»Wenn ein Therapeut keine Nebenwirkungen seiner eigenen Behandlung sieht, dann ist das beunruhigend, weil er sie übersehen hat!«**

Also sollte jeder Therapeut stets bemüht sein zu klären, welche Nebenwirkungen im konkreten Fall die aktuell laufende Behandlung zur Folge hatte.

In der Therapie gilt seit jeher die verpflichtende Regel »nil nocere«, d. h. nicht schaden. Jegliche Therapie sollte daher nebenwirkungsgeleitet erfolgen. Bevor man einen positiven Therapieeffekt anstrebt, muss zunächst sichergestellt werden, dass der Patient keinen relevanten Risiken und Nebenwirkungen und damit therapiebedingten Gesundheitsschädigungen ausgesetzt wird. Nicht zu schaden ist damit zunächst einmal wichtiger als zu helfen. Von daher sollten Behandlungspläne grundsätzlich auch unter dem Aspekt der »Nebenwirkungsorientierung« konzipiert werden.

Es sollte eine Selbstverständlichkeit für jede professionelle Psychotherapie sein, Behandlungspläne unter Nebenwirkungsorientierung zu verfassen, Nebenwirkungen frühzeitig zu erkennen und adäquate Gegenmaßnahmen einzuleiten.

Das Nebenwirkungs-Assessment und Management muss gelernt und gelehrt werden (Castonguay, Boswell, Constantino, Goldfried & Hill, 2010). Die Berücksichtigung von Nebenwirkungen in der Behandlungsplanung, die Nebenwirkungserkennung und die Einleitung von gebotenen Gegenmaßnahmen muss daher auch in der Ausbildung der Therapeuten und in der Supervision eine angemessene Rolle spielen. Bei Ausbildungssupervisionen sollte daher die Checkliste der ◘ Abb. 9.1 routinemäßig eingesetzt werden, um die heranwachsenden Therapeuten von Beginn an in dieser Richtung zu sensibilisieren und ihnen professionelle Kompetenzen an die Hand zu geben, wie mit diesem Problem umzugehen ist.

Literatur

Barlow, D. H. (2010). Negative Effects from psychological treatments. A perspective. *American Psychologist, 65*, 13–20.

Berk, M. & Parker, G. (2009). The elephant on the couch: side effects of psychotherapy. *Australian and New Zealand Journal of Psychiatry, 43*, 787–794.

Castonguay, L. G., Boswell, J. F., Constantino, M. J., Goldfried, M. R. & Hill, C. E. (2010). Trianing implications of harmful effects of psychological treatrments. *American Psychologist, 65*, 34–49.

Dimidjian, S. & Hollon, S. D. (2010). How would we know if psychotherapy were harmful? *American Psychologist, 65*, 21–33.

Hoffmann, S. O., Rudolf, G. & Strauß, B. (2008). Unerwünschte und schädliche Wirkungen von Psychotherapie. *Der Psychotherapeut, 53*, 4–16.

Jarrett, C. (2007). When therapy causes harm. *Psychologist, 21*, 10–12.

Lieberei, B. & Linden, M. (2008). Unerwünschte Effekte, Nebenwirkungen und Behandlungsfehler in der Psychotherapie. *Zeitschrift für Evidenz, Fortbildung und Qualität im Gesundheitswesen, 102*, 558–562.

Lilienfeld, S. O. (2007). Psychological treatments that cause harm. *Perspectives of Psychological Sciences, 2*, 53–70.

Moos, R. H. (2005). Iatrogenic effects of psychosocial interventions for substance use disorders: prevalence, predictors, prevention. *Addiction, 100*, 595–604.

Nutt, D. J. & Sharpe, M. S. (2008). Uncritical positive regard? Issues in the efficacy and safety of psychotherapy. *Journal of Psychopharmacology, 22*, 3–6.

Techniken

Achtsamkeit und Akzeptanz

T. Heidenreich und J. Michalak

10.1 Allgemeine Beschreibung

Seit Anfang der 1970er-Jahre wurde eine Reihe achtsamkeitsbasierter Programme zur Behandlung von Menschen mit verschiedenen psychischen aber auch körperlichen Erkrankungen entwickelt, die neben verhaltenstherapeutischen Prinzipien zentral Achtsamkeit und Akzeptanz berücksichtigen (Heidenreich & Michalak, 2003, 2009). Zu diesen Ansätzen gehören die sog. »Achtsamkeitsbasierte Stressreduktion« (»Mindfulness-Based Stress Reduction«, MBSR; Kabat-Zinn, 1999), die »Achtsamkeitsbasierte Kognitive Therapie« zur Rückfallprophylaxe bei depressiven Störungen (»Mindfulness-Based Cognitive Therapy«, MBCT; Segal, Williams & Teasdale, 2002), die »Dialektisch-Behaviorale Therapie« (DBT; Linehan, 1994) und die »Acceptance and Commitment Therapy« (ACT; Hayes, Strosahl & Wilson, 1999).

Achtsamkeit ist ein wesentliches Element östlicher Meditationswege. Kernelement des Achtsamkeitsprinzips ist dabei eine besondere Art und Weise der Aufmerksamkeitslenkung: Die Aufmerksamkeit soll absichtsvoll und nichtwertend auf das bewusste Erleben des gegenwärtigen Augenblicks gerichtet werden – im Gegensatz zu einer automatisierten, halbbewussten Informationsverarbeitung. Achtsamkeit schafft somit die Grundlage für eine deautomatisierte und bewusste Reaktion auf verschiedene Situationen und Sinneserfahrungen:

- Um das bewusste Erleben des **gegenwärtigen Augenblicks** zu ermöglichen, ist es notwendig, mit diesem Moment »in Kontakt« zu treten und Körper und Geist mit der Hier-und-Jetzt-Erfahrung in Übereinstimmung zu bringen (»wenn ich esse, dann esse ich«; »wenn ich dusche, dann dusche ich«; »wenn ich gehe, dann gehe ich«).
- Absichtsvoll bedeutet, Achtsamkeit bewusst in allen Lebenslagen zu entwickeln, d. h. den Geist ganz bewusst mit der aktuell stattfindenden Tätigkeit in Übereinstimmung zu bringen und so die bewusste Wahrnehmung des aktuellen Moments zu ermöglichen. Aufgrund der »Tendenz« unseres Geistes, in automatische und routinierte Informationsverarbeitungsprozesse zu geraten (z. B. sich gedanklich mit der Vergangenheit oder Zukunft zu beschäftigen), bedeutet dies auch, sich immer wieder geduldig ins Hier-und-Jetzt »zurückzuholen«.
- Den gegenwärtigen Moment nichtwertend wahrzunehmen verlangt, Bewusstseinsinhalten – so gut es geht – nicht automatisch dahingehend zu beurteilen, inwieweit es sich beispielsweise um Erfahrungen handelt, die man gern erlebt, die »positiv/negativ«, »angenehm/unangenehm« oder »erwünscht/unerwünscht« sind. Der gegenwärtige Moment soll »einfach« mit einer offenen Haltung wahrgenommen werden. Aufgrund der menschlichen Neigung, solche Kategorisierungen vorzunehmen, ist für diesen Aspekt der achtsamen Haltung ein mitfühlender Umgang mit sich selbst notwendig – das Nicht-Bewerten und die Offenheit des Geistes kann und soll nicht erzwungen werden, sondern soll, so gut wie möglich, im Rahmen der Kultivierung von Achtsamkeit erreicht werden.

Achtsame Akzeptanz, konzipiert als Erweiterung und notwendiger Gegenpol zur Veränderungsorientierung der Verhaltenstherapie (Linehan, 1994), bezeichnet die Bereitschaft bzw. Haltung, das anzunehmen, was angeboten wird, ohne die Erfahrung zu vermeiden oder verändern zu wollen. Angenehmes wie Unangenehmes soll aber nicht passiv-resignativ ertragen werden, sondern vielmehr, so wie es ist, angenommen und erfahren werden. Im Rahmen der therapeutischen Arbeit ist es daher wichtig, eine »gute« Balance zwischen Veränderung und Akzeptanz zu finden und den Patienten an der richtigen Stelle zu begleiten und zu unterstützen:

- Fokussiert der Therapeut zu stark auf Veränderung, kann dies dazu führen, dass sich Patienten in ihrem Leiden nicht hinreichend ernst genommen und validiert fühlen;
- Fokussiert der Therapeut zu stark auf eine Akzeptanzperspektive, kann dies dazu führen, dass sich Patienten in ihrem Wunsch nach Veränderung nicht hinreichend unterstützt fühlen.

Es muss betont werden, dass Achtsamkeit ein Lebensprinzip ist und keine bloße Technik, die »alles wieder ins Lot bringt«.

10.2 Indikationen

Sowohl MBSR und MBCT erfahren aktuell eine weite Anwendung und Weiterentwicklungen. Bei MBSR handelt es sich um ein komplementär-medizinisches Programm, welches über einen weiten Indikationsbereich verfügt und bei einer Vielzahl von Personen mit psychischen und/oder körperlichen Beschwerden zusätzlich zur medizinischen bzw. psychotherapeutischen Behandlung angewandt wird. Bei der MBCT handelt es sich um einen störungsspezifisch ausgelegten psychotherapeutischen Ansatz, der für remittierte Patienten mit rezidivierenden depressiven Störungen zur Rückfallverhinderung entwickelt wurde. Eine randomisierte kontrollierte Studie konnte zeigen, dass MBCT bei ehemals depressiven Patienten mit drei oder mehr Episoden in der Vorgeschichte zur Reduktion der Rückfallraten mindestens ebenso wirksam ist, wie antidepressive Erhaltungstherapie (der derzeitige »Gold Standard« medikamentöser Behandlung; Kuyken et al., 2008). Pilotstudien liefern darüber hinaus erste Hinweise darauf, dass MBCT auch bei Therapie-refraktären akuten und chronischen Depressionen, bipolaren Störungen (in Remission) und Schlafstörungen indiziert sein kann. Weitere Indikationen liegen für Borderline-Persönlichkeitsstörungen (DBT) und verschiedene psychische und somatoforme Störungen (ACT) vor (Michalak, Heidenreich & Bohus, 2006).

10.3 Nebenwirkungen und Kontraindikationen

Auf körperlicher Ebene muss – ggf. gemeinsam mit dem behandelnden Arzt – abgeklärt werden, ob eine Teilnahme an einer achtsamkeitsbasierten Behandlung sinnvoll ist (z. B. bei Schwächung aufgrund von Chemotherapie). Auch bei Traumatisierung sollte geklärt werden, ob die körperbezogenen Übungen derzeit eine Überforderung für den Patienten darstellen.

Sowohl MBSR und MBCT sind in folgenden Fällen kontraindiziert:

- akute psychotische Krise,
- akute suizidale Krise und
- akuter Substanzmissbrauch.

Wie dargestellt handelt es sich bei Achtsamkeit und Akzeptanz um Therapieelemente, welche keine medizinischen oder psychotherapeutischen Behandlungen ersetzen. Beim Vorliegen von psychischen oder medizinischen Symptomen muss daher zunächst die Indikation einer pharmakologischen bzw. psychotherapeutischen Behandlung überprüft werden.

10.4 Technische Durchführung

Im Rahmen von MBSR und MBCT bildet Achtsamkeit das grundlegende Therapieprinzip; in der DBT und der ACT ist Achtsamkeit ein Element unter einer Fülle weiterer Behandlungselemente (Heidenreich & Michalak, 2009). Exemplarisch sollen an dieser Stelle MBSR und MBCT vorgestellt werden: Beide Programme finden über einen

Zeitraum von acht Wochen statt. MBSR wird in Gruppen von bis zu 30 Personen durchgeführt; für MBCT liegt die maximale Teilnehmerzahl bei 12 Personen. In wöchentlichen Sitzungen von ca. zwei bis zweieinhalb Stunden Dauer werden intensive und zeitaufwendige (bis zu 45 Minuten) Achtsamkeitsübungen durchgeführt. Zusätzlich müssen sich die Teilnehmer dazu bereit erklären, die Übungen auch selbstständig an mindestens sechs Tagen der Woche als Hausaufgabe zu praktizieren. Ein ganztägiges Seminar, der »Tag der Achtsamkeit«, dient der Vertiefung des Gelernten.

Die Vermittlung und Kultivierung von Achtsamkeit erfolgt im Rahmen achtsamkeitsbasierter Ansätze auf der Basis einer intensiven Schulung in formellen und informellen Übungen; gemachte persönliche Erfahrungen mit diesen Übungen und deren Integration in den Alltag werden ausführlich in den einzelnen Sitzungen besprochen:

1. **Formelle Übungen** sind dadurch charakterisiert, dass über einen vorher festgelegten Zeitraum eine ausschließlich der Kultivierung von Achtsamkeit dienende Übung durchgeführt wird. Es werden drei formelle Achtsamkeitsübungen eingeführt: der sog. Body-Scan, die Atemmeditation und Hatha-Yoga. Im Verlauf dieser Übungen »erlaubt man sich«, im gegenwärtigen Moment zu sein und diesen Moment mit all seinen Eigenschaften und Eindrücken bewusst wahrzunehmen – »Being« anstelle von »Doing« (Segal et al., 2002). Die Teilnehmer sollten dazu ermutigt werden, sich so gut es geht frei davon zu machen, einen besonderen Zustand (z. B. Glück, Entspannung) oder ein Ziel erreichen zu wollen. Stattdessen sollten sie versuchen, einen möglichst »freundschaftlichen« Kontakt mit ihrem eigenen gegenwärtigen Erleben aufzubauen.
   - **Body-Scan**: Im Verlauf dieser 40- bis 45-minütigen Übung werden die einzelnen Teile des Körpers nacheinander achtsam wahrgenommen und erspürt. Die Übenden liegen während dieser Übung auf dem Rücken und versuchen alle auftretenden Erfahrungen und Empfindungen, so gut wie möglich, achtsam und nichtwertend wahrzunehmen; wenn in bestimmten Körperbereichen nichts empfunden oder gespürt wird, dann soll auch dieses Nicht-Empfinden wahrgenommen werden, ohne es gleichzeitig negativ zu bewerten (»Ich mache die Übung falsch; ich schaffe es noch nicht einmal, eine so einfache Übung richtig zu machen.«). Die Teilnehmer sollen sich auch hier erlauben, einfach so zu sein, wie sie im gegenwärtigen Moment sind. (Eine ausführliche Instruktion zum Body-Scan findet sich beispielsweise bei Kabat-Zinn, 1999; Segal et al., 2002.)
   - **Atemmeditation**: Diese Form der Meditation wird traditionell im Sitzen (auf einem Stuhl, Meditationsbänkchen oder mit gekreuzten Beinen auf einem Sitzkissen am Boden) durchgeführt. Die Aufmerksamkeit soll bei dieser Übung, wieder so gut wie möglich, auf die körperlichen Empfindungen beim Ein- und Ausströmen der Luft während des Atmens gerichtet werden. Abschweifen soll (ohne dieses negativ zu bewerten oder die eigene Person dafür abzuwerten) zur Kenntnis genommen und die Aufmerksamkeit wieder behutsam zum Atem zurückgeführt werden. Es wird empfohlen, zunächst mit 5- bis 10-minütigen Sitzmeditationen zu beginnen und die Dauer allmählich zu steigern. Im weiteren Verlauf können durch entsprechende Übung auch Sitzperioden von 30–45 Minuten und länger erfolgen und diese Meditation auf andere Erfahrungsbereiche ausgedehnt werden (z. B. Geräusche im oder außerhalb des Raumes, Körper und Körperempfindungen, Gedanken, Gefühle); die Atmung fungiert dabei immer als ein Anker oder »sicherer« Hafen, zu dem man bei Gedankengewitter jederzeit zurückkehren kann. (Eine ausführliche Instruktion zur Atemmeditation findet sich beispielsweise bei Kabat-Zinn, 1999; Segal et al., 2002.)
2. Der Transfer und die Integration von Achtsamkeit in das tägliche Leben haben einen großen Stellenwert; Meditation ist in diesem Sinne eine Lebensweise, bei der es darum geht, Achtsamkeit als Bestandteil des eigenen Lebens zu integrieren. Bei **informellen Übungen** werden die Achtsamkeitsübenden

daher ermutigt, möglichst alle alltäglichen Tätigkeiten mit einer achtsamen Haltung auszuführen bzw. Achtsamkeit zu schulen. So kann beispielsweise beim Geschirrspülen die ganze Aufmerksamkeit auf diese Tätigkeit gerichtet und diese Alltagshandlung (vielleicht erstmals) mit ihrem ganzen »Reichtum« wahrgenommen werden: Ich spüre das Wasser auf meinen Händen, die Wärme und Geschmeidigkeit des Wassers, Handbewegungen, Druck, den ich auf das Geschirr ausübe etc. Weitere Routine- bzw. Alltagshandlungen die achtsam ausgeführt werden können, sind beispielsweise Essen, Duschen, Zähneputzen, Saubermachen, Gehen und Treppensteigen. Konkretes Ziel informeller Übungen ist es, Körper und Geist bzw. die aktuell stattfindende Tätigkeit und Geist, so gut es geht, in Übereinstimmung zu bringen und so schließlich Achtsamkeit in allen Lebenssituationen und bei allen Tätigkeiten und Handlungen zu entwickeln.

Die Methode erfordert regelmäßiges Üben, Disziplin (Selbstverpflichtung), Geduld und Ausdauer; Schwierigkeiten der Teilnehmer bezüglich der täglichen Achtsamkeitspraxis (z. B. Hindernisse in der Umsetzung der täglichen Übungen) werden ausführlich besprochen. Weitere Aspekte, die im Verlauf der Übungen thematisiert werden, sind Achtsamkeit im Alltag, positive/negative Erlebnisse, achtsame Kommunikation und Umgang mit schwierigen Gefühlen.

Ein wichtiges Ziel von Achtsamkeit besteht darin, die Haltung gegenüber negativen Gedanken, aber auch gegenüber Gefühlen oder Körperempfindungen zu verändern (Dezentrierung bzw. Disidentifikation), d. h. Patienten werden im Erkennungsprozess unterstützt, dass Gedanken und Gefühle »nur« mentale Phänomene darstellen und keine Tatsachen oder valide Beschreibungen des eigenen Selbst sind. Im Gegensatz zum klassischen kognitiv-verhaltenstherapeutischen Vorgehen (▶ Kap. 37 und Kap. 38) werden nicht die Inhalte der Gedanken und dysfunktionalen Kognitionen verändert, sondern vielmehr die Haltung diesen Gedankenmustern gegenüber. Negative Gedankenmuster sollen frühzeitig erkannt und achtsam wahrgenommen werden; so gut es geht soll aus dem depressiven Aufschaukelungsprozess ausgestiegen werden. Dadurch kann ein Wegdriften in Erinnerungen, Gedanken und Grübeln verhindert werden.

Die Praxis der Achtsamkeit stellt nicht nur hohe Anforderungen an die Teilnehmer, sondern auch an den Therapeuten selbst: Eine längerfristige Meditationserfahrung und die Bereitschaft, kontinuierlich formale Achtsamkeitsübungen in vergleichbarer Intensität und zeitlichem Umfang wie die Teilnehmer durchzuführen, werden vorausgesetzt. Eine rein gedankliche und theoretische Annäherung an das Thema ist nicht ausreichend. Der Therapeut kann Achtsamkeit modellhaft vorleben; sowohl die Durchführung der Übungen als auch die Besprechung gemachter Erfahrungen mit diesen Übungen kann aus der eigenen Erfahrung heraus erfolgen. Dies ermöglicht eine glaubhafte und ernste Vermittlung der Achtsamkeitsprinzipien:

» Nur wer erlebt hat, was es bedeutet, Achtsamkeit in seinen Alltag zu integrieren, wer also den immensen Reichtum, aber auch die immensen Schwierigkeiten erlebt hat, die mit einer Entscheidung für einen achtsamen Lebensstil verbunden sind, kann den Teilnehmern neben dem äußeren Kursrahmen auch einen lebendigen und intuitiven Zugang erleichtern (Heidenreich & Michalak, 2009, S. 217 f). «

10.5 Erfolgskriterien

Ein für die Evaluation achtsamkeitsbasierter Interventionen naheliegendes Erfolgskriterium ist der Nachweis einer erhöhten Achtsamkeit in verschiedenen Lebenssituationen. Im therapeutischen Kontakt können Therapeuten sich über detaillierte Schilderungen des Alltags ihrer Patienten ebenso einen Überblick dazu verschaffen wie durch den Einsatz von Therapieprotokollen. Typische Schilderungen von Patienten, die von achtsamkeitsbasierten Interventionen profitieren, beziehen sich darauf, dass sie einen intensiveren und lebendigeren Kontakt mit dem Hier-und-Jetzt erleben, eine erhöhte Flexibilität in ihren Reaktionsweisen aufweisen und über eine geringere Neigung zu (problematischen) automatischen Verhaltensweisen berichten. Die in jüngster Zeit entwickelten Fragebögen zur empirischen Erfassung von Achtsamkeit (Michalak et al., 2006) sind in diesem Sinne zur Erfolgskontrolle vielversprechend und können – bei reflektierter Anwendung – eine weitere Unterstützung im klinischen Alltag leisten.

Weitere Erfolgskriterien sind je nach Zielproblemen, Senkung der Rückfallwahrscheinlichkeit (rezidivierende Depressionen), Senkung der Frequenz selbstverletzenden Verhaltens (Borderline-Persönlichkeitsstörung), Erhöhung der Schlafzeit (Insomnie) usw. Diese eher distalen Erfolgskriterien weisen jedoch auf das zentrale Paradox achtsamkeitsbasierter Interventionen zurück: Geht es doch in erster Linie darum, im Rahmen dieser Übungen einfach nur da zu sein (»being mode«) statt – wie meist sonst – etwas erreichen zu wollen (»doing mode«). Dieses Spannungsfeld wird besonders deutlich bei Störungen, deren zentrales aufrechterhaltendes Merkmal in dem Wunsch liegt, die Störung loszuwerden (z. B. »ich muss schlafen«, »ich muss sexuell funktionieren«).

10.6 Grad der empirischen Absicherung und persönliche Bewertung

Die Wirksamkeit achtsamkeitsbasierter und akzeptanzorientierter Ansätze wurde in einer Vielzahl von empirischen Studien überprüft, wobei allerdings zu beachten ist, dass die methodische Qualität einzelner Arbeiten z. T. nicht zufriedenstellend war (für einen ausführlichen Überblick s. Michalak et al., 2006). Im Gegensatz zur Wirksamkeitsforschung liegt derzeit allerdings nur begrenzte empirische Evidenz für die konkrete Wirkungsweise und mechanismen achtsamkeitsbasierter Ansätze vor.

Experimentelle Studien weisen darauf hin, dass MBCT zu einer Reduktion des sog. übergeneralisierten autobiographischen Gedächtnisses führt, welches bei depressiven Patienten häufig zu beobachten ist und dem eine ätiologische Bedeutung zugeschrieben wird. Zudem liegen Hinweise vor, dass mit Hilfe von MBCT die »metacognitive awareness« erhöht werden konnte, d. h. die Fähigkeit, eine disidentifizierende Haltung gegenüber Kognitionen einzunehmen.

Eine Vielzahl empirischer Arbeiten von unterschiedlicher methodischer Qualität untersuchten bislang die Wirksamkeit von MBSR und die Zahl neuer Veröffentlichungen und Erweiterungen auf andere körperliche und psychische Erkrankungen steigen ständig. Die Mehrzahl der Arbeiten kommt zu dem Ergebnis, dass MBSR bei Patienten mit unterschiedlichen körperlichen und psychischen Störungen erfolgreich als komplementäre Behandlung zum Einsatz kommen kann. Darüber hinaus weisen erste Ergebnisse darauf hin, dass eine Ergänzung von psychotherapeutischer Einzeltherapie mit MBSR zu einer Verbesserung der Wirksamkeit der psychotherapeutischen Behandlung führt. Aber auch präventiv kann MBSR zur Verminderung von Angst, Dysphorie und Stress und einem verbesserten Umgang mit Stresssituationen beitragen (Michalak et al., 2006).

Mehrere gut kontrollierte Studien konnten zeigen, dass MBCT bei Patienten mit drei oder mehr depressiven Episoden in der Vorgeschichte zu einer deutlichen Reduktion des Rückfallrisikos beiträgt (ca. 50%). Zusammenfassend gehen wir davon aus, dass die zusätzliche Berücksichtigung von Achtsamkeit und Akzeptanz eine wesentliche Neuerung für das Gebiet der Verhaltenstherapie darstellt (Heidenreich & Michalak, 2003). Weitere Forschungsbemühungen dürften in den nächsten Jahren zur Klärung beitragen, welche Veränderungen in der kognitiv-behavioralen Behandlung von diesen Prinzipien ausgehen können.

Literatur

Hayes, S. C., Strosahl, K. D. & Wilson, K. G. (1999). *Acceptance and commitment therapy. An experiential approach to behavior change*. New York: Guilford.

Heidenreich, T. & Michalak, J. (2003). Achtsamkeit (»Mindfulness«) als Therapieprinzip in Verhaltenstherapie und Verhaltensmedizin. *Verhaltenstherapie, 13*, 264–274.

Heidenreich, T. & Michalak, J. (Hrsg.). (2009). *Achtsamkeit und Akzeptanz in der Psychotherapie – ein Handbuch*. Tübingen: dgvt-Verlag.

Kabat-Zinn, J. (1999). *Stressbewältigung durch die Praxis der Achtsamkeit*. Freiamt: Arbor Verlag.

Kuyken, W., Byford, S., Taylor, R. S., Watkins, E., Holden, E., White, K., Barrett, B., Byng, R., Evans, A., Mullan, E. &

Teasdale, J. D. (2008). Mindfulness-based cognitive therapy to prevent relapse in recurrent depression. *Journal of Consulting and Clinical Psychology, 76* (6), 966–978.

Linehan, M. M. (1994). Acceptance and change: The central dialectic in psychotherapy. In S. C. Hayes, N. S. Jacobson, V. M. Follette & M. J. Dougher (Eds.), *Acceptance and change: Content and context in psychotherapy* (pp. 73–86). Reno: Context Press.

Michalak, J., Heidenreich, T. & Bohus, M. (2006). Achtsamkeit und Akzeptanz in der Psychotherapie. Gegenwartiger Forschungsstand und Forschungsentwicklung. *Zeitschrift für Psychiatrie, Psychologie und Psychotherapie, 54* (4), 241–253.

Segal, Z., Williams, M. & Teasdale, J. (2002). *Mindfulness-based cognitive therapy for depression: a new approach to preventing relapse*. New York: Guilford.

Aktivitätsaufbau

G. Meinlschmidt und D. Hellhammer

11.1 Allgemeine Beschreibung

»Aktivitätsaufbau« ist ein verhaltenstherapeutisches Verfahren, bei dem ein Patient lernt, häufiger als bisher aktiv zu handeln. Diese Methode kann eingesetzt werden, wenn das Aktivitätsniveau nachhaltig erhöht werden soll. Dabei werden vornehmlich solche Aktivitäten aufgebaut, die positive Verstärkung (► Kap. 67) vermitteln, oder die Aversivität bestimmter Ereignisse reduzieren. Zur Erfassung der Verstärkerqualität von Aktivitäten wurden in der Depressionsforschung spezielle Messinstrumente entwickelt. Auch die Frequenz der Tätigkeiten lässt sich relativ zuverlässig und objektiv protokollieren, sodass sich die Basishäufigkeiten der Aktivitäten und die Steigerung des Aktivitätsniveaus gut kontrollieren lassen.

11.2 Indikationen

Aktivitätsaufbau fließt in zahlreiche Formen der Verhaltensmodifikation ein. Er ist indiziert, wenn

- eine Person zu Beginn der Therapie ein unterdurchschnittliches Aktivitätsniveau aufweist,
- eine Person schon kleinste Tätigkeiten überbewertet und vermeidet,
- eine Person sich vorwiegend grüblerisch und initiativlos verhält oder
- der Therapeut den Patienten zur aktiven Mitarbeit anleiten will.

Bei der Indikation ist zu prüfen, ob

- konkrete Möglichkeiten zum Ausüben therapierelevanter Aktivitäten vorhanden sind,
- sich die Methode in die Therapieplanung integrieren lässt und
- die Effektivität des Trainings (z. B. Erlangen von positiver Verstärkung, Reduktion aversiver Erlebnisse) absehbar ist.

Bei verhaltenstherapeutischer Behandlung bestimmter Störungsgruppen (z. B. Depressionen oder chronisches Erschöpfungssyndrom) kommt die Technik Aktivitätsaufbau bei den meisten Fällen zur Anwendung. Bei manchen Patienten oder Patientengruppen kann es erwünscht sein, dass spezifische Formen von Aktivitäten aufgebaut werden (z. B. angenehm erlebter Sport mittlerer Intensität von mindestens 20 min Dauer im Rahmen verhaltensmedizinischer Interventionen bei Patienten mit Adipositas oder zur Nutzung antidepressiver Effekte körperlicher Aktivität).

11.3 Nebenwirkungen und Kontraindikationen

Bisher fehlen eindeutige Kriterien für eine Kontraindikation des Aktivitätsaufbaus. Selten kann unkontrollierte Aktivität beobachtet werden, welche (z. B. im Interaktionsbereich) zu nicht vorhersehbaren Ereignissen führt. Es kann nicht ausgeschlossen werden, dass ein Wiedererleben von aktiven Interaktionsmöglichkeiten im Problembereich das Auftreten aggressiver und autoaggressiver Tätigkeiten begünstigt. Mit einem Aktivitätsaufbau sollte erst dann begonnen werden, wenn die Wahrscheinlichkeit für das Auftreten derartiger Reaktionen denkbar gering ist. Allgemein ist zu überprüfen, ob die

Gefahr besteht, dass eine ausgeübte Aktivität zur Aufrechterhaltung der Symptomatik des Patienten beiträgt (z. B. übermäßige körperliche Aktivität zur Gewichtsregulation bei Patient mit Anorexia nervosa). Die Erfahrungen mit Aktivitätsaufbau beschränken sich auf die unter ► Abschn. 11.2 angegebenen Verhaltensweisen.

11.4 Technische Durchführung

In den meisten Fällen ist das Einzelverfahren Aktivitätsaufbau Teil eines übergeordneten Behandlungskonzepts. Dem Patienten soll ein Erklärungsmodell an die Hand gegeben und die Bedeutung des Verfahrens im Rahmen des Therapieplans erläutert werden. Zum Beispiel ist bei depressiven Patienten der Teufelskreislauf von Reduktion positiv erlebter Aktivitäten als Folge von passivem Rückzug, dadurch bedingter Verschlechterung der Stimmung und nachfolgendem weiterem passivem Rückzug individuell darzulegen. Abhängig von der Indikationsstellung kann es notwendig sein, die im Folgenden beschriebene Durchführung zu modifizieren oder zu ergänzen, z. B. neben den Aktivitäten auch die Stimmung protokollieren zu lassen.

Es empfiehlt sich den Aktivitätsaufbau in vier Phasen durchzuführen:

- **Phase 1: Instruktion und Messung des Aktivitätsniveaus**
  - Prüfen der Funktionalität der Inaktivität: Zunächst wird im Rahmen der Problemanalyse geprüft, welche funktionale Bedeutung der Inaktivität bei der Lebensführung zukommt. Zur Erfassung inaktiven Verhaltens erweist es sich als günstig, ein bildhaftes Beispiel zu verwenden (z. B. Patient als Kutscher, der nicht weiß, wohin er fahren soll, der die Pferde nicht lenkt und es anderen überlässt, was mit ihm und der Kutsche passiert). Beim Patienten soll zunächst die Wahrnehmung von inaktivem Verhalten und dessen Konsequenzen verbessert werden.
  - Vermittlung der Notwendigkeit und Nützlichkeit des Aktivitätsaufbaus: Je einfacher und anschaulicher die Instruktion ist, desto wirksamer kann sie im Verlauf der Verhaltensmodifikation eingesetzt werden. Wichtig ist, auf einen langsamen und kontinuierlichen Aufbau hinzuweisen und zu hohe Zielvorstellungen zu vermeiden (z. B. langsam lernen, die Zügel in die Hand zu nehmen, dann nach und nach die Kutsche zu nahen, definierten Zielen lenken).
  - Festsetzung der Kriterien von Aktivität: Mit dem Patienten werden genaue Vereinbarungen getroffen, welche Tätigkeiten als Aktivität angesehen und registriert werden dürfen. In dieser Phase gelten normalerweise alle Tätigkeiten als Aktivität, die in Eigeninitiative ausgeübt werden. Ausgeklammert werden notwendige Alltagsverrichtungen (etwa Essen, Körperpflege, Aufstehen etc.).
  - Formale Registrierung (► Kap. 49): Der Patient erhält ein Protokollblatt, auf dem er mit einem Strich eine ausgeübte Aktivität registrieren soll. Auf der Abszisse des Formulars sind Zeiteinheiten vorgegeben (Stunden, Tage), auf der Ordinate befinden sich freie Spalten, die eine Differenzierung der Art der Aktivität ermöglichen. In diese Rubriken sollen Notizen über die Tätigkeit selbst, aber auch über potenzielle Kontaktpersonen eingetragen werden. Zusätzlich wird der Patient aufgefordert, die Dauer der Aktivität zu registrieren und zu vermerken, ob darüber hinaus andere Aktivitäten geplant, aber nicht ausgeführt wurden. Diese Informationen werden auf einem gesonderten Blatt festgehalten. Eine andere Art der Registrierung wird in ► Kap. 60 besprochen. Falls Vermutungen bestehen, dass die Protokollierung nicht regelmäßig erfolgt, ist evtl. die Nutzung eines elektronischen Tagebuchs in Erwägung zu ziehen, das akkuratere Daten liefert.
  - Auswertung: Meist reicht ein Zeitraum von 3–10 Tagen aus, um das Ausgangsaktivitätsniveau bestimmen zu können. Die Analyse der Aktivität erfolgt grundsätzlich auf drei Ebenen. Zum einen werden quantitative Daten erhoben; sie betreffen die Frequenz, Intensität und Dauer einer Tätigkeit. Zum anderen wird die Qualität einer Aktivität hinsichtlich des (subjektiv erlebten) Schwierigkeitsgrades und der Aktionslatenz geprüft.

Unter Aktionslatenz versteht man den Zeitraum zwischen der Absicht, eine Tätigkeit auszuüben, und der tatsächlichen Handlung.

- **Phase 2: Erhöhung des allgemeinen Aktivitätsniveaus**
  - Auswahl der Aktivitäten: Zusammen mit dem Patienten wird sehr konkret besprochen, welche Aktivitäten er bis zur nächsten Sitzung ausführen kann. Dabei wird die Art der Aktivität diskutiert (z. B. Brief schreiben, Zimmer aufräumen, Gespräch initiieren), und deren Ausrichtung, Zweck, mögliche kurzfristige und langfristige Konsequenzen besprochen und überlegt, wann diese Aktivitäten konkret durchgeführt werden können. Es ist darauf zu achten, dass die Aktivitäten positiv formuliert werden. In die freien Spalten des Protokolls werden während dieser Besprechung die Adressaten der Aktivität eingetragen (Personen und Erledigungen von Vorhaben). Bei diesem Gespräch muss darauf geachtet werden, dass der Patient nur Aktivitäten mit einem geringen Schwierigkeitsgrad plant. Schon leichte Überforderungen können die Motivation zur Mitarbeit beeinträchtigen. Langfristig soll eine Ausgewogenheit zwischen positiv erlebten und als neutral oder unangenehm erlebten Aktivitäten erreicht werden.
  - Steigerung der Aktivitäten: Anhand der Basisprotokolle wird geprüft, welche Aktivitäten dem Patienten leicht fallen und welche er eher vermeidet. Es ist empfehlenswert, die stark mit Aktivität besetzten Spalten weiter auszubauen, maximal um 30% der bisherigen Rate. Die Tätigkeiten die der Patient noch vermeidet, sollten besprochen und ggf. im Rollenspiel geübt werden. Im Allgemeinen sind Aktivitäten von zeitlich jeweils kurzer Dauer in regelmäßigen Abständen zu bevorzugen. Die ausgewählten Tätigkeiten sollte der Patient, soweit möglich, selbst kontrollieren können; also dabei möglichst wenig von anderen Personen abhängig sein. Bei komplexeren Aktivitäten ist es oftmals sinnvoll, mit dem Patienten Unterziele zu vereinbaren (z. B.: »bei einem Bekannten Informationen über Sprachkursangebote einholen« als Unterziel des Oberziels »eine Fremdsprache erlernen«).
  - Verstärkung der Aktivitäten: Die von dem Patienten ausgeführten Aktivitäten lassen sich mittelbar und unmittelbar verstärken (► Kap. 45 und Kap. 67). Bei mittelbarer Verstärkung muss der Patient ein bestimmtes Minimum an Tätigkeiten ausgeübt haben, bevor er eine vorher festgelegte Bekräftigung erhält (»Token«, »Response-Costs«). Unmittelbare Verstärkung beinhaltet Aktivitäten, deren Folgen von dem Patienten per se als angenehm erlebt werden. Die Verstärkerqualität derartiger Tätigkeiten muss vorher genau exploriert werden. Grundsätzlich gilt, dass Verstärkung nur dann eingesetzt werden soll, wenn der Patient trotz deutlicher Instruktion nicht genügend zu motivieren ist, beim Aktivitätsaufbau mitzuarbeiten.

- **Phase 3: Aufbau spezifischer Aktivitäten**
  - Signale für Aktivität: Wenn das allgemeine Aktivitätsniveau erhöht ist, kann mit dem Aufbau von Aktivitäten mit spezieller Therapierelevanz begonnen werden. Dazu gehört zunächst ein Einüben der Wahrnehmung von Inaktivität und Handlungsblockaden. Der Patient muss erkennen lernen, in welchen Situationen er spezifische Tätigkeiten vermeidet. Diese situationsbedingten Eigenarten werden als Signale für das zukünftige Initiieren von Handlungsaktivität verwendet.
  - Einüben der Aktivität: Es empfiehlt sich eine sehr konkrete Anleitung beim Aufbau von Verhaltensweisen, die dem Patienten schwer fallen. Formale Hilfen haben sich dabei als brauchbar erwiesen (Verwenden der Ich-Form, Verbalisierung von Gefühlen, Gesprächspartner nicht beschuldigen u. Ä.). Die jeweils wichtigsten Regeln können auf Karten geschrieben und im Rollenspiel vorgegeben und geübt werden. Erst wenn sich der Therapeut sicher ist, dass der Patient die Aktivität außerhalb der Therapiesitzung erfolgreich ausführen kann, sollte sie in die Planung aufgenommen werden.
  - Signierung spezifischer Tätigkeiten: Für erfolgreich ausgeführte Aktivitäten soll der Patient je

nach Qualität der Handlungen (Verbalisierung von Gefühlen, Verwenden der Ich-Form etc.) gesonderte Zeichen im Aktivitätsprotokoll eintragen.

- **Phase 4: Aufrechterhaltung des Aktivitätsniveaus und spezifischer Aktivitäten**
  - Fortlaufende Kontrolle der Aktivität: Nachdem ein erhöhtes allgemeines Aktivitätsniveau und spezifische Aktivitäten etabliert wurden, ist es unbedingt zu empfehlen, die erreichten Veränderungen mit Hilfe des Aktivitätsprotokolls über mehrere Wochen hinweg zu verfolgen.
  - Besprechen von Schwierigkeiten: Sollten Schwierigkeiten bei der Aufrechterhaltung der Aktivitäten auftreten, sind diese mit dem Patienten zu besprechen und der Aktivitätsaufbau ist entsprechend des unter Phase 2 und Phase 3 beschriebenen Vorgehens zu modifizieren.
  - Beendigung des Aktivitätsaufbaus: Sobald sich die aufgebauten Aktivitäten über mehrere Wochen als stabil erwiesen haben, sollte das Aktivitätsprotokoll, soweit dies die Therapiedauer erlaubt, zuerst nur mehr jede zweite und später jede vierte Woche ausgefüllt werden. Dadurch erlernt der Patient, zunehmend unabhängig von der Protokollierung, sein Aktivitätsniveau beizubehalten. Zum Ende der Therapie ist es oftmals sinnvoll den Patienten dazu anzuregen, zur eigenen Kontrolle, das Aktivitätsprotokoll in größeren Abständen auszufüllen und zu überprüfen, ob sich sein Aktivitätsniveau zwischenzeitlich verändert hat. Dies kann insbesondere dann nützlich sein, wenn der Patient vermutet, dass sich sein Aktivitätsniveau über mehrere Wochen hinweg wieder reduziert hat oder es Hinweise auf eine Symptomverschlechterung gibt.
  - Anwendung der Aktivitäten: Es besteht die Möglichkeit mit dem Patienten zu erarbeiten, wie er die aufgebauten Aktivitäten zur Erreichung spezifischer Ziele anwenden kann. Zum Beispiel können die Tätigkeiten zur Stimmungsregulation oder im Rahmen von Verstärkerprogrammen genutzt werden.

11.5 Erfolgskriterien

Erfolgskriterien sind abhängig von dem jeweiligen Therapieziel. Das bedeutet allgemein die Erhöhung positiver Verstärkung und die Reduktion von aversiver Belastung. Beim mittelbaren Kriterium kann es sich z. B. um eine Stimmungsverbesserung handeln. Diese Kriterien sind jedoch subjektspezifisch und situationsgebunden. Der Aktivitätsaufbau erfordert eine regelmäßige Supervision. Die Motivation des Patienten ist abhängig von den subjektiven Erfolgserlebnissen während der Durchführung der Methode. Ein Stagnieren auf einem zu niedrigen Aktivitätsniveau muss vermieden werden. Objektive Kriterien des Erfolgs lassen sich anhand eines Vergleichs der Aktivitätsprotokolle gewinnen (z. B. Verlaufskurven).

11.6 Grad der empirischen Absicherung und persönliche Bewertung

Der Vorteil des Aktivitätsaufbaus liegt in der raschen und verständlichen Vermittlung der Therapiestrategien. Häufig führt das Erleben selbstinitiierter Handlung zu nachhaltigen positiven Erlebnissen und zieht weitere neue Aktivitätsmöglichkeiten nach sich, wodurch der Gesamttherapieverlauf begünstigt wird. Aus diesem Grunde haben die Autoren gute Erfahrungen damit gemacht, den Aktivitätsaufbau nach der Anfangsphase möglichst früh im Therapieverlauf anzusiedeln. Die Autoren konnten eine gute Wirksamkeit des Aktivitätsaufbaus bei Patienten mit depressiven Verstimmungen sowie bei geriatrischen Patienten feststellen. Neuere Metaanalysen zeigen, dass eine Erhöhung positiver Aktivitäten bzw. der Aufbau körperlicher Aktivitäten bei Patienten unterschiedlichen Alters mit unterschiedlichen Störungen die Symptomatik verbessert. Jedoch ist die Qualität vieler Studien eher mäßig, sodass weitere Forschung notwendig ist, bevor spezifische Fragen wissenschaftlich fundiert beantwortet werden können, z. B. welche Form von Aktivitäten besonders wirksam ist oder ob Aktivitäten alleine oder mit anderen zu bevorzugen sind. Bis dieses Wissen vorliegt, ist zu empfehlen, die aus Sicht des Patienten angenehmsten Aktivitäten auszuwählen, soweit keine störungsspezifischen Überlegungen entgegenstehen.

Der Erfolg des Aktivitätsaufbaus ist dann gewährleistet, wenn der Patient während der Durchführung deutlich erlebt hat, dass Probleme mit aktivem und zielgerichtetem Verhalten zu beeinflussen sind. Bei Patienten, die nicht in der Lage sind ausreichende Ideen für positive Aktivitäten zu entwickeln, hat sich die Arbeit mit einer »Liste angenehmer Aktivitäten« (z. B. Hautzinger, 2003) bewährt. Bei stark depressiven Patienten kann es manchmal hilfreich sein Aktivitäten aufzubauen, die die Patienten vor Beginn der Depression als angenehm empfunden haben. Gestaltet sich der Aktivitätsaufbau aufgrund übermäßiger Bewertung der mit den Aktivitäten verbundenen Erfahrungen durch den Patienten als schwierig, kann es hilfreich sein, Techniken aus dem Bereich Achtsamkeit und Akzeptanz (► Kap. 10) einzusetzen. Zwischen der zweiten und dritten Phase treten gelegentlich leichte Stagnationen auf. Seitens des Therapeuten ist dann Geduld und Nachsicht erforderlich, meist empfiehlt sich ein konkretes Einüben der erwünschten Aktivitäten im Rollenspiel und ggf. die Einbeziehung von Personen aus Familie und sozialem Umfeld des Patienten.

Literatur

Blake, H., Mo, P., Malik, S. & Thomas, S. (2009). How effective are physical activity interventions for alleviating depressive symptoms in older people? A systematic review. *Clin Rehabil, 23* (10), 873–887.

Cuijpers, P., van Straten, A. & Warmerdam, L. (2007). Behavioral activation treatments of depression: a meta-analysis. *Clin Psychol Rev, 27* (3), 318–326.

Deslandes, A., Moraes, H., Ferreira, C., Veiga, H., Silveira, H., Mouta, R., Pompeu, F. A., Coutinho, E. S. & Laks, J. (2009). Exercise and mental health: many reasons to move. *Neuropsychobiology, 59* (4), 191–198.

Hautzinger, M. (2003). *Kognitive Verhaltenstherapie bei Depressionen* (6. Aufl.). Weinheim: Beltz/PVU.

Lewinsohn, P. M. & Libet, J. (1972). Pleasant events, activity schedules, and depressions. *J Abnorm Psychol, 79*, 291–295.

Ma, Q. (2008). Beneficial effects of moderate voluntary physical exercise and its biological mechanisms on brain health. *Neurosci Bull, 24* (4), 265–270.

Mead, G. E., Morley, W., Campbell, P., Greig, C. A., McMurdo, M. & Lawlor, D. A. (2009). Exercise for depression. *Cochrane Database Syst Rev, 8* (3), CD004366.

Apparative Enuresistherapie

H. Stegat und M. Stegat

12.1 Allgemeine Beschreibung

Keine andere Methode zur Behandlung der Enuresis wurde wissenschaftlich so eingehend erforscht wie die apparative Enuresistherapie (AVT). Keine hat auch so beeindruckende und gesicherte Erfolge aufzuweisen. Nach einhelliger Expertenmeinung ist sie heute die »Methode der ersten Wahl« in der Behandlung der Enuresis. Kernstück des Verfahrens ist ein Weckgerät, dessen Signal beim Harnlassen ausgelöst wird und den Nässer weckt. Es wurde in den 1930er-Jahren von den Amerikanern Mowrer und Mowrer zum ersten Mal erfolgreich in der Enuretikertherapie eingesetzt und läuft noch heute in einigen Varianten unter der Bezeichnung »Klingelmatratze«. Inzwischen wurde die apparative Anordnung weiterentwickelt. Der »STERO-Enurex« (geläufiger unter der Bezeichnung »Klingelhose«) wurde ganz an den Körper verlegt und damit der theoretischen Forderung nach einem möglichst kurzen Intervall zwischen Harnaustritt und Weckreiz nachgekommen (Stegat, 1973). Die Körperversion ist nicht nur einfacher und sauberer zu handhaben, sondern ermöglicht auch Behandlungen über Tag. Die »Klingelhose« wurde in vielen Ländern nachgebaut, leider häufig ohne Kenntnis der ihr zu Grunde liegenden theoretischen Annahmen. Stegat (1996) hat Ansprüche, die an ein optimales Behandlungsgerät zur Therapie der Enuresis zu stellen sind, veröffentlicht.

Die Wirkungsweise von AVT wird lerntheoretisch erklärt. Von ersten, relativ bescheidenen Erklärungen nach dem Paradigma der klassischen Konditionierung ist die Theorie zu komplexeren Modellen fortgeschritten, die zusätzlich Prozesse der Kognition, der Reizdiskriminierung, des Bekräftigungs- und Vermeidungslernens einbeziehen. Grundsätzlich wird davon ausgegangen, dass sowohl enuretisches als auch kontrolliertes Verhalten denselben Regeln des Lernens unterliegen. Die Rolle des Gerätes besteht sozusagen in einer »Ersten Hilfe« zur Wahrnehmung und Diskriminierung des Harndrangreizes, die das komplexe Lernen von Sauberkeitsverhalten einleitet. Die Wirkungsweise von AVT ist noch weitgehend unklar. Zwei theoretische Modelle sind im Gespräch:

1. **Klassische Konditionierung**, wobei wiederholter Alarm eine konditionierte Entleerungshemmung in Gegenwart von Blasenkontraktionen während des Schlafs erzeugt.
2. **Vermeidungslernen**, wobei rechtzeitiges Aufwachen auf Blasendehnungsreize und Harndrangwahrnehmung die Vermeidung des lästigen aversiven Signals erlaubt. Durch Anhalten des lästigen Signals, bis das Kind vor dem Toilettenbecken steht, wird Vermeidungslernen bis ans Ende der erwünschten Verhaltensfolge ausgedehnt (Stegat, 1992).

Eine wesentliche Rolle für einen positiven Ausgang der AVT dürften auch **Kognitionen** beim Kind und seiner sozialen Umgebung spielen, die sich bei günstigem Fortgang der Behandlung einstellen. Die Erwartung eines endgültigen Erfolges steigt, demütigende und strafende Einstellungen gegenüber dem Kind gehen zurück, Selbsteinschätzung und Selbstwertgefühl des Kindes steigen, Leistungs- und Kontaktverhalten bessern sich. Drei einander wahrscheinlich bedingende Veränderungen werden sicher das Kind mit zunehmender Behandlung entlasten und das Kontrolllernen vorantreiben: Nach übereinstimmender Erfahrung geht die nächtliche Miktionshäufigkeit drastisch zurück, steigt die funktionale Blasenkapazität ebenso an, wie die nächtliche Vasopressinproduktion.

Neben der technischen Weiterentwicklung der apparativen Anordnung sowie der Untersuchung von Behandlungsparametern, liegen die Forschungsschwerpunkte bei prozeduralen Sachverhalten wie z. B. Einbau der AVT in größere Behandlungsstrategien oder Hereinnahme von anderen Verfahren in die AVT. Den ersten Versuch unternahmen Azrin, Need und Foxx (1954) mit der Entwicklung des Trockenbett-Trainings (DBT), bestehend aus AVT, Modelllernen, Wecken, positiver Verstärkung, Bestrafung und Reizdiskriminierung. Nach anfänglicher Euphorie ist es in den letzten Jahren um dieses Verfahren still geworden. Offensichtlich ist es für eine häufigere Anwendung in der Praxis zu anspruchsvoll und schwierig. Houts (1991) verband AVT mit Harnrückhalteübungen, Beckenbodentraining und motivationaler Unterstützung. Gegenüber Kontrollgruppen auf der Warteliste erzielte er signifikante Erfolge, aber gegenüber AVT allein blieben Verbesserungen zweifelhaft. Van Hoek, Bael, Lax, Hirsche, Bermaets, Vandermaelen und Gool (2008) berichten leichte Erfolgsverbesserungen nur bei unter 8-Jährigen. Mellon und McGrath (2000) schließen nach einer ausführlichen Literaturanalyse, dass wie bei dem Trockenbett-Training auch in dieser Strategie AVT die entscheidende Komponente sei. AVT und Bekräftigung von Aufwachen auf Gerätesignal durch positive Verstärkung und Verstärkerentzug bei Nichtaufwachen zeigen signifikant höheren Erfolg (97%) als Trockenbett-Training (85%) und AVT allein (72%). Aufwachen auf Signal ist, besonders bei Schwererweckbaren, eine kritische Phase in der AVT, von der in starkem Maße Erfolg und Nichterfolg abhängen.

Veröffentlichungen über Kombinationsbehandlung von AVT und Desmopressin (Handelsname »Minirin«) haben für vermehrte Anwendung in ärztlichen Praxen gesorgt. Desmopressin ist ein Derivat des antidiuretischen Hormons Vasopressin, das u. a. eine Absenkung der nächtlichen Harnproduktion bewirkt. Die der Behandlung mit Desmopressin zugrunde liegende Hypothese besagt, dass Enuresis nocturna auf einen Mangel der nächtlichen Vasopressinproduktion (Butler, Holland, Gasson, Norfolk, Houghton & Penney, 2007) zurückzuführen ist. Desmopressin soll diesen Mangel ausgleichen und durch Minderung der nächtlichen Harnproduktion Einnässen verhindern. Die Kurzzeitwirkung von Desmopressin ist nachgewiesen, eine Langzeitwirkung nach Absetzen des Medikaments nicht. In neueren Untersuchungen wird eine höhere Effektivität der Kombination gegenüber AVT allein nicht bestätigt (Naitoh & Kawauchi, 2005; Vogt, Lehnert, Till & Rolle, 2010), was nicht verwundert, da außer der fehlenden Langzeitwirkung die den beiden Verfahren zugrunde liegenden Theorien völlig unvereinbar miteinander sind. Von der Kombination muss auch aus zwei weiteren Gründen abgeraten werden. Zum einen kann Desmopressin z. T. lebensbedrohliche Nebenwirkungen haben (den Verf. liegen über 200 Veröffentlichungen vor). Zum anderen übertreffen die durchschnittlichen Kosten von Desmopressin-Behandlungen nach mehreren Untersuchungen um ein Mehrfaches die einer AVT.

Eine Reihe von Umständen beeinträchtigt offenbar den Erfolg der AVT, wobei man über die Art ihres Einflusses bisher noch zu wenig weiß:

1. Vorzeitiger Abbruch der Behandlung ist ein ungeklärtes Problem in allen Behandlungsverfahren der Enuresis. Er wird begünstigt, wenn die elterliche Intoleranz gegenüber dem Einnässen hoch ist und Kinder Verhaltensprobleme haben. Wir untersuchten 272 vorzeitige Abbrecher zwischen 4 und 13 Jahren. Ihre Eltern gaben als Gründe für den Abbruch zu 28% Vergesslichkeit und Bequemlichkeit, die Behandlungsprotokolle einzuschicken, zu 14,7% familiäre Gründe und nur zu 1,1% zu große Belastung durch die AVT an. In der Zeit zwischen Abbruch und Befragung waren fast 82% der Kinder ohne Betreuung trocken geworden.
2. Höhere Fehlschlagsraten sind außer bei elterlicher Intoleranz und kindlichen Verhaltensproblemen sowie bei mangelhafter Mitarbeit von Kind und Eltern zu erwarten (Butler & Stenberg, 2001).
3. Rückfallraten von 15–40% stellen ein noch ungelöstes Problem dar. Rückfälle treten

mehrheitlich innerhalb von 6 Monaten, meist kurz nach Behandlungsende auf. Sie scheinen begünstigt zu werden, wenn familiäre Schwierigkeiten über längere Zeit anhalten, das Kind wenig unter Einnässen zu leiden scheint, Einnässen in der Familie akzeptiert, und auch über Tag eingenässt wird. Butler (2001) vermutet, dass Rückfälle kurz nach Behandlungsende dann gehäuft auftreten, wenn das Kind den Erfolg vornehmlich mit der Wirkung des Gerätes verbindet und weniger als eigene Leistung versteht. Wir befragten Eltern von 401 rückfälligen Enuretikern zwischen 5 und 14 Jahren nach Gründen für den Rückfall. Fast die Hälfte der Kinder wurden nach grippalen Infekten oder Harnwegsirritationen rückfällig, 26,6% nach Schulschwierigkeiten verschiedener Art. Bei 258 rückfälligen Kindern verglichen sie Merkmale der Erst- und Rückfallbehandlungen. Nach vorläufigen Ergebnissen fanden sie signifikante Unterschiede u. a. in Behandlungsdauer, Signalhäufigkeit, Beachtung des Harndrangs und allgemeiner Miktionshäufigkeit.

4. Ein leider wenig beachtetes Kapitel in der AVT ist eine sachkundige Betreuung. Die Klingelhose wird weitgehend als Rezept verschrieben, und der Patient mit einem relativ aufwändigen Verfahren allein gelassen. Dabei hängt der Behandlungserfolg in hohem Maße – wie bei allen Lernvorgängen – von ausführlicher Anleitung, Aufrechterhaltung der Motivation und Betreuung des Verlaufs ab (Pereira et al., 2010). Wir betreuen seit über 40 Jahren Kinder und Erwachsene, die mit dem STERO-Enurex behandelt werden. Die Patienten schicken in regelmäßigen Abständen Behandlungsprotokolle ein, die Aufzeichnungen über wichtige Behandlungsdaten enthalten. Sie werden analysiert und schriftlich beantwortet, indem jedenfalls Behandlungsmotivation verstärkt und zu Schwierigkeiten im Behandlungsverlauf gezielt beraten wird.

Mit einigem Erfolg wurden zwei Verfahren zur Senkung der Rückfallrate durchgeführt: **Überlernen**, wobei nach Behandlungsende unter erhöhter Flüssigkeitszufuhr bis zur erneuten Erreichung des Trocken-Kriteriums weiterbehandelt wird und **intermittierende Verstärkung**, in der nicht auf jedes Einnässen, sondern in zufälligen Intervallen das Signal ausgelöst wird.

Ob ein ebenfalls häufig festgestellter Sachverhalt, nämlich gehäuftes Vorkommen von Enuresis in den Familien enuretischer Kinder, eine Rolle bei Abbruch, Fehlschlag und Rückfall spielt, ist unklar. Gesichert scheint nach verschiedenen Untersuchungen nur zu sein, dass Enuresis auch eine genetische Komponente haben muss. Stegat (1996) veröffentlichte eine Fallstudie über die Behandlung von zwei eineiigen enuretischen Zwillingspaaren mit familiärem Vorkommen von Enuresis. Die Zwillinge in beiden Paaren weisen erstaunliche Übereinstimmungen in Behandlungsdauer, verlauf und anderen Therapiemerkmalen auf. Unter den Rückfallkindern befanden sich 42% mit enuretischen Geschwistern, Eltern oder Großeltern. Er befragte 2.481 Eltern von monosymptomatischen primären nur nachts einnässenden Kindern zwischen 5 und 14 Jahren, die mit der Klingelhose STERO-Enurex in ärztlichen Praxen behandelt wurden, und erstellten zum ersten Mal ein zuverlässiges Verhaltensbild dieser Population außerhalb von klinischen Institutionen. Unter anderem stellte er auch die Hypothese von der Bedingtheit der Enuresis durch Vasopressin-Mangel in Frage.

12.2 Indikationen

AVT ist nach allgemeiner Übereinstimmung angezeigt bei monosymptomatischer primärer nocturner Enuresis. Bisher liegen keine überzeugende Gründe dagegen, vielmehr ermutigende Ergebnisse dafür vor, sie auch bei sekundären und Tagesnässern und solchen mit Verhaltensauffälligkeiten und moderaten urologischen Befunden wie leichten Anomalitäten im unteren Harnleiter und mäßigen Blasenhyperaktivitäten zu versuchen. Auf jeden Fall sollte aber neben den obligaten medizinischen Untersuchungen gezielte urologische Diagnostik erfolgen, wenn die Trias »Nacht- und Tagnässen und Drangsymptome« vorliegt.

Neben einer Fülle von Behandlungsuntersuchungen an Kindern von 2,5 Jahren aufwärts und Jugendlichen unter klinischen und häuslichen

Bedingungen wurden auch günstige Erfahrungen mit erwachsenen Frauen und Männern sowie mit Gruppen von sozial betreuten Personen wie Heimkindern, geistig und körperlich Behinderten gemacht. Der überall berichtete Erfolg wird vornehmlich durch Probleme in der Betreuung durch Kotherapeuten während der Nacht beeinträchtigt. Besonders bei kleinen und behinderten Kindern scheint die zusätzliche Verstärkung der Lernmotivation und des geregelten Behandlungsablaufs durch operante Verfahren angezeigt.

Üblicherweise werden Kinder mit AVT erst im Alter von mindestens fünf Jahren behandelt. Diese Gepflogenheit wird, wenn überhaupt, mit dem Hinweis auf die relativ hohe Spontanheilungsrate bis zu diesem Alter begründet. Wir plädieren für eine Behandlung ab spätestens vier Jahren, wenn nicht begründete medizinische oder psychologische Fakten dem entgegenstehen. Ein normal entwickeltes Kind hat mit drei Jahren alle für eine Kontrolle nötigen physischen und psychischen Voraussetzungen erreicht. Warum sollte man es dann weiter den Unannehmlichkeiten nächtlichen Einnässens aussetzen?

12.3 Nebenwirkungen und Kontraindikationen

Nach den bisherigen Erkenntnissen scheint die Wirksamkeit der AVT hauptsächlich durch prozedurale Unzulänglichkeiten gefährdet zu werden. Längere Behandlungszeiten, vermehrte Abbrüche und Fehlschläge sind zu erwarten bei

- mangelhafter Mitarbeit bei der Einhaltung von Behandlungsanweisungen und Protokollführung, insbesondere bei Lässigkeiten in der sofortigen Reaktion auf das Wecksignal,
- Nichtbeachtung des eigenen Harnsignals nach Behandlungsfortschritt und Warten auf das Wecksignal,
- einer eher toleranten Einstellung der Eltern gegenüber dem Einnässen,
- Vorliegen der Trias Tag- und Nachtnässen, hohe allgemeine Miktionsfrequenz – insbesondere mehrmaliges Einnässen in einer Nacht, und imperativer Harndrang und auffällige Miktionen. In solchen Fällen sollte eine sorgfältige urologische Diagnostik vorgenommen werden, da diese Symptomatik häufig mit Störungen im urogenitalen Bereich zusammenhängt.

An unerwünschte Nebenwirkungen und Nachteilen werden berichtet und bemängelt:

- **Das Verfahren ist in jeder Hinsicht zu aufwändig**. Es lässt sich nicht bestreiten dass die AVT z. B. im Vergleich mit medikamentöser Behandlung mehr Ansprüche an Motivation, Mitarbeit und Lernbereitschaft stellt. Das trifft für alle verspäteten Lernprozesse unter erschwerten Bedingungen zu. Dieses Mehr wird aber reichlich aufgewogen durch einen hochsignifikanten Langzeiteffekt in aktiver Blasenkontrolle und das bei deutlich niedrigeren Behandlungskosten gegenüber pharmakologischen Verfahren.
- **Die Kinder entwickeln Angst vor dem Signal**. Aufgrund eigener Erfahrungen bewegt sich diese Nebenwirkung im Bereich 1:1.000 Behandlungen. Zu unüberwindlicher Angst kann es kommen, wenn Kinder außergewöhnlich ängstlich sind, ihnen die Funktion des Signals nicht klar gemacht oder ihnen vielleicht sogar mit dem Signal als Strafe für Einnässen gedroht wird. Wenn sie begriffen haben, dass das Signal nur eine zwar lästige, aber nützliche Hilfe zum Aufwachen ist, werden sie lernen können, ihm durch rechtzeitige Beachtung des eigenen Harndrangsignals aus dem Wege zu gehen (► Kap. 19).
- **Durch die Schlafunterbrechungen drohen dem Kind Nervosität und Leistungsabfall in der Schule**. Fast alle einnässenden Kinder wurden vor der Behandlung jede Nacht ein- oder mehrmals mit sinnlosem Sicherheitswecken gestört oder schlafen stundenlang in nassen Betten, was außerordentlich beunruhigend wirkt. Unter diesen Erfahrungen leidet der Schlaf, die Konzentration und Leistungsfähigkeit der Kinder sehr viel mehr als unter der AVT, zumal dort die Signalweckungen im Laufe der Behandlung zügig zurückgehen.
- **Die ganze Familie wird durch das Signal nachts geweckt**. Gewiss ist das ein Problem, besonders unter engen Wohnverhältnissen. Zwei Umstände mögen lindernd wirken. Zum

einen das Bewusstsein, das dem Familienmitglied geholfen werden kann. Zum anderen die Fähigkeit des Menschen, Wahrnehmungen, die als nicht bedeutsam erkannt werden, nach einiger Zeit auszublenden. Sie hilft z. B. bei Straßenlärm zu schlafen.

12.4 Technische Durchführung

In der folgenden Darstellung beziehen sich die Verf. auf die von ihnen geübte Standardmethode. Die hier kurz gefassten Informationen werden Mutter und Kind in einer ausführlichen Behandlungsbroschüre zusammen mit Protokollformularen ausgehändigt. Über die eingeschickten Protokolle werden die Behandlungsverläufe z. B. durch den STERO-Behandlungsdienst der Verf. überwacht und die Beteiligten bei Behandlungskomplikationen beraten.

- An den Anfang einer jeden Behandlung gehört eine individuelle Verhaltensanalyse (▶ Kap. 41). Diese Forderung ist besonders im Alltag medizinischer Praxen, in denen sich Enuretiker gewöhnlich einfinden, schwerlich aufrechtzuerhalten. Die hohe Erfolgsrate der Methode, selbst bei »blinder« Anwendung, mag die Auswirkungen der Unterlassung in Grenzen halten. Nur an einem sollte unbedingt festgehalten werden: Da die AVT als Lernprozess aufgefasst wird, sollten bei ihrer Anwendung wenigstens die wichtigsten Kenntnisse in Lerntheorie vorhanden sein.
- Vor der Behandlung sollten Mutter und Kind ausführlich über folgende Fragen informiert werden:
  - Inwiefern ist Einnässen als verhindertes oder unzulängliches Lernen von Kontrollverhalten zu betrachten?
  - Warum und wie wird mit dem Apparat behandelt?
  - Wie verläuft normalerweise eine Behandlung, in der alle Beteiligten engagiert mitarbeiten?
  - Warum und wie wird der Verlauf protokolliert?

    Es sollte besonderer Wert auf die Erklärung gelegt werden, dass es sich bei dieser Behandlung nicht um so etwas Passives wie Pillenschlucken und Abwarten handelt, sondern um interessiertes Mitarbeiten und zuweilen etwas mühevolles Lernen von selbständiger Blasenkontrolle. Darum ist es unerlässlich, den Behandlungsverlauf für eine Prüfung festzuhalten.
- Eine regelmäßige Kontrolle der Behandlung sollte in mindestens 14-tägigen Abständen eingeplant und verabredet werden. Erfahrungsgemäß werden bis zu einem Drittel aller Behandlungen deswegen abgebrochen oder erfolglos beendet, weil Komplikationen nicht rechtzeitig erkannt und fachkundig behandelt werden. Die häufigsten Komplikationen werden hervorgerufen durch nachlassenden Eifer, auf das Gerätesignal hin sofort aufzustehen, durch Abwarten des Wecksignals unter Missachtung des vorherigen eigenen Harndrangsignals und durch unsachgemäßen Umgang mit dem Gerät. Zu häufiges Einnässen ist wegen der übermäßigen nächtlichen Beanspruchung ebenso wie zu seltenes Einnässen wegen mangelnder Lernmöglichkeiten bedenklich. Diesen Behandlungserschwernissen muss mit vorübergehender Reduktion der Behandlungszeit, bzw. mit erhöhter abendlicher Flüssigkeitszufuhr Rechnung getragen werden.
- In den ersten Behandlungsnächten werden vor dem Einschlafen der Umgang mit dem Gerät und das sofortige Aufstehen auf Signal mehrmals geübt.
- Wenn das Wecksignal ertönt, soll das Kind sofort aufstehen, zur Toilette gehen, dort das Signal abstellen, Harn lassen und das Kontaktläppchen wechseln. Die Mutter sollte besonders bei jüngeren Kindern in den ersten Wochen den zügigen Ablauf überwachen und alle selbständigen Handlungen des Kindes verstärken. Nach jedem Harnlassen wird das Protokoll ausgefüllt.
- Die Behandlung wird beendet, wenn das Wecksignal 14 Nächte hintereinander nicht mehr ausgelöst wurde. Der Erfolg sollte gefeiert werden, und zwar als eine Leistung des Kindes und nicht des Gerätes. Es ist zweckmäßig, das Kind in der Folgezeit gelegentlich daran zu erinnern, dass es seine erworbene

Blasenkontrolle nur erhalten kann, wenn es auf Harndrangwahrnehmung hin sofort aufsteht und zur Toilette geht.
- Die Therapie wird sinnvollerweise nach spätestens 6 Monaten abgebrochen oder unterbrochen, wenn die Einnässhäufigkeit des Kindes nicht um zwei Drittel gegenüber der ersten Behandlungswoche gesunken ist. Sollte eine urologische Untersuchung bisher nicht erfolgt sein, müsste sie nachgeholt werden.
- Mit einer Rückfallbehandlung sollte spätestens begonnen werden, wenn das Kind anfängt, wieder wenigstens 2-mal wöchentlich einzunässen. Normalerweise dauert die Nachbehandlung umso kürzer, je rechtzeitiger wiederbehandelt wird. Der Autor empfiehlt, das Behandlungsgerät mindestens 6 Monate in Bereitschaft zu halten (Stegat, 2004; Özgür, Ozgür, Dogan & Orün, 2009).

12.5 Erfolgskriterien

Rückgang und Verschwinden des nächtlichen Einnässens, selbständiges Wachwerden bei Harndrang, Zunahme von Körperkontrolle, Reduktion der allgemeinen Harnlasshäufigkeit, Ausbleiben von Rückfällen und dauerhafte Kontinenz sind typische und immer wieder bestätigte Erfolgskriterien der AVT.

Durch AVT sind zu erwarten:
- Heilungsraten von 75–85%.
- Eine durchschnittliche Behandlungsdauer von 7–12 Wochen.
- Ein durchschnittlicher Dauererfolg ohne Rückfall bei 60% der Behandelten. Zwei Drittel aller Rückfälle erfolgen in den ersten vier Monaten nach Behandlungsende. Ungefähr 90% der Rückfälligen können nach einer oder maximal zwei Nachbehandlungen dauerhaft ihre Blase kontrollieren.
- Auch ohne spezielles Blasentraining kann die Harnlasshäufigkeit sowohl nachts als auch tagsüber signifikant gesenkt und die Blasenkapazität erhöht werden.

12.6 Grad der empirischen Absicherung und persönliche Bewertung

Wie schon erwähnt, wurden in sorgfältigen Untersuchungen an vielen Tausend Enuretikern, meist im Alter zwischen 4 und 15 Jahren, Veränderungen unter der Behandlung, wie Kontrollerwerb, allgemeine Harnlasshäufigkeit, Behandlungsdauer, Rückfallrate und andere experimentell interessierende Parameter überprüft. In Langzeitstudien wurde u. a. die Entwicklung einer Reihe von kindlichen Verhaltensweisen und Leistungen beobachtet. Die festgestellten Veränderungen wurden durchweg als positiv für Kind und Familie gemessen oder eingeschätzt. Die Hypothese einer Symptomverschiebung nach »Symptombehandlung« konnte in keinem Fall bestätigt werden. AVT muss als Behandlung der ersten Wahl bei Enuresis gelten.

Schwerpunkte künftiger Forschung könnten neben der Fahndung nach Bedingungen für die Entstehung und Beibehaltung enuretischen Verhaltens auf folgenden Gebieten liegen:
- Untersuchung der Gründe und Anlässe für Rückfälle und Senkung der Rückfallrate,
- Aufklärung des Schicksals der rückfälligen Kinder und Bedingungen von Wiederbehandlungen,
- Auffinden der Bedeutung verschiedener Behandlungsverläufe und merkmale für den Behandlungserfolg,
- Aufspüren von Bedingungen für Behandlungskomplikationen und Abhilfe,
- Kombination operanter Verfahren mit der AVT insbesondere zur Erhöhung der Behandlungsmotivation,
- Erhöhung der Kontingenz zwischen Signal bzw. kritischer Blasendehnungsschwelle und Aufwachreaktion,
- Verbesserung der apparativen Anordnung im Hinblick auf leichtere Handhabung durch das Kind,
- Anpassung der AVT an die Bedingungen einer normalen Arztpraxis sowie
- Ausbau der interdisziplinären Zusammenarbeit in der Behandlungsbetreuung.

12

Literatur

Azrin, N. H., Need, T. J. & Foxx, R. M. (1974). Dry-bed training: Rapid elemination of childhood enuresis. *Behav Res Ther, 122*, 147–156.

Butler, R. J., Holland, P., Gasson, S., Norfolk, S., Houghton, L. & Penney, M. (2007). Exploring potential mechanism in alarm treatment for primary nocturnal enuresis. *Scan J Urol Nephrol, 41*, 407–413.

Butler, R. J. & Stenberg, A. (2001). Treatment of childhood nocturnal enuresis: an examination of clinical relevant principles. *BJU, 88*, 563–571.

Butler, R. J. (2001). Combination therapy for nocturnal enuresis. *Scand J Urol Nephrol, 35*, 364–365.

Forsythe, W. I. & Butler, R. J. (1989). Fifty years of enuretic alarms. *Arch Dis Child, 64*, 879–885.

Grosse, S. (1991). *Bettnässen*. Weinheim: Beltz/PVU.

Houts, A. C., Berman, J. S. & Abramson, H. (1994). The effectiveness of psychological and pharmacological treatments for nocturnal enuresis. *J Consult Clin Psychol, 62*, 737–745.

Houts, A. C. (1991). Nocturnal enuresis as a biobehavioral problem. *Behav Therapy, 22*, 133–151.

Mellon, M. W. & McGrath, M. L. (2000). Empirically supported treatments in nocturnal enuresis. *J Pediatr Psychol, 25*, 193–218.

Naitoh, V. & Kawauchi, A. (2005). Combination therapy with alarm and drugs for monosymptomatic nocturnal enuresis not superior to alarm monotherapy. *Urology, 66*, 632–635.

Ozgür, B. C., Ozgür, S., Dogan, V. & Orün, U. A. (2009). The efficacy of an enuresis alarm in monosymptomatic nocturnal enuresis. *Singapore Mod J, 50*, 879–880.

Stegat, H. & Stegat, M. (1998). Behandlungsbetreuung im Urteil der Eltern. *Päd Nachrichten, 10*, 12–14.

Stegat, H. (1973). *Enuresis. Behandlung des Bettnässens*. Berlin: Springer.

Stegat, H. (1990). Apparative Verhaltenstherapie der Enuresis und Behandlungsbetreuung. *Kinderarzt, 21*, 442–447.

Stegat, H. (1990). Apparative Verhaltenstherapie der Enuresis und Behandlungsabbruch. *Kinderarzt, 21*, 1131–1135.

Stegat, H. (1992). Pharmakologische Verfahren zur Behandlung der Enuresis und Apparative Verhaltenstherapie. *Urologe, 31*, 106–114.

Stegat, H. (1996). Apparative Verhaltenstherapie bei zwei enuretischen eineiigen Zwillingspaaren. *Z Kinder- Jug Psychiatrie, 24*, 12–17.

Stegat, M. (2004). Behandlung mit der Klingelhose. *Päd Hautna, 1*, 37.

Van Hoek, K. J., Bael, A., Lax, H., Hirsche, H., Bermaets, K., Vandermaelen, V. & Gool, J. D. (2008). Improving the cure rate of alarm treatment for nocturnal enuresis by increasing bladder capacity. A randomized controlled traial in children. *J Urol, 179*, 1122–1126.

Vogt, M., Lehnert, T., Till, H. & Rolle, U. (2010). Evaluation of different modes of combined therapy in children with monosymptomatic nocturnal enuresis. *Brit J Urol, 105*, 1456–1459.

Aversionsbehandlung

J. Sandler

13.1 Allgemeine Beschreibung

Unter Aversionsbehandlung fasst man eine Reihe verschiedener Behandlungsverfahren zusammen, denen gemeinsam ist, dass ein aversiver Reiz zeitlich unmittelbar an ein klinisch unerwünschtes Verhalten gekoppelt wird. Das Ziel solcher Behandlungsverfahren ist, das zukünftige Auftreten des unerwünschten Verhaltens zu reduzieren.

Ein Überblick über die verschiedenen Verfahren zeigt, dass sie normalerweise unter eines der folgenden theoretischen Konzepte eingeordnet werden können:

- Es gibt Vorgehensweisen, in denen der aversive Reiz an einen anderen Stimulus gekoppelt wird, der vom aktuellen Verhalten unabhängig ist.
- Es gibt Verfahren, in denen der aversive Reiz kontingent oder direkt nach dem unerwünschten Verhalten auftritt.

Je nachdem basieren diese Vorgehensweisen auf dem Paradigma des klassischen oder des operanten Konditionierens. Ein Beispiel für das Vorgehen im Sinne des klassischen Konditionierens geben Lemere und Voegtlein (1950). Sie gaben Alkoholikern ein Emetikum und boten ihnen gleichzeitig Alkohol an. Die auftretende Übelkeit sollte den Anblick und Geruch von Alkohol im Sinne eines konditionierten aversiven Stimulus zu einem negativen Erlebnis machen. Ein Beispiel für das operante Vorgehen geben Kushner und Sandler (1966). Sie verabreichten immer dann, wenn jemand nach Alkohol griff, einen unangenehmen elektrischen Schlag, wobei angenommen wird, dass durch eine solche negative Konsequenz die zukünftige Auftretenswahrscheinlichkeit des unerwünschten Verhaltens verringert wird. Diese Prozedur entspricht dem Vorgehen bei Bestrafung (▶ Kap. 16).

Trotz der gezeigten theoretischen Trennung hat man es in der klinischen Praxis meist mit einer Kombination beider Vorgehensweisen zu tun. Im Folgenden soll jedoch schwerpunktmäßig der respondente Ansatz im Vordergrund stehen (zum operanten Ansatz ▶ Kap. 16).

In der Fachöffentlichkeit wie auch bei Laien wird Aversionsbehandlung häufig mit Elektroschockbehandlung verwechselt oder mit der Applikation von Stromschlägen gleichgesetzt. Es gibt jedoch eine Fülle aversiver Reize von nicht unbedingt physiologischer Art, die in der Aversionsbehandlung eingesetzt werden können und die die Anwendbarkeit dieser Verfahren erheblich erweitern. Ein Beispiel ist das Auszeitverfahren, in dem ein Patient für eine gewisse Zeit daran gehindert wird, ein erwünschtes Verhalten zu zeigen oder sich ein erwünschtes Objekt anzueignen. Ein anderes Beispiel ist der Verstärkerentzug (▶ Kap. 16). Hierbei werden kontingent zu unerwünschtem Verhalten, wie z. B. Aggressionen oder Nichterfüllung von vereinbarten Hausaufgaben, Strafen vereinbart. Beispielsweise werden hinterlegte Geldsummen nicht mehr an den Patienten zurückgezahlt, sondern an eine dem Patienten unliebsame Partei überwiesen.

Ein weiteres Beispiel ist die Kompensation (»overcorrection«). Hierbei muss ein Patient die Folgen von unangemessenem Verhalten großzügig wieder gutmachen. Wenn er z. B. im Zorn etwas zerbrochen hat, muss er es wiederbesorgen, sich entschuldigen und aufräumen, wobei nach Art einer Überkompensation gleich auch das ganze Zimmer mit gesäubert werden muss. Es gibt eine Fülle anderer aversiver Stimuli, wie z. B. Benässen mit Wasser, die in verschiedenen Untersuchungen eingesetzt wurden und die keine körperlichen Strafen sind.

13.2 Indikationen

In der Literatur wird eine große Vielfalt von Verhaltensstörungen aufgezählt, die mit Aversionsbehandlung angegangen worden sind. Berücksichtigt man jedoch praktische, wissenschaftliche und ethische Einschränkungen, dann gehören Aversionsverfahren eher zu den Verfahren zweiter Wahl und sind nur dann einzusetzen, wenn ein bestimmtes unerwünschtes Verhalten den Patienten erheblich beeinträchtigt und andere Verfahren sich als ineffektiv erwiesen haben. Die meisten Berichte über den Einsatz von elektrischen Stimuli und die größten Erfolge liegen für z. T. lebensbedrohliches, selbstverletzendes Verhalten vor. Dazu zählen Haare ausreißen, willentliches Erbrechen oder Kopfschlagen.

13.3 Nebenwirkungen und Kontraindikationen

Es gibt einige Bedingungen, unter denen sich eine Anwendung der Aversionstherapie verbietet. Hier sind insbesondere Störungen mit Vermeidungsverhalten und starker Angst wie z. B. Phobien, Angstanfälle, andere Angststörungen, Rückzugsyndrome u. Ä. zu nennen. Grundsätzlich sollte Aversionstherapie auch nie als einzige Behandlungsmethode eingesetzt werden. Sie sollte stets nur Teil eines komplexeren Therapieprogramms (► Kap. 4) sein. Es ist in jedem Fall durch eine ausführliche Verhaltens- und Problemanalyse (► Kap. 41 und Kap. 42) zu sichern, dass keine Verhaltensdefizite vorliegen bzw. diese rechtzeitig ausgeglichen werden. Außerdem versteht es sich von selbst, dass Therapeuten, die Aversionsverfahren anwenden, sowohl ausreichende Erfahrungen mit diesen Verfahren haben als auch die ethischen Aspekte beachten sollten.

13.4 Technische Durchführung

Im Folgenden soll das Vorgehen bei der Anwendung von elektrischen Stimuli beschrieben werden. Mit gewissen Abstrichen kann dieses Vorgehen auch auf andere Aversionsbehandlungen übertragen werden.

- Eine effektive und sichere Schockapplikation sollte folgende Voraussetzungen erfüllen: Die Elektrode, die typischerweise an eine Extremität fixiert wird, sollte klein, tragbar, nicht störend und nicht behindernd sein. Der Schockgenerator sollte es möglich machen, zum Patienten mindestens einen Abstand von 5–10 m halten zu können. Er sollte auch einen einfachen Überblick über Schockintensität, Schockart und Schockdauer sowie eine leichte Veränderung dieser Parameter ermöglichen. Der Therapeut sollte sich durch Selbstversuche mit der Wirkung der verschiedenen Parameter vertraut gemacht haben.
- Vor Behandlungsbeginn: Auftretensbedingungen und Frequenz des Problemverhaltens sollten objektiviert worden sein. Das gesamte Therapieprogramm sollte feststehen. Es sollte ersichtlich sein, wie sich die Aversionsbehandlung in den Rahmen der weiteren Therapieschritte einfügt. Insbesondere sollte deutlich werden, wie von der Verhaltenskontrolle durch aversive Stimuli zu einer Verhaltenssteuerung auf anderer Grundlage übergeleitet werden soll. Zu Beginn der Behandlung ist der Patient über das Vorhaben und die Begründung für das Vorgehen zu informieren. Mit zunehmender Therapiedauer sollte zunehmend mehr Zeit auf weiterführende Therapiemaßnahmen verwendet werden.

In diesem Sinne wäre die Behandlung z. B. in einem ruhigen Raum zu beginnen. Ein ungefährlicher, jedoch nach Intensität und Dauer unangenehmer Schock wird jedesmal dann ausgelöst, wenn das unerwünschte Verhalten auftritt. In den Zeiten, in denen das unerwünschte Verhalten nicht auftritt, sollten angemessene therapeutische Schritte unternommen werden, um dieses Alternativverhalten zu stärken. Am Anfang sollten die Sitzungen nicht länger als 30 min dauern. Es müssen genaue Aufzeichnungen über die Auftretenshäufigkeit des unerwünschten Verhaltens und die Zahl der applizierten Schocks geführt werden.

Diese Therapie sollte täglich wiederholt werden, so lange, bis das unerwünschte Verhalten unter dieser speziellen Behandlungssituation nicht mehr auftritt. Wenn das unerwünschte Verhalten so unter aversive Kontrolle gebracht ist, müssen unbedingt weitere therapeutische Schritte folgen, um die Generalisierung dieses Effekts zu erreichen. So könnte die Behandlung z. B. zunehmend in der natürlichen Lebensumgebung oder parallel zu Alltagsbeschäftigungen erfolgen. Wenn auch unter solchen Bedingungen eine aversive Kontrolle möglich geworden ist, ist die Schockapplikation immer seltener vorzunehmen, und an ihre Stelle sollte der Aufbau und die Verstärkung von Alternativverhalten (► Kap. 67) treten. Von Zeit zu Zeit können Auffrischsitzungen sinnvoll sein.

13.5 Erfolgskriterien

Ein unmittelbares Kriterium für therapeutischen Erfolg ist die Änderung des Problemverhaltens, insbesondere auch nach Beendigung der eigentlichen Therapiephase. Für den therapeutischen Gesamterfolg wichtiger erscheint jedoch der Nachweis, dass dem Patienten in den Situationen, in denen er früher mit Problemverhalten reagierte, jetzt ein adäquates Verhalten zur Verfügung steht.

13.6 Grad der empirischen Absicherung und persönliche Bewertung

Aversionsbehandlung ist in manchen Fällen eine unverzichtbare verhaltenstherapeutische Methode. Sie ist von besonderer Bedeutung bei selbstverletzendem Verhalten. In solchen Fällen kann eine durchaus eindrucksvolle Wirksamkeit beobachtet werden.

Literatur

Kushner, M. & Sandler, J. (1966). Aversion therapy and the concept of punishment. *Behav Res Ther, 4*, 179–186.

Lemere, F. & Voegtlein, W. L. (1950). An evaluation of aversion treatment of alcoholism. *J Study Alc, 11*, 199–201.

Reinecker, H. (1981). *Aversionstherapie*. Salzburg: Otto Müller.

Sandler, J. (1980). Aversion therapy. In F. H. Kanfer & A. P. Goldstein (Eds.), *Helping people change* (2nd ed.). New York: Pergamon.

Beratung

M. Borg-Laufs und S. Schmidtchen

14.1 Allgemeine Beschreibung

Der Begriff »Beratung« beschreibt einerseits die komplexe, aus Beratung, Sozialarbeit und Psychotherapie bestehende Hilfeleistung, die in Beratungsstellen geleistet wird (vgl. Borg-Laufs, 2003), andererseits aber auch eine umgrenzte Technik, bei der ein Berater sein Wissen einem Ratsuchenden zur Verfügung stellt.

Nestmann (2002) versucht, den Unterschied zwischen Beratung und Therapie als unterschiedliche Schwerpunktsetzung bei großer Ähnlichkeit und Überschneidung der Tätigkeiten zu definieren. So wird nach seiner Meinung bei einer Beratung eher lebensereignisbezogen, netzwerkorientiert, präventiv, kurz und problemzentriert gearbeitet, während Therapie tendenziell eher krankheitsbezogen, individuumsorientiert, kurativ, lang und krankheitsbewältigungsorientiert sei. Der Versuch, eine konkrete Tätigkeit anhand dieser Beschreibungen als entweder »Beratung« oder »Therapie« zu definieren, kann im Einzelfall schwierig sein.

Im engeren Sinne – als Beratungstechnik – geht es darum, Menschen bei der Bewältigung konkreter Lebensprobleme und fragen durch die Vermittlung von Fachwissen zu unterstützen. Ein Experte gibt »überlegenes Wissen« an einen Ratsuchenden, damit dieser dann eigenverantwortliche Entscheidungen treffen kann. Der Berater (ob als Steuerberater oder psychologischer Berater) sollte nicht in die individuelle Entscheidung des Klienten (statt Patienten) eingreifen und vor allem auch nicht den Beratenen als Person zum Gegenstand von Interventionen machen, wie dies für die Psychotherapie gilt.

Beratung ist konstituierender Bestandteil des Angebotes von Beratungsstellen. Hierbei handelt es sich um ein niedrigschwelliges und gleichzeitig effektives Hilfsangebot für Menschen in den verschiedensten Problemlagen. Charakteristisch ist hierbei ein enges Zusammenspiel zwischen beratenden und sozialarbeiterischen Interventionen und, soweit qualifizierte Therapeuten zur Verfügung stehen, auch psychotherapeutischen Hilfen. Durch die Zusammenarbeit von Teammitgliedern mit verschiedenen Grund- und Zusatzqualifikationen während des Beratungsprozesses besteht nach Schmidtchen (2001) auch die Chance, erste Ansätze einer »allgemeinen Psychotherapie« zu verwirklichen.

14.2 Indikation

Beratung als Vermittlung von psychologischem Wissen oder anderweitigem Faktenwissen ist stets dann indiziert, wenn ein umgrenztes und gut beschreibbares Problem vorliegt, für das der Betroffene zusätzliche Informationen benötigt, um zu einer Entscheidung oder Problemklärung kommen zu können. Dies kann sich auf isolierte Probleme beziehen, z. B. bei Schul-, Sexual- oder Erziehungsproblemen.

Auch im Rahmen von Psychotherapie ist immer wieder Beratung erforderlich, etwa zur Förderung einer Behandlungscompliance oder hinsichtlich wichtiger Risiko- und Schutzfaktoren für die psychische Gesundheit. Auch die Beratung von Angehörigen ist hier zu nennen (► Kap. 79).

14.3 Nebenwirkungen und Kontraindikationen

Nebenwirkungen von Beratung wurden bislang nicht beschrieben. Theoretisch und aus klinischer Erfahrung muss davon ausgegangen werden, dass es bei Beratungen durchaus zu unerwünschten Folgen kommen kann, wenn die Beratung nicht fachgerecht erfolgt. Insbesondere der Versuch, nicht ergebnisoffen zu beraten, sondern seine eigenen Lösungsvorstellungen durchzusetzen, ist hier zu nennen. Dadurch wird das Selbstbestimmungsrecht des Beratenen verletzt und es werden möglicherweise inadäquate Lösungen favorisiert. Eine unmittelbare Schädigung des Klienten kann auch erfolgen, wenn die Beratung fachlich-inhaltlich ungenügend war und die Darstellung der Lösungsoptionen einseitig oder unvollständig erfolgte. Der Berater kann die Lösung als zu einfach darstellen, was beim Klienten Insuffizienzgefühle provozieren kann.

Kontraindiziert ist die Beratung als Technik dann, wenn auf Seiten der Ratsuchenden die kognitiven und/oder motivationalen Ressourcen nicht hinreichend sind, um von der Wissensvermittlung profitieren zu können, wie es z. B. beim Vorliegen einer massiven psychischen Störung gegeben sein kann.

14.4 Technische Durchführung

Obwohl Beratung eine Methode der Unterstützung bei einer Problemlösung ist, gilt dennoch, dass nicht davon ausgegangen werden darf, dass die Ratsuchenden bereits mit einer klaren Problem- und Zielbeschreibung aufwarten, vielmehr ist es immanenter Bestandteil des Beratungsprozesses, die häufig vorgetragenen unscharfen Problembeschreibungen in konkrete Zielvorstellungen zu transformieren.

Wie bei psychotherapeutischen Prozessen ist auch bei der Beratung eine gute Beziehung zwischen Klient und Berater unerlässlich. Der Berater muss interessiert, sachkundig und verständnisvoll sowie frei von eigenen Interessen wahrgenommen werden (Vossler, 2003).

Beratung kann sich methodisch an unterschiedlichen theoretischen Modellen orientieren, wobei auch Bezüge zu psychotherapeutischen Schulen hergestellt werden. Für Verhaltenstherapeuten bietet es sich an, auf verhaltenstheoretisch orientierte Beratungsprozesse im Sinne des »behavioral counseling« zu rekurrieren, die folgende Bestandteile aufweisen können (Borg-Laufs & Brack, 2007):

a. Alltagsbezogene Analyse des Problemverhaltens
Die aufrechterhaltenden Bedingungen des Problemverhaltens müssen herausgearbeitet werden. Hier können Wissensdefizite, übermächtige Stressoren, aber auch aufrechterhaltende Bedingungen im Sinne einer funktionalen Analyse eine wichtige Rolle spielen. Es gilt, anhand der im Explorationsgespräch oder bei den Verhaltensbeobachtungen gewonnen Daten eine genaue Problemklärung vorzunehmen. Dabei muss die Aufmerksamkeit des Ratsuchenden möglichst gezielt auf die zu verändernden Probleme und deren mögliche Lösungen gelegt werden. In diesem Kontext kann z. B. die gemeinsame Durchführung einer schriftlichen funktionalen Verhaltensanalyse hilfreich sein.
b. Wissensvermittlung
Den Ratsuchenden fehlen häufig wichtige Informationen etwa über aufrechterhaltende oder verstärkende Bedingungen für ihre Probleme. Ihnen muss dann Expertenwissen vermittelt werden, dass sich auch auf passende psychologische oder sozialwissenschaftliche Erkenntnisse beziehen kann. Damit die Ratsuchenden das Wissen annehmen und umsetzen können, muss die Vermittlung in einer kooperativen und transparenten Weise geschehen. Hierfür muss an den Erfahrungen und Vorstellungen des Klienten angesetzt und auf diesen aufbauend ein gemeinsames Problemverständnis aufgebaut werden. Vor diesem Hintergrund können dann neue Informationen von den Klienten auch tatsächlich handlungsleitend angenommen werden.
c. Verhaltensberatung
Aufgabe und Gegenstand von Beratung kann nicht nur sein, Information zu »objektiven Sachverhalten« zu vermitteln, sondern ebenso

zu psychologischen Prozessen. Auf der Basis einer funktionalen Problemanalyse können z. B. Eltern, Ehepartner, Lehrer oder andere Beteiligte darüber informiert werden, welche eigenen Verhaltensweisen eine problemaufrechterhaltende Funktion haben und wie funktionale, lösungsorientierte Verhaltensweisen aussehen können. Die Mechanismen der operanten Verstärkung werden häufig von den Ratsuchenden nicht angemessen eingeschätzt und die Verhaltensänderungen erreichen dadurch nicht den erreichbaren Wirkungsgrad. Verhaltensberatung muss bei der Umsetzung von differenzierten Verfahren z. B. des Kontingenzmanagements unterstützen.

d. Motivationsförderung
Nur in sehr einfachen Fällen wird sich ein Problem allein über die Wissensvermittlung lösen lassen, da häufig motivationale und andere Probleme der Verhaltensänderung entgegenstehen. Aufgabe einer Beratung ist daher auch die Förderung der Motivation zur Einleitung von notwendigen Änderungen. Hierfür sollten die anstehenden Veränderungsprozesse so detailliert wie möglich dargestellt werden, sodass für den Beratenen die Veränderungsmöglichkeiten und der damit verbundene Gewinn erkennbar werden. Dazu ist eine stete konsequente Zielerreichungsüberprüfung notwendig, damit die Verhaltensänderungen optimiert werden können. Um die Gefahr der Passivität der Ratsuchenden zu verringern, ist der Ansatz an den Ressourcen der Klienten und die stete Betonung der Eigenverantwortung und der Kompetenz der Hilfesuchenden notwendig. Insbesondere ist zu vermeiden, dass die so Beratenen gegebene Verhaltenshinweise als Kritik an sich selbst verstehen.

e. Netzwerkarbeit
Ein wichtiger und gelegentlich vernachlässigter Aspekt von Beratung ist auch die Information über anderweitige Beratungs- und Hilfsmöglichkeiten. Dies kann soweit gehen, dass der Berater selbst i. S. einer netzwerkbezogenen Arbeit verschiedene Hilfen koordiniert. Dazu benötigt er eine Schweigepflichtsentbindung des Klienten allen relevanten Institutionen gegenüber. Die Koordinierungsarbeit kann telefonisch erfolgen, häufig ist es aber auch erstrebenswert, alle Beteiligten zu einem Hilfegespräch zusammenzubekommen. Auf diese Art können Synergien hergestellt werden und es kann vor allem vermieden werden, dass es zu einer redundanten Parallelbehandlung oder gar zu inkompatiblen Hilfeversuchen kommt.

14.5 Erfolgskriterien

Ein wichtiges und häufig für entsprechende Untersuchungen herangezogenes Erfolgskriterium ist die Klientenzufriedenheit. Noch entscheidender aber ist, ob die Beratung und die vermittelten Inhalte zu Problemlösungen und, soweit erforderlich, zu Verhaltensänderungen bei den Ratsuchenden beigetragen haben (zu weiteren möglichen Erfolgskriterien Vossler, 2003).

14.6 Grad der empirischen Absicherung und persönliche Bewertung

Es liegen katamnestische Befragungen zur Beratungszufriedenheit vor, die eine hohe Zufriedenheit von Nutzern von Beratungsstellen mit der ihnen angebotenen Dienstleistung nahe legen. Regelmäßig sind über 80% der Befragten in den Nachbefragungen mit den Ergebnissen des Beratungsprozesses zufrieden bis hoch zufrieden (Vossler, 2003).

Untersuchungen zur Wirksamkeit von »Beratung« liegen bislang im Wesentlichen als Beobachtungsstudien vor, d. h., es wurde keine Laborbedingung geschaffen, sondern es wurde die Arbeit von Beratungsstellen »vor Ort« untersucht. Zur Wirkungsweise von Erziehungsberatung liegt eine umfangreiche und methodisch differenzierte Studie von Vossler (2003) vor, in der die positiven Wirkungen von Erziehungsberatung bestätigt werden. Auch in dieser Untersuchung zeigte sich, dass die Zufriedenheit sowohl mit der Beratung als auch mit den wahrgenommenen Symptomveränderungen hoch ist. Es ergaben sich deutliche Veränderungen der Problemsichtweisen, der familiären Kommunikation und Konfliktlösung, persönlichen Veränderungen und Symptomverbesserungen. Es konnten allerdings keine Zusammenhänge zwischen Beratungserfolg und Beratervariablen (z. B. theoretische Orientierung der Berater) gefunden werden. Für positive Einflüsse der Beratung auf den Kohärenzsinn der Betroffenen ergaben sich erste Hinweise, die weiter zu verfolgen sind. Klann (2002) legte eine große quasi-experimentelle Studie zur Eheberatung vor, in der gezeigt werden konnte, dass Eheberatung mittlere Effekte hervorbringt. Diese Effekte erwiesen sich in einer 6-Monats-Katamnese als stabil und konnten in einer Replikationsstudie erneut gefunden werden. Insgesamt ist die Beratung als Technik der Wissensvermittlung bei gut eingrenzbaren Problemen immanenter Bestandteil vieler psychotherapeutischer Prozesse und auch als eigene Technik außerhalb von Psychotherapie bei eingegrenzten Problemstellungen eine sinnvolle Hilfe.

Literatur

Borg-Laufs, M. & Brack, UB. (2007). Verhaltenstherapie in Beratungsstellen. In G. W. Lauth, F. Linderkamp, S. Schneider & U. B. Brack (Hrsg.), *Verhaltenstherapie mit Kindern und Jugendlichen* (S. 572–582). Weinheim: Psychologie.

Borg-Laufs, M. (2003). Psychotherapie in Beratungsstellen. *Psychotherapeutenjournal, 2*, 173–178.

Borg-Laufs, M. (2007). Verhaltenstherapie in der Erziehungsberatung. In M. Borg-Laufs (Hrsg.), *Lehrbuch der Verhaltenstherapie mit Kindern und Jugendlichen*, Bd. 1 Grundlagen (S. 663–682). Tübingen: DGVT.

Klann, N. (2002). *Institutionelle Beratung, ein erfolgreiches Angebot. Von den Beratungs- und Therapieschulen zur klientenorientierten Intervention. Feldstudie zur Ergebnisqualität in der Partnerschafts- und Eheberatung*. Freiburg/Breisgau: Lambertus.

Nestmann, F. (2002). Verhältnis von Beratung und Therapie. *Psychother Dialog, 3*, 402–409.

Schmidtchen, S. (2001). *Allgemeine Psychotherapie für Kinder, Jugendliche und Familien. Ein Lehrbuch*. Stuttgart: Kohlhammer.

Vossler, A. (2003). *Perspektiven der Erziehungsberatung*. Tübingen: DGVT.

Beruhigende Versicherungen (»reassurance«)

N. Hoffmann und B. Hofmann

15.1 Allgemeine Beschreibung

Beruhigende Versicherungen (»Reassurance«) sind sachlich fundierte, für den Patienten verständliche und nachvollziehbare Therapeutenäußerungen über seine Störung, die eine Unsicherheit reduzierende, Hoffnung erweckende und Perspektive aufbauende Wirkung auf ihn haben.

Insofern sind sie bei allen psychischen Störungen notwendig und bilden, bei den diversen Stadien der Therapie, einen unverzichtbaren Teil der therapeutischen Intervention. Eine positive Wirkung beruhigender Versicherungen setzt voraus, dass der Patient den Therapeuten für kompetent hält, dass dessen Äußerungen glaubhaft wirken und überzeugend dargestellt werden. Sie wirken nur dann beruhigend auf den Patienten, wenn er merkt, dass seine Schwierigkeiten anerkannt werden und ihm zugleich deutlich gemacht wird, wie man ihm heraushelfen kann.

Beruhigende Versicherungen sind keine unspezifischen Äußerungen sondern müssen sich jeweils spezifisch auf den vorliegenden Kontext beziehen. Insofern gibt es kein allgemeingültiges Set an entsprechenden Verbalisierungen. Im Folgenden soll das Prinzip am Beispiel der depressiven Störungen erläutert werden. Dies ist dann analog auf andere Problemsituationen zu übertragen.

Die wichtigsten beruhigenden Versicherungen, die bei depressiven Patienten zum Erreichen der oben genannten Zielsetzung beitragen, sind folgende:

1. **Der Patient ist kein Einzelfall**: Der für den Patienten ungewöhnliche Zustand legt ihm den Gedanken nahe, sich als extremen Einzelfall zu betrachten. Wird ihm verdeutlicht, dass auch andere Menschen häufig unter ähnlichen Gefühlen und Gedanken wie er leiden, steigt die Hoffnung auf einen Therapieerfolg.
2. **Die Genese der Störung ist bekannt**: Erklärungen in dieser Richtung wirken an sich schon Angst reduzierend; weiß der Patient, dass man vieles über die Entstehung einer Depression weiß, kann dies der Erkrankung ihren unheimlichen Charakter nehmen.
3. **Die Störung ist zwar unangenehm, aber nicht gefährlich**: Oft meint ein Patient, dass seine Depression schließlich in völlige »geistige Umnachtung« einmündet. Dies führt zu noch größerer Angst und Niedergeschlagenheit und erhöht das Suizidrisiko. Versichert man ihm, dass dem nicht so ist, baut man die wahrgenommene Ausweglosigkeit ab.
4. **Eine Depression ist kein Beleg für Untüchtigkeit, Faulheit oder für irgendeine Form von Versagen dem Leben gegenüber**: Sie ist eine Krankheit wie jede andere auch. Dies wirkt der schuldhaften Verarbeitung psychischer Störungen entgegen, von denen viele Menschen glauben, sie seien durch Willensstärke zu überwinden.
5. **Man kann die Störung behandeln**: Dem Patienten gegenüber wird versichert, dass schon vor ihm Fälle ähnlicher Art gebessert werden konnten und dies auch bei ihm gelingen wird. Dabei spielt vor allem die Kompetenz des Therapeuten in den Augen des Patienten eine große Rolle.
6. **Entscheidend ist nicht, ob das Ziel schon erreicht ist, sondern dass man auf dem**

richtigen Weg ist. Die Ziele in der Therapie werden etappenweise bestimmt: Die Verhaltenstherapie bietet die Möglichkeit, Zwischenziele aufzustellen, die zwar einen echten Fortschritt darstellen, aber doch einigermaßen leicht zu erreichen sind. Dadurch wird eine »Alles-oder-nichts-Haltung« beim Patienten abgebaut. Der Patient wird bald erste Erfolge erleben: Schon in den ersten Stunden können dringende, aber mit Unterstützung des Therapeuten relativ leicht zu lösende Probleme bewältigt werden. Dadurch erlebt der Patient Erfolge und schöpft Mut für weitere Aktivitäten. Eine solche Vorgehensweise eignet sich besonders als Anfangsstufe für den »Aktivitätenaufbau« (▶ Kap. 11) und für »gestufte Aufgaben«.

7. **Die Besserung erfolgt in »Wellen«**, d. h. es kann immer wieder zu zwischenzeitlichen Verschlechterungen des Zustandes kommen: Der Patient muss wissen, dass etwaige Rückschläge nicht bedeuten, dass die Therapie gescheitert sei und der Therapeut daraufhin aufgeben werde, sondern dass die Rückschläge aufgefangen werden können. Dies gibt dem Patienten die Sicherheit, Verschlechterungen und Misserfolge auch mitteilen zu können und die Gewissheit, dass die Therapie trotzdem weitergehen wird.
8. **Man knüpft an die Erfahrungen des Patienten an**: Spricht man mit dem Patienten über bestimmte Erfahrungen, die dieser in der positiven Veränderung seines Zustandes (etwa bei früheren depressiven Episoden) schon gemacht hat, so werden auch zukünftige Verbesserungen eher glaubhaft und einsichtig.
9. Neue Perspektiven werden durch Zeitprojektion (▶ Kap. 68) von Verstärkern (▶ Kap. 67) vermittelt.
10. Je nach der individuellen Lage des Patienten können weitere beruhigende Versicherungen zum Tragen kommen, die auf seine spezielle Situation zugeschnitten sind (Bamberger, 2010).

15.2 Indikation

Beruhigende Versicherungen sind vor allem dann indiziert, wenn der Zustand des Patienten durch folgende Merkmale bestimmt wird:

- Die Intensität der negativen Emotionen und der Zustand der körperlichen Schwäche sind so groß, dass weiterführende therapeutische Maßnahmen, wie Aktivitätenaufbau, kognitive Therapie im engeren Sinne usw. noch nicht greifen können.
- Der Patient zeigt in der Depression ein extrem geringes Maß an Selbstkongruenz; er verurteilt sich aufgrund seines Zustandes und er erlebt sich als noch minderwertiger, als dies infolge der Depression schon der Fall ist.
- Der Patient bemüht sich verzweifelt, wieder nach alten Maßstäben zu handeln und aktiv zu werden. So werden ständig Einzelelemente von alten Plänen aktiviert, die aber an dem für die Depression typischen Kräfte – und Organisationsverhältnissen – scheitern müssen. Auf diese Art wechseln sich Phasen der Unruhe und Agitiertheit und solche der Entmutigung und körperlichen Erschöpfung ab.

15.3 Nebenwirkungen und Kontraindikationen

Bei zu allgemeinen Verbalisierungen oder einer problematischen therapeutischen Beziehung können beruhigende Versicherungen dazu führen, dass der Patient sich nicht verstanden und mit »billigem Trost« abgespeist fühlt. Im Lauf der Therapie und in dem Maße, wie sich der Zustand des Patienten bessert, sollen beruhigende Versicherungen nun mehr gezielt auf Schwierigkeiten bei anderen therapeutischen Schritten hin erfolgen.

15.4 Technische Durchführung

Beruhigende Versicherungen sollen ein möglichst organischer Bestandteil vom therapeutischen Gespräch (▶ Kap. 8, Kap. 23 und Kap. 56) sein. Sie sollen unter keinen Umständen den Patienten etwa als fertige Liste vorgelegt oder quasi »nummeriert vorgebetet« werden. Sie sind dann am wirkungsvollsten, wenn sie kontingent auf bestimmte Patientenäußerungen folgen oder auf Situationen Bezug nehmen, die dieser erlebt hat.

Therapeuten sollten sich, besonders am Anfang der Therapie, auf viele notwendige Wiederholungen einstellen und sich nicht durch Unglaube oder Widerspruch des Patienten entmutigen lassen.

15.5 Erfolgskriterien

Durch beruhigende Versicherung kann die zu hohe Emotionalität herabreguliert und eine größere Selbstkongruenz geschaffen werden, hier vor allem im Sinne einer zeitweiligen Akzeptierung des eigenen Zustandes. Zusätzlich kann eine schädliche und ineffiziente ziellose Überaktivität vermieden werden.

15.6 Grad der empirischen Absicherung und persönliche Beurteilung

Die Vorgehensweise lässt sich nicht von der Therapie isolieren, insofern ist eine empirische Überprüfung der Wirksamkeit schwer vorstellbar. Eine Befragung von depressiven Patienten nach einer Verbesserung ihres Zustandes macht eindrucksvoll ihren positiven Stellenwert deutlich. Beruhigende Versicherungen sind ein Teil des therapeutischen Impaktes. In dem Sinne sind sie, wie vieles, was sich in der Therapie ereignet, so gut und so effizient wie der Mensch, der mit ihnen operiert.

Literatur

Bamberger, G. G. (2010). *Lösungsorientierte Beratung*. Weinheim: Beltz.

Hoffmann, N. (1976). *Depressives Verhalten*. Salzburg: Otto Müller.

Hofmann, B. & Hoffmann, N. (2007). Verhaltenstherapie bei Depression. In N. Hoffmann & H. Schauenburg (Hrsg.), *Psychotherapie der Depression* (2. Aufl.). Stuttgart: Thieme.

Bestrafung

H. S. Reinecker

16.1 Allgemeine Beschreibung

Menschliches Verhalten wird in hohem Maße durch Konsequenzen gesteuert (Skinner, 1953; ▶ Kap. 67). Eine rein positive Kontrolle erscheint weder möglich noch wünschenswert, speziell wenn man die zum Teil heftigen Reaktionen auf Skinners Utopien betrachtet.

Unterschiedliche Praktiken zum Teil unkontrollierter massiver Bestrafung spielen im persönlichen, familiären, sozialen und politischen Kontext eine enorme Rolle; deshalb ist eine differenzierte und fundierte wissenschaftliche Analyse der Thematik und der damit verbundenen Ziele und ethischen Implikationen unverzichtbar.

Im Spektrum von verhaltenstherapeutischen Verfahren spielen Methoden der Bestrafung eine untergeordnete und weitgehend historische Rolle. Sie haben hinsichtlich der Versorgungspraxis stark an Bedeutung verloren. Im klinischen Bereich gibt es in der Zwischenzeit eine Reihe von nichtaversiven Methoden, sodass die Bedeutung von Methoden der Bestrafung deutlich in den Hintergrund gerückt ist. Ein vollständiger Verzicht auf Verfahren der Bestrafung erscheint aber auch im klinischen Kontext weder möglich noch wünschenswert.

Bestrafungsverfahren zielen auf eine Senkung der zukünftigen Auftrittswahrscheinlichkeit eines Verhaltens und/oder die Veränderung der Auslöserqualität einer bestimmten Situation durch Koppelung der zu senkenden Verhaltensweise und/oder Situation mit einem aversiven Reiz.

Die auch aversiv genannten Verfahren stellen umstrittene Methoden der Verhaltenskontrolle dar; sie werden von Kritikern zum einen zur langfristigen Kontrolle für ineffizient gehalten und zum anderen aus ethischen Gründen als unverantwortlich erachtet.

Differenziert betrachtet lässt sich dazu folgendes anführen:

Bestrafung stellt vor dem Hintergrund der Symmetrie der Prozesse von Belohnung und Bestrafung sehr wohl eine effiziente Kontrollmöglichkeit für Verhalten dar; interessanterweise nehmen gerade Neurosentheorien auf die langfristige Wirkung aversiver bzw. bestrafender Ereignisse und Konsequenzen im Leben eines Menschen Bezug (z. B. »Life-event«-Forschung).

Die Anwendung einer Methode, hier die von aversiven Stimuli, ist nicht per se, sondern nur unter Berücksichtigung des angestrebten Zieles und unter Abwägung von Alternativen als legitim oder illegitim zu beurteilen.

Bei der Erklärung des Begriffs der Bestrafung und somit der Bestimmung der Aversivität eines Stimulus kann auf zwei Möglichkeiten Bezug genommen werden.

1. **Operationale Fassung**: Bestrafung ist diejenige Prozedur, bei der ein aversiver Reiz kontingent auf eine Reaktion dargeboten wird.
2. **Funktionale Fassung**: Bestrafung besteht in der Senkung der zukünftigen Auftrittswahrscheinlichkeit einer bestimmten Reaktion als Ergebnis der kontingenten Anwendung eines Stimulus auf diese Reaktion.

Der Einfachheit wegen bezieht man sich auf die funktionale Fassung, weil die operationale Fassung, somit die Bestimmung der Aversivität eines Stimulus nur über die funktionale Fassung (Beobachtung der zukünftigen Auftrittshäufigkeit) erfolgen kann.

Bestrafungsverfahren stützen sich in der Theorie auf die Prozesse des klassischen und operanten Konditionierens, wobei im ersten Fall die Koppelung eines aversiven Stimulus (UCS) mit einem »neutralen« Stimulus (CS) erfolgt; nach einer Reihe von simultanen Darbietungen erwirbt der CS ähnliche Auslöserfunktionen wie der UCS (nach dem Prinzip des Flucht- und Vermeidungslernens). Im zweiten Fall erfolgt eine sofortige Darbietung eines aversiven Stimulus (C– bzw. ¢+) nach einer zu unterdrückenden Reaktion (R).

Als Verfahren der Bestrafung werden üblicherweise Methoden bezeichnet, die dem Prinzip des operanten Konditionierens folgen. Verfahren, die auf dem Prinzip des klassischen Konditionierens beruhen, sind konsequenterweise als Strategien der Aversionstherapie zu behandeln (▶ Kap. 13). Im operanten Modell erfolgt die Darbietung eines Reizes (C–) als Folge einer unerwünschten Reaktion, deren zukünftige Auftrittshäufigkeit ein Therapeut zu senken beabsichtigt. Dass diese Maßnahme nur in Abstimmung mit den Zielen des Patienten erfolgen kann und darf, ist selbstverständlich.

Ein typisches Verfahren zur operanten aversiven Kontrolle stellt der systematische Entzug von Verstärkern (»response-cost«) dar: Verstärkerentzug (¢+) setzt eine Klärung des Zusammenhanges von Verhalten und dem Entzug von vorher erworbenen Verstärkern voraus. So werden etwa in einem Münzverstärkungssystem (▶ Kap. 45) Regeln für den Erwerb von (materiellen Handlungs-) Verstärkern erarbeitet. In solchen Systemen (z. B. in Institutionen) werden dann auch Regeln für den kontingenten Entzug dieser Verstärker in der Folge unerwünschten Verhaltens aufgestellt. Es ist für das Funktionieren eines solchen Systems entscheidend, dass durch Verstärkerentzug verlorene Verstärker durch angemessenes Verhalten in ausreichendem Maße wieder erworben werden können.

16.2 Indikationen

Spezielle Indikationen für Bestrafungsverfahren sind klinisch relevante Verhaltensweisen, die normalerweise auch im sozialen Kontext unter zumeist massiver – allerdings unkontrollierbarer – aversiver Kontrolle stehen. Die meisten dieser Verhaltensabweichungen sind gleichzeitig sozial geächtet und stellen für den Betreffenden und seine Umgebung eine große Gefahr dar. Beispiele sind sexuelle Abweichungen (Fetischismus, Pädophilie, Exhibitionismus etc.), Verhaltensexzesse wie Alkoholismus oder Drogenmissbrauch sowie spezifische Normverletzungen (z. B. Diebstahl, Delinquenz, aggressives und selbstgefährdendes Verhalten usw.).

Als »indirekte« Aspekte der Indikation müssen zwei weitere Gesichtspunkte angeführt werden:

1. Der Umstand, dass durch Bestrafung eine sofortige, unmittelbare Unterbrechung einer äußerst problematischen Verhaltenskette erforderlich ist (z. B. bei Gewalt gegen Kinder oder bei massiv selbstschädigendem oder selbstgefährdendem Verhalten).
2. Die Indikation ergibt sich indirekt dann, wenn man für entsprechende Störungen kaum über effektive Alternativbehandlungen verfügt. In diesen Fällen wäre es wohl unethisch, die Person entweder gar nicht zu behandeln oder sie den sog. »natürlichen« aversiven Kontingenzen zu überantworten.

16.3 Nebenwirkungen und Kontraindikationen

Kontraindikationen bestehen bei allen Verhaltensproblemen, bei denen das Ziel der Intervention nicht in einer Senkung, sondern einer Erhöhung der Verhaltensfrequenz besteht; als Beispiele lassen sich Ängste, Depressionen und sexuelle Funktionsstörungen anführen. Eine besondere Kontraindikation scheint auch bei Schizophrenen gegeben zu sein, bei denen nachgewiesen werden konnte, dass sie bereits auf leichte aversive Stimuli (z. B. Kritik) sehr stark und kaum vorhersagbar reagieren.

16.4 Technische Durchführung

Von allen Praktikern, die mit Bestrafungsverfahren gearbeitet haben, wird betont, dass der Einsatz von Bestrafung allein die Aufrechterhaltung des neuen

Verhaltens nicht gewährleisten kann, weil unter natürlichen Bedingungen eine Löschung (▶ Kap. 40) der Vermeidungsreaktionen stattfindet, da keine Koppelung mit aversiven Reizen mehr erfolgt und aversive Stimuli nach der Therapie keine Kontrolle mehr über das Verhalten ausüben. Es ist deshalb unabdingbar, neben der Planung und Durchführung der Aversionstherapie den Aufbau und die Aufrechterhaltung (durch natürliche Verstärkung, ▶ Kap. 67) adäquaten Alternativverhaltens genau zu planen.

Bei der Anwendung aversiver Stimuli sollten zur Gewährleistung der Effektivität folgende Bedingungen berücksichtigt werden:

- Die Einführung des Strafreizes sollte abrupt erfolgen, da eine langsame Steigerung die Gefahr der Gewöhnung birgt.
- Je stärker die Intensität, desto sicherer erfolgt eine Unterdrückung des Verhaltens: Hier scheint jedoch ein Zusammenhang zur Art des Verhaltens insofern zu bestehen, als z. B. sexuelle Reaktionen bereits durch leichte aversive Stimuli beeinflusst werden.
- Die Anwendung des Strafstimulus sollte kontingent und sofort nach dem zu senkenden Verhalten erfolgen.
- Zu Beginn der Bestrafung sollte der Strafreiz immer (= kontinuierlich) verabreicht werden; es gibt Überlegungen, später zu einem diskontinuierlichen Plan überzugehen; eine Anregung, die sich auf die Analogie zur positiven Verstärkung stützt, die empirisch allerdings noch wenig fundiert ist.

Für die korrekte Durchführung ist entscheidend, dass Bestrafung vor allem die Funktion besitzt, eine problematische (automatisierte) Verhaltenskette zu unterbrechen. Diese diskriminative Eigenschaft der Bestrafungsprozedur wurde bereits von Holz und Azrin (1961) betont und lässt sich im Licht kognitionspsychologischer Aspekte als Möglichkeit nutzen, die Wahrnehmung und Aufmerksamkeit des Patienten auf die Ausformung von Alternativverhalten zu lenken. Ein schrittweiser Aufbau von zielführendem Alternativverhalten ist – man kann dies angesichts eines potenziellen Verhaltensvakuums nicht häufig genug betonen – gerade bei Vorliegen problematischen Verhaltens in technischer und ethischer Hinsicht unverzichtbar.

Die mit Bestrafungsverfahren notwendig verbundene Einführung realer aversiver Stimuli lässt sich dadurch umgehen, dass diese Reize in der Vorstellung des Klienten hervorgerufen werden (▶ Kap. 62). Neben der Methode der Aversionstherapie werden auch die Verfahren des Verstärkerentzugs (»response-cost«) und der Auszeit (Time-out) angewendet. Unter Verstärkerentzug versteht man das Wegnehmen positiver Verstärker (meist sekundärer Art wie Münzen oder Tokens, ▶ Kap. 45) als Bestrafung unerwünschten Verhaltens. Entzieht man dem Individuum soziale Verstärker (z. B. Aufmerksamkeit, Zuwendung), indem man es aus einer sozialen Situation entfernt (in eine möglichst reizarme Umgebung), spricht man üblicherweise von Auszeit (»time out«). Die beiden Verfahren sind allerdings nicht immer deutlich voneinander abzugrenzen. Auch hierbei gilt, dass die Ausformung und Aufrechterhaltung von sozial unerwünschtem Verhalten und der Übergang in die natürlichen Bedingungen nicht dem Zufall überlassen werden dürfen. Soll unerwünschtes Verhalten durch Entzug der Zuwendung oder Verstärkerentzug abgebaut werden, ist danach zu trachten, dass auf Äußerung eines in der jeweiligen Situation erwünschten Alternativverhaltens Verstärkung erlangt werden kann.

Bestraft man z. B. ein Kind für Wutanfälle in Konfliktsituationen (durch Nichtbeachtung, Auszeit oder Entzug von materiellen Verstärkern), so muss man darauf achten, dass das Kind andere Reaktionsmöglichkeiten lernt, diese sofort positiv verstärkt werden (durch Lob, Tokens) und dass diese langfristig unter natürliche Verstärkungsbedingungen (Zuwendung der Umgebung) erlangen.

16.5 Erfolgskriterien

Die Kriterien für eine erfolgreiche Anwendung von Bestrafungsverfahren lassen sich nur im Hinblick auf das Ausgangsproblem und unter Berücksichtigung des Zieles bestimmen. Erfolg oder Misserfolg einer Therapie steht und fällt mit der Möglichkeit, Alternativverhalten so auszuformen, dass dieses Alternativverhalten unter natürlichen Bedingungen aufrechterhalten wird. Bestrafung wird häufig als Mittel zur Verhaltenskontrolle abgelehnt, weil die Effekte angeblich nicht dauerhaft sind. Für die Dauerhaftigkeit von Bestrafungseffekten lassen sich zwei Bedingungen angeben:

- Es kommen sehr starke Strafstimuli zur Anwendung.
- Die Strafstimuli bleiben in Kraft.

Die erste Bedingung ist im Humanbereich nicht anwendbar, die zweite Bedingung ist völlig analog zur positiven Verstärkung (► Kap. 67) zu sehen: Auch positiv verstärktes Verhalten fällt der Löschung (► Kap. 40) anheim, wenn es nicht durch (wie immer geartete) Verstärkung aufrechterhalten wird. Es scheint hier der Fall vorzuliegen, in dem man von einer ethischen Ablehnung der genannten Bedingungen fälschlicherweise auf empirische Sachverhalte schließt.

16.6 Grad der empirischen Absicherung und persönliche Bewertung

Bestrafungsverfahren gehören zu denjenigen Therapiemethoden, bei denen Problemverhalten, Therapiemethode und Erfolgsquoten üblicherweise exakt beschrieben sind (Rachman & Teasdale, 1975). Die Besserungsraten schwanken allerdings sehr stark (für Alkoholismus 40–70% nach 2 Jahren; für sexuelle Abweichungen 20–90% nach 1–2 Jahren) je nach Ausgangsdiagnose und der realen Möglichkeit, Alternativverhalten auszuformen. Trotz der schwankenden Erfolgsquote muss man unter Berücksichtigung der Randbedingungen den Grad der empirischen Absicherung von Bestrafungsverfahren für befriedigend halten.

Grawe, Donati und Bernauer (1994) führen rund 30 empirische Studien an, in denen Aversions- und Bestrafungsverfahren hinsichtlich ihrer Effektivität geprüft wurden:

» Insgesamt kann als gesichert angesehen werden, daß man mit gezieltem Einsatz aversiver Reize einen hemmenden Einfluß auch auf verschiedene klinisch relevante Verhaltensweisen und Reaktionen ausüben kann. Dies hätte wohl auch kaum jemand bezweifelt, erweisen sich solche Mittel doch auch im sonstigen Leben als geeignet zur Unterdrückung unerwünschten Verhaltens. Es stellt sich nur die Frage, ob man diese Mittel wirklich zu klinischen Zwecken einsetzen sollte. Wir wollen nicht von vornherein ausschließen, daß auch einmal der Einsatz aversiver Methoden gerechtfertigt erscheinen kann, wenn gar kein anderes Mittel vorhanden zu sein scheint, um einen Patienten in einer ausweglos erscheinenden Lage zu helfen (Grawe et al., 1994, S. 393). «

Wie alle therapeutischen Verfahren sollte auch die Bestrafung nur unter expliziter Berücksichtigung ethischer Überlegungen eingesetzt werden, diese dürfen nicht kurzsichtig aus aktuellen gesellschaftlichen Zuständen und Auffassungen über abweichendes Verhalten abgeleitet werden. Bestrafungsverfahren jedoch aus angeblich humanistischen Gründen aus den Methoden der Verhaltenstherapie auszuschließen, kennzeichnet eine dogmatische und wissenschaftliche Einstellung, die einen Patienten lieber den noch aversiveren natürlichen Bedingungen überlässt, als ihn einer Therapie auszusetzen, die kurzfristig zwar unangenehm ist, aber langfristig effektive Hilfe gewährleistet. Die emotionale Gegnerschaft gegenüber Bestrafungs- und Aversionsverfahren verdeutlicht auch eine krasse Unkenntnis des aktuellen Vorgehens: So müssen etwa auch die üblicherweise diskutierten Nebeneffekte der Bestrafung, nämlich Flucht/Vermeidung, Erhöhung der Aggressivität und emotionale Störungen, differenzierter beurteilt werden als dies von Kritikern üblicherweise getan wird.

Die im Prinzip berechtigte Kritik hinsichtlich der Anwendung von Bestrafungsverfahren in der Verhaltenstherapie richtet sich in jedem Falle auch auf das Fehlen von nichtaversiven Methoden, die als Alternativen eingesetzt werden könnten.

Literatur

Grawe, K., Donati, R. & Bernauer, F. (1994). *Psychotherapie im Wandel. Von der Konfession zur Profession*. Göttingen: Hogrefe.

Holz, W. C. & Azrin, N. H. (1961). Discriminative properties of punishment. *J Exp Anal Behav, 4*, 225–232.

Rachman, S. & Teasdale, J. (1975). *Verhaltensstörungen und Aversionstherapie. Eine lerntheoretische Analyse*. Frankfurt: Fachbuchhandlung für Psychologie.
Reinecker, H. (1980). *Bestrafung. Experimente und Theorien*. Salzburg: Müller.
Reinecker, H. (1981). *Aversionstherapien*. Salzburg: Müller.
Skinner, B. F. (1953). *Science and human behavior*. New York: Macmillan.

Beziehungsklären

J. Finke

17.1 Allgemeine Beschreibung

Beim »**Beziehungklären**« wird die therapeutische Beziehung aus der Sicht des Patienten thematisiert. Man kann die Thematisierung der therapeutischen Kommunikation selber als eine Metakommunikation bezeichnen, durch die Störungen der Kommunikation beseitigt werden sollen (Safran & Muran, 2000). Bei dieser Thematisierung versucht der Therapeut, die auf ihn selbst gerichteten Erwartungen, Vorstellungen und Gefühle des Patienten zu verbalisieren. Einfühlungstheoretisch ließe sich sagen, dass der Therapeut bemüht ist, sich selbst »mit den Augen des Klienten zu sehen« (Rogers), um sodann das Gesehene oder Erahnte dem Patienten mitzuteilen.

Es ist zu unterscheiden zwischen einem engeren und einem weiteren Sinn von »Beziehungsklären«. In der erstgenannten Hinsicht ist nur das Aufgreifen und Ausformulieren der auf den Therapeuten gerichteten Erwartungen gemeint, wodurch sich oft schon vordergründige Missverständnisse oder Befürchtungen klären lassen. In einem weiteren Sinne ist hier das ausführliche Identifizieren und Differenzieren von Gefühlen, Wünschen und Phantasien gemeint, die mit diesen Erwartungen verbunden sein können. In einem nächsten Schritt sind dann analoge Einstellungen und gegebenenfalls stereotype Erwartungshaltungen des Patienten gegenüber außertherapeutischen und früheren Bezugspersonen zu klären, um so die Beziehungsschemata (Sachse, 2006) des Patienten, die seinen dysfunktionalen Interaktionsmustern zugrunde liegen, zu korrigieren. In diesem weiteren Sinne entspricht das »Beziehungsklären« weitgehend dem, was in der Psychoanalyse Übertragungsanalyse genannt wird. Es spielt allerdings auch in der Tiefenpsychologie, der Gesprächspsychotherapie und auch in der Verhaltenstherapie eine Rolle (▶ Kap. 8, Kap. 36 und Kap. 71).

17.2 Indikationen

Wenn Patienten von sich aus den Therapeuten ansprechen, z. B. eine persönliche Frage stellen (»Haben Sie auch Kinder?«), darf der Therapeut eine solche Beziehungsansprache nicht z. B. durch »Überhören« zurückweisen. Der Therapeut kann hier allerdings auch im Sinne von **Selbstöffnen** (»selfdisclosure«) diese Frage direkt beantworten. Er kann sie aber auch auf den Frager zurücklenken, indem er das Motiv dieser Frage zu klären sucht. In diesem Falle reagiert er im Sinne von »Beziehungsklären« (»Wenn ich auch Kinder hätte, dann, so denken Sie vielleicht, könnte ich Sie besser verstehen«). In diesem Sinne wird er reagieren, wenn es ihm vorrangig um eine Klärung der Einstellungen und Motive des Patienten geht, im Sinne von Selbstöffnen wird er intervenieren, wenn es ihm auf Stützung, Beruhigung und Förderung des Sicherheitsgefühls des Patienten ankommt.

Eine relative Indikation ist gegeben, wenn der Patient die therapeutische Beziehung nur indirekt bzw. verdeckt, eventuell auch eher unwillkürlich anspricht. Das Vorliegen solcher Beziehungsanspielungen kann der Therapeut wegen ihrer Verdecktheit oft nur vermuten. Kriterien der Verifikation solcher Vermutungen und damit auch der Indikation sind neben dem situativen Kontext die

Häufigkeit und Nachdrücklichkeit solcher Andeutungen bzw. Anspielungen. Weitere Kriterien für den Einsatz von »Beziehungsklären« sind Abwehr- und Vermeidungsstrategien sowie generell ein die therapeutische Arbeit blockierendes Verhalten, z. B. häufiges langes Schweigen, vieles, emotionsfernes Reden über externale Ereignisse, öfteres Zuspätkommen. Diese Phänomene können insofern Beziehungsanspielungen sein, als in ihnen möglicherweise Unsicherheit, Angst oder Ärger gegenüber dem Therapeuten zum Ausdruck kommt. Will man Störungen identifizieren, bei denen »Beziehungsklären« öfter angezeigt ist, so wären vor allem Patienten mit Borderline- und narzisstischen Persönlichkeitsstörungen aber auch chronisch-depressive Patienten zu nennen, da diese das Arbeitsbündnis oft in Frage stellen und dies nicht immer nur in verdeckter Weise.

17.3 Nebenwirkungen und Kontraindikationen

Das Aufgreifen von (indirekten oder verdeckten) Beziehungsanspielungen sollte nicht zu häufig erfolgen, wofür auch empirischen Untersuchungen sprechen. Würde jede noch so indirekte Beziehungsanspielung aufgegriffen, so könnte der Patient dies als sehr bedrängend erleben. Oder er könnte den Therapeuten, der scheinbar jede Äußerung, jede Problemschilderung auf sich selbst bezieht, als merkwürdig egozentrisch und narzisstisch empfinden. Dabei ist zu bedenken, dass dem Patienten selbst die Bezugnahme auf die therapeutische Beziehung noch so unbewusst sein kann, dass schon deshalb ein Aufgreifen solcher Bezüge nicht weiterführend ist. Auch könnte sich der Therapeut in seiner Vermutung, dass überhaupt eine solche Bezugnahme vorliegt, irren. Es sollte darauf geachtet werden, ob beziehungsklärende (einfühlsam und nicht festlegend zu formulierende) Interventionen die weitere Auseinandersetzung des Patienten mit seiner Problematik günstig beeinflussen.

17.4 Technische Durchführung

Vor allem bei (verdeckten) Beziehungsanspielungen ist hinsichtlich der jeweiligen Thematik eine bestimmte Schrittfolge zu beachten.

▪ 1. Schritt: Aufgreifen der Beziehungsanspielungen

Hier ist eine Intervention gemeint, in der die Aussage des Patienten als Beziehungsanspielung verstanden wird. Der Therapeut spricht dabei die vermutete Bezugnahme auf seine Person an. Eine Klientin sagt z. B. zu ihrem (männlichen) Therapeuten:

P: Ich weiß nicht, ob Männer so etwas überhaupt verstehen können.

Der Therapeut könnte die Patientenaussage auf eine rein intrapersonale Bedeutung hin verstehen und sagen:

T1: Sie möchten besonders in dem, was Ihnen wirklich nahe geht, angenommen und anerkannt werden.

Versteht er aber die Aussage als Anspielung auf seine Person, also auf eine interpersonale bzw. interaktionelle Bedeutung hin, wird er z. B. formulieren:

T2: Sie befürchten, dass auch ich für Sie kein wirkliches Verständnis habe.

Dieser Interventionsschritt ist (unter der Voraussetzung, dass z. B. keine schwerere Beziehungsstörung vorliegt) oft schon ausreichend, um der Patientin zu ermöglichen, an ihrer primären Problematik arbeiten zu können. Denn gerade dadurch, dass der Therapeut ihre Beziehungsanspielung als eine solche verstanden hat, hat er ihre Bedenken in Bezug auf eine mangelnde »Sensibilität« falsifiziert.

▪ 2. Schritt: Verdeutlichen von Beziehungserwartungen

Will man ausdrücklicher an Beziehungsstörungen arbeiten, so ist die Fortführung des Beziehungsklärens im 2. und 3. Schritt sinnvoll. Hier soll herausgearbeitet werden, welche Vorstellungen die Patienten in Bezug auf die Person des Therapeuten im Einzelnen haben und mit welchen Gefühlen, Befürchtungen und Hoffnungen diese Vorstellungen verbunden sind, welche Einwände, welche Wünsche sie gegenüber ihrem Therapeuten haben. Den

Patienten soll ermöglicht werden, sich detailliert mit den verschiedenen Facetten ihrer Beziehungserwartungen auseinanderzusetzen, um so diese Erwartungen (bzw. Beziehungsschemata) auch ändern zu können, sollten sie unangemessen sein und zu dysfunktionalem Interaktionsverhalten führen.

Auf die oben genannte letzte Therapeutenäußerung könnte die Patientin antworten:

P: Nein, so direkt nicht, es ist ja Ihr Beruf. Aber schließlich weiß man nie …

T: So ein wenig fürchten Sie schon, dass Sie auch mit mir keine guten Erfahrungen machen.

P: Na ja, man kann nie sicher sein, dass schließlich nicht doch wieder an einem vorbei entschieden wird, dass man da gar nicht wirklich berücksichtigt wird.

T: Es ist Ihnen vielleicht wichtig, dass ich auch Dinge berücksichtige, die Sie so deutlich noch gar nicht ausgesprochen haben.

P: Na, ja, dass man vielleicht das Gefühl haben kann, zur Kenntnis genommen zu werden.

T: Sie wünschen sich, dass ich Sie in dem, was Sie eigentlich sind, auch jenseits aller Worte wahrnehme.

P: Ja, so etwas davon ist es schon, glaub ich.

T: Dass ich für Sie so eine Art »guter Stern auf allen Wegen« bin, der immer versteht, was im Augenblick für Sie wichtig ist?

P: Das klingt jetzt komisch, aber in die Richtung geht es vielleicht schon.

T: Was an meinem Verhalten ist es, das Sie fürchten lässt, tatsächlich könnte auch ich nicht wirklich sensibel auf Sie eingehen?

Mit der letzten Therapeutenäußerung wird die Patientin aufgefordert, die Berechtigung ihrer Beziehungserwartungen an der konkreten Beziehungssituation zu überprüfen. Gleichzeitig gesteht der Therapeut aber auch die Möglichkeit zu, durch sein Verhalten eventuell zu einer Verstärkung dieser Erwartungen beizutragen.

In der Fortführung des oben dargestellten Gesprächsausschnittes sollte dann der Patientin durch ein immer akzentuierteres Herausarbeiten ihrer Beziehungserwartungen (z. B. von allen halbwegs bedeutsamen Bezugspersonen auch ohne Worte immer richtig verstanden zu werden) deren Unangemessenheit deutlich werden.

▪ 3. Schritt: Klären der Übertragung

Der Begriff »Übertragung« wurde hier gewählt, weil dieser über die Psychoanalyse hinaus fast zum allgemeinen Sprachgut gehört (nach psychoanalytischem Verständnis gehören übrigens auch die Schritte 1 und 2 zum Gesamtkonzept »Übertragungsanalyse«). Es sollen generalisierte Beziehungserwartungen so geklärt werden, dass stereotype Erwartungshaltungen und dadurch bedingte maladaptive Interaktionsmuster korrigiert werden können. Hierzu gehört auch, dass stereotype Beziehungserwartungen als das Ergebnis von Beziehungserfahrungen verstanden werden können.

Wenn Patienten im oben genannten 2. Arbeitsschritt Vorstellungen, Gefühle und Wünsche gegenüber dem Therapeuten sehr unmittelbar (im »Hier und Jetzt«) und recht intensiv erlebt haben und sie zu ahnen beginnen, dass diese ihren Grund weniger in aktuellen Erfahrungen und Wahrnehmungen der konkreten Beziehungssituation als vielmehr in fixierten Erwartungshaltungen haben, könnte der Therapeut sagen: *»Kennen Sie so etwas auch aus anderen Situationen?«*

Wenn den Patienten in der Klärung von Beziehungssituationen mit anderen Personen das Klischeehafte ihrer Erwartungshaltungen zunehmend deutlich wird, könnten Therapeut und Patient jene früheren Beziehungserfahrungen (z. B. mit den eigenen Eltern) klären, die vielleicht gegenwärtige Erwartungshaltungen verständlich machen. Dieses Verstehen des eigenen Gewordenseins, der eigenen (Lern-) Geschichte, ist in der Psychotherapie allgemein aber auch speziell beim »Beziehungsklären« nur ein Wirkfaktor unter anderen, als solcher sollte er aber nicht völlig vernachlässigt werden.

17.5 Erfolgskriterien

Die günstige Wirkung von »Beziehungsklären« zeigt sich in einer Verbesserung der therapeutischen Beziehung und in der Auflösung von Abwehr und Vermeidungsverhalten. Die Vertiefung der Selbstexploration im Sinne einer vermehrten Auseinandersetzung mit eigenen Problemen ist ein bedeutsames Erfolgskriterium.

17.6 Grad der empirischen Absicherung und persönliche Bewertung

Es liegen bisher nur wenige Studien (mit jeweils geringer Fallzahl) vor, in denen die Wirkung von »Beziehungsklären«, namentlich der Frequenz eines Thematisierens der therapeutischen Beziehung auf das Therapieergebnis untersucht wurde (Crits-Christoph & Connolly, 2002). In den Untersuchungen ergab sich ziemlich übereinstimmend, dass ein häufiges Aufgreifen der therapeutischen Beziehung (gegenüber eher sparsamen »Beziehungs-Interpretationen«) mit einem weniger guten Therapie-Ergebnis korreliert ist. Dieses Ergebnis war ausgeprägter bei Patienten mit eher geringer Qualität von Sozialkontakten, also wohl bei eher introvertierten und beziehungsunsicheren Personen. Diese Ergebnisse legen nahe, dass die Indikation für diese Interventionskategorie bei (tatsächlichen oder vermuteten) Beziehungsanspielungen sorgsam gestellt und die Reaktion des Patienten auf solches Intervenieren genau beobachtet werden sollte. Der Autor ist aber der Meinung, dass die einfühlsame und umsichtige Anwendung von »Beziehungsklären« sich in vielen Therapiesituationen als weiterführend erweisen kann.

Literatur

Crits-Christoph, P. & Connolly Gibbons, M. B. (2002). Relational Interpretations. In J. C. Norcross (Ed.), *Psychotherapy Relationships that work* (S. 285–300). Oxford: University Press.

Finke, J. (2004). *Gesprächspsychotherapie*. Stuttgart: Thieme.

Mertens, W. (1990). *Einführung in die psychoanalytische Therapie* (Bd. II.). Stuttgart-Berlin: Kohlhammer.

Sachse, R. (2006). *Therapeutische Beziehungsgestaltung*. Göttingen: Hogrefe.

Safran, J. D. & Muran, J. C. (2000). Resolving therapeutic alliance ruptures: Diversity and Integration. *Journal of Clinical Psychology, 56* (2), 233–243.

Biofeedback

H. Waschulewski-Floruß, W. H. R. Miltner und G. Haag

18.1 Allgemeine Beschreibung

Das Grundprinzip des Biofeedbacks basiert auf der kontingenten Rückmeldung physiologischer Prozesse, die nicht oder nur ungenau von den Sinnesorganen wahrnehmbar sind. Mittels technischer Apparaturen werden diese physiologischen Prozesse gemessen und in visueller, akustischer oder taktiler Form rückgemeldet. Die Wahrnehmung der physiologischen Prozesse ermöglicht oder erleichtert die willentliche Selbstkontrolle (▶ Kap. 82) dieser Körperfunktionen. Durch die erreichte Selbstkontrolle lassen sich viele Störungen, die mit Fehlfunktionen des biologischen Systems einhergehen, gezielt beeinflussen. Beispielsweise kann durch Rückmeldung und willentliche Verminderung der Muskelspannung des M. frontalis eine Verringerung von Spannungskopfschmerzen erreicht werden.

Biofeedback lässt sich weiterhin isoliert oder als unterstützende Methode sehr effizient zur Entspannungsinduktion (▶ Kap. 25) einsetzen. Es zeigt sich, dass viele Patienten durch die Rückmeldung ihrer Aktiviertheit besser in der Lage sind, einen tiefen Entspannungszustand zu erreichen. Zusätzlich liefert die Feedbackinformation dem Therapeuten wichtige Hinweise bzgl. des tatsächlichen Entspannungszustandes des Patienten. Diese Information kann dem Therapeuten einerseits zur Evaluation des verwendeten Entspannungsverfahrens dienen, andererseits die Grundlage für weitere psychologische Intentionen darstellen. Beispielsweise kann dadurch bei einer systematischen Desensibilisierung (▶ Kap. 59) sichergestellt werden, dass der phobische Stimulus tatsächlich nur in Phasen absoluter Entspannung dargeboten wird. Das Verfahren der systematischen Desensibilisierung wird dadurch wesentlich schneller und effizienter, da eine Sensibilisierung durch Präsentation des phobischen Stimulus in Phasen hoher Aktiviertheit weitgehend ausgeschlossen werden kann.

Eine weitere Anwendung des Biofeedbacks liegt in der Sensibilisierung für Vorgänge im Körper, der Verbesserung der viszeralen Wahrnehmung. Die Wahrnehmung von Körpervorgängen ist vielfach Voraussetzung für den Einsatz von psychologischen Bewältigungsstrategien (z. B. gezielter Einsatz von Entspannung bei steigender Muskelspannung). Eine verbesserte viszerale Wahrnehmung wirkt sich allerdings nicht bei allen Selbstregulationsvorgängen positiv aus. Beispielsweise wird eine Herzratenverlangsamung durch eine verbesserte viszerale Wahrnehmung erschwert. Voraussetzung für die Verwendung von Biofeedback ist, dass die betreffende Körperfunktion kontinuierlich und ohne Zeitverzögerung mit ausreichender Genauigkeit gemessen und rückgemeldet werden kann.

▪ Methoden

Unabhängig vom gewählten Verfahren kann die Umwandlung und Rückmeldung des physiologischen Signals in ein wahrnehmbares Signal in analoger, binärer oder digitaler Form erfolgen. Für die meisten Verfahren gilt, dass sie meist nicht isoliert, sondern kombiniert mit anderen psychologischen Verfahren eingesetzt werden. Grundsätzlich lassen sich muskuläre, zentralnervöse und autonome Prozesse durch Biofeedback beeinflussen. Für verschiedene biologische Vorgänge stehen dabei unterschiedliche Verfahren zur Verfügung.

- **EMG-Biofeedback**: Gemessen werden die elektrischen Vorgänge der Muskelaktivität. Die gemessene Muskelspannung wird akustisch oder optisch meist in kontinuierlicher Form rückgemeldet. Mittels Instruktion wird der Patient aufgefordert, diese Muskelspannung zu erhöhen oder zu vermindern.
- **EKG-Biofeedback**: Gemessen werden die Summationspotenziale der Muskelerregung der Vorhöfe und der Herzkammern. Diese Methode wird meist zur Rückmeldung der Herzfrequenz verwendet, die bei den meisten Indikationen für Biofeedback vermindert werden soll.
- **EEG-Biofeedback**: Gemessen wird die spontane oder reizkorrelierte elektrische Aktivität des Gehirnes. Bei der Rückmeldung des Spontan-EEG werden meist Frequenzbänder, deren relativer Anteil vermindert oder erhöht werden soll, zurückgemeldet. Im Falle der ereigniskorrelierten Potenziale wird die Latenz und/oder Amplitude einzelner Potenzialkomponenten zurückgemeldet, welche mit unterschiedlichen Informationsverarbeitungsprozessen assoziiert sind. Die Rückmeldung erfolgt akustisch oder visuell. Beispielsweise soll eine auf einem Bildschirm sichtbare Rakete, die sich synchron mit der elektrischen Aktivität des Gehirnes bewegt, vom Patienten in eine bestimmte Richtung gelenkt werden.
- **EDA-Biofeedback**: Gemessen wird die elektrische Änderung des Hautwiderstandes, die im Wesentlichen durch die Aktivität der Schweißdrüsen beeinflusst wird. Sie repräsentiert ein gutes Maß für die Sympathikusaktivität und damit für die Gesamtaktiviertheit des Organismus. Diese Aktiviertheit soll in den meisten Fällen verringert werden.
- **Hauttemperaturbiofeedback**: Über die Hauttemperatur wird indirekt der Blutfluss gemessen, der sich bei Entspannung aufgrund von Vasodilatation erhöht. Ziel ist meist eine Erhöhung des Blutflusses und damit einhergehend ein höheres Maß an Entspannung.
- **Plethysmographiebiofeedback**: Diese Methode dient ebenfalls zur Messung des Blutflusses durch ein Gefäß. Plethysmographische Messungen sind allerdings wesentlich exakter als die Messung über die Hauttemperaturmethode. In vielen Fällen ist aber bereits die mit weniger Aufwand verbundene Messung der Hauttemperatur ausreichend, um die gewünschten Therapieeffekte zu erzielen.
- **Atmungsfeedback**: Gemessen wird die Atmungsfrequenz oder die Atemqualität. Dem Patienten wird z. B. zurückgemeldet, wann seine Atemtechnik der für Entspannung wichtigen Zwerchfellatmung entspricht.
- **Biofeedback innerer Organe**: Diese in neuerer Zeit entwickelten Verfahren messen mit Hilfe von spezifischen Sensoren die verschiedensten Vorgänge innerer Organe (z. B. Spannungszustand des Blasenschließmuskels, ph-Wert im Magen etc.).

Kontrollierte Studien konnten bei manchen Störungen (z. B. Migräne) eine Verbesserung des Therapieeffektes zeigen, wenn Biofeedback mit anderen psychotherapeutischen Verfahren, z. B. Entspannungsverfahren (Relaxation, autogenes Training), kombiniert wurde.

18.2 Indikationen

Positive Erfahrungen mit Biofeedback liegen bisher für die in ◘ Tab. 18.1 genannten Störungsformen vor.

Dort wurden vorrangig Ergebnisse berücksichtigt, die auf methodisch einwandfrei durchgeführten Untersuchungen beruhen, bei denen der Behandlungserfolg nicht nur qualitativ (gebessert vs. nicht gebessert), sondern auch quantitativ erfasst wurde.

Fragwürdig sind Erfolgsberichte bei den in ◘ Tab. 18.2 genannten Störungsformen.

18.3 Nebenwirkungen und Kontraindikationen

Es gibt keine durch Untersuchungen abgesicherten Kriterien über Kontraindikationen. Bei einigen Patientengruppen ist aufgrund theoretischer Überlegungen davon auszugehen, dass sie von einer Biofeedbackbehandlung nicht profitieren,

Tab. 18.1 Gesicherte Erfolge des Biofeedback bei verschiedenen Störungsformen

Störungsform	Zurückgemeldete Variable
Spannungskopfschmerz	EMG des M. frontalis, EMG der Nackenmuskulatur
Andere Verspannungsschmerzen, (z. B. Rückenschmerzen ohne neurologischen Befund)	EMG der entsprechenden Muskelpartie
Herzrhythmusstörungen, vor allem Tachykardien	EKG (Herzfrequenz)
Morbus Raynaud	Hauttemperatur der Peripherie
Neuromuskuläre Störungen (z. B. nach Schlaganfall, Lähmung, Spastizität u. a.)	EMG des betroffenen Muskelsystems
Migräne	Plethysmogramm der A. temporalis oder Hauttemperatur, EMG
Obstipation	EMG
Epilepsie	EEG (sensomotorischer Rhythmus, langsame Potenziale)
Fäkale Inkontinenz (manometrisch, Ballonmethode)	Tonus des internen und externen Sphinkters
Harninkontinenz	EMG der Blasenmuskulatur
Skoliose und Kyphose	Rumpfstreckung
Essenzielle Hypertonie	Blutdruck, Hauttemperatur
Ängste	EMG, EEG, EKG (Herzfrequenz), EDA
Asthma bronchiale	Atemfrequenz, Atemwiderstand
Insomnia	EEG (Theta-Wellen, sensomotorischer Rhythmus, EMG/M. frontalis)
Torticollis spasticus	EMG (M. sternocleidomastoideus) und Strafreize kontingent auf Dehnung
Tinnitus	EMG (M. frontalis)
Weichteilrheumatismus	EMG (am Schmerzort)
Stottern	EMG (Kiefermuskulatur)
Schreibkrämpfe	EMG
Haltungshypotonie	Blutdruck
Phantomschmerz	EMG (M. frontalis und am Stumpf)
Dysmenorrhö	EMG (M. frontalis), Handtemperatur
Bruxismus	EMG (M. masseter)
Rumination (Würgen)	EMG (M. abdominus rectus)
Temporomandibuläre Störungen	EMG
Aufmerksamkeitsdefizit-/Hyperaktivitätsstörung (ADHS)	EEG-Frequenztraining, Training der langsamen kortikalen Potenziale

Tab. 18.2 Fragwürdige Erfolge des Biofeedback bei verschiedenen Störungsformen

Störungsform	Zurückgemeldete Variable
Süchte	EMG, EEG (Alpha-Wellen)
Narkolepsie	EEG
Heterotropie	EMG des M. frontalis
Diabetes mellitus	EMG des M. frontalis
Fibrositis	EMG

sondern in manchen Fällen eine Verschlechterung der Symptome die Folge sein könnte. Dies gilt u. a. für akute Agitiertheit, akute Schizophrenien, paranoide Störungen und wenn Probleme des sekundären Krankheitsgewinns im Vordergrund stehen. Weiterhin sollte Biofeedback nicht angewendet werden, wenn eine erhöhte Fokussierung auf körperinterne Vorgänge zu einer Verschlechterung der Symptomatik führt, wie dies z. B. bei Hypochondrie zu erwarten wäre.

Der Einsatz von Biofeedback setzt die Messbarkeit des in Frage kommenden Körpersignals und dessen leichte Transformation in eine wahrnehmbare Form voraus. Es sollte in jedem Fall geprüft werden, ob nicht auch wesentlich weniger aufwendige Verfahren (z. B. Muskelrelaxation, autogenes Training) die gewünschten Erfolge bringen können. Da Biofeedback immer einen Eingriff in die Homöostase des Körpers darstellt, sollten die Verfahren nur von geschultem Fachpersonal durchgeführt werden.

18.4 Technische Durchführung

In Abhängigkeit vom jeweils rückgemeldeten Parameter (EMG, EEG, EDA, Blutdruck etc.) unterscheiden sich die technischen Einzelheiten bei der Durchführung einer Biofeedbackbehandlung. So variieren z. B. Art und Anzahl der anzulegenden Elektroden bzw. anderer Messfühler, die Handlichkeit der Messgeräte, die Form des Feedbacksignals, die Kontingenz der Rückmeldung etc. Das Grundprinzip der Durchführung ist jedoch weitgehend einheitlich.

- Einführung in das Verfahren und Aufbau einer positiven Erfolgserwartung, Erläuterung der speziellen Biofeedbackanordnung, Verdeutlichung der Therapieziele, Verstärken einer psychologischen (nichtmedizinischen) Attribution der Selbstregulation im Sinne einer internalen Kontrolle.
- Anlegen der Messfühler in der für das gewählte Verfahren notwendigen Weise.
- Einstellung der gewünschten Verstärkungs- und Rückmeldungsart.
- Instruktion zur Veränderung des Messwertes in der gewünschten Richtung, z. B. »Versuchen Sie jetzt, den Zeiger möglichst weit nach links zu bringen, Ihren Stirnmuskel also immer weiter zu entspannen«.
- Evtl. Vorgabe von hilfreichen Strategien, wie z. B. muskuläre Entspannung, entspannende Vorstellungen. Häufig werden solche Vorgaben aber als störend empfunden.
- Evtl. Instruktionen zur Verbesserung der Körperwahrnehmung, z. B. »Achten Sie bitte möglichst genau auf die Änderungen ihrer Empfindungen, wenn sich ihre Muskelspannung (Blutdruck, Herzfrequenz etc.) verändert.«
- Durchgänge ohne Feedback, Anwendung der gelernten Selbstregulation in der natürlichen Lebensumgebung (Transfer).

Eine Biofeedbacksitzung dauert im Allgemeinen 20–40 min. Die gesamte Behandlung kann von 10 Sitzungen (Spannungskopfschmerz) bis mehrere hundert Sitzungen (Epilepsie, neuromuskuläre Störungen) oder Jahre mit täglichem Tragen des Biofeedbackgerätes (Skoliose) dauern.

Von entscheidender Bedeutung für den Therapieerfolg ist neben der kognitiven Vorbereitung des Patienten (z. B. positive Therapieerwartung) der Transfer von im Labor erreichter Selbstkontrolle auf Situationen im Alltag. Erleichtert wird der Transfer, wenn ein tragbares Biofeedbackgerät zur Verfügung steht, das ein Training in der natürlichen Lebensumwelt des Patienten ermöglicht. Nach erfolgreich gelernter Selbstkontrolle besteht der nächste Schritt darin, diese Selbstkontrolle kontingent auf die Wahrnehmung bestimmter Körperempfindungen hin (z. B. Verspannungen, Kaltwerden der Hände) einzusetzen. Zur Biofeedback-Gerätegrundausstattung gehören ein zweikanaliges EMG- und ein Temperaturbiofeedbackgerät. Die Geräte sollten mit Tasten bedienbar sein und akustische und optische Rückmeldung erlauben, zwischen denen der Therapeut je nach Übungszweck wählen kann. Sie sollten zudem die Protokollierung des Übungsverlaufs ermöglichen. Dies erfordert einen Messwertspeicher, der zumindest die Datenreduktion auf Mittelwert oder Integral erlaubt. Optimal sind Mikroprozessorsteuerung zur Speicherung von Messwerten und Einstellungen usw. und die Möglichkeit der Übertragung und Darstellung der Messwerte »on-line« und »off-line« auf dem Personalcomputer – wozu man natürlich ein Computerprogramm benötigt…

Weniger empfehlenswert sind Kombinationsgeräte mit fest eingebauten Modulen für verschiedene Parameter. Simultanes Feedback mehrerer Parameter ist therapeutisch selten angezeigt, Kombinationsgeräte sind außerdem meist ortsgebunden, während mit Einzelgeräten auch mehrere Patienten gleichzeitig behandelt werden können.

Biofeedback erfordert therapeutisches Geschick. Ein guter Biofeed-Therapeut ist in der Lage, mit dem Patienten »in Beziehung« zu bleiben, wenn er das Gerät bedient. Dazu braucht er regelmäßige Praxis! Die Biofeedbacksituation ist außerdem eine therapeutisch aufschlussreiche Situation, insofern der Patient auf sie als Gesamtperson reagiert. Das bedeutet aber auch, dass für die Durchführung einer Biofeedbacktherapie eine verhaltenstherapeutische Schulung unabdingbar ist.

18.5 Erfolgskriterien

Das Ziel der Therapie ist erreicht, wenn der Patient eine stabile Selbstkontrolle über die betreffende Körperfunktion erlangt hat, die er sowohl im Labor als auch in seiner gewohnten Umgebung gezielt einsetzen kann, um die Häufigkeit, Intensität oder Dauer seiner Symptome, bezogen auf eine vor der Therapie erhobene Baseline, in positiver Weise zu beeinflussen. Der Therapieerfolg, vor allem der Therapietransfer, muss durch längerfristige Nachuntersuchungen abgesichert werden.

18.6 Grad der empirischen Absicherung und persönliche Bewertung

Aus den Tabellen geht bereits hervor, dass eine allgemeine Bewertung der Methode Biofeedback wenig fruchtbar ist. Untersuchungen zur differenziellen Indikation im Hinblick auf bestimmte Störungen und Patientenvariablen (positive Erfolgserwartung, Alter etc.) erscheinen hier besonders notwendig und wünschenswert. Die meisten Biofeedbackverfahren sind besonders effektiv, wenn sie in Verbindung mit anderen psychotherapeutischen Verfahren eingesetzt werden, da der betreffenden Störung äußerst selten eine rein physiologische Fehlregulation zugrunde liegt. Beispielsweise zeigen neuere Arbeiten, dass der Einsatz von Biofeedback in Kombination mit anderen psychotherapeutischen Verfahren (z. B. Entspannung) bei bestimmten Störungen (z. B. Migräne) zu deutlich verbesserten Ergebnissen führt.

Für viele Störungsbilder liegen noch nicht genügend empirische Befunde vor, die eine Überlegenheit von Biofeedback gegenüber den weniger aufwändigen unspezifischen Entspannungsverfahren belegen. Ganz zweifellos jedoch ist, dass Biofeedback bei einigen Störungen unverzichtbar ist.

Literatur

Martin, A. & Rief, W. (Hrsg.). (2009). *Wie wirksam ist Biofeedback?* Bern: Verlag Hans Huber, Hogrefe AG.

Rief, W. & Birbaumer, N. (Hrsg.). (2006). *Biofeedback. Grundlagen, Indikationen, Kommunikation, praktisches Vorgehen in der Therapie*. Stuttgart: Schattauer.

Rosenbaum, L. (1995). *Biofeedback frontiers: Self-regulation of stress reactivity*. New York: Ams.

Schwartz, M. S. & Andrasik, F. (2003). *Biofeedback. A practioner's guide* (3rd edn.). New York: Guilford.

Blasenkontrolltraining

H. Stegat und M. Stegat

19.1 Allgemeine Beschreibung

Blasenkontrolltraining (BKT) soll nach seinen Befürwortern die bei Enuretikern häufig beobachtete herabgesetzte funktionale Blasenkapazität durch Übung und Stärkung der Blasenmuskulatur vergrößern (Van Kampen, Bogaert, Feys, Baert, De Raeymaker & De Weerdt, 2002). Der überwiegende Teil der Untersuchungen, die sich mit Kapazitätsmessungen befassen, scheint zu bestätigen, dass Enuretiker zwar keine geringere maximale Blasenkapazität als Nichtenuretiker haben, aber besonders bei nächtlichem Einnässen geringere Mengen entleeren (Kawauchi, Tanaka, Naito et al., 2003). Jedoch liegen keine Befunde vor, nach denen mit Erhöhung der Blasenkapazität zwangsläufig Blasenkontrolle einhergeht. Verringertes Fassungsvermögen der Blase scheint keine Enuresis begründende, sondern möglicherweise eine Kontrollerwerb erschwerende Bedingung oder eine Folge von jahrelangem nächtlichen Sicherheitswecken zu sein (Stegat, 1978). Mehr spricht für die Annahme, dass bei BKT weniger eine verbesserte Blasenkapazität, als vielmehr die in dem Verfahren enthaltenen Verstärkungen erwünschten Verhaltens eine Rolle spielen. Nach Klein (2001) scheinen bei der Erhöhung der Blasendehnungsschwelle durch BKT die zunehmende Beachtung der dabei entstehenden Empfindungen sowie die wachsende Kontrollsicherheit des Kindes maßgebend zu sein. So wird angenommen, dass sich BKT vornehmlich bei jüngeren Kindern eignet, aber von apparativer Verhaltenstherapie (▶ Kap. 12) gefolgt werden sollte.

In jüngster Zeit mehren sich die Empfehlungen, BKT in umfassendere Therapieverfahren einzubauen oder mit Medikamenten (Desmopressin) zu kombinieren. Die Kombinationen erzielen jedoch keine schlüssige Verbesserung in der Effektivität gegenüber den Komponenten allein (▶ entsprechende Ausführungen in Kap. 12).

19.2 Indikationen

Aus den veröffentlichten Untersuchungen über BKT, die sich allesamt im Stadium von Erkundungsexperimenten befinden, lassen sich keine befriedigenden Schlüsse auf Indikationen ziehen. Für keine der Behandlungsvarianten sind zuverlässige Indikatoren individueller oder prozeduraler Art oder in Form von Merkmalen der unterschiedlichen Verhaltensmuster, die sich unter dem Sammelbegriff »Enuresis« verbergen, ermittelt worden. Auch die die Methode begründende herabgesetzte funktionelle Blasenkapazität gibt aus praktisch-diagnostischen Gründen und wegen mangelhafter Eindeutigkeit und Zuverlässigkeit der Begriffsbestimmung keine indikatorische Hilfe her. Es kann nur auf einige ebenso allgemeine wie selbstverständliche Behandlungsvoraussetzungen hingewiesen werden: Wegen des relativ hohen Übungsaufwandes werden hohe Ansprüche an eine ausdauernde Mitarbeit der Betroffenen gestellt. Entsprechend hoch sind die Anforderungen an das Geschick der Therapeuten und Eltern, besonders kleinere Kinder nicht nur zur Mitarbeit zu motivieren, sondern die Motivation auch aufrecht zu erhalten. Da der Behandlungsverlauf infolge der Unwägbarkeiten der zahlreichen, z. T. unbekannten Behandlungsvariablen sehr störbar erscheint, sollte eine regelmäßige, möglicherweise zeitraubende Kontrolle vom Therapeuten fest eingeplant werden.

19.3 Nebenwirkungen und Kontraindikationen

Die im Abschnitt Indikationen getroffenen Feststellungen gelten sinngemäß auch für Gegenindikationen. Darüber hinaus sind keine unerwünschten Nebenwirkungen oder Kontraindikationen bekannt, außer dem selbstverständlichen Ausschluss urologisch oder neurologisch begründbarer Formen von inkontinentem Verhalten.

19.4 Technische Durchführung

Im Folgenden soll versucht werden, nicht nur das erkennbare Grundmuster der Verfahrensformen wiederzugeben, sondern es auch sinnvoll durch Bestandteile der Vorgehensweisen zu ergänzen, die nach den bisherigen Untersuchungsbefunden Beachtung verdienen und in der Alltagspraxis als durchführbar erscheinen.

- Vor Beginn der Behandlung stehen diagnostische Maßnahmen und Überlegungen, die sich aus den bisherigen Ausführungen ergeben. Dazu gehören die medizinische und psychologische Untersuchung des Kindes und die Prüfung der Kotherapeuten auf ihre Fähigkeit zur Mitarbeit. Nach Lage der Dinge müssen Anregungen zur Untersuchungsplanung vage ausfallen. Auf invasive zystometrische Untersuchungen kann wohl im Regelfall verzichtet werden.
- Sowohl dem Kind als auch seinen Eltern sollte das Verfahren klar dargestellt und begründet werden. Besonderer Wert ist darauf zu legen, den Willen zur engagierten Mitarbeit zu wecken.
- Alle möglicherweise noch praktizierten Maßnahmen wie Strafen, nächtliches Sicherheitswecken, Flüssigkeitseinschränkungen, Windeln usw. müssen eingestellt werden, weil ihr Einfluss auf die Behandlung nicht nur unkalkulierbar ist, sondern auch z. T. dem Therapieziel, Blasenkontrolle durch Erhöhung der Blasenkapazität, zuwiderläuft.
- Von vornherein sollten regelmäßige Kontrollen geplant und vereinbart werden, während derer der Verlauf überprüft, Fortschritte herausgestellt und verstärkt und Schwierigkeiten beseitigt werden.
- Vor Beginn der Übungen wird eine Grundlinie über die Häufigkeit der trockenen Nächte während einer Woche hergestellt. Die Anzahl wird in einer anschaulichen Grafik, die der Therapeut vorbereitet, festgehalten. Sie dient Kind und Eltern zur Kontrolle des Behandlungsverlaufs und zur späteren Selbstverstärkung durch den wahrnehmbaren Fortschritt.
- Nach Erstellung der Grundlinie wird mit dem Kind vereinbart, dass es sich meldet, wenn es tagsüber Harndrang verspürt. Es soll dann auf der Toilette versuchen, den Harn 3 min anzuhalten. Wenn es das nicht schafft, wird die Zeit dem kindlichen Vermögen gemäß verkürzt. Bei Erfolg darf es entleeren und wird sofort verstärkt. Es muss vorher sorgfältig ermittelt werden, was auf das Kind verstärkend wirkt, d. h. was ihm Freude bereitet (vielleicht genügen schon anerkennende Worte oder aber kleine Geschenke oder Token (► Kap. 45 und Kap. 67). Die Übungen sollen tagsüber so oft wie möglich erfolgen, ohne jedoch den häuslichen Freiraum des Kindes zu spürbar einzuschränken.
- Wird das erste Aufhalteintervall, z. B. 3 min, 3-mal hintereinander geschafft, soll die Zeit um 2 oder 3 min erhöht werden, bis ein Intervall von 30 min erreicht wird. Alle Versuche werden mit den geschafften Zeiten täglich protokolliert.
- Nach Erreichen des Maximums werden praktische Übungen eingeführt, die die Blasenkontrolle zusätzlich fördern sollen. Nach der letzten Übung vor dem Schlafengehen setzt sich das Kind, statt sich zu entleeren, im abgedunkelten Schlafzimmer in sein Bett, zählt bis 20, geht zur Toilette, wartet vor dem Becken einige Sekunden und kehrt ohne zu urinieren ins Bett zurück. Nach 10-maliger Wiederholung wird es für seine Leistung verstärkt und darf sich entleeren. Während der Entleerung

wird es mit dem Hinweis gelobt, dass diese am richtigen Ort geschieht.
- Ob es zweckmäßig ist, während der Übungen die Flüssigkeitszufuhr zu erhöhen, ist strittig. Man sollte es nicht tun, wenn dadurch Einnässen vermehrt und das Kind unnötig entmutigt wird.
- Wie schon erwähnt, gibt es keine verlässlichen Hinweise dafür, wie lange noch mit Aussicht auf Erfolg behandelt werden sollte. Die Behandlung kann (vorerst) beendet werden, wenn das Kind 14 Nächte hintereinander nicht einnässt. Sie sollte spätestens dann abgebrochen werden, wenn der Wille zur Fortführung beim Kind nicht mehr aufrecht zu erhalten ist.
- Über Rückfallbehandlungen liegen keine veröffentlichten Mitteilungen vor. Es scheint zweckmäßig zu sein, bei Wiedereinnässen grundsätzlich von vorn zu beginnen.

19.5 Erfolgskriterien

An 3 Merkmalen wird der Erfolg des BKT gemessen, an:
- kritischer Blasenkapazität (Menge des Harns, die nicht mehr gehalten werden kann),
- Häufigkeit des Harnlassens tagsüber und
- Zahl der nassen Nächte.

Die Behandlung ist erfolgreich, wenn es gelingt, über 14 Tage hintereinander trocken zu bleiben.

19.6 Grad der empirischen Absicherung und persönliche Bewertung

Eine Analyse von 18 Untersuchungen mit BKT zeigt neben den schon genannten Schwierigkeiten und den eher als Misserfolg zu bewertenden Ergebnissen eine Fülle von Unterschieden in Populationsmerkmalen, Enuresismustern, Prozedurbestandteilen, Mess- und Schätzverfahren sowie Definitionen. Die theoretische Begründung des Verfahrens und sein daraus ableitbares Ziel »Erhöhung der Blasenkapazität« sind durchaus fragwürdig. Die bloße Tatsache, dass sich jemand aufgrund einer möglicherweise herabgesetzten Blasenkapazität häufiger entleeren muss, erklärt nicht, warum er das unkontrolliert tut. Viele Menschen müssen nachts aus den verschiedensten Gründen aufstehen und Harn lassen. Sie sind dazu in der Lage, weil sie rechtzeitig Harndrang wahrnehmen, ihn als Hinweisreiz zutreffend interpretieren und befolgen. Die Praxis zeigt, dass es viele »latente« Enuretiker gibt, die die Blasenkontrolle über Nacht nicht gelernt haben und weitgehend unentdeckt bleiben, weil sie sich meist der Vorzüge einer hohen Blasenkapazität erfreuen können. In den wenigen Nächten, da selbst ihre Blasen nicht imstande sind, die Fülle des Harns zu halten, nässen sie als »sporadische Enuretiker« ein. Ferner muss anhand der Literatur in Frage gestellt werden, ob die drei Erfolgskriterien durch Anwendung des Verfahrens in signifikantem Ausmaß bisher erreicht worden sind.

Überdies lässt die Prozedur vermuten, dass neben der Beeinflussung der Beckenboden- und Blasenmuskulatur vermutlich Verstärkung von erwünschtem Kontrollverhalten eine wichtige Rolle spielt. Im Vergleich mit der apparativen Enuresistherapie (▶ Kap. 12) ist Blasenkontrolltraining trotz seiner Beliebtheit bei niedergelassenen Ärzten kein hinreichend zuverlässiges Therapieverfahren, sondern möglicherweise ein Feld künftiger Forschung.

Literatur

De Wachter, S., Vermandel, A., De Moerloose, K. & Wyndaele, J. J. (2002). Value of increase in bladder capacity in treatment of refractory monosymptomatic nocturnal enuresis in children. *Pediatr Urol, 60*, 1090–1094.

Grosse, S. (1991). *Bettnässen*. Weinheim: Beltz/PVU.

Jehle, P. & Schröder, E. (1987). Harnrückhaltung als Behandlung des nächtlichen Einnässens: Eine Übersicht. *Prax Kinderpsych Kinderpsychiatr, 36*, 49–55.

Kawauchi, A., Tanaka, Y., Naito, Y. et al. (2003). Bladder capacity at the time of enuresis. *Urology, 61*, 1016–1018.

Klein, M. J. (2001). Management of primary nocturnal enuresis. *Urol Nurs, 21*, 71–76.

Neveus, T., Läckgren, G., Tuvermo, T., Hetta, J., Hjälmas, K. & Stenberg, A. (2000). Enuresis – background and treatment. *Scand J Urol Nephrol (Suppl.), 206*, 1–44.

Ronen, T. & Abraham, Y. (1996). Retention control training in the treatment of younger versus older enuretic children. *Nurs Res, 45*, 78–82.

Stegat, H. (1978). Enuresis. In L. J. Pongratz (Hrsg.), *Handbuch der Psychologie* (Bd. 8/2; S. 2626–2661). Göttingen: Hogrefe.

Van Kampen, M., Bogaert, G., Feys, H., Baert, L., De Raeymaker, I. & De Weerdt, W. (2002). High initial effiacity of full-spectrum therapy for nocturnal enuresis in children and adolescents. *Br J Urol, 90*, 84–87.

»Cue Exposure«

B. Lörch

20.1 Allgemeine Beschreibung

»Cue Exposure« ist ein Begriff zur Bezeichnung einer speziellen Form von Expositionstherapie (▶ Kap. 26). »*Cue*« kann dabei im Sinne von Signal oder Hinweisreiz übersetzt werden. Im deutschsprachigen Raum hat sich für »Cue Exposure« noch keine adäquate Übersetzung herausgebildet.

Ausgangspunkt für die Entwicklung von »Cue Exposure« bildete die klassische Konfrontationstherapie. Diese wird seit vielen Jahren sehr erfolgreich u. a. zur Behandlung von Angst- und Zwangsstörungen eingesetzt. Sie dient der Reduktion von Angst und damit assoziiertem Flucht- und Vermeidungsverhalten. Personen werden mit phobischen Stimuli konfrontiert, um Angst zu provozieren. Die dadurch motivierte Flucht- bzw. Vermeidungsreaktion wird jedoch verhindert, sodass es über Habituation oder über andere physiologische und kognitive Prozesse zu einer Reduktion der Angst und schließlich über mehrere Sitzungen hinweg zur Löschung (▶ Kap. 40) der Angst kommt. Das Modell entspricht einem tierexperimentellen Extinktionsparadigma, bei dem wiederholt der Angst auslösende konditionierte Furchtstimulus dargeboten wird, ohne dass ihm ein unkonditionierter Stimulus folgt. Auf diese Weise verliert er seine konditionierte Bedeutung.

Im Unterschied zur klassischen Expositionstherapie zielt »Cue Exposure« nicht auf Angst und Flucht- oder Vermeidungsverhalten. Der Fokus ist vielmehr ein gestörtes Annäherungs- und Konsumverhalten, wie es bei süchtigem oder suchtartigen Verhalten zu beobachten ist. Es können damit die unterschiedlichen Formen substanzbezogener Störungen wie Missbrauch und Abhängigkeit von Alkohol, Nikotin, Opiaten und Kokain behandelt werden. Behandlungsprogramme anderer, nicht zu den substanzbezogenen Störungen zählenden Störungen wie Bulimie, »Binge Eating«, Kaufsucht oder pathologisches Spielen werden mittlerweile auch durch solche Expositionsverfahren ergänzt.

Patienten werden dabei mit Stimuli und Situationen konfrontiert, die das problematische Annäherungsverhalten auslösen. Ähnlich wie bei Angststörungen wird davon ausgegangen, dass die Stimuli und Situationen konditionierte Stimuli sind, die aber nicht Angst sondern Verlangen (»Craving«, Suchtdruck, Gier), also einen motivationalen Zustand auslösen und dadurch das gestörte Annäherungs- bzw. Konsumverhalten triggern.

Analog zur Behandlung von Angst kommt es während der Exposition zur Auslösung und Steigerung von Verlangen. Dieses wird subjektiv und bewusst wahrgenommen oder manifestiert sich in physiologischen Veränderungen z. B. der Herzfrequenz, der elektrodermalen Aktivität oder der Salivation. Diese Veränderungen müssen nicht notwendig bewusst erlebt werden. Die Neigung, auf entsprechende Hinweisreize mit Verlangen zu reagieren, wird Cue-Reagibilität (engl. »cue reactivity«) genannt.

Insbesondere in der Alkoholismusforschung wird Cue-Reagibilität in den letzten Jahren hohe Aufmerksamkeit beigemessen. Verschiedenen Theorien zufolge entsteht Cue-Reagibilität als Produkt einer langen Lerngeschichte, in der die Wirkung oder die nachlassende Wirkung von Alkohol mit bestimmten Situationen oder Situationsaspekten gekoppelt wird. Über die räumlich-zeitliche

Kopplung werden diese dann zu konditionierten Stimuli für Verlangen und können zum Alkoholrückfall bzw. zur Fortsetzung des Alkoholkonsums führen. Umstritten ist derzeit noch, ob es sich bei Verlangen um positive motivationale Zustände im Sinne von Anreizmotivation handelt (Berridge & Robinson, 1998) oder, wie in älteren Theorien postuliert, um negative motivationale Zustände im Sinne konditionierter Entzugssymptome (Ludwig, Wikler & Stark, 1974).

Unabhängig von der jeweiligen Erklärung wird Verlangen bzw. Cue-Reagibilität eine große Bedeutung für Alkoholrückfälle bei Abstinenten und für die Aufrechterhaltung von Alkoholkonsum bei Nichtabstinenten beigemessen. Ziel von »Cue Exposure« ist es, Verlangen zu löschen und das gestörte Annäherungsverhalten zu verhindern bzw. zu reduzieren.

Unklar ist bislang, inwiefern die positiven Effekte von »Cue Exposure« durch eine Reduktion von Verlangen bzw. durch die Löschung von physiologisch messbarer Cue-Reagibilität vermittelt werden. Denkbar wären auch andere Erklärungen wie das Erlernen kontext- und stateabhängiger Bewältigungsfertigkeiten für Verlangen, die Korrektur verlangensbezogener dysfunktionaler Kognitionen, der Aufbau realistischer Selbstwirksamkeitserwartungen oder einfach das Unterbrechen automatisierter Verhaltensketten.

20.2 Indikation

Indikationen für »Cue Exposure« sind alle Störungen und Verhaltensweisen, die durch eine eingeschränkte Kontrolle über Art und Ausmaß von Annäherungsverhalten charakterisiert werden können. Neben substanzbezogenen Störungen wie Missbrauch und Abhängigkeit von Alkohol, Nikotin, Kokain und Opiaten können auch nicht substanzbezogene Süchte wie Bulimie, »Binge Eating«, pathologisches Spielen oder Kaufsucht mit »Cue Exposure« behandelt werden. »Cue Exposure« kann dabei in Einzelsitzungen und in Gruppen, stationär oder ambulant durchgeführt werden.

20.3 Nebenwirkungen und Kontraindikationen

Außer den z. T. als unangenehm erlebten Symptomen von Verlangen und den durch die Reaktionsverhinderung auftretenden Gefühlen von Enttäuschung und Frustration sind die Gefahren von »Cue Exposure« eine vorübergehende Sensitivierung und Intensivierung von Verlangen, was möglicherweise mit einem transient erhöhten Rückfallrisiko verbunden sein könnte. Eine andere, meist jedoch in Häufigkeit und Auswirkung überschätzte Gefahr ist die Verlockung des Patienten zum Ausführen der konsumatorischen Handlung während einer »Cue-exposure«-Sitzung.

Eine Kontraindikation besteht, wenn Patienten nicht freiwillig und/oder ohne Verständnis des Therapierationales »Cue Exposure« durchführen. Diese Patienten könnten durch verdeckte Vermeidungsstrategien das Auftreten von Verlangen verhindern und damit eine echte Exposition vermeiden. Sie könnten sich aber auch zum konsumatorischen Verhalten hinreißen lassen und vermeintliche »Cue-exposure«-Übungen sogar als Rechtfertigung für das Aufsuchen von Rückfallrisikosituationen und für das Auftreten von Rückfällen verwenden. Eine weitere Gefahr stellt sich, wenn das Verlangen während einer »Cue-exposure«-Sitzung nicht wieder auf ein minimales Niveau absinkt oder der Patient ein Absinken lediglich vorgibt und nach Beendigung der Sitzung außerhalb der Klinik dem Drang zum Konsum nachgibt. Diesen Gefahren kann jedoch durch ausreichende Vorbereitung und durch entsprechende Vorsorgemaßnahmen meist leicht begegnet werden.

Schwierigkeiten könnten in Einzelfällen auftreten, wenn das Therapierationale mit strikten Abstinenz- und Stimulusvermeidungsforderungen, wie sie mitunter von Vertretern der Anonymen Alkoholikern geäußert werden, kollidieren. Schließlich sollte besonders in der Anfangszeit der Implementierung von »Cue Exposure« in Einrichtungen mit institutionellen Irritationen gerechnet werden, wenn Verwaltungen von der Anschaffung verschiedenster Alkoholika überzeugt werden müssen.

20.4 Technische Durchführung

Im Folgenden soll exemplarisch das Vorgehen bei Alkoholabhängigkeit veranschaulicht werden. In den meisten Fällen stellt »Cue Exposure« dabei ein Behandlungsmodul innerhalb eines umfassenderen Behandlungsprogramms dar (Lindenmeyer, 2005; ► Kap. 94). Wie bei der klassischen Expositionstherapie sind zwei Phasen zu unterscheiden:

1. Vorbereitungsphase und
2. Durchführungsphase.

1. Vorbereitungsphase

In dieser Phase wird mit dem Patienten ein psychophysiologisches Modell für Alkoholverlangen erarbeitet. Mit diesem Modell sollen die Fragen nach Bedeutung von Alkoholverlangen, dessen Entstehung, Aufrechterhaltung und möglichen Konsequenzen beantwortet werden können. Als Metapher bietet sich in Analogie zu den Pawlow-Konditionierungsexperimenten ein Hund an, der beim Anblick von Nahrung mit Salivation reagiert. Ein anderes Bild entsteht durch den Verweis auf ein spezifisches Suchtgedächtnis, das durch die Darbietung entsprechender Reize aktiviert wird und das schließlich einen starken motivationalen Zustand auslöst, der nach Befriedigung verlangt.

Beide Modelle bieten auch Ansatzpunkte zur Ableitung eines Konfrontationsrationals mit Reaktionsverhinderung, z. B. der Hund, der nach wiederholtem »erfolglosen« Speicheln schließlich dieses Verhalten in spezifischen Situationen nicht mehr zeigt oder das »Suchtgedächtnis«, das nach wiederholter Darbietung verlockender Stimuli, ohne dass diese zu Alkoholkonsum führen, verändert werden kann.

Die Erarbeitung eines psychophysiologischen Modells kann mit dem Sammeln und der Diskussion individueller Erfahrungen mit Alkoholverlangen beginnen. Bei der Erhebung der Symptome von Verlangen können kognitive und physiologische Aspekte wie z. B. Schwitzen, Unruhe, Zittern oder Mundtrockenheit unterschieden und dabei die Nähe zu Entzugssymptomen hergestellt werden.

Das Auftreten von Verlangen sollte entpathologisiert werden und von den Patienten nicht als Mangel an Abstinenzmotivation oder als persönliche Schwäche, sondern als normales, zur Abhängigkeit gehörendes Phänomen betrachtet werden, das auch nach Monaten oder Jahren von Abstinenz immer wieder einmal auftreten kann. Auch andere dysfunktionale Erwartungen bzgl. Verlangen sollten hinterfragt und korrigiert werden, wie die Erwartung, dem Verlangen schließlich doch nicht standhalten zu können und »verrückt« zu werden. Es sollte erarbeitet werden, dass Verlangen stets von spezifischen Stimuli, sowohl externen als auch internen ausgelöst wird und dass v. a. die internen Stimuli (z. B. Langeweile, Trauer, Wut) langfristig nicht vermieden und manchmal nur schwer identifiziert werden können.

Schließlich soll den Patienten klar werden, dass die Auslösung von Alkoholverlangen ohne nachfolgenden Alkoholkonsum unangenehm, belastend und frustrierend sein kann, dass aber dieses Vorgehen zum einen zum Erlernen der konkreten Überwindung von Verlangen und zum anderen zur längerfristigen Löschung therapeutisch sinnvoll ist. Dem Patienten wird schließlich deutlich, dass das Auftreten von Verlangen eine Voraussetzung für das Gelingen dieser Therapieform ist. Möglicher Alkoholkonsum als Reaktion auf Verlangen sollte dahingehend problematisiert werden, dass Verlangen damit langfristig aufrechterhalten wird. Nur wenn der therapeutische Nutzen und das zugrunde liegende Rationale von »Cue Exposure« subjektiv nachvollzogen ist, kann mit entsprechender Mitarbeit und Compliance bei den Expositionsübungen gerechnet werden.

Die Zeitperiode, während der »Cue-exposure«-Sitzungen stattfinden, ist mit der Gefahr von häufigerem und stärkerem Auftreten von Alkoholverlangen auch außerhalb der Sitzungen und Übungen verbunden. Dieses stellt für manche Patienten eine vorübergehend erhöhte Rückfallgefahr dar und sollte mit den Patienten besprochen werden. Außerdem sollten ggf. für diese kritische Zeit zusätzliche rückfallpräventive Maßnahmen geplant werden.

Als Kontrolle für das Verstehen und Nachvollziehen bzw. zur Vertiefung des Rationalen von »Cue Exposure« eignet sich die Hausaufgabe, das Modell nahestehenden Personen zu erklären. Außerdem hat sich vor Beginn von »Cue-exposure«-Übungen das Rollenspiel **Advocatus diaboli** bewährt, bei dem der Therapeut provozierende und für das Rationale von »Cue Exposure« kritische Fragen stellt. Wenn diese Fragen von den Patienten befriedigend beantwortet werden können und sich die Patienten freiwillig für »Cue Exposure« entscheiden, kann mit der Durchführung fortgefahren werden.

▪ 2. Durchführungsphase

Die Durchführung von »Cue-exposure«-Sitzungen kann in einer Anzahl verschiedener Aspekte variieren. Es können Aspekte des Settings (Einzeltherapie vs. Gruppentherapie, stationär vs. ambulant), Aspekte des Stimulus und seiner Darbietung (external vs. internal, real vs. Foto- oder Video-vermittelt, graduiert vs. massiert, visuell vs. olfaktorisch vs. gustatorisch, mit vs. ohne Therapeutenbegleitung, klinische, artifizielle vs. Situation im realen Lebensumfeld) unterschieden werden (Drummond, Tiffany, Glautier & Remington, 1995). Für Alkoholpatienten sollte das jeweilige Lieblingsgetränk und/oder das am häufigsten konsumierte Getränk als Stimulus verwendet werden. Die dabei zugrunde liegende Annahme ist, dass Anblick, Geruch und Geschmack des konsumierten Alkohols die letzte gemeinsame Endstrecke aller Trinksituationen darstellt und damit ein starker konditionierter Reiz für Verlangen vorliegt. Meist sind olfaktorische und gustatorische Darbietung bei Alkohol potenter als eine rein visuelle Darbietung. Die Patienten werden instruiert, das Verlangen aufsteigen zu lassen und zu registrieren. Sie geben in regelmäßigen Zeitabständen ein subjektives Rating der aktuellen Intensität des Verlangens ab. Eine Expositionsübung wird erst beendet, wenn es zu einer deutlichen und glaubhaft vermittelten Reduktion des Verlangens kommt. Dieses Verfahren kann später erweitert werden durch Hinzunahme von Imaginationsübungen, bei denen Patienten negative oder positive Stimmungen suggeriert werden bzw. die Patienten typische positive und typische negative Trinksituationen imaginieren.

Meist reicht eine Sitzungsdauer von 45–90 min aus, um eine deutliche Reduktion von provoziertem Verlangen zu erzielen. In verschiedenen Studien wird meist von 6–10, in Einzelfällen aber auch von deutlich mehr Sitzungen berichtet. Schließlich ist es sinnvoll, neben Therapeuten unterstützten Expositionen auch Expositionsübungen ohne Therapeutenbegleitung als Hausaufgabe durchführen zu lassen.

Unterschiedlich ist die Einschätzung, inwiefern im Rahmen von »Cue Exposure« die Vermittlung von Fertigkeiten zur Bewältigung von Verlangen bedeutsam ist. Positive Effekte von »Cue Exposure« werden sowohl bei Exposition ohne wie auch mit der Vermittlung von Bewältigungsfertigkeiten berichtet. Will man beide Ansätze kombinieren, sollte zunächst eine »reine« Exposition durchgeführt und erst in späteren Sitzungen zusätzlich Bewältigungsstrategien vermittelt werden. Auch andere Fertigkeiten wie Ablehnung eines alkoholischen Getränkes bei einer Einladung oder das Zurückgehen-Lassen eines bereits bestellten und bezahlten alkoholischen Getränkes im Restaurant können trainiert und bei stabileren Patienten als »Cue-exposure«-Übungen vereinbart werden.

20.5 Erfolgskriterien

Das Erfolgskriterium von »Cue Exposure« innerhalb der Therapiesitzung ist die Auslösung eines möglichst hohen und im Verlauf der Sitzung deutlich nachlassenden Alkoholverlangens. Dieses kann z. B. subjektiv auf einer visuellen Analogskala von 0–10 erhoben werden. Über verschiedene Sitzungen hinweg sollte bei gleicher Schwierigkeit der Übung die maximale Auslösung von Verlangen geringer werden. Die längerfristigen und entscheidenden Therapieerfolgskriterien sind Reduktion von Häufigkeit und Intensität des Verlangens nach Abschluss der Therapie und Reduktion bzw. Ausbleiben des Problemverhaltens. Bei Alkoholabhängigkeit bedeutet das Abstinenz oder reduzierter Alkoholkonsum.

20.6 Grad der empirischen Absicherung und persönliche Bewertung

Die anfänglichen Erwartungen, im Bereich süchtiger Verhaltensweisen durch Exposition ähnlich starke Effekte wie bei der Behandlung von Angst oder Zwangsstörungen zu erzielen, haben sich nicht erfüllt (Drummond et al., 1995, Hautzinger,

Wetzel, Szegedi, Scheurich, Lörch et al., 2005). Einige kleine unkontrollierte und mehrere randomisierte und kontrollierte Studien zu »Cue Exposure« sind mittlerweile erschienen. Für Alkoholabhängige wurde nahezu ausnahmslos gezeigt, dass »Cue Exposure« das Ausmaß von subjektivem Verlangen, sowohl erhoben im Labor als auch erhoben mit Fragebogen für eine Zeitperiode von mehreren Tagen oder Wochen, deutlich reduziert. Das Wirkprinzip ist dabei noch unklar. Die Hypothese einer Löschung konditionierter Cue-Reagibilität wird durch die Datenlage nicht unterstützt.

»Cue Exposure« hat auch günstige Effekte auf den weiteren Verlauf von Alkoholabhängigkeit. Die Abstinenzraten werden zwar nicht wesentlich beeinflusst. Es zeigt sich aber, dass die Patienten in der Katamnese nach »Cue-exposure«-Therapie insgesamt einen geringeren Alkoholkonsum aufweisen. Über die verschiedenen Studien hinweg werden weniger Trinktage, eine geringere Trinkmenge und eine längere Dauer bis zu schweren Rückfällen berichtet. Eigenen Untersuchungen zufolge scheinen diese positiven Effekte auf die Subgruppe von Patienten, die bei der Konfrontation mit verstärktem Verlangen reagieren, besonders ausgeprägt zu sein. Insgesamt stellt »Cue Exposure« für Patienten mit Alkoholverlangen eine sinnvolle Erweiterung bisheriger multimodaler Behandlungsprogramm dar.

Literatur

Berridge, K. C. & Robinson, T. E. (1998). What is the role of dopamine in reward: hedonic impact, reward learning, or incentive salience? *Brain Res Rev, 3*, 309–369.

Drummond, D. C., Tiffany, S. T., Glautier, S. & Remington, B. (1995). *Addictive behaviour: exposure theory and practice*. Chichester: Wiley & Sons.

Hautzinger, M., Wetzel, H., Szegedi, A., Scheurich, A., Lörch, B. et al. (2005). Rückfallverhinderung bei alkoholabhängigen Männern durch die Kombination von SSRI und KVT: Ergebnisse einer randomisierten, kontrollierten, multizentrischen Therapiestudie. *Nervenarzt, 76*, 295–307.

Lindenmeyer, J. (2005). *Alkoholabhängigkeit*. Göttingen: Hogrefe.

Ludwig, A. M., Wikler, A. & Stark, L. H. (1974). The first drink: psychobiological aspects of craving. *Arch Gen Psychiatry, 30*, 539–547.

Diskriminationstraining

U. Petermann

21.1 Allgemeine Beschreibung

Ein Diskriminationstraining zielt darauf ab, Unterscheidungsleistungen und darauf folgende Reaktionen zu verbessern (Mazur, 2006). Es dient daher der Verhaltensdifferenzierung. Der Begriff Diskrimination bezieht sich auf jeden Vorgang zur Feststellung von Unterschieden. Diskrimination kann als Gegensatz zu Generalisierungsprozessen begriffen werden. Ein Kind lernt z. B. zwischen Situationen zu unterscheiden, in denen das gleiche Verhalten einmal angemessen und einmal unangemessen sein kann.

Diskriminationsvorgänge können in Reiz- und Reaktionsdiskrimination unterteilt werden:

1. **Reaktionsdiskrimination** ist für Neulernen und Verändern von Verhalten notwendig; im Alltag existiert eine Anzahl möglicher Reaktionen, von denen eine adäquate ausgewählt werden muss. Mit Hilfe differenzieller Verstärkung (► Kap. 67) kann die Auftretenswahrscheinlichkeit einer gezielten Reaktion in Gegenwart spezifischer diskriminativer Reize erhöht und eine inadäquate Reaktion gehemmt werden (s. unten). Bedeutsam ist die richtige Reaktionswahl, wobei sich die Reaktionen u. U. nur geringfügig unterscheiden. Reaktionsdiskrimination spielt beim kognitiven Lernen in der Schule eine Rolle (z. B.: Welche Rechenoperation ist zum Lösen einer Textaufgabe angemessen?) sowie beim sozialen Lernen (z. B.: Welches Verhalten soll zum Problemlösen bei einem Streit gewählt werden?).
2. **Reizdiskrimination** bezeichnet Unterscheidungsleistungen bei verschiedenen Reizen bzw. Signalen. Reizdiskrimination wird häufig anhand typischer Denk- und Problemlöseaufgaben untersucht: Identifizieren einer bestimmten Schnörkelfigur oder geometrischen Figur aus einer Serie ähnlicher Figuren. Die Merkmale und Anordnung dieser Reize weisen auf die Problemlösung bei solchen Aufgaben hin. Darüber hinaus wird ein großes Spektrum von Verhaltensweisen auf einen diskriminativen Reiz dann gezeigt, wenn eine Verstärkung erwartet wird, während eine Reaktion bei einer erwarteten Bestrafung unterbleibt. Bei dieser Reizdiskrimination wird ein vorausgehender Reiz mit einer nachfolgenden Verstärkung verknüpft; dadurch erhalten die antezedenten Signale eine förderliche oder hinderliche Qualität für die Ausübung eines Verhaltens. Sie werden auch als Hinweisreize bezeichnet.

Der Prozess des Diskriminationslernens lässt sich entsprechend in zwei Phasen einteilen:

1. Reize müssen differenziert wahrgenommen werden, damit Unterschiede, die für Personen, Objekte oder Situationen wesentlich sind, bemerkt werden.
2. Die Wahl einer gezielten Reaktion erfolgt in Abhängigkeit der Reizdiskrimination und insbesondere der förderlichen sowie hinderlichen Hinweisreize.

21.2 Indikationen

Diskriminationsleistungen spielen z. B. bei der Diagnose kognitiver Impulsivität oder der Entwicklung visueller Wahrnehmung eine Rolle. Aber auch in späterem Alter sind Diskriminationsleistungsfähigkeiten von diagnostischer Bedeutung. So unterliegen z. B. delinquente Jugendliche bei Aufgaben zur visuellen Aufmerksamkeit nichtdelinquenten Gleichaltrigen. Im therapeutischen Bereich ist ein Diskriminationstraining einsetzbar bei:

- autistischen und retardierten Kindern zur Sprachförderung,
- Retardierten zur Förderung des Lernverhaltens,
- Kindern mit Enuresis im Rahmen eines Blasentrainings,
- kognitiv impulsiven Kindern zum Aufbau erfolgreicher Lern- und Arbeitsstrategien,
- aggressiven Kindern zur Förderung einer angemessenen Reaktionswahl in Ärger- und Konfliktsituationen,
- Verhaltensstörungen prinzipiell, um mit Hilfe von Stimuluskontrolle (▶ Kap. 57) und differenzieller Verstärkung (▶ Kap. 67) die Diskriminationsfähigkeit zwischen angemessenen und unangemessenen Reaktionen bei einem Kind bzw. Jugendlichen zu erhöhen sowie
- ängstlichen Kindern, um ihre Fähigkeit zur Reizdiskrimination hinsichtlich ihrer Selbst- und Fremdwahrnehmung sowie ihre kognitive Umstrukturierung zu fördern.

21.3 Nebenwirkungen und Kontraindikationen

Kriterien und empirische Belege für Kontraindikationen bei Diskriminationstrainings sind nicht bekannt. Baut ein Diskriminationstraining überwiegend auf differenzieller Verstärkung auf, so ist dabei zumindest die mögliche Abhängigkeit der trainierten Person von dieser Verstärkung zu beachten und entsprechend durch Selbstkontrolltechniken zu ergänzen (▶ Kap. 53). Bei Zwängen und Tic-Störungen kann eine Kontraindikation angezeigt sein, da bei diesen psychischen Störungen eine zu differenzierte Wahrnehmung vorliegen kann, die entweder jegliches Reagieren verhindert oder eine »Überreaktion« auslöst.

21.4 Technische Durchführung

Der Lernprozess im Rahmen von Diskriminationstrainings wird begünstigt, wenn von leichten zu schweren Diskriminationsaufgaben übergegangen wird. Gleiches gilt wenn Techniken der Verhaltensformung (»shaping«), auf dem Prinzip der graduellen Annäherung basierend, Verwendung finden (z. B. beim sozialen Lernen). Auch Kommentare und Begriffsbildungen fördern Diskriminationslernen. Ein Diskriminationstraining kann grundsätzlich in simultane und sukzessive Diskrimination unterschieden werden (Mazur, 2006; Petermann & Petermann, 2010; Winkel, Petermann & Petermann, 2006):

- Bei der **simultanen Diskrimination** wird dem Patienten sowohl der Stimulus mit zu erwartender Verstärkung als auch der mit zu erwartender Nichtverstärkung bzw. Bestrafung gleichzeitig dargeboten. Der Patient muss dann eine Entscheidung für ein Verhalten treffen.
- Die **sukzessive Diskrimination** bezieht sich auf die zeitlich nacheinander geschaltete Vorgabe der beiden Reize. Es erfolgt also keine Auswahl zwischen den Reizen, sondern ein allmähliches Lernen, bei dem einen Hinweisreiz zu reagieren und bei dem anderen nicht. Die sukzessive Diskrimination kann ein fehlerloses Lernen ermöglichen. Es wird demnach Lernen ohne Extinktion durchgeführt, da Fehlermachen aufgrund der Lernbedingungen vermieden wird. Der Vorteil dieser Diskriminationslernmethode liegt im Ausbleiben starker emotionaler Reaktionen.

Ein sukzessives Diskriminationstraining zeigt sicherlich Vorteile, wenn es sich um ein Sprach- bzw. Lerntraining für retardierte oder autistische Kinder sowie um kognitiv impulsive Kinder handelt, da die Lernmotivation durch die Erfolgserlebnisse angehoben werden kann (Sinzig & Schmidt, 2008). Bei einem Diskriminationstraining im sozialen Bereich erscheint ein simultanes Vorgehen angebrachter, da diese »Reizkonstellation« eher der Realität entspricht und z. B. aggressive Kinder meist sehr wohl über Diskriminationsvermögen darüber verfügen, welches Verhalten in welcher Situation angemessen ist oder nicht, und sich »nur« das tatsächliche (= aggressive) Verhalten davon unterscheidet (Petermann & Petermann, 2008).

Ein Diskriminationstraining wird kaum isoliert angewendet, sondern mit Techniken der Verstärkung (verbale Bekräftigung, Tokens, ▶ Kap. 45 und Kap. 67), der Verhaltensformung, der Selbstkontrolle (▶ Kap. 53 und Kap. 82) sowie des sozialen Lernens (Beobachtungs-/Imitationslernen, ▶ Kap. 49) kombiniert durchgeführt.

Zur Illustration des Vorgehens dienen einige Beispiele. Zuerst wird ein Sprachprogramm für autistische und retardierte Kinder vorgestellt.

Hierbei bildet das Diskriminationstraining die Hauptphase eines umfassenden **Sprachprogrammes,** dem ein Imitationstraining vorausgeht. Das Diskriminationstraining besteht aus drei Schritten:

1. Ein nonverbaler Stimulus wird als diskriminativer Reiz vorgegeben (= Gegenstände, Verhaltensweisen, Situationen werden gezeigt); darauf soll ein Kind verbal reagieren (= unterscheiden und ordnen, benennen, beschreiben der Gegenstände). Hilfestellungen (»prompting«) in Form von Benennung des Objektes, wenn das Kind dieses fixiert, werden vom Therapeuten zu Beginn gegeben. Bei den weiteren Darbietungen wird imitatives Benennen angestrebt, wobei die Hilfe des Therapeuten langsam ausgeblendet wird (»fading-out«), bis das Kind selbstständig Gegenstände benennt.
2. Verbale Stimuli werden als Hinweisreize für nonverbales Verhalten eingesetzt, d. h. Instruktionen wie: »Zeige mir!« sollen von dem Kind realisiert werden. Umgekehrt lernt ein Kind auch, Instruktionen zu geben, denen der Therapeut nachkommt. Hilfestellungen und die Ausblendung dieser Hilfen werden ebenfalls verwendet.
3. Kommunikative Sprache wird versucht aufzubauen, indem mit Hilfe derselben Vorgehensweisen Begriffe wie Präpositionen oder Pronomina vermittelt werden.

Um spontanes Sprechen in unterschiedlichen Situationen herauszubilden, muss ein Kind zusätzlich zu den eben beschriebenen Schritten lernen, Forderungen an Erwachsene zu stellen, die diese ausführen; darüber hinaus muss ein Kind für sein Verhalten belohnt werden. Dadurch erhöht sich die Spontanität der Kommunikation.

Diskriminationslernen zum **Abbau aggressiven** und zum **Aufbau prosozialen Verhaltens** bildet eine zentrale Methode (Petermann & Petermann, 2008; s. zweites Beispiel).

Hier bilden unterschiedliche Schritte ein komplexes, simultanes Diskriminationstraining, das mit weiteren Interventionsmethoden zu einem kompakten Programm beiträgt.

1. Videoaufnahmen zeigen Konfliktsituationen mit anschließenden Problemlösungen. Ein Kind wird aufgefordert, alle Situationsmerkmale zu beobachten und zu beschreiben, ebenso die sich anschließenden sozial erwünschten und unerwünschten Problemlösungen für den Konflikt. Ein Kind muss also zwischen verschiedenen Reizen, die zu dem Konflikt führen, unterscheiden und zwischen unterschiedlich angemessenen Problemlösestrategien differenzieren (= Reaktionsdiskrimination).
2. Comic-ähnliche Bildgeschichten bestehen aus Situationsbeschreibungen, die durch Bilder visualisiert werden. Jeder Situationsdarstellung folgen zwei aggressive und eine angemessene Problemlösung. Es liegen 22 ausgearbeitete Bildgeschichten im Rahmen des Erfassungsbogens für aggressives Verhalten in konkreten Situationen – jeweils für Mädchen und Jungen getrennt – vor (EAS-M/EAS-J; Petermann & Petermann, 2000). Das Testmaterial ist so konzipiert, dass es zugleich als Therapiematerial einerseits für Diskriminations-, andererseits für Verhaltensübungen in Rollenspielen eingesetzt werden kann. Das Vorgehen zum Diskriminationstraining gestaltet sich analog zum Einsatz der Videokonfliktsituationen.

Ein letztes Beispiel für ein Diskriminationstraining bezieht sich auf **ängstliche** und **sozial unsichere Kinder**. Sukzessive Reizdiskrimination wird mit

Hilfe der so genannten Wolkenköpfe realisiert (Petermann & Petermann, 2010).

Schematisch gezeichnete Gesichter zeigen die Mimik von angstvoll bis freudig und entspannt, jeweils mit Selbstinstruktionen, die als Gedankenblasen in die Wolkenköpfe geschrieben sind. Ein ängstliches Kind soll die mimischen Reize erkennen und richtig benennen sowie positive und negative Selbstinstruktionen unterscheiden lernen.

21.5 Erfolgskriterien

Die Erfolgskriterien für die angeführten Indikationsbereiche ergeben sich unmittelbar aus der Therapiemitarbeit eines Kindes. Das verbale und nonverbale Verhalten eines Kindes, das in der Therapie abverlangt wird, zeigt an, ob die gewünschte Diskriminationsleistung erbracht worden ist. Mit Hilfe von Beobachtungskategorien, die sich an den Teilzielen der Intervention und spezifischen Alltagsanforderungen orientieren sollten, kann festgestellt werden, ob ein Kind das vorgegebene Therapieziel erreicht hat.

21.6 Grad der empirischen Absicherung und persönliche Bewertung

Zum Bereich Diskriminationstraining liegen zahlreiche empirische Studien vor (Mazur, 2006; Winkel et al., 2006). Die Effektkontrollstudien weisen z. B. bei autistischen Kindern ein erhöhtes Sprachverhalten nach. Bei retardierten Kindern konnte nachgewiesen werden, dass ein Vortraining mit negativen Stimuli das Diskriminationslernen begünstigt. Diskriminationstraining in Kombination mit Imitationslernen und differenzieller Verstärkung bei verhaltensgestörten Kindern zeigt eindeutig positive Effekte.

Experimentelle Studien legen nahe, dass die kognitive Entwicklung dafür bedeutsam ist, in welchem Ausmaß Personen von einem Diskriminationstraining profitieren. Erhalten Reize durch die Verknüpfung mit anderen Reizen eine positive (= förderliche) oder negative (= hinderliche) Qualität, dann ist eine neue Diskriminationsleistung bezüglich des verknüpften, ehemals neutralen Reizes nicht ohne Weiteres möglich; dies trifft vor allem für jüngere Kinder und mental retardierte Personen zu. Erlebt z. B. ein Kind im Schulunterricht wegen seines aggressiven Verhaltens häufig negative Kritik, so wird Unterricht zu einem hinderlichen Stimulus für eine positive Einstellung zum Lernen. Denn Lernen im Unterricht ist mit negativer Kritik assoziiert. Eine Diskrimination, dass Lernen auch an positive Situationen geknüpft sein kann, erfolgt nicht mehr. Dieser Sachverhalt gewinnt Bedeutung, wenn Therapieeffekte in Alltagssituationen generalisieren sollen.

Um die Fähigkeit eines Kindes zum Diskriminationslernen beurteilen zu können, eignet sich der »Assessment of Basic Learning Abilities (ABLA-) Test« (Walker, Lin & Martin, 1994). Kann die Diskriminationsfähigkeit eines Kindes abgeschätzt werden, so ist der Aufwand sowohl für eine Therapie als auch für die Erziehung vorhersagbar: Bei geringer Diskriminationsfähigkeit muss die Anzahl der Übungen und Wiederholungen stark erhöht und mit Verstärkungen kombiniert werden, um einen Lerneffekt zu erreichen. Dies gilt für kognitive und soziale Lern- bzw. Therapieziele gleichermaßen.

Literatur

Mazur, J. E. (2006). *Lernen und Verhalten* (5. Aufl.). München: Pearson.

Petermann, F. & Petermann, U. (2000). *Erfassungsbogen für aggressives Verhalten in konkreten Situationen* (EAS-J; EAS-M; 4. Aufl.). Göttingen: Hogrefe.

Petermann, F. & Petermann, U. (2008). *Training mit aggressiven Kindern* (12. Aufl.). Weinheim: Beltz.

Petermann, U. & Petermann, F. (2006). Lernpsychologische Grundlagen. In F. Petermann (Hrsg.), *Kinderverhaltenstherapie* (3. Aufl.). Hohengehren, Baltmannsweiler: Schneider.

Petermann, U. & Petermann, F. (2010). *Training mit sozial unsicheren Kindern* (10. Aufl.). Weinheim: Beltz.

Walker, J. G., Lin, Y. H. & Martin, G. L. (1994). Auditory matching skills and the assessment of basic learning abilities test: where do they fit? *Dev Disabil Bull, 22*, 1–8.

Winkel, S., Petermann, F. & Petermann, U. (2006). *Lernpsychologie*. Paderborn: Schöningh.

Ejakulationskontrolle

G. Kockott und E.-M. Fahrner-Tutsek

22.1 Allgemeine Beschreibung

Die Ejakulationskontrolle (Squeeze- oder Drucktechnik, bei weniger ausgeprägter Symptomatik die Stop-Start-Methode) sind therapeutische Verfahren, die in der Behandlung des vorzeitigen Samenergusses (Ejaculatio praecox) angewandt werden. Beide Methoden gehen auf Semans zurück und wurden von Masters und Johnson (1973) ausführlich beschrieben. Zur Gesamtbehandlung der Ejaculatio praecox hat sich die auf Masters und Johnson fußende Sexualpsychotherapie bewährt. Sie umfasst die verbale Bearbeitung der sexuellen Problematik mit beiden Partnern zusammen sowie das Sensualitätstraining (▶ Kap. 54) und ist auf die sexuelle Problematik zentriert. Die Squeeze-Technik oder die Stop-Start-Methode werden während der letzten Stufen des Sensualitätstrainings angewendet. Dabei lernt der Mann zunächst den Zeitpunkt genau wahrzunehmen, von dem an der Ejakulationsprozess unwillkürlich abläuft. Er lernt weiterhin, vor diesem Zeitpunkt den Ejakulationsprozess unter Kontrolle zu bringen. Das Vorgehen ist graduell und nähert sich dem Therapieziel in gestufter Weise (▶ Kap. 32).

Bei fehlender Möglichkeit für eine Psychotherapie kann eine Medikation mit Thioridazin (Melleril) oder den neuen Antidepressiva vom Typ der Serotoninwiederaufnahmehemmer erwogen werden (Balon, 1996); dabei wird die Nebenwirkung der Orgasmusverzögerung genutzt. Die Dosierung entspricht üblicher psychiatrischer Behandlung.

22.2 Indikationen

Die Ejakulationskontrolle wird bei der Ejaculatio praecox angewendet. Für die Diagnosestellung ist zu entscheiden, ob der Samenerguss tatsächlich vorzeitig eintritt. Unseres Erachtens sollte man von einer Ejaculatio praecox nur dann sprechen, wenn der Ejakulationsprozess vom Mann als nicht kontrollierbar erlebt wird. Um die Squeeze-Technik oder die Stop-Start-Methode anwenden zu können, ist eine Partnerschaft keine Vorbedingung, aber wünschenswert.

22.3 Nebenwirkungen und Kontraindikationen

Die Anwendung der Ejakulationskontrolle allein ist keine Therapie. Sie ist immer nur ein Element einer umfassenden Sexualpsychotherapie (▶ Kap. 74 und Kap. 112). Unerwünschte Nebenwirkungen wurden bislang nicht beschrieben.

22.4 Technische Durchführung

Mit der Squeeze-Technik wird in der letzten Phase des Sensualitätstrainings (▶ Kap. 54) begonnen. Die weiteren Schritte in der Therapie sind: Kontrolle der Ejakulation ohne Einführung des Penis, Kontrolle der Ejakulation bei der Immissio und Kontrolle der Ejakulation beim Koitus (Hanel, 2003).

- Dem Paar wird empfohlen, durch direkte Genitalberührung während des Pettings eine Erektion entstehen zu lassen. Es wird ihnen eine Position vorgeschlagen, bei der die Frau die männlichen Genitalien bequem stimulieren kann. Sie setzt sich am besten mit dem Rücken gegen eine Wand und spreizt die Beine. Der Mann legt sich auf den Rücken, sodass er sich mit dem Unterkörper zwischen den Beinen der Frau befindet, und legt seine Beine über ihre. Steigt der Drang zur Ejakulation durch die Stimulierung deutlich an, informiert der Mann seine Partnerin. Sie (evtl. er selbst) setzt jetzt die Squeeze-Technik ein. Dabei legt die Frau (oder er) den Daumen auf das Frenulum und den Zeige- und Mittelfinger auf die dorsale Seite des Penis, nebeneinander zu beiden Seiten der Corona glandis. Druck wird ausgeübt, indem der Daumen und die beiden anderen Finger 3–4 s lang gegeneinander gedrückt werden. Durch diesen Druck verliert der Mann den Drang zur Ejakulation. Etwa 15–30 s nach Beendigung der Squeeze-Technik sollte die Frau den Penis wieder stimulieren. Squeeze-Technik und Stimulation sollten im Wechsel bis zu 20 min angewendet werden. Ist sich die Frau über die Stärke des anzuwendenden Druckes unsicher, sollte der Mann ihr zeigen, wie stark der Druck sein muss, um den Ejakulationsdrang zu unterdrücken.

- Der nächste Schritt besteht in einer »passiven« Immissio des Penis. Dazu legt sich der Mann auf den Rücken, die Frau hockt sich über ihn und führt den Penis in die Vagina ein. Ohne Beckenbewegungen soll der Mann sich an das Gefühl gewöhnen, den Penis in der Vagina zu haben. Wird der Drang zur Ejakulation zu groß, informiert er seine Partnerin, die (oder er selbst) dann wie gewohnt die Squeeze-Technik anwendet und den Penis anschließend wieder in die Vagina einführt. Wenn die Immissio regelmäßig gelingt, darf der Mann gerade so viel Beckenbewegungen ausführen, dass die Erektion erhalten bleibt, während sich die Partnerin noch nicht bewegen soll. Sobald der Mann hierbei den Ejakulationsprozess sicher unter Kontrolle hat, kann auch die Frau Beckenbewegungen ausführen.
- In der letzten Phase der Therapie nehmen beide Partner eine seitliche Koitusstellung ein. Dabei können beide ihrem Erregungsgrad entsprechend reagieren. Der Mann kann – sobald seine sexuelle Erregung zu sehr ansteigt – seine Beckenbewegungen oder die koitale Verbindung unterbrechen.

Bei der Anwendung der Squeeze-Technik sollte man folgende Punkte beachten: Sie muss zeitig genug angewendet werden, d. h. bevor der Zeitpunkt erreicht wird, von dem an der Ejakulationsprozess unbeeinflussbar abläuft. Am Ende einer Übung von wiederholter Stimulation und Squeeze-Technik kann die Frau ihren Partner bis zum Orgasmus stimulieren, wenn beide es wünschen. Am Ende der Behandlung werden die Partner darauf hingewiesen, dass die Kontrolle über den Ejakulationsprozess noch nicht ganz sicher sein wird. Sie sollen deshalb in den nächsten 6 Monaten mindestens einmal in der Woche weiterhin vor dem Koitus die Squeeze-Technik anwenden. Besondere Aufmerksamkeit sollte auf die gefühlsmäßige Reaktion der Partnerin bei den Übungen gerichtet werden. Sie kann sich als therapeutisches Hilfsmittel benutzt fühlen, wenn nicht auch ihre Bedürfnisse berücksichtigt werden.

Bei leichter Ausprägung der Ejaculatio praecox kann die sog. **Stop-Start-Methode** angewendet werden, welche ebenfalls auf Semans sowie Masters und Johnson (1973) zurückgeht. Dabei wird der Penis bis kurz vor den Zeitpunkt stimuliert, von dem der Ejakulationsprozess unbeeinflussbar abläuft. Dann wird die Stimulierung ohne Anwendung der Squeeze-Technik unterbrochen. Es wird abgewartet, bis das Ejakulationsbedürfnis nachlässt, dann wird erneut mit der Stimulierung begonnen (ausführliche Beschreibung: Fahrner & Kockott, 2003).

22.5 Erfolgskriterien

Das Paar berichtet, dass der Mann seine Ejakulation kontrollieren kann.

22.6 Grad der empirischen Absicherung und persönliche Bewertung

Die Ejakulationskontrolle ist nicht isoliert empirisch überprüft worden. Es existieren auch keine Untersuchungen, die die Stop-Start-Methode mit der Squeeze-Technik vergleichen. Die Gesamtbehandlungsmethode ist als erfolgreich anerkannt (Heiman & Meston, 1997). Die Erfolgsquoten liegen bei über 70% (Arentewicz & Schmidt, 1993; Fahrner & Kockott, 2003). Nach eigenen Erfahrungen wird die Ejakulationskontrolle von den Patienten nicht unangenehm empfunden. Der Mann kann sie auch allein anwenden (Fahrner & Kockott, 2003; Zilbergeld, 1994).

Literatur

Arentewicz, G. & Schmidt, G. (Hrsg.). (1993). *Sexuell gestörte Beziehungen* (3. Aufl.). Stuttgart: Enke.

Balon, R. (1996). Antidepressants in the treatment of premature ejaculation. *J Sex Marit Ther, 22*, 85–86.

Fahrner, E. M. & Kockott, G. (2003). *Sexualtherapie. Ein Manual zur Behandlung sexueller Funktionsstörungen bei Männern*. Göttingen: Hogrefe.

Hanel, J. M. (2003). *Ejaculatio praecox. Therapiemanual* (2. Aufl.). Stuttgart: Enke.

Heiman, J. R. & Meston, C. M. (1997). Empirically validated treatment for sexual dysfunction. In R. C. Rosen, C. M. Davis & H. J. Ruppel (Eds.), *Annual Review of Sex Resaerch, Vol. VIII*, 148–194.

Hoyndorf, S., Reinhold, M. et al. (1995). *Behandlung sexueller Störungen*. Weinheim: Beltz, Psychologie Verlags Union.

Masters, W. H. & Johnson, V. E. (1973). *Impotenz und Anorgasmie*. Frankfurt: Goverts, Krüger & Stahlberg.

Zilbergeld, B. (1994). *Männliche Sexualität* (2. Aufl.). Tübingen: DGVT.

Empathie

R. Sachse

23.1 Allgemeine Beschreibung

Empathisches Verstehen bezeichnet den psychischen Prozess, bei dem eine Person versucht, die Aussagen, Verhaltensweisen oder Empfindungen einer anderen Person zu erkennen, zu verstehen, nachzuvollziehen, und zwar aus der Perspektive bzw. aus den Voraussetzungen dieser Person heraus.

Der Begriff »Empathie« wird in der Psychologie nicht einheitlich verwendet. Im Wesentlichen lassen sich zwei Bedeutungen voneinander abgrenzen.

Im **Bereich der Sozialpsychologie** (insbesondere in der Forschung zum Helferverhalten) wird Empathie als » Perspektivübernahme« verstanden. Perspektivübernahme bedeutet, dass ein Betrachter sich vorstellen soll, wie es einer (beobachteten) Person wohl geht: Dabei kann der Betrachter nach eigenem Ermessen Hypothesen darüber bilden, was die Empfindungen und Sichtweisen der anderen Person sind.

Der zweite Bedeutungsschwerpunkt von Empathie (Bohart & Greenberg, 1997) bezieht sich auf den **Bereich Psychotherapie** (und soll hier daher behandelt werden). In der Psychotherapie geht es um »empathisches (einfühlendes) Verstehen«. Dieser Begriff wurde von Carl Rogers in die Psychotherapie eingeführt. Empathisches Verstehen bedeutet nach Rogers (1980), dass ein Therapeut versucht, das »innere Bezugssystem« des Patienten zu verstehen.

Der Therapeut soll verstehen, aufgrund welcher Konstruktionen und Motive der Patient so handelt wie er handelt, oder so fühlt, wie er fühlt. Der Therapeut soll damit nicht nur wissen, wie ein Patient handelt und empfindet, sondern er soll darüber hinaus verstehen, aus welchen Voraussetzungen heraus der Patient handelt, das heißt, welche Motive und Werte ihn in bestimmten Situationen genau so und nicht anders empfinden lassen. Der Therapeut soll damit nicht nur Annahmen darüber bilden, was diese Determinanten sein *könnten*, sondern er soll versuchen, diese Determinanten des Erlebens und Handelns möglichst valide zu rekonstruieren. In der Psychotherapie gehört zur Empathie jedoch nicht nur das Verstehen an sich, sondern auch die Mitteilung an den Patienten, dass der Therapeut ihn verstanden hat und in der Lage ist, seine Sicht der Dinge nachzuvollziehen. Wichtig ist des Weiteren, dass Verstehen nicht gleichzusetzen ist mit der Übernahme einer Bewertung. Der Therapeut kann verstehen und dies auch vermitteln ohne gleicher Meinung wie der Patient zu sein. Nach der Konzeption von Rogers ist die Realisation von empathischem Verstehen durch den Therapeuten noch an die therapeutischen Haltungen Akzeptierung/Wertschätzung (▶ Kap. 61) und von Kongruenz (▶ Kap. 8) geknüpft.

23.2 Indikationen

In der therapeutischen Arbeit stellt empathisches Verstehen die Grundvoraussetzung dafür dar, dass ein Therapeut relevantes Wissen über den Patienten erhält, das heißt, Wissen über die Probleme, Motive, Konstruktionen, Beziehungsgestaltung usw. des Patienten, das als Grundlage für Zieldefinitionen, therapeutische Strategien und Interventionen dient. Daher ist empathisches Verstehen eine

Grundlage therapeutischen Arbeitens überhaupt und nicht nur spezifisch für eine Therapieform.

Dieses Verstehen, das der Therapeut realisiert, ist dann eine Voraussetzung dafür, dass der Therapeut dem Patienten dabei helfen kann, sich selbst zu verstehen, d. h. eigene Motive, Ziele, Werte usw. zu rekonstruieren, zu klären und zu verändern. Empathisches Verstehen ist jedoch, in einem etwas erweiterten Verständnis, auch die Voraussetzung zur Ableitung therapeutischer Ziele und Vorgehensweisen. Empathisches Verstehen ist daher kein Selbstzweck, sondern eine Voraussetzung dafür, dass ein Therapeut konstruktiv handeln kann (Sachse, 1992, 2002).

23.3 Nebenwirkungen und Kontraindikationen

Unerwünschte Nebenwirkungen und Kontraindikationen des empathischen Verstehens sind bislang nicht beschrieben. In der klinischen Praxis kommt es immer wieder vor, dass Patienten sich durchschaut oder sogar bloßgestellt fühlen, wenn ihnen der Therapeut mitteilt, dass er ihre innersten Gedanken verstanden hat.

Eine weitere Gefahr kann sein, dass aus »Verstehen« »Deutungen« werden. Auch Therapeuten sind in der Gefahr, das zu hören, was sie hören wollen und dies dann in den Patienten hineinzuinterpretieren. Dies kann, ähnlich wie ein Horoskop, vom Patienten dann sogar als Verstanden werden erlebt werden.

23.4 Technische Durchführung

Verstehen bedeutet immer, dass der Hörer versucht, das vom Sprecher Gemeinte zu verstehen: Der Hörer muss damit rekonstruieren, was ein Sprecher mit einer Aussage »sagen will«, welche Inhalte dem Sprecher zentral sind, welche Intentionen der Sprecher verfolgt u. Ä. »Einfühlung« bedeutet hier, dass dieser Rekonstruktionsprozess in einem »intuitiv-holistischen Modus« erfolgt (Becker & Sachse, 1997). Verstehen ist damit ein sehr anspruchsvoller und schwieriger (oft langwieriger!) Rekonstruktionsprozess. Das Konzept »Verstehen« wird hier somit nicht in einem philosophischen (etwa im Sinne phänomenologischer oder hermeneutischer Konzepte), sondern einem streng psychologischen, insbesondere einem sprachpsychologischen Sinn verwendet. Ein wesentlicher Grund für die Schwierigkeit dieses Rekonstruktionsprozesses liegt darin, dass sich das vom Sprecher Gemeinte nicht einfach in der Aussage »abbildet«. Die sprachliche Aussage, der vom Sprecher erzeugte Text, ist mit dem jeweils »Gemeinten« nicht identisch:

- das Gemeinte ist sehr viel umfangreicher als das Gesagte,
- der Sprecher bezieht sich auf Aspekte, die schon früher gesagt wurden oder die der Hörer weiß,
- ein Sprecher sagt manchmal auch nicht das, was er meint (z. B. weil er nicht möchte, dass der Hörer bestimmte Motive oder Einstellungen erkennt usw.),
- der Sprecher macht viele Implikationen, die in das Gesagte mit einfließen, ohne dass sie im Text explizit vorkommen: Wenn ich z. B. sage »Es ist kalt«, dann kann ich wollen, dass jemand aufsteht und das Fenster schließt.

Damit hat ein Hörer, der verstehen will, was ein Sprecher gesagt hat, einige komplexe Aufgaben. Er muss versuchen zu rekonstruieren,

- von welchen Voraussetzungen und Annahmen der Sprecher ausgeht,
- was ein Sprecher an Implikationen macht, die in die Aussage eingehen, ohne dass sie direkt vorkommen,
- auf welche anderen Inhalte, die u. U. schon früher geäußert wurden, sich der Sprecher bezieht,
- ob der Sprecher Gründe dafür hat, bestimmte Dinge, die er meint, *nicht* zu sagen (z. B. weil er dem Hörer misstraut, weil er einen guten Eindruck machen möchte o. Ä.).

Versucht ein Therapeut das »innere Bezugssystem« des Patienten zu verstehen, also die relevanten Überzeugungen, Werte, Motive usw. des Patienten zu rekonstruieren, dann muss sein Verstehen noch weiter gehen. Es muss weit über ein Verstehen des unmittelbar vom Patienten Gesagten und des vom Patienten »explizit« Gemeinten hinausgehen. Der

Therapeut muss nicht nur das Gemeinte einer einzelnen Aussage verstehen, sondern er muss ein Modell über den Patienten bilden (Becker & Sachse, 1997): Aufgrund all dessen, was er vom Patienten erfährt, muss der Therapeut ein mentales Modell darüber bilden,

- was der Patient will,
- was dem Patienten wichtig ist,
- wie der Patient relevante Information verarbeitet,
- wie der Patient Beziehungen gestaltet usw.

Der Therapeut baut damit ein »Patientenmodell« auf.

Diese Auffassung, dass die Funktion empathischen Verstehens in der Bildung relevanter Patientenmodelle liegt, die als Wissensbasis zur Ableitung therapeutischer Ziele, Strategien und Interventionen dienen sollen, hat Implikationen für die Verarbeitungsprozesse von Therapeuten:

- Verstehen setzt immer Wissen voraus: Je mehr Wissen ein Therapeut hat (in Bezug auf Störungen, Ziele, Interventionen usw.) und je besser dieses Wissen organisiert ist, desto besser, tiefer und schneller kann er einen Patienten verstehen (Sachse, 2006).
- Verstehen ist zielorientiert: Therapeuten müssen so viel vom Patienten verstehen, dass sie in konstruktiver Weise handlungsfähig werden. Sie müssen daher nicht »den gesamten Patienten« verstehen, sondern nur relevante Aspekte, aus denen sich therapeutische Ziele und Strategien ableiten lassen (somit ist auch ein »planloses« Sammeln von Informationen hochgradig dysfunktional).
- Damit ist Verstehen auch »methodenorientiert«: Therapeuten, die mit unterschiedlichen therapeutischen Methoden arbeiten, werden versuchen, andere Aspekte zu verstehen, da sie diese ganz speziell zur Ableitung ihrer spezifischen Ziele und Strategien brauchen.

Ein Therapeut, der ein Patientenmodell erstellt, muss einerseits versuchen, relevante Informationen so gut wie möglich zu nutzen. Er muss versuchen zu verstehen, was bereits verstehbar ist. Er muss andererseits aber auch prüfen, welche relevanten Aspekte zum Verstehen noch fehlen, welche Aspekte unklar sind, welche Schlüsse des Patienten nicht nachvollziehbar sind, wo Informationen unkonkret sind usw.: Er muss prüfen, was noch nicht (ausreichend) verstehbar ist. Nur dann kann er ein Patientenmodell gezielt aufbauen und elaborieren und zwar in angemessener Zeit und mit vertretbarem Aufwand. Ein Therapeut kann dazu ein Modell zur Ableitung von »Leitheuristiken« oder Fragestellungen nutzen: Der Therapeut versucht dann zu erkennen, welche Aspekte des Problems, welche Arten von »inneren Determinanten« ihm sowie dem Patienten noch unklar, unverständlich oder zu wenig elaboriert sind. Diese Aspekte werfen dann Fragestellungen auf, die im Therapieprozess systematisch weiter verfolgt werden können und deren Klärung zur Klärung und damit zur Lösung des Problems beiträgt.

Im ersten Fall, bei der systematischen Nutzung von Information, arbeitet der Therapeut im sog. »synthetischen Verarbeitungsmodus«. Im zweiten Fall, beim Aufspüren von Unklarheiten u. Ä. arbeitet der Therapeut im sog. »analytischen Verarbeitungsmodus«. Dieser spielt oft in der Therapie eine größere Rolle als der synthetische Modus.

■ Synthetischer Verarbeitungsmodus

Im sog. »synthetischen Modus« versucht der Therapeut »zu verstehen, was zu verstehen ist«: Der Therapeut nutzt die vom Patienten gegebene Information, so weit es möglich ist, um ein relevantes Patientenmodell zu bilden (Sachse, 2006). Dabei

- nutzt der Therapeut alle vom Patienten verfügbaren Informationen zum Verstehen,
- versucht der Therapeut, das vom Patienten Gemeinte zu erschließen,
- versucht der Therapeut (unter Zuhilfenahme eigenen Wissens und dessen, was er bereits vom Patienten weiß) zu erkennen, welche Inhaltsaspekte zentral (relevant für das Verstehen des Problems und seine Bearbeitung) sind,
- stellt der Therapeut Zusammenhänge her zwischen Inhaltsbereichen und bildet so Themenschwerpunkte u. Ä.,
- zieht der Therapeut aus der gegebenen Information Schlussfolgerungen über grundlegende Überzeugungen, Motive, Konstruktionen usw. des Patienten.

Der Therapeut versucht zu rekonstruieren, was bereits von der propositionalen Basis des Gemeinten des Patienten verstehbar ist, oder anders gesagt, er versucht so »tief« zu verstehen, wie dies aufgrund der verfügbaren Information möglich ist. Dieses Verstehen geht in die Richtung von »Deuten«, wenn man Deuten versteht als »Erschließen von Unbekannten in einem Regelsystem«.

»Ich stelle fest, dass ich auch mit zunehmendem Alter nicht richtig damit umgehen kann. Ich merke, dass ich unheimliche Aggressionen gegen meine Mutter entwickle, und zwar, weil ich den Eindruck habe, sie kann es nicht akzeptieren, dass ich irgendwo erwachsen und selbstständig bin. Sie versucht, mich also immer noch so in der Rolle des abhängigen Kindes zu sehen. Da passieren oft so Lächerlichkeiten, wo ich plötzlich merke, dass ich ausflippe. Sie braucht mich nur zu fragen, ‚wann kommst du nach Hause', dann brennt bei mir die Sicherung durch, und ich sage irgendwelche Unfreundlichkeiten.«

Was die Patientin hier direkt gesagt hat, ist:
- Ich kann auch mit zunehmendem Alter nicht mit etwas umgehen. Dies betrifft die Art, wie meine Mutter mich behandelt.
- Ich merke, dass ich unheimliche Aggressionen gegen meine Mutter entwickle.
- Dies deshalb, weil ich den Eindruck habe, dass sie nicht akzeptieren kann, dass ich erwachsen und selbstständig bin.
- Ich glaube, sie versucht, mich in der Rolle des abhängigen Kindes zu sehen.
- Ich flippe oft wegen Lächerlichkeiten aus.
- Wenn sie mich fragt, wann ich nach Hause komme, werde ich wütend.

Der Therapeut kann jedoch in seinem Verständnis noch weiter gehen und auch verstehen, was die Patientin zwar nicht explizit sagt, aber meint. Das, was die Patientin meint, aber nur implizit ausspricht, ist z. B.:
- Ich würde eigentlich von mir erwarten, dass ich in meinem Alter damit umgehen kann.
- Ich will, dass meine Mutter endlich akzeptiert, dass ich erwachsen und selbstständig bin.
- Ich will nicht in der Rolle des abhängigen Kindes gesehen werden.
- Ich würde eigentlich von mir erwarten, dass ich nicht ausflippe.
- Ich bin sehr empfindlich dagegen, von meiner Mutter als abhängiges Kind behandelt zu werden.

Diese Explikationen kann der Therapeut vornehmen, wenn er (auch unter Zuhilfenahme dessen, was er schon von der Patientin weiß, unter Einbeziehung weiteren Wissens) rekonstruieren kann, was die jeweilige Implikationsstruktur der Patientin ist. Damit kann der Therapeut in manchen Fällen Aspekte rekonstruieren, die der Patientin selbst noch nicht klar waren und ihr durch die Explizierung nun deutlich werden: Mit dieser Intervention »arbeitet der Therapeut das Implizite heraus«, macht das Implizite deutlich. Dies kann der Therapeut vor allem dann, wenn er schon einiges von der Patientin weiß (ein »Patientenschema« aufgebaut hat).

■ Analytischer Verarbeitungsmodus

Beim analytischen Verarbeitungsmodus versucht der Therapeut zu verstehen, was noch nicht oder noch nicht ausreichend zu verstehen ist. Ausgehend von dem, was bereits verstehbar ist, versucht der Therapeut hier zu rekonstruieren, welche
- Inhaltsaspekte noch unklar sind,
- Informationen fehlen,
- Schlüsse des Patienten widersprüchlich sind usw.

Der Therapeut stellt, von dem ausgehend, was bereits verstehbar ist, fest, welche Aspekte noch nicht geklärt sind. Hier geht der Therapeut davon aus, dass die Patientin Implikationen macht, die sich jedoch aus der vorhandenen Information nicht ableiten lassen; man kann allerdings aus dem Text schließen, dass noch weitere Annahmen, Überzeugungen, Konstruktionen in ihn eingegangen sind.

Das heißt, man kann aus diesem Text Fragen zu den Voraussetzungen ableiten. Der Therapeut kann sich also fragen: Welche Fragen kann ich an den Text stellen, die sich aus dem, was ich über die Bedeutungsstrukturen der Patientin weiß, noch nicht beantworten lassen? Diese Fragen führen zu

»Spuren«, d. h. zu Inhaltsaspekten, die noch weiter geklärt werden können. Eine Verfolgung dieser Spuren, d. h. eine Beantwortung dieser Fragen, kann das Verständnis stark erweitern.

Dies kann man an dem obigen Beispieltext verdeutlichen. Man kann hier versuchen, Fragen an den Text zu stellen, also Fragen zu stellen nach dem, was die Patientin zwar andeutet, aber noch nicht expliziert:

- Was würde »richtig damit umgehen« bedeuten? Wie möchte die Patientin damit umgehen können?
- Was bedeutet konkret »unheimliche Aggressionen entwickeln«? Was geht dann in ihr vor?
- Was macht sie so aggressiv daran, dass ihre Mutter sich so verhält? Wieso kann sie darauf nicht gelassen reagieren? Was ist bei ihr, dass sie gerade aggressiv und nicht anders reagiert?
- Woraus leitet sie den Eindruck ab, dass ihre Mutter sie nicht akzeptieren kann? Vermutet sie das nur? Woran macht sie das fest?
- Was macht es für sie so schlimm, von ihrer Mutter in der Rolle des abhängigen Kindes gesehen zu werden?
- Wenn sie die Ereignisse als »Lächerlichkeiten« bewertet, was veranlasst sie trotzdem «auszuflippen«? Was ist es bei ihr, was sie so reagieren lässt? Was ist für sie so schlimm an der Frage: »Wann kommst du nach Hause?«

Alle diese Fragen lassen sich aus dem vorliegenden Text nicht beantworten. Der Therapeut kann dann durch weiterführende Fragen klären, welche Spuren überhaupt erkennbar sind. Bezüglich der Realisation von empathischem Verstehen muss man sich darüber klar sein, dass der psychologische Prozess des Verstehens (der gewissermaßen »im Therapeuten« abläuft) noch nicht identisch ist mit der Kommunikation des Verstehens oder des Verstandenen an den Patienten: Der Therapeut muss das, was er verstanden hat, auch noch in Worte fassen und es so formulieren, dass er auch wieder vom Patienten verstanden wird. Er muss also nicht nur empathisch verstehen, sondern auch empathisch sprechen. Dazu ist es wesentlich, dass

- der Therapeut mit seiner Aussage an das anknüpft, was der Patient im Fokus der Aufmerksamkeit hat (weil der Patient den Therapeuten dann am leichtesten verstehen kann),
- der Therapeut berücksichtigt, was der Patient weiß und was er in sein Wissen integrieren kann (also z. B. keine komplizierten Begriffe verwendet),
- er kurze, prägnante Aussagen macht, die der Patient ohne hohen Kapazitätsaufwand verarbeiten kann u. Ä.

Ein häufiger Fehler von Therapeuten liegt darin, durch die Komplexität der Sprache Kompetenz beweisen zu wollen. Die meiste Kompetenz beweist der Therapeut jedoch dadurch, dass er so spricht, dass der Patient ihn mühelos verstehen kann.

Da empathisches Verstehen ein komplexer Vorgang ist, ist es schwierig, dieses »Therapeutenmerkmal« auf Skalen zu bestimmen. Skalen, die dies ansatzweise leisten, sind die Skala für »intrapersonal-exploration« von Truax (vgl. Tausch & Tausch, 1981) sowie die Skala für einfühlendes Verstehen von Finke (1994).

23.5 Erfolgskriterien

Um sicherzustellen, dass ein Therapeut tatsächlich verarbeitet, was ein Patient meint und nicht dem Patienten eigene Annahmen, Überzeugungen und Konstruktionen unterschiebt, kann sich ein Therapeut an einigen Leitfragen (oder Leitheuristiken) orientieren (vgl. Becker & Sachse, 1997). Diese Leitfragen sollen dazu beitragen, die Aufmerksamkeit des Therapeuten auf bestimmte Aspekte auszurichten und den Verarbeitungsprozess gezielt und »diszipliniert« ablaufen zu lassen. Die wesentlichen Leitfragen, die der Therapeut sich selbst immer wieder stellen kann, sind:

- Was meint der Patient mit dem, was er sagt? Worum geht es dem Patienten? Was möchte er mitteilen? Was soll der Hörer verstehen?
- Was sind die wesentlichen, die zentralen Aspekte in der Aussage des Patienten? Welche Aspekte sind eher peripher, illustrativ, Beispiele (wofür?)?
- Welche Implikationen macht der Patient mit dem, was er sagt? Welche Annahmen, Konstruktionen, Überzeugungen muss er haben,

damit er das, was er sagt, überhaupt sagen kann?
- Welche Anhaltspunkte/Belege habe ich als Hörer dafür, dass mein Verstehen ein Verstehen des Patienten ist? Sind meine Hypothesen und Schlussfolgerungen am Material des Patienten belegbar?
- Was habe ich noch nicht (ausreichend) verstanden? Welche Aspekte von dem, was der Patient meint, sind mir unklar, unkonkret, unvollständig, widersprüchlich?

23.6 Grad der empirischen Absicherung und persönliche Bewertung

Viele empirische Studien zeigen (Orlinsky, Grawe & Parks, 1994; Sachse, 1992, 1999; Sachse & Takens, 2004), dass empathisches Verstehen für den Therapieerfolg von Bedeutung ist: Die Qualität des empathischen Verstehens steht in positivem Zusammenhang mit dem Therapieerfolg, mit der Wahrnehmung einer positiveren Therapiebeziehung durch den Patienten und mit dem Ausmaß der Selbstöffnung und konstruktiven Problembearbeitung durch den Patienten im Therapieprozess. Dabei wird deutlich, dass empathisches Verstehen als eine förderliche Therapiebedingung aufgefasst werden kann, nicht als eine an sich schon hinreichende.

Literatur

Becker, K. & Sachse, R. (1997). *Therapeutisches Verstehen.* Göttingen: Hogrefe.

Bohart, A. C. & Greenberg, L. S. (Eds.). (1997). *Empathy Reconsidered.* Washington: APA.

Finke, J. (1994). *Empathie und Interaktion.* Stuttgart: Thieme.

Orlinsky, D. E., Grawe, K. & Parks, B. K. (1994). Process and outcome in psychotherapy. In A. E. Bergin & S. L.Garfield (Eds.), *Handbook of psychotherapy and behaviour change* (4th edn.; pp 270–378). New York: Wiley.

Rogers, C. R. (1980). Empathie: Eine unterschätzte Seinsweise. In C. R. Rogers & L. Rosenberg (Hrsg.), *Die Person als Mittelpunkt der Wirklichkeit.* Stuttgart: Klett-Cotta.

Sachse, R. (1992). *Zielorientierte Gesprächspsychotherapie.* Göttingen: Hogrefe.

Sachse, R. (1999). *Lehrbuch der Gesprächspsychotherapie.* Göttingen: Hogrefe.

Sachse, R. (2002). *Klärungsorientierte Psychotherapie.* Göttingen: Hogrefe.

Sachse, R. (2006). Therapeutische Informationsverarbeitung. In B. Strauß, F. Hohagen & F. Caspar (Hrsg.), *Lehrbuch Psychotherapie* (Bd. 2; S. 1359–1386). Göttingen: Hogrefe.

Sachse, R. & Takens, R. J. (2004). *Klärungsprozesse in der Psychotherapie.* Göttingen: Hogrefe.

Tausch, R. & Tausch, A. M. (1981). *Gesprächspsychotherapie.* Göttingen: Hogrefe.

Emotionsregulationstraining

S. K. D. Sulz

24.1 Allgemeine Beschreibung

Emotionen durch Veränderung dysfunktionaler Kognitionen zu verändern ist Gegenstand kognitiver Interventionen. Neben diesem Vorgehen etabliert sich zunehmend das verhaltenstherapeutische Emotionstraining (Sulz & Lenz, 2000). Innerhalb der kognitiven Verhaltenstherapie hat Linehan (1996a, b) das klarste Konzept eines Trainings der Emotionsregulation erarbeitet (▶ Kap. 83 und Kap. 97). Auf einer exakten Verhaltensanalyse von Reaktionsketten aufbauend werden folgende Ansatzpunkte der Modifikation von Gefühlen genannt:

a. Gefühle identifizieren und benennen.
b. Hindernisse für das Verändern von Gefühlen identifizieren.
c. Die Verwundbarkeit gegenüber schmerzlichen Gefühlen verringern.
d. Positive Ereignisse häufiger werden lassen.
e. Die Achtsamkeit für gegenwärtige Gefühle steigern.
f. Den gegenwärtigen Gefühlen entgegen handeln.
g. Techniken der Stresstoleranz anwenden.

Sie geht davon aus, dass neben einer biologisch determinierten Schwäche der Emotionsregulation besonders Psychotherapiepatienten in ihrer kindlichen Lerngeschichte als Copingstrategie das Nichtwahrnehmen primärer Gefühle erworben haben, teils dadurch, dass andere, sekundäre Gefühle an ihre Stelle treten. Zum Identifizieren eines Gefühls gehört auch, den auslösenden situativen Stimulus zu erkennen. Dieser kann extern oder intrapsychisch sein, kann direkt automatisch ohne vorherige kognitive Verarbeitung ein Gefühl auslösen oder erst durch die kognitive Interpretation der Situation zum Gefühlsauslöser werden. Das heißt, sowohl Situationen als auch Kognitionen werden als Auslöser eines identifizierten Gefühls untersucht. Schließt man in die Selbstbeobachtung das Erschließen der Funktion einer Emotion ein (Mitteilungsfunktion, Motivierungsfunktion, direkte Beeinflussung des anderen Menschen und Bestätigung der eigenen Sichtweise), so kommt man zum Verständnis der Hindernisse für deren Veränderung. Einerseits werden sie in ihrer Funktion benötigt, andererseits werden sie durch die Wirksamkeit ihrer Funktionen verstärkt. Wird die Verwundbarkeit gegenüber schmerzlichen Gefühlen reduziert, so müssen sie nicht mehr konsequent vermieden werden. Deshalb gehört Stressreduktion in physischer (Schlaf, Ernährung, Drogen- und Alkoholfreiheit) und psychischer Hinsicht (belastende Lebensumstände) zu einer Besserung der Emotionsregulation. Aus der ressourcenorientierten Perspektive gehören Aktivitäten, die positive Ereignisse häufiger werden lassen und mit häufiger werdenden angenehmen Gefühle einhergehen, ebenso zu einem wirksamen Emotionsmanagement. Eine von dysfunktionalen negativen Attributionen freie Gefühlswahrnehmung, als nicht wertende Achtsamkeit (▶ Kap. 10), kann dazu führen, dass eine Emotionsexposition möglich wird, die alte dysfunktionale Vermeidungsmuster löscht und die Fähigkeit aufbaut, schmerzliche Gefühle zu tolerieren. Situativ inadäquate sekundäre Gefühle wie Angst oder Schuldgefühle können darüber hinaus gelöscht werden, indem dem Gefühl entgegen gehandelt wird: tun, was Angst oder Schuldgefühle macht – nachdem diese Gefühle als Fehlalarm identifiziert wurden.

24.2 Indikationen

Der Indikationsbereich des Trainings ist sehr groß und störungsübergreifend. Es ist angezeigt, wenn

a. fehlende Gefühlswahrnehmung,
b. fehlender oder inadäquater verbaler und nonverbaler Gefühlsausdruck,
c. fehlendes oder inadäquates Aus- und Ansprechen des Gefühls,
d. fehlende modulierende Steuerung eines intensiven Gefühls und
e. Über- oder Untersteuerung des vom Gefühl angestoßenen Handlungsimpulses

zu unbefriedigender Kommunikation, Interaktion und Beziehungsgestaltung führt.

Davon können Patienten u. a. mit Angst-, Zwangs-, somatoformen, affektiven Störungen und mit Essstörungen sowie mit nahezu allen Persönlichkeits- und Verhaltensstörungen betroffen sein.

24.3 Nebenwirkungen und Kontraindikationen

Der bisherige dysfunktionale Umgang mit Gefühlen hat sehr häufig die Funktion, die soziale Umwelt zu schonen – durch den Verzicht auf die Durchsetzung eigener Interessen. Der emotionalere Mensch wird unbequemer oder gar anstrengender für die Kommunikationspartner, sodass aktuelle Beziehungen vorübergehend strapaziert werden können. Dies kann durch Einbeziehung der Bezugspersonen aufgefangen werden.

Bei schizophrenen Patienten (► Kap. 108) sollte Emotionsregulationstraining nur modifiziert und nur aus der Kenntnis und Erfahrung mit deren rasch ansteigenden Angst und Bedrängnis in zu nahe, zu eng oder zu überfordernd werdenden zwischenmenschlichen Situationen heraus durchgeführt werden.

24.4 Technische Durchführung

Bei zu starken, zu häufigen, zu lange anhaltenden Emotionen (Überemotionalität mit Untersteuerung) ist die von Linehan (1996a, b) vorgeschlagene Strategie empfehlenswert:

a) Gefühle identifizieren und benennen

Nach Information über Gefühle und Vermitteln eines psychologischen Modells beginnen Selbstbeobachtungen (Situation – Bedeutung der Situation – Gefühl). Alle auftretenden Gefühle werden hinsichtlich ihrer situativen Einbettung und ihrer Auswirkungen auf Gedanken und Handlungen beobachtet und besprochen.

b) Hindernisse für das Verändern von Gefühlen identifizieren (Funktionsanalyse der Gefühle)

Die Selbstbeobachtungen führen weiter, indem sie ein psychologisches Modell der Funktionalität der eigenen Gefühle ergeben: Die situativen und internal kognitiv-affektiven Zusammenhänge zeigen, dass

- unwillkürlich durch den Gesichtsausdruck die Gefühle kommunizieren und damit Einfluss auf den anderen Menschen nehmen,
- man durch die Gefühle zu Verhaltensweisen bewegt wird, rascher und unmittelbarer als durch Gedanken,
- man es durch intensive Gefühle schafft zu handeln, wozu man ohne sie nicht die Kraft oder den Mut hätte,
- man in seiner Sicht der eigenen Person und der anderer Menschen durch seine Gefühle bestätigt sieht (Gefahr, sie mit Realität zu verwechseln).

So lange diese Funktion nicht anderweitig realisiert werden kann, verschwinden diese Gefühle auch nicht. Es ist sehr schwer sie zu verändern, wenn man dies nicht berücksichtigt.

c) Die Verwundbarkeit gegenüber schmerzlichen Gefühlen verringern

- Alles was die körperliche Gesundheit und Widerstandskraft mindert, wird verändert:

Körperliche Krankheiten werden konsequent behandelt.
- Es wird für eine ausgewogene und regelmäßige Ernährung gesorgt (das den körperlichen Bedürfnissen und dem persönlichen Geschmack gerecht Werdende in der richtigen Menge bewusst zubereiten und zu sich nehmen).
- Stimmungsverändernde Substanzen vermeiden (Beruhigungsmittel, nicht verordnete Medikamente, Alkohol, Drogen).
- Für ausreichenden Schlaf sorgen (regelmäßige, ausreichend frühe Bettgehzeiten, 7–9 h Schlaf, Strategien gegen Einschlafstörungen einsetzen). Schlaf mit Wohlbefinden verknüpfen.
- Täglich für ausreichende Bewegung sorgen wie 20 min Joggen, Gymnastik oder 30 min schnellen Schrittes gehen, z. B. auf dem Weg zur Arbeit zwei Stationen früher aussteigen.
- Mit Selbstdisziplin täglich aktiv werden, um von passiver Betroffenheit zu der Erfahrung zu kommen, Situationen und damit Gefühle-in-Situationen durch eigenes Handeln ändern zu können.

d) Positive Ereignisse häufiger werden lassen

- Durch das Aufsuchen oder Herstellen von Situationen, die mit positiven Gefühlen assoziiert sind, kann auf die eigenen Gefühle eingewirkt werden:
- Kurzfristig angenehme Aktivitäten planen und ausüben (Ideenhilfe gibt die Liste angenehmer Aktivitäten in Linehan, 1996b, ► Kap. 11): Situationen herstellen, die mit positiven Gefühlen einhergehen. Täglich eine positive Aktivität ausüben.
- Langfristig die eigene Lebensgestaltung so ändern, dass positive Ereignisse häufiger werden:
- Lebensumstände, die negativ Gefühle erzeugen, ändern (isoliert wohnen oder arbeiten), hierzu Ziele und Teilziele formulieren und verfolgen.
- Beziehungen und Kontakte, die nicht gut tun, meiden und Kontakte zu Menschen vermehren, die nicht regelmäßig zu Enttäuschungen und Verletzungen beitragen.
- Achtsam für positive Erfahrungen sein, indem mit großer Bewusstheit angenehme Beziehungserlebnisse wahrgenommen werden.
- Ablenken, wenn Gedanken und Grübeln zu Sorgen und anderen negativen Gefühlen führen. Stattdessen bewusst der momentanen äußeren Situation zuwenden.

e) Die Achtsamkeit für gegenwärtige Gefühle steigern

Der bewusste steuernde Umgang mit Gefühlen kann so erfolgen (nach Linehan, 1996b, aus Sulz, 2000):

- **Gefühlserfahrung**:
  1. Erfahre, dass Gefühle kommen und gehen, ohne dass du etwas tust.
  2. Versuche nicht, ein beginnendes Gefühl abzublocken oder zu unterdrücken.
  3. Drücke es nicht weg, wenn es schon da ist.
  4. Halte dich nicht am Gefühl fest. Lasse es los.
  5. Mache das Gefühl nicht intensiver (z. B. Angst durch beängstigende Gedanken, Wut durch wütend machende Gedanken).
- **Du bist nicht dein Gefühl**:
  1. Du bist nicht dein Gefühl. Du bist ein Mensch, der ein Gefühl hat. Was ich habe, kann ich handhaben, d. h. ich kann entscheiden, wie ich mit dem Gefühl umgehe.
  2. Du musst nicht tun, wozu das Gefühl dich bringen will.
  3. Erinnere dich, wann du anders gefühlt hast.
- **Nimm dein Gefühl an**:
  1. Verurteile dein Gefühl nicht.
  2. Sei willens, ihm zu begegnen.
  3. Akzeptiere dein Gefühl radikal.

f) Den gegenwärtigen Gefühlen entgegen handeln

Gefühle werden gelöscht, wenn sie nicht mehr durch die positiven Konsequenzen der zu ihnen gehörenden Handlungskomponente verstärkt werden (nach Linehan, 1996b, aus Sulz, 2000):

- **Zuviel Angst:**
  1. Tu, was dir Angst macht.
  2. Suche Situationen auf, die Angst auslösen.
  3. Bleibe genau dort, wo die Angst entsteht.
  4. Tu nichts, vor allem nicht das, wozu die Angst dich drängt (z. B. Flucht).

5. Warte, bis die Angst sich so viel Raum und Zeit genommen hat, wie sie braucht.
6. Wenn die Angst geht, verabschiede dich von ihr.
7. Bleib noch eine Weile ohne Angst in der Situation.

- **Zuviel Schuld/Scham:**
  a. *Gerechtfertigt:*
    1. Repariere den Schaden.
    2. Sage, dass es dir leid tut.
    3. Mache es besser, tu was Nettes für die geschädigte Person, wenn das nicht geht, jemand anderem.
    4. Entscheide dich, in Zukunft diesen Fehler nicht mehr zu machen.
    5. Nimm die Konsequenzen deines Handelns dankbar an, auch unangenehme Konsequenzen.
    6. Lass das Gefühl dann gehen.

  b. *Ungerechtfertigt:*
    1. Tu, was dir ein Schuld-/Schamgefühl macht.
    2. Suche Situationen auf, die Schuld-/Schamgefühl auslösen.
    3. Bleibe genau dort, wo das Schuld-/Schamgefühl entsteht.
    4. Tu nichts, vor allem nicht das, wozu das Schuld-/Schamgefühl dich drängt (z. B. wieder gut machen).

- **Zuviel Ärger:**
  a. *Ungerechtfertigt:*
    1. Gehe der Person aus dem Weg, statt sie anzugreifen.
    2. Tu was Nettes, statt sie anzugreifen.
    3. Versuche Sympathie oder Empathie herzustellen mit der Person.

  b. *Gerechtfertigt:*
    1. Gib ein klares sachgemäßes Feedback für das ärgerlich machende Verhalten.
    2. Sprich deinen Wunsch für den zukünftigen Umgang miteinander deutlich und konkret aus.

- **Zuviel Trauer:**
  a. *Gerechtfertigt:*
    1. Hole alles her, was dich traurig macht.
    2. Trauere bewusst, mach dir den Verlust bewusst.
    3. Ertappe dich bei deinen Tricks, dich gegen dieses Gefühl zu sperren.
    4. Lass das Verlorene los.

  b. *Ungerechtfertigt:*
    1. Entscheide dich, das Gefühl jetzt zu beenden.
    2. Sei aktiv.

g) Techniken der Stresstoleranz anwenden

Hier kann auch die emotionssteuernde Wirkung des Gesichtsausdrucks genutzt werden. Entspannen des Gesichtes führt zu einer intensiveren Gefühlswahrnehmung, Herstellen einer dem Gefühl entgegengesetzten Mimik zu einer Abschwächung des Gefühls, Herstellen eines leichten Lächelns zu einem angenehmen Gefühl.

Obige Strategien werden in der Therapiesitzung angewandt, wenn negative Gefühle auftreten und für kommende Situationen geübt, darüber hinaus besprochen und das Ausprobieren bis zur nächsten Sitzung vorbereitet.

Bei der Durchführung des Trainings der Emotionsregulation ist zu unterscheiden, ob Überemotionalität mit Untersteuerung oder Unteremotionalität mit Übersteuerung vorliegt. Wenn Gefühle zu selten, zu schwach oder nur so kurz auftreten, dass sich ihre Funktion in der Selbst- und Beziehungsregulation nicht entfalten kann, kann das Training auf wenige Aspekte konzentriert werden (► Das Vorgehen mit vermiedenen Gefühlen am Beispiel des Ärgers – nach Sulz, 2005).

Besonders beim Umgang mit Ärger kann es hilfreich sein, eine optimale Interaktionssequenz zu erarbeiten:

1. Ärger bewusst wahrnehmen.
2. Prüfen, ob Ärger jetzt angemessen ist. Wenn ja:
3. Meinen Ärger ganz zulassen.
4. Prüfen, ob die Intensität meinen Ärger dem Anlass entspricht. Wenn ja:
5. Meinen Ärger aussprechen.
6. Spüren, was ich aus meinem Ärger heraus tun möchte.
7. Prüfen, ob meine Ärgerhandlung angemessen ist. Wenn ja:
8. Sagen, was ich aus meinem Ärger heraus tun möchte.

Das Vorgehen mit vermiedenen Gefühlen am Beispiel des Ärgers

1. Gefühlswahrnehmung
In der Situation:
a. Vergegenwärtigen Sie sich, was am Verhalten des Gegenübers das Ärgerliche ist (auch wenn Sie noch keinen Ärger spüren).
b. Vergegenwärtigen Sie sich, welche Beeinträchtigung/Verletzung das Verhalten des anderen bei Ihnen hervorruft.
c. Spüren Sie das Ausmaß der Beeinträchtigung/Verletzung.
d. Erspüren Sie Ihren Brustraum und Bauchraum.
e. Welches Gefühl stellt sich ein?

Wiederholen Sie a bis e, bis das Gefühl deutlich da ist.

2. Gefühlsgedanken
a. Welcher Gedanke, welcher Satz ist Ausdruck dieses Gefühls? Lassen Sie Ihr Gefühl sprechen (in Gedanken, noch nicht laut).
b. Lassen Sie weitere Gedanken kommen, bilden Sie weitere Sätze, die aus diesem Gefühl heraus entstehen.

3. Gefühlskommunikation
a. Sprechen Sie *über* Ihr Gefühl, indem Sie sagen, welcher Aspekt des Verhaltens des anderen bei Ihnen welches Gefühl ausgelöst hat.
b. Sprechen Sie *über* Ihre Gefühlsgedanken, indem Sie sagen, welcher Aspekt des Verhaltens des anderen bei Ihnen welche Gedanken ausgelöst hat.
c. Sprechen Sie über Ihre **Hoffnungen/Wünsche** an den anderen, indem Sie sagen, was Sie
   - sich von der Beziehung zu ihm wünschen,
   - jetzt in dieser Situation von ihm wünschen.
d. Sprechen Sie über Ihre **Befürchtungen**, indem Sie sagen,
   - dass Ihnen der offene Ausdruck Ihres Gefühls nicht leicht fällt,
   - welche Befürchtung/Sorge es Ihnen schwer macht, offen Ihr Gefühl auszusprechen.

Führen Sie diese Kommunikation auch dann, wenn Sie das Gefühl noch nicht oder nur wenig gespürt haben. So machen Sie trotzdem die neue Erfahrung, wie der andere auf Ihre Gefühlskommunikation reagiert.

4. Gefühlsausdruck
Wenn Sie schon einige gute Erfahrungen mit dem Sprechen *über* Ihr Gefühl gemacht haben, beginnt der nächste Schwierigkeitsgrad: das Gefühl so *zeigen*, wie es ist. Das heißt, mit
- ärgerlichem Gesichtsausdruck und Blick,
- ärgerlicher Stimme (Tonfall und Lautstärke),
- ärgerlichen Worten,
- ärgerlicher Körperhaltung und/oder
- ärgerlichem Gestikulieren.

5. Gefühlshandlung
Lernen Sie nun, Ihrem Gefühl wieder seine ursprüngliche Funktion zu geben: Sie zum Handeln zu bewegen. Wählen Sie eine Situation, in der es nicht damit getan ist, ein Gefühl auszusprechen oder ein Gefühl deutlich zu zeigen. Eine Situation, in der Ihr Handeln aus dem Gefühl heraus notwendig ist, z. B.
- zum Chef gehen und sich über einen Missstand in Ihrer Abteilung beschweren, nachdem der Zuständige mehrmals überhaupt nicht reagiert hat oder
- einem unzuverlässigen Mitarbeiter eine schriftliche Abmahnung geben, nachdem mehrere mündliche Ermahnungen nicht wirkten oder
- eine Tasse auf den Boden werfen, nachdem Ihr Gegenüber Sie zur Weißglut gebracht hat. Machen Sie aus Ihrem Ärger einen heiligen Zorn – Ihre einzig richtige Reaktion in diesem Moment.

Entwickeln Sie analoge Stufen des Vorgehens bei Ihren anderen, primären vermiedenen Gefühlen (vor allem auch bei »positiven«, angenehmen Gefühlen wie Freude und Liebe).

6. Gefühlsbewertung meines Verhaltens
Obwohl ich in einer Situation objektiv betrachtet richtig wahrgenommen, richtig gefühlt, richtig gedacht und richtig gehandelt habe, kann ich mir diesen Erfolg vermiesen, indem ich anschließend zu selbstkritisch reagiere, an mir zweifle, mir Vorwürfe mache, Angst vor Ablehnung bekomme.
- Achten Sie deshalb darauf, wie Sie rückblickend Ihr Verhalten in einer schwierigen Situation gefühlsmäßig bewerten, welche Gefühle sich einstellen.
- Widersprechen Sie obigem Miesmachen in Gedanken.
- Finden Sie diejenigen Gedanken, die diese Gefühle eingrenzen.
- Halten Sie ein Plädoyer für Ihr Verhalten bis ein gutes Gefühl entsteht, das dem guten Gelingen entspricht.

9. Hören, was der andere antwortet. Wenn es noch stimmig/notwendig ist:
10. Aus meinem Ärger heraus handeln.

Therapeutisches Vorgehen: Imagination, Wahrnehmungsübung, Rollenspiel (► Kap. 35, Kap. 65 und Kap. 83; Sulz, 2007).

24.5 Erfolgskriterien

Wenn vor dem Training die zehn typischsten und häufigsten Situationen gesammelt werden, in denen bisher dysfunktional mit den als Zielreaktion definierten Gefühlen umgegangen wurde und z. B. mit Hilfe der Operationalisierung durch Zielerreichungsskalierung Ist- und Sollzustand festgelegt wurde, so kann völlig individuell der Trainings- und Therapieerfolg festgestellt werden. Allgemein besteht der Erfolg darin, dass

- bisher nicht wahrgenommene Gefühle jetzt wahrgenommen, ausgedrückt und angesprochen werden können,
- aus diesen Gefühlen resultierende situationsadäquate Handlungsimpulse in Handlungen übergeführt werden können, die sozial funktionale Interaktions- und Beziehungsgestaltung ermöglichen.

Waren bisher Emotionen unkontrollierbar intensiv oder konnten aus ihnen resultierende inadäquate Handlungsimpulse nicht gesteuert werden, so besteht der Erfolg darin, dass nach der Therapie das Gefühl, seine Intensität, der resultierende Impuls und die durchgeführte Handlung situationsangemessen sind. Dazu kann auch gehören, dass bisherige Fehlinterpretationen einer Situation durch nunmehr realistische situativ-interpretierende Kognitionen ersetzt sind und deshalb kein Anlass mehr zu dysfunktionalen Gefühlen besteht.

24.6 Grad der empirischen Absicherung und persönliche Bewertung

Emotionstrainings ohne Einbettung in eine verhaltenstherapeutische Gesamtstrategie wurden bislang nicht auf ihre spezifische Wirksamkeit hin untersucht. Obiges Emotionsregulationstraining ist modifizierter Bestandteil der dialektisch-behavioralen Therapie Linehans (1996a), die die Wirksamkeit ihres Ansatzes empirisch untersucht hat (► Kap. 97).

Die direkte Modifikation von Gefühlen bzw. des dysfunktionalen Umganges mit diesen geschieht unsystematisch in nahezu jeder Verhaltenstherapie, oft kombiniert mit kognitiven Interventionen. Gerade diese Kombination schafft einen sicheren Rahmen für die therapeutische Arbeit mit Gefühlen. Das Unsystematische hat im Vergleich zum Training den Nachteil, dass nicht lange genug am Zielverhalten verweilt wird, um andauernde Änderungen zu erreichen. Durch ein systematisches Training wird dagegen der Umgang mit Gefühlen relativ umfassend geübt. Hier eignet sich auch besonders der gruppentherapeutische Modus (► Kap. 75 und Kap. 83), bei dem emotionales Lernen in soziales Lernen eingebettet wird.

Literatur

Linehan, M. (1996a). *Dialektisch-Behaviorale Therapie der Borderline-Persönlichkeitsstörung*. München: CIP-Medien.
Linehan, M. (1996b). *Trainingsmanual zur Dialektisch-Behavioralen Therapie der Borderline-Persönlichkeitsstörung*. München: CIP-Medien.
Sulz, S. K. D. (2005). *Strategien der Veränderung von Erleben und Verhalten. München*: CIP-Medien.
Sulz, S. K. D. (2007). *Supervision, Intervision und Intravision in Ambulanz, Klinik und Praxis*. München: CIP-Medien.
Sulz, S. K. D. & Lenz, G. (2000). *Von der Kognition zur Emotion: Psychotherapie mit Gefühlen*. München: CIP-Medien.

Entspannungsverfahren

C. Derra und M. Linden

25.1 Allgemeine Beschreibung

Entspannung wird als ein spezifischer psychophysiologischer Prozess verstanden, der sich auf einem Kontinuum von Aktiviertheit – Desaktiviertheit bewegt und gekennzeichnet ist durch Gefühle des Wohlbefindens, der Ruhe und Gelöstheit. Entspannung ist kein Sonderzustand, sondern ein Reaktionsmuster, das biologisch angelegt ist, zum natürlichen Verhaltensrepertoire des Menschen gehört und unter günstigen Bedingungen leicht hervorzurufen ist. Die Entspannungsreaktion ist physiologisch gekennzeichnet durch einen Wechsel vom aktivierenden Sympathikotonus zu einem trophotropen, parasympathikotonen Zustand mit messbaren physiologischen Veränderungen im vegetativen Nervensystem. Eine Entspannungsreaktion kann, aber muss nicht einhergehen mit einer Abnahme des Muskeltonus, einer peripheren Vasodilatation, Abnahme der Hautleitfähigkeit, Verlangsamung des Herzschlags, Senkung des arteriellen Blutdrucks, Abnahme der Atemfrequenz sowie zentralnervösen Veränderungen. Psychologisch ist Entspannung gekennzeichnet durch innere Gelassenheit, eine Distanzierung und Abschirmung von Außenreizen und ein gewisses Wohlbefinden.

Klinisch bewirken Entspannungsverfahren eine Reduzierung des Erregungsniveaus, eine Differenzierung der Körperwahrnehmung, ein Erleben von Selbststeuerung und Selbstkontrolle sowie eine bessere affektive Abschirmung. Die regelmäßige Anwendung führt zu einen Training der Aufmerksamkeitslenkung, zur Erhöhung von Wahrnehmungsschwellen, zu einer Verbesserung der Stressabwehr und zu Erholungseffekten mit mentaler Frische nach den Übungen.

Entspannungsverfahren sind Techniken oder Induktionsmethoden, mit denen eine Entspannungsreaktion schnell und bewusst in Gang gesetzt werden kann. Im Gegensatz zur angeborenen Alarmreaktion läuft die Entspannungsreaktion nicht reflexartig ab. Sie kann jedoch durch regelmäßiges Üben gebahnt und stabilisiert werden. Die Entspannungsinstruktion (z. B. Entspannungsformel, Muskelanspannung und entspannung, Atemrhythmus) kann im besten Fall zu einer Art konditionierten Reiz für Entspannung werden. Entspannungsverfahren können zur Beeinflussung von Angst- und Stresssituationen eingesetzt werden.

Die beiden wichtigsten Entspannungsverfahren sind das Autogene Training (AT) und die Progressive Muskelrelaxation (PR). Sie sind systematisch aufgebaut, wissenschaftlich gut evaluiert und haben ein umfangreiches Indikationsspektrum.

25.2 Indikationen

Entspannungsverfahren werden wegen ihres breiten Indikationsspektrums gelegentlich als ein »Basispsychotherapeutikum« bezeichnet. Meist handelt es sich um ein adjuvantes Verfahren im Kontext umfassenderer Behandlungspläne.

Neben den allgemeinen Indikationen zur besseren Stressbewältigung, bei Konzentrationsstörungen und Störungen im Schlafrhythmus sind eine Reihe klinischer Indikationen gut belegt. Dazu zählen die milde bis mittelgradige essenzielle Hypertonie, koronarer Herzkrankheit, Angststörungen, leichte bis mittelschwere Depression und Dysthymie, funktionelle Schlafstörungen, Asthma bronchiale, funktionelle und entzündliche Darmerkrankungen, Geburtsvorbereitung, Neurodermitis, Spannungskopfschmerz, Migräne, Rückenschmerz, Bruxismus, rheumatoide Arthritis, Tumorschmerz, Zwangsstörungen. Zur Symptombeeinflussung eignen sich besonders häufiger durchgeführte verkürzte Entspannungsübungen. Durch länger dauernde Übungen soll eine Reduktion des allgemeinen Erregungsniveaus erreicht werden.

Gelernte Entspannungsreaktionen können Patienten auch ein Hilfsmittel sein, um in besonders erregungsintensiven oder stressigen Situationen sich selbst zu kontrollieren und die psychischen wie körperlichen Begleitreaktionen zu dämpfen. Sie werden daher auch als integraler Bestandteil bestimmter therapeutischer Techniken verwendet, beispielsweise bei der systematischen Desensibilisierung (► Kap. 59).

25

25.3 Nebenwirkungen und Kontraindikationen

Bei Entspannungsübungen können vor allem bei Anfängern durch das Schließen der Augen und das Lenken der Aufmerksamkeit von außen nach innen oft störende und gelegentlich dann auch beunruhigende Wahrnehmungen (z. B. Geräusche, Konzentrationsschwierigkeiten, eigene Gedanken) und Irritationen durch die ungewohnten physiologischen Veränderungen (z. B. Herzschlag, Atmung, Wärmekribbeln) auftreten. Diese in der Regel harmlosen Nebenerscheinungen hängen oft mit einer erhöhten Erwartungsspannung zusammen und können bei sehr kontrollbedürftigen Menschen und auch bei entsprechender Prädisposition angstauslösend wirken.

Bei Patienten, die bereits von sich aus eine verstärkte Selbstbeobachtung mit hypochondrisch ängstlicher Selbstwahrnehmung praktizieren, kann durch ein Entspannungstraining die Symptomatik noch verstärkt werden. Daher sollte nach der ersten Übung ausreichend Zeit zur Verfügung stehen zur Besprechung der individuellen Wahrnehmungserlebnisse. Beruhigende Erklärungen bewirken oft schon eine erste hilfreiche Korrektur.

Angstpatienten sollten Entspannungsübungen anfangs grundsätzlich besser mit offenen Augen durchführen und ihren Blick dabei auf einen Punkt fixieren. Beim Auftreten von störenden Symptomen kann die Übung jederzeit vorzeitig abgebrochen werden und zu einem späteren Zeitpunkt wieder aufgegriffen werden. Eine verstärkte Konzentration auf die Muskulatur bei der PR oder die beruhigende Atmung beim AT können bei leichteren Problemen bei der Durchführung hilfreich sein. Zur besseren Angstkontrolle hat sich besonders auch die einfache lockere Bewegung der Finger während der Übung zur Aufmerksamkeitslenkung auf die Hände bewährt.

Bei einer Störung in der Beziehung zwischen Therapeut und Patient können bei der Anleitung und Durchführung erhebliche Schwierigkeiten auftreten. Gerade bei Entspannungsübungen fühlen sich Patienten dem Therapeuten in verstärktem Maße ausgeliefert. Es muss daher gegebenenfalls mit verstärkter Angst gerechnet werden. Hier sind die Probleme der therapeutischen Beziehung vorab zu klären. In solchen Fällen kann auch die Anwendung einer CD mit einer anderen Stimme hilfreich sein.

Akute Psychosen und andere schwere psychische Störungen, bei denen der Kontakt zur Realität und die Fähigkeit der adäquaten Wahrnehmung wesentlich eingeschränkt oder verändert sind, sollten nicht mit Entspannungsverfahren behandelt werden. Relative Kontraindikationen bestehen für schwere organische Erkrankungen, z. B. neurologische Krankheitsbilder mit Störungen der Sensibilität und der Motorik. Insbesondere die PR kommt bei Muskelkrankheiten (Spastik, Parkinson, Dystonien) schnell an Grenzen.

25.4 Technische Durchführung

Im Folgenden wird das Vorgehen bei der Progressiven Muskelrelaxation beschrieben mit Elementen der Selbstsuggestion, so wie sie für das autogene Training oder sogar die gestufte Aktivhypnose kennzeichnend sind:

- Beim Erlernen von Entspannung ist faktisch und psychologisch eine hinreichende Zeit von ca. 20 min zu reservieren. Dies zu garantieren, ist das größte Problem bei der Durchführung von Entspannungsübungen. Gerade bei eigenständigen Übungen werden diese oft nicht oder »in Hast« gemacht, weil Patienten meinen, keine Zeit zu haben oder gerade während der Entspannungsversuche mit dem Kopf schon bei dem sind, was sie als Nächstes zu tun haben. Gegebenenfalls sind eigene psychotherapeutische Interventionen vorzuschalten, um »Raum und Möglichkeit« für Entspannung zu schaffen.

- Der Patient liegt oder sitzt bequem, sodass er selbst möglichst wenig statische Haltearbeit in irgendeinem Teil seines Körpers leisten muss.
- Der Patient wird mit offenen Augen und begleitet durch ein dialoghaftes Gespräch aufgefordert, die dominante Hand fest anzuspannen. Die Spannung ist kurze Zeit (ca. 20 s oder drei langsame Atemzüge) zu halten und auf ein Maximum zu steigern. Der Therapeut unterstützt den Patienten dabei durch Zureden. Dann wird die Hand entspannt. Der Therapeut beschreibt in monoton perseverierender Art die Empfindungen, die der Patient in der Hand nun verspürt und verspüren soll: »Die Hand ist schwer, dick, aufliegend, ruhig und gelöst, sie liegt auf, schwer, dick usw.«
- Der Patient beschreibt selbst die Phänomene, die er in der Hand verspürt.
- Wiederholung von Punkt 3. Der Patient wird zu detaillierter Beschreibung aufgefordert. Der Therapeut beschreibt die Gefühle in jedem Finger, in der Handinnenfläche, auf dem Handrücken. Die Beschreibung sollte möglichst monoton perseverierend, formelhaft ablaufen.
- Wenn der Patient die Übungen mit der Hand beherrscht wird nacheinander mit dem Unterarm und dem Oberarm der dominanten Seite, dann mit der Hand, dem Unterarm und dem Oberarm der anderen Seite verfahren. Später können dann auch beide Füße, beide Unterschenkel und beide Oberschenkel hinzugenommen werden.
- Der Patient und der Therapeut wechseln sich jeweils ab in der Beschreibung der erlebten Phänomene unter der Entspannung, die jeweils auf eine Anspannung erfolgt. Immer wieder zu wiederholende Worte sind: ruhig, schwer, gelassen, sicher, dick, entspannt, aufliegend, gelöst, warm.
- Nachdem die einzelnen Körperpartien durchgegangen wurden, wird der Patient nun aufgefordert, zunächst beide Arme und Hände gleichzeitig zu entspannen, dann beide Beine und schließlich Arme und Beine gleichzeitig.
- Wenn der Patient angibt, in beiden Armen und Beinen gleichzeitig ein Gefühl der Schwere und Entspannung zu verspuren, dann wird er aufgefordert, die Augen zu schließen und sich innerlich ganz auf die entspannten Arme zu konzentrieren. Der Therapeut beschreibt dabei erneut die Entspannungsphänomene, wobei er die Aufmerksamkeit noch einmal nacheinander von den Händen über den Unterarm auf die Oberarme, über die Füße, die Unterschenkel und die Oberschenkel lenkt.
- Bei den ersten Übungen sollten nur Hände und Unterarme einbezogen werden.
- Der Patient wird aufgefordert, diese Übungen in der gleichen Weise etwa 2- bis 3-mal täglich selbst zu üben.
- Bei der nächsten Sitzung sollte der Patient seine Erfahrungen schildern. Dann wird die gesamte Entspannungsübung erneut trainiert. Es können dann u. U. das Gesicht, die Schulter, das Gesäß und die Bauchmuskulatur hinzugenommen werden. Man sollte sich hiermit jedoch Zeit lassen.
- Mit zunehmender Übung werden die Anspannungsphasen immer kürzer gehalten und schließlich ganz weggelassen. Wichtig ist, dass der Patient die muskuläre Entspannung immer wieder bei offenen Augen übt. Dies sollte auch in Alltagssituationen erfolgen, wie z. B. Warten an der Bushaltestelle, beim Telefonieren usw.
- Wenn die muskuläre Entspannung zunehmend gelingt, sollte sie mit inneren Bildern der Ruhe, der Zeit, der Gelassenheit, der Ausgeglichenheit assoziiert werden. Hierbei können auch sog. Phantasiereisen hilfreich sein, in denen der Patient Bilder an entsprechende Momente seines Lebens erinnert.
- In der Lernphase ist es sinnvoll, dass der Patient ein Übungsprotokoll führt.

- Es sollten zwei bis drei Übungen am Tag durchgeführt werden.

25.5 Erfolgskriterien

Es gibt für Entspannungsverfahren eine Reihe von objektiven Erfolgsmaßen, die relativ einfach mit Biofeedbackgeräten gemessen werden können. Hierzu gehören Messungen der Hauttemperatur, der peripheren Durchblutung, EMG- und auch EEG-Messungen. Im klinischen Alltag wird man dies nicht routinemäßig durchführen sondern nur bei sehr skeptischen Menschen und Patienten mit sehr schlechtem Bezug zum eigenen Körper oder Störungen der Körperwahrnehmung anwenden. Erfolgskriterien berücksichtigen einerseits den momentanen Übungserfolg sowie die Verbesserung der allgemeinen Entspannungsfähigkeit. Darüber hinaus wird in klinischen Studien der Einfluss auf die Hauptzielsymptomatik gemessen.

Das wichtigste Erfolgsmaß bleibt ansonsten die subjektive Beschreibung des Patienten. Zur Standardisierung kann ein Wochenprotokoll geführt werden. Außerdem gibt es inzwischen auch standardisierte und gut evaluierte Fragebögen wie z. B. das »Diagnostische und Evaluative Instrumentarium zum Autogenen Training« (AT-EVA) von Krampen (1991).

25.6 Grad der empirischen Absicherung und persönliche Bewertung

Es gibt eine umfangreiche empirische Literatur zur besseren Stressbewältigung, bei Konzentrationsstörungen und Störungen im Schlafrhythmus. Darüber hinaus sind auch positive Wirkungen bei einer Reihe spezieller klinischer Indikationen gut belegt. Die höchsten Effektstärken haben AT und PR bei der milden bis mäßigen essenziellen Hypertonie. Ebenfalls durch mehrere Studien belegt ist die Indikation bei Angststörungen, bei leichter bis mittelschwerer Depression und Dysthymie sowie bei funktionellen Schlafstörungen. Die sonstige Studienlage ist für beide Entspannungsverfahren etwas unterschiedlich:

- **AT** bei koronarer Herzkrankheit, Asthma bronchiale, funktionelle und entzündliche Darmerkrankungen, Geburtsvorbereitung sowie einzelne Studien zur Neurodermitis und Glaukom.
- **PR** gut belegt durch mehrere Studien im Bereich Spannungskopfschmerz, Migräne und Rückenschmerz, einzelne Studien zu Bruxismus, rheumatoide Arthritis, Tumorschmerz, Zwangsstörungen (Derra, 2007; Hoffmann, 2009).

Während die klinische Wirksamkeit durch Metaanalysen sowohl für AT wie auch sogar noch besser für die PR gut belegt ist, gibt es bezüglich der physiologischen Wirkungen viele offene Fragen. Daher ist beispielsweise die PMR nur wenig durch physiologische Untersuchungen abgesichert. So ist die Vorgehensweise mit 5 Sekunden kräftiger Anspannung und 30–40 Sekunden Entspannung nicht begründet, da weder das für die Muskelentspannung wichtige Phänomen der postisometrischen Relaxation (beginnt nach ca. 15 Sekunden Anspannung) noch die physiologische Aufmerksamkeitsspanne (beim Gesunden nicht länger als 20 Sekunden) berücksichtigt wird. Was eigentlich bei Entspannung wirkt, ist weitaus weniger klar, als landläufig angenommen. Auch zeigen neuere Untersuchungen z. B. für die PR, dass die physiologischen Entspannungsparameter überhaupt nicht mit dem subjektiven Entspannungserlebnis bei Angstpatienten korrelierten. Vielmehr scheinen selbstsuggestive Aspekte und kognitive Bewertungen wesentlich wichtigere Wirkmechanismen sowohl bei AT wie auch bei der PR zu sein. Damit bleibt das subjektive Erleben des Patienten der entscheidende Parameter für die Wirksamkeit.

Literatur

Bernstein, D. A. & Borkovec, T. D. (1997). *Entspannungstraining. Handbuch der Progressiven Muskelentspannung nach Jacobson*. München: Pfeiffer.

Derra, C. (2007). *Progressive Relaxation*. Köln: Deutscher Ärzteverlag.

Hoffmann, B. (2009). *Handbuch Autogenes Training*. München: DTV.

Krampen, G. (1991). *AT-EVA Diagnostisches und Evaluatives Instrumentarium zum Autogenen Training*. Göttingen: Hogrefe-Verlag.

Krampen, G. (1998). *Einführungskurse zum autogenen Training*. Stuttgart: Verlag für angewandte Psychologie.

Ohm, D. (2007). *Stressfrei durch Progressive Relaxation: Mehr Gelassenheit durch Tiefenmuskelentspannung nach Jacobson*. Stuttgart: TRIAS-Verlag.

Petermann, F. & Vaitl, D. (2009). *Entspannungsverfahren. Das Praxishandbuch*. Weinheim: Beltz Psychologie Verlagsunion.

Exposition und Konfrontation

I. Hand

26.1 Allgemeine Beschreibung

Übungen zur Aufhebung von Meidungsverhalten und zum Abbau der negativen kognitiv-emotionalen und physiologischen Reaktionen auf bestimmte Situationen, Objekte, Problemfelder oder Personen gehören zu den potenziell hilfreichsten aber auch risikoreicheren psychotherapeutischen Verfahren. Exposition zu oder Konfrontation mit gefürchteten oder gemiedenen Reizbedingungen kann dabei sowohl im Symptombereich wie auch in »tieferen« Bereichen (Selbstkonfrontation z. B. über Meditation; s. unten: Reaktionsüberflutung) erfolgen.

Dieser Beitrag beschränkt sich auf die Varianten dieser Verfahren, die in der Verhaltenstherapie zur Anwendung kommen.

Marks hat diese handlungsbezogen unterteilt in: langsam-gestufte (Desensibilisierung) bis rasch-unmittelbare (»Flooding«) In-sensu- oder In-vivo-Exposition zu aversiven, gemiedenen Reizbedingungen. Die weitaus gebräuchlichste Bezeichnung in der Verhaltenstherapie ist Exposition-Reaktions-Verhinderung (»Exposure Response-Prevention« – ERP). Damit werden die unterschiedlichen Varianten der Exposition nicht hinreichend bzw. sogar irreführend bezeichnet. Inhaltlich wesentlich angemessener (s. unten) ist die Bezeichnung Exposition-Reaktions-Management (ERM; Hand, 1993). Im Folgenden wird zusätzlich eine Unterteilung der Expositionsverfahren nach den postulierten und intendierten Wirkmechanismen und Motivationsprozeduren der Exposition vorgenommen.

- **Postulierte und intendierte Wirkmechanismen**

- Das erste Verfahren einer Exposition in sensu und in vivo war die Systematische Desensibilisierung nach Wolpe (► Kap. 59). Ihr theoretisches Modell war das der reziproken Hemmung der Angst durch eine induzierte »konkurrierende Reaktion« (meist Entspannung, aber auch sexuelle Erregung oder Aggression).
- Bald darauf wurde in der englischen Verhaltenstherapie das Modell einer Reizüberflutung durch Exposition in vivo favorisiert. Die Aufhebung der motorischen Meidung soll die Angstreaktion induzieren, um nachfolgend – über »automatische« psychophysiologische Prozesse – eine Habituation (Löschung, Extinktion, ► Kap. 40) zu ermöglichen. Entsprechende Verfahren scheinen sich vor allem darin zu unterscheiden, wie die Motivation zur Exposition erreicht wird (Psychoedukation, kognitive Therapie usw., s. unten); eine gezielte Bearbeitung der auftretenden Emotionen, Kognitionen oder psychophysiologischen Reaktionen tritt eher in den Hintergrund bzw. wird sehr unterschiedlich durchgeführt (z. B. Desensibilisierungs- vs. »Flooding«-Modell, s. unten).
- Prolongierte In-sensu-Exposition zu den aversiven, inneren Reizbedingungen (Emotionen; Physiologie und Kognitionen; Reaktionsüberflutung) wurde dann z. T. aus dem Implosions-Modell von Stampfl abgeleitet und auch mit dem Habituationskonzept begründet: Aufhebung der kognitiven Meidung soll intensive

Angstgefühle oder andere negative Emotionen auslösen (»Flooding« in sensu; Implosion) und dann zur Habituation führen. Auch hier bleibt offen, wie Therapeut und Patient dann auf die induzierte Angst reagieren (sollten), bis diese nach 2–20 Minuten (klinische Erfahrungswerte) abklingt.

- Im Gegensatz zu dieser gravierenden methodischen Lücke im ERP wird bei dem erst in den 80er-Jahren entwickelten ERM-Training eine systematische Bewältigungsstrategie für negative, aversive Emotionen eingesetzt (s. unten).

In der Praxis erfolgt die In-vivo-Konfrontation meist gestuft, über eine Hierarchie schwieriger Situationen ohne zusätzliche Angstprovokation durch den Therapeuten, aber auch ohne eine vorgeschaltete Desensibilisierung in sensu (▶ Kap. 32). Bei Angststörungen mit situationsgebundenen oder ungebundenen Panikattacken ist eine zusätzliche Angstprovokation zur Durchführung von Angst-Managementtraining (▶ Kap. 58 und 59) jedoch zur Rückfallprophylaxe unerlässlich. Bei einer ERP wird nicht die Gesamtreaktion auf den die Symptomatik auslösenden Reiz – bestehend aus motorischen, kognitiven, emotionalen und physiologischen Reaktionsvariablen – verhindert, sondern lediglich die Teilreaktion des motorischen bzw. kognitiven Vermeidungsverhaltens. Dadurch werden jedoch zugleich in unterschiedlichem Ausmaß die anderen Reaktionsanteile der Angst- oder Zwangssymptomatik provoziert. In den meisten Publikationen zu ERP wird nicht beschrieben, ob und in welcher Form dem Patienten dann Hilfestellung für die Bewältigung dieser provozierten Reaktionsanteile gegeben wird!

Das ERM-Training (Hand, 1993) beinhaltet ein breit angelegtes Reaktions-Bewältigungstraining für Angst, Panik, Depression oder auch Schuldgefühle und Aggression (d. h. Negative Befindlichkeiten, NEB; Beispiele bei Hand, 2008; spezifisch bei Zwangsstörungen Hand, 2002). Über die Unterlassung der motorischen und kognitiven Vermeidungsreaktion soll eine maximale Intensivierung der übrigen Reaktionsmuster induziert werden (Reizüberflutung zur Induktion von Reaktionsüberflutung), damit unter direkter Anleitung durch den Therapeuten der eigenständige Umgang damit eingeübt werden kann (Reaktions-Managementtraining).

Die wesentlichen Ziele von ERM sind in der folgenden Übersicht dargestellt.

Ziele des ERM

Protrahierte Exposition zu/Konfrontation mit (bisher) gemiedenen Reizsituationen ermöglicht:

- Realitätsbeobachtung
  Wahrnehmung, Beschreibung von inneren und äußeren Ereignissen und Abläufen (Verbleib im »Hier und Jetzt«), der Patient als »sein eigener Beobachter«
- Stopp negativer oder positiver Erwartungen
  stattdessen volle Konzentration auf den inneren Ist-Zustand und das äußere Hier und Jetzt
- Motivation zur erweiterten Selbstexploration
  unter hoher emotionaler Erregung
  - Erweiterung der in der Verhaltensanalyse durchgeführten Mikroanalyse des Symptomverhaltens
  - Bei neuen, bisher »unbewussten«, meist traumabezogenen Informationen nachfolgend Wechsel der Interventionsebene
- Neubewertung
  - von Situation
  - von »Selbst«
- Generalisierung
  des im Umgang mit der Primärsymptomatik Erlernten auf z. B. Angst/Depression/andere NEB in multiplen »Distress«-Situationen.

Exposition kann zur raschen Extinktion (z. B. von Angst) wie auch zu vertiefter Exploration (»Turbo-Analyse«) führen. Einerseits wissen manche vermeidende Phobiker schlicht nicht, dass ihre Phobie nicht mehr besteht und entdecken dies in der ersten In-vivo-Exposition (Beispiel in Hand, 2008). Andererseits entdecken andere z. B. in der Angst-Exposition, dass es gar nicht um Ängste, sondern um z. B. massive Depression oder Schuldgefühle

Tab. 26.1 Konzepte der Exposition in der Verhaltenstherapie

Desensibilisierungsmodell	»Flooding«-Modell (ERM)
Konfrontation sehr gestuft (Prinzip »der kleinen Schritte«)	Konfrontation rasch und intensiv (Prinzip »wer wagt gewinnt«)
Meidung von Angst/Panik	Induktion von Angst/Panik
Entspannungstraining zur Meidung der Angst	Reaktions-Management-Training führt indirekt zur Entspannung
Antidepressiva, Anxiolytika oder Betablocker können Beginn von Selbsthilfeübungen erleichtern	Anxiolytika behindern Therapieprozess; Antidepressiva gelegentlich anfangs hilfreich, meist verzichtbar, mitunter hinderlich
Durchführung meist in angeleiteter Selbsthilfe	Durchführung anfangs oft Therapeuten geleitet (bei Phobien gut in Gruppen durchführbar)

geht. Dann muss der Therapeut Wissen, Können und Zeit genug haben, um dem Patienten zu helfen, mit dieser überraschenden Entwicklung adäquat umgehen zu können! ERM ist in der praktischen Durchführung weitgehend identisch mit dem wesentlich später entwickelten Expositionsmodell in der »Mindfulness Based Cognitive Behavior Therapy« (MBCBT, ► Kap. 10, Kap. 70 und Kap. 71). Letzteres ist allerdings mit einer komplexen neurophysiologisch-philosophisch-buddhistischen Theorie unterlegt (nicht davon abgeleitet!), während ERM pragmatisch praxisabgeleitet wurde. MBCT stellt die Rolle der Willenskraft in den Mittelpunkt, ERM die der Emotionsregulation durch Reaktionsmanagement. Vielleicht hat das bezüglich der Motivation von Patienten zur Mitarbeit eine gewisse Bedeutung.

Die Unterschiede zwischen einer Exposition nach dem klassischen Modell der systematischen Desensibilisierung (SD; ► Kap. 59) und ERM sind in Tab. 26.1 zusammengefasst.

26.2 Indikationen

Die Technik der Exposition (insbesondere ERM) ist in der Verhaltenstherapie vor allem bei Phobien (einschließlich der phobischen Komponenten bei sozialer Gehemmtheit; ► Kap. 114), PTBS (ERM sehr ähnlich der ERP-Variante von Foa), Zwangs-Gedanken und Handlungen (► Kap. 116), bei Essstörungen (Bulimie, ► Kap. 95) sowie in der Rückfallprophylaxe bei Suchtmittelabhängigkeiten (hier mit widersprüchlichen Ergebnissen, ► Kap. 20) angewandt und erforscht worden (Zur Indikation der verschiedenen Expositionsvarianten ► Abschn. 26.1 »Postulierte und intendierte Wirkmechanismen«).

Anwendungsversuche bei sog. freiflutender Angst (► Kap. 103) hat es ebenfalls häufiger, jedoch mit weniger überzeugendem Erfolg gegeben.

Diese Verfahren kommen in der Regel im Rahmen eines Gesamtbehandlungsplanes zur Anwendung, innerhalb dessen sie, je nach Einzelfall, einen sehr unterschiedlichen Stellenwert haben können.

SD (meist i. S. einer vorsichtig gestuften In-vivo-Anwendung) ist vor allem indiziert bei:

- Situationsängsten auf dem Boden einer generalisierten Angsterkrankung;
- ausgeprägter »Distress«-Intoleranz in der Vorgeschichte (z. B. bei der vermeidenden Persönlichkeitsstörung), die ein Angst-Managementtraining ablehnen;
- zwanghaft-rigider Persönlichkeitsentwicklung und der Unfähigkeit, emotionale Durchbrüche zuzulassen. Solche Patienten würden bei Teilnahme an einem ERP konstant hochgradig verspannt sein, aber keine Angstdurchbrüche zulassen und dementsprechend die im Panik-Managementtraining angestrebte Lernerfahrung nicht erleben;
- »Traumatisierung« in Kindheit und Jugend durch überwiegend leistungsbezogenen, zuwendungsarmen Erziehungsstil der Eltern. Die leistungsorientierte forcierte Exposition in vivo kann dann eher Angst und Widerstand auslösen;
- psychotischen Episoden in der Vorgeschichte;
- Exposition in vivo nur in Selbsthilfe (vom Patienten nur so gewollt, oder Therapeuten-Begleitung nicht angeboten).

Sofern beim Patienten aber Panikzustände, mit oder ohne Zusammenhang mit der phobischen oder Zwangssymptomatik, aufgetreten sind, besteht selbst nach erfolgreicher SD eine hochgradige Rückfallgefährdung. Wenn nach Therapie irgendwann wieder Panikattacken auftreten (was wahrscheinlich ist), dann ist der SD-Patient ihnen weiterhin hilflos ausgeliefert, interpretiert sie als Rückfall und entwickelt i. S. erneut erlernter Hilflosigkeit rasch wieder Vermeidungsverhalten (Fiegenbaum, 1988; Hand, 2000).

ERM ist das Verfahren der Wahl bei Panikstörung und Phobien mit und ohne Panikattacken, PTBS und wie bei Zwangsstörungen (► Kap. 92 und Kap. 116). Es vermittelt neben dem Angst-Panik-Bewältigungstraining auch den kompetenten Umgang mit anderen NEB. Damit wird auch eine Erhöhung der »Distress«-Toleranz erreicht. Bezüglich des Bewältigungstrainings bei Depressionen ähnelt es stark der Depressionsexposition von Ramsay. Die Therapiesitzungen selbst sind anfangs wesentlich fordernder, »stressiger« als die im Angst-Meidungstraining, führen jedoch nach nur 1–3 mehrstündigen Therapiesitzungen bereits bei 65–90% der Teilnehmer zu durchgreifendem Erfolg. Bei adäquater Vorbereitung liegt die Ablehnungsquote bei 10 bis 20%. ERM kann sowohl als Exposition in vivo wie in sensu angewendet werden und ist dementsprechend auch gleich gut für die Behandlung von situationsbezogenen Angsterkrankungen wie von situationsungebundenen Panikzuständen und von Zwangs-Gedanken und Handlungen und den o. g. NEB geeignet.

»Kognitive« Ansätze bei Angst- und Panikstörungen beinhalten lediglich Teilaspekte von ERM. Die KVT hat inzwischen auch akzeptiert, dass »Verhaltensexperimente« (d. h. Exposition in vivo) die entscheidenden Maßnahmen z. B. bei Angst- und Zwangsstörungen sind (Bennett-Levy, Butler, Fennel, Hackmann, Mueller & Westbrook, 2004).

Die Durchführung eines Entspannungstrainings vor einer Exposition ist nur bei SD sinnvoll. Eine Vorschaltung vor ERM ist kontraindiziert, da ja die Angst in den initialen Übungen nicht verringert, sondern auf das für den Patienten maximal denkbare Maß erhöht werden soll, um über Reaktions-Management-Training u. a. »Distress«-Immunisierung zu erreichen. Gesondertes Entspannungstraining ist nur dann sinnvoll, wenn Patienten eine generelle Tendenz zur Verspannung in diversen Lebenssituationen zeigen.

■ Motivation zur Exposition

Neben den postulierten Wirkmechanismen, die für unterschiedliche Patienten unterschiedlich motivierend sind, beeinflussen spezifische Motivationsverfahren die Mitarbeit und das subjektive Erleben der Expositionsverfahren:

- Eine vertrauensvolle Therapeut-Patient-Beziehung (► Kap. 8).
- Verzicht auf eine partielle Entmündigung des Patienten in der Übungssituation (»Flucht« bleibt möglich).
- Das Tempo der Exposition sorgfältig mit dem Patienten abstimmen, keine »Überraschungseffekte«.
- Paradoxe Motivationsstrategien (► Kap. 58), aber Indikation wegen der potenziellen Risiken sorgfältig abzuwägen.
- Entscheidend ist die Herausarbeitung der konkreten Zielsetzung jenseits des Symptomabbaus (bei Agoraphobie z. B. »Für welche Ziele lohnt es sich, wieder zu lernen, Wege zu gehen«. Der Weg ist das Ziel im Zen-Buddhismus, aber nicht in der Expositionstherapie!

26.3 Nebenwirkungen und Kontraindikationen

Die scheinbare Einfachheit der Darstellung und Durchführung der verschiedenen Varianten von Reiz-Reaktions-Exposition fördert die Gefahr, sie als »Kochbuchrezept« zu missbrauchen. Besonders am Beginn ihrer Ausbildung stehende Therapeuten mit niedriger Selbstreflektion und noch unzureichender interaktioneller Sensibilität sind bei mangelnder Supervision diesbezüglich gefährdet. Kontraindiziert sind vor allem:

- Reflexartige Anwendung bei Symptomdiagnosen wie »Phobie« oder »Zwang«, ohne Einbettung in eine therapeutische Gesamtstrategie und ohne beständige Reflexion der Patient-Therapeut-Beziehung.
- Durchführung trotz unzureichender Motivation des Patienten. Diese sollte auf keinen Fall

durch entmündigende Therapieverträge überspielt werden.

- Exposition über sehr kurze Zeitintervalle. Auf diese Weise kann es zu einem Angstanstieg kommen (Napalkov-Phänomen, Inkubation).
- Um das Risiko einer Inkubation zu vermeiden, sollten Patienten – z. B. bei Übungen zum Bus- und Bahnfahren – grundsätzlich nicht dahingehend instruiert werden, dass sie eine bestimmte Anzahl von Stationen fahren oder über eine bestimmte Zeitdauer im Bus bleiben. Viele Patienten verkrampfen dann angstvoll bis zum »erlösenden« Aussteigezeitpunkt – und haben ihre Phobie verstärkt statt reduziert! Kriterium für das Verlassen der Situation muss immer der vorher in der Übungssituation erlebte Angstabfall sein. Diese Regel wird von Therapeuten leider oft nicht beachtet.
- Therapeutenbegleitung bei den Expositionsübungen über mehr als 3 (bei Phobien) bis 5 (bei Zwangsstörungen) jeweils mehrstündigen Sitzungen. Weitere Expositionen sollten vom Patienten in Selbsthilfe durchgeführt werden. Wird dies nicht umgesetzt, liegen meist Motivationsprobleme hinsichtlich eines Abbaus der Symptomatik und/oder eines Aufbaus alternativer Verhaltensweisen vor. Fortgesetzte Expositionsübungen werden dann Ersatzrituale für Symptomrituale und kurzfristiger Lebensinhalt. Der Therapeut unterstützt mit dieser Scheinlösung nur die Ambivalenz des Patienten im Hinblick auf Veränderungen in relevanten Problembereichen.
- Eine seltene Komplikation besteht allerdings im Ausbleiben der psychophysiologischen Habituation trotz voller Kooperation des Patienten (dabei ist immer zu klären, ob nicht doch heimliche kognitive Vermeidung erfolgt). Längeres Fortsetzen der Übungen wird dann eher die allgemeine Irritierbarkeit im Alltagsleben erhöhen, als einen späten Erfolg bringen.
- Forcierte Exposition bei psychotischen Episoden in der Vorgeschichte. Hier besteht die Gefahr der Provokation einer neuen psychotischen Episode durch emotionale Überstimulation. Stattdessen ist eine vorsichtig gestufte Exposition, kombiniert mit einem Training der Wahrnehmung von Frühwarnsymptomen für psychotische Dekompensation, indiziert.
- Forcierte Exposition bei bestimmten organischen Erkrankungen, insbesondere des Herz-Kreislauf-Systems. Auch hier ist in der Regel eine eher vorsichtig graduierte Exposition indiziert, denn auch die Therapeuten haben Angst vor einem Herzinfarkt ihrer Patienten während der Übungen. Allerdings sollten sie immer auch bedenken, dass diese Patienten im Alltagsleben aufgrund ihrer Angststörung häufig überraschenden Flooding-Situationen mit massiven Herz-Kreislauf-Reaktionen ausgesetzt sind! Nichtanbieten einer wirksamen Therapie könnte ethisch als indirekte »Gefährdung zum Infarkt« interpretiert werden (vgl. heutiges Sport- statt früheren Schonungsprogramms bei Herzinfarkt-Patienten). Die Entscheidung wird natürlich immer in Absprache mit dem behandelnden Kardiologen zu klären sein.

26.4 Technische Durchführung

▪ Abstände und Dauer der Therapiesitzungen

Exposition in vivo sollte idealerweise im natürlichen Problemfeld des Patienten stattfinden. Nur selten ist dafür eine stationäre Aufnahme erforderlich.

Die Dauer der einzelnen In-vivo-Übungen liegt zwischen 1–6 h (z. B. Exposition im Gruppensetting); Übungen unter einer Stunde Dauer sollten auch bei leichteren Phobien nicht vorgenommen werden. Ist in einer Übungssituation der Kulminationspunkt der emotionalen Reaktion in Richtung deutlicher Erleichterung überschritten und eine Neubewertung der Situation eingetreten, dann muss in der Regel kein völliger Angstabbau abgewartet werden, bevor die nächstschwierigere Situation aufgesucht werden kann. Ob und wie lange eine Therapeutenbegleitung erforderlich ist, hängt u. a. von der Intensität der Störung, der Komorbidität und der Motivation des Patienten, sowie – last but not least – der Tragfähigkeit der therapeutischen Beziehung ab. In den Therapeutenberichten in der Richtlinien-VT sollte das gewählte Vorgehen dementsprechend begründet werden. Überfürsorgliche Therapeutenbegleitung kann die Entwicklung von Selbstvertrauen und Selbstwirksamkeitsattributionen behindern. Sie ist sinnvoll, um Motivation und kognitive Vermeidung (z. B. durch Verbalisation der Kognitionen gegenüber dem Therapeuten) zu überprüfen.

- **Vorbereitung des Patienten auf die Therapie**

Vor Therapiebeginn erhält der Patient ein lerntheoretisch bestimmtes Erklärungsmodell seiner Störung und eine daraus abgeleitete Begründung für die Therapieschritte. Die Expositionsübungen werden nicht nur als Mittel zur Angstbewältigung und reduktion, sondern auch zur Realitätstestung und als Möglichkeit zu vertieftem Selbstverständnis dargestellt, um möglichst auch Neugierde zu wecken. Die zu erwartende emotionale Belastung wird herausgestellt, eine Mitarbeit »bis an die Grenze der eigenen Belastbarkeit« vereinbart. Dabei wird – neben eingehender Besprechung der Risiken – nachdrücklich betont, dass dem Patienten die Freiheit bleibt, in jeder Situation, wo dies nur irgend möglich ist, die Exposition nach eigenem Willen zu unterbrechen.

Die verschiedenen Expositionsmodelle werden ausführlich erläutert, deren Verständnis wird überprüft.

Als Erwartungshaltung für den Übungseffekt wird »Erlernen des Umganges mit der Angst« gesetzt. Der weitere Abbau von Angst (bzw. anderer NEB) nach Aufhebung des Meidungsverhaltens wird von vornherein als eigenständige Aufgabe des Patienten, u. a. durch Fortsetzung der Übungen zwischen den Therapiesitzungen und nach Therapieende (Selbsthilfe-Aufgaben), beschrieben.

Die Exposition in vivo wird grundsätzlich als eine in ihren möglichen Entwicklungen offene Ausgangssituation dargestellt: Je nach den eintretenden Prozessen wird mehr Schwergewicht auf Motivationsarbeit oder Angst- (bzw. Depressions- oder Aggressions-) Management oder auch auf eine Erweiterung der Interventionen auf unter hoher emotionaler Erregung deutlich werdende weitere Problembereiche gelegt werden (Beispiele in Hand, 2004, 2008; Wieben & Hand, 2004).

Beispiel aus der Umsetzung in der Therapie

Eine Agoraphobikerin, die bei einer Übung im Tunnel plötzlich lebhaft ein Verschüttungserlebnis aus dem Krieg erinnert, verliert in den folgenden Sitzungen unter mehrfach induziertem In-sensu-Wiedererleben der Ereignisse (Exposition in sensu zu einem früheren traumatischen Erleben) die emotionale und die körperliche Begleitreaktion (»Lähmung« der Extremitäten). In einer einzigen nachfolgenden In-vivo-Exposition überwindet sie ihre Agoraphobie. Mitunter beziehen sich die kathartischen Erlebnisse auch auf frühere traumatische interaktionelle Erfahrungen.

- **Motivationsarbeit**

In den Übungssituationen ist Motivationsarbeit immer wieder erforderlich. Die Entscheidung über Flucht oder Fortsetzung der Exposition wird dem Patienten nicht abgenommen. Er behält die Kontrolle über die Situation, um lernen zu können, seine eigenen Entscheidungsprozesse in einer drohenden Fluchtsituation zeitlich so zu dehnen, dass die Fluchttendenz abklingen kann. Wenn es trotz dieser Intervention zu einer Flucht kommt, versucht der Therapeut, den Patienten anfänglich auf dieser zu begleiten und mit ihm ein Gespräch über die kurz- und langfristigen Konsequenzen seines aktuellen Handelns zu erreichen. Wichtig ist dabei allerdings, dass der Therapeut eigene Ängste vor vermeintlichen negativen Konsequenzen einer vollzogenen Flucht aus einer Übungssituation abbaut.

Bei guter Mitarbeit des Patienten und Praxiserfahrung des Therapeuten mit diesem Behandlungsmodell kann sich die Exposition zu den realen angstauslösenden Reizen in vivo erübrigen. So kann es gelingen, »in sensu« (im Sprechzimmer) über entsprechende Dialogführung oder imaginierte Situationen oder auch über psychophysiologische Manipulationen (z. B. induzierte Hyperventilation bzw. Einleitung eines Drehschwindels) die gefürchteten Reaktionsmuster im Patienten auch ohne Konfrontation mit den realen Reizen auszulösen und deren Bewältigung zu vermitteln. Dem Patienten ist anschließend häufig die eigenständige Exposition in vivo möglich, da auch dort der kompetente Umgang mit den eigenen Reaktionsmustern (Reaktionsmanagement) entscheidend ist.

In-vivo-Exposition als Selbsthilfevorgehen kann auch durch folgende Maßnahmen gefördert werden:

- gezielter Einsatz spezifischer, empirisch abgesicherter Selbsthilfemanuale (z. B. Mathews, Gelder & Johnston, 2004; Rufer, Alsleben, Weiss, Karwen & Hand, 2003; bei Zwangsstörungen Fricke & Hand, 2008);
- Therapeutengeleitete, störungsspezifische In-vitro-Gruppen, z. B. für Angststörungen oder Panikstörung, zur Anleitung von individueller Selbstexposition (z. B. Alsleben, Weiss, Rufer, Hand & Karwen, 2004), die dann zusätzlich durch ein spezifisch für dieses Gruppenprogramm abgefasstes Selbsthilfemanual unterstützt werden kann (z. B. Rufer et al., 2003);
- spezifische, individuelle Beratung zur Selbstdurchführung der Flooding-Variante der Exposition bei Agoraphobie, mit äußerst guten Langzeitergebnissen (entsprechende Literatur in Hand, 2006);
- Videoselbstdokumentation von Hausübungen (insbesondere bei Zwangsstörungen) durch den Patienten, die dann in die nächste Sitzung mit dem Therapeuten zur gemeinsamen Durcharbeitung mitgebracht werden.

Die Stabilität von induzierten motorischen Verhaltensänderungen ist nur zu erwarten, wenn begleitend zu dem sich verändernden Verhalten auch die entsprechenden emotionalen und kognitiven Veränderungen eintreten. Während der Therapie und über Monate nach Therapieende, sollten die Patienten möglichst täglich mindestens 1 h gezielte Selbsthilfeübungen praktizieren.

Bei ERM scheinen die Veränderungen in folgender Reihenfolge einzutreten: Verändertes (risikobereiteres) motorisches Verhalten führt zu neuer korrektiver emotionaler Erfahrung, woraus der Patient dann eigenständig eine »kognitive Umstrukturierung« der vorherigen störungsspezifischen »dysfunktionalen Kognitionen« vornimmt. Dieses Konzept ist in Übereinstimmung mit Ergebnissen der kognitiven Psychologie (z. B. Dissonanztheorie). Grundsätzlich sollte die Intervention aber auf der Verhaltensebene – motorisches Verhalten, Emotionen, Kognitionen, Physiologie – beginnen, auf der der Patient am ehesten zugänglich ist. Die Wahl der Expositionsvariante sollte also individuumspezifisch erfolgen.

Bei phobischen Patienten besteht die Gefahr, dass der Therapeut deren Abhängigkeitswünschen entgegenkommt und sich zu sehr als Experte und direktiver Entscheidungsträger betätigt. Stattdessen sollte gezielt das Abhängigkeitsbedürfnis dieser Patienten im emotionalen Bereich zum Aufbau von Selbstständigkeit im Handlungsbereich genutzt werden. Über den neuen Handlungsfreiraum können dann die Sozialkontakte erweitert werden, wodurch die emotionale Abhängigkeit vom Therapeuten weiter zurückgeht. Der Therapeut sollte auch durchaus versuchen, eine spielerische Leichtigkeit und Humor in die Übungen zu bringen, statt sie »verbissen« nach dem Grundkonzept durchsetzen zu wollen (z. B. Titze & Eschenröder, 2000; Vorgehen bei In-vivo-Exposition in Gruppen bei Hand, 2000).

▪ Einbeziehung des sozialen Umfeldes in die Behandlung

Die Einbeziehung der engsten Bezugsperson in die Behandlung ist insbesondere bei länger dauernder Symptomatik und Partnerschaft erforderlich, da rasche Veränderungen im Symptombereich gegenseitige Lebensarrangements stören oder auch Aggressionen beim Partner auslösen können (»Wenn deine Angst so einfach zu behandeln ist, warum musste ich dann so lange im Alltag darunter leiden?«). Es ist jedoch sorgfältig zu klären, ob dies nur zur Information oder in der Rolle von Co-Patienten oder von Co-Therapeuten sinnvoll ist. Bei problematischen Paarbeziehungen kann die Zuweisung einer Co-Therapeutenrolle eine schon vorbestehende Rollenverteilung in »gesund« und »krank« verstärken. Psychoedukation des Partners, z. B. mit einem Selbsthilfemanual für Platzangst (Matthews et al., 2004) fördert aber dessen Verständnis für die Selbsthilfe-Aktivitäten des Betroffenen. Erheblich größere Bedeutung kommt Beziehungsaspekten – insbesondere der interaktionellen Funktionalität des Symptomverhaltens – bei der Expositionstherapie von Zwangsstörungen zu (Details bei Hand, 2002, 2008).

Ein therapeutisch sehr hilfreicher Wechsel zwischen der Patientenrolle und einer Co-Therapeutenrolle kann bei den Patienten z. B. in den

In-vivo-Trainingsgruppen für Phobiker erfolgen: Agoraphobiker können in für sie weniger angstbesetzten Situationen die Co-Therapeuten für dort stärker ängstliche Mitpatienten sein – mit Rollenumkehr in anderen Situationen, auf die der erste Helfer stärker reagiert als sein Übungspartner. In solchen Übungsgruppen kann auch Humor als äußerst hilfreiche Motivations- und Copingstrategie gut zum Einsatz kommen (Hand, 2000).

Nach erfolgreicher Expositionstherapie im Symptombereich können Patienten ohne soziale Defizite (aber mit sozial ängstlichen Verhaltensmustern) deren Prinzipien eigenständig auf andere Problembereiche, z. B. konflikthafte Beziehungen, anwenden: »Ich habe meine Panik vor Spinnen besiegt, warum sollte ich jetzt noch ein Streitgespräch mit dem Partner fürchten?!«. Liegen jedoch bereits aus der Anamnese Hinweise auf primär mangelnde Spontaninteressen und frühe soziale Defizite vor, so sollte rasche Symptomreduktion nur angestrebt werden, wenn soziale Kompetenz hinreichend aufgebaut wird. Geschieht dies nicht, ist ein Rückfall wahrscheinlich (ausführliche Darstellung des Konzepts bei Hand, 2008).

26.5 Erfolgskriterien

Bei adäquater Durchführung der Expositionsübungen kommt es selten zu Therapieabbrüchen. Das Erleben der aktuellen Situation wird von den meisten Phobikern als wesentlich weniger belastend beschrieben als ursprünglich erwartet. Die anfänglich häufigen depressiven Nachschwankungen gehen bei Phobikern meist im Verlauf weiterer Expositionsübungen zurück, während sie bei Zwangskranken länger bestehen bleiben. Am erfolgreichsten unter den phobischen Patienten scheinen jene aus den Übungstherapien hervorzugehen, die bereits am ersten Übungstag mehrere Panikattacken bewältigen konnten. Patienten, die emotionale Reaktionen durchgängig ängstlich-gespannt unterdrücken, scheinen kaum zu profitieren und die Therapie eher als unangenehm zu erleben. Hier ist dann besser ein Vorgehen nach dem SD-Modell sinnvoll.

Die Objektivierung von Effekten der Exposition auf phobische, zwanghafte und depressive Symptomatik erfolgt über Selbst- und Fremdratingskalen und über halbstrukturierte Interviews zu diesen Symptombereichen (ausführliche Darstellung der Ergebnisse bei den einzelnen Angststörungen, sowie der entsprechenden Messinstrumente in Hand, 2006).

26.6 Grad der empirischen Absicherung und persönliche Bewertung

Exposition in vivo und in sensu als integrierter Teil eines Gesamtbehandlungsplanes ist bei Phobien und Zwängen die in ihrer Effizienz am besten belegte psychotherapeutische Technik.

Die Erfolgsquoten der unterschiedlichen Formen der Expositionstherapie liegen bei Angststörungen bei 65–90%, bei Zwangsstörungen bei 50–75%, wie etliche Langzeitkatamnesen und Metaanalysen von Therapiestudien zeigen (Hand, 2006). Interessant ist, dass mit ERM sogar ein über Jahre rezidivierend aufgetretener psychogener Herzstillstand (von bis zu 20 Sekunden) bei einer Blut-, Spritzen-, Katastrophenphobie in einer einzigen prolongierten Sitzung aufgehoben werden konnte (Hand & Schröder, 1980), also ein direkter Eingriff in ein Reflexgeschehen im vegetativen Nervensystem möglich war. Paquette, Levesque, Mensour et al. (2003) konnten nachweisen, dass erfolgreiche »Virtual-Reality«-Exposition bei Spinnenphobie zu Funktionsveränderungen im Gehirn führte, zu einem »rewiring« der entsprechenden Netzwerke, woraus sie folgerten: »Change the mind and you change the brain«. Zur Exposition in einer virtuellen Realität gibt es inzwischen mehrere Studien. Für die Forschung ist dies eine wichtige Ergänzung. Für die Praxis lohnt die Anschaffung der technischen Ausrüstung eher selten, da mit ERM in sensu und in vivo die gleichen Effekte meist einfacher erreichbar sind.

Die Unterstützung der Selbst-Exposition durch Selbsthilfe-Literatur, PC-Software, Internet-Therapieangebote oder Palmtop-Computer ist inzwischen in etlichen Studien bei Angst- und Zwangsstörungen untersucht worden (Hand, 2006) – mit sehr positiver Bewertung ihres Nutzens bei

Angststörungen und weniger klarer Datenlage bei Zwangsstörungen.

In der Aus- und Weiterbildung von Verhaltenstherapeuten sollte die Flooding-Variante der Exposition erst in einem fortgeschritteneren Stadium vermittelt werden, da die Gefahren bei falscher Anwendung außerhalb einer therapeutischen Gesamtstrategie bei schwerer gestörten Personen erheblich sind (► Kap. 92).

In der ambulanten Verhaltenstherapie bei Angst- und Zwangs-Patienten sollten Selbsthilfe-Medien (► Kap. 79) regelmäßig begleitend eingesetzt werden – was in der Richtlinien-VT leider immer noch äußerst selten geschieht.

Literatur

Alsleben, H., Weiss, A., Rufer, M., Hand, I. & Karwen, B. (2004). *Psychoedukation Angst- und Panik-Störungen*. München: Urban & Fischer.

Bartling, G., Fiegenbaum, W. & Krause, R. (1980). *Reizüberflutung. Theorie und Praxis*. Stuttgart: Kohlhammer.

Bennett-Levy, J., Butler, G., Fennel, M., Hackmann, A., Mueller, M. & Westbrook, D. (2004). *Oxford Guide to Behavioural Experiments in Cognitive Therapy*. New York: Oxford University Press.

Fiegenbaum, W. (1988). Long-term efficacy of ungraded versus graded massed exposure in Agoraphobia. In I. Hand & H. U. Wittchen (Eds.), *Panic and Phobias II* (pp. 83–88). Berlin: Springer.

Fricke, S., Hand, I. & Wölk, C. (2008). *Zwangsstörungen verstehen und behandeln und Talk to him*! (Mit PC Trainingsprogramm) Balance.

Hand, I. & Schröder, G. (1980). Die vago-vasale Ohnmacht bei der Blut-Verletzungs-Katastrophen (BVK-) Phobie und ihre verhaltenstherapeutische Behandlung. *Therapiewoche, 30*, 923–932.

Hand, I. (1993). Expositions-Reaktions-Management (ERM) in der strategisch-systemischen Verhaltenstherapie. *Verhaltenstherapie, 3*, 61–65.

Hand, I. (2000). Group exposure for agoraphobic: A multifaceted pilot study and its impact on subsequent agoraphobia research. *Behav Cogn Psychother, 28*, 335–352.

Hand, I. (2002). Systemische Aspekte in der Verhaltenstherapie von Zwangsstörungen. In W. Ecker (Hrsg.), *Die Behandlung von Zwängen* (S. 81–100). Bern, Göttingen: Verlag Hans Huber.

Hand, I. (2006). Verhaltenstherapie der Angststörungen. In H. Möller (Hrsg.), *Therapie psychischer Erkrankungen* (3., völlig überarbeitete Aufl.). Stuttgart: Thieme.

Hand, I. (2008). Strategisch-systemische Aspekte der Verhaltenstherapie. Wien, New York: Springer.

Margraf, J. & Schneider, S. (1990). *Panik: Angstanfälle und ihre Behandlung* (2. Aufl.). Berlin: Springer.

Mathews, A., Gelder, M. & Johnston, D. (2004). *Agoraphobie. Eine Anleitung zur Durchführung einer Exposition in vivo unter Einsatz eines Selbsthilfemanuals* (Deutsche Bearbeitung: Hand, I. & Fisser, C., 4. Aufl.). Basel: Karger.

Neudeck, P. & Wittchen, H. (2004). *Konfrontationstherapie bei psychischen Störungen*. Göttingen: Hogrefe.

O'Neill, J. & Schwartz, J. (2004). The role of volition in OCD Therapy: Neurocognitive, Neuroimaging, and Neuroplastic Aspects. *Clinical Neuropsychiatry, 1*, 13–31.

Paquette, V., Levesque, J., Mensour et al. (2003). »Change the mind and you change the brain«: Effects of cognitive-behavioral therapy on the neural correlates of spider phobia. *NeuroImage, 18*, 401–409.

Rufer, M., Alsleben, H., Weiss, A., Karwen, B. & Hand, I. (2003). *Stärker als die Angst*. München: Urban & Fischer.

Titze, M. & Eschenröder, C. (2000). *Therapeutischer Humor – Grundlagen und Anwendungen* (3. Aufl.). Frankfurt: Fischer.

Wieben, A. & Hand, I. (2004). Exposition-Reaktions-Management in sensu bei einer spezifischen Phobie vor dem Verschlucken und Ersticken mit Pavor nocturnus. *Verhaltenstherapie, 14*, 43–50.

»Eye Movement Desensitization and Reprocessing (EMDR)«

C. T. Eschenröder

27.1 Allgemeine Beschreibung

»Eye Movement Desensitization and Reprocessing« (EMDR) ist die Bezeichnung für eine psychotherapeutische Methode, die von der amerikanischen Psychologin Francine Shapiro entwickelt wurde (Shapiro, 1998). Das Grundprinzip von EMDR besteht darin, dass die Person sich auf eine traumatische Erinnerung und die damit verbundenen Gedanken und Körperempfindungen konzentriert, während gleichzeitig die Aufmerksamkeit auf einen äußeren Reiz gelenkt wird. Ursprünglich glaubte Shapiro, dass die Induktion von schnellen rhythmischen Augenbewegungen entscheidend für die Wirkung des Verfahrens sei. Es zeigte sich aber, dass auch akustische oder taktile Stimulierungen eine ähnliche Wirkung haben; die rechte und die linke Körperseite werden dabei abwechselnd stimuliert. Dennoch wurde die Bezeichnung EMDR als »Markenname« beibehalten.

EMDR unterscheidet sich in wichtigen Punkten von der systematischen Desensibilisierung (▶ Kap. 59): Man beginnt hier nicht mit der Vorstellung einer wenig Angst auslösenden Szene, sondern in vielen Fällen mit der schlimmsten Szene eines traumatischen Ereignisses; sofern dies als zu belastend erscheint, beginnt man mit einer Vorstellung, die zumindest ein mittleres Ausmaß an Angst hervorruft. Eine wichtige Komponente von EMDR ist die wiederholte dosierte imaginative Konfrontation mit belastenden Vorstellungen. Eine weitere Komponente ist die kognitive Umstrukturierung, da negative und hilfreiche Kognitionen zu der belastenden Erinnerung herausgearbeitet werden. Wenn das EMDR-Standardverfahren nicht ausreicht, um Erfolge zu erzielen, können weitere kognitive Veränderungsmethoden (»kognitives Einweben«) eingesetzt werden. Es ist umstritten, welche Rolle Augenbewegungen oder andere rhythmische Stimulationen für die Wirksamkeit des Verfahrens spielen (Davidson & Parker, 2001; Shapiro, 1999).

EMDR hat vor allem deshalb sehr viel Aufsehen erregt, weil manchmal bei posttraumatischen Störungen und bei traumatisch bedingten Phobien in sehr kurzer Zeit deutliche Erfolge erreicht werden konnten. Dagegen ist bei komplexen Störungen eine längere Behandlung nötig, um bedeutsame Besserungen zu erzielen; dabei wird EMDR oft mit anderen therapeutischen Verfahren kombiniert (Eschenröder, 1997; Hofmann, 2009; Lamprecht, 2006).

Es gibt unterschiedliche Versuche, die Wirkungsweise von EMDR theoretisch zu erklären. Shapiro (1998) hat ein Modell der beschleunigten Informationsverarbeitung ausgearbeitet, wonach traumatische Erlebnisse in einem Gedächtnis-Netzwerk mit anderen belastenden Erinnerungen verbunden sind. Dieses Netzwerk ist gegenüber anderen Informationen abgeschottet, sodass die traumatischen Erlebnisse nicht angemessen integriert werden können. Durch Augenbewegungen, akustische oder taktile Stimulierung – im Rahmen einer als sicher empfundenen therapeutischen Beziehung – wird der blockierte Verarbeitungsprozess wieder in Gang gesetzt, was nach dem Durcharbeiten belastender Erinnerungen zum Abklingen negativer Gefühle, zum Auftauchen hilfreicher Gedanken und zur Veränderung der belastenden Vorstellungsbilder führt.

Einige Autoren glaubten, die Wirkung von EMDR beruhe vor allem auf Habituation durch imaginative Konfrontation. Beim Vergleich mit anderen Expositionsverfahren zeigte sich aber, dass EMDR bei einer deutlich kürzeren Expositionszeit gleich gute Wirkungen erzielte (Hofmann, 2009). Eine psychophysiologische Untersuchung von Sack, Lempa, Steinmetz, Lamprecht und Hofmann (2008) zeigte, dass bei EMDR-Sitzungen mit dem Beginn der Stimulierung die Herzrate sank und der parasympathische Tonus anstieg; die Verminderung des Erregungsniveaus durch die für EMDR typische Stimulierung spricht nach Ansicht der Autoren eher für das Konzept der reziproken Hemmung als für das Konzept der Habituation. Untersuchungen mit bildgebenden Verfahren haben zu weiteren Erkenntnissen über Veränderungen von neurophysiologischen Prozessen nach der erfolgreichen Anwendung von EMDR geführt (Levin, Lazrove & Van der Kolk, 1999).

27.2 Indikationen

EMDR ist vor allem geeignet, um traumatische Erlebnisse zu verarbeiten, die sich dem Individuum immer wieder ungewollt aufdrängen und/oder die es versucht zu vermeiden. Posttraumatische Belastungsstörungen sind daher die wichtigste Indikation. Traumatische Phobien, Panikstörungen, pathologische Trauerreaktionen sowie die psychischen Begleiterscheinungen von schweren Krankheiten können ebenfalls mit EMDR behandelt werden. Traumatische oder stark belastende Erinnerungen spielen oft auch bei anderen Störungen (z. B. Persönlichkeitsstörungen, Suchterkrankungen) eine wichtige Rolle. EMDR kann in diesen Fällen als eine Methode neben anderen im Rahmen eines umfassenden Behandlungsplans eingesetzt werden (Hofmann, 2009; Lamprecht, 2006). Eine Behandlung mit EMDR ist nicht nur bei Erwachsenen, sondern auch bei Kindern und Jugendlichen möglich (Eckers, 2006; Tinker & Wilson, 2000).

27.3 Nebenwirkungen und Kontraindikationen

Die Bearbeitung traumatischer Erlebnisse mit EMDR kann vor allem bei Patienten mit komplexen traumatischen Störungen vorübergehend zu erhöhter psychischer Labilität führen. Daher ist es wichtig, dass in diesen Fällen vor der EMDR-Behandlung Methoden zum Umgang mit belastenden Gefühlen (z. B. imaginative Verfahren) vermittelt werden (Ebner & Rost, 2006).

EMDR ist nicht geeignet bei Psychosen und schweren hirnorganischen Erkrankungen. Bei psychisch sehr wenig belastbaren Personen ohne stützendes soziales Umfeld sollte die Behandlung mit EMDR eher in einem stationären Rahmen durchgeführt werden. Die Erfolgsaussichten sind weniger günstig, wenn die Traumatisierung zu einem deutlichen sekundären Krankheitsgewinn geführt hat (Hofmann, 2009).

27.4 Technische Durchführung

Der Verlauf einer EMDR-Behandlung kann in folgende 8 Phasen unterteilt werden (Shapiro, 1998; Schubbe, 2006; Hofmann, 2009):

■ 1. Anamnese

In dieser Phase wird untersucht, ob EMDR eine geeignete Behandlungsmaßnahme für den Patienten ist. Traumatische Erlebnisse, gegenwärtige Symptome und ihre Auslöser und die vom Patienten angestrebten Ziele werden exploriert.

■ 2. Vorbereitung

Das Verfahren wird erklärt und die geeignete Art von Augenbewegungen (oder andere Stimulierungen) werden geprobt. Außerdem werden Übungen zur Stabilisierung (z. B. Vorstellung eines »sicheren Ortes«) durchgeführt.

■ 3. Einschätzung

Ein für die traumatische Erinnerung typisches Bild wird ausgewählt; es wird nach einer negativen Kognition gefragt, die mit dieser Erinnerung verbunden ist (z. B. »Ich bin hilflos«); die damit verbundenen Gefühle und Körperempfindungen werden exploriert. Die Stärke der negativen Gefühle wird vom Patienten auf einer Skala der subjektiven Belastung (SUD-Skala von 0–10) eingeschätzt. Außerdem wird eine positive Kognition herausgearbeitet, die angibt, wie der Patient die Situation gerne betrachten möchte (z. B. »Heute kann ich mich wehren«); schließlich wird die subjektive Glaubwürdigkeit dieser Kognition eingeschätzt.

■ 4. Desensibilisierung und Durcharbeitung

Der Patient wird angeleitet, sich auf das traumatische Vorstellungsbild, die negative Kognition und die dadurch ausgelösten Körperempfindungen zu konzentrieren; gleichzeitig soll er mit den Augen der Hand des Therapeuten folgen, die rhythmisch hin und her bewegt wird. Mögliche alternative Stimulierungen sind akustische Reize (z. B. beidseitiges Fingerschnipsen) oder Berührungen (z. B. abwechselndes Antippen der rechten und der linken Hand des Patienten. Patienten können auch mit gekreuzten Armen abwechselnd die rechte und die linke Schulter antippen). Die Stimulationsserien dauern meist etwa eine halbe Minute; sie können aber auch verlängert werden, wenn dies für den Verarbeitungsprozess förderlich ist. Nach dem Ende der Stimulationsserien wird der Patient gebeten, loszulassen und durchzuatmen. Anschließend wird gefragt, was »aufgetaucht« ist. Folgende Erlebnisse werden oft berichtet:

- Veränderungen von Vorstellungsbildern, die intensiver oder blasser werden können;
- Auftauchen neuer belastender oder hilfreicher Gedanken;
- Veränderungen der Intensität von Gefühlen und Körperempfindungen;
- Erinnerungen an andere belastende oder erfreuliche Erlebnisse, die mit dem traumatischen Ereignis in irgendeiner Weise assoziativ verknüpft sind.

Die belastende Erinnerung und damit assoziativ verknüpfte Erlebnisse werden so lange mit Hilfe von Stimulationsserien bearbeitet, bis der SUD-Wert möglichst auf 0 oder 1 abgesunken ist. Während in einigen Fällen die emotionalen Reaktionen von Anfang an schwächer werden, kommt es in anderen zunächst zu heftigen Abreaktionen. Es gibt Richtlinien für den Umgang mit Abreaktionen und Blockierungen, die hier nicht im Einzelnen erläutert werden können.

■ 5. Einsetzen eines positiven Gedankens (Verankerung)

Nach dem Abklingen der negativen Emotionen wird die in der Einschätzungsphase (s. unter 3.) formulierte positive Kognition (oder ein in der Desensibilisierungsphase – s. unter 4. – aufgetauchter hilfreicher Gedanke) mit der Vorstellung des belastenden Ereignisses gekoppelt, und es wird erneut eine Stimulationsserie durchgeführt. Im Anschluss daran wird nach der subjektiven Glaubwürdigkeit oder Stimmigkeit der positiven Kognition gefragt. Dies wird so lange wiederholt, wie die gefühlsmäßige Glaubwürdigkeit des Gedankens ansteigt.

■ 6. Überprüfung der Körperempfindungen (Körpertest)

Der Patient wird gebeten, sowohl an das belastende Ereignis als auch an die positive Kognition zu denken und darauf zu achten, ob er in seinem Körper irgendwelche Anspannungen oder ungewöhnliche Empfindungen spürt. Wenn dies der Fall ist, soll er die Aufmerksamkeit darauf richten. Eine neue Stimulationsserie wird durchgeführt, um evtl. mit diesen Empfindungen verknüpfte belastende Erinnerungen aufdecken zu können.

■ 7. Abschluss

Wenn die Verarbeitung einer traumatischen Erfahrung in einer Sitzung nicht beendet werden konnte, hilft der Therapeut dem Patienten, wieder in einen Zustand des seelischen Gleichgewichtes zu kommen (z. B. durch Entspannungs- oder Imaginationsübungen). Der Patient bekommt die Aufgabe, auf evtl. auftauchende Erinnerungen, Gedanken oder Träume zu achten, die mit dem Thema der Sitzung zusammenhängen, und sich dazu Notizen zu machen. Diese Erlebnisse können dann in der nächsten Sitzung bearbeitet werden. Für die erstmalige Verarbeitung bedeutsamer traumatischer Erlebnisse reicht oft eine Sitzung von 50 min nicht aus. Es ist oft sinnvoll, dafür eine Doppelstunde oder eine Sitzung, die bei Bedarf verlängert werden kann, einzuplanen.

- **8. Neubewertung (Überprüfung)**

In der folgenden Sitzung wird auf der SUD-Skala eingeschätzt, welche Emotionen die Vorstellung des traumatischen Ereignisses auslöst und ob eine weitere Verarbeitung notwendig ist.

Um eine möglichst umfassende Verarbeitung zu fördern, werden nicht nur belastende Erinnerungen (z. B. Unfall auf der Autobahn), sondern auch aktuelle Auslöser für posttraumatische Symptome (z. B. Sirene eines Polizeiwagens) und die Vorstellung zukünftiger angestrebter Verhaltensweisen (z. B. Fahren auf einer bestimmten Autobahnstrecke) mit EMDR bearbeitet. Es gibt spezielle Therapiekonzepte für die Behandlung von Phobien und anderen Störungen, bei denen nicht so sehr intrusive Erinnerungen (wie bei posttraumatischen Belastungsstörungen) im Vordergrund stehen, sondern der Umgang mit Angst auslösenden Realsituationen.

EMDR kann auch als Selbsthilfemethode zur Verminderung von Stressreaktionen verwendet werden. Dies sollte aber nur dann empfohlen werden, wenn nach der Einschätzung des Therapeuten alle bedeutsamen traumatischen Erlebnisse in der Therapie erfolgreich bearbeitet wurden. Es besteht sonst die Gefahr, dass eine Aktivierung extrem belastender Emotionen ohne therapeutische Begleitung zu einer Retraumatisierung führt.

27.5 Erfolgskriterien

Ein wichtiges Erfolgskriterium für die Verarbeitung vergangener belastender Erlebnisse innerhalb einer Behandlungsstunde ist das Absinken der SUD-Werte bei der Vorstellung dieses Erlebnisses. Von einer erfolgreichen Verarbeitung traumatischer Erinnerungen kann nur dann gesprochen werden, wenn die subjektive Belastung bei der Vorstellung des traumatischen Ereignisses dauerhaft bei Null oder einem sehr niedrigen Wert auf der SUD-Skala liegt, wenn intrusive Gedanken, Vermeidungstendenzen und ein erhöhtes Erregungsniveau verschwunden oder deutlich reduziert sind und hilfreiche Kognitionen als glaubwürdig und stimmig erlebt werden.

Bei Furcht vor zukünftigen Ereignissen ist ein wichtiges Erfolgskriterium innerhalb der therapeutischen Sitzung, dass die Person das gewünschte Verhalten in der kritischen Situation angstfrei (bzw. mit einem als akzeptabel eingeschätzten Ausmaß an Anspannung) imaginiert. Letztlich ist für den Erfolg natürlich entscheidend, dass die Person dieses Verhalten dann auch in der Realsituation durchführen kann.

27.6 Grad der empirischen Absicherung und persönliche Bewertung

Die Wirksamkeit von EMDR bei posttraumatischen Belastungsstörungen wurde in einer großen Anzahl von kontrollierten Untersuchungen nachgewiesen (Hofmann, 2009). EMDR hat starke symptomspezifische Wirkungen (z. B. Verminderung von intrusiven Erinnerungen und Vermeidungstendenzen) und mäßig starke Wirkungen in anderen Bereichen (z. B. Besserungen bei depressiven Verstimmungen und allgemeinen Ängsten). EMDR gehört zusammen mit verhaltenstherapeutischen Expositionsverfahren zu den am besten untersuchten und wirksamsten Methoden der Traumatherapie (Davidson & Parker, 2001). Einen Überblick über empirische Untersuchungen zu EMDR findet man auf der Internetseite www.emdr.com.

Bei Phobien und Panikstörungen wurden in Einzelfällen sehr gute Ergebnisse berichtet. Die Ergebnisse kontrollierter Untersuchungen sind uneinheitlich, was auch mit methodischen Problemen der bisher durchgeführten Arbeiten zusammenhängen kann. Bei Spinnenphobien zeigten verschiedene Studien, dass EMDR weniger effektiv ist als Exposition in vivo. Möglicherweise ist EMDR bei Phobien, die durch traumatische Erlebnisse ausgelöst wurden, besonders wirksam (De Jongh & Ten Broeke, 2006). Wenn bei einer Phobie aus prinzipiellen oder praktischen Gründen eine In-vivo-Behandlung nicht durchgeführt werden kann, stellt EMDR eine wichtige alternative Behandlungsmöglichkeit dar.

Literatur

Davidson, P. R. & Parker, K. C. H. (2001). Eye movement desensitization and reprocessing (EMDR): A meta-analysis. *J Consult Clin Psychol, 69*, 305–316.

De Jongh, A. & Ten Broeke, E. (2006). Die Anwendung von EMDR bei der Behandlung Spezifischer Phobien. In F. Lamprecht (Hrsg.), *Praxisbuch EMDR* (S. 68–96). Stuttgart: Klett-Cotta.

Ebner, F. & Rost, C. (2006). EMDR und Ressourcen. In F. Lamprecht (Hrsg.), *Praxisbuch EMDR* (S. 195–222). Stuttgart: Klett-Cotta.

Eckers, D. (2006). EMDR in der Praxis bei Kindern und Jugendlichen. In F. Lamprecht (Hrsg.), *Praxisbuch EMDR* (S. 97–131). Stuttgart: Klett-Cotta.

Eschenröder, C. T. (Hrsg.). (1997). *EMDR: Eine neue Methode zur Verarbeitung traumatischer Erinnerungen*. Tübingen: dgvt.

Hofmann, A. (2009). *EMDR: Therapie psychotraumatischer Belastungssyndrome* (4. Aufl.). Stuttgart: Thieme.

Lamprecht, F. (Hrsg.). (2006). *Praxisbuch EMDR*. Stuttgart: Klett-Cotta.

Levin, P., Lazrove, S. & Van der Kolk, B. (1999). What psychological testing and neuroimaging tell us about the treatment of posttraumatic stress disorder by eye movement desensitization and reprocessing. *J Anx Disord, 13*, 159–172.

Sack, M., Lempa, W., Steinmetz, A., Lamprecht, F. & Hofmann, A. (2008). Alterations in autonomic tone during trauma exposure using eye movement desensitization and reprocessing (EMDR) – Results of a preliminary investigation. *J Anx Disord, 22*, 1264–1271.

Schubbe, N. (Hrsg.). (2006). *Traumatherapie mit EMDR* (2. Aufl.). Göttingen: Vandenhoeck & Ruprecht.

Shapiro, F. (1998). *EMDR – Grundlagen und Praxis: Handbuch zur Behandlung traumatisierter Menschen*. Paderborn: Junfermann.

Tinker, R. H. & Wilson, S. A. (2000). *EMDR mit Kindern*. Paderborn: Junfermann.

Gedankenstopp

G. S. Tyron

28.1 Allgemeine Beschreibung

Verfahren, die an die moderne Technik des Gedankenstopps erinnern, sind schon seit langem bekannt, weil Menschen schon immer versucht haben, sich gegen unerwünschte, immer wiederkehrende, unangenehme Gedanken zu wehren. Es gibt eine Reihe von Varianten der ursprünglichen, in den 1950er-Jahren entwickelten Gedankenstopptechnik. Grundsätzlich wird versucht, in dem Moment, wenn ein unerwünschter Gedanke auftritt, durch die Vorstellung oder durch das Vorsprechen des Wortes »stopp« den störenden Gedanken zu unterdrücken. Die Gedankenstopptechnik wird im Allgemeinen benutzt, um Patienten, die mit der Kontrolle wiederkehrender, zwanghafter oder auch grüblerischer Gedanken Schwierigkeiten haben, eine Erleichterung zu verschaffen. Darüber hinaus werden diese Verfahren auch eingesetzt, um Gedanken zu kontrollieren, die im Zusammenhang mit Phobien oder Zwangsverhalten auftreten. Gelegentlich wird ein analoges Vorgehen auch eingesetzt, um sich ständig wiederholende Gefühle oder Verhaltensweisen zu kontrollieren. Gedankenstoppverfahren sind einfach anzuwenden und leicht mit anderen Therapieverfahren wie Selbstsicherheitstraining, verdeckte Sensibilisierung, Desensibilisierung und Entspannung zu kombinieren. In der Praxis werden Gedankenstoppverfahren selten allein eingesetzt.

28.2 Indikationen

Gedankenstopp wird eingesetzt, wenn Patienten unter unerwünschten, sich wiederholenden Gedanken, Gefühlen und Verhaltensweisen (z. B. ständiges Grübeln, negativistische Gedankenketten) leiden. Die Gedankenstopptechnik kann auch zur Kontrolle von antizipatorischen Reaktionen im Zusammenhang mit Phobien und Zwängen eingesetzt werden.

28.3 Nebenwirkungen und Kontraindikationen

Cautela und Wisocki (1977) weisen darauf hin, dass unbedingt eine sorgfältige Verhaltens- und Problemanalyse (▶ Kap. 41 und Kap. 42) und eine sorgfältige Durchführung des Trainingsprogramms nötig ist, um eine Verstärkung statt einer Elimination der unerwünschten Gedanken zu vermeiden. Olin (1976) weist darauf hin, dass einige Patienten zu gestört sein können, als dass sie noch in der Lage wären, ihre Gedanken zu kontrollieren, sodass vor jedem Einsatz der Gedankenstopptechnik sicher sein muss, dass der Patient auch prinzipiell in der Lage ist, seine Gedanken zu beobachten und zu kontrollieren. Im Allgemeinen kann man jedoch davon ausgehen, dass es wenige Kontraindikationen für bzw. Nebenwirkungen durch Gedankenstopp gibt.

28.4 Technische Durchführung

Die Auswahl der zu kontrollierenden Gedanken wird sich meist im Rahmen der Exploration des Patienten ergeben. Es kann jedoch auch ein »Fragebogen automatischer Gedanken« eingesetzt werden. Als hilfreich zur unmittelbaren Dokumentation im Alltag haben sich auch Selbstbeobachtungen (▶ Kap. 49) und Listen und Tagebücher (▶ Kap. 60) erwiesen. Wenn der unerwünschte Zielgedanke feststeht, vermittelt der Therapeut dem Patienten, welche negativen Auswirkungen dieser wiederkehrende Gedanke auf Befinden und Verhalten des Patienten hat. Der Patient sollte überzeugt sein, dass der Gedanke irrational und wenig hilfreich ist. Das Gedankenstoppverfahren wird dem Patienten als eine Möglichkeit angeboten, wie er den unerwünschten Gedanken kontrollieren kann. Der Patient wird aufgefordert, seine Augen zu schließen und sich innerlich den Gedanken vorzusprechen, woraufhin der Therapeut sehr laut »stopp« ruft. Dieses »Stopp« sollte für den Patienten unerwartet kommen und zu einer Schreckreaktion führen. Der Therapeut fragt dann den Patienten, was sich ereignet hat. Üblicherweise berichtet der Patient, dass er den Gedanken nicht mehr weiterdenken konnte, als der Therapeut »stopp« rief. Dieses Erlebnis des Patienten sollte sehr sorgfältig exploriert werden. Der Therapeut erklärt dem Patienten danach, dass dieses Verfahren darauf abzielt, den unerwünschten Gedanken zu unterbrechen. Dasselbe Vorgehen wird dann nochmals wiederholt. Als nächster Schritt wird der Patient dazu aufgefordert, den unerwünschten Gedanken nur in der Vorstellung zu wiederholen und den Finger zu heben, während er den Gedanken denkt. Im selben Moment ruft der Therapeut erneut »stopp«. Anschließend wird der Patient erneut befragt, welche Erfahrungen er gemacht hat. Die Prozedur kann dann mehrfach wiederholt werden. Der Patient wird dann darüber informiert, dass Gedankenstopp eine Technik ist, die er selbst durchführen kann, sodass sie ihm stets zur Verfügung steht, wenn er einen unliebsamen Gedanken unterbrechen will. Mit dem Patienten wird dann mehrfach geübt, selbst laut »stopp« zu rufen, während er versucht, sich den unerwünschten Gedanken vorzustellen. Auch hierbei müssen die Erfahrungen des Patienten sorgfältig nachbesprochen werden. Als letzter Schritt wird der Patient aufgefordert, sich vorzustellen, dass er laut »stopp« rufe, während ihm der unerwünschte Gedanke durch den Kopf geht. Dieser Schritt sollte mehrfach wiederholt werden, wobei der Therapeut den Patienten immer wieder nach seinen Erfahrungen befragt. Falls ein Patient Schwierigkeiten mit einem der beschriebenen Schritte hat, sollte beim Üben evtl. noch einmal eine Stufe zurückgegangen werden. Manchmal müssen einige Modifikationen eingeführt werden, um dem Patienten zu helfen, die Technik gut zu beherrschen.

Beispielsweise hilft es einigen Patienten, sich das Wort »Stopp« geschrieben vorzustellen, anstatt es sich akustisch vorzustellen. Vor allem am Anfang können zusätzlich auch noch andere Reize benutzt werden, die mit großer Wahrscheinlichkeit dazu führen, dass der Patient sich nicht mehr auf einen bestimmten Gedanken konzentrieren kann. So führt z. B. das Läuten einer Tischglocke unmittelbar am Ohr normalerweise zu einer sofortigen Unterbrechung einer Gedankenkette. Der Patient sollte die Übungen zu Hause mindestens 2-mal täglich für etwa 5–10 min selbst durchführen. Zusätzlich zu diesen Trainingszeiten sollte der Patient immer dann, wenn der unerwünschte Gedanke auftritt, die Technik anwenden. In weiteren Therapiesitzungen sollte der Patient üben, den Gedanken zu verschiedenen Zeitpunkten, und nicht nur im Moment des Auftretens, zu unterbrechen. Des Weiteren sollte geübt werden, die Gedankenstopptechnik nach einem variablen Kontingenzplan anzuwenden, d. h. nicht bei jedem Auftreten des Gedankens, sondern unregelmäßig das eine oder andere Mal. Das beschriebene Vorgehen ist nur eine Möglichkeit unter anderen. So wurden Elektroschocks, Schläge mit einem Gummiband auf die Hand oder Rückwärtszählen als weitere Stimuli zur Unterbrechung von Gedanken eingesetzt (▶ Kap. 13 und Kap. 16).

In der Literatur ist ein Phänomen beschrieben worden, das als »Gedankenstoppausbruch« bezeichnet wird (Tyron & Palladino, 1979). Der Gedankenstoppausbruch bezieht sich darauf, dass unerwünschte Gedanken unmittelbar nach Therapiebeginn in ihrer Frequenz zunehmen können. Die Frequenz fällt in der Folgezeit dann allmählich wieder ab. Nach Erfahrungen des Autors sieht man diesen Ausbruch sehr häufig, wenn man die Frequenz der unerwünschten Gedanken nur sorgfältig genug beobachtet. Bei weniger sorgfältiger Beobachtung wird er häufiger übersehen.

28.5 Erfolgskriterien

Die Gedankenstopptechnik wird normalerweise so lange durchgeführt, bis die Frequenz des unerwünschten Gedankens deutlich weniger geworden ist und der Patient angibt, dass er dadurch nicht mehr weiter belastet wird. Es gibt keine speziellen quantitativen Kriterien für den Therapieeffekt dieser Methode.

28.6 Grad der empirischen Absicherung und persönliche Bewertung

Obwohl die Gedankenstopptechnik weit verbreitet ist und häufig eingesetzt wird, steht eine empirische Absicherung ihrer Wirksamkeit noch aus. Ein Urteil über die Gedankenstopptechnik ist auch deswegen so schwierig, weil es so viele Variationen in der Vorgehensweise gibt, weil das Verfahren sehr häufig mit anderen therapeutischen Techniken zusammen eingesetzt wird. Nach klinischer Erfahrung scheint das Verfahren wirksam und leicht anwendbar zu sein. Gedankenstopp unterdrückt Gedanken, doch erzeugt, wie alle Bestrafungsverfahren, keine neuen, alternativen Gedanken bzw. Verhalten. Gedankenstopp wird daher immer nur als eine Gedankenkontrollmethode im Rahmen vielfältiger anderer Interventionen und komplexer Therapien zur Anwendung kommen und hilfreich sein.

Literatur

Cautela, J. R. & Wisocki, P. A. (1977). The thought stopping procedure: Description, application, and learning theory interpretations. *Psychol Rec, 2*, 255–264.

Olin, R. J. (1976). Thought stopping: Some cautionary observations. *J Behav Ther Exp Psychiatry, 10*, 189–192.

Tyron, G. S. & Palladino, J. J. (1979). Thought stopping: A case study and observations. *J Behav Ther Exp Psychiatry, 10*, 151–154.

Tyron, G. S. (1979). A review and critique of thought stopping research. *J Behav Ther Exp Psychiatry, 10*, 189–192.

Grundüberzeugungen ändern

M. Hautzinger

29.1 Allgemeine Beschreibung

Das kognitive Therapiemodell besagt, dass Gefühle und Verhalten einer Person durch deren Wahrnehmung, deren Interpretationen, deren Bewertungen, der Kausalattributionen und deren Einstellungen bedingt sind (▶ Kap. 81 und Kap. 85). Dabei werden automatische Gedanken von zentralen Annahmen bzw. Grundüberzeugungen unterschieden. Jeder Mensch entwickelt von früh an bestimmte Annahmen (»beliefs«) über sich selbst, andere Menschen und seine Umwelt. Die innersten Grundüberzeugungen (Schemata, »basic assumptions« bzw. »core beliefs«) sind so grundsätzlich und so tief verwurzelt, dass man sie meist nicht ausspricht, nicht einmal sich selbst gegenüber. Automatische Gedanken sind Wörter, Erinnerungen oder Bilder, die einer Person in Verbindung mit einer spezifischen Situation durch den Kopf gehen. Diese automatischen Gedanken können als die unterste Ebene von Kognitionen angesehen werden. Grundüberzeugungen bilden die oberste, am wenigsten zugängliche Ebene der Kognitionen. Sie sind situationsunabhängig, starr, übergeneralisiert. Zwischen den automatischen Gedanken und den Grundüberzeugungen lassen sich noch mittlere, sog. bedingte Kognitionen (Annahmen, Einstellungen, Regeln, Pläne) vorstellen.

Zwei Beispiele dieser häufig zu beobachtenden Sequenz bei depressiven Patienten illustriert die hierarchische Ordnung kognitiver Prozesse (■ Abb. 29.1).

Grundüberzeugungen können, je nach Störung, unterschiedliche Qualitäten haben. Sie können – wie bei den meisten Menschen – positiv sein (»ich bin ein nützlicher Mensch«, »ich bin liebenswert«, »ich bin wertvoll« usw.). Negative Grundüberzeugungen kommen bei Gesunden nur in Zeiten psychischer Belastungen (z. B. Misserfolgen, schwierigen Entscheidungen bzw. Veränderungen usw.) zum Vorschein. Bei psychischen Störungen sind die negativen (Depressionen, Ängste usw.) oder auch positiven (Hypomanie, Narzissmus, Psychopathie) Grundüberzeugungen über lange Zeit aktiviert. Es gibt auch negative Grundüberzeugungen über andere Menschen (Misstrauen). Bei Persönlichkeitsstörungen sind Grundüberzeugungen oft ständig aktiviert bzw. wechseln zwischen positiv bzw. negativ getönten Inhalten rasch hin und her. Die negativen Grundüberzeugungen sind meist global, absolut, wertend, verallgemeinernd. Informationen, die mit der Grundüberzeugung übereinstimmen, werden rasch und bestätigend (unbewusst) verarbeitet, während widersprüchliche Informationen übersehen, ausgefiltert oder gar verzerrt werden.

Die Veränderung von derartig dominierenden, überaktiven, beeinträchtigenden Grundüberzeugungen gilt als wesentliche therapeutische Aufgabe, um eine dauerhafte Überwindung psychischer Störungen zu erreichen.

29.2 Indikation

Zahlreiche Studien belegen die Wirksamkeit der kognitiven Therapie (Hautzinger, 2011) bei

- Depressionen,
- Angststörungen,
- somatoformen Störungen,

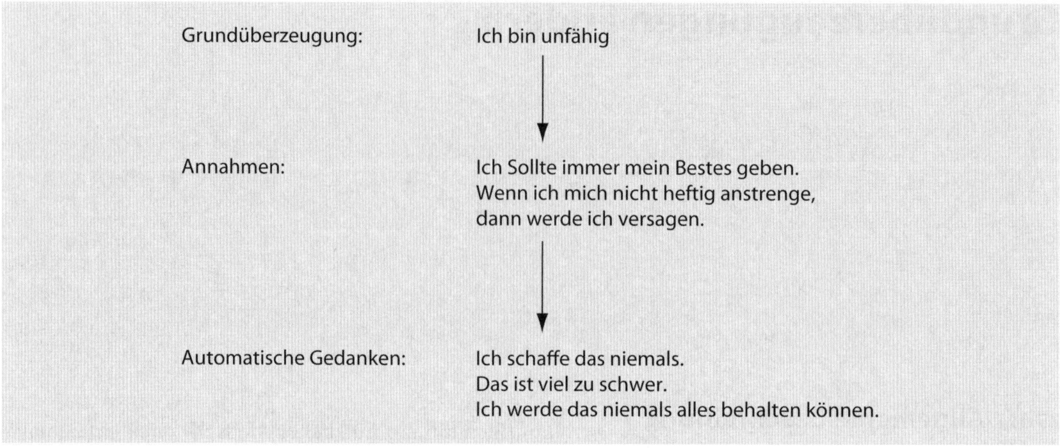

Abb. 29.1 Beispiele für eine Analyse verschiedener Ebenen von kognitiven Prozessen

- Zwängen,
- Substanzabhängigkeiten,
- Essstörungen,
- Persönlichkeitsstörungen,
- Sexualstörungen,
- psychophysiologischen Störungen,

was diese Methode bei diesen Störungsbildern als angezeigt erscheinen lässt. Daraus kann jedoch schwer der Nachweis über die unbedingte Notwendigkeit der therapeutischen Arbeit auf der Ebene der Grundüberzeugungen abgeleitet werden. Meist wurde nicht zwischen der Bearbeitung automatischer Gedanken und der zusätzlichen Arbeit an Grundüberzeugungen getrennt. In den wenigen Studien, in denen dies versucht wurde (Jacobson, Dobson, Truax et al., 1996; Dobson, Hollon, Dimidjian, Schmaling, Kohlenberg, Gallop et al., 2008), ergaben sich z. B. bei Depressionen keine unterschiedlichen Behandlungsergebnisse.

29.3 Nebenwirkungen und Kontraindikationen

Zu Beginn einer kognitiv-orientierten Behandlung liegt der Schwerpunkt üblicherweise auf der Arbeit an den automatischen, dem Bewusstsein leicht zugänglichen Verarbeitungsmustern. Durch die Korrektur dysfunktionaler automatischer Gedanken erfährt ein Patient Linderung. Gleichzeitig stellt dies den Einstieg in die Analyse situationsübergreifender Annahmen und dysfunktionaler Grundüberzeugungen dar. Sollte die Bearbeitung auf der Ebene der automatischen Gedanken nicht gelingen, verbietet sich eine Fortsetzung der Arbeit auf der Ebene der Grundüberzeugungen. Meist sind Patienten dazu auch nicht bereit, da ihnen der gesamte kognitive Zugang keinen Sinn macht. Voraussetzung ist daher, dass es gelingt, Kognitionen zu evozieren (▶ Kap. 37 und Kap. 47) und zu verändern (▶ Kap. 38). Über Nebenwirkungen dieser Methoden ist nichts bekannt. Wie bei vielen konfrontativen Verfahren, ist jedoch mit Verunsicherung, Abwehr und vorübergehender Symptomverschlimmerung zu rechnen.

Bei akut schizophrenen, paranoiden und manischen Störungen ist das Arbeiten auf der Überzeugungsebene kontraindiziert. Diesen Patienten fehlt oft die erforderliche Fähigkeit der Distanz zu ihren Kognitionen.

29.4 Technische Durchführung

Für die therapeutische Arbeit ist es hilfreich, einem von Beck (1998) vorgeschlagenen Diagramm zu folgen (Abb. 29.2). Dieses Diagramm hilft zunächst bei der Diagnostik, also dem Herausarbeiten der Annahmen und Grundüberzeugungen. In einem weiteren Schritt können die so gewonnenen Informationen mit lebensgeschichtlichen Erfahrungen

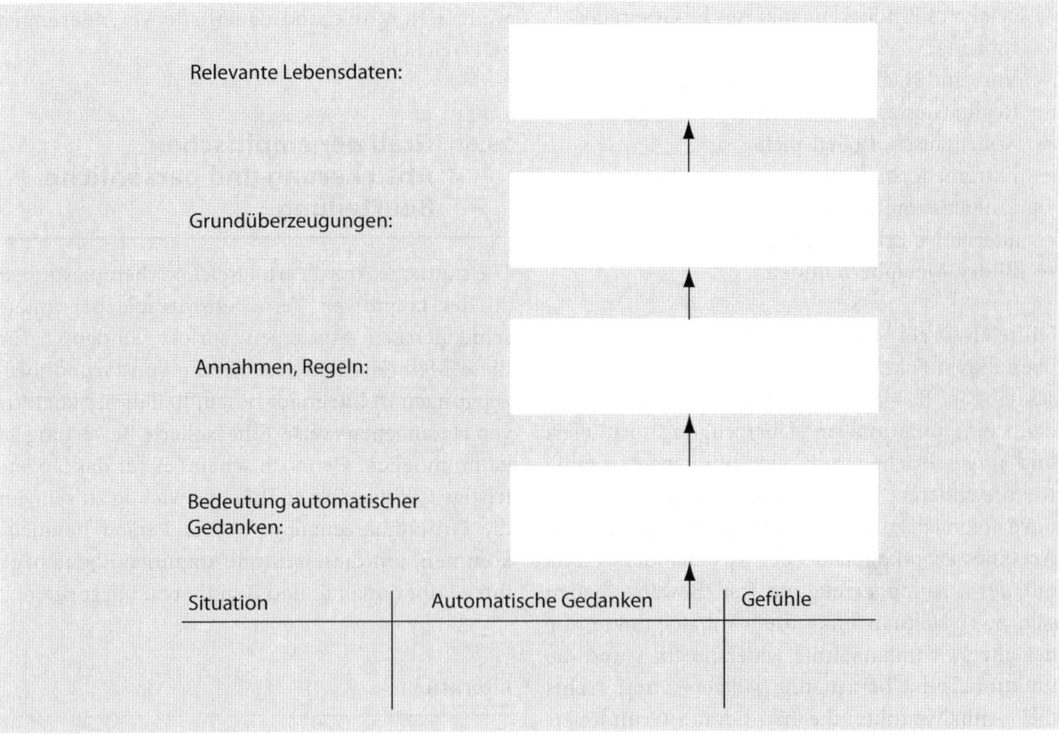

Abb. 29.2 Analyse-Diagramm (nach Beck, 1998) als Pfeil-aufwärts-Technik

und mit den verschiedensten Situationen (Alltagsanforderungen) in Verbindung gebracht werden.

Eine zentrale Technik zur Analyse von Grundüberzeugungen ist die »Pfeil-aufwärts-Technik«, indem man ausgehend von einem automatischen Gedanken – erarbeitet z. B. mit dem Tagesprotokoll negativer Gedanken« (► Kap. 47) – nach dessen Bedeutung (wiederholt) fragt, dann daraus eine Regel formuliert, wiederum deren Bedeutung erfragt und daraus dann ein »Axiom« (allgemeingültigere Regel) formuliert (► Kap. 56).

Im Verlauf der Therapie wird sowohl auf der Ebene der automatischen Gedanken (► Kap. 37) als auch auf der Ebene der Regeln, Einstellungen verändernd gearbeitet. Zum Beispiel arbeitet man die Vorteile und die Nachteile einer Regel heraus, macht Realitätstesten und Rollentausch (► Kap. 38) und formuliert probeweise funktionalere Annahmen.

Parallel dazu bildet man Hypothesen über die den automatischen Gedanken bzw. den Regeln, Einstellungen zugrunde liegenden Überzeugungen. Diese Hypothese wird in Beziehung gesetzt zu den bereits bekannten lebensgeschichtlichen Informationen eines Patienten, bevor man den Patienten die Hypothese zu einer Grundüberzeugung vorstellt. Es werden weitere, aktuelle und frühere Informationen zusammengetragen, bevor daran verändernd gearbeitet wird.

Wichtig ist, mit dem Patienten zu klären, dass Grundüberzeugungen nicht unbedingt wahr sein müssen. Sie können ganz oder weitgehend falsch sein, obgleich man davon sehr überzeugt ist und einem das »Gefühl« sagt, dass sie stimmen. Da es sich jedoch um Annahmen handelt, kann man die Grundüberzeugungen überprüfen. Es kann auch sein, dass es Phasen im Leben gab, in denen die Überzeugung stimmte und hilfreich war, aber nun nur noch ein funktionierendes Schema ist, das jedoch inhaltlich sich überholt hat und blockiert.

Veränderungsstrategien für Grundüberzeugungen sind prinzipiell keine anderen als in anderen Kapiteln (► Kap. 35, Kap. 37, Kap. 38, Kap. 47, Kap. 56 und Kap. 60) dargestellt:

- geleitetes Entdecken (sokratische Gesprächsführung),
- Vor- und Nachteile zusammentragen,
- Realitätstesten, Verhaltensexperimente,
- Rollentausch, Rollenspiele,
- Extreme formulieren und vergleichen,
- Entkatastrophisieren,
- alternative Erklärungen suchen,
- Bilder, Metaphern finden.

Hilfreich ist ein weiteres Arbeitsblatt, auf das man oben die im Fokus befindliche Grundüberzeugung schreibt: z. B. »ich bin unfähig«. Darunter wird dann eine funktionalere Überzeugung formuliert und aufgeschrieben: z. B. »ich bin genau so fähig wie die anderen. Ich habe alles, was man braucht, um erfolgreich zu sein«. Darunter hält man dann in Art eines Protokollblattes der Auseinandersetzung mit der Grundüberzeugung fest. Bewährt haben sich zwei Hälften: links die »Anhaltspunkte, die der alten Grundannahme widersprechen und die funktionalere Überzeugung stützen«, und rechts die »Anhaltspunkte, die für die alte Grundüberzeugung sprechen«.

Dieses Protokollblatt will nur eine Hilfe für die therapeutische Bearbeitung der Grundüberzeugungen sein und außerdem die Patienten anleiten, selbstständig die Veränderungen fortzuführen.

29.5 Erfolgskriterien

Die Bearbeitung von dysfunktionalen Grundüberzeugungen ist eine Erfolg versprechende, doch mühsame Arbeit, die von zahlreichen Rückschlägen (Zurückrutschen in das alte Denkmuster) begleitet wird. Dennoch gelingt es meist, im Gespräch zunehmend besser aus der Blockierung durch die Grundüberzeugungen herauszukommen, eine Stimmungsverbesserung zu erreichen und diese über mehrere Tage zu stabilisieren. Entscheidend sind die Mitarbeit und die selbstständige Anwendung z. B. der hier erwähnten Arbeitsblätter im Alltag. Das entscheidende Erfolgskriterium (»generic skill«) für kognitive Interventionsmethoden ist, dass es gelingt, einem Patienten dazu zu verhelfen, seine automatischen und tiefer liegenden kognitiven Prozesse »bewusst« zu machen und darüber weitere Kontrolle und dauerhafte Veränderungen zu erreichen.

29.6 Grad der empirischen Absicherung und persönliche Beurteilung

Die stattliche Anzahl erfolgreicher Therapiestudien zu der kognitiven Verhaltenstherapie bei unterschiedlichsten Störungen spricht eindeutig für diese Methode. Die Bearbeitung von Grundüberzeugungen ist integraler Bestandteil dieser kognitiven Herangehensweise. Eine isolierte Bewertung ist kaum möglich. Dennoch scheint es für das längerfristige Gelingen einer Therapie wichtig zu sein, an die Grundüberzeugungen einer Person heranzukommen, um diese zentrale kognitive Ebene bzgl. ihrer Funktionalität und Rigidität zu überprüfen.

Literatur

Beck, J. (1998). *Praxis Kognitiver Therapie*. Weinheim: Beltz/PVU.

Dobson, K., Hollon, S., Dimidjian, S., Schmaling, K., Kohlenberg, R., Gallop, R. et al. (2008). Randomized trial of behavioral activation, cognitive therapy, and antidepressive medication in the prevention of relapse and recurrenced in major depression. *Journal of Consulting and Clinical Psychology, 76*, 468–477.

Hautzinger, M. (2011). *Kognitive Verhaltenstherapie psychischer Störungen* (4. Aufl.). Weinheim: Beltz/PVU.

Jacobson, N. S., Dobson, K. S., Truax, P. A. et al. (1996). A component analysis of cognitive-behavioral treatment for depression. *J Consult Clin Psychology, 64*, 295–304.

Pössel, P. & Hautzinger, M. (2009). Kognitive Interventionsmethoden. In M. Hautzinger & P. Pauli (Hrsg.), *Psychotherapeutische Methoden. Enzyklopädie der Psychologie*. Göttingen: Hogrefe.

Segal, Z. V., Williams, J. M. G. & Teasdale, J. (2002). *Mindfulness-based cognitive therapy for depression*. New York: Guilford.

Hausaufgaben

I. Wunschel und M. Linden

30.1 Allgemeine Beschreibung

Therapeutische Hausaufgaben sind Aktivitäten, die mit einem Patienten während einer Therapiestunde geplant werden, damit dieser sie bis zur nächsten Sitzung alleine durchführt. Sie sind ein unverzichtbarer Bestandteil in jeder Verhaltenstherapie und dienen vielfachen Zielen. Hausaufgaben i. S. von Selbstbeobachtungsaufgaben, Verhaltensproben und Verhaltensexperimenten können zu einer vertieften Diagnostik beitragen. Zwischen den Therapiesitzungen können neu erlernte Strategien trainiert und vertieft werden. Der Patient kann lernen, den Alltag auch ohne therapeutische Begleitung zu bewältigen. Typische Beispiele für Hausaufgaben sind

- Beschaffung von Informationen (z. B. bei einem Amt anrufen),
- Sammlung von Daten (z. B. Protokollieren von Gedanken, Gefühlen und Verhaltensweisen),
- Überprüfung von Vorannahmen,
- Üben spezieller verhaltenstherapeutischer Techniken (z. B. interne Dialoge),
- Aktivitätsaufbau und
- Experimentieren mit neuen Verhaltensweisen.

Hausaufgaben tragen entscheidend dazu bei, dass der Patient Sitzungsinhalte rekapituliert und seine Selbstwirksamkeit vergrößert. Der Lerneffekt der Therapie kann insgesamt beschleunigt und effizienter gestaltet werden. Hausaufgaben können ausschließlich Übungscharakter haben und sich auf künstlich herbeigeführte Situationen beziehen (an der Supermarktkasse mit einem großen Schein bezahlen) oder aber auch auf für den Patienten praktisch relevante Situationen (eine offene Rechnung bezahlen).

30.2 Indikationen

Hausaufgaben sind in der Verhaltenstherapie unverzichtbar (Fehm & Mrose, 2008). Geplante Aktivitäten des Patienten zwischen den Therapiesitzungen sind ein integraler Teil jeder Verhaltenstherapie und können sie geradezu definieren und von anderen Therapieformen abgrenzen. Hausaufgaben können bei jeder durch Psychotherapie behandelbaren Störung eingesetzt werden. Es ist nicht zu begründen, wenn ein Therapeut auf Hausaufgaben verzichtet.

Der Ablauf der Durchführung und die Reaktion des Patienten auf Hausaufgaben kann zu einer wichtigen diagnostischen oder übenden Intervention werden, indem sich z. B. dysfunktionale Kognitionen, Einschränkungen in den Kompetenzen oder situativen Randbedingungen, Wissenslücken über den Alltag oder auch Verständnisprobleme zwischen Patient und Therapeut erschließen.

30.3 Nebenwirkungen und Kontraindikationen

Hausaufgaben können bei nicht sachgerechter Durchführung erhebliche Nebenwirkungen haben. Sie können zur Überforderung, zur Förderung von Pessimismus und Selbstabwertung, zum Angstlernen usw. beitragen.

Anhaltende Misserfolge im Zusammenhang mit Hausaufgaben sind nicht dem Patienten sondern immer dem Therapeuten zuzuschreiben, weil er dann wichtige Durchführungsregeln ungenügend berücksichtigt hat!

Kontraindikationen bestehen hinsichtlich solcher Patienten, die nicht zu Absprachen oder zu einem selbstgesteuerten Verhalten in der Lage sind.

30.4 Technische Durchführung

Hausaufgaben sollten Bestandteil jeder Stunde sein. Wenn sie zielführend und nicht patientenschädigend sein sollen, sind eine Reihe von technischen Einzelheiten zu berücksichtigen. Werden einzelne der in der Übersicht zusammengestellten Punkte ignoriert, dann muss mit therapeutischen Problemen gerechnet werden.

Vorgehen bei Hausaufgaben

1. Sinn und Zweck des Ziels der Aufgaben muss dem Patienten unmissverständlich klar sein. Idealerweise sollte die Hausaufgabe eine Antwort auf ein Anliegen des Patienten sein
2. Vorschläge des Patienten zur Art der Hausaufgabe berücksichtigen
3. Exakte Planungen darüber, was, wann, wie und wie oft zu tun ist
4. Überforderung vermeiden,d. h. die Hälfte von dem, was der Patient für möglich hält
5. Alternativen zur Auswahl stellen, ggf. Hierarchiebildung
6. Benötigte Materialien werden vom Therapeuten ausgehändigt oder mit dem Patienten erstellt
7. Experimentellen Charakter der Hausaufgabe betonen. Es gibt kein richtiges Ergebnis. Man will sehen, was passiert
8. Mögliche Probleme antizipieren und deren Bewältigung vorplanen
9. Ermutigung und Verstärkung für die Bereitschaft des Patienten zum Risiko
10. Festlegen von Kontingenzen (z. B. Selbstverstärkung)
11. Besprechung der Erfahrungen mit der Hausaufgabe in der nächsten Stunde
12. Aus den Erfahrungen die neue Hausaufgabe ableiten
13. Archivierung der Aufzeichnungen und Notizen durch Therapeut oder Patient

Abhängig vom individuellen Stand der Therapie ist zunächst mit dem Patienten der Sinn und Zweck der Aufgaben herauszuarbeiten. Vor allem zu Therapiebeginn, wenn der Patient insgesamt noch unsicher hinsichtlich des Ablaufs der Therapie ist, sollten die Angaben zu den Hausaufgaben so einfach und exakt wie möglich sein. Wichtig ist, dass der Patient von Anfang an erkennt, dass Hausaufgaben einen unverzichtbaren Teil der Therapie darstellen. Ideal ist, wenn die Hausaufgabe so eingeführt wird, dass sie einem inneren Bedürfnis des Patienten entspricht (Ich will wissen, wie hoch mein Herzschlag ist. Ich möchte einmal ausprobieren, welche meiner Erwartungen tatsächlich eintrifft, wenn ich eine Bestellung im Restaurant nachträglich ändere!). Vorschläge des Patienten gehen immer mit ein. Der Patient soll den Zweck verstehen und mit der Aufgabe einverstanden sein.

Um Missverständnisse von Beginn an auszuschließen, muss jede Hausaufgabe detailliert vorbereitet und geplant werden. Es ist zu klären, was genau, wann genau, wie und wie oft zu tun ist und wie im Einzelnen die Umsetzung der Aufgabe festgestellt und bewertet werden kann (z. B. »Ich werde am Dienstag von 14.00–14.15 Uhr meinen Ruhepuls zählen«; »Ich werde am Freitag nach dem Abendessen einen Spaziergang um meinen Häuserblock machen« usw.). Es ist hilfreich, Aufgaben schriftlich festzuhalten, um sich später darauf beziehen zu können. Der häufigste Therapiefehler sind globale Aufforderungen (Beobachten Sie einmal, wie es Ihnen in Angstsituationen geht! Gehen Sie einmal häufiger aus dem Haus!).

Hausaufgaben sollten so entwickelt werden, dass sie keine »Verordnungen« des Therapeuten sind, sondern sie sollten, anders als in der Schule, als Problemlösungen für diagnostische oder therapeutische Fragestellungen eingeführt werden. Daher gehört dazu, dass bei der Planung zunächst einmal Alternativen erörtert werden (Was will ich vordringlich wissen: meine eigenen Gedanken oder welche Antwort ich vom Kellner erhalte? Wie könnte ich meine einschießenden Angstgedanken am besten zählen: Aufschreiben, Streichhölzer in die Tasche stecken, einen Golfzähler benutzen, einfach nur merken?). Es ist dann die Variante auszuwählen, die das beste Ergebnis erwarten lässt und die sicher machbar ist.

Aufgaben sollten auf jeden Fall durchführbar sein. Ein häufiger Fehler ist, dass sich sowohl Patient als auch Therapeut unrealistische Dinge vornehmen. In der Therapeutenausbildung zeigt sich regelhaft, dass Therapeuten selbst nicht in der Lage sind, die den Patienten aufgetragenen Aufgaben umzusetzen. Tompkins (2002) schlägt vor, zu Behandlungsbeginn zu erfragen, was die Patienten generell in 30% ihrer Zeit tun und sich daran als Zielstellung zu orientieren. Grundsätzlich gilt, dass der Therapeut nur die Hälfte von dem einplanen sollte, was der Patient für machbar hält. Der Therapeut muss auch die individuellen Eigenschaften des Patienten berücksichtigen: z. B. die Lese- und Schreibfähigkeit, das subjektive Belastungsniveau, die kognitive Funktionstüchtigkeit und praktische Einschränkungen (Zeitmangel). So sollte eine Hausaufgabe bei älteren Menschen ggf. mnestische Einschränkungen berücksichtigen (▶ Kap. 99).

Für die Durchführung der Hausaufgabe erforderliche Materialien (z. B. Tagesprotokolle – ▶ Kap. 60) werden mitgegeben oder miteinander erstellt. Hausaufgaben sollten grundsätzlich nach dem »No-loose«-Prinzip erstellt werden (man kann dabei nur gewinnen!). Das bedeutet, dass eine Hausaufgabe am Ende immer ein Erfolg sein muss, selbst wenn der Patient nichts getan hat, das Falsche oder etwas wenig erfolgreich bewerkstelligt hat. Dies wird dadurch erreicht, dass der experimentelle Charakter einer jeden Aufgabe betont wird. Im schlimmsten Fall ist eine gescheiterte Hausaufgabe dazu gut um zu klären, wo die Schwierigkeiten lagen, um dadurch eine bessere Problemsicht zu bekommen. Es empfiehlt sich daher auch, schon bei der Planung mögliche Schwierigkeiten zu antizipieren und sich zu fragen, was einer Durchführung im Wege stehen könnte. Wenn die Aufgabe schief ging, übernimmt der Therapeut für eine unzureichende Planung die Verantwortung. Dies ist besonders bei Patienten mit geringer Frustrationstoleranz von Bedeutung, die schnell zur Hoffnungslosigkeit und Selbstkritik neigen.

Hausaufgaben sollten gemäß verhaltenstherapeutischen Grundsätzen auch positive Konsequenzen haben. Der Therapeut sollte schon bei der Planung die Einsatz- und Experimentierfreudigkeit und die Wagnisbereitschaft des Patienten anerkennen. Es besteht auch die Möglichkeit in die Hausaufgabe eine Selbstverstärkung (▶ Kap. 53) einzubauen (Wenn ich die Bestellung im Restaurant nachträglich geändert habe, leiste ich mir dann aber auch etwas besonders Gutes). Auch das Premack-Prinzip kann hierbei zur Anwendung kommen (Wenn ich während der Arbeit oder während des Zeitungslesens nicht geraucht habe, kann ich mir danach ohne schlechtes Gewissen eine Zigarette gönnen). Eine weitere Verstärkung für die Durchführung von Hausaufgaben resultiert daraus, dass der Patient erlebt, dass er Probleme selbst beeinflussen kann. Dies erleichtert langfristig auch die Ablösung vom Therapeuten.

Die wichtigste Belohnung für die Durchführung einer Hausaufgabe ist die Nachbesprechung in der folgenden Stunde. Für den Patienten wäre es nicht nur demoralisierend, wenn sein Therapeut den Zeitaufwand und Erfolg nicht würdigte, er würde auch lernen, dass Hausaufgaben gar nicht so ernst zu nehmen sind, weil es der Therapeut nicht einmal wichtig genug findet, nach dem Ergebnis zu fragen. Therapeutische Selbstdisziplin ist also der erste Schlüssel zum Erfolg. Der Therapeut sollte jede Stunde damit beginnen, dass die Hausaufgabe vom letzten Mal besprochen wird. Dies hilft auch, den Therapieprozess kohärenter zu gestalten, da so immer am grundsätzlichen Therapiethema angeknüpft wird und die Gefahr geringer ist, dass in jeder Stunde ein neues Thema angerissen wird, ohne aber einen Entwicklungsprozess zu ermöglichen.

Für die Nachbesprechung der Hausaufgabe ist genügend Zeit einzuplanen, um wirklich einen Lerneffekt zu erreichen. Die Erfahrungen mit der Hausaufgabe bieten Anlass zu genaueren Verhaltensanalysen, zu Problempräzisierungen, zur Verbesserung des gegenseitigen Verständnisses zwischen Patient und Therapeut, zur Relativierung der Psychopathologie oder zur Lösung anstehender Lebensprobleme. Die Erfahrungen mit der letzten Hausaufgabe sollten dann direkt überleiten zur

Planung der nächsten. Letztlich besteht eine gute Verhaltenstherapie nur aus Hausaufgaben, die in der Stunde zunächst nachbesprochen und dann vorausgeplant werden.

Im Rahmen der Hausaufgabe erstellte Dokumentationen können anschließend zu den Unterlagen des Therapeuten genommen werden. Sie können aber auch dem Patienten überlassen werden und zum Aufbau seiner eigenen Therapiedokumentation genutzt werden, z. B. um sich Fortschritte konkret vor Augen zu führen und im Bedarfsfall darauf zurückgreifen zu können.

30.5 Erfolgskriterien

Der Erfolg einer Hausaufgabe ist danach zu bewerten, ob sie zur Klärung der Probleme und zur Entwicklung von Lösungen beitragen konnte, was vom Ausgangsproblem und dem Therapieziel abhängt. Ein Zusatzkriterium ist auch die Mitarbeit des Patienten und dessen Einschätzung.

30

30.6 Grad der empirischen Absicherung und persönlichen Bewertung

Literaturübersichten zeigen, dass es in der kognitiven Verhaltenstherapie eine signifikante Korrelation zwischen Hausaufgaben und Therapieergebnis gibt (Edelman & Chambless, 1995; Coon & Gallagher-Thompson, 2002; Neimeyer, 2008). Hierbei kommt der therapeutischen Kompetenz im Umgang mit Hausaufgaben eine wesentliche Bedeutung zu. Die Haltung mancher Therapeuten, dass Hausaufgaben einen nachteiligen Effekt auf die eigene therapeutische Arbeit haben, ist nachweislich nicht richtig (Katzantzis, Lampropoulos & Deane, 2005). Auch schriftliche Aufgabenstellungen verbessern die Compliance (▶ Kap. 39) bei Hausaufgaben, ähnlich eines schriftlich festgesetzten Vertrages (Tompkins, 2002). Selbst bei schwer depressiven Patienten konnte eine Verbesserung der Compliance mithilfe von Hausaufgaben belegt werden (Garland & Scott, 2002). Auch Suchtpatienten profitieren von Übungen zwischen den Therapiesitzungen (Carroll, Nich & Ball, 2005). Nach der eigenen therapeutischen Erfahrung gibt es keine wirksame Verhaltenstherapie ohne kompetent eingesetzte Hausaufgaben.

Literatur

Carroll, K. M., Nich, C. & Ball, S. A. (2005). Practice makes progress? Homework assignments and outcome in the treatment of cocaine dependence. *J Consult Psychol, 73*, 749–755.

Coon, D. W. & Gallagher-Thompson, D. (2002). Encouriging homework completion among older adults in therapy. *Psychother Prac, 58*, 549–563.

Edelman, R. E. & Chambless, D. L. (1995). Adherence during sessions and homework in cognitive-behavioral group treatment of social phobia. *Behav Res Ther, 33*, 573–577.

Fehm, L. & Mrose, J. (2008). Patient's perspective on homework assignments in cognitive-behavioural therapy. *Clin. Psychol. Psychother, 15*, 320–328.

Garland, A. & Scott, J. (2002). Using homework in therapy for depression. *J Clin Psychol, 58*, 489–498.

Hautzinger, M. (1998). *Kognitive Verhaltenstherapie bei psychischen Störungen*. Weinheim: Psychologie.

Katzantzis, N., Lampropoulos, G. K. & Deane, F. P. (2005). A national survey of practicing psychologists' use and attitude toward homework in psychotherapy. *J Consult Clin Psychol, 73*, 742–748.

Leung, A. W. & Heimberg, R. G. (1996). Homework compliance, perceptions of control, and outcome cognitive-behavioral treatment of social phobia. *Behav Res Ther, 34*, 423–432.

Neimeyer, R. A., Kazantzis, N., Kaqssler, D. M., Baker, K. D. & Fletcher, R. (2008). Group cognitive behavioural therapy for depression outcomes predicted by willingness to engage in homework, compliance with homework, and cognitive restructuring skill acquisition. *Cogn Behav Ther, 37*, 199–215.

Rees, C. S., McEvoy, P. & Nathan, P. R. (2005). Relationship between homework completion and outcome in cognitive behaviour therapy. *Cogn Behav Ther, 34*, 242–247.

Tompkins, M. A. (2002). Guidelines for enhancing homework compliance. *Psychother Prac, 58*, 565–576.

Hegarstifttraining

G. Kockott und E.-M. Fahrner-Tutsek

31.1 Allgemeine Beschreibung

Der Begriff Hegarstifttraining kann irreführend sein. Es handelt sich dabei nicht um eine eigenständige Methode, sondern um therapeutische Übungen, die ein Teil der Vaginismusbehandlung sind. Der Vaginismus ist eine psychisch bedingte Verkrampfung der Scheiden- und Dammmuskulatur als Reaktion auf den realen oder vorgestellten Versuch, etwas in die Vagina einzuführen. Er tritt in unterschiedlichen Schweregraden auf: z. B. können Tampons noch eingeführt werden, nicht aber ein Penis, oder es ist keinerlei Eröffnung möglich. Eine häufige Ursache des Vaginismus ist Angst vor Schmerzen bei der Immissio des Penis. Es handelt sich also meistens um Angst vor einer bestimmten Situation. Damit besitzt der Vaginismus Charakteristika einer Phobie. Deshalb werden in der Behandlung des Vaginismus Hegarstifte mit zunehmendem Durchmesser im Sinne einer systematischen Desensibilisierung in vivo angewendet: Nach anfänglicher Anleitung führt die Frau zu Hause unter Entspannung die Hegarstifte selbst in die Vagina ein. Anstelle der Hegarstifte kann auch der »Amielle Vaginaltrainer« (www.owen-mumford.de) verwendet werden. Das Hegarstiftraining ist in die Sexualpsychotherapie nach Masters und Johnson (1973) integriert (▶ Kap. 54 und Kap. 112).

31.2 Indikationen

Das Hegarstifttraining wird beim Vaginismus angewandt und auch bei schmerzhaften Verspannungen des Genitalbereichs, wenn alleinige Entspannungsübungen nicht ausreichen. Vorbedingung ist in jedem Fall eine einfühlsame gynäkologische Untersuchung, um organische Ursachen auszuschließen.

31.3 Nebenwirkungen und Kontraindikationen

Kontraindikationen bestehen bei jeder Verengung der Vagina organischen Ursprungs, z. B. bei Vernarbungen. Das Training mit Hegarstiften kann nicht isoliert, sondern nur im Rahmen einer Sexualpsychotherapie (▶ Kap. 112) eingesetzt werden (Gromus, 2002; Hauch, 2006; Hoyndorf, Reinhold et al., 1995; Kockott & Fahrner, 2004). Dabei wurden bislang keine unerwünschten Nebenwirkungen berichtet.

31.4 Technische Durchführung

Zuerst muss der Frau und ihrem Partner verständlich gemacht werden, dass der Vaginismus als ein unwillkürlicher Muskelspasmus zu verstehen ist. Die Frau wird über Anatomie und Physiologie ihrer Genitalorgane genau aufgeklärt. Sie soll sich zu Hause mit Hilfe eines Spiegels und über Eigenexploration selbst mit ihrem Genitalbereich vertraut machen.

- Erlernen einer **Entspannungsmethode** (▶ Kap. 25). Der Patientin wird der Gebrauch der Hegarstifte erklärt und evtl. das Einführen durch weibliches medizinisches Personal gezeigt. Die erste Hegarstiftgröße muss der individuellen Möglichkeit angepasst sein.

Meistens wird ein Satz von 5 Hegarstiften im Durchmesser von 10–26 mm benutzt. Diese Stäbe sind aus Stahl, innen hohl, der Form der Vagina angepasst und können leicht desinfiziert und erwärmt werden. Man bekommt sie in Spezialgeschäften für medizinische Geräte. Zu Hause entspannt sich die Patientin mit der erlernten Methode, dann führt sie allein oder im Beisein ihres Partners ihren kleinsten Hegarstift in die Vagina ein. Vorher soll sie den Stab mit der Hand anwärmen und mit Gleitcreme einreiben. Ist der Stab so weit wie möglich, d. h. etwa 10 cm, eingeführt, sollte er etwa 10–15 min in der Vagina bleiben. Die Frau führt in dieser Zeit die Entspannung weiter und sollte auf ihre Gefühle und Empfindungen achten. Wenn der Patientin das Einführen des ersten Hegarstiftes keine Schwierigkeiten mehr macht, benutzt sie in den nächsten Tagen nach und nach die weiteren Stifte, und zwar jeweils den nächst dickeren. In jedem Übungsdurchgang sollten alle Stäbe nacheinander eingeführt werden, die ersten nur kurz, der jeweils dickste am längsten.

Viele Patientinnen haben einen unrealistischen Bezug zur Penisgröße ihres Partners. Sie erleben ihn als übermäßig groß. Um einen realistischen Bezug zu bekommen, kann ihnen empfohlen werden, Größe und Umfang des erigierten Penis ihres Partners zu messen.

Wenn die Frau ihren größten Hegarstift ohne Probleme einführen und tolerieren kann, soll die Situation ins Erotische übertragen werden (evtl. noch Übung mit den Hegarstiften während des Vorspiels, dann oberflächliche Berührung der Vagina mit dem Penis und langsame Immissio).

Man sollte zu diesem Zeitpunkt Anleitungen zum Einführen des Penis geben. Man kann außerdem der Frau erklären, dass der Penis des Mannes elastischer als die Stäbe ist und sexuelle Erregung zusätzlich entspannend wirkt. Wenn die Übungen mit den Hegarstiften beginnen, sollte die Behandlung (z. B. Besprechung der auslösenden und aufrechterhaltenden Faktoren des Vaginismus, Aufarbeitung von Partnerschaftsproblemen, Ansprechen möglicher Sexualängste des Mannes, ungeklärter Kinderwunsch usw.) soweit fortgeschritten sein, dass sich das Paar im Sensualitätstraining (▶ Kap. 54) befindet. Das Einführen der Stifte sollte möglichst bald in diese Übungen integriert werden. Das Besprechen der damit verbundenen Empfindungen und Kognitionen läuft parallel.

31.5 Erfolgskriterien

Das Einführen des Penis in die Vagina ist für die Frau schmerzlos und ohne Angst möglich.

31.6 Grad der empirischen Absicherung und persönliche Bewertung

Die Übungen mit den Hegarstiften sind nur ein Teil der Behandlung des Vaginismus. Sie wurden daher nicht isoliert empirisch überprüft. Die Gesamtbehandlung (▶ Kap. 112) hat sich als erfolgreich erwiesen (Hauch, 2006; Heiman & Meston, 1997). Andere Autoren (Barbach, 1977) beschreiben statt der Anwendung von Hegarstiften das Einführen der eigenen Finger zur systematischen Desensibilisierung in vivo. Empirische Untersuchungen, die diese und andere Methoden vergleichen, existieren nicht (McGuire & Hawton, 2002). Nach der Erfahrung der Autoren ist es kaum denkbar, einen ausgeprägten Vaginismus ohne Anwendung der Hegarstifte oder Vaginaltrainer erfolgreich zu behandeln. Die Übungen mit den Hegarstiften werden von den Frauen nicht als unangenehm erlebt, weil sie sie selbst steuern können. Zusätzlich erleben sie die sich daraus ergebende Eigenverantwortung für ihre Therapie als positiv.

Literatur

Barbach, L. G. (1977). *For yourself. Die Erfüllung weiblicher Sexualität*. Berlin: Ullstein.

Gromus, B. (2002). *Sexualstörungen der Frau*. Göttingen: Hogrefe.

Hauch, M. (Hrsg.). (2006). *Paartherapie bei sexuellen Störungen*. Stuttgart: Thieme.

Heiman, J. R. & Meston, C. M. (1997). Empirically validated treatment for sexual dysfunction. In R. C. Rosen, C. M. Davis & H. J. Ruppel (Hrsg.), *Annual Review of Sex Research* (Vol. VIII, pp. 148–194).

31

Hoyndorf, S., Reinhold, M. et al. (1995). *Behandlung sexueller Störungen*. Weinheim: Beltz, Psychologie Verlags Union.
Kockott, G. & Fahrner, E. M. (2004). Sexuelle Funktionsstörungen. In G. Kockott & E. M. Fahrner (Hrsg.), *Sexualstörungen*. Stuttgart: Thieme.
Masters, W. H. & Johnson, V. E. (1973). *Impotenz und Anorgasmie*. Frankfurt: Goverts, Krüger & Stahlberg.
McGuire, H. & Hawton, K. (2002). *Interventions for vaginismus* (Issue 4). Oxford: Cochrane.

Hierarchiebildung

R. de Jong-Meyer

32.1 Allgemeine Beschreibung

Hierarchiebildung ist nicht nur eine umschriebene Technik sondern ein in vielen verhaltenstherapeutischen Verfahren benutztes Therapieprinzip.

Unter Hierarchiebildung im psychotherapeutischen Zusammenhang versteht man die Zergliederung eines Therapiezieles in Unterziele sowie die Zuordnung von einzelnen Situationen oder Schritten zu diesen Unterzielen, wobei diese Situationen oder Schritte in eine Ordnung nach zunehmender Schwierigkeit oder auch nach Annäherung (z. B. zeitliche/örtliche) an das Oberziel gebracht werden.

Es gibt unterschiedliche theoretische Begründungen dafür, in einer Hierarchiebildung einen effektiven Wirkmechanismus innerhalb von Therapien zu sehen. Die wichtigsten sind:

- Erleichterung reziproker Hemmung,
- graduierte Löschung,
- soziale Verstärkung im Rahmen von Programmen zur Förderung sozialer Kompetenz und von Modelllernverfahren (▶ Kap. 43; Bandura, 1979),
- Selbstbewertung und verstärkung im Rahmen von Selbstkontroll- (Kanfer, Reinecker & Schmelzer, 2001;) oder »Guided-mastery«-Ansätzen (▶ Kap. 64; Bandura, 1979),
- kognitive Veränderungen als Folge von z. B. Realitätstests im Rahmen der kognitiven Therapie (Beck, Rush, Shaw & Emery, 2001).

Man könnte den Hierarchiebildungen in den genannten Konzeptionen eine gemeinsame Begründung unterstellen, die besagt, dass schrittweises Vorgehen Lernprozesse erleichtert und fördert. Diesbezüglich gilt, dass viele Lernprozesse am »eigentlichen« Problem gar nicht möglich sind, weil die Patienten in diesem Kontext gar nicht den Kopf frei haben, um lernen zu können oder Lernübungen auch zu gefährlich wären. Selbstsicherheit kann nicht am Übungsfall »Chef« gelernt werden, so wie man auch nicht bei Windstärke 9 segeln lernen kann, sondern auf dem ruhigen Baggersee. Die Patienten wären bei Konfrontation mit dem Chef zu angespannt und wenn sie sich im Rahmen der Übung daneben benehmen, könnte dies schwerwiegende Folgen haben. Also muss ein Problem, z. B. das Erlernen von Selbstsicherheit und Durchsetzungsvermögen, schrittweise angegangen werden.

32.2 Indikationen

Die Indikationen für Hierarchiebildung entsprechen denen der Verfahren, innerhalb derer dieses Prinzip eingesetzt wird. Es werden hier nur die Schwerpunkte genannt:

- umschriebene soziale und nichtsoziale Ängste (▶ Kap. 92, Kap. 103 und Kap. 114);
- gehemmt-depressive Symptome mit starker Angstkomponente;
- funktionale Sexualstörungen (▶ Kap. 112);
- Aufbau von defizientem Verhalten (z. B. soziale Kompetenzdefizite bei Abhängigen, Aktivitätsdefizite bei Depressiven);
- Rehabilitation bei Psychosen (▶ Kap. 108) und organisch bedingten Erkrankungen;

- Einstieg in die Therapie bei unmotivierten, zwangseingewiesenen oder nichtkommunizierenden Patienten;
- kindlicher Autismus und andere kindliche Verhaltensstörungen (wie unangemessene Aggression);
- Abhängigkeiten (zum Abbau unerwünschter Exzesse sowie zum Aufbau von Alternativverhaltensweisen zur Abhängigkeit);
- Lern- und Konzentrationsstörungen;
- Fälle, bei denen es um die Vermittlung allgemeiner Problemlösestrategien (▶ Kap. 46) geht.

32.3 Nebenwirkungen und Kontraindikationen

Zur Frage unerwünschter Nebenwirkungen von Hierarchiebildungen und zu Kontraindikationen liegen keine empirischen Untersuchungen vor. Die folgenden Gesichtspunkte haben daher lediglich den Charakter von theoretisch oder praktisch plausiblen Hypothesen.

Wenn zu vermuten ist, dass über den Mechanismus des »sekundären Krankheitsgewinns« bei erfolgreicher Therapie der Symptome verstärkende Konsequenzen aus diesen Symptomen ersatzlos wegfallen, sind die Erfolge von Therapien mit Hierarchiebildung wahrscheinlich begrenzt. Hysterische Patienten und solche mit psychosomatischen Symptomen dürften erst dann auf Therapien mit Hierarchiebildung ansprechen, wenn der Mechanismus der Erkrankung den Patienten einigermaßen klar ist und sie einer Änderung der Symptomatik zustimmen. Hierarchiebildung ist ferner bei all jenen Erkrankungen wahrscheinlich kontraindiziert, bei denen alle oder ein Teil der Symptome vorwiegend organisch bedingt sind. Patienten mit solchen Störungen dürften unnötige Misserfolgserlebnisse haben, wollte man die Primärsymptomatik von Beginn der Therapie an schrittweise verändern. Das Beispiel weist gleichzeitig auf die Schwierigkeit der Indikationsstellung hin, denn es gibt bei vielen Psychosepatienten Symptombereiche, bei denen ab bestimmten Stadien der Phase oder des Schubs Stufenprogramme den Therapiefortschritt beschleunigen. Dies gilt besonders für die sekundär aus der Krankheit entwickelten Einstellungen und Verhaltensmuster. Ein Hauptproblem beim hierarchischen und gestuften Vorgehen kann sein, dass der Patient sich nicht ernst genommen fühlt. Er kommt mit einem schweren Problem (Auseinandersetzung mit dem Chef) und der Therapeut will, dass er »unwichtige« Sachen macht (z. B. sich von einem Verkäufer ausführlich ein Gerät erklären lassen).

32.4 Technische Durchführung

Bei der technischen Durchführung sind 4 Schritte zu unterscheiden:

▪ 1. Exploration der generellen Zielsetzung, die mit einer Hierarchiebildung erreicht werden soll

Voraussetzung für diesen Schritt ist die Durchführung einer Verhaltensanalyse (▶ Kap. 41 und Kap. 42) unter Berücksichtigung situativer Bedingungen und einer Analyse des sozialen Umfeldes, innerhalb dessen das Problem auftritt. Der Therapeut sollte aus solchen Hintergrundinformationen abschätzen können, ob das Ziel des Patienten realistisch, d. h. unter den gegebenen Bedingungen des Patienten und auch der eigenen therapeutischen Möglichkeiten prinzipiell erreichbar ist. Bei Tendenz zu geringer Anspruchsniveausetzung müssen sonstige Krankheitseffekte berücksichtigt und mit dem Patienten diskutiert werden (bei Depressiven z. B. die Tendenz, sich wenig zuzutrauen).

▪ 2. Zergliederung des Ziels in Unterziele bzw. Voraussetzungen, die die Erreichung des Ziels wahrscheinlicher machen

Das Vorgehen unterscheidet sich nach Art der Ziele. Bei Ängsten werden häufig zeitliche oder örtliche Annäherungshierarchien (z. B. bei Prüfungsangst zeitliche Nähe zur Prüfung) gebildet, indem man zunächst die »Ankervorstellungen« festlegt, also die Situation mit maximalem Angstgehalt und diejenige, bei der gar keine oder fast keine Angst vorhanden ist. Situationen mit dazwischen liegenden Angstgraden werden dann erhoben und jeweils auf eine Karteikarte geschrieben. Die Ordnung innerhalb einer Hierarchie kann dann entweder über sukzessive Paarvergleiche vorgenommen werden oder darüber, dass man die Karten auslegt und die Patienten auffordert, sie entlang der Tischkante, auf der an den Ecken die Ankersituationen liegen, nach Angstgrad zu ordnen. Entstehen Lücken oder Häufungen, sind entweder weitere Situationen zu erheben oder die weniger wichtigen zu eliminieren. Das Ziel besteht darin, etwa 10–15 Situationen zu einer Hierarchie zu finden.

Bei Ängsten mit mehreren Dimensionen (z. B. bei Sozialangst: Anzahl der Menschen, Geschlecht und Autoritätsverhältnis) kann man analog vorgehen, wobei die leichteste Situation dann z. B. so konstruiert ist, dass ein gleichgeschlechtlicher Kollege angesprochen werden soll, als nächstes ein nichtgleichgeschlechtlicher Kollege, dann eine gleichgeschlechtliche Autoritätsperson usw. Bei noch komplexeren Ängsten müssen unter Umständen mehrere unabhängige Hierarchien hintereinander geschaltet werden. Bei Hierarchien im Rahmen von Selbstkontrollprogrammen handelt es sich öfter um die Suche nach Voraussetzungen für ein definiertes Oberziel. Hier sollte eine Phase des »Brainstormings« vorgeschaltet werden.

▪ 3. Einbettung der Hierarchie in das Gesamtkonzept der Therapie

Je nachdem, ob eine Hierarchie im Rahmen einer systematischen Desensibilisierung (▶ Kap. 59), eines Selbstkontrollansatzes (▶ Kap. 82) oder einer kognitiv orientierten Realitätstestungsstrategie eingesetzt wird, sind nun die weiteren Voraussetzungen der Verfahren zu erfüllen, bevor man mit dem schrittweisen Durcharbeiten der Situationen beginnen kann (z. B. Entspannungstraining, ▶ Kap. 25; Aufsetzen eines Münzverstärkungssystems, ▶ Kap. 45; Formulierung eines Verhaltensvertrages, ▶ Kap. 66). Bei einem gestuften hierarchischen Vorgehen ist von großer Bedeutung, dass der Patient jederzeit versteht, was das Teilziel mit dem »eigentlichen« Therapieziel zu tun hat. Wenn das Anliegen des Patienten ist, die Probleme am Arbeitsplatz mit seinem Chef in den Griff zu bekommen, dann muss er nachvollziehen können, dass die Diskussion mit einem Verkäufer in einem Geschäft über die Qualität einer Ware eine wichtige Übungsstufe auf dem Weg zum eigentlichen Ziel ist.

▪ 4. Modifikation von Hierarchien

Von der theoretischen Begründung des Verfahrens her ist es wichtig, dass möglichst viele Situationen mit Erfolgserlebnissen enden. Ist dies nicht der Fall, sollte die Hierarchie durch Bildung von Zwischenschritten modifiziert werden. Es kann sich auch herausstellen, dass die Zielsetzung durch die Übung nicht getroffen wird. In diesem Fall sollte das Verfahren unterbrochen werden und entsprechend den Erfahrungen durch andere Strategien ersetzt oder ergänzt werden. Voraussetzung hierfür ist die Bewertung der einzelnen Schritte, die innerhalb der Hierarchiebildung durch den Patienten und den Therapeuten durchgeführt werden. Sie wird normalerweise über subjektive Einschätzungen der Angst, der Schwierigkeit und der Bewältigung einzelner Situationen vorgenommen. Optimal wären gleichzeitige Erhebungen auf der physiologischen Ebene und objektive Verhaltenskriterien.

32.5 Erfolgskriterien

Erfolgskriterien können auf 2 Ebenen liegen: zum einen bezogen auf die jeweilige Situation der Hierarchie, zum anderen bezogen auf die Übertragung der Hierarchieidee auf nicht direkt in der Therapie bearbeitete Probleme.

Auf der Situationsebene geht es im Wesentlichen um die Beobachtung, ob der jeweilige Schritt bewältigt wurde. Diese Beobachtung kann auf der subjektiven Ebene (selbst- und fremdeingeschätzt), der Verhaltens- und der physiologischen Ebene erfolgen. Es müssen relative Maßstäbe angesetzt werden, d. h. ein Erfolg ist, wenn z. B. die Situation mit weniger Angst bewältigt wurde als bisher, wenn die tatsächliche Angst geringer war als die erwartete u. Ä. Wenn das gegeben ist, liegt gleichzeitig die Indikation vor, zum nächstschwierigen Schritt überzugehen. Ist dies bei mehreren Situationen nicht der Fall, ist die Indikation für die Modifikation des Verfahrens oder auch eine Änderung der Gesamtstrategie gegeben.

Auf der Generalisierungsebene ist das Kriterium der Bericht des Patienten oder die Beobachtung des Therapeuten, dass der Patient bei anderen Problemen den Gedanken der Hierarchiebildung zur Lösung einsetzt (also z. B. selbstständig in der

Lage ist, Ziele in Unterziele zu zergliedern). Meist muss der Übertragungsschritt explizit besprochen und nach Durcharbeiten der Hierarchie an anderen Beispielen geübt werden, woraus sich wiederum Kriteriumsmaße ergeben.

32.6 Grad der empirischen Absicherung und persönliche Bewertung

Die Verfahren, innerhalb derer Hierarchiebildungen eingesetzt werden, gehören zu den etabliertesten verhaltenstherapeutischen Methoden. Über ihre Effektivität liegen zahlreiche Untersuchungen vor, die bei den jeweiligen Verfahren beschrieben sind.

Die Frage, inwieweit die Hierarchiebildung die Effektivität der Gesamtmaßnahmen beeinflusst, kann nicht schlüssig beantwortet werden, da die entsprechenden Vergleichsuntersuchungen (Verfahren eingesetzt mit Hierarchie vs. gleiches Verfahren ohne Hierarchie) fehlen. Eine Ausnahme stellen Untersuchungen zur systematischen Desensibilisierung dar (► Kap. 59).

Insgesamt führen die empirischen Arbeiten zwar zu keinen experimentell absicherbaren Befunden über die Wirkweise der Hierarchiebildung, lassen aber den Schluss zu, dass man das Verfahren einsetzen sollte, wo es von der Symptomatik her indiziert ist.

Literatur

Bandura, A. (1979). *Sozial-kognitive Lerntheorie*. Stuttgart: Klett-Cotta.

Beck, A. T., Rush, A. J., Shaw, B. F. & Emery, G. (2001). *Kognitive Therapie der Depression*. Weinheim: Beltz/PVU.

Kanfer, F. H., Reinecker, H. & Schmelzer, D. (2000). *Selbstmanagement-Therapie. Ein Lehrbuch für die klinische Praxis*. Berlin: Springer.

Ullrich, R. & de Muynck, R. (1998). *ATP (Assertiveness-Training-Programm). Anleitung für den Therapeuten. Einübung von Selbstvertrauen und sozialer Kompetenz*. München: Pfeiffer.

Hypnose

H.-C. Kossak

33.1 Allgemeine Beschreibung

Hypnose ist seit historischen Zeiten als Heilmethode bei zahlreichen und sehr unterschiedlichen Störungen bekannt. In der modernen Forschung wird ihre Wirkung mit Theoriemodellen der Psychologie zu erklären versucht. In der Literatur wird der Begriff »Hypnose« mitunter uneinheitlich benutzt:

- **Kurzbeschreibung eines bestimmten »Rituals« für eine Einleitungstechnik** (Induktion): Bestimmte Wortformulierungen des Therapeuten (Suggestionen), oft kombiniert mit der Augenfixation eines Punktes (z. B. der Fingerspitze des Therapeuten), sind darauf ausgerichtet, eine Wahrnehmungseinengung zu bewirken. Der Patient wird dadurch immer stärker dahin gelenkt, seine internalen Prozesse (Entspannung, ruhige Atmung) deutlicher wahrzunehmen. Gleichzeitig wird die Bereitschaft des Patienten erhöht, sich immer mehr auf die Suggestionen des Therapeuten einzustellen.
- **Hypnose als Bezeichnung einer bestimmten tiefen Entspannungsform**: Diese folgt der oben genannten Einleitungsphase und wird meist »Ruhebild« genannt. Es wird nach den vorher explorierten realen Entspannungserfahrungen des Patienten plastisch und mit zahlreichen konkreten Wahrnehmungen (sehen, hören, riechen, schmecken, tasten) verbunden formuliert, so z. B. als Szene am Strand.
- **Hypnose als Behandlungsform**: Nach diesen Vorphasen folgen nun bestimmte therapeutische Interventionen wie z. B. verhaltenstherapeutische Vorgehensweisen zur Angstbehandlung. In dieser therapeutischen Phase ist Hypnose keinesfalls immer mit Entspannung gleichzusetzen.
- **Hypnose als Erlebensform**: »Hypnose« bezeichnet die in der hypnotisierten Person ablaufenden Verarbeitungsprozesse, Wahrnehmungsveränderungen und durch Suggestionen erzeugten Verhaltensweisen.

Pragmatisch definiert liegt Hypnose dann vor, wenn die oben genannten spezifischen Vorgehensweisen bei der Induktion festzustellen sind, die eine Wahrnehmungseinengung bzgl. der Umweltreize bewirken – bei gleichzeitiger Wahrnehmungsfokussierung auf die Wortformulierungen des Therapeuten (= Suggestionen). Suggestionen sind ein Bestandteil der Hypnosebehandlung und bewirken über ihre verbale Kommunikation oder nonverbale Vermittlung (z. B. Handbewegungen des Therapeuten, Berührungen am Arm) eine subjektive Konstruktion und Auseinandersetzung mit der »Wirklichkeit« im Sinne der Therapie.

Während der Hypnose besteht eine enge Kommunikation zwischen Therapeut und Patient (Rapport). Der Patient muss gewillt sein, sich auf diese Kommunikation einzulassen und zu kooperieren. Dann werden die Formulierungen (Suggestionen) des Therapeuten schließlich subjektiv oft so real wie die objektiv physikalische Welt wahrgenommen. Im Idealfall sind diese Erlebnisbilder ganzheitlich und alle darin enthaltenen Erlebensaspekte werden plastisch aktiviert wie z. B. Aussehen der Mutter aus der Kindheit, ihre Wärme der Umarmung, verbunden mit dem Duft der Küche, dem Knistern des Kohleofens, der Angst vor… etc. Während dieses Vorganges, der oft als »Trance« bezeichnet wird, liegt subjektive Wachheit vor, die – suggestionsabhängig – ihre Akzente und ihren Umfang verschiebt. Dabei ist die Kritikfähigkeit gegenüber externalen Reizen (Suggestion, physikalische Einwirkungen etc.) und internalen Reizen (Gedanken, Körperempfindungen, »Wahrnehmungen«) reduziert bzw. die Toleranz ihnen gegenüber erhöht.

Durch die Suggestionen während der Hypnose können meist zahlreiche neurophysiologische Muster und Verhaltensweisen bewirkt werden, die oft als »Hypnosephänomene« bezeichnet therapeutisch nutzbar gemacht werden:
- Veränderung der Willkürmotorik (z. B. Armkatalepsie, Armlevitation),
- Veränderungen psychophysiologischer/neurophysiologischer Steuersysteme (z. B. rechter anteriorer zingulärer Kortex, Thalamus, kardiovaskuläre Funktionen),
- Beeinflussung des Immunsystems (z. B. verbesserte Haftfähigkeit der Leukozyten an den Gefäßwänden),
- kognitive Umstrukturierung,
- Wahrnehmungsveränderungen, durch Beeinflussung von Bewertungs- und Filterprozessen (negative und positive Halluzinationen),
- Schmerz- und Angstreduktion bei Körpereingriffen (z. B. Geburt, Operationen, Zahnarzt, Dialysebehandlung, Chemotherapie etc.), Verbrennungen, Verletzungen,
- Veränderungen von Gedächtnis (Amnesie) und subjektiven Zeitabläufen,
- Aufhebung von Denkblockaden,
- Dissoziation, Distanzierung,
- Selbsthypnose und Selbstkontrolle.

Nach den kognitiv-behavioralen Forschungsergebnissen ist Hypnose kein einzigartiger Bewusstseinszustand (»altered state of consciousness«). Im Kontrast dazu gehen andere Theoriemodelle von einem geänderten Bewusstseinszustand aus. Wahrscheinlich bilden diese Formen des Bewusstseins fließende Übergänge.

Die Fähigkeit der Kooperation und des bildhaften Mitdenkens und Vorstellens (Fähigkeit zur Imagination, zur Absorption und zum ganzheitlichen/holistischen Denken) ist nicht unbedingt erforderlich. Die oft als Fähigkeit bezeichnete Hypnotisierbarkeit korreliert nicht mit dem Therapieerfolg, ebenso nicht die vermeintliche Tiefe der Hypnose.

33.2 Indikationen

Hypnose bietet in der Diagnostik und Therapie gegenüber konventionellen Methoden den Vorteil, die gewünschten Wirkungen komplexer, schneller, gerichteter und stabiler herzustellen. Sie ist somit fast universell einsetzbar, so in der **Diagnostik** (z. B. durch Altersregression zur Betrachtung von Kindheitserlebnissen), in der Behandlung, als unterstützende Maßnahme (z. B. als **Entspannungsverfahren** (▶ Kap. 25), doch auch im Sport (mentale Trainings von Bewegungsabläufen) und Verfahren zur Selbstbeobachtung (z. B. zum Angstabbau) und in der Gerichtspsychologie (Zeugen- und Opferbefragungen – bei uns in Deutschland jedoch nicht zugelassen). Der Hauptanwendungsbereich der Hypnose ist in der **Therapie** zu sehen:
- Behandlung sehr vieler **psychischer oder psychosomatischer** Probleme bzw. Erkrankungen oder Symptome ist möglich, da Hypnose nicht als eigenständiges Verfahren anzusehen ist. Hypnose ist mit jeder bekannten Therapieform kombinierbar, sodass dann z. B. eine bestimmte Methode der Verhaltenstherapie unter Hypnose durchgeführt und dadurch intensiviert wird. So sind auch Einzel- und Gruppenbehandlungen, Kurz- und Langzeitinterventionen möglich.
- **Körpermedizin**: z. B. Schmerzreduktion bei Verbrennungen, Operationen, Geburt und nahezu bei allen psychosomatischen Erkrankungen.
- **Zahnmedizin**: z. B. Schmerzreduktion bei Behandlungen, Operationen; Angstreduktion, bei Prothesenunverträglichkeit, Würganfällen, Bruxismus etc.

33.3 Nebenwirkungen und Kontraindikationen

Nachweislich unterscheiden sich die Nebenwirkungen der Hypnose in Art und Umfang nicht von denen anderer Psychotherapieverfahren. So sind gelegentliche Kopfschmerzen oder Unwohlsein meist mit den Therapieinhalten oder den Anspannungen bei deren Bearbeitung verbunden und nicht mit der Methode der Hypnose.

Da geübte Fachleute die unterschiedlichen Verhaltensweisen in Hypnose verblüffend leicht und wirkungsvoll erzielen, kann dies leicht dazu verführen, Hypnosemethoden als rein symptomorientierte Verfahren ohne diagnostischen Hintergrund und ohne spezifische und klar strukturierte Indikation oder ohne Therapieplanung anzuwenden. In solchen Fällen sind Krankheitsverschlechterungen naheliegend. Auch kann die unter Hypnose bewirkte ziemlich schnelle Veränderung komplexer Erlebnisinhalte Therapeuten leichter dazu motivieren, ohne spezifische Therapieausbildung Hypnose anzuwenden.

Gerade bei der therapeutischen Aufdeckungsarbeit von traumatischen Erinnerungen (wie z. B. bei sexuellem Missbrauch in der Kindheit) können Hypnosemethoden wie die Altersregression sehr hilfreich sein, müssen jedoch äußerst behutsam eingesetzt werden, um einen Aufdeckungsschock mit den möglichen Folgen, z. B. der Depression und Suizidhandlung, zu verhindern. Obwohl Hypnose bei Aufdeckungsarbeiten sehr effektiv ist, können so genannte »falsche Erinnerungen« nicht ausgeschlossen werden.

Der Einsatz der Hypnose ist wenig sinnvoll, wenn nur geringe Kooperation vorliegt. In solchen Fällen sollte zu anderen imaginativen oder kognitiven Verfahren (▶ Kap. 35, Kap. 37 und Kap. 38) übergegangen werden.

Widerstände oder Blockaden des Patienten sollten wie in anderen Therapieformen als Hinweise für gravierende und beeinträchtigende Problemstellungen angesehen werden, die einer differenzierteren Diagnostik und Methodik bedürfen.

Bei starken Kontrollverlustängsten können intensive Ängste gerade gegenüber der Hypnosebehandlung aufkommen. Hier sind umfassende Aufklärung, spezielle Vertrauensübungen und behutsames Vorgehen erforderlich. Wird Hypnose lediglich als symptomorientierte Methode oder nur als Technik angewandt, und in ihrer Indikation nicht sachgemäß durchgeführt und v. a. in ihren intendierten Wirkungen nicht sachgemäß beendet, dann können starke Ängste, psychotische Zustände, Verwirrtheit, Amnesien und Verhaltensstörungen auftreten. Berichte über derartige Anwendungsfehler, besonders durch Laien und Showhypnotiseure, belegen dies. Hier begegnet man jedoch wieder nicht der Gefährlichkeit eines Verfahrens, sondern der Gefährlichkeit inkompetenter Anwender.

33.4 Technische Durchführung

▪ Einleitung

Bei den meist ähnlich ablaufenden Einleitungsinstruktionen (= Induktion der Hypnose) muss der Therapeut sehr differenziert die kleinsten Kooperationszeichen des Patienten wie z. B. Entspannung, Flackern und Senken der Augenlider beobachten und diese so rückmelden, als ob es die von ihm gegebenen Suggestionen seien. Dadurch nimmt der Patient sehr schnell an, dass die Suggestionen erfolgreich sind – und kooperiert umso besser. Gleichzeitig wird durch den ständigen ruhigen Redefluss des Therapeuten die Aufmerksamkeit des Patienten immer mehr eingeengt, was auch durch die Augenfixation eines Punktes noch forciert wird. Weiter werden oft Formulierungen benutzt, die stets zutreffen können und so banal sind, dass man ihnen nur zustimmen kann; sie sind in ihrer Abfolge jedoch so schnell, dass sie zur Verwirrung und damit zur weiteren Wahrnehmungseinengung führen. Insgesamt wird durch die Induktion eine differenzielle Verstärkung des gewünschten Verhaltens vorgenommen.

Beispiel für eine Einleitung

»Sie sehen bitte genau diesen Punkt an, konzentrieren sich darauf. Während Sie diesen Punkt betrachten, merken Sie, wie Ihre Gedanken kommen und gehen: die Gedanken an gestern und heute oder morgen oder die Gedanken an vorhin, jetzt oder später – und schauen weiter dabei den Punkt an, der nun mehr für Sie in den Vordergrund getreten ist. Dabei kommen und gehen Ihre Gedanken und sind zunehmend gleichgültig geworden. Während Sie nun den Punkt weiter betrachten, merken Sie, wie Ihre Augen immer müder und müder geworden sind, die Augenlider so schwer geworden sind, dass Sie große Mühe haben, die Augen offen zu halten… und sie dann viel lieber schließen wollen. Bei diesen Gedanken an die Zukunft und Vergangenheit probieren Sie aus, wie es ist, wenn Sie die Augen schließen… und merken, wie entspannend und angenehm es ist, sie zu schließen.« Nach dem Augenschluss sind oft deutliche Anzeichen von Entspannung direkt zu beobachten, wie z. B. ruhige Atmung und Reduktion des Muskeltonus, besonders im Gesicht.

▪ Ruheszene

Die nun folgende individuell abgesprochene Ruheszene dient zur weiteren Vertiefung der Entspannung und Kooperation. Sie enthält das Angebot unterschiedlicher Wahrnehmungsqualitäten; damit wird einerseits ausgetestet, auf welche Imaginationen/Wahrnehmungen der Patient besonders gut reagiert und sie deshalb in der Therapie bevorzugen wird. Andererseits erlebt der Patient in zunehmender Entspannung zahlreiche »Hypnosephänome«. Er erwirbt hier zusätzlich zu einem Vertrauenszuwachs ein Verhaltensspektrum, auf das der Therapeut in der Therapiephase sicher zurückgreifen kann.

Beispiel für eine Ruheszene

»Sie haben sehr viel Zeit und befinden sich nun auf einem Spaziergang durch die Natur. Sie stehen auf einem schmalen Feldweg und sehen vor sich ein wunderschönes Tal mit einer großen Wiese. Es ist ein schöner Sommertag, und die Sonne scheint Ihnen angenehm warm ins Gesicht, sodass Sie sich richtig in diese Wärme reinkuscheln können… Sie beobachten, wie das Gras sich leicht im Sommerwind bewegt und riechen dabei deutlich die typische, würzige Frische des Grases… In einiger Entfernung sitzt ein Vogel auf einem Baum und Sie hören deutlich seinen Gesang…«

▪ Hypnoseintervention

Basierend auf den unterschiedlichen Theorierichtungen wird Hypnose einerseits als Zusatzmethode angesehen, aus anderer Sichtweise ist sie ein eigenständiges Therapieverfahren, dazu fehlen jedoch noch die erforderlichen Beweise. Die nun folgende therapeutische Hypnoseintervention richtet sich nach der angestrebten (verhaltens-) therapeutischen Methode. Dieser Anwendungsbereich ist sehr individuell und orientiert sich stark an den vorher in der Ruheszene ermittelten bevorzugten Wahrnehmungsqualitäten der Imaginationen. Bei der Kombination mit Verhaltenstherapie können ggf. einzelne Problembereiche herausgelöst werden, um konkrete Erlebens-, Bewertungs- und Verhaltensänderungen zu bewirken und sie durch differenzielle Verstärkung aufzubauen und zu festigen.

Wesentlich ist, dass während der gesamten Intervention Therapeut und Patient in einem verbalen Dialog stehen. So erfährt der Therapeut laufend, wie seine Suggestionen realisiert werden (was der Patient fühlt, denkt, wie er handelt) und entsprechend kann er seine weiteren Handlungs- und Veränderungsinstruktionen geben. Wesentlich ist dabei, dass der Patient keinesfalls der einseitige Empfänger von Hypnosesuggestionen ist. Vielmehr wird im gemeinsamen Dialog – ähnlich wie bei der konventionellen Vorgehensweise (ohne Hypnose) – der genaue Fortlauf der Therapie gemeinsam gestaltet und vom Therapeuten im Sinne der Therapiemethoden und ziele gelenkt.

Die Kombination von Verhaltenstherapie und Hypnose ist nur schwerlich in einer kurzen Zusammenfassung darzustellen. Kognitiv-behaviorale Therapiemethoden ähneln stark denen der Hypnose und haben sehr viele gemeinsame Schnittmengen mit ihr. Deshalb sind prinzipiell nahezu alle Methoden der Verhaltenstherapie in Hypnose durchführbar. Somit soll hier in komprimierter Form das »typische« Arbeiten mit Hypnose mittels weniger verhaltenstherapeutischer Methoden exemplarisch verdeutlicht werden. Die hier skizzierten Fälle aus der Therapiepraxis zeigen besonders klar die Effektivität des Verfahrens. Die hier ersichtliche extrem kurze Therapiedauer kann jedoch nicht verallgemeinert werden.

Beispiel 1: Aufbau differenzierter Selbstkontrolle
Eine ältere Dame (65 Jahre) leidet seit Jahrzehnten unter zwanghaftem Ladendiebstahl, ausgelöst durch bereits kleine Frustrationssituationen im Alltag. Es kommt dann zu einem kettenartigen Verhaltensablauf bis hin zum Diebstahl im Kaufhaus. Angemessenes Verhalten zur Konfliktlösung hatte sie nie gelernt. Als Intervention soll Selbstbeobachtung und Selbstkontrolle der einzelnen Verhaltensschritte innerhalb dieser Verhaltenskette erfolgen, was ihr bislang extrem selten gelingen konnte. In Hypnose kann sie mittels Altersregression eine dieser Verhaltensketten aus früherer Zeit genau erleben. Besondere Schwerpunkte der Beobachtung sind dabei: mögliche internale Auslöser (Gedanken, Gefühle, physiologische Zustände wie Erregung), äußere Auslösebedingungen (soziale Situationen, Gesprächsinhalte etc.), die nun möglichen Reaktionen darauf (Glieder der Verhaltenskette) und die ihr dann möglichen Alternativverhaltensweisen zur Unterbrechung der Verhaltenskette. Gleichzeitig erfolgt die systematische verbale Verstärkung der therapierelevanten Kooperation wie Selbstbeobachtung und Selbstkontrolle. Auf dieser Basis ist die Patientin dann in der Lage, sich weiter in Hypnose (also hier rein imaginativ) einer auslösenden Situation auszusetzen und während der Sitzung Selbstkontrolle im Sinne von Alternativverhalten zu üben, so z. B. sich ins Bett zu legen oder sich auf eine Parkbank zu setzen (insgesamt erfolgt »behavior rehearsal« unter kontrollierten Hypnosebedingungen). Da sie in Hypnose jede dieser Situationen subjektiv real erlebt, übt sie somit auch subjektiv reale Selbstkontrolle. Für den Ernstfall hat sie auf diese Weise ein eintrainiertes und erprobtes alternatives Verhaltensrepertoire zur Verfügung. Zusätzlich werden zur ihrer Absicherung posthypnotisch wirkende Suggestionen gegeben: Falls ihr die Selbstkontrolle nicht gelingen sollte, wird sie innerhalb der ausgeführten Verhaltenskette bei Betreten des Kaufhauses über die Lautsprecheranlage die Stimme des Therapeuten hören (akustische Halluzination), der ihr wieder Instruktionen zur Selbstkontrolle gibt, um keinen Gegenstand zu ergreifen oder ihn wieder zurückzulegen und dann das Kaufhaus zu verlassen. In diesem realen Fall konnte die Patientin bereits nach einer Hypnosesitzung, in der das oben genannte Vorgehen realisiert wurde, so stark Selbstkontrolle ausüben, dass sie von nun an dauerhaft geheilt war – über einen Katamnesezeitraum von über sieben Jahren beobachtet.

Beispiel 2: Aufbau von Selbstkontrolle
Ein 15-jähriger Junge mit geringer Selbstkontrolle fühlt sich bereits durch geringfügige Anlässe im Unterricht provoziert, wie z. B. durch die freundliche Ermahnung des Lehrers, aufmerksam zu sein. Er reagiert darauf stets mit überstarken Verbalaggressionen, was mehrfach zu Schulverweisen führte. Die im Erzieherverhalten der Eltern liegende Verursachungen können nicht durch Gespräche, Familientherapie etc. geändert werden, da die Eltern zu keinerlei Kooperation bereit sind. Der Junge selbst ist an einer besseren Selbstkontrolle sehr interessiert. In Hypnose erfolgt in der ersten Stufe eine Veränderung der auslösenden Stimuli in der Klassensituation: Der Junge befindet sich nun entspannt an dem von ihm gewünschten Meeresstrand. Dort kann er beobachten, wie in einiger Entfernung Lehrer an ihm vorbeigehen, er bei deren Anblick den therapeutischen Suggestionen folgend entspannt ist, weiterhin entspannt bleiben kann und dann Erfolgsgefühle wahrnimmt. Gleichzeitig erfolgt die kontingente Verstärkung der Selbstkontrolle durch ein imaginiertes Schokoladeneis, das er hingebungsvoll verzehrt. In nun abgestuften Schwierigkeitsgraden nähern sich die Lehrer, sprechen dann zu ihm, bis sie schließlich auch Forderungen stellen, wie z. B. nicht zu schwatzen. In diesen Situationen kann der Junge wieder Selbstkontrolle üben, ruhig bleiben und angemessen reagieren. Er ist bereits nach einer Sitzung in der Lage, das eingeübte Verhalten real im Unterricht zu zeigen und auch weiterhin erfolgreich beizubehalten (Katamnesezeitraum von über fünf Jahren). Hier wurden unter Hypnose die Methoden der Dissoziation, Distanzierung, Desensibilisierung, Habituation, positiver Verstärkung und »behavior rehearsal« angewandt.

Beispiel 3: Kognitive Umstrukturierung
Eine Medizinstudentin (24 Jahre) leidet seit Beginn des Studiums unter häufigen beim Aufwachen beginnenden starken Brechdurchfällen, verbunden mit Depressionen. Mögliche Ursachen waren erst nach vielen Explorationsgesprächen zu erkennen: Als ca. 3-Jährige war sie wegen einer stark ansteckenden Krankheit für längere Zeit auf der Isolierstation einer Klinik untergebracht. Nach Beschreibung ihrer Mutter war sie dort sozial vollkommen isoliert und reagierte danach mit starken Entwicklungsrückschritten und der noch heute bestehenden oben genannten Symptomatik. Bei der nun folgenden Traumadiagnose und Therapieplanung wurde angenommen, dass in der Gegenwart im Studium solche Reize aus der Kindheit (Klinikräume, Gerüche, weiße Kittel etc.) unterschwellig wahrgenommen werden, die mit dem Trauma verbunden waren und nun in der Gegenwart im Traum das symptomatische Verhalten auslösen können. Weiter wurde angenommen, dass das Kind damals der Situation vollkommen hilflos ausgeliefert war. Erforderlich waren demnach Verhaltensweisen, die Alternativen zur erlernten Hilflosigkeit darstellten. Entsprechend erfolgte in Hypnose eine Altersregression, in der die Patientin sich anfangs im Zimmer der Klinik-Isolierstation befindet und sich als das kleine hilflose Kind erlebt. Nun wurde ihr durch behutsam leitende Suggestionen die Möglichkeit gegeben, sich selbst aktiv aus der Situation zu befreien, indem sie selbst die aus Unachtsamkeit des Personals unverschlossene Tür öffnen konnte, um sich über die Treppen eigenständig aus dem Krankenhaus zu begeben. Bereits während der Sitzung erlebte die Patientin ein deutliches Befreiungs- und Erleichterungsgefühl. In der zweiten Sitzung wurde diese Eigenaktivität zum Abbau der Hilflosigkeit nochmals in Hypnose realisiert – gefolgt von anhaltender Heilung. Der Erfolg bestätigte die Diagnose und geplante Vorgehensweise. Die Patientin konnte nach über 20 Jahren Symptomgeschichte mit dieser Kombination von Hypnose und Verhaltenstherapie einen Weg aus der Hilflosigkeit finden; damit wurde eine ganzheitliche Umstrukturierung des gesamten Verursachungs- und Bedingungsgefüges von z. B. Emotion, Attribution und physiologischen Reaktionen bewirkt. Hier liegt ein Katamnesezeitraum von sechs Jahren vor.

Bei zahlreichen psychischen und psychosomatischen Erkrankungen sind neben aufdeckenden Methoden (z. B. Problemerkennung durch Altersregression) zusätzlich sehr häufig Selbstkontrollmethoden hilfreich, so z. B. bei Angst, Stress, Schmerzen (besonders chronischen Schmerzen), Tinnitus, Colitis ulcerosa, Raynaud-Krankheit, so auch bei Allergien und Neurodermitis. Bei Lern- und Leistungsstörungen sind meist Autosuggestionen zum Motivationsaufbau wirkungsvoll.

33.5 Erfolgskriterien

Da Hypnose stets mit bekannten Therapieformen kombiniert wird, sind die Erfolgskriterien dieser Verfahren heranzuziehen. Somit lässt sich der Wirkeffekt der Hypnose kaum von dem der damit kombinierten verhaltenstherapeutischen Behandlungsform trennen. Da es keine »typischen« Anzeichen für Hypnose gibt, können selbst Fachleute nicht sicher beurteilen, ob Hypnose oder Simulation vorliegt. Soll geprüft werden, ob Hypnoseeffekte vorliegen, so gilt hier primär der verbale Bericht des Patienten über seine Wahrnehmungen und Erlebnisse. Die Erfolgskriterien der Hypnose bei verschiedenen psychischen Störungen ergeben sich aus der Veränderung des jeweils relevanten Problemverhaltens.

33.6 Grad der empirischen Absicherung und persönliche Bewertung

Zahlreiche Einzelfall- und Vergleichsstudien zeigen auf, dass durch die Kombination von Verhaltenstherapie und Hypnose sowohl die zeitliche als auch inhaltliche Effektivität der Therapie deutlich verbessert wird. Sowohl die traditionell imaginativen/kognitiven Methoden, wie z. B. die systematische Desensibilisierung in sensu (► Kap. 59) oder die als »covert« bekannten Methoden, sind unter Hypnose effektiver einzusetzen – aber auch die mit komplexen motorischen oder sozialen Interaktionen oder Handlungen verbundenen Interventionen (► Kap. 69). Dabei kann die gewünschte Vorgehensweise unter Hypnose ausschließlich auf der

Imaginationsebene erfolgen und dabei real motorisch agiert und interagiert werden.

In der experimentellen und klinischen Hypnose zeigen zahlreiche Untersuchungen, dass mit Hypnose geleitete physiologische Vorgänge das Immunsystem oder die Schmerzkontrolle in relevanten Hirnarealen zuverlässig beeinflussen. So erzeugen in Hypnose erlebte und eingeübte soziale oder kognitive etc. Verhaltensweisen die zu ihnen gehörenden neuronalen und physiologischen Veränderungen im Gehirn. Sie werden später in der Realsituation zuverlässig abgerufen. Also werden die Veränderungen »top-down« bewirkt. Dies erklärt die schnellen, komplexen und ganzheitlichen Veränderungen unter Hypnose (z. B. Einstellungsänderungen, ▶ Kap. 29 und soziale Kompetenzen, ▶ Kap. 38), die Generalisierung und Stabilität der Therapiewirkungen. Deshalb lassen sich durch Selbsthypnose erwünschte Selbstkontrollmethoden (▶ Kap. 82) aufbauen und realisieren. Vergleichsstudien zeigen ferner, dass mit Hypnose auch die Therapiedauer verkürzt wird und stabile Therapieerfolge zu erzielen sind. Metaanalysen belegen, dass die Kombination von Verhaltenstherapie und Hypnose (= kognitiv-behaviorale Hypnose) bei vielen Symptomen die effektivste aller Psychotherapiemethoden ist.

Literatur

Kossak, H. C. (2004). *Lehrbuch Hypnose* (4. Aufl.). Weinheim: Beltz/PVU.

Kossak, H. C. (2008). *Lernen leicht gemacht* (2. Aufl.). Heidelberg: Carl Auer.

Revenstorf, D. (2003). *Expertise zur Beurteilung der wissenschaftlichen Evidenz der Hypnotherapie*. Bad Lippspringe: Deutsche Gesellschaft für Hypnose.

Idealisiertes Selbstbild

M. Hautzinger

34.1 Allgemeine Beschreibung

Das idealisierte Selbstbild (ISI) ist eine Technik zum Aufbau von Selbstvertrauen, Selbstachtung und Zukunftsorientierung. Ziel dieser Methode ist es, eine positive Identifikation des Patienten mit sich selbst zu erreichen. Dies wird einerseits angestrebt durch Ausformulierung und Vorstellung eines persönlichen zukünftigen Idealbildes und andererseits dadurch, dass dieses idealisierte Selbstbild schrittweise über das augenblickliche Selbstbild geschoben wird. Es handelt sich bei dieser Methode also um eine Technik, die verschüttete Möglichkeiten und positive Aspekte der eigenen Person wieder freilegt und über eine realistische Zielformulierung einen Weg aufzeigen kann, sich selbst wieder Verstärkung zu geben (▶ Kap. 53 und Kap. 82). Susskind (1970) nimmt explizit Bezug auf das Konzept der »Sich-selbst-erfüllenden Prophezeiung«, das durch die ISI-Methode bei dem Patienten gegenüber der eigenen Person wirksam werden soll.

34.2 Indikationen

Diese Therapietechnik sollte Teil eines komplexeren Therapieplans sein und im Rahmen eines breit angelegten Therapiekonzeptes ihren Platz haben. Da es sich um eine »Ermutigungstechnik« handelt, ist der Einsatz dieser Methode vor allem in einer frühen Therapiephase sinnvoll und überall dort möglich, wo es um den Aufbau von Selbstvertrauen und positiverer Einstellung zu sich selbst geht oder wo Patienten für ihre eigene Entwicklung keine Zukunft mehr sehen. Anwendung fand das Verfahren bislang bei folgenden Problembereichen:

- Depressionen,
- sozialen Ängsten,
- Suchtmittelmissbrauch und abhängigkeiten (Alkohol, Nikotin, Medikamente),
- Essstörungen (Bulimie, Adipositas).

Die Technik des ISI leistet Hilfe bei der systematischen Desensibilisierung (▶ Kap. 59; u. U. gelingt durch ISI ein besseres Reagieren auf Angst auslösende Situationen, was ein schnelleres Vorgehen bei der Desensibilisierung ermöglicht); ebenso beim Aufdecken von Widersprüchen und Problemen bei den Zielvorstellungen und Wünschen des Patienten.

34.3 Nebenwirkungen und Kontraindikationen

Nach Todd (1972) ist die Anwendung der ISI-Methode bei stark depressiven Patienten problematisch, da solche Personen häufig zu positiven Selbstäußerungen überhaupt nicht in der Lage sind. Erst wenn durch andere Therapieverfahren positive Selbstbewertungen wieder aufgebaut wurden, kann ISI zum Einsatz kommen. Hinderlich und problematisch für die Anwendung können außerdem sein:

- zu hohe und unrealistische Ziel- bzw. Idealvorstellungen und
- Schwierigkeiten beim Imaginieren.

Beides kann durch vorausgehende Bearbeitung, wie z. B. durch Training, aufgehoben werden.

34.4 Technische Durchführung

Der Ablauf gliedert sich in folgende Schritte:

- Vorstellung des idealisierten Selbstbildes;
- idealisiertes Selbstbild über gegenwärtiges Selbstbild schieben;
- positive Erfahrungen der nahen Vergangenheit vorstellen;
- dieses Erfolgsgefühl auf die nahe Zukunft ausdehnen;
- sich mit dem idealisierten Selbstbild identifizieren.

Nach der Erklärung des Vorgehens soll der Patient eine entspannte Haltung einnehmen (Hinlegen, Entspannungsstuhl benutzen u. Ä.; u. U. Entspannungstraining vorschalten – ► Kap. 25). Der Therapeut kann dann für die Durchführung der ISI etwa folgende Worte gebrauchen:

- Schließen Sie Ihre Augen und stellen Sie sich Ihr ideales Selbstbild vor. Stellen Sie sich bitte vor, dass Sie alle Qualitäten, Persönlichkeitszüge und Charakteristika besitzen, die Sie gerne besitzen würden. Bitte malen Sie sich alle Qualitäten in allen Einzelheiten aus: Kleidung, Verhalten anderen gegenüber usw.
- Wählen Sie bitte ein ideales Selbstbild aus, das Sie in nicht allzu ferner Zeit erreichen können. Denken Sie daran, dass Sie sich bei der Wahl dieses idealen Selbstbildes nicht zu viel vornehmen. Über diesen ersten Schritt wollen wir uns dem Gesamtbild Ihres idealen Selbstbildes nähern.
- Beschreiben Sie bitte mit Ihren Worten Ihr ideales Selbstbild, das Sie sich gerade vorstellen. Wie verhalten Sie sich? Denken Sie daran, dass die ideal vorgestellten Charakteristika in Verbindung bleiben mit ihrer Lebenssituation und mit Ihnen als Person. Versuchen Sie in ihrer Beschreibung möglichst konkret zu sein.
- Stellen Sie sich vor, dass Sie jetzt ihrem idealen Selbstbild entsprechen. Merken Sie, wie Ihr Selbstgefühl steigt? Es ist möglich, dass Sie eines Tages diesem idealen Selbstbild entsprechen. Diese Annäherung des jetzigen Selbstbildes an das ideale Selbstbild ist ein aktiver Prozess. Sie erreichen das nicht durch Tagträumen und Herbeiwünschen. Sie müssen mit sich selbst abmachen, dass Sie an der Erreichung dieses idealen Selbstbildes arbeiten wollen.
- Zur Erleichterung erinnern Sie sich bitte zunächst an ein Erlebnis, bei dem Sie gut waren und sich wohl und zufrieden gefühlt haben, also an ein Erfolgserlebnis.
- Dehnen Sie bitte dieses Gefühl von Erfolg auf Ihre augenblickliche Lage aus. Dehnen Sie es aus auf das, was Sie zurzeit und in unmittelbarer Zukunft tun wollen. Stellen Sie sich vor und erleben Sie, dass Sie jemand sind, der Erfolg haben kann. Das heißt nicht, dass Sie Fehler und Rückschläge ausklammern sollen, sondern nehmen Sie dieses Signal dafür, dass Sie da noch lernen müssen, dass Sie da noch etwas anderes machen müssen.
- Identifizieren Sie sich mit Ihrem idealen Selbstbild. Überall wo Sie sind, in allen möglichen Situationen, stellen Sie sich vor, wie Sie sich entsprechend Ihres idealen Selbstbildes dort verhalten und fühlen würden. Sehen Sie sich mit Ihrem idealen Selbstbild. Agieren und fühlen Sie, wie es Ihrem idealen Selbstbild entspricht? Wie Sie sich sehen, so werden Sie von anderen gesehen. So wie Sie sich selbst sehen, so werden Sie agieren und so werden Sie sich fühlen und so werden Sie sich gegenüber anderen verhalten.

34.5 Erfolgskriterien

Hierzu liegen nur persönliche Erfahrungen und Vermutungen vor. Ein Zielkriterium ist die Hebung der Stimmung in Richtung auf positiveres Ausgerichtetsein gegenüber der Realitätsbewältigung und der Zukunft. Dies wird vor allem erreicht durch die Explikation eines idealen Selbstbildes, das jedoch nicht die eigenen Möglichkeiten und die eigene Lage außer Acht lässt. Das Finden und Beschreiben eines solchen idealen Selbstbildes ist als zweites Erfolgskriterium anzusehen. Ein drittes Kriterium ist das weitgehend selbständige Erarbeiten eines bewältigbaren Weges durch den Patienten, ausgehend von der augenblicklichen Lage hin zu dem Idealbild. Diese 3 Kriterien müssen notwendigerweise individuell spezifiziert werden.

34.6 Grad der empirischen Absicherung und persönliche Bewertung

Es liegen zwar erste Ansätze zur Überprüfung der ISI-Methode vor, doch können die Arbeiten bislang nicht befriedigen. ISI konnte bei allen Studien einen statistisch bedeutsamen Effekt zugunsten der damit behandelten Experimentalgruppe erzielen. Die Patienten, die zusätzlich mit ISI behandelt wurden, berichteten von einer positiven Selbstbewertung. Inwieweit diese Veränderung des Selbstbildes in Richtung Idealbild in praktische Verhaltensänderungen umgesetzt werden konnte, wurde nicht überprüft. Persönliche Erfahrungen sprechen für die Vermutung, dass mit der ISI-Methode der Aufbau einer positiveren Selbstbewertung bei den Patienten erreicht wird. Das Vertrauen in die eigene Person und die eigenen Möglichkeiten wird gestärkt durch den Bezug zur augenblicklichen Lage und durch das Aufzeigen bzw. selbstständige Finden eines Weges in Richtung des idealen Ziels. Diese Ermutigung lässt sich dann therapeutisch sinnvoll aufgreifen und auf notwendige Handlungsschritte übertragen.

Literatur

Susskind, D. J. (1970). The idealized self-image (ISI): A new technique in confidence training. *Behav Ther, 1*, 538–541.
Todd, F. (1972). Coverant control of self-evaluative responses in the treatment of depression. A new use of an old principle. *Behav Ther, 3*, 91–94.

Imagination und kognitive Probe

T. Kirn

35.1 Allgemeine Beschreibung

Imagination bezieht sich auf die subjektive Erfahrung, in der ein Mensch glaubt, innerlich erzeugte konkrete Gegenstände oder Ereignisse zu sehen, zu hören oder zu empfinden, sobald er sich gedanklich mit ihnen auseinandersetzt, ohne objektive Anwesenheit der Wahrnehmungsinhalte zu diesem Zeitpunkt. Innerhalb verhaltenstherapeutischer und kognitiver Ansätze werden imaginative Verfahren in Kombination mit anderen Interventionsstrategien im Rahmen eines umfassenderen Behandlungskonzepts eingesetzt.

Meichenbaum (1999) hebt hervor, dass die Wirksamkeit imaginativer Verfahren im Therapieprozess im Wesentlichen auf folgenden drei Faktoren beruht:

a. Der Patient erwirbt den Eindruck, Kontrolle über die eigenen Imaginationen zu erlangen,
b. es verändert sich zudem sein innerer Dialog und
c. er übt mental neue Verhaltensweisen, die zur Entwicklung von Bewältigungsstrategien beitragen.

In der Verhaltenstherapie kommen vor allem Techniken des Probehandelns in der Vorstellung zum Einsatz, mit dem Ziel, die Handlungsbahnung anzuregen und auf die »wirkliche« Umsetzung von Lösungsschritten vorzubereiten. Solche imaginative Methoden sind überall dort angebracht, wo wenig Erfahrung mit den erarbeiteten Lösungsschritten besteht oder auf schwierige Situationen vorbereitet werden soll. Auch das Erproben und Einüben komplexer Verhaltensmuster kann auf diese Weise in der Vorstellung ökonomisch erfolgen. Je nach Zielsetzung werden erwünschte Verhaltensweisen in der Vorstellung ausdifferenziert, erprobt, korrigiert und erweitert oder zum Zweck der Stabilisierung häufig wiederholt bzw. eingeübt.

Das Erproben und Einüben von Verhalten in der Vorstellung hat folgende Vorteile:

- **Energie- und zeitsparendes Trainieren von Handlungssequenzen**: Durch Wiederholung von Verhalten bzw. Verhaltenssequenzen in der Vorstellung wird eine innere Festigung neu gewonnener Erfahrungen erreicht.
- **Aufbauen und Durchspielen verschiedener Verhaltensalternativen**: Durch eine Aufteilung komplexerer Verhaltensmuster in einzelne kleinere Sequenzen wird das Einüben erleichtert und das Erlernen neuer Verhaltensweisen kann mit zunehmenden Detailliertheits- und Schwierigkeitsgraden erfolgen.
- **Geplantes und gezieltes Vorbereiten auf schwierige bzw. angstbesetzte Situationen**: Bewältigungsverhalten kann in der Vorstellung ausgeformt und eingeübt werden; möglicherweise tritt im Verlauf des Übens ein Desensibilisierungs- bzw. Entkatastrophisierungseffekt ein.
- **Konstruktives Umgehen mit Misslingen**: Die Arbeit im imaginativen Modus kann bei der Auseinandersetzung mit bestehenden negativen Gedanken, bei der Entwicklung neuer Bezüge sowie alternativer Sichtweisen und der Einübung angemessener Kognitionen hilfreich sein. Hierzu können negative Kognitionen, die in der Realsituation auftreten, in der Übungssituation provoziert werden, sodass eine Ent-

schärfung durch eine vorwegnehmende Auseinandersetzung möglich wird.

35.2 Indikationen

Imaginative Verfahren können sowohl bei Kindern als auch bei Erwachsenen, in der Einzel- sowie Gruppentherapie und bei einer Vielzahl von Problemen eingesetzt werden. Es gibt eine zunehmende Anzahl von Untersuchungen, die die Wirksamkeit der systematischen Anwendung imaginativer Verfahren für die Behandlung unterschiedlichster psychischer Störungen belegen. Einige Beispiele hierfür sind: Angst, Essstörung, sexuelle Schwierigkeiten, Selbstunsicherheit, Schmerzkontrolle und aggressives Sozialverhalten (Kirn et al., in Vorbereitung). Das Probehandeln in der Vorstellung wird bei diesen Störungsbildern hauptsächlich dann eingesetzt, um auf die aktive und konstruktive Auseinandersetzung mit schwierigen Situationen vorzubereiten, um neue Verhaltenssequenzen auf Angemessenheit hin zu überprüfen sowie um gewünschtes Alternativverhalten zum bisherigen unangemessenen und nicht zieldienlichen Verhalten (z. B. Aggression, übermäßiges Trinkverhalten, Zwangsverhalten) in einem ersten Schritt imaginativ zu erproben und einzuüben.

35.3 Nebenwirkungen und Kontraindikationen

Der Einsatz von Imagination und imaginativen Verfahren hängt im Hinblick auf seine Wirksamkeit von der aktiven Teilnahme und Mitarbeit des Patienten ab. Imaginative Verfahren sind ungeeignet für Patienten, denen es an internaler Motivation fehlt. Problematisch wird es, wenn der Patient in der Phase der Erprobung und Bewertung neuer Verhaltensweisen die Stufe des Probehandelns in der Vorstellung nicht verlässt, sondern mit Widerstand reagiert, das Alternativverhalten auch tatsächlich auszuführen. Nachdem mit dem Patienten seine Bedenken bearbeitet wurden, sind in solchen Fällen mit ihm Bedingungen zu erarbeiten, wie er nach und nach gewisse Anteile des imaginativ erprobten Verhaltens in die Tat umsetzen kann. Nur mit Vorsicht sollten imaginative Verfahren bei ausgeprägten Zwängen, massiven Angstzuständen und schweren depressiven Verstimmungen angewendet werden. Hier wird es zunächst darum gehen, die Patienten darin zu unterstützen, sich von der »inneren Verstricktheit« zu lösen und zu einem angemessenen Realitätsbezug zurückzufinden. Ebenfalls bei Patienten, die unter akuten Psychosen leiden und bei geistig behinderten Menschen ist die Arbeit mit Imagination von geringem Nutzen.

35.4 Technische Durchführung

Die therapeutische Arbeit mit Imaginationen, d. h. die innere Vergegenwärtigung eines emotional bedeutsamen Ereignisses, umfasst eine sehr große Bandbreite von Einsatzmöglichkeiten. Die Bedeutung jeder der folgenden acht Schritte beim Vorgehen hängt von der Situation des Patienten und der Phase im Therapieprozess ab.

▪ 1. Einführung in die Arbeit mit Imaginationen

Im ersten Schritt werden dem Patienten die theoretischen Grundlagen der Arbeit mit Imaginationen erläutert. Wichtig ist, dass diese Erklärungen dem Patienten plausibel erscheinen und sein Bedürfnis nach Verstehen der Arbeitsweise ebenso befriedigen, wie sie ihm Veränderungsmöglichkeiten bzgl. seiner Schwierigkeiten aufzeigen. Zudem ist es günstig, bei der Einführung zu beachten, dass die meisten Personen nicht gewohnt sind, mit ihrer Imagination zu arbeiten. Das heißt, sie brauchen einige Zeit und Praxis, bis sie mit dieser Art des Arbeitens (z. B. die Augen zu schließen) vertraut sind. Deswegen ist es hier hilfreich, mit einfachen Übungen zu beginnen, sie genau, d. h. an Beispielen zu erklären und für die Nachbesprechungen genügend Zeit zu lassen.

▪ 2. Voraussetzung zum effektiven Einsatz von Imagination

Einigkeit besteht darüber, dass eine gute Vorstellungsfähigkeit eine wichtige Voraussetzung für den optimalen Einsatz imaginativer Verfahren darstellt. Deshalb ist es notwendig, die Vorstellungsfähigkeit von schwachen Vorstellern zu verbessern, um einen effektiven Einsatz imaginativer Methoden im therapeutischen Kontext zu realisieren. Beim Training zur Verbesserung der Imaginationsfähigkeit sind drei Komponenten von Bedeutung:

Entspannung, im Sinne einer entspannten Aufmerksamkeit, wird erzielt durch Schaffen einer vertrauensvollen Atmosphäre, bequemen Haltung, sich Zeit lassen, sich nicht unter Druck stellen und das Erlernen der Fähigkeit, die Aufmerksamkeit von außen nach innen zu lenken. Ziel ist, unnötige Spannungen zu lösen, damit mehr Energie und Aufmerksamkeit auf die relevanten Imaginationen verwendet werden können.

Lebhaftigkeit von Imaginationen wird bestimmt durch die Vollständigkeit und Fähigkeit einzelne Details der Imagination wahrnehmen, beschreiben und voneinander unterscheiden zu können. Lebhafte Vorstellungen werden dann erreicht, wenn der Patient lernt, eine aktive, teilnehmende Rolle einzunehmen (d. h. sich so zu fühlen, als sei er tatsächlich in der imaginierten Szene aktuell anwesend), alle Sinnes- (visuell, auditiv etc.) sowie Submodalitäten (visuell → hell, dunkel, farbig etc.; auditiv → laut, leise, nah, fern etc.) zu berücksichtigen und seine eigenen Reaktionen, Gedanken und Empfindungen in die Imagination mit einzubeziehen.

Kontrollierbarkeit einer Imagination bezieht sich auf die Leichtigkeit, mit der spezifisch vorgegebene Inhalte (Form, Farbe, Bewegung, Veränderung) eingeschaltet und gesteuert werden können. Schwache Vorsteller sollen hier lernen, Veränderungen einzelner Vorstellungsinhalte in kleinen Schritten vorzunehmen und sich durch äußere wie innere Störungen von ihren Imaginationen nicht ablenken zu lassen (Kirn, de Jong-Meyer & Engberding, 1996).

▪ 3. Klären der Zielvorstellungen

Zur individuellen Gestaltung der imaginativen Übung gehört sowohl die Erarbeitung der Ziele oder Veränderungen, die mit dem Einsatz der Imagination erreicht werden sollen, als auch die Auswahl und evtl. Eingrenzung der in der Imagination relevanten Szene.

▪ 4. Vorbereitung der Imagination

Die Vorbereitung zur Imagination kann dann z. B. so lauten: »Wenn Sie sich gleich nach der Entspannung Ihr Erlebnis vorstellen, gehen Sie folgendermaßen vor: Versuchen Sie sich vorzustellen, dass Sie wirklich an dem Ort sind, wo dieses Ereignis stattfand/stattfindet. Versuchen Sie, sich so zu fühlen, als seien Sie tatsächlich dort anwesend und würden die Situation jetzt erleben. Stellen Sie sich Ihr Erlebnis mit Hilfe aller Sinne so lebhaft und deutlich wie möglich vor. Beziehen Sie in die Vorstellung auch eigenes Handeln, eigene Gedanken und körperliche Empfindungen mit ein«.

▪ 5. Einstimmung

Zur Einstimmung erfolgt meist eine kurze Entspannungsinstruktion, wie z. B.: »Setzen Sie sich ganz bequem und locker hin… und schließen Sie die Augen… Spüren Sie, wo Sie Kontakt zum Stuhl und zum Boden haben… Geben Sie Ihrem Körper die Gelegenheit, sich zu entspannen… Ihre Atmung geht ruhig und gleichmäßig… Genießen Sie das ruhige Fließen ihres Atems… und spüren Sie, wie Sie sich bei jedem Ausatmen immer tiefer entspannen…«.

▪ 6. Spezifische Instruktionen (»Stellen Sie sich vor…«)

Hier gibt es – wie schon erwähnt – sehr viele Möglichkeiten, imaginative Verfahren einzusetzen, abhängig von den formulierten Zielvorstellungen (z. B. Lazarus, 2006; Kirn, Echelmeyer & Engberding, 2009). Allgemein lassen sich die Anwendungen von Imagination nach folgenden zwei Vorgehensweisen differenzieren:

- Der Therapeut gibt dem Patienten Anleitungen für die Imagination, z. B. sich eine bestimmte Szene noch einmal innerlich deutlich zu vergegenwärtigen, indem er Anstöße dazu gibt, sich die Situation und das eigene Verhalten möglichst vollständig in den verschiedenen Sinnesmodalitäten zu imaginieren. Der Patient imaginiert dann für sich.
- Der Therapeut bleibt mit seinem Patienten auch während der Imagination im verbalen Kontakt, d. h. der Patient beschreibt fortwährend seine aktuellen Imaginationen und der Therapeut hilft ihm, diese weiterzuführen, zu vervollständigen und zu vertiefen, indem er passende Fragen stellt und konkrete Hinweise bzw. Anleitungen gibt.

Beispielsweise wird bei der Erprobung und Umsetzung von Lösungsalternativen im imaginativen Modus an dieser Stelle der Patient instruiert, sich das vereinbarte Verhalten möglichst konkret zu vergegenwärtigen. Das Vorgehen kann sich dabei inhaltlich direkt auf die Entwicklung positiver Fertigkeiten richten; es kann aber auch zunächst die Vorstellung von aversiven Empfindungen oder Stressreaktionen beinhalten, denen dann im nächsten Schritt mit geeigneten Bewältigungsstrategien gegengesteuert wird. Geht es also um ein neu zu erlernendes Verhalten, stellt sich der Patient zunächst die Situation, in der das Zielverhalten gezeigt werden soll, vor. Dann erprobt der Patient sein Zielverhalten bzw. den vereinbarten Schritt bei komplexeren Verhaltensmustern.

Eine Studentin äußert in der Vorstellung ihrem Vater gegenüber den Wunsch, ein eigenes Konto zu eröffnen und erprobt dabei ein Verhalten, seinem Jähzorn standzuhalten. Hierbei wird dieses Verhalten auf der imaginativen Ebene so lange eingeübt, bis eine leichte und effektive Ausführung möglich wird.

Beim Einüben von Bewältigungsstrategien in der Vorstellung lernt der Patient, sobald im Laufe der Übung Anspannung, Stress oder Angst auftritt, diesen Reaktionen mit differenziert vorgestelltem Bewältigungsverhalten entgegenzusteuern. Hierzu wird er angeleitet, schon bei ersten leichten unangenehmen Empfindungen das Coping-Verhalten einzusetzen.

Ein prüfungsängstlicher Patient stellt sich vor, wie er bei einer schwierigen Frage zunächst verunsichert ist und sich im Denken blockiert fühlt, und wie er dann die aufsteigende Spannung mit der Selbstinstruktion »Halt, Stopp! Wie lautete die Frage?« löst, und sich wieder auf die Inhalte der Prüfung konzentriert. Zum Trainieren kann es hilfreich sein, den Schwierigkeitsgrad systematisch zu steigern: beispielsweise von leichten über schwere bis hin zu nicht beantwortbaren Fragen; von einem wohlwollend-freundlichen über einen sachlich-kühlen bis hin zu einem launisch-unberechenbaren Prüfer.

▪ 7. Beenden der Imagination

Es ist wichtig, die Imaginationsphase explizit zu beenden: »Nun stellen Sie sich allmählich darauf ein, diese imaginative Übung bald zu beenden… Stellen Sie nun die Szene wieder so ein, wie Sie sie im Moment haben möchten… Nun können Sie alles auf sich beruhen lassen… Sie wissen, dass alles, was Sie erlebt haben, gut aufgehoben ist, dass Sie behalten, was Ihnen wichtig ist und jederzeit wieder einen Zugang dazu haben… Lassen Sie sich noch etwas Zeit, die Entspannung angenehm zu erleben, und kommen Sie dann hierher in diesen Raum zurück, indem Sie innerlich von fünf bis eins rückwärts zählen.«

▪ 8. Nachbesprechung

Die Zeit nach der Imagination ist ebenso wichtig wie die Übung selbst. Durch Austausch über Vorstellungsinhalte, Schwierigkeiten, Veränderungsmöglichkeiten, Fortschritte etc. wird in der Nachbesprechung der Veränderungsprozess intensiviert.

Allgemeine Hinweise, die die Arbeit mit Imaginationen fördern können

- **Sicherheit:** Nur wenn der Patient sich in der Therapiesitzung sicher fühlt, kann er es sich erlauben, seine Aufmerksamkeit nach innen zu richten. Jede Art von Druck wird den Patienten veranlassen, seine Aufmerksamkeit nach außen, auf den Therapeuten, zu richten.
- **Langsam vorgehen:** Zeit geben, damit verborgene Informationen an die Oberfläche gelangen bzw. neue Fertigkeiten, Verhaltensweisen intensiv innerlich erprobt werden können.
- **Folgende sprachliche Gestaltungsmerkmale beachten:** Einfache Sätze verwenden, positiv formulieren, im Präsens formulieren, Pausen machen, wortwörtliche oder sinngemäße Wiederholungen einfließen lassen und Verben der Wahrnehmung benutzen (sehen, hören, …) Konkrete Fragen stellen, die es dem Patienten ermöglichen, sein Erleben und seine imaginierten Verhaltensweisen in dem Moment zu erforschen.

35.5 Erfolgskriterien

Die Kriterien einer erfolgreichen Imaginationsarbeit werden von dem jeweils angestrebten Zielzustand bestimmt. Je nach Einsatz der Imagination sollte sich – im diagnostischen Sinne – ein vertiefender Einblick in die Entstehung und Aufrechterhaltung der Problematik und/oder – im therapeutischen Sinne – eine Veränderung des Verhaltens in Richtung der festgelegten Zielvereinbarung ergeben. Stellen sich die gewünschten Resultate bei der Problembearbeitung bzw. veränderung nicht ein, so sollte überprüft werden, ob

- wesentliche Defizite in der Imaginationsfähigkeit nicht berücksichtigt wurden,
- eine mangelnde Bereitschaft zur Mitarbeit beim Patienten vorhanden war und/oder
- zu wenig bzw. zu unregelmäßig geübt wurde.

35.6 Grad der empirischen Absicherung und persönliche Bewertung

Es gibt zunehmend mehr empirische Untersuchungen, die zeigen, dass die Anwendung imaginativer Verfahren zu Verhaltensänderungen führen und dass die Technik der Imagination auf einen breiten Bereich klinischer Probleme wie Agoraphobie (▶ Kap. 92), Selbstunsicherheit (▶ Kap. 69 und Kap. 114) und Essprobleme (▶ Kap. 95) etc. anwendbar ist. Allerdings sollte berücksichtigt werden, dass es nicht zu einer leichtfertigen Beschränkung auf den bloßen Gebrauch imaginativer Techniken kommen darf (Kirn et al., 2009).

Literatur

Kirn, T., de Jong-Meyer, R. & Engberding, M. (1996). Überprüfung eines Trainings zur Verbesserung emotionaler Vorstellungsfähigkeit. *Verhaltenstherapie, 6*, 124–134.

Kirn, T., Echelmeyer, L. & Engberding, M. (2009). *Imagination in der Verhaltenstherapie*. Heidelberg: Springer.

Lazarus, A. A. (2006). *Innenbilder: Imagination in der Therapie und als Selbsthilfe*. Stuttgart: Klett-Cotta.

Meichenbaum, D. (1999). Warum führt die Anwendung der Imagination in der Psychotherapie zu Veränderung? In J. L. Singer & K. S. Pope (Hrsg.), *Imaginative Verfahren in der Psychotherapie* (S. 453–468). Paderborn: Junfermann.

Interpersonelle Diskriminationsübung

J. Hartmann, D. Lange und D. Victor

36.1 Allgemeine Beschreibung

Die therapeutische Beziehung ist ein wesentlicher Bestandteil der korrigierenden Erfahrungen, die Patienten in jeder Psychotherapie machen. Indem Therapeuten sich auf kontrollierte Weise persönlich einbringen, authentisch reagieren und die Aufmerksamkeit des Patienten in relevanten Momenten auf die eigenen persönlichen Reaktionen lenken, können sie Patienten neue interpersonelle Erfahrungen ermöglichen. Ziel dabei ist es zum einen, dass ein Patient lernt, die Funktionalität des eigenen Verhaltens und seinen Stimuluswert in sozialen Interaktionen wahrzunehmen. Zum anderen soll ein Patient den Kontrast zwischen den Reaktionen entwertender oder misshandelnder zentraler Bezugspersonen in der Vergangenheit und den Reaktionen eines Therapeuten erfahren und zwischen diesen Reaktionen diskriminieren lernen. Letzteres ist Ziel dieser Technik, der Interpersonellen Diskriminationsübung. Angewandt wird diese Technik dann, wenn ein Patient ein Verhalten zeigt, auf das in der Vergangenheit regelmäßig negative Konsequenzen von Seiten prägender Bezugspersonen folgten.

Ein Patient wird angeleitet, Unterschiede zwischen dem Verhalten einer Therapeutin in der aktuellen Situation und den Reaktionen zentraler Bezugspersonen in einer ähnlichen Situation zu erkennen. Hierbei kommt, ähnlich wie bei der Situationsanalyse (▶ Kap. 55) das Prinzip der negativen Verstärkung zum Tragen. Therapeuten nutzen eine Interaktionssequenz mit negativem Stimuluswert (aufgrund negativer Interaktionserfahrung in der Vergangenheit), um die negative Affektivität kurzzeitig durch gezielte Aufmerksamkeitslenkung zu verstärken. Anschließend sorgen sie durch Steuerung der Aufmerksamkeit auf die aktuelle eigene positive Reaktion auf das vermeintliche Fehlverhalten des Patienten für eine deutliche Reduktion des negativen Affekts.

McCullough (2006) geht davon aus, dass negative Verstärkung, d. h. die spürbare Reduktion des Leidensdrucks und der Verzweiflung ein wichtiger Hebel (Motivation) bei der Behandlung insbesondere chronisch Depressiver ist. Wenn ein Patient lernt, dass er/sie entgegen den Erwartungen nicht schlecht behandelt, für Fehler bestraft oder in seinen Bedürfnissen ignoriert wird, verringert sich der Leidensdruck, und die Veränderungsmotivation nimmt zu. Eine Voraussetzung dafür ist jedoch, dass Therapeuten einen Patienten explizit zur Unterscheidung zwischen den altvertrauten dysfunktionalen Beziehungsmustern und dem Verhalten des Therapeuten anleiten. Denn werden die Unterschiede nicht bemerkt, bleibt die Gelegenheit zu negativer Verstärkung ungenutzt.

Umso wichtiger ist es daher, dass Therapeuten in der Behandlung Momente, in denen ein Patient Erleichterung seines vorherrschenden Gefühls z. B. der Hoffnungslosigkeit spürt, für die Behandlung nutzen, indem auf das vorhergehende Verhalten eines Patienten fokussiert wird. Sobald Patienten lernen, die positiven Reaktionen des Therapeuten und die damit einhergehenden eigenen Emotionen wahrzunehmen, wird die »Barriere«, die typischerweise zwischen Therapeut und chronisch kranken Patienten steht, langsam durchlässig. Nach vielen (!) Wiederholungen wird ein Patient auch in anderen (sozialen) Kontexten neue Wahrnehmungen und Erfahrungen machen, die im Kontrast zu den Erfahrungen mit destruktiven zentralen Bezugspersonen stehen.

36.2 Indikation

Die Interpersonelle Diskriminationsübung ist in der Behandlung chronischer Depressionen angezeigt. Ein zentrales Merkmal chronischer Depressionen ist die perzeptuelle Abkoppelung von der sozialen Umwelt. Chronisch Depressive ziehen aufgrund ihres »präoperationalen« kognitiv-emotionalen Funktionsniveaus keinen Informationsgewinn aus sozialen Interaktionen. Sie sind nicht in der Lage, die Wirkung ihres Verhaltens auf andere zu erkennen. Diese Intervention fokussiert speziell auf dieses Defizit und hat zum Ziel, Patienten erstmals bzw. wieder an die soziale Umwelt anzukoppeln.

Weitere Anwendungsbereiche dieser Technik stellen Persönlichkeitsstörungen und andere chronische Erkrankungen (z. B. generalisierte Angststörungen, somatoforme Störungen) dar (McCullough, 1996, 2006).

36.3 Nebenwirkungen und Kontraindikationen

Die interpersonelle Diskriminationsübung ist nicht angezeigt bei akuten Psychosen, schweren bipolar affektiven Erkrankungen, paranoiden, schizoiden, schizotypischen und schweren Borderline-Störungen. Ferner besteht eine Kontraindikation bei akuter Suizidalität.

36.4 Technische Durchführung

Die interpersonelle Diskriminationsübung basiert auf einer **Liste prägender Bezugspersonen**, die zu Therapiebeginn in strukturierter Weise erhoben wird.

Therapeuten bitten Patienten zunächst, auf die eigene Lebensentwicklung zurückzublicken und jene Menschen zu identifizieren (maximal sechs), die sie entscheidend geprägt oder wesentlich dazu beigetragen haben, dass sie zu der Person wurden, die sie heute vor allem im zwischenmenschlichen Bereich sind. Ein Therapeut betont dabei, dass der Einfluss dieser Menschen entweder positiv oder negativ gewesen sein kann.

Nach Erstellung einer solchen Liste werden die prägenden Bezugspersonen, in der vom Patienten genannten Reihenfolge nach folgenden Fragen durchgegangen:

Wie war es, bei Ihrem Vater (Ihrer Mutter, Ihrem Großvater, Ihrem Lehrer etc.) aufzuwachsen oder in seiner Nähe zu sein?

Die Frage ist so formuliert, dass Patienten nach Belieben Erinnerungen (Gedanken, Gefühle, Erfahrungen) zu der entsprechenden Bezugsperson schildern können. Falls ein Patient sehr abstrakt antwortet, sollte er ermuntert werden, möglichst ein bis zwei konkrete Erinnerungen zu schildern.

Ergänzend konkretisieren die Therapeuten dann bzgl. jeder Bezugsperson mithilfe einer der folgenden Fragen:

Schildern Sie mir, wie das Verhalten von XY Sie bis heute beeinflusst? oder *Wie hat das Aufwachsen bei XY die Richtung Ihres Lebens im zwischenmenschlichen Bereich geprägt?* oder *Welche Person sind Sie heute als Resultat der Erfahrungen mit XY?* oder *Welchen Stempel hat XY Ihnen aufgedrückt?*

Ziel dieses Nachfragens ist es, Patienten anzuregen, in einem Antezendenz-Konsequenz-Format über die erinnerten autobiografischen Informationen nachzudenken und so genannte **kausaltheoretische Schlussfolgerungen** zu generieren (z. B. Das Verhalten meines Vaters führte dazu, dass ich heute so und so über mich denke oder dass ich heute das und das von anderen erwarte; ◘ Tab. 36.1). Das Ziehen solcher Schlussfolgerungen ist für chronisch Depressive oder andere chronifiziert kranke Patienten eine schwierige Aufgabe. In Anlehnung an Cowan (1978) nennt McCullough (2006) diese Aufgabe eine »**mismatching exercise**«, da Patienten gefordert werden, auf dem nächst höheren (kognitiven) Entwicklungsniveau zu operieren. Therapeuten sollten darauf achten, dass ein Patient sich nicht in einem Erinnerungsstrom verliert und dass sie einem Patienten nicht zu voreilig eine Kausalverknüpfung anbieten.

Nach der Sichtung der Kausalverknüpfungen wird der wichtigste interpersonelle Themenbereich

Tab. 36.1 Interpersonelle Strategien (Kausal-theoretische Schlussfolgerungen und Übertragungshypothesen verschiedener Patienten)

Kategorie	Bezugsperson	»Kausal-theoretische Schlussfolgerungen«	Übertragungshypothese
1. Nähe/Intimität	*Opa*: »Er hat mich als Kleinkind einige Male sexuell missbraucht, wenn wir alleine waren. Das erste Mal hab ich mich beim Fernsehen nur an ihn gekuschelt, worauf er meinte: Du willst es ja auch. Zum Glück starb er einige Monate später.«	»Ich muss mich von Menschen fern halten, darf keine Nähe zulassen, insbesondere nicht zu Männern, da die mich sonst missbrauchen.«	»Wenn ich meinem Therapeuten näher komme, dann wird er etwas von mir wollen oder mich zumindest verbal missbrauchen.«
2. Fehler/Versagen	*Mutter*: »Wenn ich früher schlechte Noten nach Hause gebracht habe, hat meine Mutter mich regelmäßig fertig gemacht. Alle »Fehler« – sei es nur ein aus Versehen fallen gelassener Teller –wurden von ihr hart bestraft. Gute Leistungen belohnte sie dagegen reichlich.«	»Ich darf keine Fehler machen bzw. muss zusehen, dass diese niemand entdeckt. Nur wenn ich Leistung zeige, bin ich ein wertvoller Mensch.«	»Wenn ich in der Therapie einen Fehler mache, dann denkt mein Therapeut, ich bin ein völliger Versager.«
3. Emotionale Bedürftigkeit	*Vater*: »Er bestrafte mich immer, wenn ich gesagt habe, was ich will. Er unterwies mich, dass Mädchen passiv, angepasst und immer höflich sein müssen, egal zu wem und in welcher Situation.«	»Ich kann nicht aufstehen und sagen, was ich will oder nicht will – Ich bin passiv und folgsam und höflich. Ich mache immer alles mit!«	»Wenn ich meinem Therapeuten sage, was ich möchte oder nicht möchte, dann wird er mich zurückweisen oder mich demütigen.«
4. Negativer Affekt	*Erste Partnerin*: »Meine erste Freundin, in die ich unsterblich verliebt war, konnte mit negativen Gefühlen gar nicht umgehen. Sobald wir nur ansatzweise unterschiedlicher Meinung waren, oder meine Stimme etwas lauter wurde, drohte sie, mich zu verlassen, was sie schließlich bei einem kleinen Wutanfall von mir, der sich noch nicht einmal auf sie bezog, auch tat.«	»Wenn ich Ärger oder Wut ausdrücke, verlassen mich die Menschen, die mir wichtig sind. Ich muss negative Gefühle im Beisein anderer stets unterdrücken.«	»Wenn ich auf meinen Therapeuten ärgerlich bin, dann wird er mich verlassen.«

bestimmt, der die meisten Kausalverknüpfungen beinhaltet oder die offensichtlich wichtigste Kausalverknüpfung betrifft. Es gibt vier interpersonelle Domänen, in denen die meisten emotionalen Brennpunkte chronisch hoffnungsloser Patienten angesiedelt sind:

- Momente, in denen interpersonelle Nähe oder Vertrautheit zwischen Patient und signifikanter Bezugsperson empfunden oder angesprochen wurde,
- Situationen, in denen ein Patient emotionale Bedürfnisse gegenüber den zentralen Bezugs-

personen zeigte oder persönliche Informationen bekannt gab,
- Situationen, in denen ein Patient, einen Fehler beging, bei einer Aufgabe versagte oder sich unpassend benommen hatte,
- Situationen, in denen ein Patient einen negativen Affekt (z. B. Ärger oder Frustration) gegenüber einer Bezugsperson äußerte.

Der wichtigste interpersonale Bereich bildet den Ausgangspunkt für die Formulierung der Übertragungshypothese, die die Aufmerksamkeit der Therapeutin für das Auftauchen emotionaler Brennpunkte in der therapeutischen Arbeit schärfen soll. Diese Übertragungshypothese postuliert, welche Reaktionen ein Patient vermutlich von Seiten der Therapeuten erwartet, wenn der entsprechende emotionale Brennpunkt auftaucht.

Übertragungshypothesen sollten in einer »Wenn-dies-dann-das«-Formulierung angelegt sein: *Wenn ich bei meiner Therapeutin etwas falsch mache, wird sie mich auslachen und sich abwenden. Wenn ich gegenüber meiner Therapeutin Bedürfnisse äußere (andeute), dann bin ich selbstsüchtig und werde von ihr abgelehnt.*

Realisiert sich in der therapeutischen Interaktion ein emotionaler Brennpunkt, zum Beispiel dadurch, dass einem Patienten ein vermeintlicher Fehler unterlaufen ist (z. B. einen Termin einer Therapiesitzung vergessen hat, zu spät zur Therapie kommt, eine Hausaufgabe nicht erfüllen konnte), reagieren Therapeuten ohne Vorwurf, sondern verständnisvoll und ermutigend. Dann fragt man einen Patienten, wie eine oder mehrere prägende Bezugspersonen in dieser Situation oder auf einen ähnlichen »Fehler« reagiert hätten. Nachdem ein Patient die (ursprünglich) strafende Reaktion beschrieben hat (häufig unter starker emotionaler Beteiligung), mit der in der Vergangenheit zu rechnen gewesen wäre, wird auf die (aktuelle) positive Reaktion der Therapeuten fokussiert.

Wie habe ich mich eben verhalten?

Woran genau haben Sie gemerkt, dass ich Sie verstehe?

Dabei wird ausreichend Zeit für die Diskrimination gelassen und sehr genau nachgefragt, wie die Reaktion der Therapeuten ausgesehen hat, da chronische Patienten dazu neigen, die Unterschiede zu übersehen.

Abschließend fragen Therapeuten einen Patienten:

Was bedeutet es für Sie, wenn ich anders reagiere als XY?

Häufig signalisieren Patienten, dass sie dem positiven Verhalten von Therapeuten nicht trauen können. Dies sollten Therapeuten mit Verweis auf die persönliche Geschichte mit zentralen und prägenden Bezugspersonen validieren.

Zudem könnten sie Patienten bitten:

Wenn Sie den Eindruck haben, dass ich es ernst mit Ihnen meine, lassen Sie es mich bitte wissen.

36.5 Erfolgskriterien

Fortschritte und Erfolge ergeben sich aus dem Erwerb von zwischenmenschlichen Diskriminationsfertigkeiten, die sich zum Beispiel darin zeigen, dass es einem Patienten zunehmend besser gelingt, die positive Reaktion der Therapeuten zu beschreiben und diese vom negativen Verhalten zentraler Bezugspersonen abzugrenzen. Ein noch deutlicherer Fortschritt ist darin erkennbar, dass ein Patient es bewusst »riskiert«, das »Problemverhalten« (kausale Schlussfolgerung) gegenüber Therapeuten zu zeigen – im Vertrauen auf die neue, tragfähige interpersonelle Realität.

36.6 Grad der empirischen Absicherung und persönliche Bewertung

Empirische Untersuchungsbefunde zur alleinigen Anwendung interpersoneller Diskriminationsübungen liegen nicht vor. Im Rahmen eines Programms zur Behandlung chronisch depressiver Patienten (CBASP – McCullough, 2006, ▶ Kap. 71) wurde es jedoch erfolgreich evaluiert (Keller, McCullough, Klein, Arnow, Dunner et al., 2000). Vor dem Hintergrund der markanten Defizite chronisch Depressiver (z. B. perzeptuelle Abkoppelung) und nach unserer klinischen Erfahrung bietet die interpersonelle Diskriminationsübung einen wichtigen und hilfreichen Zugang, der Fortschritte und Behandlungserfolge ermöglicht.

Literatur

Cowan, P. A. (1978). *Piaget with Feeling: Cognitive, Social, and Emotional Dimensions*. New York: Holt, Rinerhart & Winston.

Keller, M. B., MCullough, J. P., Klein, D. N., Arnow, B., Dunner, D. L. et al. (2000). A comparision of nefazodone, the Cognitive Behavioral-Analysis System of Psychotherapy, and their combination for the treatment of chronic depression. *New England Journal of Medicine, 342*, 1462–1470.

McCullough, J. P. (1996). The importance of diagnosing comorbid personality disorder with patients who are chronically depressed. Depressive Disorders: *Index and Reviews, 1 (1)*, 16–17.

McCullough, J. P. (2006). *Psychotherapie der chronischen Depression. Cognitive Behavioral Analysis System of Psychotherapy*. München: Elsevier.

Kognitionsevozierung

J. Young

37.1 Allgemeine Beschreibung

Die Technik des Erkennens von Kognitionen ist eine wesentliche Komponente kognitiver Therapie (Beck, 1998; Beck, Rush, Shaw & Emery, 1996; Young, Klosko & Weishaar, 2005). Beck (1998) beobachtete bei der Arbeit mit depressiven Patienten, dass es 2 Arten von Gedanken zu geben scheint, die gleichzeitig auftreten. Die Patienten konnten relativ gut über einen dieser Gedankenströme berichten.

1. Die erste Art von Gedankenströmen umfassen Äußerungen wie: »Ich fühle mich heute so schlecht… Ich habe Schwierigkeiten, überhaupt aus dem Bett hoch zu kommen… Immer wenn mich jemand besuchen kommt, möchte ich mich verkriechen…«.
2. Die zweite Art von Gedanken ist weniger gut zugänglich, obgleich sie meist zu erklären scheint, warum die Patienten sich in einer bestimmten Weise fühlen und reagieren. Beck nennt diese wenig bewussten Kognitionen »automatische Gedanken«. Diese automatischen Gedanken treten auf und wirken zwischen externalen Ereignissen und den emotionalen Reaktionen des Patienten auf die externalen Ereignisse. Sie sind unmittelbar da, erscheinen plausibel, wiederholen sich und sind idiosynkratisch. Bei depressiven Patienten beinhalten diese automatischen Gedanken im Allgemeinen eine negative Sicht der eigenen Person, der umgebenden Welt und der eigenen Zukunft. Beispiele für automatische Gedanken enthalten meist Äußerungen wie: »… Ich bin nicht gut… Sie denkt, ich bin dumm… Mir gelingt nichts… Welchen Zweck soll überhaupt das Probieren haben?… Ich hab's wieder nicht geschafft…«.

Beck (1998) unterscheidet automatische Gedanken noch von »Grundannahmen«. Eine Grundannahme ist ein allgemeineres, automatischen Gedanken zugrunde liegendes Denkmuster, das verschiedene automatische Gedanken untereinander verbindet. Während man Patienten darin unterrichten kann, ihre automatischen Gedanken oder Schemata zu beachten, sind Grundannahmen weit weniger zugänglich (▶ Kap. 29 und Kap. 81). Dieser Beitrag befasst sich nicht mit zugrunde liegenden Annahmen, sondern mit Techniken zur Beobachtung und zum Erkennen automatischer Gedanken.

37.2 Indikationen

Verfahren zum Erkennen automatischer Gedanken sind immer dann angebracht, wenn eine kognitive Therapie angewendet wird. Beispiele für den Einsatz von Methoden der kognitiven Therapie sind:

- Depression,
- generalisierte Angsterkrankungen,
- Phobien,
- Persönlichkeitsstörungen,
- Übergewicht,
- Drogen- und Alkoholabhängigkeit.

Die Bearbeitung von automatischen Gedanken gehört heute zum Standardrepertoire jeder kognitiven Verhaltenstherapie.

37.3 Nebenwirkungen und Kontraindikationen

Klinische Erfahrungen legen nahe, dass, je geschlossener die Vorstellungen des Patienten sind, desto weniger effektiv erweist sich die kognitive Therapie. Bei psychotischen Patienten sind spezielle Adaptationen erforderlich, um nicht ein Wahnsystem zu verstärken.

Die Einführung in die Beobachtung automatischer Gedanken kann auch zu einer inadäquaten Selbstbeobachtung führen, mit der Folge, dass die Patienten nicht mehr genuin erleben, sondern ständig nach »Hintergedanken« fahnden. Es kann auch zu einer Entkopplung von Denken und Fühlen kommen derart, dass die Patienten zwar bestens über »Gedanken« berichten, damit aber keine Erlebens- oder Verhaltensänderung mehr verbinden, d. h. es zu einer pseudologischen Rationalisierung eigenen Verhaltens kommt.

37.4 Technische Durchführung

Die Auslösung und Beobachtung von Kognitionen lässt sich koppeln an:

- Stimmungsänderungen während der Therapiesitzung, Rollenspiel, Tagesprotokolle negativer Gedanken (► Kap. 47),
- Erfahrung der Bedeutung von Ereignissen, Imaginieren (► Kap. 35) und
- Selbstbeobachtung negativer Gedanken.

Die meisten dieser Techniken beruhen darauf, zunächst eine bestimmte Situation zu identifizieren, die ein bestimmtes Gefühl (der Angst, der Traurigkeit usw.) hervorruft, und dann die dabei automatisch auftretenden Gedanken zu erinnern.

■ Stimmungsänderungen während der Therapiesitzung

Eine der eindrucksvollsten Demonstrationen des Zusammenhanges von automatischen Gedanken und Gefühlen kann gelingen, wenn der Therapeut eine Veränderung im Befinden des Patienten während der Sitzung beobachtet. Beispielsweise berichtet ein depressiver Patient von einem bestimmten Ereignis und unterhält sich mit dem Therapeuten ohne besondere Gefühlsregungen darüber; er fängt dann plötzlich an zu weinen. Wenn das Weinen abgeklungen ist, könnte der Therapeut fragen: »Es ist sehr wichtig für unsere gemeinsame Arbeit, herauszufinden, welche Gedanken zu ihren Tränen geführt haben. Können Sie sich daran erinnern, was Ihnen durch den Kopf ging, kurz bevor Sie zu weinen anfingen?«. Dem Patienten gelingt es gewöhnlich, sich an die Gedanken zu erinnern, da sie so kurz zurückliegen. Der Therapeut sollte dann die vom Patienten geäußerten Kognitionen wörtlich niederschreiben. Diese Gedanken werden dann später bearbeitet (► Kap. 29, Kap. 38 und Kap. 47).

■ Rollenspiel

Häufig sind emotionale Belastungen eng mit zwischenmenschlichen Problemen verbunden, z. B. mit Partnerkonflikten, Eheproblemen, Einsamkeit, Schuldgefühlen, sozialen Ängsten, Streit mit den Eltern, Ärger. Wenn die Probleme eines Patienten interpersonaler Natur sind, machen unerfahrene Therapeuten häufig den Fehler, die Patienten in allgemeiner Weise zu fragen, warum sie das so belastet (z. B.: »Was ist an Ihrer Ehe, das Sie depressiv macht?«). In ersten Therapiekontakten ist diese allgemeine Frageform zwar manchmal nützlich, doch sie bringt im weiteren Therapieverlauf wenig und greift zu kurz, da Patienten selten ein detailliertes Verständnis davon haben, warum bestimmte Situationen sie belasten. Ähnliches gilt, wenn der Therapeut Vermutungen darüber anstellt, was der Patient wohl denkt. Dieses Raten von Kognitionen erscheint plausibel, ist jedoch häufig inakkurat. Daher muss der Therapeut dem Patienten helfen, so spezifisch wie möglich zu sein. Er arbeitet mit konkreten Ereignissen, nicht mit allgemeinen Interpretationen oder Vermutungen. Erkennt der Patient einen zwischenmenschlichen Bereich als einen seiner Problembereiche, dann bittet der Therapeut den Patienten, ein kurz zurückliegendes, konkretes Ereignis zu beschreiben, das die Schwierigkeiten deutlich werden lässt. Zum Beispiel könnte der Patient von einer Party berichten, die ihn sehr verzweifelt und traurig gemacht hat. Der Therapeut fragt dann nach dem Punkt, an dem die Traurigkeit anfing. Der Patient könnte ein Gespräch mit seiner Ehefrau anführen. Der Therapeut sollte dann ein Rollenspiel vorschlagen, in dem sehr detailliert und realitätsnah das Gespräch nachgespielt wird (der Therapeut übernimmt die Rolle des Gesprächspartners). Im Verlauf des Rollenspiels erlebt der Patient einige der Gefühle der Originalsituation noch einmal. Der Therapeut stellt dann die Frage: »Was ging Ihnen durch den Kopf während dieses belastenden Gesprächs«. Der Patient ist meist in der Lage, die wichtigsten Gedanken in der Situation zu nennen (z. B. »Sie kümmert sich überhaupt nicht um mich, sie hält mich wohl für dumm.«). Mit diesen automatischen Gedanken wird dann weitergearbeitet.

■ Imaginieren

Die Vorstellungsmethode ist dann angezeigt, wenn es um Situationen geht, die nicht nachgestellt werden können, vor allem dann, wenn es um belastende Erfahrungen geht, wo der Patient allein war oder andere Personen kaum Bedeutung hatten (z. B. arbeitsbezogene Probleme, phobische Stimuli). Imaginieren ist dann sinnvoll, wenn der Patient bei den alltäglichen Dingen Schwierigkeiten hat (z. B. beim Aufstehen, bei der Erledigung der Hausarbeit). Der Therapeut bittet den Patienten, sich eine spezifische, emotional belastende Situation vorzustellen. Der Patient sollte sich ein sehr detailliertes Bild der Situation oder des Ereignisses vorstellen (einschließlich der Geräusche, Gerüche, des Blickwinkels und Standortes usw., dabei können die Augen offen oder geschlossen sein). Der Patient sollte die Vorstellungsbilder laut beschreiben. Der Therapeut bittet dann den Patienten zu beschreiben, was er bei bestimmten Situationen empfindet und denkt. Diese Gedanken schreibt der Therapeut auf und zerteilt später den Gedankenstrom in einzelne automatische Gedanken.

■ Tagesprotokoll negativer Gedanken

Wenn Patienten mit den zuerst beschriebenen Verfahren zum Erkennen automatischer Gedanken vertraut sind, dann sind sie meist in der Lage, ihre Kognitionen selbstständig zu erkennen. Das Tagesprotokoll negativer Gedanken (► Kap. 47) ist ein systematisches Verfahren, das dem Patienten hilft, automatische Gedanken außerhalb der Therapiesituation zu erkennen und festzuhalten.

■ Selbstbeobachtung negativer Gedanken

Eine weitere Möglichkeit, unmittelbar ablaufende negative Gedanken zu erkennen, ist, den Patienten zu bitten, während der nächsten Woche seine automatischen Gedanken in allen möglichen Situationen zu beachten und zu notieren. In welcher Form dies geschehen kann, ist für den Einzelfall zu entscheiden. Durchführung und Formen der Selbstbeobachtung sind in ► Kap. 49 und Kap. 60 beschrieben. Beck empfiehlt gewöhnlich, die Häufigkeit aller oder besser ganz spezifischer negativer Gedanken durch einen »Handgelenkzähler« (Zählapparat) oder einen Beobachtungsbogen (Strichliste) zu erfassen. Häufig wird dieses Zählen automatischer Gedanken vor dem Einsatz anderer kognitionsevozierender Maßnahmen angewendet.

■ Bedeutung von Ereignissen feststellen

Gelegentlich gelingt es Patienten nicht, sich an spezifische Kognitionen im Zusammenhang mit einer bestimmten Situation und daraus resultierenden Gefühlen zu erinnern. Es ist durchaus möglich, dass in der Situation selbst keine konkreten automatischen Gedanken auftraten. Durch Fragen kann der Therapeut versuchen, die Bedeutung eines Ereignisses herauszufiltern. Es wurde beobachtet, dass bestimmte Situationen für einen Patienten eine spezifische Bedeutung haben, obgleich keine automatischen Gedanken erkennbar waren. Diese Bedeutung hat dann denselben Effekt wie automatische Gedanken. Fragen dabei sind: »Was heißt das für Sie? Welche Bedeutung hat das für Sie? Welche Erwartungen verbinden Sie damit?«

37.5 Erfolgskriterien

Zwei Kriterien können angeführt werden, um zu entscheiden, ob es dem Therapeuten gelungen ist, die relevanten Kognitionen zu erkennen:

Wenn der Therapeut die erkannten automatischen Gedanken noch einmal einzeln wiederholt, dann sollte der Patient insofern zustimmen, dass sie ihm richtig erscheinen und wahr klingen (z. B. sollte der Patient ohne zu zögern sagen, dass der Gedanke eine genaue Beschreibung dafür ist, wie er die Situation sieht). Der Patient kann auch jedem Gedanken einen bestimmten Richtigkeitswert zuschreiben (z. B. von 0–100%). Ist diese Beurteilung hoch, dann dürfte der Gedanke vermutlich relevant für den Patienten sein.

Ein zweites Kriterium ist indirekter und daher auch problematischer, denn es erfordert ein Urteil darüber, wie bedeutsam der Gedanke hinsichtlich der Schwierigkeiten des Patienten ist, nicht wie glaubhaft er dem Patienten erscheint. Manchmal erkennen Therapeut und Patient ein oder zwei Kognitionen im Zusammenhang mit einer bestimmten Situation, übersehen jedoch den zentralen Gedanken (den Gedanken, der am dominantesten die Gefühlsreaktionen des Patienten bestimmt). Die Hauptmethode zur Entscheidung, ob ein Gedanke peripher oder zentral ist, ist die Anwendung der Verfahren zum Testen und Verändern von Kognitionen, z. B. sokratische Methode, kognitives Neubenennen (► Kap. 38), Einstellungsänderung (► Kap. 29). Verändert sich dadurch das Überzeugtsein des Patienten von den in Frage kommenden automatischen Gedanken, die emotionalen Reaktionen zu den betreffenden Situationen verändern sich jedoch nicht, dann ist es wahrscheinlich, dass der Therapeut eine zentrale Kognition übersehen hat. Dieses Erfolgskriterium ist problematisch, da auch noch andere Gründe dafür verantwortlich sein können, warum das emotionale Erleben sich nicht veränderte.

37.6 Grad der empirischen Absicherung und persönliche Bewertung

Die empirischen Belege der Wirksamkeit kognitiver Therapie bei den unterschiedlichsten Störungen sind überzeugend und wiederholt bestätigt worden (DeJong-Meyer, Hautzinger, Kühner & Schramm, 2007; Becker & Hoyer, 2005; Bengel & Hubert, 2010; Bleichard & Martin, 2010; Hautzinger, 2010; Reinecker, 2009). Dennoch weiß man bislang nichts über die relative Effektivität der Komponenten kognitiver Therapie. Man kann daher keine Aussagen darüber machen, welcher Anteil dem Kognitionenerkennen bei der Gesamteffektivität kognitiver Therapie zukommt. Dennoch kann die hier beschriebene Methode als eine notwendige Bedingung für therapeutische Veränderungen im Rahmen der kognitiven Therapie angesehen werden.

Literatur

Beck, A. T., Rush, A. J., Shaw, B. F. & Emery, G. (1996). *Kognitive Therapie der Depression*. Weinheim: Beltz/PVU.

Beck, J. (1998). *Praxis Kognitiver Therapie*. Weinheim: Beltz/PVU.

Becker, E. S. & Hoyer, J. (2005). *Generalisierte Angststörung*. Göttingen: Hogrefe.

Bengel, J. & Hubert, S. (2010). *Anpassungsstörungen und akute Belastungsreaktionen*. Göttingen: Hogrefe.

Bleichard, G. & Martin, A. (2010). *Hypochondrie und Krankheitsangst*. Göttingen: Hogrefe.

DeJong-Meyer, R., Hautzinger, M., Kühner, C. & Schramm, E. (2007). *Psychotherapie bei affektiven Störungen. Evidenzbasierte Behandlungsempfehlungen*. Göttingen: Hogrefe.

Hautzinger, M. (2010). *Akute Depression*. Göttingen: Hogrefe.

Reinecker, H. (2009). *Zwangshandlungen und Zwangsgedanken*. Göttingen: Hogrefe.

Young, J. E., Klosko, J. S. & Weishaar, M. E. (2005). *Schematherapie*. Paderborn: Junfermann.

Kognitives Neubenennen und Umstrukturieren

M. Hautzinger

38.1 Allgemeine Beschreibung

»Kognitives Neubenennen und Umstrukturieren» gehört zu den kognitiven Therapieverfahren. Ausgangsmaterial dieser Veränderungsstrategie sind die identifizierten und vom Patienten als zutreffend akzeptierten automatischen Gedanken (▶ Kap. 37), Bewertungen und Wahrnehmungen. Bei einer Reihe psychischer Störungen spielen Wahrnehmungen, Interpretationen, Bewertungen und Antizipationen, die katastrophisierend, verzerrt, überinterpretierend und irrational sind und sich in einer Blockierung und Fixierung von Denkmustern niederschlagen, eine wichtige Rolle. Diese sollen durch die Technik des kognitiven Neubenennens verändert werden. Drei Aspekte sind dabei zu nennen:

1. Prüfung des Realitätsgehaltes von Kognitionen;
2. Disattribuieren, Reattribuieren und
3. Verantwortung reduzieren, alternative Erklärungen suchen.

38.2 Indikationen

Klinische und empirische Erfahrungen lassen den Einsatz dieses Verfahrens bei Depressionen, Ängsten, Panikstörungen, Zwängen, somatoformen Störungen, Abhängigkeiten (Drogen, Alkohol, Essen), Hoffnungslosigkeit und suizidalen Tendenzen, psychosomatischen Erkrankungen und Persönlichkeitsstörungen angezeigt erscheinen. Die empirischen Absicherungen für diese Indikationen sind nicht für jeden Bereich befriedigend. Die größten Erfahrungen liegen für depressive Probleme, Suizidalität, Angststörungen, somatoforme Störungen, Essstörungen und Persönlichkeitsstörungen, inzwischen jedoch auch für bipolare affektive Störungen vor.

38.3 Nebenwirkungen und Kontraindikationen

Unerwünschte Nebenwirkungen dieser kognitiven Interventionsmethoden sind bislang nicht beschrieben worden. Bei psychotischen Symptomen und Störungen aufgrund psychotischer Erkrankungen sollten diese Therapieverfahren nicht angewandt werden. In akuten Krisensituationen ist die Anwendung ebenfalls nicht angezeigt. Zu beachten ist, dass kognitive Veränderungen durch hier beschriebene Maßnahmen nur gelingen können, wenn zwischen Therapeut und Patient eine positive Beziehung besteht (▶ Kap. 8 und Kap. 39), d. h. zu Beginn einer Psychotherapie und bei fehlender emotionaler Basis ist kognitives Neubenennen kontraindiziert. Voraussetzungen an den Therapeuten sind: Realisation therapeutischer Basiskompetenz, Kenntnis der Psychopathologie und des kognitiven Ansatzes.

38.4 Technische Durchführung

Die folgenden Verfahren des kognitiven Neubenennens haben zum Ziel, die Aufmerksamkeit des Patienten auf mehr Aspekte der Realität zu lenken, um kognitive Verzerrungen und falsche Schlussfolgerungen korrigieren zu können.

- **Realitätstesten**

Es geht dabei um eine genauere und korrektere Beschreibung der Realität und der eigenen Erfahrungen. Der Patient sammelt, erarbeitet, beobachtet, experimentiert und testet, um dadurch mehr Informationen über eine bestimmte Situation, eine Person, ein Ereignis oder einen Plan zu erhalten. Diese Vergrößerung der Datenbasis für Schlussfolgerungen und Annahmen sollte der Patient selbst in Form von Experimenten, Rollenspielen, Rollentausch, Beobachtungen, d. h. durch Handeln erbringen. Darüber hinaus kann eine detaillierte Beschreibung von Ereignissen ebenfalls zur Vergrößerung der Informationsmenge beitragen. Erst aufgrund von mehr und neuerer Information werden Schlussfolgerungen zugelassen und gezogen.

- P.: Da denke ich, du bist schön doof für dein Alter. Und dann weiß ich, dass ich nicht intelligent bin.
- T.: Woher wissen Sie das?
- P.: Ich weiß, dass ich nicht intelligent bin. Ich hab nicht die Allgemeinbildung.
- T.: Wie können Sie das überprüfen?
- P.: Das ist so, wenn ich mich mit Leuten unterhalte. Da möchte ich mich am liebsten verkriechen, weil die über etwas reden, von dem ich keine Ahnung habe. Deswegen gehe ich im Betrieb schon immer auf die Toilette...
- T.: Was sind das denn für Themen?
- P.: Zum Beispiel Politik. Da fallen immer Namen, die habe ich zwar schon immer mal gehört, aber aus welchem Land die kommen oder welcher Partei die sind, das weiß ich nicht.
- T.: Wenn ich Ihnen jetzt aus der Tageszeitung hier alle Politiker-Namen auf der ersten Seite vorlese, wie viel Prozent schätzen Sie, kennen Sie davon?
- P.: Nicht mehr als 10%.
- T.: Lassen Sie uns das Experiment machen... (liest vor und lässt sich von P. sagen, ob bekannt)...
- T.: So das waren 23 Namen von Politikern. 20 davon kannten Sie. Sie wussten das Land, wo sie herkommen, oder die Partei, oder was sie machen. Das sind knapp 90%. Vorher sagten Sie, dass Sie nur 10% kennen werden und dass dies ein Zeichen dafür ist, dass Sie nicht intelligent sind. Halten Sie das noch für richtig?

Ausgangspunkt für das Realitätstesten ist die Schilderung einer konkreten Erfahrung oder einer Situation, die als Anlass für eine Interpretation vom Patienten berichtet wird. Der Therapeut akzeptiert die Patientenäußerungen nicht einfach aufgrund der oberflächlich erscheinenden Validität, sondern veranlasst den Patienten, Belege und nähere Informationen zu erbringen. Meist ist es notwendig, dass der Patient seine Gedanken in der realen Situation überprüft, bevor Veränderungen gelingen.

- P.: Mein Sohn hat keine Lust, mit mir ins Theater zu gehen.
- T.: Woher wissen Sie das?
- P.: Junge Leute mögen doch nicht mit ihren Eltern etwas unternehmen.
- T.: Haben Sie Ihren Sohn schon einmal danach gefragt?
- P.: Na ja, so direkt nicht... aber...
- T.: Sie haben ihn noch nicht gefragt?
- P.: Nee, eigentlich nicht...
- T.: Was könnten Sie tun, um Ihre Annahme zu überprüfen?
- P.: Na ja, ich müsste wohl mal fragen. Aber...
- T.: Lassen Sie uns zuerst dieses Experiment machen, erst dann ziehen wir Schlüsse daraus. – Könnten Sie bis zur nächsten Sitzung Ihren Sohn fragen und ihn um eine ehrliche Antwort bitten?

Wichtig beim kognitiven Neubenennen ist, dass für bestimmte Annahmen genügend Daten vorliegen, dass diese Daten vom Patienten erbracht werden, dass aufgrund dieser Informationen der Patient die Falschheit seiner ursprünglichen Auffassungen erkennt und dann seine Überzeugungen selbst ändert. Patienten neigen dazu, ihre Gedanken, Bewertungen und Annahmen vorschnell als Tatsache, als Faktum zu betrachten. Eine relativierende Sichtweise gelingt ihnen vor allem für Äußerungen bzgl. der eigenen Person nicht. Das einmalige Aufdecken, der Nachvollzug und das Prüfen solcher realitätsinadäquater Kognitionen reichen nicht aus, um automatische Gedanken sofort und für immer zu verändern. Häufiges Realitätstesten bei anderen Themen und in anderen Situationen ist ebenso nötig wie der Einsatz weiterer kognitiver Verfahren.

Reattribuierung

Macht ein Patient sich immer wieder und vor allem selbst für Fehler, Misserfolge verantwortlich und wertet sich selbst stark ab, dann hilft die Reattribuierungstechnik dem Patienten, Ereignisse und deren Ursachen mit mehr Objektivität zu begegnen. Patient und Therapeut fassen möglichst alle Fakten bzgl. einer konkreten Erfahrung zusammen, unterziehen diese Fakten einer logischen Analyse und erstellen daraus ein Modell der Verantwortlichkeit. Dadurch soll deutlich werden, dass der Patient für seine Ursachenzuschreibung nur sehr wenige Informationen, nur sehr einseitige, verzerrt gegen sich gerichtete Informationen und vor allem absolutistische Informationen heranzieht. Häufig verwendet der Patient unterschiedliche Kriterien, um die eigene Person und andere Personen zu beurteilen. Dieser Doppelstandard beinhaltet, dass zur Erklärung des Verhaltens anderer Personen nachsichtigere multifaktorielle Kriterien gelten, während die Multikausalität bzgl. eigener Erfahrungen nicht gelten gelassen wird.

- P.: …und wenn der dann am Telefon anfängt über Medizin zu reden und diese lateinischen Ausdrücke gebraucht, dann fühle ich mich ganz klein und mickrig.
- T.: Können Sie mir dies etwas genauer schildern? Dieser Bekannte studiert Medizin und erzählt häufig von seinem Fach. Dabei gebraucht er viele lateinische Wörter…
- P.: Ja, der redet und redet dann, ich werde ganz ruhig, weil ich mal wieder nichts kapiere. Dabei geht mir dann durch den Kopf: Jetzt verstehst du schon wieder nichts, obgleich der das schon zigmal erklärt hat. Das müsstest du aber langsam wissen. Da siehst du mal wieder, du bist halt dumm und unintelligent.
- T.: Lassen Sie uns diese Schlussfolgerung von Ihnen einmal genauer betrachten. Allein aufgrund dessen, dass Sie dieses Latein und diese Fachausdrücke nicht verstehen, kommen Sie zu dem Schluss: Ich bin dumm! Ich bin unintelligent!
- P.: Ja, eigentlich müsste ich das verstehen. Jeder normale Mensch versteht das doch.
- T.: Jeder Mensch? Ist der Unterschied zwischen Ihrem Bekannten und Ihnen allein der, dass er dieses Latein versteht? Ansonsten ist da kein Unterschied?
- P.: Na ja, der studiert Medizin schon seit über 4 Jahren.
- T.: Das heißt, er hat Abitur gemacht. Haben Sie Abitur?
- P.: Nee.
- T.: Haben Sie sich jemals mit Latein oder Medizin beschäftigt?
- P.: Nein. Ich lerne Englisch in der Volkshochschule.
- T.: Ich kann mir vorstellen, dass Ihr Bekannter bereits in der Schule Latein gehabt hat.
- P.: Ja, ja! Der hat das große Latinum und außerdem ist sein Vater Arzt.
- T.: Wenn Sie diese Dinge nun betrachten, wie sehen Sie denn dann Ihr Urteil: Ich bin dumm, ich bin unintelligent!
- P.: Na ja, eigentlich haben Sie recht. Ich kann das gar nicht so schnell kapieren und das erscheint mir ziemlich unverschämt von dem, mich mit seinen Fachausdrücken vollzuquatschen.

Durch die zunehmende Objektivität der Betrachtungsweise lässt nicht nur die Selbstherabsetzung und Selbstverantwortlichkeit nach, sondern der Patient findet auch leichter Wege, Probleme und Schwierigkeiten anzugehen bzw. zu umgehen. Bei der Reattribuierung sind vor allem 3 Zugänge zu unterscheiden:

1. Der Patient kann dazu gebracht werden, mehr Fakten und Daten zu sammeln, die eine Neubeurteilung des in Frage kommenden Ereignisses erlauben, d. h. die es erlauben, die Verantwortung neu zu verteilen (► Realitätstesten).
2. Der Therapeut kann dem Patienten durch Rollenspiel bzw. durch die Beurteilung einer anderen Person, die in der gleichen Situation wie der Patient in der gleichen Weise handelt, deutlich machen, dass er unterschiedliche

Kriterien zur Beurteilung der eigenen Person und anderer Personen, bei gleichem Verhalten, benützt (sog. Doppelstandards).
3. Anwendung der sokratischen Fragemethode zur Bearbeitung der Überzeugung, dass es bei Ereignissen immer einen Alleinverantwortlichen und/oder eine 100%ige Ursache und Erklärung für Misserfolge geben muss, und dass dies meist der Patient selbst ist (► Kap. 56).

■ **Alternative Erklärungen**

Hierbei geht es um die aktive Suche und Erforschung alternativer Erklärungen, Sichtweisen und logischer Schlussfolgerungen. Diese Methode ist ein wichtiger Aspekt des Problemlösens (► Kap. 46). Bei allen neurotischen Problemen finden Verzerrungen in den Erklärungen bestimmter Ereignisse statt. Diese Erklärungen sind einseitig und berücksichtigen nur Teile der Realität und der Vielzahl möglicher Ursachen. Der erste technische Schritt besteht daher darin, für konkrete Ereignisse alle nur erdenklichen Erklärungshypothesen zusammenzutragen. Dies kann z. B. in Form eines Brainstormings geschehen. Erst in einem nächsten Schritt werden die Alternativen bewertet und hinsichtlich ihrer Gültigkeit für die Situation eingeschätzt. Dazu kann eine Skala von 0–100% verwendet werden. Sind nun dadurch mögliche alternative Erklärungen in Form prüfbarer Hypothesen gefunden, dann müssen diese in der Realität auf ihre Stichhaltigkeit hin überprüft werden, um die eigene, erste Einschätzung zu validieren. Meist bieten sich aufgrund des Erkennens weiterer möglicher Erklärungen auch weitere Handlungs- und Lösungsmöglichkeiten an, die vorher nicht vorhanden zu sein schienen.

■ **Entkatastrophisieren**

Ziel dieser Methode ist es, den Patienten dazu zu bringen, sich mit der befürchteten Katastrophe (wie z. B. »Ich werde ohnmächtig« oder »Ich werde zum Gespött der Leute« oder »Ich halte das nicht aus«) näher zu befassen und dadurch zu einer kognitiven Differenzierung zu gelangen. Meist hören die Patienten mit ihren Gedanken und Phantasien bei den Katastrophengedanken auf, ohne sich mit dem weiteren Verlauf und dem Ausgang des Ereignisses bzw. der Erfahrung zu befassen. Stattdessen bleiben sie in dem Bild der Katastrophe, des Leidens, der Blamage haften und nehmen implizit an, dass dieser befürchtete Zustand für »immer« anhalte. Typischerweise besteht die Intervention in der Frage »Was wäre, wenn… (z. B. Sie ohnmächtig würden oder alle über Sie lachten)« oder in der Frage »Was passiert, nachdem… (z. B. Sie sich blamiert haben oder Sie zwei Tage geweint haben)«. Es gilt dem Patienten zu helfen, genaue Abläufe, Zeiträume und Verhaltensweisen zu spezifizieren, dadurch zu entdecken, dass die Katastrophe zeitlich begrenzt ist, unter Berücksichtigung weiterer Kriterien doch nicht das Ende oder die allerschlimmste Erfahrung darstellt und sich als Befürchtung zunächst im Kopf und nicht in der Realität abspielt. Es geht nicht darum, den Patienten davon zu überzeugen, dass er oder sie sich nicht blamiere oder nicht ohnmächtig werde, sondern zu helfen zu erkennen, dass die befürchteten Konsequenzen keine Katastrophen darstellen.

Diese genannten Verfahren zum kognitiven Neubenennen hängen eng zusammen. Grundsätzlich gilt: Je größer die Diskrepanz zwischen ursprünglicher Interpretation, Erklärung und Folgerung und den tatsächlich beobachteten Daten ist, desto mehr wird die ursprüngliche Auffassung des Patienten untergraben und desto eher werden die Kognitionen verändert.

38.5 Erfolgskriterien

Eng an die Verfahren gebundene Erfolgskriterien sind durchgeführte Datensammlungen, Experimente, Beobachtungen und Sammlungen von alternativen Erklärungen zur Überprüfung bestimmter Kognitionen (► Kap. 37 und Kap. 47). Lösungsmöglichkeiten werden sichtbar und der Handlungsraum verbreitert sich, was sich in einer gesteigerten Verhaltensrate ausdrücken kann. Ein anderes Erfolgsmaß ist die positive Veränderung des emotionalen Befindens, häufig unmittelbar in der Sitzung im Zusammenhang mit einer Reattribuierung. Zur Objektivierung werden meist subjektive Stimmungsskalen (1 = sehr gut, 6 = sehr schlecht) verwendet. Der Einsatz von objektiveren Messmitteln als Erfolgs- und Verlaufsmaße ist sinnvoll.

38.6 Grad der empirischen Absicherung und persönliche Bewertung

Die kognitive Therapie ist als komplexes Verfahren zur Behandlung von Depressionen, Angststörungen und weiteren »neurotischen Krankheiten« geeignet. Die einzelnen Komponenten, wie kognitives Neubenennen, sind in ihrer Wirksamkeit erst in Ansätzen untersucht. Da jedoch das zentrale Ziel kognitiver Therapie die Veränderung von störungsspezifischen Annahmen, Einstellungen, Überzeugungen und Schlussfolgerungen ist und dort das kognitive Neubenennen seinen Ansatzpunkt hat, dürfte die Effektivität dieser Methode anzunehmen sein. Die persönlichen Erfahrungen sprechen ebenso wie zahlreiche empirische Hinweise für die Wirksamkeit dieses kognitionstechnischen Elements.

Literatur

Beck, A. T. & Freeman, A. (1993). *Kognitive Therapie bei Persönlichkeitsstörungen*. Weinheim: Beltz/PVU.

Beck, A. T., Rush, A. J., Shaw, B. F. & Emery, G. (1996). *Kognitive Therapie bei Depression*. Weinheim: Beltz/PVU.

Beck, A. T., Wright, F. D., Newman, C. F. & Liese, B. S. (1997). *Kognitive Therapie der Sucht*. Weinheim: Beltz/PVU.

Beck, J. (1998). *Praxis Kognitiver Therapie*. Weinheim: Beltz/PVU.

Hautzinger, M. (2011). *Kognitive Verhaltenstherapie bei psychischen Störungen* (4. Aufl.). Weinheim: Beltz/PVU.

Pössel, P. & Hautzinger, M. (2009). Kognitive Interventionsmethoden. In M. Hautzinger & P. Pauli (Hrsg.), *Psychotherapeutische Methoden. Enzyklopädie der Psychologie*. Göttingen: Hogrefe.

Kooperationsanalyse

D. D. Burns

39.1 Allgemeine Beschreibung

Viele neuere Psychotherapieformen setzen zwischen den einzelnen Psychotherapiesitzungen systematisch aufgebaute Selbsthilfeprogramme in der Art von Hausaufgaben ein. Der Therapieerfolg hängt nicht unwesentlich davon ab, inwieweit der Patient geplante Übungen auch tatsächlich durchführt. Die so vom Patienten geforderte therapeutische Kooperation kann im allgemeineren Zusammenhang von Selbstkontrolle (▶ Kap. 82) und Motiviertheit gesehen werden. Da mangelnde Mitarbeit den Therapieerfolg gefährden kann, sind spezielle therapeutische Anstrengungen zur Verbesserung der Patientenkooperation unerlässlich (▶ Kap. 8).

39.2 Indikationen

Spezielle Maßnahmen zur Verbesserung der Patientenkooperation sind immer dann nötig, wenn der Therapieerfolg wegen mangelnder Mitarbeit des Patienten gefährdet ist. Das gilt sowohl für psychotherapeutische Verfahren als auch für die Pharmakotherapie.

39.3 Nebenwirkungen und Kontraindikationen

Wenn der Patient ihm übertragene Aufgaben problemlos bewältigen kann, sind spezielle Maßnahmen zur Kooperationsverbesserung überflüssig. Unter ethischen Gesichtspunkten ist zu berücksichtigen, dass Maßnahmen zur Compliance-Modifikation nicht dazu benutzt werden dürfen, das Recht des Patienten auf Selbstverfügung einzuschränken.

39.4 Technische Durchführung

Ein häufiger Fehler von Therapeuten besteht darin, unzureichende Patientenkooperation frühzeitig zu interpretieren, ohne dass vorher sorgfältig nach den tatsächlichen Ursachen gesucht worden ist. Typische Interpretationen dieser Art sind: »Der Patient will sich gar nicht bessern, er hat wahrscheinlich einen sekundären Krankheitsgewinn«. Oder: »Der Patient zeigt durch seine mangelnde Mitarbeit seine versteckte Aggressivität gegen den Therapeuten oder andere Personen«. Solche Interpretationen sind häufig falsch und antitherapeutisch. Sie geben eher den theoretischen Hintergrund des Therapeuten als die tatsächlich vorliegenden Probleme wieder. Sie führen dazu, dass der Patient sich nicht verstanden fühlt und reduzieren dadurch seine Motivation zur Mitarbeit noch weiter. Der Therapeut hat dann noch mehr Grund zur Annahme, dass der Patient Widerstand zeigt, und ein Machtkampf zwischen Patient und Therapeut ist nicht mehr auszuschließen. Wenn der Patient sich nicht an Vereinbarungen hält, dann führt die Bezeichnung »Widerstand« hierfür eher dazu, dass die tatsächlichen Ursachen übersehen werden. Die geschilderten Probleme können vermieden werden, wenn sich der Therapeut bemüht, die Tatsachen, d. h. insbesondere Einstellungen des Patienten festzustellen, die eine präzisere und unzweideutige Beschreibung der Gründe ermöglichen, die einen

Patienten hindern, bei dem vorgeschlagenen Therapieprogramm mitzuarbeiten.

- Der erste wichtige Punkt ist, auf selbstabwertende Einstellungen und negative Kognitionen des Patienten zu achten und sie im selben Moment anzugehen, in dem der Patient sich irgendwelchen unlösbaren Problemen gegenüber sieht. Eine sehr wirksame Methode ist, den Patienten schlicht zu fragen: »Wenn Sie an Ihre therapeutischen Hausaufgaben denken, welche negativen Gedanken kommen Ihnen dann?«. Wenn sich der Patient auf diese Frage einlässt, können die Ursachen für seine Unfähigkeit manchmal sehr schnell offensichtlich werden. Der Patient kann beispielsweise äußern: »Ich glaube, es hat keinen Sinn. Mein Zustand wird nicht mehr besser«. In einem solchen Fall kann der Therapeut dann zunächst seine Aufmerksamkeit auf die Behandlung dieser lähmenden Hoffnungslosigkeit richten. Eine Vorgehensweise könnte beispielsweise sein, den Patienten aufzufordern, seine skeptische Einstellung bezüglich einer Besserungsmöglichkeit beizubehalten, gleichzeitig aber diese Einstellung quasi einem experimentellen Test zu unterziehen. Das bedeutet, dass man das therapeutische Programm zunächst einmal möglichst genau durchhält. Der Patient kann so trotz seiner Hoffnungslosigkeit mit dem Therapeuten in ein kooperatives Arbeitsbündnis eintreten.
- Eine zweite Methode, um Aufschlüsse darüber zu bekommen, warum ein Patient mit der Durchführung vorgeschlagener Therapiemaßnahmen Schwierigkeiten hat, ist, ihm eine Liste von Gründen für die Nichterfüllung therapeutischer Hausaufgaben vorzulegen (► Abschn. 39.7, Anhang). Diese Liste fasst eine Reihe von üblichen Einstellungen von Patienten zusammen und ermöglicht dem Therapeuten, die für den jeweiligen Patienten wichtigsten Problembereiche herauszugreifen, um sie mit auf den Einzelfall abgestellten Therapiemaßnahmen anzugehen (sokratischer Dialog, ► Kap. 56).
- Eine hilfreiche Methode ist, dem Patienten zu Beginn der Therapie eine schriftliche Information über die geplante Therapie vorzulegen. Hierin sollte auch die Möglichkeit von therapeutischen Hausaufgaben angesprochen werden. Therapeut und Patient können nun ganz am Anfang der Behandlung evtl. divergierende Vorstellungen über den Therapieverlauf besprechen. Ist es einmal zwischen Patient und Therapeut zu einem Einverständnis über die durchzuführenden Maßnahmen gekommen, dann können später auftretende Probleme in einer kooperativen Art zusammen gelöst werden.
- Hier sollen nur Hinweise gegeben werden, Ursachen mangelnder Mitarbeit aufzudecken. Darin liegt häufig schon ein therapeutischer Wert. In vielen Fällen wird es jedoch nach dieser Informationserhebung spezifischer therapeutischer Interventionen bedürfen, um dysfunktionale Kognitionen oder negative Einstellungen beim Patienten zu verändern. Hierzu ist dann auf die üblichen sonstigen psychotherapeutischen Verfahren zurückzugreifen.

39.5 Erfolgskriterien

- Der Patient sollte mit dem Therapeuten darin übereinstimmen, dass die aufgedeckten Gründe für mangelnde Mitarbeit auch aus der Sicht des Patienten die richtigen Gründe sind. Der Patient sollte sogar möglichst in der Lage sein, Beispiele aus anderen Lebensbereichen zu nennen, wo dieselben Einstellungen und Kognitionen ihn behindert haben.
- Der Patient darf sich nicht missverstanden, kritisiert oder negativ bewertet fühlen.
- Der Patient sollte mit dem Therapeuten zusammen an Möglichkeiten zur Überwindung der Schwierigkeiten arbeiten und evtl. auch selbst eigene Vorschläge einbringen.

39.6 Grad der empirischen Absicherung und persönliche Bewertung

Nach unserem klinischen Eindruck sind therapeutische Erfolge unmittelbar mit der Kooperation der Patienten verbunden. So lässt sich zeigen, dass die

Besserungsrate bei ambulanten, mit kognitiver Verhaltenstherapie behandelten Patienten signifikant mit der Compliance-Rate in Bezug auf therapeutische Hausaufgaben korreliert. Kontrollierte Studien stehen allerdings noch aus, die den klinischen Eindruck bestätigen, dass der beschriebene Zugang zum Problem der Compliance zu einer Erhöhung der therapeutischen Mitarbeit und letztlich auch zu einer Verbesserung der therapeutischen Ergebnisse führt.

39.7 Anhang

Gründe für die Nichterfüllung therapeutischer Hausaufgaben:

- Ich fühle mich völlig hilflos. Ich bin überzeugt, dass mir nichts mehr hilft. Deshalb ist es sinnlos, sich abzuquälen.
- Die Hausaufgabe wurde mir nicht ausreichend erklärt, ich habe nicht gewusst, was ich genau tun soll.
- Ich kann in dieser Hausaufgabe keinen Sinn sehen; diese Methode hilft mir nicht.
- Ich traue mir nichts zu. Ich denke »Ich bin ein Versager«, und dann fange ich erst gar nicht an.
- Ich habe keine Zeit, ich bin zu beschäftigt.
- Ich habe die Hausaufgabe machen wollen, aber ich vergesse es immer wieder.
- Ich habe Vorbehalte gegenüber dem Therapeuten, er macht eine echte Zusammenarbeit schwer.
- Ich muss unabhängig sein. Wenn ich etwas tue, was der Therapeut vorgeschlagen hat, dann ist es nicht so gut, als wenn ich selbst darauf gekommen bin.
- Durch die Hausaufgabe werde ich zum Patienten abgestempelt; d. h. dass ich schwach oder krank bin.
- Es war mir bisher nicht klar, dass der therapeutische Fortschritt so sehr von dem abhängt, was ich zwischen den Therapiestunden tue.
- Ich fühle mich hilflos und glaube nicht, dass ich es wirklich tun kann, wenn ich es mir vornehmen würde.
- Der Therapeut versucht, mich herumzukommandieren oder mich zu kontrollieren.
- Ich mochte mit dem Therapeuten nicht zusammenarbeiten, weil er (sie) bedrängend, arrogant, unsensibel, mechanisch oder… ist.
- Ich habe Angst, dass der Therapeut mich kritisiert, da ich es bestimmt nicht gut genug mache.
- Ich glaube, dass der Therapeut das eigentliche Problem nicht angeht und sich nicht mit dem beschäftigt, was für mich wirklich wichtig ist.
- Ich habe keine Lust, Hausaufgaben zu machen, deshalb kann und muss ich es nicht.
- Ich habe Angst vor Veränderungen. Wenn mir mein gegenwärtiger Zustand auch nicht gefällt, so ist er mir zumindest vertraut.
- Wenn ich mich auf die vorgeschlagenen Neuerungen einlasse, dann kann das auch ein Fehler sein.
- Ich fühle mich schon besser und brauche deshalb keine Hausaufgaben mehr.
- Ich fühle mich schlechter, die Hausaufgaben haben keinen Sinn, weil sie nicht helfen.
- Mein Zustand ist gleichbleibend, die Hausaufgaben helfen nicht.
- Ich habe schon genug ausprobiert, was nicht geholfen hat, es hat keinen Sinn, noch weiter herumzuprobieren.
- Ich habe kein Vertrauen zu meinem Therapeuten. Ich glaube nicht, dass er die Art von Mensch ist, mit dem ich zusammenarbeiten kann.
- Es ist die Aufgabe des Therapeuten, dafür zu sorgen, dass es mir besser geht.
- Wenn ich erst einmal anfange, dann muss ich immer weitermachen, und ich weiß nicht, ob ich das schaffe. Ich fange lieber erst gar nicht an.
- Der Therapeut ist enttäuscht, wenn ich die Hausaufgaben nicht mache. Das wirkt auf mich noch hemmender.
- Ich dachte, Therapie besteht darin, über die Vergangenheit und über Gefühle zu reden.
- Welchen Wert hat es für mich, außerhalb der Therapie irgendetwas zu machen.
- Ich brauche eine gute Beziehung zu meinem Therapeuten, der mich versteht. Diese Techniken können mir nicht helfen.
- Die Hausaufgaben sind zu kompliziert und bedeuten zu viel Arbeit.

- Mir fehlt für die Hausaufgabe die Geduld.
- Es ist mein Schicksal, dass ich mich nicht besser fühlen kann, da hilft auch alles Bemühen nicht mehr.
- Ich will mich nicht glücklich fühlen, ich bin es nicht wert.
- Ich kann mir nicht vorstellen, was ich zwischen den Therapiesitzungen tun sollte und was erfreulich, zufriedenstellend oder hilfreich sein könnte.
- Diese Art der Therapie wirkt auf mich zu einfach und zu optimistisch.
- Es ist für mich zu peinlich festzuhalten, was ich tue oder denke, weil es dann jemand sehen könnte.
- Der Therapeut hat mich in die vorgesehene Methode nicht genügend eingeführt. Ich weiß einfach nicht, wie ich es anfangen soll.

Literatur

Burns, D. D. (2010). *Feeling Good. Sich wieder wohlfühlen.* Paderborn: Junfermann.

Fehm, L. & Fehm-Wolfsdorf, G. (2001). Hausaufgaben in der Psychotherapie. *Psychotherapeut, 46,* 386–390.

Shelton, J. L. & Ackerman, J. M. (1978). *Verhaltensanweisungen. Hausaufgaben in Beratung und Psychotherapie.* München: Pfeiffer.

Löschung

M. Hautzinger

40.1 Allgemeine Beschreibung

Unter Löschung versteht man beim operanten Lernparadigma das Ausbleiben der positiven Konsequenzen auf ein bestimmtes, durch die positiven Konsequenzen kontrolliertes Verhalten. Die Verhaltensrate sinkt. Die Intervention setzt also bei den Verhaltenskonsequenzen an und zielt auf den Verhaltensabbau. Löschung allein ist unmittelbar nicht so wirkungsvoll wie direkte Bestrafung (▶ Kap. 16), denn beim Einsetzen der Löschungsprozedur erhöht sich zuerst einmal die Verhaltensrate, weil das Individuum versucht, die ausbleibende Verstärkung (▶ Kap. 67) doch noch zu erhalten. Erst nach einiger Zeit und nur bei konsequentem Löschen sinkt die Verhaltensrate. Das Ausbleiben bisheriger positiver Konsequenzen ist emotional belastend und wird als Strafe erlebt. Wie lange die Löschung zur Reduktion der Verhaltensrate benötigt wird, und ob diese überhaupt in vertretbarer Weise erreichbar ist, hängt von den vorausgehenden lerngeschichtlichen Verstärkungsbedingungen des Zielverhaltens ab. Löschung braucht länger, wenn das zu löschende Verhalten unter wechselnden, ungleichmäßigen (sog. intermittierenden) Verstärkungsbedingungen gelernt und aufrechterhalten wurde. Extinktion als Form der Löschung beim klassischen Konditionieren findet bei systematischer Desensibilisierung statt (▶ Kap. 59).

Verhaltenslöschung gelingt am schnellsten und dauerhaftesten, wenn die vorherige Verstärkung des Zielverhaltens regelmäßig und oft erfolgte. Die größten Schwierigkeiten bei dieser Methode bestehen darin, genau diejenigen nachfolgenden Reize zu identifizieren, die ein bestimmtes Verhalten kontrollieren. Dies gilt vor allem für Verhalten in sozialen Situationen, wo eine Vielzahl von Reizen und Konsequenzen verhaltenswirksam sind. Oft hat ein und dasselbe Verhalten (z. B. reden) in verschiedenen Situationen (z. B. im Klassenzimmer und in der Familie zu Hause) bzw. bei verschiedenen Verstärkungsquellen (z. B. Lehrer, Mitschüler, Eltern) widersprüchliche Konsequenzen (zu Hause erwünscht, in der Schule unerwünscht). Diese Komplexität der Verhaltenskontrolle lässt Löschung leicht unwirksam werden. Ein anderer problematischer Aspekt besteht darin, dass wir uns nicht »Nichtverhalten« können. Selbst Ignorieren ist ein Sich-Verhalten. Dabei gilt es zu beachten, dass Ignorieren, um wirksam zu sein, keine verstärkenden Momente enthalten darf. Ein besonders wirksamer Verstärker ist gewöhnlich die Aufmerksamkeit und Zuwendung der unmittelbaren Umgebung. Die Umgebung (Eltern, Lehrer, Pflegepersonal) muss daher lernen, das unerwünschte Verhalten nicht mehr zu beachten. Das konsequente Ignorieren und Löschen ist ein nicht einfaches Verfahren, das Übung und Erfahrung erfordert und von der Umwelt häufig nicht durchgehalten wird. Aufgrund der Widerstandsfähigkeit von bestimmten Verhalten gegen Löschung und der Anwendungsschwierigkeiten wird Löschung meist mit anderen therapeutischen Verfahren kombiniert (▶ z. B. Kap. 21, Kap. 45 und Kap. 69).

40.2 Indikationen

Löschung ist immer dann indiziert, wenn die Frequenz eines unter Verstärkungsbedingungen stehenden Verhaltens abgebaut werden soll. Löschung ist nur dann wirksam, wenn alle verstärkenden Konsequenzen eines Zielverhaltens genau identifiziert und definiert sind sowie diese positiven Konsequenzen konsequent und ohne Ausnahme unterbunden werden können. Die häufigsten klinischen Anwendungsgebiete, bei denen Löschung als ein Behandlungselement eingesetzt werden kann, sind:

- Verhalten von Kindern im Klassenzimmer: Aggressionen, Lärmen, Schüchternheit, fehlende Mitarbeit, unselbstständiges Arbeiten;
- Verhalten von Kindern in der Familie, im Heim: Einschlafprobleme, Schreien, Wutanfälle, Nicht-allein-sein-Können, Sauberkeitserziehung, abweichendes Sozialverhalten, delinquentes Verhalten;
- Verhalten von Patienten (Kindern und Erwachsenen) in der Klinik: Mitarbeit, Sozialverhalten, Sauberkeitsverhalten, Jammern, Klagen, Weinen;
- Bei geistiger Behinderung: Autoaggressionen, Selbststimulationen, Sozialverhalten, Spielverhalten, Autismus, Sprachaufbau;
- Psychosen: Halluzinationen, psychotisches Reden, Passivität, Weinen, Jammern, nervöse Gewohnheiten.

40.3 Nebenwirkungen und Kontraindikationen

Löschungsprozeduren führen zunächst zur Steigerung des Störverhaltens, doch sollte das unerwünschte Verhalten bald sinken (s. oben). Steht Verhalten überwiegend unter Stimuluskontrolle bzw. sind die Verhaltenskonsequenzen nicht (mehr) identifizierbar oder nicht kontrollierbar, ist Löschung zumindest alleine kontraindiziert. Es gibt Umstände, unter denen Löschung weder zu verantworten noch durchführbar ist. Dies gilt besonders für selbstzerstörerisches, selbststimulierendes und autoaggressives Verhalten. Wenn in diesen Momenten doch den jeweiligen Störungen Beachtung geschenkt werden muss, dann sollte die Aufmerksamkeit so gering wie möglich sein und wenn möglich ohne Sprechen und Blickkontakt ablaufen. Kontraindiziert ist Löschung auch dann, wenn die Frustrationseffekte durch das Ausbleiben der Verstärkung unkontrollierbar und gefährlich sind. Ebenso unangebracht ist Löschung, wenn das Vorenthalten der Verstärkung auf unerwünschtes Verhalten es notwendigerweise mit sich bringt, dass das erwünschte Verhalten auch gelöscht wird.

40.4 Technische Durchführung

Ein 2-jähriger Junge war 18 Monate lang krank gewesen und hatte ständig der Aufmerksamkeit und Fürsorge der Eltern bedurft. Auf die Beendigung und Entwöhnung von dieser Fürsorge reagierte das Kind mit Wutanfällen und anhaltendem Schreien, vor allem abends, sodass die Eltern mit erneuter Zuwendung reagierten. Williams Behandlungsplan sah folgendermaßen aus: Die Eltern sollten das Kind abends konsequent, aber freundlich und mit gewohntem Ritual ins Bett bringen. Nach dem Verlassen des Zimmers durften sie keinerlei Reaktionen auf das Toben, Weinen und Schreien des Kindes mehr zeigen. Diese Abmachung wurde trotz starker Belastung des Kindes und der Eltern konsequent eingehalten. Das Fehlverhalten sank ab und war innerhalb einer Woche fast vollkommen gelöscht. Eine Verwandte, die zu Besuch kam, verstärkte das Fehlverhalten wieder, wodurch die Verhaltensrate erneut anstieg. Durch erneute Instruktion wurde dies jedoch wieder gelöscht (nach Williams, 1959).

Löschung erscheint relativ einfach: Die bisherigen Konsequenzen (z. B. Zuwendung, Anfassen, Fürsorge, Zuhören, Reden usw.) eines störenden Verhaltens werden konsequent unterlassen, wodurch die Verhaltensrate des unerwünschten Verhaltens sinkt. Diese Simplizität täuscht jedoch, denn die Schwierigkeiten liegen in den notwendigen Randbedingungen für die Durchführung und den Erfolg der Löschung:

- Die verhaltenskontrollierenden positiven Konsequenzen des störenden Zielverhaltens müssen weitestgehend exakt identifiziert werden;
- die Vorenthaltung der positiven Konsequenzen muss alle Reizbedingungen erfassen sowie vor allem ausnahmslos und konsequent erfolgen.

Diese Probleme können reduziert werden, wenn man die Situation, das störende Verhalten und dessen Konsequenzen sorgfältig und zuverlässig beobachtet (► Kap. 41 und Kap. 63). Die Exploration und Analyse früherer Verstärkungsbedingungen des Zielverhaltens gibt Hinweise für den zu erwartenden Löschungsverlauf, wodurch die konsequente Vorenthaltung der Verstärkung gesichert werden kann. Löschung erfordert außerdem die Zusammenarbeit der potenziellen Verstärkerquellen des störenden Verhaltens, damit das Ausbleiben der positiven Konsequenzen auf das betreffende Verhalten umfassend gelingt. Lehrer müssen daher mit Eltern und Erziehern zusammenarbeiten; das Pflegepersonal, auch das der Nachtschichten, und alle Beteiligten müssen z. B. im Rahmen einer Klinik koordiniert werden.

Eine unmittelbare Veränderung des störenden Verhaltens in die erwünschte Richtung ist nicht zu erwarten. Das Gegenteil ist der Fall. Die Häufigkeit des Zielverhaltens wird anfänglich zunehmen, erst nach einiger Zeit (allmählich) absinken. Dies ist kein Zeichen für ein Misslingen, sondern eher ein Wirkungsnachweis.

Löschung von Fehlverhalten sollte eigentlich immer in Verbindung mit positiver Verstärkung von inkompatiblem oder erwünschtem Alternativverhalten einhergehen (► Kap. 21, Kap. 65 und Kap. 72).

Löschung gelingt besser, wenn die Zielperson während der Extinktionsphase in eine veränderte Umgebung (andere Räume, andere Pfleger usw.) gebracht werden kann. Beispielsweise wird ein Kind, das zu starkem Kopfschlagen neigt, nicht ohne Selbstschädigung der vermutlich sehr langwierigen Extinktionsphase unter gleichbleibenden Umweltbedingungen ausgesetzt werden können. Eine Löschung gelingt rascher und mit größerer Wahrscheinlichkeit in einer anderen Umgebung. Es ist zu vermeiden, dass durch Löschung eine größere Verhaltensklasse beeinflusst werden soll. Zum einen gelingt die Kontrolle der verhaltensbedingenden Variablen kaum, zum anderen ist die emotionale Belastung bei der Zielperson zu groß, wenn die durch Löschung entstehende »Lücke« nicht durch Verstärkung alternativen Verhaltens geschlossen werden kann, was bei komplexerem Verhalten wiederum schwierig ist.

40.5 Erfolgskriterien

Erfolgskriterium ist die Reduktion des unerwünschten Zielverhaltens, Methoden zur Erfassung des Erfolgs sind die Verhaltensbeobachtung (► Kap. 63), aber auch die Befragung der Kontaktpersonen und klinische Untersuchungen.

Regelmäßiges Messen ist daher wichtig! Die Geschwindigkeit der Löschung wird von folgenden Faktoren bestimmt:

- das Alter des zu verändernden Verhaltens: Löschung gelingt besser und rascher, wenn das störende Verhalten noch relativ jung ist;
- die Art, den Umfang und die Häufigkeit der früheren Verstärkung des störenden Verhaltens: Löschung gelingt besser und rascher, wenn die frühere Verstärkung kontinuierlich erfolgte;
- die Änderungsmöglichkeiten, die Verhaltensalternativen: Löschung gelingt besser und rascher, wenn die Umwelt Änderungsmöglichkeiten zulässt und Alternativen positiv verstärkt;
- Deprivation bzw. Sättigung im Hinblick auf die Verstärkung: Löschung gelingt besser und rascher, wenn die Zielperson relativ depriviert ist, da dadurch das Ausbleiben positiver Konsequenzen deutlicher erlebt und Verstärkung für Alternativverhalten eher wirksam wird;
- den Schwierigkeitsgrad, die Komplexität des Verhaltens: Löschung gelingt besser und rascher, wenn das störende Verhalten komplex und schwierig auszuführen ist.

Wesentliches Erfolgskriterium ist, dass während der gesamten Löschungsprozedur das unerwünschte Zielverhalten auch nicht ein einziges Mal von positiven Konsequenzen gefolgt werden darf. Bereits ein kontingentes positiv verstärkendes Ereignis kann das störende Verhalten erneut hervorrufen bzw. häufiger werden lassen.

40.6 Grad der empirischen Absicherung und persönliche Bewertung

Die experimentellen Arbeiten zur Löschung demonstrieren überzeugend die Wirkung und den Verlauf dieser Methode. Im therapeutischen Rahmen gelingt es jedoch nicht, den Extinktionsprozess in seiner Vollständigkeit abzubilden und »rein« zu untersuchen. Diesbezügliche Arbeiten haben meist Löschung in Verbindung mit dem Aufbau einer alternativen Reaktion untersucht, sodass über die empirische Absicherung der Löschung alleine wenig ausgesagt werden kann.

Da Therapie, Erziehung und alltägliche Interaktionen nicht ohne Löschungsprozeduren auskommen, ist an der Bedeutung dieser Methode nicht zu zweifeln.

Literatur

Karoly, P. (1990). Operante Methoden. In F. H. Kanfer & A. P. Goldstein (Hrsg.), *Möglichkeiten der Verhaltensänderung* (S. 220–260). München: Urban & Schwarzenberg.

Maercker, A. (2005). Operante Verfahren. In J. Margraf & S. Schneider (Hrsg.), *Lehrbuch der Verhaltenstherapie* (3. Aufl., Bd. 1). Berlin: Springer.

Williams, C. D. (1959). The elimination of tantrum behavior by extinction procedures. *J Abnorm Soc Psychol, 59*, 269.

Mikro-Verhaltensanalyse

M. Hautzinger

41.1 Allgemeine Beschreibung

Verhaltens- und Problemanalyse ist das wichtigste diagnostische Verfahren in der Verhaltenstherapie (► Kap. 3). Das Vorgehen unterscheidet sich wesentlich von der herkömmlichen klinischen und psychologischen Diagnostik. Unterschiede zeigen sich

- im praktischen Vorgehen,
- bei den verwendeten Hilfsmitteln und Verfahren,
- bei der Auswahl und Berücksichtigung der Informationen,
- hinsichtlich des Ziels des Diagnostizierens und
- in dem zugrunde liegenden theoretischen Verständnis (Persönlichkeitstheorie).

Der verhaltensanalytische Ansatz der Diagnostik will nicht über die Beschreibung von bestimmten Merkmalen (sog. Eigenschaften) einer Person deren Verhalten vorhersagen, sondern versucht eine direkte Messung der Reaktionsweisen einer Person, bezogen auf unterschiedliche Lebenssituationen. Es geht also darum, was eine bestimmte Person in einer aktuellen, konkreten, spezifischen Situation tut. Es wird davon ausgegangen, dass menschliches Verhalten, ob es als abweichend, krank, akzeptabel oder normal bezeichnet wird, neben physiologischen Faktoren durch die soziale Lerngeschichte, die Persönlichkeit, kognitive Prozesse, wie auch durch die situativen Bedingungen (Stimuli) und die (positiven oder negativen) Konsequenzen des Verhaltens kontrolliert wird.

Die ausgewählten Informationen sind:

- konkrete Merkmale der Situation (erleichternde/erschwerende Bedingungen für das Zielverhalten);
- Erwartungen, Einstellungen und Regeln;
- somatische, biologische und physiologische Variablen;
- Verhaltensausprägungen (Motorik, Emotionen, Kognitionen, physiologische Variablen, Häufigkeiten, Defizite, Exzesse, Kontrolle);
- Konsequenzen zu unterschiedlichen Zeitpunkten (kurz-, langfristig), mit unterschiedlicher Qualität (positiv, negativ) und mit unterschiedlichen Loci (intern, extern).

Die Hilfsmittel zur Erhebung der Informationen sind Beobachtungsverfahren für Verhalten in natürlichen Situationen, experimentelle Analogien (z. B. Rollenspiele, Verhaltenstests) und die verbalen Berichte über Situationen, Verhalten und Konsequenzen. Die Informationserhebung wird unterstützt durch Listen, Inventare und Fragebögen zur Erfassung von situativen Parametern, Verhaltensausprägungen, Symptomen, Eigenschaften und Verstärkern (vgl. Sachse, 1979; Schulte, 1974, 1995).

Ziel der Mikro-Verhaltensanalyse ist die funktionale, aber auch strukturell-topographische, »horizontale« Beschreibung von Verhalten in Situationen. Die Verhaltensanalyse ist ferner ausgerichtet auf Therapieplanung und Therapiehandeln. Nur solche Informationen werden erhoben, die für die Behandlungsgestaltung relevant sind. Es geht also nicht, wie bei der herkömmlichen Diagnostik, um taxonomische Ziele, sondern um die bedingenden und stabilisierenden Zusammenhänge von Verhalten einerseits und offenen, verdeckten, kognitiven, situativen, ökologischen, kulturellen, genetischen, aktuellen und biographischen Aspekten andererseits. Des Weiteren interessieren die Wirkungen des Verhaltens auf soziale Systeme (z. B. Familie) und deren Rückmeldungen. Drei handlungsrelevante Fragen leiten das verhaltensanalytische Vorgehen (Schulte, 1974):

- Welche spezifischen Verhaltensweisen bedürfen einer Veränderung in ihrer Auftrittshäufigkeit, ihrer Intensität, ihrer Dauer oder bzgl. der Bedingungen, unter denen sie auftreten? (Zielbestimmung)
- Unter welchen Bedingungen wurde dieses Verhalten erworben, und welche Faktoren halten es momentan aufrecht? (Bedingungsanalyse)
- Welches sind die geeigneten Interventionen, die die angestrebten Veränderungen bei dieser Person bewirken können? (Behandlungsauswahl)

Durch die Problemanalyse werden Antworten gefunden, die über das symptomatische Verhalten (aufgelöst in Einzelaspekte), das Ziel und die Therapieplanung Auskunft geben. Die Problemanalyse kann auch etappenweise, im Zusammenhang mit weiteren Interventionsschritten, durchgeführt werden.

41.2 Indikationen

Die Mikro-Verhaltensanalyse ist eines der zentralen Merkmale einer psychologischen Intervention auf verhaltenstheoretischer Grundlage. Diese verhaltenspsychologische und funktionale Diagnostik ist bei jeder, durch psychotherapeutische und pädagogische Maßnahmen behandelbaren Störung des Erlebens und Verhaltens bei Kindern und Erwachsenen indiziert. Dies gilt auch für psychische und somatische Beeinträchtigungen, die durch biologische und organische Veränderungen verursacht sind (z. B. Schizophrenie, geistige und körperliche Behinderung), durch ihre Wirkung auf die Umwelt (z. B. Sozialpartner), die jedoch auch in das Netz von verhaltensformenden Interaktionen eingesponnen sind und dadurch bestimmte Reaktionsmuster hervorrufen oder aufrechterhalten. Eine Problem- und Verhaltensanalyse ist daher unabdingbar (Schulte, 1974; Sachse, 1979; Bartling, Echelmeyer, Engberding & Krause, 2004)!

41.3 Nebenwirkungen und Kontraindikationen

Nebenwirkungen dieser Form der Diagnostik ergeben sich aus der detaillierten Informationserhebung und Problemkonfrontation, wobei in der Mehrzahl der Fälle die Verhaltensanalyse bereits positive Auswirkungen im Sinne der Therapieziele zeigt. Kontraindikationen im eigentlichen Sinn sind nicht bekannt, da durch eine Diagnostik, selbst wenn sie therapieorientiert ist, noch keine Intervention stattfindet.

41.4 Technische Durchführung

Bei der Erstellung der Mikro-Verhaltensanalyse (Verhalten in Situationen) ergeben sich 2 zeitlich aufeinanderfolgende Handlungsschritte:

- Informationserhebung und verwertung,
- Planung und Kontrolle des therapeutischen Handelns.

Das Modell des Vorgehens geht auf Kanfer zurück (vgl. Schulte, 1974) und ist als »Formel« darstellbar (◘ Tab. 41.1).

Das in Frage kommende Verhalten (R) wird von situativen (S) oder biologischen (O) Determinanten (sog. vorausgehenden Bedingungen) hervorgerufen und von bestimmten Konsequenzen (K, C) gefolgt. Diese 5 Variablen werden heute um mehrere Variable erweitert, um Erwartungen bzw. Einstellungen sowie weiteren Aspekten der funktionalen Mikro-Analyse von Verhalten gerecht zu werden.

S: Detaillierte und verhaltensrelevante Situationsmerkmale. Straße, Haus, Schule sind zu globale und damit unbrauchbare Stimulibeschreibungen. S kann Verhalten fördern oder hervorrufen (genannt: S^D), aber auch hemmen und verhindern (genannt: S^Δ). S kann eine konditionierte, gelernte Qualität haben (genannt: CS) oder unkonditional, reflektorisch, biologisch determiniert sein

Tab. 41.1 Vorgehensmodell bei der Erstellung der Mikro-Verhaltensanalyse

S	–O	–R	–K	–C
Stimuli Situation	Somatische Einflüsse, überdauernde Merkmale	Reaktionen Verhalten	Muster von Konsequenzen	Konsequenzen

(genannt: UCS). Es werden physikalische und soziale Merkmale unterschieden. »Soziale Merkmale« meint die An- oder Abwesenheit von Menschen. S kann auch das vorausgehende Verhalten des Patienten selbst sein (Verhaltensketten).

WP/iV: Wahrnehmungs-, Aufmerksamkeitsprozesse, innere Verarbeitungen, Verhaltens- und erlebensrelevante Erwartungen, Einstellungen, Persönlichkeit, Pläne und Normen. Diese internalen, kognitiven Aspekte können sich auf die Situation, das eigene Verhalten, die Verhaltenskonsequenzen und andere Personen in der Zukunft, der Vergangenheit und der Gegenwart beziehen.

O: Biologische Determinanten des Organismus, die durch ihre Besonderheit oder Abweichung symptom- und verhaltensbedeutsam sind.

V: Motorische (verbale, nonverbale), emotionale, kognitive (Gedanken, Bilder, Träume) und physiologische Verhaltensmerkmale (sog. Modalitäten), die analysiert werden sollten. Eine globale Benennung (z. B. Angst, Agoraphobie, Depression) ist falsch. Erforderlich ist eine Beschreibung hinsichtlich konkreter, quantitativer und qualitativer Merkmale (Auftretenshäufigkeiten, Stärke, Dauer, genannte Modalitäten), bezogen auf S, R und O sowie K und C.

K: Regelmäßige, stabile, planmäßige Muster und aktuellere, verhaltensbezogenere Qualität (K) der Konsequenzen eines V. K ist für die Qualität, Stabilität, Quantität in der Vergangenheit und der Gegenwart von R bestimmend. Zu unterscheiden sind bei K:
- der Zeitpunkt des Eintretens (kurz- oder langfristig),
- die Qualität (K+ = positive Verstärkung, K– = Bestrafung, K– = negative Verstärkung, K+ Verstärkerentzug) und der Entstehungsort (externe bzw. interne Ks).

▪ Analyse der symptomatischen Verhaltensweisen

Mikroanalysen verlangen für ein konkretes Verhalten möglichst viele verschiedene Situationen (Auslöser) zu finden und dafür die Abläufe, Einflüsse und Konsequenzen anhand des S-WP/O-V-K-Schemas als funktionale Einheit zu beschreiben. Dabei ist es zunächst wichtig, sehr detailliert und konkret zu analysieren und dann erst zu komplexeren Zusammenhängen zu kommen.

Sinnvoll ist folgendes Vorgehen bei jeder Verhaltensweise:
- Isolierung einer (Ziel-) Verhaltensweise (V),
- quantitative und qualitative Beschreibung,
- vorausgehende S und nachfolgende K bestimmen,
- relevante O analysieren,
- Selbstkontrolle von V durch eigenständige Veränderungen von S, K,
- vorläufiges Bedingungsmodell (hypothetisch),
- Genese des Einzelproblems,
- weitere diagnostische Informationen, sofern nötig (Tests, klinische Beurteilung usw.),
- Überlegungen zu Veränderungsmöglichkeiten (vorläufig).

▪ Plananalyse

Darunter versteht man die Analyse von übergeordneten Plänen, Zielen, Ansprüchen und Haltungen. Meist ein hierarchisch gegliedertes System zur (nichtbewussten) Handlungssteuerung. Da diese kognitiven Steuergrößen das Verhalten in Situationen (horizontale Ebene) regulieren, wird deren Analyse auch als »vertikale Problemanalyse« oder Makro-Verhaltensanalyse (▶ Kap. 42) bezeichnet.

▪ Zielanalyse

Aufbauend auf der Mikro- (Verhalten in Situation) Analyse für verschiedene Lebens- und Problembereiche, werden Ziele der Veränderung analysiert

S — **Situation** (aktuelle oder überdauernde interne bzw. externe Vorbedingungen und Ereignisse)
- problemrelevante kritische Situationen bzw. Anforderungen
- räumliche, zeitliche, materielle Bedingungen
- Verhalten anderer Personen
- eigenes Verhalten
- Stimmung, Bedürfnislage des Handelnden
- überdauerndes, aktuelles körperliches Befinden
- Vorstellungen, Gedanken, Vorhaben

↓

WP — **Wahrnehmungs- und Aufmerksamkeitsprozesse**
- Orientieren
- Aufnehamen
- Kodieren von Informationen

↓

iV — **Innere Verarbeitung**
- Interpretation der Situation (Ursachen, Bedeutung, Erwartungen, Schlussfolgerungen)
- Bewertung der Situation (Vergleichsprozess Ist-Soll bezüglich Anspruch Bedürfnis, Ziel, Bedeutungsgehalt)
- Handlungsvorbereitung (Wünsche, Standards, Ziele, Konflikte, Pläne, Strategien, Tendenzen, Wirksamkeitseinschätzungen, Kompetenzeinschätzung, Entscheidung, Motivierung)

↓

O — **Organismus**
- Müdigkeit, Erschöpfung
- Medikation
- Verletzung
- körperliche Behinderung

↓

V — **Handeln, Verhalten, Erleben**

Vm = motorische Modalität, beobachtbare Verhaltensäußerungen
Ve = emotionale Modalität, subjektives Erleben, Empfinden
Vk = kognitive Modalität, Gedanken, Vorstellungen
Vph = physiologische Modalität, körperliche Reaktionen

↓

K — **Konsequenzen**
- Zeitpunkt: kurzfristig, langfristig
- Entstehungsort: intern, extern
- Qualität: Entstehen bzw. Wegfall positiver oder nogativer Verhaltensfolgen

Abb. 41.1 Bedingungsgefüge einer Problemanalyse. (Nach Bartling, Echelmeyer, Engberding & Krause, 2004)

und formuliert, die auf der S-, der V-, der K-Seite (Abb. 41.1) ansetzen. Beispiele für Ziele auf der V-Ebene: lauteres Sprechen, festeres Auftreten. Beispiele für Ziele auf der S-Ebene: Augenkontakt herstellen, bevor ich dem Kind etwas sage, kein Alkohol im Haus haben. Beispiele für Ziele auf der K-Ebene: lautes Selbstlob, gemeinsames Schwimmen, nach erledigter Aufgabe. Bei der Zielanalyse ist es wichtig zu klären, ob die Ziele erwünscht sind und machbar erscheinen oder neue Konflikte provozieren. Wichtig ist die konkrete und operationale Zielbestimmung für jeden interessierenden Verhaltensbereich und Diskussion darüber mit Patient und Sozialpartnern.

▪ Therapieplanung

Aufgrund der Bedingungsanalyse und des Änderungswissens (Indikationen und Therapietechniken) wird die Behandlung in Schritten und ihren Elementen geplant. Die Begleitmessung (Messinstrumente, Beobachtungsverfahren, Zeitintervalle) zur Kontrolle des therapeutischen Handelns wird festgelegt.

Die Mittel und der Ort zur Informationserhebung sind durch die Konkretheit und die operationale Orientierung bei der Verhaltensanalyse und der Therapieplanung häufig das soziale Feld und die reale Umwelt wie Familie, Partnerschaft, Straße, Wohnung, Arbeitsplatz, Restaurants usw., wo dann Beobachtungen (► Kap. 63), wie z. B. Art und Häufigkeiten bestimmter Verhaltensweisen, Interviews und Verhaltensproben stattfinden.

Das Ergebnis der Verhaltensanalyse wird meist in Form von Schaubildern zur Demonstration des funktionalen Gefüges und der Ableitung von Therapiemaßnahmen dargestellt (◘ Abb. 41.1).

41.5 Erfolgskriterien

Durch die enge Verbindung von diagnostischem und therapeutischem Vorgehen sowie ihrer grundsätzlichen Handlungsorientierung ist eine Beurteilung der Verhaltensanalyse nur durch den erfolgreichen Abschluss, d. h. die Zielerreichung der geplanten Therapie, möglich. Diese Bedingungsanalyse, Zielbestimmung, Therapieplanung und durchführung ist somit von den jeweiligen Symptomen und der Problemlage abhängig.

Das konkrete und operationale diagnostische Vorgehen macht es möglich, die Zielerreichung und Erfolgskontrolle zu objektivieren. Dies gelingt durch Häufigkeitsauszählungen, Frequenzbestimmungen oder Intensitätsurteile bei Selbst- und Fremdbeobachtung (► Kap. 49), Interviews und der Befragung der Sozialpartner. Einige verhaltensorientierte Messinstrumente (Hautzinger, 2001; Sachse, 1979; Schulte, 1974, 1995) versprechen zwar einen gewissen objektiveren und leichteren Zugang zur Veränderungsmessung, doch dürfte die Verhaltensbeobachtung (► Kap. 63) auch in Zukunft die Methode der Wahl zur Erfolgskontrolle bleiben.

41.6 Grad der empirischen Absicherung und persönliche Bewertung

Das verhaltensanalytische Vorgehen stellt den Versuch dar, Diagnostik, Problemanalyse, Urteils-, Lösungs- und Entscheidungsverhalten des Verhaltenstherapeuten durchschaubar zu machen, zu ordnen und Entscheidungskriterien anzugeben. Diese Vorstellungen beruhen bislang nur auf theoriegeleiteten Plausibilitätsüberlegungen, die sich aus der Praxis heraus entwickelt bzw. sich dort als brauchbar erwiesen haben.

Trotz dieser wissenschaftlich unbefriedigenden Situation hat sich das Vorgehen bewährt (z. B. Hautzinger & Eifländer, 1999). Die Problemdiagnostik wurde unmittelbar in die Therapieplanung und kontrolle integriert. Der praktische Nutzen der Mikro-Analyse ist unbestritten.

Literatur

Bartling, G., Echelmeyer, L., Engberding, M. & Krause, R. (2004). *Problemanalyse im therapeutischen Prozess* (5. Aufl.). Stuttgart: Kohlhammer.

Hautzinger, M. (2001). Diagnostik in der Psychotherapie. In R. D Stieglitz, U. Baumann & H. J. Freyberger (Hrsg.), *Psychodiagnostik in Klinischer Psychologie, Psychiatrie und Psychotherapie* (S. 351–364). Stuttgart: Thieme.

Hautzinger, M. & Eifländer, B. (1999). Verhaltenstherapie bei Depression nach Suizidversuch. *Verhaltensther Verhaltensmed, 20*, 121–131.

Sachse, R. (1979). *Praxis der Verhaltensanalyse*. Stuttgart: Kohlhammer.

Schulte, D. (1974). *Diagnostik in der Verhaltenstherapie*. München: Urban & Schwarzenberg.

Schulte, D. (1995). *Therapieplanung*. Göttingen: Hogrefe.

Makro-Verhaltensanalyse

S. K. D. Sulz

42.1 Allgemeine Beschreibung

Die Verhaltensanalyse auf Makroebene ist notwendig, weil Verhaltenstherapie überwiegend Störungen behandelt, bei denen das Symptom oder das symptomatische Verhalten oft nicht durch die konkreten beobachtbaren Situationsbedingungen (z. B. während eines Spaziergangs oder während eines Einkaufs) erklärt werden kann (Bartling, Echelmeyer & Engberding, 2007; Sulz, 2005). Es wird vielmehr gefragt, in welcher Lebenssituation ein Mensch eine psychische Störung wie Agoraphobie oder Depression oder Hypochondrie entwickelt hat und welche das Symptom aufrecht erhaltenden Bedingungen in dieser Lebenssituation stecken (z. B. Werthaltungen, Paarkonflikt, Arbeitsplatzproblem).

▪ Das bedingungsanalytische Modell

Aufbauend auf den Theorien von Kelly, Bandura, Beck, Mischel und Epstein können wir in Übereinstimmung mit den Ausführungen Grawes und dem neurobiologischen Kenntnisstand als gedanklichen Rahmen eines individuellen Störungsmodells formulieren:

Die Wechselwirkung zwischen den Eltern mit ihrem Elternverhalten und den Kindern mit ihren angeborenen Dispositionen führt neben Befriedigungen auch zu Frustrationen und Bedrohungen, die bestimmte Bedürfnisse bleibend in den Vordergrund rücken lassen, z. B. das Bedürfnis nach Geborgenheit oder das Bedürfnis nach Beachtung. Sie führt auch dazu, dass ein Mensch dauerhaft auf die Vermeidung spezifischer Bedrohungen bzw. Ängste achtet und so ein individuelles Profil an Vermeidungshandlungen aufbaut. Die psychische Homöostase kann kognitiv als Regelwerk verstanden werden und die wichtigste Regel ist die, die das Überleben sichert. Die Abläufe sind vorbewusst.

Eine in der Kindheit optimal auf die soziale Umwelt zugeschnittene Überlebensregel wird, wenn sie nicht modifiziert wird, im Erwachsenenleben aber dysfunktional. Patienten haben dysfunktionale Überlebensregeln, die dafür sorgen, dass ihr Erleben und Verhalten dysfunktional wird, d. h. dem betreffenden Menschen zum Nachteil gereichen. Die Überlebensregel und die durch die Persönlichkeit festgelegten dysfunktionalen Erlebens- und Verhaltensstereotypien schränken das aktive Verhaltensrepertoire eines Menschen zum Teil erheblich ein. Dadurch ist er schwierigen Problemen weniger oder nicht gewachsen. Die auslösende Lebenssituation kann z. B. nur durch Symptombildung beantwortet werden. Erlebens- und Verhaltensweisen, die zur Meisterung des Problems geführt hätten, sind verboten. Sie würden die Überlebensregel verletzen und subjektiv das emotionale Überleben gefährden.

42.2 Indikationen

Die Makroanalyse ist für jede Verhaltenstherapie Voraussetzung, um eine Erfolg versprechende Therapiestrategie mit wirksamen Therapieinterventionen zu entwickeln.

42.3 Nebenwirkungen und Kontraindikationen

Da die Makroanalyse kein invasives Verfahren ist, das direkt auf Patienten einwirken soll, sind Nebenwirkungen nur bei massivem Fehlverhalten eines Therapeuten zu erwarten, im Sinne von fehlender Empathie oder Invalidierung (Sulz, 2001). Kontraindikationen ergeben sich nicht.

42.4 Technische Durchführung

Das in der Praxis empfohlene Vorgehen (Sulz, 2006) bei der Konzeptualisierung eines konkreten Falls wird im Folgenden schematisch skizziert.

Typische Fragen, die jeder Therapeut sich stellen sollte sind: Was für ein Mensch begegnet mir? Welche Beschwerden hat er? Wie ist der psychische/psychosomatische Befund, d. h. welche Symptome bestehen und welches Syndrom ergibt sich?

- **Situationsvariable**

a. **Symptomauslösendes Ereignis**: Wann begann die jetzige Erkrankung genau? In welcher Lebenssituation befand/befindet sich der Patient/die Patientin? Was war vermutlich der Symptom-auslösende Aspekt dieser Situation?
   - Welche konkret beobachtbare Situation ist typisch für das Auftreten des Symptoms?
   - Welche Bedeutung hat das Geschehen in dieser Situation für den Patienten?
   - Was macht diese Situation schwierig bis unbewältigbar?

b. **Lebens- und Beziehungsgestaltung im Erwachsenenleben**: Beruf und Leistung, Mitarbeiter und Vorgesetzte, Freizeitbeschäftigungen, Freundeskreis, Partnerschaft und Familie. Die jeweiligen Ressourcen und Defizite. Inwiefern wird eine Sollbruchstelle im gegenwärtigen Leben konstruiert, die in die symptomauslösende Lebenssituation mündet?

- **Organismusvariable**

Lerngeschichte, Persönlichkeit der Eltern, Beziehung der Eltern zueinander, Familiensituation in der Kindheit, frustrierendes/bedrohliches Elternverhalten, massive Lebensereignisse in Kindheit und Jugend, Entstehung funktionaler und dysfunktionaler Verhaltenstendenzen während Kindheit und Jugend (auslösende und aufrechterhaltende Bedingungen, Funktionalität in der Familie), Ressourcen und Fähigkeiten, die aus der Kindheit mitgebracht werden.

- **Funktionale Analyse der Person**

- Dysfunktionale Verhaltensstereotypien/Persönlichkeitszüge,
- Gefühle und Emotionsregulation,
- generalisierte Motive dieser Verhaltensstereotypien (zentrale Bedürfnisse/Verstärker und instrumentelles Verhalten, zentrale Ängste/Vermeidungstendenzen, zentrale Angriffstendenzen, Ärger, Wut),
- generalisierte verhaltenssteuernde Schemata (Kognitionsanalyse: Welt- und Selbstbild, Überlebensregel),
- weitere Instrumente der Selbststeuerung (persönliche Werte, innere Normen, Konfliktanalyse, Ressourcenanalyse) und
- Familienanalyse.

Welche **Verhaltens- und Reaktionskette** läuft ab?

a. Primäre Emotion als Reaktion auf die Frustration in dieser Situation (z. B. Ärger, Wut),
b. primärer Handlungsimpuls als Ausdruck dieser Emotion (z. B. Angriff),
c. Erwartung/Antizipation negativer Folgen der intendierten Handlung (z. B. abgelehnt werden),
d. sekundäres gegensteuerndes Gefühl, das den Handlungsimpuls stoppt (z. B. Ohnmacht, Schuldgefühl),
e. vermeidendes Verhalten aus dem sekundären Gefühl heraus (z. B. verstummen, Rückzug),
f. Symptom (z. B. depressive Verstimmung) und
g. sekundäre Verstärkung des Symptoms (z. B. den Verlust des Partners verhindern).

- **Kognitionsanalyse**

Die Analyse der Kognitionen führt nach dem Erfassen kognitiver »Schemata sensu Piaget« zu einer impliziten Überlebensregel (Sulz, 2001). Diese **dysfunktionalen Verhaltens- bzw. Überlebensregeln**

im Sinne von Hayes, Strosahl & Wilson (2003) können folgenden Satzbau haben:
- Nur wenn ich immer … (z. B. mich schüchtern zurückhalte)
- und wenn ich niemals … (z. B. vorlaut und frech bin),
- bewahre ich mir … (z. B. die Zuneigung der mir wichtigen Menschen)
- und verhindere … (z. B. deren Unmut und Ablehnung).

Konsequenzvariablen
- Was wird durch das Symptom vermieden?
- Welches meisternde Verhalten wäre eine notwendige und wirksame Alternative zur Symptombildung gewesen, um das Problem der auslösenden Lebenssituation zu lösen?
- Welche subjektiven Nachteile hätte dieses Verhalten gehabt?
- Inwiefern wird das Symptom also sekundär verstärkt und dadurch aufrechterhalten?

Makroanalyse des Individuums
Die Verhaltens- und Bedingungsanalyse auf Makroebene wird in folgenden Schritten zusammengefasst:

Funktionales Bedingungsmodell
- S: Stimulus-/Situationsanalyse (verursachende und – evtl. klassisch konditionierte – auslösende Bedingungen und Kontextanalyse),
- O: Person- (Organismus-) Analyse (psychobiologisch – u. a. die Überlebensregel),
- R: Reaktions- und Symptomanalyse,
- (K: Kontingente Verknüpfung von R und C) und
- C: Analyse der Symptom aufrechterhaltenden Bedingungen (Konsequenzen), z. B. operant verstärkende Faktoren (am wichtigsten ist die negative Verstärkung, d. h. der Vermeidungsaspekt!).

Familien-Makroanalyse
Wir interessieren uns für diejenigen Familien-Verhaltensstereotypien, die »Überlebensstrategien« sind und als solche aus einer großen Not und Gefahr für die Familie heraus entstanden sind. Ihre Entstehungsgeschichte macht ihre Starrheit verständlich. Ihre Starrheit wiederum führt zur Hemmung der Entwicklung der einzelnen Familienmitglieder. Die innere Entwicklungstendenz des einzelnen Familienmitglieds bringt dieses in Konflikt mit der Selbsterhaltungstendenz der Familie. Die Symptombildung des einzelnen Familienmitglieds ist der tragbarste Kompromiss. Nur mit Hilfe des Symptoms kann auf die individuelle Entwicklung verzichtet werden. Familien-Konsequenzen des Symptoms sind:
a. Bewahren der alten Familienhomöostase,
b. Bewahren/Verbessern der guten Beziehung zwischen Symptomträger und Familie und
c. Vermeidung einer schweren Familienschädigung.

42.5 Erfolgskriterien

Der Erfolg der Verhaltens- und Bedingungsanalyse besteht darin, dass sie zu einer stimmigen Fallkonzeption mit Zielanalyse und Therapieplanung führt und damit die Voraussetzungen für eine wirksame Behandlung schafft. Bei der Qualitätssicherung im Rahmen der Psychotherapierichtlinien wird diese Qualität der Verhaltensanalyse bei jeder Langzeittherapie durch Gutachter geprüft.

42.6 Grad der empirischen Absicherung und persönliche Bewertung

Es liegen keine spezifischen Evaluationsstudien zur Makroanalyse insgesamt vor (Hautzinger, 2001). Dagegen wurden einzelne Organismus-Variablen evaluiert. Kürzlich beendete eigene Studien untersuchten die Gültigkeit von Prädiktoren der Lerngeschichte, der Reaktionsketten, der Kognitionsanalyse bzw. Überlebensregel und der Emotionsanalyse. Frühere Studien untersuchten im Zusammenhang mit der Bedingungsanalyse die Analyse der dysfunktionalen Persönlichkeitszüge, der Analyse übergeneralisierter Ängste und Vermeidungshaltungen, der Analyse von Beziehungsbedürfnissen und der affektiv-kognitiven Entwicklung.

Da die Verhaltens- und Bedingungsanalyse einerseits Bestandteil der Therapietheorie ist und andererseits ein sehr komplexes diagnostisches Instrument, ist es äußerst schwierig Studien zur empirischen Absicherung durchzuführen, dennoch ist Forschung nötig.

Literatur

Bartling, G., Echelmeyer, L. & Engberding, M. (2007). *Problemanalyse im psychotherapeutischen Prozess: Leitfaden für die Praxis* (5. Aufl.). Stuttgart: Kohlhammer.

Hautzinger, M. (2001). Diagnostik in der Psychotherapie (S. 351–364). In R. D. Stieglitz, U. Baumann & H. J. Freyberger (Hrsg.), *Psychodiagnostik in Klinischer Psychologie, Psychiatrie und Psychotherapie*. Stuttgart: Thieme.

Hayes, S. C., Strosahl, K. D. & Wilson, K. G. (2003). *Akzeptanz- und Commitment-Therapie ACT – ein existenzieller Ansatz zur Verhaltensänderung*. München: CIP-Medien.

Sulz, S. K. D. (2001). *Von der Strategie des Symptoms zur Strategie der Therapie: Gestaltung von Prozess und Inhalt in der Psychotherapie*. München: CIP-Medien.

Sulz, S. K. D. (2005). Fallkonzeption des Individuums und der Familie (S. 25–48). In E. Leibing, W. Hiller & S. K. D. Sulz (Hrsg.), *Lehrbuch der Psychotherapie* (Bd. 3: Verhaltenstherapie). München: CIP-Medien.

Sulz, S. K. D. (2006). *Verhaltensdiagnostik und Fallkonzeption*. München: CIP-Medien.

Modelldarbietung

M. Perry

43.1 Allgemeine Beschreibung

Das therapeutische Verfahren des Modelldarbietens wird auch als Imitationslernen oder Beobachtungslernen bezeichnet. In seiner einfachsten Form besteht es darin, dass eine Person oder ein Symbol, das sog. Modell, irgendein Verhalten zeigt, das wiederum von einer anderen Person beobachtet wird. Der Beobachter muss das Modellverhalten sehr genau beobachten und es lernen im Sinne von Behalten. Dieser erste Schritt wird als Aneignungsphase bezeichnet. Unter günstigen Bedingungen wird Verhalten in dieser Aneignungsphase gelernt. Der Beobachter muss seine Beobachtungen dann in eigenes Verhalten umsetzen, soweit er dazu fähig ist, die Voraussetzungen dafür hat, sich in der entsprechenden Umgebung befindet und dazu motiviert ist. Diese Durchführungsphase ist eine zweite Phase des Modelllernens. Modelldarbietung wird therapeutisch unter verschiedenen Zielrichtungen eingesetzt. Am häufigsten sollen durch Modelllernen neue Fertigkeiten erworben werden. Ein typisches Beispiel hierfür ist die Demonstration von neuen akademischen und sozialen Fertigkeiten durch Lehrer von Studenten. Modelllernen wird auch bei Patienten eingesetzt, die einen Mangel an sozialen Fertigkeiten haben und die neues Sozialverhalten lernen sollen. Auch geistig retardierte Personen können sich durch Modelllernen neues Verhalten aneignen. Eine Variante des Modelllernens verzichtet auf die Aneignungsphase, weil das in Frage stehende Verhalten dem Beobachter bereits bekannt bzw. in seinem Verhaltensrepertoire verfügbar ist. In diesem Fall ist die Durchführungsphase entscheidend. Falls ein Verhalten nicht gezeigt wird, weil es einige einschränkende Faktoren wie z. B. Angst gibt, dann wird dem Beobachter am Modell gezeigt, dass das fragliche Verhalten ohne negative Konsequenzen durchführbar ist. Die Folge kann nun sein, dass der Beobachter selbst das Verhalten zeigt. Modelllernen hätte dann einen desinhibitorischen Effekt. Ebenso kann auch ein inhibitorischer Effekt auftreten, wenn der Beobachter am Modell erlebt, dass ein bestimmtes Verhalten negative Konsequenzen hat. Modelldarbietung kann schließlich auch eingesetzt werden, um die Frequenz eines Verhaltens zu steigern. Wenn eine Person ein Verhalten prinzipiell beherrscht, es jedoch nur selten zeigt, dann kann das Modell den Anstoß geben, das Verhalten in Zukunft häufiger zu zeigen. Hierbei handelt es sich um den Effekt des Modelllernens, der unter Alltagssituationen am häufigsten spontan auftritt. Das übliche therapeutische Vorgehen ist meist eine Kombination der genannten Modelllernprinzipien mit anderen verhaltensmodifikatorischen Verfahren, um schnellere und länger dauernde Effekte zu erzielen. Modelldarbietung kann kombiniert werden mit verbaler Instruktion, Rollenspiel, Hierarchiebildungen (► Kap. 32) und Verstärkung (► Kap. 67).

43.2 Indikationen

Eine Grundvoraussetzung für Modelllernen ist die Fähigkeit des Beobachters, das Modell adäquat wahrnehmen und beobachten zu können. Das bedeutet, dass die betreffende Person auch wirklich die Möglichkeit hat, dem Modell zuzuschauen und zuzuhören. Das Verhalten des Modells muss registriert und im Gedächtnis behalten werden, zumindest so lange, bis eigenes ähnliches Verhalten gezeigt wird. Das bedeutet auch, dass der Beobachter die Voraussetzungen haben muss, das gezeigte Verhalten tatsächlich selbst nachahmen zu können. Bezüglich der intellektuellen Voraussetzungen des Beobachters lassen sich jedoch keine generellen Angaben machen, da empirisch gezeigt wurde, dass auch schwerst retardierte und autistische Patienten sich durch Modelllernen neues Verhalten aneignen können.

Modelldarbietung ist vor allem dann indiziert, wenn Patienten neue Fertigkeiten erwerben sollen, sie jedoch nicht in der Lage sind, es allein aufgrund von Instruktionen zu lernen. Empirische Untersuchungen haben gezeigt, dass kleine Kinder, geistig retardierte Personen und autistische Kinder durch Modelllernen leichter lernen. Auch Personen, die nur ungern auf Instruktionen reagieren, lernen leichter, wenn interessante Modelle ein bestimmtes Verhalten vormachen. Bei Meideverhalten ist die Modelldarbietung eine hilfreiche Methode, durch die auf nichtbedrohliche Art und Weise die allmähliche Annäherung an ein angstauslösendes Objekt erreicht werden kann. Schließlich ist Modelllernen auch dann von besonderer Bedeutung, wenn bestimmte Fertigkeiten so komplex sind, dass sie nicht adäquat beschreibbar sind und durch Modelldarbietung eine Art Beschreibung durch Demonstration erfolgt.

43.3 Nebenwirkungen und Kontraindikationen

Es ist selbstverständlich, dass Personen, die blind oder taub sind, und die wichtige Anteile des Modellverhaltens nicht verfolgen können, für Modelldarbietungen ungeeignet sind. Dasselbe gilt für Personen, die entsprechende Einschränkungen in den intellektuellen oder amnestischen Funktionen haben. Allerdings sollten solche Einschränkungen nicht a priori vorgenommen werden, sondern erst im konkreten Fall ausgetestet werden. Ein Problem beim Modelllernen bieten auch Patienten, die – aus welchen Gründen auch immer – nicht motiviert sind, ein neues Verhalten zu lernen. Hier müssen zunächst andere psychotherapeutische Verfahren zur Erhöhung der Motivation vorgeschaltet werden (▶ Kap. 8, Kap. 44 und Kap. 61).

43.4 Technische Durchführung

Das Grundprinzip des Modelllernens besteht darin, dass ein Modell ein bestimmtes Verhalten in der Gegenwart eines Patienten durchführt. Dieser beobachtet das Modell genau. Später führt der Patient dann das Verhalten, das er am Modell beobachtet hat, selbst durch. Um diesen Prozess zu erleichtern, kann der Therapeut einige Aspekte der Modelllernsituation so verändern, dass

- die Aufmerksamkeit des Beobachters erhöht wird,
- die Wahrscheinlichkeit einer genauen Wahrnehmung größer wird,
- der Beobachter stärker motiviert wird, das Verhalten selbst durchzuführen,
- die Verhaltensdurchführung durch den Beobachter verbessert wird und
- das Modellverhalten in verschiedenen Situationen auch tatsächlich vom Beobachter gezeigt wird.
- Es sollten einige Charakteristika des Modells besonders bedacht werden: Das Modell sollte dem Beobachter hinsichtlich Alter, Geschlecht, Rasse und äußerem Erscheinungsbild möglichst gleichen, um die Aufmerksamkeit des Beobachters zu erhöhen und eine Übernahme des beobachteten Verhaltens zu erleichtern. Ein Modell, das prestigebesetzt ist und kompetent wirkt, wird leichter Aufmerksamkeit erregen, wobei jedoch das Prestige und die Kompetenz des Modells sich nicht so weit von denen des Beobachters unterscheiden dürfen, dass dieser keinen Zusammenhang mehr zwischen sich und dem Modell sehen kann. Auch sind emotional zugewandte und akzeptierende Modelle wirkungsvoller. Hilfreich ist auch, wenn das Modell für den Beobachter auf irgendeine Weise mit Belohnungen assoziiert ist.
- Die Art, wie das Modell dargeboten wird, ist ebenfalls von Bedeutung: Das Modell kann »live« oder in symbolischer Form dargeboten werden. Beides hat Vor- und Nachteile. Werden Video- oder Tonbänder eingesetzt, dann

gibt das dem Therapeuten die Möglichkeit, das zu demonstrierende Verhalten genau auszuwählen, es besonders hervorzuheben und vor allem besonders wichtige Anteile entsprechend zu betonen. Außerdem können so dieselben Verhaltensweisen dem Beobachter mehrfach dargeboten werden, was den Lernprozess erleichtert. Darüber hinaus ist ein echtes Modell spontaner, es kann flexibler eingesetzt werden und unter verschiedenen Umständen verschiedene Fertigkeiten oder Ausschnitte davon zeigen. Falls es sich dabei zeigen sollte, dass ein bestimmtes Modellverhalten für den Beobachter zu komplex oder unverständlich ist, kann es sofort geändert werden. Allerdings kann ein echtes Modell auch unerwünschtes Verhalten zeigen, wie z. B. Angst in einer bestimmten Situation.

Man kann sowohl ein einzelnes Modell als auch verschiedene Modelle gleichzeitig einsetzen. Die Demonstration eines bestimmten Verhaltens durch verschiedene Modelle hat den Vorteil, dass das fragliche Verhalten in verschiedenen Varianten gezeigt werden kann, dass der Beobachter unter den verschiedenen Modellen eher die Chance hat, eines zu finden, mit dem er sich identifizieren kann, und dass dadurch das Modelllernen erleichtert wird.

Ein Modell, das zunächst ein Verhalten zeigt, das noch nicht als perfekt zu bezeichnen ist und das eher dem Kompetenzgrad des Patienten ähnelt, heißt Gleitmodell. Bei wiederholter Darbietung zeigt das Modell dann zunehmend kompetenteres Verhalten. Diese Art der Darbietung kann für den Patienten weniger bedrohlich sein, insbesondere wenn das Modell am Anfang eigene Unsicherheit erkennen lässt, um sich dann in der Folge zunehmend adäquater und kompetenter mit den anstehenden Problemen auseinander zu setzen.

Für die Darbietung von sehr komplexen Fertigkeiten und Verhaltensweisen empfiehlt sich ein hierarchisches Vorgehen. Hierbei wird das Zielverhalten in verschiedene Anteile aufgeteilt, die jeweils zunächst getrennt dargeboten und erst gegen Ende in einer kompletten Verhaltenssequenz vorgegeben werden.

Instruktionen an den Beobachter werden häufig als integraler Bestandteil des Modelllernens angesehen. Am Anfang erklären Instruktionen, was der Beobachter zu sehen bekommen wird. Solche Instruktionen heben besonders wichtige Teile des zu beobachtenden Verhaltens hervor. Über Instruktionen wird dem Patienten auch mitgeteilt, was von ihm selbst an Verhalten erwartet wird. Diese Instruktionen dienen also einmal dazu, die Aufmerksamkeit des Beobachters zu lenken wie auch zu unmittelbaren Lehrzwecken. Auch während der Modelldarbietung empfiehlt es sich, durch Kommentare die Aufmerksamkeit des Beobachters zu lenken, wichtige Dinge hervorzuheben und allgemeine Regeln zur Funktion und Durchführung des Verhaltens zu geben. Schließlich empfiehlt es sich auch, nach Ende der Modelldarbietung eine Zusammenfassung des Gesehenen vorzunehmen, noch einmal hervorzuheben, was wichtig war und worauf es angekommen ist, und herauszustellen, welche Effekte das gezeigte Verhalten hat und warum es wichtig ist. Bei diesen Zusammenfassungen kommt es besonders darauf an, den Beobachter zu motivieren, es selbst einmal nach der Art des Modells zu versuchen.

Sehr viel Wert ist auf die Darstellung der Konsequenzen zu legen, die das Modell während der Modelldarbietung für sein Verhalten erhält. Falls es ersichtlich wird, dass das Modell für sein Verhalten positive Konsequenzen erntet (▶ Kap. 67), dann ist der Beobachter eher motiviert, dieses Verhalten nachzuahmen. Insbesondere in Fällen, in denen das Ausbleiben von Angstreaktionen demonstriert werden soll, ist es wichtig, dass auf das Modellverhalten keine negativen Konsequenzen folgen.

Es gibt einige zusätzliche Interventionen, die die Motivation des Beobachters zur Nachahmung stärken und die Güte der Nachahmung verbessern können:

- Wiederholungsübungen sind die am meisten angewandte Technik. Hierbei wird mit dem Patienten, z. B. im Rollenspiel unmittelbar nach der Modelldarbietung, das kritische Verhalten mehrfach durchgeführt. Dieses Vorgehen gibt dem Therapeuten die Möglichkeit, bestimmte Verhaltensaspekte, die noch nicht optimal sind, zu korrigieren. Der Patient hat auf diese Weise die Möglichkeit, das Verhalten unter nichtbedrohlichen Bedingungen zunächst einmal zu üben. Wenn bei diesen

Übungen der Patient für sein Verhalten verstärkt wird, wächst die Wahrscheinlichkeit, dass er es unter anderen Bedingungen noch einmal versuchen wird. Eine Variation der Übungsprozedur ist das unterstützende Modelllernen, bei dem das Modell nach der Darbietung des Modellverhaltens den Beobachter bei der Durchführung des eigenen Verhaltens begleitend unterstützt.

- Damit Modelllernen effektiv wird, ist es nötig, dass der Patient das Zielverhalten auch in Situationen außerhalb der ursprünglichen therapeutischen Situation zeigt. Hierzu kann der Therapeut einige Hilfestellungen geben. So sollte die Umgebung, in der das Modelllernen stattfindet, möglichst den Alltagssituationen ähneln. Das Modellverhalten sollte darüber hinaus in verschiedenen Situationen und unter verschiedenen Randbedingungen in mehreren Variationen gezeigt werden, um die prinzipiellen Strukturen des Verhaltens besser sichtbar zu machen. Dem Beobachter sollten darüber hinaus Regeln oder Prinzipien vermittelt werden, die hinter dem Zielverhalten stehen. Solche Regeln geben dem Beobachter einen kognitiven Bezugsrahmen, der die Durchführung des Modellverhaltens unabhängig von Umweltreizen machen kann. Das Zielverhalten sollte auch mehrfach wiederholt werden, weil die Person dann mit diesem Verhalten besser vertraut wird und es als natürlicher erlebt. Schließlich sollte der Therapeut auch die Umwelt des Patienten, in der das Zielverhalten gezeigt werden soll, bei der Therapieplanung berücksichtigen. Soweit möglich, sollte darauf hingewirkt werden, dass die Umwelt das Zielverhalten vom Patienten erwartet und positiv unterstützt. Es kann sonst passieren, dass der Patient sehr wohl das Verhalten lernt, es jedoch aufgrund ungünstiger Bedingungen nie zeigt.

43.5 Erfolgskriterien

Modelllernen ist ein Prozess, der in vielen Alltagssituationen zu beobachten ist. Es bedarf von daher zunächst einmal keiner besonderen therapeutischen Fähigkeiten, Modelllerneffekte zu produzieren. Unter Therapiebedingungen ist ein spontanes Modelllernen oft jedoch nicht ohne weiteres möglich, sodass ein Therapeut sehr genau über Modellcharakteristika, Situationscharakteristika, Durchführungsprobleme und Verstärkungsprinzipien informiert sein sollte, damit auch Patienten mit speziellen Problemen von diesem Verfahren profitieren können. Voraussetzung für die Modelldarbietung ist die Objektivierbarkeit des Zielverhaltens. Diese Kriterien für das Zielverhalten können dann auch an das Verhalten des Patienten angelegt werden. Das Modelllernen war dann effektiv, wenn das Patientenverhalten ähnliche Kriterien zeigt wie das Modellverhalten.

43.6 Grad der empirischen Absicherung und persönliche Bewertung

Zahlreiche Studien haben die Effektivität von Modelllernen sowohl in kontrollierten Laborsituationen als auch unter mehr natürlichen Bedingungen demonstriert. Durch Modelllernen wurden sehr verschiedene Verhaltensweisen vermittelt, angefangen von einfachen Fertigkeiten des alltäglichen Lebens für geistig retardierte Personen bis hin zu komplexen verbalen Fertigkeiten wie z. B. Interviewführung oder therapeutisches Verhalten. Auch sehr unterschiedliche Personen können vom Modelllernen profitieren. Es gibt sehr viele Variationen in Details, die das Modelllernen erleichtern und die sich in Einzelfällen als durchaus hilfreich erwiesen haben. Ebenso wie bei anderen therapeutischen Interventionen gibt es auch beim Modelllernen manchmal das Problem, dass die Effekte des Modelllernens nicht lange genug andauern oder nicht aus der therapeutischen Situation heraus auf die Alltagssituationen übertragen werden. Von daher ist noch ein besonderes Augenmerk auf zusätzliche therapeutische Interventionen zu lenken, die eine Konsolidierung des einmal gelernten Verhaltens in der natürlichen Umwelt unterstützen.

Literatur

Hartman, D. P. & Wood, D. D. (1990). Observational methods. In A. S. Bellack, M. Hersen & A. E. Kazdin (Eds.), *International handbook of behavior modification and therapy*. New York: Plenum.

Perry, M. A. & Furukawa, M. J. (1990). Methoden des Modelllernens. In F. H. Kanfer & A. P. Goldstein (Hrsg.), *Möglichkeiten der Verhaltensänderung*. München: Urban & Schwarzenberg.

Rosenthal, T. L. & Bandura, A. (1978). Psychological modeling: Theory and practice. In S. L. Garfield & A. E. Bergin (Eds.), *Handbook of psychotherapy and behavior change* (2nd edn.). New York: Wiley.

»Motivational Interviewing«

R. Demmel

44.1 Allgemeine Beschreibung

»Motivational Interviewing« (MI) ist ein zugleich klientenzentriertes und direktives Behandlungsverfahren (Miller & Rollnick, 2002). Zentrales Merkmal ist der Verzicht auf ein konfrontatives Vorgehen: Ambivalenz und Reaktanz werden nicht als »fehlende Krankheitseinsicht«, »unzureichender Leidensdruck« oder »Widerstand« interpretiert. Vielmehr soll die Veränderungsbereitschaft »unmotivierter« Patienten gefördert werden: Wahrgenommene Diskrepanzen zwischen Verhalten und persönlichen Zielen sollen den Anstoß zu einer Verhaltensänderung geben. Die Behandlungsprinzipien (»Express empathy«, »Develop discrepancy«, »Roll with resistance«, »Support self-efficacy«) stimmen weitgehend mit den Annahmen sozialpsychologischer Theorien der Verhaltensänderung (soziale Lerntheorie, Theorie der kognitiven Dissonanz, Theorie der psychologischen Reaktanz etc.) überein. So wird z. B. angenommen, dass »Widerstand« meist eine Reaktion auf unangemessene Interventionen des Therapeuten ist. MI ist Psychotherapie »auf Augenhöhe«. Die Vereinbarung der Behandlungsziele in gegenseitigem Einvernehmen (»shared decision making«) sowie die Offenlegung des Behandlungsrationals (Transparenz) sollen den Aufbau einer vertrauensvollen Beziehung erleichtern und Reaktanz reduzieren. Im Verlauf der Behandlung werden die Interventionen fortwährend der Veränderungsbereitschaft des Patienten angepasst. Die bislang entwickelten manualisierten Adaptationen des von Miller und Rollnick (2002) beschriebenen Vorgehens sind meist weniger aufwendig als eine kognitiv-behaviorale Psychotherapie. Interventionen wie z. B. der so genannte »Drinker's check-up« können bereits etablierte Behandlungsprogramme ergänzen und so die Behandlungsmotivation der Patienten erhöhen. In jüngster Zeit wurde eine Integration des klientenzentrierten MI und kognitiv-behavioraler Verfahren vorgeschlagen.

44.2 Indikationen

MI wurde zunächst in Abgrenzung zu herkömmlichen – zumeist konfrontativen – Methoden der Behandlung alkoholabhängiger Patienten entwickelt. In den vergangenen Jahren wurde der Anwendungsbereich jedoch zunehmend erweitert (Demmel, 2001; Hettema, Steele & Miller, 2005):

- Nikotinabhängigkeit,
- Opiatabhängigkeit,
- Missbrauch von Cannabis und anderen psychotropen Substanzen,
- Komorbidität,
- HIV-Prävention,
- Bewährungshilfe,
- Entwicklungshilfe,
- Sexualdelikte,
- betriebliche Suchtprävention,
- Störungen im Kindes- und Jugendalter,
- Anorexia nervosa,
- Bulimia nervosa,
- Adipositas,
- Diabetes.

Insbesondere Patienten, deren Veränderungsbereitschaft gering bzw. deren Konsum – im Vergleich zu anderen Patienten – hoch ist, scheinen von einer Behandlung, die den von Miller und Rollnick (2002) formulierten Prinzipien entspricht, zu profitieren. Verschiedene Adaptationen haben eine Implementierung im Rahmen der medizinischen Basisversorgung ermöglicht.

44.3 Nebenwirkungen und Kontraindikationen

Alkoholabhängige Patienten scheinen das Risiko eines Rückfalls oftmals zu unterschätzen: Trotz wiederholter Misserfolge sind sie weiterhin sehr zuversichtlich. Diese inflationären Selbstwirksamkeitserwartungen gehen häufig mit spezifischen Bewältigungsstilen (»repressive coping style«) einher (Demmel & Beck, 2004). Vor diesem Hintergrund erscheint es wenig sinnvoll, Zweckoptimismus und Selbstüberschätzung zu fördern (Demmel, Nicolai & Jenko, 2006).

44.4 Technische Durchführung

▪ »Reflective Listening«

»Reflective Listening« entspricht in vielerlei Hinsicht früheren Versuchen, empathisches Verstehen (► Kap. 23) zu operationalisieren: Der Therapeut hört aufmerksam zu, fasst zusammen und »belegt« so, dass er die Welt mit den Augen des Patienten sehen kann. Darüber hinaus fördert »Reflective Listening« die »Selbsterkenntnis« des Patienten. Die von Miller und Rollnick (2002) beschriebene Kommunikation zwischen Therapeut und Patient gleicht der wissenschaftlichen Überprüfung von Hypothesen. Gelingt es dem Therapeuten, die Perspektive zu wechseln, so wird seine Hypothese »verifiziert« (»Ja, genauso habe ich es gemeint!«). Reden Therapeut und Patient aneinander vorbei, so wird die Hypothese »falsifiziert« (»Nein, so habe ich das nicht gemeint!«). Der Therapeut dekodiert – im informationstheoretischen Sinne – die Botschaft des Patienten, verzichtet aber auf eine »psychologische« Interpretation:

- Patient: Seit ich Abteilungsleiter bin, ist mir alles zu viel… und ich schaffe es auch nicht, Aufgaben zu delegieren.
- Therapeut (Interpretation): Sie haben hohe Ansprüche und trauen den anderen nichts zu.
- Therapeut (»Reflective Listening«): Die Arbeit wächst Ihnen über den Kopf. Sie möchten die Arbeit in Zukunft auf mehr Schultern verteilen.

▪ Offene Fragen

Offene Fragen lassen sich – im Gegensatz zu geschlossenen Fragen (»Trinken Sie auch schon mal mehr als ein oder zwei Bier?«) – nicht mit »Ja« oder »Nein« beantworten. Der Patient wird um eine ausführliche Antwort gebeten. Der Therapeut zeigt so, dass er Interesse an der Meinung des Patienten hat (»Wie sehen Sie das?«). Offene Fragen leiten häufig den sog. »Change Talk« ein (s. unten). Der Therapeut sollte jedoch vermeiden, mehr als drei – offene oder geschlossene – Fragen in Folge zu stellen.

▪ »Change Talk«

Der Patient sollte möglichst oft Gelegenheit haben, laut über eine Veränderung seines Verhaltens nachzudenken. Offene Fragen des Therapeuten lenken das Gespräch z. B. auf die Nachteile des Status quo oder die Vorteile einer Veränderung (»Welche Vorteile hätte es aufzuhören?«). Zu Beginn eines Gesprächs können Patienten gebeten werden, ihre Veränderungsbereitschaft einzuschätzen (▪ Abb. 44.1). Die sich anschließenden Fragen des Therapeuten leiten den »Change Talk« ein.

- Okay, eine »2«… Andere Dinge sind zurzeit offensichtlich wichtiger. Aber ganz unwichtig ist es Ihnen auch nicht… Warum nicht »0«?
- Also eine »4«… Könnte sich das mal ändern? Dass Sie also sagen: Ich sollte vielleicht doch weniger trinken. Wann bzw. wie könnte also aus der »4« eine »5« oder »6« werden?
- Im Moment erscheint es Ihnen nicht so wichtig, weniger zu trinken. Was sind denn die guten Seiten am Alkohol? … Und was sind die weniger guten Seiten?
- Es ist Ihnen ziemlich wichtig, mit dem Rauchen aufzuhören. Aber Sie sind nicht besonders zuversichtlich. Was würde Ihnen Mut machen? Was würde es Ihnen leichter machen, mit dem Rauchen aufzuhören?

Wie wichtig ist es Ihnen, weniger Alkohol zu trinken?
Wie denken Sie im Moment darüber?

0 – 1 – 2 – 3 – 4 – 5 – 6 – 7 – 8 – 9 – 10

unwichtig — sehr wicthig

Wenn Sie sich jetzt vornehmen würden, weniger Alkohol zu trinken:
Wie zuversichtlich sind Sie, dass Sie das schaffen würden?

0 – 1 – 2 – 3 – 4 – 5 – 6 – 7 – 8 – 9 – 10

überhaupt nicht — absolut

Abb. 44.1 Veränderungsbereitschaft und Zuversicht: Ratingskalen

»Rolling with Resistance«

Dem »Widerstand« des Patienten soll nicht mit Vehemenz begegnet werden. Vielmehr »umgeht« der Therapeut die Gesprächsbarrieren oder versucht, »längsseits zu kommen«. Der Therapeut verzichtet auf ein konfrontatives Vorgehen und wendet eine Reihe verschiedener »deeskalierender« Strategien an (»Simple Reflection«, »Amplified Reflection«, »Double-Sided Reflection«, »Shifting Focus«, »Reframing«, »Agreeing with a Twist« etc.).

- Patient nach Feedback (s. unten): Das kann gar nicht sein: So viel trink' ich doch gar nicht. Da müssen Sie sich verrechnet haben…
- Therapeut: Das können Sie kaum glauben… (»Simple Reflection«)
- Patient: Meine Frau übertreibt: Das war nur ein einmaliger Ausrutscher…
- Therapeut: Eigentlich gibt es keinen Anlass, sich Sorgen zu machen… (»Amplified Reflection«)
- Patient: Okay, ich hätte nicht mehr fahren sollen an dem Abend,… ich hatte zu viel getrunken. Aber deswegen bin ich doch kein Alkoholiker!
- Therapeut: Einerseits denken Sie auch, dass Sie das nicht noch mal machen sollten, andererseits wollen Sie deswegen aber nicht als Alkoholiker abgestempelt werden… (»Double-Sided Reflection«).
- Patient: Sie meinen bestimmt, dass ich Alkoholiker bin…
- Therapeut: Ob Sie nun alkoholabhängig sind oder nicht, kann ich noch nicht beantworten, erscheint mir auch nicht so wichtig. Ich möchte mit Ihnen lieber darüber sprechen, welche Konsequenzen der Konsum von Alkohol in Ihrem Alltag hat… (»Shifting Focus«)
- Patient: Okay, ich trinke vielleicht ab und an einen über den Durst. Aber ich bin bestimmt kein Alkoholiker! Fragen Sie doch mal meine Kollegen, ob die mich schon mal betrunken gesehen haben…
- Therapeut: Sie vertragen eine Menge (»Simple Reflection«). Viele Ärzte oder Psychologen würden hier von Gewöhnung sprechen und das anders interpretieren als Sie es gerade tun… (»Reframing«)

44

- **Ausführliche Zusammenfassungen**

Sowohl die Argumente des Patienten (»Was spricht für eine Veränderung?«) als auch die verschiedenen Aspekte eines Konflikts (»Einerseits... andererseits...«) können Gegenstand einer ausführlichen Zusammenfassung sein. Diese markieren häufig den Abschluss des Gesprächs oder die Überleitung zu einem anderen Thema. Der Patient wird stets gebeten, die Darstellung des Therapeuten zu ergänzen und zu korrigieren. Ausführliche Zusammenfassungen können die Aufmerksamkeit des Patienten auf spezifische – bislang möglicherweise wenig beachtete – Aspekte eines Problems lenken und dem Gespräch (neue) Richtung geben.

Offensichtlich haben Sie sich schon einige Gedanken über das Thema gemacht. Darf ich noch mal kurz zusammenfassen? Korrigieren Sie mich bitte, wenn ich etwas falsch verstanden habe. Also, einerseits ist es Ihnen nicht ganz unwichtig, weniger zu trinken. Sie machen sich Sorgen um Ihre Gesundheit und möchten Ihre Ehe nicht aufs Spiel setzen. Andererseits sind Sie sich aber nicht so sicher, ob Sie es schaffen würden, weniger zu trinken. Was würde Sie denn zuversichtlicher stimmen? Was würde es Ihnen leichter machen, weniger zu trinken? Oder mit anderen Worten: Wie kommen Sie z. B. von »4« auf »6«?

- **Feedback**

Im Verlauf manualisierter MI-Programme werden die Patienten häufig über die Ergebnisse einer vorangegangenen Untersuchung informiert. Aufgabe des Therapeuten ist die sachliche und wertungsfreie Erläuterung der Befunde sowie der Vergleich mit den Daten einer Referenzgruppe (»Sie trinken mehr als 87% der Männer Ihrer Altersgruppe.«) oder üblichen Normen (»Lassen Sie uns mal einen Blick auf die Leberwerte werfen. Dieser Wert hier ist deutlich erhöht...«). Gegebenenfalls hilft der Therapeut, die vorliegenden Befunde zu interpretieren (»Das kann verschiedene Ursachen haben. Der Wert kann z. B. aufgrund einer Lebererkrankung, der Einnahme bestimmter Medikamente oder eines über längere Zeit erhöhten Alkoholkonsums über der Norm liegen.«). Die Rückmeldung darf jedoch nicht Anlass zu einer »Entlarvung« oder »Überführung« des Patienten sein (»Alles in allem sind die Ergebnisse recht eindeutig: Sie sind alkoholabhängig.«): Der Patient – nicht der Arzt oder Therapeut! – zieht Schlüsse aus den Befunden.

- **Menü**

Wahlmöglichkeit bzw. weitgehende Entscheidungsfreiheit soll die Veränderungsbereitschaft des Patienten fördern und Reaktanz reduzieren. Darüber hinaus »immunisiert« das Angebot einer Reihe verschiedener Behandlungsmöglichkeiten gegen Resignation nach einem Rückfall.

Es gibt eine Reihe verschiedener Behandlungsmöglichkeiten. Soll ich Ihnen kurz etwas über die Vor- und Nachteile der verschiedenen Verfahren und die jeweiligen Erfolgsaussichten sagen?

- **»Value Card Sort«**

In jüngster Zeit wird in Publikationen häufig die Anwendung des sog. »Value Card Sort« beschrieben (anschauliche Darstellung Demmel & Peltenburg, 2006): Der Patient wird gebeten, aus einer Reihe verschiedener Karten bzw. Begriffe (Vergnügen, Selbstachtung, Einheit mit der Natur etc.) solche auszuwählen, die Werte von zentraler Bedeutung beschreiben. Im Anschluss fragt der Therapeut nach der Vereinbarkeit persönlicher Werte und Ziele einerseits und gegenwärtigem Verhalten andererseits (Prinzip: »Develop discrepancy«).

Aus früheren Untersuchungen weiß man, dass es vielen Rauchern, die aufhören, gar nicht so sehr um ihre Gesundheit geht. Wie ist das bei Ihnen? Diese Karten können uns helfen, diese Frage zu beantworten. Möchten Sie sich mal diese Karten anschauen und fünf Karten bzw. Begriffe auswählen? Und zwar fünf Begriffe, die wichtige Ziele in Ihrem Leben beschreiben... Okay, Sie haben diese Begriffe ausgewählt. Welche Ziele sind Ihrer Ansicht nach nicht mit dem Rauchen zu vereinbaren? Inwiefern stehen diese Ziele im Widerspruch zum Rauchen?

44.5 Erfolgskriterien

In Hinblick auf die Bewertung des Behandlungserfolges sind spezifische Verhaltensänderungen, z. B. die Abstinenz von Heroin, sowie deren Konsequenzen, etwa eine Reduktion des Infektionsrisikos, relevant. Eine Erhöhung der Veränderungsbereitschaft bzw. Behandlungsmotivation hingegen kann lediglich Aufschluss über mögliche Wirkmechanismen der Intervention geben. Eine Reduktion des Konsums von Alkohol oder anderen psychotropen Substanzen und schadensmindernde Effekte (reduziertes Unfallrisiko etc.) scheinen unabhängige Indikatoren des Behandlungserfolges zu sein. Insbesondere schadensmindernde Effekte werden häufig erst Monate nach Abschluss einer Behandlung beobachtet. Indikatoren des Behandlungserfolges können u. a. sein:

- Häufigkeit des Konsums,
- Höhe des Konsums,
- durchschnittlicher Konsum,
- Häufigkeit exzessiven Konsums (»binge«),
- durchschnittliche Blutalkoholkonzentration,
- Dauer der Abstinenz nach Abschluss einer Behandlung,
- Häufigkeit selbst- und fremdschädigenden Verhaltens (»needle sharing«, »Trunkenheitsfahrten«, ungeschützter Geschlechtsverkehr etc.),
- berufliche und soziale Reintegration (Erwerbstätigkeit, Partnerbeziehung etc.).

44.6 Grad der empirischen Absicherung und persönliche Bewertung

Vor dem Hintergrund der Ergebnisse einer umfassenden Metaanalyse (Hettema et al., 2005) kann gegenwärtig die Anwendung bei Alkohol- und Drogenabhängigkeit empfohlen werden. Im Rahmen einer Vielzahl kontrollierter Studien wurden die Effekte so genannter opportunistischer Kurzinterventionen untersucht: Eine minimale Intervention, die den von Miller und Rollnick (2002) formulierten Prinzipien entspricht, kann Patienten z. B. veranlassen, den Konsum von Alkohol zu reduzieren (Dunn, Deroo & Rivara, 2001). Darüber hinaus erscheinen spezifische Anwendungen in der Verhaltensmedizin sowie Ansätze zur Verbesserung der »Compliance« psychotischer Patienten vielversprechend. Die rasch zunehmende Zahl publizierter Studien, die Entwicklung zahlreicher Adaptationen sowie die mitunter übereilt erscheinende Erweiterung des Anwendungsbereichs gehen jedoch mit einer meist vagen Beschreibung von Behandlungsprogrammen, einem geringen Interesse an der (Prozess-) Evaluation von Trainingsmaßnahmen und einem Mangel an reliablen Instrumenten einher. In Hinblick auf die Optimierung des Behandlungserfolgs erscheinen insbesondere die Identifikation zentraler Wirkmechanismen und eine strenge Kontrolle der »Manualtreue« dringend notwendig (Demmel, 2003).

Literatur

Demmel, R. (2001). Motivational Interviewing: Ein Literaturüberblick. SUCHT. *Z Wissensch Prax, 47*, 171–188.

Demmel, R. (2003). Motivational interviewing: Mission impossible? oder Kann man Empathie lernen? In H. J. Rumpf & R. Hüllinghorst (Hrsg.), *Alkohol und Nikotin: Frühintervention, Akutbehandlung und politische Maßnahmen* (S. 177–199). Freiburg im Breisgau: Lambertus.

Demmel, R. & Beck, B. (2004). Anticipated outcome of short-term treatment for alcohol-dependence: Self-efficacy ratings and beliefs about the success of others. *Addict Dis Their Treat, 3*, 77–82.

Demmel, R. & Peltenburg, M. (2006). *Motivational Interviewing: Kommunikation auf gleicher Augenhöhe* (DVD). (Im Vertrieb der Neuland-Verlagsgesellschaft mbH, Postfach 1422, 21496 Geesthacht).

Demmel, R., Nicolai, J. & Jenko, D. M. (2006). Self-efficacy and alcohol relapse: Concurrent validity of confidence measures, self-other discrepancies, prediction of treatment outcome. *J Stud Alcohol, 67*, 637–641.

Dunn, C., Deroo, L. & Rivara, F. P. (2001). The use of brief interventions adapted from motivational interviewing across behavioral domains: A systematic review. *Addiction, 96*, 1725–1742.

Hettema, J., Steele, J. & Miller, W. R. (2005). Motivational interviewing. *Annu Rev Clin Psychol, 1*, 91–111.

Miller, W. R. & Rollnick, S. (2002). *Motivational interviewing: Preparing people for change*. New York: Guilford.

Münzverstärkung (Token Economy)

T. Ayllon und A. Cole

45.1 Allgemeine Beschreibung

Münzverstärkung ist ein Therapieverfahren, durch das erwünschtes Verhalten unter Verwendung systematischer Anreize häufiger werden soll. Münzsysteme basieren auf Prinzipien der operanten Verstärkung (▶ Kap. 67). Tokens, d. h. Münzen, verbinden erwünschtes Verhalten und natürliche Verstärker. Sie wirken als konditionierte, generalisierte Verstärker und sind damit Geld vergleichbar. Münzverstärkungstechniken fördern die Entwicklung und Aufrechterhaltung des erwünschten Verhaltens in einem öffentlich zugänglichen Rahmen. Münzverstärkung wird durch 3 Komponenten definiert, durch:

1. eine Anzahl objektiv definierter Ziele oder Zielverhaltensweisen,
2. die Münzen/Tokens als Austauschmedium und
3. einige verschiedene, später dafür eintauschbare Verstärker bzw. Belohnungen.

Zielverhaltensweisen sind solche, die für die Behandlung oder die Rehabilitation des jeweiligen Patienten wesentlich sind. Tokens können durch Erfüllung der Zielverhaltensweisen verdient und gegen die dahinterstehenden Verstärker eingetauscht werden. Eintauschbare Verstärker sind Aktivitäten und Dinge, die von dem betreffenden Patienten geschätzt und gewünscht werden.

Therapieprogramme mit Münzsystemen können sowohl für einzelne (z. B. ambulante) Patienten, als auch für ganze Kliniken mit z. B. chronisch Kranken oder psychotischen Patienten durchgeführt werden. Es kann dabei ein für alle Patienten gleichermaßen belohnendes Ereignis als Verstärker verwendet werden, doch sollen auch die unterschiedlichsten, individuell bevorzugten Aktivitäten und Ziele gegen Tokens eintauschbar sein.

45.2 Indikationen

Münzverstärkungssysteme wurden bei den verschiedensten Zielgruppen, in Therapie, Rehabilitation und im pädagogischen Feld eingesetzt:

- Hauptsächlich werden sie bei psychiatrischen Patienten mit chronifizierten Krankheitszuständen angewendet. Sauberkeitsverhalten, Selbstständigkeit, Sozialverhalten, Medikamenteneinnahme und Arbeitsuche werden positiv beeinflusst, während abweichendes bizarres Verhalten abgebaut und beseitigt wird.
- Tokenprogramme erhöhen auch die Entlassungsraten von psychiatrischen Langzeitpatienten und reduzieren deren Wiederaufnahme. Bei geistig Behinderten fördern solche Programme die Selbstständigkeit, die Sprache, das Sozial- und Arbeitsverhalten, selbst bei Fällen, die durch andere Behandlungsmaßnahmen nicht beeinflussbar sind.
- Der dritte große Anwendungsbereich der Münzverstärkung ist das Klassenzimmer in Vor- oder Grundschule. Schulische Leistungen wie Ergebnisse in standardisierten Tests erweisen sich als beeinflussbar. Komplexe Fertigkeiten wie Kreativität oder Aufsatzschreiben werden aufgebaut. Störendes Verhalten wird durch die verhaltenskontingente Wegnahme von Tokens (»Response-cost«; ▶ Kap. 16) re-

duziert und ist bei gleichzeitiger Verstärkung (► Kap. 21) von damit unvereinbarem, erwünschtem Verhalten eine wirksame Alternative zur medikamentösen Behandlung von hyperaktiven Kindern.
- Münzverstärkungssysteme werden bei Gefängnisinsassen zur Förderung produktiven Verhaltens eingesetzt. Ziel dabei ist Selbstständigkeitsverhalten, Erhaltung und Pflege des Lebensbereichs, Ausbildungs- und Sprachförderung. Forschungsergebnisse zu diesem komplexen, durch Missbrauch gefährdeten Gebiet zeigen, dass damit wichtige Rehabilitationseffekte erzielbar sind.

Viele andere Studien erbringen Hinweise auf Wirksamkeit bei der Behandlung von jugendlichen Delinquenten, von Drogen- und Alkoholabhängigen, von verhaltensgestörten Kindern und geriatrischen Patienten, von Stotterern und Aphasiepatienten, bei psychosomatischen Problemen, bei Schmerzen, bei sexuellen Verhaltensstörungen und – als Beispiel aus einem nichttherapeutischen Bereich – bei der Beeinflussung der Benutzung öffentlicher Verkehrsmittel.

45.3 Nebenwirkungen und Kontraindikationen

Münzverstärkungssysteme sind nicht anwendbar bei geistig Behinderten, autistischen Kindern, Kleinkindern und Patienten in akuten Krisen. Tokenprogramme sind bei akut-psychotischen Patienten nicht zwangsläufig kontraindiziert. Über unerwünschte Nebenwirkungen gibt es keine Erkenntnisse.

45.4 Technische Durchführung

Das grundsätzliche Vorgehen bei der Anwendung eines Münzverstärkungssystems ist folgendes:
- Identifikation von Zielverhaltensweisen: Identifizieren, Spezifizieren und operationales Definieren der Komponenten des Verhaltens, das nach dem Training häufiger auftreten soll. Nach der Festlegung sind diese Aktivitäten jene, bei denen nach Beginn des Verstärkersystems Tokens vergeben werden.
- Bestimmung der Tokens: Das Tauschmedium kann verschiedene Formen haben, z. B. Chips, Punkte, Kredit in einem Kreditkartensystem, Scheckheftsystem usw. Tokens sollten nicht übertragbar, schwer fälschbar und leicht präsentierbar sein, um die Zeit zwischen dem erwünschten Verhalten, dem Erreichen der Leistung und dem Eintauschen gegen Verstärker zu überbrücken. Wie Geld sind Tokens dem Individuum das wert, was sie ihm bringen können.
- Planung des Umtausches: Anzahl und Art der Dinge oder Privilegien, die gegen eine bestimmte Summe an Münzen eintauschbar sind, sind festzulegen. Ebenso ist festzulegen, wie viele Tokens bei Erfüllung einer bestimmten Leistung in einer bestimmten Situation zu einer bestimmten Zeit verdient werden können. Die flexible Handhabung des Gesetzes von Angebot und Nachfrage ist der beste Index für die richtige Tauschrate.
- Festlegung der Hintergrundverstärker: Anreiz, geschätzte Dinge und Aktivitäten, Belohnungen (wie Fernsehen, Kino), besondere Privilegien und Freizeit sollten für die am Therapieprogramm Beteiligten nur durch Tokens erreichbar sein. Eine Vielfalt eintauschbarer Verstärker maximiert die Wahrscheinlichkeit, dass jeder Patient darunter etwas Erstrebenswertes findet.
- Planung einer experimentellen Versuchsanordnung, um das eingerichtete Tokensystem in seiner Wirksamkeit zu überprüfen.
- Fördern der Generalisierung durch den Einsatz von multiplen Kontingenzen, Selbstkontrolltechniken (► Kap. 53 und Kap. 82) und anderen Verfahren.
- Variationen: Individuelle, Gruppen- und standardisierte Kontingenzen können eingesetzt werden. Individuelle Kontingenzen, die sensitiv für den individuellen Patienten sind, erlauben die Verwendung von unterschiedlichen Zielverhaltensweisen, verschiedenen Verstärkungskriterien und unterschiedlichen subjektiven Anreizbedingungen; Gruppenkontingenzen machen als Setzung des Ver-

stärkungskriteriums die Leistung der gesamten Gruppe (daher oft soziale Interaktionen) erforderlich. – Das Kriterium für die Verstärkung ist für alle Patienten in der standardisierten Situation gleich. Eine andere Variation ist die Technik des Verstärkerentzugs (▶ Kap. 16). Da dieses Verfahren nicht den Aufbau neuen Verhaltens, sondern die Reduktion störenden Verhaltens anstrebt, ist der Entzug von Tokens nur eine Ergänzung zur positiven Verstärkung erwünschten Verhaltens durch Münzsysteme.

Tokensysteme können verschiedene Anforderungen an Patienten stellen. Es gibt verschiedene Stufen bzgl. Leistungsanforderungen, Wahlfreiheiten, Verantwortlichkeiten sowie im Hinblick auf den Grad der geforderten sozialen Interaktion; Patienten können im Rahmen von Tokensystemen von einfachen zu immer komplexeren Anforderungen geführt werden. Schließlich kann ein Münzverstärkungssystem auch von Gleichaltrigen und Mitpatienten wie auch als Selbstkontrollprogramm durchgeführt werden. Der Therapeut verstärkt dabei vor allem die richtige Beobachtung und Handhabung des Programms.

Die nachfolgende Liste von Punkten hat sich bei der erfolgreichen Durchführung der Münzverstärkung als nutzbringend erwiesen:

- Zu Anfang sollte erwünschtes Verhalten mit geringer Auftretenswahrscheinlichkeit viele Tokens wert sein.
- Alle Mitarbeiter der Station oder Klinik müssen kooperieren und hinsichtlich der Beobachtung, des Protokollierens und des Reagierens auf das Zielverhalten koordiniert werden.
- Das zu beeinflussende und das erwünschte Verhalten müssen so spezifiziert sein, dass Interpretationen seitens der Mitarbeiter und der Patienten unnötig sind.
- Die situativen Bedingungen sollten so arrangiert werden, dass das erwünschte Verhalten Veränderungen in der Umwelt des Patienten bewirkt. Die objektive und genaue Erfassung wird dadurch zusätzlich erleichtert.
- Um komplexes Verhalten aufzubauen, müssen die Komponenten verstärkt werden, die bereits im Repertoire des Patienten vorhanden sind. Variationen in Richtung Zielverhalten sind zu verstärken (Verhaltensausformung, Diskriminationstraining – ▶ Kap. 21)
- Um Langeweile abzubauen und um vielfältiges Verhalten aufzubauen, sollten Tätigkeiten, die Tokens einbringen, z. B. in einer Gruppe reihum im Rotationsverfahren vergeben werden.
- Das Zielverhalten sollte für den Patienten auch außerhalb des Tokensystems in seiner Umwelt Bedeutung haben.
- Zielverhalten, Umtauschsystem und Verhaltenskonsequenzen müssen für alle Beteiligten klar sein. Informationsblätter und Poster sind hilfreich.
- Abhängig von den Anforderungen und der Nachfrage nach bestimmten Aufgaben sollte die dadurch erreichbare Tokensmenge variieren. Aktivitäten mit sozialen Interaktionen sollten mehr Verstärkung erbringen.
- Eintauschbare Verstärker dürfen nur durch die Tokens erreichbar sein.
- Zur Verbesserung der Generalisierung sollten verschiedene Mitarbeiter verstärkende Tokens ausgeben.

Um die Entwicklung des erwünschten Verhaltens und das Ausblenden des Verstärkungssystems zu unterstützen, sollte die Zeit zwischen Vergabe und Eintausch der Münzen verlängert werden. Die Anzahl der Tokens, die man für die Ausführung des Zielverhaltens erhält, kann gesenkt oder der Tauschwert der Verstärker erhöht werden.

45.5 Erfolgskriterien

Was zur Bestimmung einer erfolgreichen Therapiedurchführung eingesetzt wird, hängt von dem jeweiligen angestrebten Zielverhalten ab. Eine objektive Definition und Abgrenzung wird bereits durch die Technik gefordert und per Verhaltensbeobachtung (▶ Kap. 63) gemessen.

45.6 Grad der empirischen Absicherung und persönliche Bewertung

Die Wirksamkeit der Münzverstärkung ist auf vielen Anwendungsgebieten mehrfach eindrucksvoll belegt worden. Bei Vergleichsuntersuchungen erwies sich dieses Verfahren der normalen Klinikpflege, der erlebensorientierten, der Milieu- und der pharmakologischen Therapie überlegen. Diese größere Wirksamkeit fand sich auch bei der Erziehung im Rahmen der Schule und im Gefängnis. Gegenüber anderen Verfahren hat Münzverstärkung ein breites Anwendungsfeld bzgl. verschiedenster Verhaltensweisen, Populationen und Umgebungen, sodass eine endgültige Beurteilung noch schwer zu treffen ist, zumal die Wirksamkeit sich nicht nur in einem Land, sondern inzwischen in verschiedensten Kulturkreisen bestätigt hat. Ein großes Problem bei Tokensystemen ist, dass sie oft erheblichen organisatorischen Einsatz verlangen, weshalb sie häufig scheitern.

Literatur

Ayllon, T. & Azrin, N. (1968). *The token economy: A motivational system for therapy and rehabilitation*. New York: Meredith.

Ellgring, H. & Alpers, G. W. (2009). Operante Verfahren der Psychotherapie: Psychologische Interventionen auf der Grundlage des operanten Konditionierens. In M. Hautzinger & P. Pauli (Hrsg.), *Psychotherapeutische Methoden. Enzyklopädie der Psychologie*. Göttingen: Hogrefe.

Kazdin, A. E. (1977). *The token economy: A review and evaluation*. New York: Plenum.

Problemlösetraining

H. Liebeck

46.1 Allgemeine Beschreibung

Problemlösetrainings nehmen in unterschiedlichen Formen in der Verhaltenstherapie eine immer größere Bedeutung ein. So werden Problemlöseverfahren als vielfältig anwendbare psychotherapeutische Verfahren in unterschiedlichen Praxisfeldern integriert, als Teile in kognitiven Therapien mit Kindern eingesetzt, zur Unterstützung bei der Expositionsbehandlung von Ängsten oder den kognitiven Therapieverfahren herangezogen.

Prinzipiell unterscheiden sich Konzepte des Problemlösetrainings oder allgemein des Problemlösens in der Psychotherapie strukturell nicht von Problemlösungswegen in völlig anderen Bereichen (Technik, Wissenschaft etc.), dass davon ausgegangen werden kann, dass ihre grundlegenden Modelle an sich allen potenziellen Problemlösern (also auch Patienten) bekannt sein dürften bzw. ihre Analogien von Patienten schnell erkannt werden können. Inzwischen gibt es eine Vielzahl unterschiedlicher Problemlösetrainings, die sich in ihrer Struktur in weiten Teilen ähneln, gleichgültig, ob sie fünf Teilschritte oder bis zu 19 vorschlagen (D'Zurilla & Goldfried, 1971; Kanfer, Reinecker & Schmelzer, 2002). Hier wird ein 8-stufiges Modell präferiert, das die von verschiedenen Autoren ausgearbeiteten »klassischen« 7-stufigen (z. B. Kanfer et al., 2002) um eine explizite Vorbereitungsphase ergänzt, eine andere Zuordnung einzelner Schritte vornimmt und damit eine spezifische Adaptation auf verhaltenstherapeutische Belange versucht. Gleichzeitig wird eine multimodale Blickrichtung berücksichtigt, um die gegenwärtige breitere Sichtweise in Psychodiagnostik und Psychotherapie angemessen einzubeziehen.

Methoden: Spezifische Methoden brauchen beim Problemlösetraining nicht vorgeschlagen zu werden, da es im Wesentlichen um das Erlernen einer prozessualen Struktur geht. An allgemeinen Hilfen sind jedoch auch hier zu nennen:

- **Tagebuch**: Das Aufzeichnen der einzelnen Schritte hilft bei der Überprüfung des Erreichten und beim Feststellen noch zu erarbeitender Teilschritte (▶ Kap. 49).
- **Mehrspaltenprotokolle**: Sie dienen der Suche nach und dem Abwägen von Lösungsmodellen (▶ Kap. 47).
- **Selbstkontrollmethoden**: Sie werden in diesem Buch an anderer Stelle vorgestellt (▶ Kap. 52 und Kap. 82), können in Teilbereichen auch hier eingesetzt werden.

46.2 Indikationen

Problemlösetrainings sind grundsätzlich bei Personen (sowohl bei Erwachsenen als auch bei Kindern und Jugendlichen) indiziert, die über ein gewisses Maß an Eigenverantwortlichkeit und intellektuellen Möglichkeiten verfügen, wobei der Aufbau von Eigenverantwortlichkeit auch Ziel des Trainings sein kann. Wichtig ist bei Problemlösetrainings die prinzipielle Erreichbarkeit einer guten Kooperation mit dem Therapeuten, um Überforderungen zu vermeiden, die zu einem schnellen Abbruch führen könnten.

Problemlösetrainings wurden bislang u. a. erfolgreich in folgenden Bereichen eingesetzt:

- Angststörungen (▶ Kap. 92 und Kap. 103),
- Alkoholismus (▶ Kap. 94),
- Depressionen (▶ Kap. 100),
- Ehetherapie (▶ Kap. 76),
- Familientherapie,
- Kommunikationsprobleme (▶ Kap. 76),
- Paniksyndrom (▶ Kap. 92),
- Schizophrenien (▶ Kap. 108),
- Schmerz (▶ Kap. 111),
- Selbstunsicherheit (▶ Kap. 69 und 114),
- Stress, (▶ Kap. 85),
- Unternehmungsberatung und
- Therapien von Kindern und Jugendlichen (▶ Kap. 101, Kap. 102 und Kap. 104).

46.3 Nebenwirkungen und Kontraindikationen

Differenzierte Kriterien zu Kontraindikationen liegen nicht vor. Es sollte aber davor gewarnt werden, das Problemlösetraining zu früh (ohne ausreichenden Beziehungsaufbau und Compliance – ▶ Kap. 8 und Kap. 39) einzusetzen. Auch sollte auf einen engeren Therapeuten-Patienten-Kontakt während der eigentlichen Lösungsumsetzungsphasen geachtet werden. Da es im Wesentlichen darum geht, eine Lösungsstrategie zu erarbeiten und diese in realen Alltagssituationen einzusetzen, muss darauf geachtet werden, dass eine (intellektuelle) Überforderung seitens der Patienten vermieden wird. Allerdings sind Teilbereiche des Problemlösetrainings oftmals selbst bei leichter geistiger Behinderung einsetzbar.

46.4 Technische Durchführung

Beim Problemlösetraining haben sich die folgenden acht Schritte als sinnvolle Einheiten herausgestellt. Es gilt aber unbedingt zu beachten, dass es sich um ein strukturiertes Vorgehen handelt, das als prinzipieller Rückkoppelungsprozess zu verstehen ist. Aus diesem Grunde können die einzelnen Schritte nicht immer linear aufeinander folgen: z. B. muss bei Problemen oder noch nicht (vollständig) erreichten Zielen (auch innerhalb eines Schrittes) zu einem früheren Teilschritt zurückgekehrt werden.

Ferner ist zu beachten, dass Problemlösetrainings als interaktionistische Prozesse zwischen Patienten und Therapeuten anzusehen sind. Das heißt, dass alle Einschätzungen, Sichten, Wertungen, Inhalte usw. zwischen Therapeut und Patienten sofort abgeglichen und überprüft werden sollten, um einerseits Missverständnisse schnell aufheben, andererseits Probleme und Überforderungen erkennen zu können.

1. Schritt: Information und Vorbereitung

Bei dem Einsatz von Problemlösetrainings im Rahmen umfassender Therapiekonzepte müssen die Spezifika des Trainings in ihren Schritten und Modalitäten im Zusammenhang ihrer differenzierten Bedeutung bei der Erreichung einzelner Ziele erklärt werden. Dabei ist die Verwendung von Analogien aus dem Alltagsbereich hilfreich. Besonders wichtig sind Hinweise auf den Prozess- und Rückkoppelungscharakter des Trainings und die Möglichkeit von Rückfällen. Es empfiehlt sich, spezifische Einzelinformationen zu den einzelnen Schritten erst dann zu geben, wenn die jeweiligen Inhalte das erste Mal angesprochen und bearbeitet werden, da so ihre Bedeutung einsichtiger vermittelt werden kann. Bei dem Einsatz von Problemlösetrainings als alleinige (oder überwiegende) therapeutische Maßnahme muss darüber hinaus eine allgemeine Hinführung auf das Vorgehen geleistet werden.

Da die Struktur des Problemlösetrainings als Ziel vom Patienten gelernt werden muss, sollten alle Möglichkeiten genutzt werden, dies dem Patienten zu erleichtern. Der Therapeut kann dazu seine Anregungen und Fragen, die natürlich von dem unten zu beschreibenden Prozess geleitet sein sollen, dem Patienten transparent machen. Am besten scheint dies zu gehen, wenn der Therapeut (mehrfach) die einzelnen Schritte expliziert und in einem gemeinsamen Protokoll der Therapiesitzung für sich und den Patienten festhält. Dazu wird an dieser Stelle die Herausgabe einer Kopie des Stundenprotokolls an den Patienten vorgeschlagen: Transparenz und Informationsvermittlung sind für den Patienten optimal gewährleistet. Im Übrigen kann ein Patient dann angeleitet werden, für sich und den Therapeuten das Protokoll selbst zu führen, was die Eigenverantwortlichkeit vermutlich weiterhin erhöhen dürfte.

■ **2. Schritt: Problembeschreibung**

Vermittlung einer multimodalen Problemsicht: Probleme äußern sich (zumindest) innerhalb und zwischen den folgenden Modalitäten: Verhalten, Emotionen, Wahrnehmungen, Vorstellungen, Kognitionen, interpersonale Beziehungen und Körper.

Zur Spezifizierung müssen Problembeschreibungen (soweit nötig) auf allen diesen Modalitäten (Zunahme/Abnahme; was, wann, wie, wo, wer? Frequenz, Intensität, Dauer, Gegensätze) erfolgen. Ferner sind die situativen Bezüge von Problemen zu erarbeiten. Für den Therapeuten gilt hier »lediglich«, den Patienten an diese Modalitäten heranzuführen und durch Fragen anzuleiten. Der Patient hat (unter Einbeziehung von Hausaufgaben) die Hauptarbeit zu leisten. Schon bei diesem Schritt ist zu beachten, dass sich die Problembeschreibung im Laufe des Trainings verändern wird, da neue Einsichten die Wahrnehmungen des Patienten und seine subjektiven Erklärungsmodelle modifizieren.

■ **3. Schritt: Problemanalyse**

Gefragt ist das Herausarbeiten der Pläne, Regeln, Strategien und Schemata, die das Problemverhalten ermöglichen und aufrechterhalten (▶ Kap. 41 und Kap. 42). Es gilt u. a. die folgenden Fragen zu beantworten:

- Wie sind die Probleme entstanden, in welchen situativen, modalen und sozialen Zusammenhängen?
- Wie sehen die Pläne und Schemata aus, die gegenwärtig die Probleme unterstützen und größer werden lassen?
- Welche Regelfixierungen lassen sich erkennen?
- Welchen Krankheitsgewinn (primär und sekundär) kann der Patient aus seinen Problemen ziehen?
- Welche (funktionale) Lerngeschichte steht hinter den Problemen?
- Was würde sich bei einem erfolglosen Training für den Patienten ergeben bzw. sollte an dieser Stelle zu beantworten versucht werden.

■ **4. Schritt: Zielanalyse**

Grundsätzlich ist zwischen Zielen und Teilzielen zu unterscheiden. Für Problemlösetrainings ist eine Differenzierung in überschaubare und zeitlich befristet erreichbare Teilziele unumgänglich. Prinzipiell müssen Teilziele so konkretisiert werden, dass der Patient von Therapie- zu Therapietermin die Möglichkeit hat, Fortschritte zu sehen. Allerdings sollten die Teilziele so ausgewählt werden, dass auch ein Nichterreichen subjektiv akzeptiert werden kann; hierauf muss der Patient gut vorbereitet werden. Bei einem multimodalen Problemlösetraining müssen entsprechend alle Modalitäten berücksichtigt werden, vor allem auch die interpersonalen Relationen: Welche Auswirkungen wird das Erreichen von Teilzielen auf den Patienten selbst und seine Sozialpartner haben? Der Therapeut muss bei diesem Schritt besonders auf zwei Aspekte achten. Der Therapeut sollte:

1. die Realisierbarkeit von Zielen kritisch betrachten, da sich erfahrungsgemäß besonders kooperative Patienten leicht überfordern und dann unweigerlich Misserfolge erfahren können. Die Reflexion der Teilziele und deren Korrektur ist ein wesentlicher Teil der interaktionalen Arbeitsanteile des Therapeuten beim Problemlösetraining.
2. auch auf die Einhaltung ethischer Verpflichtungen im Therapieprozess achten, z. B. die Berücksichtigung der Interessen der Sozialpartner.

■ **5. Schritt: Lösungs- oder Veränderungsplanung**

Ziel des Schrittes ist das Finden und Ausarbeiten von Lösungswegen, die spezifisch für die Bedingungen des Patienten zugeschnitten sind und umsetzbar erscheinen. Für das Finden von Lösungswegen können unterschiedliche Herangehensweisen überlegt werden. Grundsätzlich gilt, dass der Therapeut den Patienten als dessen eigenen Kotherapeuten sieht und ihm möglichst keine Vorschläge macht: Der Patient soll seine Lösungswege selbst suchen und finden. Besonders die folgenden Aspekte können hier hilfreich sein:

- **Eingrenzung des Lösungsraumes**: In welchem Bereich ist nach Lösungsmöglichkeiten zu suchen? Welche Hilfsmittel und Personen stehen zur Verfügung? Welche Bereiche potenzieller Lösungswege sind blockiert und stehen (derzeitig) nicht zur Verfügung?

- **Frühere Erfahrungen**: Hat der Patient für ähnliche Situationen oder Probleme Lösungserfahrungen, die er nun verwenden könnte? Welche Hilfen und Annäherungen an Probleme sind ihm bekannt?
- **Aufnahme heterogener Informationen**: Ermutigung des Patienten, auch in den Bereichen nach Lösungen zu suchen, die für ihn bisher kaum in Frage kamen. Manchmal ist es hilfreich, den Patienten andere Rollen einnehmen zu lassen, um dann (spekulativ) aus neuen Blickrichtungen Lösungen suchen (und finden) zu lassen.
- **Setzen von Prioritäten**: Was soll zuerst erreicht werden? Welche Lösungsmöglichkeiten sollen zunächst ausprobiert werden? Welche Teilziele sind für den Patienten besonders wichtig bzw. könnten bei ihrem Erreichen weiter für die Therapie motivieren?
- **Negationen und Konstruktionen**: In dem Fall, in dem kaum oder keine Lösungsmöglichkeiten gesehen werden, kann versucht werden, bestimmte Bereiche zu negieren oder auszuklammern, um auf konstruktivem Wege eben doch einen Lösungsansatz erreichen zu können (Was-wäre-wenn-Fragen). Manchmal sollten zum Repertoire auch zeitlich befristete Verbote gehören, um bisher ausgeübte negative Lösungswege auszuschließen.
- **Selbstverpflichtung des Patienten**: Am Ende dieses Schrittes sollte der Patient sich selbst verpflichten, intensiv und zielstrebig die geplanten Lösungsschritte auszuprobieren bzw. ein Abkehren davon gut begründen.

Die einzelnen Lösungsmöglichkeiten müssen ausführlich reflektiert und hinsichtlich ihrer Vor- und Nachteile analysiert werden. Die endgültige Auswahl des präferierten Lösungsweges muss der Patient mit ausreichender Überzeugung treffen können; sonst könnte ein Übergang zum nächsten Schritt vorschnell erfolgen.

Es hat sich als vorteilhaft erwiesen, die einzelnen Lösungsmöglichkeiten nach angemessenen Kriterien (Problem und Patient) zu ordnen und ggf. in einer Liste nebeneinander zu stellen. Dies erleichtert, vor allem bei Regelfixierungen (»das geht nicht«, »das habe ich alles schon ausprobiert«), oftmals doch noch eine erfolgreiche Suche nach Lösungswegen. Letztlich hat sich der Patient (mit dem Korrektiv des Therapeuten) für den Lösungsweg zu entscheiden, der für ihn am wahrscheinlichsten eine akzeptable Lösung verspricht, wobei die Interessen seiner Sozialpartner (zumindest teilweise) berücksichtigt werden müssen.

▪ 6. Schritt: Ausprobieren der Lösung oder Probehandeln

Dieser Schritt, die eigentliche Umsetzung des Lösungsweges, führt in aller Regel zu einer Konfrontation mit der Realität, die je nach Größe der Teilschritte sogar bedrohlich erscheinen kann. Deswegen muss der Patient detailliert vorbereitet werden. Hierzu bieten sich Rollenspiele im therapeutischen Schonraum an, die zu einer notwendigen Ausgangssicherheit des Patienten führen können. In Interaktion mit dem Therapeuten sind geeignete Situationen und Sozialpartner auszuwählen, sodass besonders am Anfang des Problemlösetrainings motivierende Erfolge mit ausreichender Wahrscheinlichkeit eintreten können. Probehandeln sollte immer durch Aufzeichnungsmethoden (z. B. Methoden der Selbstbeobachtung) begleitet und kontrolliert werden, um für die nachfolgende Bewertungsphase die notwendigen (realistischen) Informationen zur Verfügung zu haben; gilt es doch gerade beim Problemlösetraining, erfolgreiche Strategien herauszufinden und festzuhalten, um sie später auf ähnliche Probleme transferieren zu können. Die Durchführungsprotokolle dienen dabei zur Analyse und Modifikation missglückter oder wenig erfolgreicher Lösungsversuche, die für den weiteren Verlauf des Trainings oft wichtigere Informationen anbieten als die von erfolgreichen. Auf diesem Hintergrund können Fehlschläge besser be- und verarbeitet werden.

▪ 7. Schritt: Bewertung des Probehandelns

Zusammen mit dem Therapeuten werden bei diesem Schritt anhand der Aufzeichnungen aus dem Schritt des Probehandelns in Abgleichung von Zielanalyse (Schritt 4) und Lösungs- und Veränderungsplanung (Schritt 5) Bewertungen des Erreichten kritisch vorgenommen.

- Welche Aspekte des Lösungsweges haben sich als erfolgreich erwiesen, welche weniger, welche waren sogar untauglich?
- Ist eine Annäherung an das Zielverhalten erreicht worden?
- War der erhoffte Beitrag den Vorstellungen entsprechend?
- Welche Auswirkungen zeichnen sich auf den einzelnen Modalitäten ab?

Die Kernfrage dieses Schrittes läuft auf die Antwort hinaus, ob der eingeschlagene Lösungsweg weiterverfolgt oder verändert werden muss. Aber auch eine Reanalyse hinsichtlich Problembeschreibung und Problemanalyse sollte versucht werden: Eventuell ist ein erneuter Einstieg in einen früheren Schritt notwendig. Der Umgang mit dem Lösungsversuch kann zu einer Neubewertung des Problems geführt haben. Dies gilt besonders für die eher »inneren« Modalitäten: Gefühle und Kognitionen.

Der Schritt der Bewertung ist von großer Bedeutung, wenn die erhofften Ziele nicht oder nicht in angemessener Zeit erreicht werden können. Hier muss der Therapeut vor allem sensibel dafür sein, warum ein Patient z. B. Lösungswege, die er sich vorgenommen hat, nicht durchgeführt hat. Diese Probleme bedingen in aller Regel einen erneuten Einstieg in die Problemanalyse (besonders wichtig ist die Bearbeitung motivationaler Fragen), aber auch in die Zielanalyse.

8. Schritt: Transferplanung

Bei einer positiven Bewertung des Lösungsversuches im vorangehenden Schritt kann nun für Ziele und Teilziele der Problembereiche überlegt werden, welche Lösungsschritte sich als erleichternde Wege angeboten haben, die es zu bewahren gilt, weil sie vermutlich bei später auftretenden Problemen einen guten Weg darstellen werden. Diese neuen und erfolgreichen Strategien sollten von dem Patienten gemeinsam mit dem Therapeuten modellhaft skizziert werden, um bei Bedarf ihren erneuten Einsatz schnell zu gewährleisten. Quasi handelt es sich hier um eine Sammlung erlernter und erfolgreicher Strategien und Regeln aus dem Problemlösetraining.

Neben spezifischen Regeln sollte immer die grundlegende Struktur des Problemlösetrainings dazugehören: Diese zu einer selbstverständlichen Strategie werden zu lassen, dürfte das eigentliche und oberste Ziel des Problemlösetrainings sein.

Der Schritt der Transferplanung enthält auch das Beenden der Therapie. Das Training sollte langsam und systematisch ausgeblendet werden.

46.5 Erfolgskriterien

Eine Kontrolle des Erfolges der Problemlösetrainings ergibt sich innerhalb seiner Durchführung. Stellen sich erhoffte Erfolge nicht in angemessener Zeit ein, sollte überprüft werden, woran die Umsetzung scheitert. Besonders sind hier Motivationsprobleme beim Patienten und Vermittlungsprobleme beim Therapeuten zu überdenken.

46.6 Grad der empirischen Absicherung und persönliche Bewertung

Zum gegenwärtigen Zeitpunkt gibt es gute Anhaltspunkte für die hohe Wirkung der Problemlösetrainings, da die Ergebnisse der Problemlösungstherapien annähernd auf Problemlösetrainings übertragen werden dürfen. Da zudem das grundlegende Paradigma des Problemlösetrainings aus Prozessen der Erkenntnisgewinnung nicht wegzudenken ist, dürfte sein Beitrag für die Bearbeitung von Problemen einerseits eher allgemeiner Art sein. Andererseits kann nach den vorliegenden Ergebnissen (Grawe, Donati & Bernauer, 1994) den Problemlösetrainings eine gute Wirksamkeit bei einem breiten Anwendungsspektrum bescheinigt werden. Problemlösetrainings haben für die Erhöhung der Verantwortlichkeit und Aktivität des Patienten sowie für die Rückfallprophylaxe bei späteren Problemen sicher einen unschätzbaren Wert und sind aus dem Spektrum der kognitiv-behavioralen Therapie nicht mehr wegzudenken. Vorteil ist auch, dass Problemlösetrainings bei Teilschritten der eigentlichen Therapiephase (Probehandeln) mit anderen effektiven kognitiven Methoden der Verhaltenstherapie gut kombiniert werden können.

Literatur

Beck, J. (2001). *Praxis der Kognitiven Therapie*. Weinheim: Beltz/PVU.

D'Zurilla, T. J. & Goldfried, M. R. (1971). Problem solving and behavior modification. *J Abnor Psychol, 78*, 107–126.

Grawe, K., Donati, R. & Bernauer, F. (1994). *Psychotherapie im Wandel. Von der Konfession zur Profession*. Göttingen: Hogrefe.

Kanfer, F. H., Reinecker, H. & Schmelzer, D. (2002). *Selbstmanagement-Therapie*. Berlin: Springer.

Protokoll negativer Gedanken (Spaltenprotokoll)

M. Hautzinger

47.1 Allgemeine Beschreibung

Diese Methode ist ein integraler Bestandteil kognitiver Therapie. Es werden damit Ereignisse erfasst, die unangenehme Emotionen (z. B. Angst, Niedergeschlagenheit) auslösen. Diese Emotionen werden benannt und ihre Stärke eingeschätzt. Das erste Ziel, das mit diesen Protokollbogen verbunden ist, liegt in der Selbstbeobachtung (▶ Kap. 49) von Affektäußerungen und in dem richtigen Benennen von Emotionen. In einem weiteren Schritt werden die automatischen Gedanken zu den negativ erlebten Situationen und den damit verbundenen Emotionen in Bezug gesetzt. Dabei geht es um das Erkennen von solchen automatisch ablaufenden Bewertungsprozessen, die zwischen der erlebten Situation und den daraus entstehenden Emotionen vermitteln. Der Begriff der »automatischen Gedanken« hängt eng mit einem kognitiven Verständnis von Emotionen und psychischen Problemen zusammen. Nach dieser Auffassung hängen die Entstehungs- und die aufrechterhaltenden Bedingungen von psychischen Störungen mit gelernten, realitätsinadäquaten, ungenauen, unlogischen und verzerrten Denkmustern und Bewertungsprozessen einer Situation zusammen. Sie müssen zur Überwindung z. B. einer Depression erkannt und verändert werden. In einer weiteren Spalte des Protokollbogens werden rationalere Rekonstruktionen, d. h. unverzerrtere, realitätsangemessenere Bewertungen einer Situation vorgenommen und niedergeschrieben. Schließlich wird in der fünften Spalte des Bogens erneut eine Einschätzung des emotionalen Erlebens aufgrund der rationaleren Neubewertung vorgenommen.

Durch diese Spaltentechnik wird zum einen der automatisch ablaufende, für die psychische Belastung verantwortliche kognitive Bewertungsprozess festgehalten und aufgedeckt und zum zweiten die Neubewertung, die realitätsgerechtere Kognition und die daraus folgende Emotion in einer bestimmten Situation lehrbar gemacht.

47.2 Indikationen

Entwickelt wurde diese Technik für die Behandlung von Depression. Dort fand sie bislang auch ihre häufigste Verwendung. Es ist möglich und sinnvoll, sie bei allen emotionalen Reaktionen und Problemen einzusetzen. Indiziert dürfte diese Spaltentechnik immer dann sein, wenn es um die Aufdeckung und um die Beeinflussung von kognitiven Bewertungen bestimmter Situationen geht. Empirische Daten bzw. umfangreicheres klinisches Erfahrungswissen zur differenziellen Indikationsstellung fehlen.

47.3 Nebenwirkungen und Kontraindikationen

Dazu fehlen entsprechende Berichte und empirische Ergebnisse. Vermutlich wird sich diese Methode bei schizophrener Problematik, wahnhaft-psychotischer Depression und anderen schweren Erkrankungsphasen nicht anwenden lassen.

Tab. 47.1 Beispielprotokoll

Situation Auslöser	Gefühl (Stärke einsam)	Automatische Gedanken	Realistischere Gedanken	Ergebnis
Sonntag, schon 11 Uhr und noch immer im Bett. Kraftlos	Erschöpft, depressiv, mies (90)	Habe keine Lust, was zu tun. Habe nicht die Kraft. Nichts macht mir Freude. Alle anderen sind längst auf und vergnügen sich. Ich schaff' das nie. Ich Versager!	Das kommt daher, weil ich nichts tue. Natürlich habe ich Kraft, ich bin doch nicht behindert. Nur das Nichtstun macht mich depressiv. Habe Freude an den Dingen, wenn ich erst mal anfange. Was gehen mich die anderen an. Ich bin kein Versager, nur weil ich durchhänge und krank bin. Nur der Anfang ist schwer. Los jetzt!	Verspüre Erleichterung. Stand auf und duschte mich. Nur noch 30–40 mieses Gefühl

47.4 Technische Durchführung

Im folgenden Beispiel ist ein Protokollblatt für negative Gedanken abgedruckt (Tab. 47.1). Es sind alle 5 Spalten gekennzeichnet.

Diese Spaltentechnik kann und sollte erst nach einer genauen Erklärung und Heranführung durch den Therapeuten eingesetzt werden. Der Patient muss erfahren haben, dass seine emotionalen Reaktionen auf bzw. in bestimmten Situationen mit seinem Denken über die Ereignisse zusammenhängen. Es muss während der Therapiestunde exemplarisch eine bzw. mehrere solcher Analysen dysfunktionaler Gedanken durchgegangen und besprochen werden. Die Vermittlung des theoretischen Verständnisses von Emotionen ist dafür eine wichtige und notwendige Bedingung. Häufig wird zum Einstieg in diese komplexere Form der Beobachtung und zur Analyse von Kognitionen zuerst die sog. Zweispaltentechnik und danach die Dreispaltentechnik eingesetzt. Bei der Zweispaltentechnik besteht die Aufgabe im Festhalten der Situationen, die unangenehme Emotionen hervorriefen, und in dem Notieren von Gefühlen und Gedanken in und unmittelbar nach dem Erlebnis.

Bei der Dreispaltentechnik verwendet man die Spalten Situationsbeschreibung, Gefühle, automatische Gedanken des Protokollblatts in der Übersicht. Zwischen diesen beiden Vorstufen besteht der Unterschied in der Systematik des Erfassens der drei Erlebenselemente. Gelingt dieses Erkennen von Situationen, das Benennen von Emotionen und die Identifizierung von Kognitionen, dann geht man dazu über, in einer vierten Spalte die möglichen Neubewertungen, die rationaleren Erklärungen und korrekteren Interpretationen zu derselben Situation aufschreiben zu lassen. Diese Heranführung hat sich nach den Erfahrungen als hilfreich und sinnvoll erwiesen. Erst wenn von dem Patienten die einfacheren Analyse- und Neubewertungsschritte beherrscht werden, ist das komplexe, fünfspaltige Schema problemlos bewältigbar.

Der Patient sollte dazu angehalten werden, jede Situation und jedes aktuelle Ereignis (dazu gehören auch innere Prozesse wie Träume, Tagträume, Denken), die unangenehme Gefühle hervorrufen, festzuhalten und entsprechend dem Schema zu analysieren. In den Therapiesitzungen muss vor allem zu Anfang jedes Protokollblatt und jede Situation durchgesprochen werden. Vor allem die Spalte »automatische Gedanken« und »realistischere Gedanken« und ihre Wirkung auf das emotionale Befinden bedürfen ausführlicher Explikation und differenzieller Verstärkung. Bei dieser Arbeit an den Kognitionen des Patienten ist es unabdingbar, dass der Therapeut ein fundiertes Wissen über das kognitive Erklärungsmodell von Emotionen besitzt und die kognitiven Techniken beherrscht (sokratische Methode, ► Kap. 56, auch Kap. 29, Kap. 37, Kap. 38 und Kap. 72). Eine weitere Variante kann darin bestehen, das subjektive Überzeugtsein von den rationaleren Gedanken einschätzen zu lassen (0–100). Hindernisse bei der Übernahme von realistischeren Neubewertungen können so aufgedeckt und bearbeitet werden. Es kann damit ferner deutlich gemacht werden, weshalb es noch nicht gelingt, die realistischeren Kognitionen in aktuellen Situationen rasch parat zu haben, wenn man diesen nur geringe subjektive Überzeugtheit beimisst. Die automatischen, gewohnten Gedanken haben in der aktuellen Situation noch eine weitaus größere Überzeugungskraft. Erst mit dem Fortgang des Therapieprozesses erhöht sich die kognitive Flexibilität. An den Einschätzungen kann solch ein Fortschritt ablesbar werden.

Die Belastung für den Patienten durch das Ausfüllen dieser Protokollbögen ist vor allem am Anfang groß. Man sollte daher zu Beginn mit dem Aufschreiben einiger weniger Situationen und Ereignisse zufrieden sein. Anfangs gelingt das vollständige Ausfüllen des Protokollschemas und damit die komplette Analyse und Neubewertung von Situationen und Kognitionen noch nicht. Weitere Erklärungen, Vereinfachungen und vor allem das gemeinsame Durcharbeiten in der Therapiesituation sind notwendig. Im weiteren Verlauf und mit dem Vertrautwerden mit diesem Schema nimmt die Belastung ab, da nicht fortwährend protokolliert werden muss, sondern nur Situationen, die (noch) negative Gefühle zur Folge haben, aufzuschreiben sind.

47.5 Erfolgskriterien

Für die Erfolgsbestimmung liegen keine objektiven Kriterien vor. Subjektive Angaben des Patienten, immer häufiger in früher emotional belastenden Situationen realitätsangemessener und befriedigender reagieren zu können, sind stattdessen üblich. Gelingt es dem Patienten, die Situations- und Ereignisparameter rationaler zu erkennen und situationsentsprechend zuzuschreiben, dann sind das Erfolgshinweise.

Daher sind zum einen die Flexibilität des Umganges mit diesem Analyseinstrument, die Problemlosigkeit der rationaleren Reaktionen auf bestimmte Ereignisse und die Zunahme des subjektiven Überzeugtseins von den realistischen Kognitionen als Erfolgskriterien anzusehen. Zum anderen muss die enge Verbindung gerade dieser Technik zu dem emotionalen Befinden beachtet werden, was bedeutet, dass in der positiven Veränderung der emotionalen Befindlichkeit und in der Reduktion situationsabhängig erlebter Belastungen ein weiteres Erfolgskriterium gesehen werden muss.

47.6 Grad der empirischen Absicherung und persönliche Bewertung

Dieses therapeutische Element ist als einzelne Maßnahme bislang nicht untersucht worden. Im Zusammenhang mit vielen anderen kognitiven Therapieelementen liegen jedoch einige Studien vor, die eindrucksvoll die Wirksamkeit kognitiver Therapie belegen. Rückschlüsse von diesen Ergebnissen auf die hier beschriebene Spaltentechnik sind unmittelbar nicht möglich, denn es wurden komplexe Therapieprogramme untersucht.

Die persönliche Bewertung des Autors ist aufgrund der Erfahrung mit dieser Technik positiv. Er hat sie zur Analyse und Aufdeckung automatisch ablaufender Bewertungen und kognitiver Muster immer als sehr hilfreich erlebt. Es gelingt damit, die tatsächlich ablaufenden kognitiven Prozesse aufzudecken und zu einem Thema im Therapieprozess zu machen. In der mit dieser Methode verbundenen Unterrichtung des Patienten in selbstständiger Analyse und Veränderung von negativen Stimmungen vermittelnden Kognitionen liegt ein großer Vorteil. Der Patient wird mit einer Selbsthilfemethode vertraut gemacht, die es ihm erlaubt, auch nach Abschluss der Therapie, bei erneuten Schwierigkeiten, darauf zurückzugreifen. Generalisierung und Stabilisierung des Therapieerfolges werden gefördert und sind wahrscheinlich.

Literatur

Beck, J. (1998). *Praxis kognitiver Therapie*. Weinheim: Beltz/PVU.

Beck, A. T., Rush, A. J., Shaw, B. F. & Emery, G. (1996). *Kognitive Therapie der Depression*. Weinheim: Beltz/PVU.

Hautzinger, M. (2000). *Depression im Alter*. Weinheim: Beltz/PVU.

Hautzinger, M. (2003). *Kognitive Verhaltenstherapie bei Depressionen* (6. Aufl.). Weinheim: Beltz/PVU.

Hautzinger, M. (2011). *Kognitive Verhaltenstherapie bei psychischen Störungen* (4. Aufl.). Weinheim: Beltz/PVU.

Pössel, P. & Hautzinger, M. (2009). Kognitive Interventionsmethoden. In M. Hautzinger & P. Pauli (Hrsg.), *Psychotherapeutische Methoden. Enzyklopädie der Psychologie.* Göttingen: Hogrefe.

Reaktionsverhinderung

L. Süllwold

48.1 Allgemeine Beschreibung

Die Verhaltenstherapie schwerer Zwangsstörungen hat in den letzten Jahren wesentliche Korrekturen ihrer ursprünglichen theoretischen Annahmen erfahren. In ähnlicher Weise haben sich die therapeutischen Strategien verändert. Dennoch blieb die Methode der Reaktionsverhinderung mit neueren Erkenntnissen und Entwicklungen kompatibel. Diese ist ein Baustein der Intervention bei reizgebundenen Zwangssymptomen. Deren Kennzeichen ist, dass zuvor neutrale, belanglose Umweltreize zu bedeutsamen Gefahrensignalen geworden sind (z. B. Wollflusen, Fettspritzer, Spuren von Urin, Speichel, Schweiß; Süllwold, 2001). Ausgedehnte Zwangshandlungen sollen deren Vermeidung sichern, die Umwelt wird zunehmend als verdachtsweise kontaminiert angesehen. Eine pathologische Realitätskonstruktion wird beherrschend. Ein solches Hervortreten belangloser Stimuli, mit einer Einengung der Bewusstseinsinhalte, setzt neurobiologisch voraus, dass eine veränderte Neuromodulation mit einer globalen Beeinflussung der Informationsverarbeitung vorhanden ist. Zwangssyndrome sind kulturübergreifend vielfach homogen; offenbar sind die entstehenden neuronalen Netzwerke präformiert durch stammesgeschichtlich ältere Formen der Umweltanpassung, die im Stammhirn noch gespeichert sind. Bei einer geschwächten Kontrolle durch höhere (neokortikale) Zentren treten solche Urformen als Instinktschemata hervor (Süllwold, 2001), mit einem Vorherrschen starr-mechanistischer Abläufe ohne Anpassungswert. So verhält sich z. B. ein Zwangskranker analog zu einem Urmenschen, der ein Territorium sichern musste; Spuren signalisierten diesem Gefahr. Diese starren Reaktionsmuster zu verändern, erfordert neue Erfahrungen in die entstandenen neuronalen Netzwerke zu bringen. Mit aktiver therapeutischer Unterstützung muss angestrebt werden, die Vermeidungsreaktionen schrittweise zu unterbinden und eine Konfrontation mit der realen Situation, nicht nur mit isolierten Stimuli (Hoffmann, 1994), möglich zu machen. Die Intensivierung der Wahrnehmung (Was sehe ich?) sowie die bewusste Orientierung an einem realistischen Standard (Was ist zweckvolles Säubern?) sowie die laufende Diskrimination von Zwang und Normalverhalten gehört zur Verhinderung der Zwangshandlungen hinzu.

Im Unterschied zum Wahn ist Einsicht noch vorhanden; die Betroffenen wissen, dass eigentlich nicht richtig ist, was sie tun. Die vorhandene Urteils- und Kritikfähigkeit hat jedoch keinen Einfluss auf den Zwang; neurobiologisch handelt es sich um voneinander unabhängige Systeme, also um einen Verlust an funktioneller Integration (Müller et al., 2003). Die gestörte Interaktion muss durch eine Zunahme von Koppelungen wieder hergestellt werden. Begleitend zur Reaktionsverhinderung müssen daher fortlaufend kognitive Aktivitäten, z. B. korrigierende Gedanken, therapeutisch aktiviert und aufrecht erhalten werden, bis dies selbstkontrolliert (Ich verhalte mich, wie es mir mein klarer Verstand sagt und nicht nach dem unsinnigen Zwang.) möglich ist.

48.2 Indikationen

Bei reizgebundenen Zwangsvorstellungen dienen die Zwangshandlungen der Vermeidung oder dem Ungeschehenmachen von Konfrontationen mit den als hochgradig aversiv gewerteten Substanzen oder vermeintlich kontaminierten Objekten. Liegt eine solche funktionale Beziehung vor, ist die Methode der Reaktionsverhinderung unverzichtbarer Bestandteil der Behandlung. Voraussetzung ist, dass der Leidensdruck groß genug ist und die Motivation vorhanden, von der quälenden Symptomatik befreit zu werden. Vollständige Einsicht in die Art der Störung ist anfänglich noch nicht vorhanden; die Indikation ist jedoch gegeben, wenn die Betroffenen deutlich erkennen lassen, dass sie bereit sind, eine längerfristige Therapie durchzuhalten.

48.3 Nebenwirkungen und Kontraindikationen

Da Zwangssymptome Begleitphänomene einer anderen Erkrankung sein können, ist eine sorgfältige Diagnostik unverzichtbar. Beginnende schizophrene Psychosen (Zwangsmechanismen und Basisstörungen; Süllwold, 1982) imponieren nicht selten als Zwangssyndrom, ehe psychotische Symptome deutlich werden. Zwangsvorstellungen sind nicht immer leicht von unkorrigierbaren paranoiden Ideen zu unterscheiden. Motivlose Stereotypien können katatone Symptome sein. Bei affektiven Psychosen, z. B. Depressionen, kann das Hängenbleiben an Handlungsvollzügen auf einer Antriebsstörung beruhen, vorherrschende Krankheitsängste oder Todesfurcht (mit dem Meiden von Friedhöfen oder Personen, die einen Todesfall in der Familie hatten) weisen auf Stimmungsveränderungen hin. Bei einer hirnorganischen Erkrankung können zwanghafte Kontrollen eine kompensatorische Funktion haben, wenn z. B. Einbußen des Kurzzeitgedächtnisses vorhanden sind.

Die Diagnose Zwangskrankheit kann nur nach Ausschluss einer Grunderkrankung gestellt werden; in allen anderen Fällen ist eine Zwangsbehandlung kontraindiziert.

48.4 Technische Durchführung

- Erster Schritt: Aufbau von Krankheitseinsicht. Beschreibung typischer Merkmale von Zwangssyndromen, inhaltliche Erläuterungen durch Hinweis auf Spuren angeborener Verhaltensweisen. Vermittelt wird den Betroffenen, kein Einzelfall und nicht vollständig verrückt zu sein.
- Bekräftigen der erhaltenen Urteils- und Kritikfähigkeit. (Was wissen Sie? Ein Blutfleck auf der Straße kann Sie nicht mit Aids infizieren, wenn Sie vorbeigehen.) Ziel der Behandlung ist es, dass die Einsicht wieder die Kontrolle über das Verhalten zurückgewinnt.
- Bewusste Entscheidung treffen lassen und wiederholt aussprechen: »Ich habe den festen Willen, die Störung zu überwinden«.
- Erarbeitung einer Schwierigkeitshierarchie für die Konfrontation mit den kritischen Reizen.
- Erklärung des Prinzips der Reaktionsverhinderung.

Ergänzend: Zu-Ende-Denken der vagen Bedrohung: »Was könnte denn überhaupt passieren? Wie realistisch ist die Annahme?« Ad-absurdum-Führen der Zwangshandlungen: »Was ist damit zu erreichen, was zu verhindern? Woran erkenne ich den Zwang – an der Unsinnigkeit«.

- Tempo des Vorgehens individuell bestimmen.
- Erklären von Unruhe nach dem Unterlassen einer gewohnten Zwangshandlung als natürliches Phänomen, wenn automatisierte Abläufe unterbrochen werden. Zusicherung: mit jeder Wiederholung verliert sich diese.
- Kognitive Umstrukturierung: Das Unterlassen ist der Erfolg! Die kurze Beruhigung nach Ausführung der Zwangshandlung hingegen eine Täuschung.
- Übungsziel der Konfrontationen:
  - schrittweises Tolerieren nur vorgestellten nicht durch Wahrnehmungen kontrollierbaren Kontaminationen. (Keine ekelerregenden Berührungen, z. B. mit Exkrementen, fordern.),
  - Konzentration auf die reale Situation,
  - Orientierung an individuell bestimmten Standards für normales Verhalten,
  - Intensivierung der Wahrnehmung.

- Mit zunehmenden Freiheitsgraden Hinwendung zu menschlichen Beziehungen, Interessen, Arbeit, Freizeitaktivitäten anregen und bekräftigen. Vermeiden von Leerlauf mit dem Risiko der Konzentration auf Zwangsinhalte.

48.5 Erfolgskriterien

Durch Verhaltensbeobachtung sowie Berichte der Patienten muss ermittelt werden, ob ein neutraler Umgang mit den kritischen Substanzen und den auf Kontamination damit verdächtigen Objekten möglich ist. Stichproben schriftlicher Tagesabläufe sind ergänzend hilfreich. Durch systematische Befragung ist zu klären, ob eine Korrektur irrationaler Überzeugungen (z. B. übersehene Wollflusen seien schlimme Verschmutzung) erfolgt ist. War die Intervention erfolgreich, lassen sich folgende verlässlichen Kriterien finden:
- das Alltagsleben kann ohne Behinderungen bewältigt werden und
- Situationen werden nicht mehr vermieden, die das Vorkommen kritischer Substanzen erwarten lassen.

48.6 Grad der empirischen Absicherung und persönliche Bewertung

Zwangskrankheiten sind hinsichtlich Schweregrad, Verlauf und Ausprägung von Subsyndromen heterogen. Bisher war es nicht möglich, generalisierende Aussagen über Behandlungseffekte empirisch zu sichern. Dies wird zudem erschwert, weil oft eine Kombination medikamentöser und verhaltenstherapeutischer Behandlungen eingesetzt wird. Unbestritten ist inzwischen, dass Letztere als einzige psychotherapeutische Methode Aussichten auf Erfolg hat. Die Behandlungsstrategie bei stimulusgebundenen Zwangssyndromen mit Hilfe der Reaktionsverhinderung hat sich konzeptionell – aufgrund neuerer Erkenntnisse – verändert. Die ursprüngliche Annahme, es handele sich um konditionierte Furchtreaktionen, die gelöscht werden können, wenn die Konfrontation ohne Eintreten erwarteter aversiver Konsequenzen erfolgt, konnte nicht aufrecht erhalten werden. Das Hervortreten mit Bedeutung versehener belangloser Stimuli kann nicht durch Lernvorgänge erklärt werden. Zur Veränderung ist eine mit der Konfrontation zeitgleich erfolgende Aktivierung kognitiver Aktivität notwendig. Nach Bewertung des Autors führt diese »kognitive Wende« nachhaltiger zum Erfolg. Die Patienten erhalten ein klareres Krankheitskonzept und verstehen das Rationale der Therapie. Da Zwangskrankheiten häufig chronisch-wellenförmig verlaufen, erscheint notwendig, dass Rückfällen vorgebeugt wird. Dazu gehört, dass eine Strategie gelernt wird, die bei einem Wiederaufflammen der Symptome von den Patienten selbstkontrolliert eingesetzt werden kann. Es gilt an der Realität festzuhalten und den Zwang als Täuschung zu erkennen (Hüther, 2002). Davon hängt die langfristige Behandlungsprognose ab, die bisher empirisch noch nicht gesichert werden konnte.

Literatur

Hüther, G. (2002). *Bedienungsanleitung für ein menschliches Gehirn*. Göttingen: Vandenhoeck & Ruprecht.

Spitzer, M. (1996). *Geist im Netz*. Heidelberg: Spektrum.

Süllwold, L. (1982). Zwangsmechanismen und Basisstörungen. In G. Huber (Hrsg.), *Endogene Psychosen*. Stuttgart: Schattauer.

Süllwold, L. (2001). Ethologie und Psychopathologie. In L. Süllwold, J. Herrlich & S. Volk (Hrsg.), *Zwangskrankheiten* (S. 9–29). Stuttgart: Kohlhammer.

Selbstbeobachtung

M. Hautzinger

49.1 Allgemeine Beschreibung

Selbstbeobachtung ist eine diagnostische Methode und eine Selbstkontrolltechnik. Selbstbeobachtung beinhaltet das Beobachten und Registrieren von eigenen, offen sichtbaren oder verdeckten Verhaltensweisen. Selbstbeobachtung gehört auch zu den diagnostischen Methoden, die vor allem zur Erfassung von schwer zugänglichen, eher privaten Ereignissen und Verhaltensaspekten eingesetzt werden (► Kap. 3). Damit werden jedoch auch die methodischen Probleme dieses Verfahrens deutlich: Geringe Reliabilität und Objektivität sowie verringerte Validität der Beobachtungsdaten. Vor allem die »reaktive Wirkung« der Selbstbeobachtung auf das zu beobachtende Verhalten muss im messtechnischen Sinn als Störquelle angesehen werden. Unter therapeutischem Verständnis wird dieser reaktive oder Aufmerksamkeitseffekt als hilfreiche Modifikationstechnik angesehen. Es hat sich immer wieder gezeigt, dass die Selbstbeobachtung für die Erreichung der Therapieziele nutzbringend eingesetzt werden kann. Die Autoren stimmen jedoch darin überein, dass der therapeutische Effekt bestenfalls ein kurzfristiger ist. Es gibt die verschiedensten Formen der Selbstbeobachtungsmethoden.

Das beobachtende Individuum ist jedoch immer auch die handelnde Person, die ein bestimmtes Verhalten zeigt, das sie selbst aufmerksam registrieren und aufzeichnen soll. Damit werden auch Bewertungen und Entscheidungen über das eigene Verhalten verlangt. Zur Bewältigung dieser Aufgaben sind eine Reihe von Selbstbeobachtungsverfahren vorgeschlagen worden:

- **Tagebuch**: Protokolle (auch elektronische), in denen die vorher definierten Zielverhaltensweisen mit den vorausgehenden und nachfolgenden Bedingungen festgehalten werden.
- **Zählapparate**: Ein kleiner Apparat, der durch Knopfdruck die Häufigkeit eines Verhaltens registriert (ähnlich den beim Sport verwendeten Zählapparaten).
- **Strichlisten**: Formlose Systeme zur Registrierung von Verhaltenshäufigkeiten (dazu gehört auch z. B. Centstücke von einer Tasche in die andere packen, um damit Häufigkeiten zu zählen).
- **Zeitgeber**: Eine Art Uhr, die ebenfalls in Taschenformat Zeitintervalle markiert, in oder nach denen bestimmte Verhaltensweisen registriert oder gezeigt werden müssen.
- **Zeitnehmer**: Eine Art Stoppuhr, die immer dann eingeschaltet wird, wenn ein bestimmtes Zielverhalten gezeigt wird und die wieder abgeschaltet wird, wenn die festgelegte Tätigkeit beendet wird.
- **Verhaltensdiagramm**: Das heißt, in einem Graph (Ordinate = Menge, Häufigkeit, Zeit; Abszisse = Zeitraum, Messpunkte) wird z. B. die Menge eines bestimmten Zielverhaltens über die Zeit hinweg aufgetragen.

Grundsätzlich lassen sich 2 Arten der Selbstbeobachtung unterscheiden:

- **Häufigkeitsstichprobe** und
- **Zeitstichprobe**.

Bei der Häufigkeitsstichprobe wird ein bestimmtes Zielverhalten jedesmal registriert, wenn es auftritt; bei der Zeitstichprobe werden Zeiträume bestimmt, wobei dann der Zeitraum gekennzeichnet wird, in dem das Zielverhalten, gleichgültig in welcher Menge, Dauer oder Häufigkeit, auftritt. Eine Verbindung der beiden Arten der Selbstbeobachtung ist möglich: Jeweils in einem festgelegten Zeitraum/Zeitintervall soll die Häufigkeit oder die Dauer eines bestimmten Verhaltens registriert werden.

49.2 Indikationen

Eindeutige und belegte Indikationskriterien fehlen.

Selbstbeobachtung erfordert, dass die Person, die bestimmte Verhaltensweisen bei sich beobachten soll:

- ausführlich instruiert bzw. trainiert wird bzw. dies selbst unternimmt;
- die notwendige Aufmerksamkeits- und Wahrnehmungsleistungen vollbringen kann;
- das gemeinsam mit dem Therapeuten definierte Zielverhalten differenzieren kann;
- das Verhalten regelmäßig und weitgehend zuverlässig registriert;
- motiviert ist, das Zielverhalten zu erreichen und den jetzigen Zustand zu verändern.

Selbstbeobachtung als diagnostisches und therapeutisches Instrument wurde bislang in folgenden Bereichen eingesetzt:

- Übergewicht, Essverhalten, Rauchen, Alkoholtrinken, Arbeitsverhalten, Interaktionsverhalten bei Paaren, paranoiden Symptomen, Halluzinationen, Tics, depressiven und hypomanen Symptomen, Zwangsverhalten, Kontaktverhalten, sozialen Ängsten, Fingernägelkauen, Aufmerksamkeits- und Konzentrationsverhalten in der Schule und in der Eltern-Kind-Interaktion, Redebeteiligung, Mitarbeit und Einhalten bestimmter Abmachungen im Unterricht und in Heimen, physiologischen Parametern (Biofeedback) und im Rahmen der Therapeutenausbildung (z. B. Selbsterfahrung, ► Kap. 5).

49.3 Nebenwirkungen und Kontraindikationen

Es gibt dafür keine durch Untersuchungen abgesicherten Kriterien. Bei einzelnen Fällen mit persistierenden Zwangsvorstellungen erhöht Selbstbeobachtung jedoch die Frequenz der Symptomatik. Ansonsten gelten die Bemerkungen unter ► Abschn. 49.2.

49.4 Technische Durchführung

Unabhängig von der Form der Selbstbeobachtungsmethoden sind folgende Grundsätze zu beachten:

- Erklärung und Besprechung der Notwendigkeit und Nützlichkeit von Selbstbeobachtung. Beispiele und Hinweise für den Zusammenhang mit dem Therapieprogramm müssen gegeben werden.
- Gemeinsam mit dem Patienten eine exakte Klärung, Bestimmung und Festlegung des zu beobachtenden Zielverhaltens bzw. der Kriterien oder Verhaltensklassen durchführen. Anfangs sollte leicht beobachtbares Verhalten gewählt werden. Nur eine Verhaltensklasse sollte beobachtet werden, nicht mehrere. Erst später, mit etwas Übung, kann zu komplexeren Selbstbeobachtungen übergegangen werden.
- Bestimmung der Art der Selbstbeobachtung. Für gut abgrenzbares Zielverhalten (z. B. Zigaretten, Schluck Alkohol, ganz bestimmte verbale Äußerungen) sind Häufigkeitsstichproben sinnvoll. Jedesmal, wenn das Zielverhalten auftritt, wird es gezählt und registriert (z. B. mit Strichlisten, Zählapparaten, Tagebuch, Verhaltensdiagramm). Handelt es sich um ein schwer in Einheiten abgrenzbares Verhalten, wie z. B. Arbeitsverhalten, Lesen eines Textes, fortwährende negative Selbstbewertung, dann wendet man die Zeitstichprobe an, indem bestimmt wird (mit Zeitgeber und Tagebuch), ob das Zielverhalten in einem festgelegten Zeitraum auftrat oder nicht. Soll die Dauer eines Verhaltens registriert werden (z. B. Arbeitsverhalten, Zwangsverhalten), dann sind Zeitnehmerverfahren sinnvoll. Es wird mit Beginn des Zielverhaltens die Uhr eingeschaltet (oder

die Uhrzeit registriert) und bei Beendigung des Zielverhaltens die Uhr wieder abgestellt. Die Zeitdauer wird dann registriert (Tagebuch, Protokollblätter, Verhaltensdiagramm).

- Mit dem Patienten die Form der Selbstbeobachtung besprechen. Dabei ist vor allem darauf zu achten, dass Beobachtungsverfahren gewählt werden, die leicht handhabbar sind. Umfangreiche und komplizierte Protokolle und Zählsysteme führen meist dazu, dass Widerwillen entsteht und die Selbstbeobachtung aufgegeben wird. Ausführlicheres Protokollieren kann in bestimmten Situationen, wie z. B. bei der direkten Interaktion mit anderen Personen, nicht durchgeführt werden. Dies kann daher nach Beendigung der Situation nachgeholt werden. Was jedoch meist in der Situation möglich ist, sind kleine Notizen (z. B. Zettel, Zigarettenschachtel) oder Häufigkeitszählungen mit simplen Systemen (z. B. Münzen oder Streichhölzer von einer Tasche in die andere packen), die später dann ins Protokoll notiert werden.
- Es sollte immer versucht werden, die registrierten Häufigkeiten oder Zeitintervalle in einem Schaubild graphisch und damit deutlich sichtbar darzustellen.
- Besprechungen, Übungen und Korrekturen des Selbstbeobachtungsverfahrens müssen früh und regelmäßig durchgeführt werden.
- Vordrucke bzw. einheitliche Protokollbögen verwenden, denn diese haben einen höheren Aufforderungscharakter.
- Explizite Betonung des therapeutischen Effekts der Selbstbeobachtung wirkt förderlich. Eine positive Einstellung gegenüber der Wirkung und gegenüber den Erkenntnissen aus der Analyse des Problemverhaltens steigert die Effektivität der Selbstbeobachtung.
- Der Zeitpunkt, zu welchem aus dem ablaufenden Verhaltensfluss das Zielverhalten registriert werden soll, hat Einfluss auf die therapeutische Wirkung der Selbstbeobachtung. Prinzipiell ist die Beobachtung eines Zielverhaltens (z. B. Rauchen) vor Auftreten des Verhaltens (z. B. Bedingungen, die zum Zigarettenanzünden führen), während der Verhaltensführung (z. B. Rauchverhalten) und nach Beendigung des Verhaltens (z. B. Ausdrücken der Zigarette) möglich. Das Registrieren sollte nicht zu lange nach Beendigung des Zielverhaltens erfolgen, denn die Verzögerung senkt die Wirksamkeit der Selbstbeobachtung. Beobachtung der Bedingungen, die zu dem Zielverhalten führen (also vor dem Zielverhalten liegen), erhöht die therapeutische Effizienz der Methode. Die verbreitetste Art ist jedoch das Registrieren des Zielverhaltens bei dessen Auftreten.
- Eindeutig therapeutisch wirkt die Selbstbeobachtung von mit dem Zielverhalten inkompatiblen Verhaltensweisen. Das Selbstbeobachten von z. B. »Zeit zwischen dem Anzünden von 2 Zigaretten« reduziert das damit inkompatible Zielverhalten »Zigarettenrauchen«.
- Regelmäßiges Selbstbeobachten über einen bestimmten Zeitraum ist besser als unregelmäßiges Selbstbeobachten. Der Zeitraum der Selbstbeobachtung kann nicht endlos ausgedehnt werden. Meist ist nach 3 Wochen eine Wirkgrenze erreicht. Kommen keine anderen Selbstbeobachtungsvarianten oder andere Therapieelemente hinzu, dann verliert die Methode an Wirkung. Intermittierende Selbstbeobachtung kann im weiteren Therapieverlauf günstig sein.
- Die Kombination der Selbstbeobachtung mit anderen Therapiemethoden (z. B. Selbstverstärkung, Selbstbestrafung, Therapieverträge, Selbstbewertung u. a.) erhöht die therapeutische Effizienz.
- Die Reliabilität und Objektivität der selbsterhobenen Aufzeichnungen hat keinen Einfluss auf die Verhaltensänderungen. Hoch reliable Selbstbeobachtung hat nicht zwangsläufig erfolgreiche therapeutische Veränderungen zur Folge.
- Nach der Etablierung beansprucht die Selbstbeobachtung nur noch wenige Minuten der Therapiezeit.

49.5 Erfolgskriterien

Erfolgskriterien sind (z. B. in Art, Form, Objektivität) abhängig vom jeweiligen Zielverhalten. Regelmäßige Durchführung der Selbstbeobachtung und die Gewinnung therapierelevanter Informationen sind generellere Kriterien. Es sollte sich durch die Selbstbeobachtung eine Veränderung des Zielverhaltens in Richtung des therapeutischen Ziels ergeben (z. B. Senkung des Zigarettenkonsums, Abnahme des Körpergewichts, Zunahme positiver Interaktionen u. a.).

49.6 Grad der empirischen Absicherung und persönliche Bewertung

Selbstbeobachtungsverfahren wurden in den letzten Jahren häufig empirisch untersucht. Es konnte in einigen Studien durch Selbstbeobachtung eine rasche und erfolgreiche Verhaltensänderung erreicht werden. Andere Studien erbrachten widersprüchliche Ergebnisse. Wird Selbstbeobachtung als einziges Therapieverfahren verwendet, dann verschwinden die Effekte bald wieder und Gewöhnung tritt ein. Eindeutige Aussagen sind aufgrund der Verbindung mit anderen Therapieverfahren schwierig. Unbestritten ist, dass die Selbstbeobachtung einer der ersten und wohl auch einer der wichtigsten Schritte in einem Selbstkontrollprogramm bleibt.

Literatur

Kanfer, F. H., Reinecker, H. & Schmelzer, D. (1996). *Selbstmanagement-Therapie*. Berlin: Springer.

Wilz, G. & Brähler, E. (1997). *Tagebücher in Therapie und Forschung*. Göttingen: Hogrefe.

Selbsteinbringung

D. Zimmer

50.1 Allgemeine Beschreibung

Selbsteinbringung von Therapeuten ist ein Element der Gesprächsführung, das über das klassische Rollenverhalten von Therapeuten hinausgeht (Finke, 2008). Dieses kann so beschrieben werden: Der Patient berichtet offen über seine Gedanken und Gefühle, der Therapeut nutzt Fachwissen und Beziehungskompetenzen, um dem Patienten zu helfen, Fertigkeiten der Bewältigung und der Selbsthilfe zu entwickeln.

Selbstöffnung und emotionale Beteiligung werden also eher der Patientenrolle zugeschrieben und haben hier eine positive prädiktive Bedeutung für den Erfolg der Behandlung. Vom Therapeuten werden dagegen professionelles Wissen und interaktive Kompetenzen verlangt.

Selbsteinbringung kann sich beziehen auf:

a. Angaben soziodemografischer Art (»Ja, ich bin verheiratet, ja, ich habe Kinder«),
b. Ausbildung und beruflichen Werdegang (»Ich bin ein Psychologischer Psychotherapeut, ich kann Sie nicht krankschreiben.«),
c. die aktuelle Erfahrung der Beziehung mit dem Patienten (»Wenn ich auf aktuelle Krisen eingehe, interessiert es mich auch in der nächsten Stunde, wie Sie weiter mit dem Thema umgegangen sind. Wenn dann jeweils das Thema der letzten Stunde unwichtig erscheint, merke ich, dass es mir schwerer fällt, die aktuelle Krise so wichtig zu nehmen.«),
d. persönliche Vorlieben und Einstellungen (»Auch mir bedeutet klassische Musik sehr viel.«),
e. Lebenserfahrungen mit Themen, die für den Patienten relevant sein können (»Ich habe selbst erlebt, dass man sich nicht auf alle schweren Lebensereignisse sicher vorbereiten kann. Deren Bewältigung lernt man dann, wenn es aktuell notwendig ist. Insofern glaube ich, dass es in Ordnung ist, abzuwarten und stärker in der Gegenwart zu leben«).

Dass Patienten Persönliches über ihren Therapeuten erfahren, kann Vor- und Nachteile haben. Patientenbezogene funktionale Analysen sollten Hinweise geben, ob solche persönlichen Informationen vom Therapeuten für den Patienten eher hilfreich sind oder ihn verwirren und belasten, ob therapeutische Selbsteinbringung die therapeutische Beziehung verbessert und Vertrauen fördert, oder ob dem Patienten erschwert wird, die professionelle Seite der Beziehung zu akzeptieren und von weitergehenden Kontaktwünschen abzugrenzen.

Patienten haben ein (bisweilen zu weit gehendes) Bedürfnis nach Informationen von ihren Therapeuten. Diese wiederum müssen und dürfen überlegen, welche Informationen sie preisgeben, und wo sie Grenzen ziehen wollen, um sich auf ihre professionelle Aufgabe konzentrieren.

Glaubwürdigkeit Zu Beginn der Behandlung ist es für Patienten hilfreich, einige berufliche und soziodemografische Informationen zu erhalten. Neben der Berufserfahrung und dem Stil des Therapeuten spielt es für Patienten eine Rolle, ob sie in zentralen Fragen ähnliche Lebenserfahrungen erkennen. Erlebte Ähnlichkeiten erhöhen in diesem Fall die Glaubwürdigkeit des Therapeuten. Wenn z. B.

Patientinnen Probleme haben, Beruf mit Kindern und Familie zu vereinbaren, ist eine Therapeutin mit Kindern glaubwürdiger als ein unverheirateter Mann. Patienten mit Migrationshintergrund mögen einen Therapeuten mit gleichen Sprachkenntnissen oder einem ähnlichen religiösen und kulturellen Hintergrund schätzen.

Da es aber immer Diskrepanzen der Lebenserfahrung gibt, müssen geduldige Exploration, Bemühen der Einfühlung und wechselseitige Rückmeldung helfen die Glaubwürdigkeit zu sichern. Allerdings empfiehlt sich hier Offenheit (»Ich habe selbst diese Art von Gewalt noch nicht erlebt, werde mich aber bemühen zu verstehen, was sie bei Ihnen bewirkt hat.«).

50.2 Indikationen

Vertrauen schaffen In Alltagsbeziehungen ist Selbstöffnung reziprok. Menschen, die sich öffnen, erleichtern Offenheit bei ihrem Gegenüber. In der asymmetrischen therapeutischen Beziehung kann es keine ähnlich weitgehende Reziprozität geben. Dennoch kann partielle Selbsteinbringung erleichternd auf die Offenheit des Patienten wirken.

Direkte Meinungsäußerung Können Patienten sich über den üblichen behutsamen sokratischen Dialog nicht von rigiden depressogenen Gedanken lösen, kann eine kontrastierende Meinungsäußerung von Therapeuten erfrischend und hilfreich sein, neue Perspektiven öffnen und ein Gegenmodell sein zu unhinterfragten früh erworbenen Denkmustern. »Ja, ich denke, Sie dürfen Ihre Mutter in ein Pflegeheim geben. Ich denke, sie hat mehr von Ihnen, wenn Sie sie gerne besuchen, als wenn Sie verbittert und ausgebrannt den ganzen Tag mir ihr verbringen.«

Eine junge Patientin fragte Arnold Lazarus, ob sie eine heikle Frage stellen dürfe. »Gerne« war die Antwort. Ob sie denn noch in den Himmel kommen könne, sie habe unverheiratet mit ihrem Freund geschlafen. Die Antwort von Lazarus: »Wenn der liebe Gott ein guter Psychotherapeut und kein bornierter Kirchenmann ist, dann: Ja«.

Beziehungsklärung Viele Patienten bringen ihre schwierigen Beziehungsstile und spiele mit in die therapeutische Interaktion. Klärung sollte nicht nur kognitiv erfolgen (s. unten).

Schutz der Grenzen des Therapeuten »Nein, ich bin zu Telefonaten, SMS- und E-Mail-Kontakten zwischen den Sitzungen nicht bereit, es sei denn in einer suizidalen Krise. Ich kann nur arbeiten, wenn ich in der Stunde ganz für Sie bzw. einen anderen Patienten da bin. Das heißt aber auch, dass ich umschalten muss, und das würde ich nicht mehr schaffen, wenn ich mit vielen Patienten zwischendurch telefoniere.« »Ich biete abends und samstags keine Termine an, weil ich ohne Privatleben meinen Beruf nicht durchhalten würde.« »Nein, ich treffe mich nicht privat mit Patienten. Das verbietet nicht nur die Berufsordnung. Ich könnte mit Personen, mit denen ich verwandt oder befreundet bin, nicht therapeutisch arbeiten. Und ich möchte für Sie als Therapeut da sein.«

50.3 Nebenwirkungen und Kontraindikationen

Der Zeitpunkt der Selbsteinbringung ist entscheidend. So führt eine frühe, bereits während den ersten Sitzungen oder der Probatorik erfolgende, emotionale Selbsteinbringung (z. B. auch Meinungsäußerungen, Empfindungen, Wahrnehmungen) eher zu Irritation und Störungen, während sachliche Informationen über sich (Erfahrungen, Ausbildung, soziodemographische und berufliche Informationen) sogar förderlich sind.

Mangelnde Bescheidenheit und Selbstüberhöhung auf Seiten der Therapeuten sind schädlich. Die Gefahr, sich wie ein Guru zu benehmen, die eigenen Sichtweisen als Wahrheiten oder Erkenntnisse zu vermitteln, ist groß. Sie schmeichelt dem Selbstwertgefühl von Therapeuten. Eigene Einstellungen oder Vorschläge sind akzeptabel nur auf dem Hintergrund der Bescheidenheit, der demütigen Akzeptanz der Begrenztheit der eigenen Erfahrungen. Eine gute wissenschaftliche Grundausbildung scheint eine gute Möglichkeit, die historische Vorläufigkeit unseres Wissens (auch auf persönlicher Ebene) anzunehmen.

Eine Generalisierung eigener Problemlösungen sollte unterbleiben. Erfahrungen, die dem Therapeuten geholfen haben, sei es Eigentherapie, Selbsterfahrung oder ein Set von antidepressiven Kognitionen, werden von Therapeuten allzu leicht als universell hilfreich erlebt. Eigene Erfahrungen können hilfreiche Anregungen ermöglichen. Aber nur eine saubere Problemanalyse (▶ Kap. 41 und Kap. 42), Beachtung des Forschungsstandes und Intervision bzw. Supervision (▶ Kap. 7) können vor missionarischer Vermittlung eigener Lösungen schützen.

50.4 Technische Durchführung

Selbsteinbringung stellt eine verbale Intervention dar, die folgenden Prinzipien folgen sollte:

- **Patient darf entscheiden**: Hilfreich ist die explizite Erlaubnis, dass Patienten anders denken dürfen als der Therapeut. Die Äußerung klarer Meinungen auf Seiten des Therapeuten ist nur möglich, wenn explizit angesprochen ist, dass Therapeuten hier eine Meinung und keine Wahrheit äußern (»Ich glaube, dass im Christentum gnädiges Akzeptieren von Schwächen und gegenseitige Unterstützung viel wichtiger sind als der Glaube an einen Fehler suchenden und strafenden Gott. Aber mir ist klar, dass Menschen hierzu verschiedene Meinungen haben und auch haben dürfen.«).
- **Konfrontation und Solidarität**: Wenn Patienten sicher erleben können, dass ihre (früh verletzten) zwischenmenschlichen Bedürfnisse geachtet und vom Therapeuten ernst genommen werden, ist es möglich, ihre problemverschärfenden Lösungsstrategien zu konfrontieren. Hier finde ich sogar gelegentlich eine »solidarische Beschimpfung« des Patienten möglich (»Ich kann das kaum aushalten, wie Sie sich selbst fertig machen. Sie brauchen gar keine entwürdigenden Lehrer/Eltern mehr, sie wenden deren bescheuerte Pädagogik selbst an. Andauernd auf Fehler hinzuweisen und demütigende Äußerungen sind einfach miese Pädagogik. Lassen Sie uns doch schauen, ob Sie nicht mit sich selbst wie einem guten, aber unglücklichen Freund umgehen können.«).
- **Rückmeldung und Feedback**: Bei therapeutischen Rollenspielen – etwa bei Selbstsicherheitstraining – ist eine spezifische persönliche Rückmeldung günstiger als eine unpersönliche (»Als Sie den Wunsch gleich am Anfang geäußert haben, konnte ich Sie viel besser verstehen, als davor, als Sie zunächst viele Begründungen vor dem Wunsch angebracht haben«). Patienten merken, ob Lob technisch (»Haben Sie gut gemacht!«) oder persönlich gegeben wird (»Ich finde es wirklich bewundernswert, wie Sie sich trotz der Belastungen weiter bemüht haben.«).
- **Beziehungsklärungen**: Persönliche Rückmeldungen zur Zusammenarbeit sind stimmiger und werden besser angenommen, wenn sie auf der Basis von Wohlwollen und unter Berücksichtigung formuliert werden, was der Patient verkraften kann. (»Ich fühle mich stark gefragt, Ideen und Vorschläge zu entwickeln, um dann zu hören, dass alle aus verschiedenen Gründen nicht umsetzbar erscheinen. Das finde ich anstrengend und unbefriedigend. Ich möchte mit Ihnen einen Weg suchen, wie Sie sich in Ihrer Freiheit selbst zu entscheiden, nicht eingeschränkt fühlen müssen und trotzdem das Risiko eingehen können, mal etwas Neues zu versuchen.«).

50.5 Erfolgskriterien

Wie immer hängt die Wirkung einer Strategie der Gesprächsführung davon ab, wie Patienten die Äußerungen der Therapeuten verarbeiten. Wenn Patienten emotional beteiligt an einem wichtigen Thema gearbeitet haben, können für die Selbsteinbringung der Therapeuten die gleichen Gütekriterien angelegt werden wie bei anderen Mikrointerventionen. Neue kognitive Perspektiven werden möglich, emotionale Entlastungen sind spürbar und neue Handlungsperspektiven können sich eröffnen.

50.6 Grad der empirischen Absicherung und persönliche Bewertung

Das Potenzial von therapeutischer Selbsteinbringung ist empirisch noch schlecht abgesichert, zumal Krankheitsbilder, Therapiephasen und andere Patientenmerkmale nicht adäquat in den Studien kontrolliert wurden. Empirische Befunde sprechen dafür, dass therapeutische Selbsteinbringung von Patienten sehr positiv aufgenommen wird, und dass sie Vertrauen und Offenheit erleichtert (Hill, 2002). So wird empfohlen, Selbsteinbringung selten, aber gezielt einzusetzen.

Wichtiger noch erscheint mir, dass Therapeuten in der Selbsterfahrung eigene Schemata, Überzeugungen und Problemlösestrategien hinreichend reflektiert haben, um sie nicht als Richtschnur und Modell für alle Patienten zu nehmen.

Bei genauer Kenntnis der kognitiv-emotionalen und interaktionellen Muster des Patienten und seines Akzeptanzraumes in der Verarbeitung diskrepanter Informationen können die erwähnten Gefahren vermieden werden. Dann können persönliche Informationen, Meinungen oder Erfahrungen von Therapeuten ausgesprochen wirkungsvoll sein.

Literatur

Finke, J. (2008). Selbstöffnen und Beziehungsklären. In M. Hermer & B. Röhrle (Hrsg.), *Handbuch der therapeutischen Beziehung* (457–490). Tübingen: dgvt-Verlag.

Hill, C. H. & Knox, S. (2002). Self-disclosure. In J. C Norcross (Ed.), *Psychotherapy Relationships that work* (255–265). Oxford: Oxford University Press.

Selbstinstruktion bei Kindern und Jugendlichen

H. Breuninger

51.1 Allgemeine Beschreibung

Selbstinstruktion ist die Verbalisierung adäquater Bewertung und förderlicher Handlungsschritte in der aktuellen Situation durch den Patienten selbst. Außerhalb der Therapiesituation tritt sie auf, wenn angesichts einer Anforderung, für die kein automatisiertes Verhalten existiert, der Handlungsablauf durch inneres Vorsprechen gesteuert wird (bei Kleinkindern beobachtbar, die sich im Spiel laute Selbstanweisungen erteilen). Grundlegender Gedanke der Selbstinstruktionsverfahren ist es, Verhaltensänderung durch gezielte Beeinflussung verdeckter Selbstgespräche zu erreichen (verbale Selbstkontrolle). Am Beispiel von Hans und Fritz, zwei 14-jährigen Schülern aus derselben Klasse, soll deutlich gemacht werden, worum es hierbei geht.

Es ist Nachmittag. Beide sitzen an ihren Schreibtischen. Der Lehrer hat eine Mathematikarbeit angekündigt. Innerer Monolog von Hans: »Ich muss morgen eine 3 schreiben. Dafür muss ich noch üben. Ich habe 4 Stunden Zeit bis zum Abendessen. Für Englisch brauche ich vielleicht noch 20 Minuten. Auf Fußballspielen muss ich heute verzichten. Ich fange am besten gleich mit Mathe an und rechne aus jedem Kapitel eine Übungsaufgabe. Wenn ich sie nicht lösen kann, lasse ich mir das nachher von Peter erklären.« Fritz hat diffuse Angst vor Mathematik. Er schaut aus dem Fenster und sieht andere Kinder Fußballspielen. In seinem Monolog mischen sich Kommentare zum Fußballspiel mit negativen Selbstaussagen, falschen Situationsanalysen und inadäquaten Anweisungen: »Der Ball war aus... Ich kann das nicht... Ich muss jetzt üben... Der Schiedsrichter läuft zu wenig... Ich hätte besser aufpassen sollen... Ich bin unkonzentriert... Der Lehrer erklärt schlecht... Er mag mich nicht... Bald sind Ferien... Elfmeter... Ich lese jetzt einfach das Mathebuch durch... Die anderen haben es nicht nötig zu üben...«.

Das Erleben und Verhalten von Hans und Fritz wird wesentlich von Parametern bestimmt, die unter den Oberbegriffen »Bewertung« und »Verhaltensmuster« (Kompetenzen) gefasst werden können. Dabei mag die Vorstellung nützlich sein, dass es sich um relativ überdauernde innere Anweisungen oder Kurzprogramme (analog zu einer Computersprache) handelt. Es geht darum, diese Anweisung umzuprogrammieren.

- Bewertet wird zunächst die Situation als Ganzes, hieraus entsteht eine allgemeine Befindlichkeit.
  (Fritz: Gefühl der Überforderung mit der Folge, dass die direkte Konfrontation vermieden und eine Lösung deshalb gar nicht ernstlich angestrebt wird.)
- Im Zusammenhang damit wird die hereinkommende Information bewertet mit der Folge, dass einzelne Gegebenheiten dominieren und andere nicht wahrgenommen werden.
  (Bei Hans herrscht die Grundstimmung: »Ich bewältige das.« Ablenkungen nimmt er nicht wahr.)
- Bewertet werden weiter die verfügbaren Handlungsmöglichkeiten im Sinne einer Sichtung des Bestandes.
  (Hans: »Dies kann ich, das muss ich noch üben.« Fritz: »Ich kann überhaupt nichts.«)

Diese Bewertungen haben wiederum emotionale Folgen. Fehlen unmittelbar effektive Programme und ist auch kein gangbarer Umweg abzusehen, so tritt Immobilität (Starre) oder ungesteuertes Durchprobieren vorhandener Verhaltensmuster ein (Oszillation, Impulsivität).
- Der Erfolg der Handlung bzw. des Ausbleibens der Handlung wird bewertet. Die Bewertung geht als neue Information in die Situation ein. (Hans: »Prima, ich habe fast alles allein geschafft, ich werde morgen die 3 schreiben.« Fritz: »Es ist immer das gleiche, ich komme einfach nicht zum Üben. Hätte ich bloß nicht das Pornoheft von Alfred angeschaut, das hat meinen Charakter verdorben. Jetzt schreibe ich wieder eine 5.«)
- Die oben angesprochenen Handlungsmuster (Kompetenzen) sind Unterprogramme, die sich in einzelne Schritte gliedern und in einem Selbstinstruktionstraining einüben lassen (Fritz könnte damit geholfen werden). Bewertungsvorgänge beeinflussen wesentlich die Handlungssteuerung. Zwischen ihnen bestehen Wechselwirkungen und Kreisprozesse mit Verstärkung (► Kap. 8; Versagen führt zu Angst, und Angst führt zu erneutem Versagen). Selbstinstruktionsverfahren müssen daher meistens die Verstärkung fehlangepasster Selbstbewertungen und die Bewältigung von Versagensängsten mit einschließen.

Die bei jedem Individuum vorhandenen Programme zur Bewertung und zur Handlung liegen bewusst vor oder lassen sich bewusst machen. Sie lassen sich verbalisieren. Über Verbalisierung kann eine Veränderung oder Ergänzung der vorhandenen Programme erreicht werden. Dieser Ansatz liegt auch therapeutischen Verfahren der kognitiven und semantischen Richtung zugrunde, sie unterscheiden sich von dem verhaltenstherapeutisch orientierten Selbstinstruktionsansatz durch die Mittel, die für die Zielerreichung eingesetzt werden. Selbstinstruktionsverfahren (SI) sind vor allem durch Meichenbaum (1977) in Anlehnung an die Arbeiten von Pavlov, Vygotsky und Luria bekannt geworden. Das schon von Luria vorgestellte 3-stufige Grundschema der internalisierten Verhaltenskontrolle führt von der Instruktion durch den Therapeuten über laute (und damit kontrollierbare) zu lautlosen (inneren) Selbstinstruktionen durch den Patienten. Heute wird im Allgemeinen nach dem Vorbild von Meichenbaum die Instruktion bei Kindern als laute Selbstinstruktion des Therapeuten (kognitives »Modelling«) gegeben und vom Patienten als Modell übernommen.

51.2 Indikationen

Selbstinstruktionsansätze können am Platze sein,
- wo vorhandene Bewertungs- und Verhaltensschemata zu schädlichen Kreisläufen geführt haben (»Teufelskreise«): bei Lern- und Leistungsstörungen, Versagensängsten, bzw. wenn Problemlösungsstrategien fehlen: bei Konzentrationsmängeln, Impulsivität, Passivität und Kompetenzmängeln;
- um auf außergewöhnliche Belastungen vorzubereiten und dafür Bewältigungsmöglichkeiten bereitzustellen: z. B. bei Operationen, bei Tod von Angehörigen, bei Prüfungen.

51.3 Nebenwirkungen und Kontraindikationen

Unerwünschte Nebenwirkungen und Kontraindikationen sind nicht bekannt. Fehlen die Voraussetzungen (entsprechend ausdifferenzierte Sprach- oder Intelligenzentwicklung des Kindes), so sind andere Methoden sicher Erfolg versprechender. So ist Selbstinstruktion schlecht anwendbar bei Kindern unter 3 Jahren sowie mutistischen und autistischen Kindern.

51.4 Technische Durchführung

Schwierigkeiten ergeben sich hauptsächlich in Bezug auf die Motivation, den Transfer und die Modellübernahme, was in den folgenden Hinweisen und Praxishilfen besonders berücksichtigt wird. Ausführliche Anweisungen und Durchführungsvorschläge sind der weiterführenden Literatur zu entnehmen (ausgearbeitete Programme liegen vor:

z. B. Wagner, 1975; Betz & Breuninger, 1987; Meichenbaum, 1977; Lauth & Schlottke, 2005).

- Selbstinstruktion kann einzeln, besser jedoch in Gruppen durchgeführt werden. Für die Bearbeitung isolierter Probleme genügen wenige (bis 4), bei komplexeren Problemen sind mindestens 8, besser 10–20 Sitzungen einzuplanen. Die Therapie wird hier sinnvoll als Behandlungspaket durchgeführt.
- Ergänzung und Erweiterung können je nach Problem mit Entspannung (▶ Kap. 25), Desensibilisierung (▶ Kap. 59), Selbstkontrolltechniken (▶ Kap. 82), sozialem Kompetenztraining (▶ Kap. 69) oder Spieltherapie durchgeführt werden. Elemente aus Psychodrama und Gestalttherapie reduzieren bei Kindern Motivierungs- und Durchführungsschwierigkeiten.
- Transfer und Generalisierung des Therapieerfolges sind am größten, wenn allgemeinere Bewältigungsstrategien und Basisfertigkeiten wie Selbstwahrnehmung, Entspannung, soziale Kompetenz oder Problemlösestrategien (▶ Kap. 46) mit dem Selbstinstruktionsansatz vermittelt werden. Auswertungsgespräche während jeder Sitzung und Bearbeitung von Problemen, die die Kinder selbst in die Sitzung einbringen, sind fördernd. Im Gruppentraining kann sich der Therapeut zunehmend als Modell ausblenden.
- Bei Kindern ist die Durchführung vorteilhaft über Spiele, Comics und besonders bei Jugendlichen über Rollenspiele, die eine psychodramatisch aufgebaute Therapiesituation weiterführen. Bei Jugendlichen genügen oft auch einfache Anweisungen und Modellvorgaben.
- Tempo, Anzahl der Wiederholungen und Auswahl von Schritten sind den Bedürfnissen der Patienten individuell anzupassen und nach dem Prinzip der allmählichen Annäherung (▶ Kap. 32) aufzubauen. Zunächst sind wenige, wesentliche Selbstaussagen einzeln zu trainieren, dann sind komplexere Selbstinstruktionen vorzugeben und vom Patienten übernehmen zu lassen. Diese sind möglichst bald von ihm selbst zu formulieren (Identifikation, Motivation, Transfer). Bei Vorgabe von Selbstinstruktionen ist auf Durchführbarkeit zu achten. Zeitbeschränkungen sind daher zu Anfang nützlich (»Ich lasse mich jetzt 5 Minuten nicht ablenken«).
- Motivationsprobleme entstehen selten in Spielsituationen, häufig jedoch bei Trainingssequenzen für Aufgabenbewältigung, Selbstkontrolle, Entspannung und Einsatz von Bewältigungsstrategien in Schulsituationen. Hier bewähren sich Münzverstärkungsprogramme (▶ Kap. 45), vor allem bei Kindern bis zu 13 Jahren.
- Der Aufbau selbstverstärkender Verhaltensweisen (▶ Kap. 53) sollte durch begleitende Elternarbeit erleichtert werden. Die in unserer Kultur hochbewertete Ablehnung von »Eigenlob« führt zu Unverständnis und Bestrafungen von Seiten der Eltern in Bezug auf positive Selbstaussagen.
- Das Grundschema für die Aufgabenlösung orientiert sich an folgenden Fragen:
  - Was soll ich tun? (Aufgaben- und Zielanalyse);
  - Welche Mittel habe ich? (Materialanalyse);
  - Wie gehe ich vor? (Analyse des Lösungsweges);
  - Was hilft mir weiter und wie werde ich mit Ablenkungen fertig? (Konfliktanalyse).
- Zu Beginn der Behandlung ist eine Phase der negativen Übungen einzulegen, damit die Patienten bewusst die schädlichen Auswirkungen ihres Denkstils erleben.
- Lautes Formulieren von Selbstaussagen wird zunächst als »albern« abgelehnt. Deshalb sind möglichst bald Spielregeln des »Hilfs-Ich« einzuführen. Jeder kann jedem anderen als »guter Geist« vorsagen. Wichtig ist: Das »Hilfs-Ich« spricht nur dann, wenn es die rechte Hand auf die Schulter des Protagonisten gelegt hat (Diskrimination von Aussagen als eigene Person und als »Hilfs-Ich«). Der Therapeut hat damit jederzeit die Möglichkeit, Selbstinstruktion und positive Selbstaussagen spielerisch einzubringen.
- Selbstwahrnehmungsübungen aus der Gestalttherapie bergen weniger die Gefahr der Selbstabwertung als Selbstbeobachtungsansätze.
- Eine Übung für leicht ablenkbare Kinder und Jugendliche besteht darin, fortlaufende Rechenschaft über den Inhalt ihres Bewusstseins

abzugeben (dies zunächst laut in der Gruppe): »Ich merke, dass ich zu Gisela schaue, ich möchte jetzt lesen, ich lasse mich nicht ablenken, ich bin stolz, dass ich jetzt in mein Buch schaue…«

- Bei kleineren Kindern sind Selbstinstruktionen durch Vorstellungshilfen zu ergänzen: »Ich will nicht schneller gehen als eine langsame Schildkröte.«
- Entspannung ist auf ein sichtbares bzw. vorgestelltes Zeichen (»Entspannungspunkt«) hin aufzubauen. Dieses Zeichen ersetzt dann zunehmend die Entspannungsinstruktion (▶ Kap. 26).
- Stresssituationen sind als Problembewältigung in der Vorstellung vorzubereiten (▶ Kap. 37). Diese vorstellungsmäßige Probebewältigung ist als Hausaufgabe täglich vor dem Einschlafen anstelle von Grübeln und Katastrophenphantasien durchzuführen.

51.5 Erfolgskriterien

Die erfolgreiche Anwendung der Selbstinstruktion wird meist aus der Annäherung an gesteckte Therapieziele erschlossen. Diagnostische Untersuchungen mit psychologischen Testverfahren, Eltern- und Lehrerbefragungen sowie kinderpsychiatrische Beurteilung sind zur Objektivierung der Veränderungen zu empfehlen. Um Selbstinstruktion als Methode generalisieren zu können, sollte der Patient sich selbst akzeptieren, wahrnehmen, entspannen und verstärken, Probleme und Lösungswege analysieren und in konkrete Handlungsanweisungen umsetzen können.

51.6 Grad der empirischen Absicherung und persönliche Bewertung

Interne und externe Validität sind mehrfach unabhängig abgesichert (Durlack, Fuhrman & Lampman, 1991; Betz & Breuninger, 1987; Lauth & Schlottke, 2005). Behandlungsformen mit Selbstinstruktionskomponente weisen eine höhere Generalisierung und geringere Rückfallquote auf. Negative Selbstaussagen führen nachweislich zu physiologischer Erregung.

Der Einsatz von Selbstinstruktionen erscheint einfach und effektiv. Die Anforderungen an den Therapeuten sind jedoch hoch. Sein Geschick, persönliche Beziehungen herzustellen und sich als überzeugendes Modell einzubringen (anstatt wie ein Selbstinstruktionsautomat zu wirken), trägt zum Erfolg wesentlich bei. Er muss in der konkreten Situation ganz auf die Kinder eingehen, ihr Interesse spielerisch fesseln, rasch ihre Sprache übernehmen, weiterführen und Selbstinstruktionen spontan unterbringen können. Die verbreitete Übung, bei Kindern Selbstinstruktionen fertig vorzugeben statt sie wie mit Erwachsenen zu erarbeiten, unterschätzt die Eigenständigkeit der Kinder und verschenkt die Möglichkeiten, durch Kooperation Erfolg ohne Motivationsschwierigkeiten und eine langfristige Änderung im Denkstil der Kinder und Jugendlichen zu erzielen.

Literatur

Betz, D. & Breuninger, H. (1987). *Teufelskreis Lernstörungen*. Weinheim: Beltz/PVU.

Durlack, J. A., Fuhrman, T. & Lampman, C. (1991). Effectiveness of cognitive-behavior therapy for maladapting children: A meta-analysis. *Psychol Bull, 110*, 204–214.

Lauth, G. W. & Schlottke, P. F. (2009). *Training mit aufmerksamkeitsgestörten Kindern* (7. Aufl.). Weinheim: Beltz/PVU.

Meichenbaum, D. (1977). Methoden der Selbstinstruktion. In F. H. Kanfer & A. P. Goldstein (Hrsg.), *Möglichkeiten der Verhaltensänderung* (S. 357–396). München: Urban & Schwarzenberg.

Wagner, I. (1975). *Aufmerksamkeitstraining mit impulsiven Kindern*. Stuttgart: Klett.

Selbstverbalisation und Selbstinstruktion

S. Fliegel

52.1 Allgemeine Beschreibung

Fast alle unserer Handlungen werden durch (automatisierte, daher nicht bewusste) Selbstinstruktionen und Selbstverbalisationen (mit-) gesteuert, und oft genug hängt der Erfolg bzw. Misserfolg unserer Handlungen von der Art und den Inhalten unserer Selbstverbalisationen ab. Meichenbaum (1979) formuliert: Verhaltensänderungen durchlaufen eine Folge von Vermittlungsprozessen, in denen inneres Sprechen, kognitive Strukturen, beobachtbares Verhalten und die Ergebnisse daraus sich gegenseitig beeinflussen.

Der Aufbau fehlender oder die Veränderung problematischer innerer Monologe bzw. verbaler Selbstinstruktionen bei verschiedenen psychischen Störungen ist die Aufgabe der Selbstverbalisationstherapie. Die Selbstverbalisation zählt zu den Methoden der kognitiven Umstrukturierung (► Kap. 38). Es wurden unterschiedliche Formen von Selbstverbalisationstraining entwickelt (► Kap. 52, Kap. 86, Kap. 101 und Kap. 102).

Die verschiedenen Methoden zur kognitiven Umstrukturierung ähneln sich in ihrem formalen Ablauf, unterscheiden sich jedoch hinsichtlich des Verständnisses der kognitiven Variablen, die sie zu verändern versuchen.

Kognitive Variablen haben sowohl einen besonderen Stellenwert für die Aufrechterhaltung psychischer Probleme, so z. B. für Ängste, Depressionen, Leistungsstörungen, als auch allgemein für den inadäquaten Umgang mit Stresssituationen (► Kap. 85). Bei der Behandlung, z. B. von Ängsten, kommt daher der Veränderung von Selbstgesprächen, inneren Monologen, Selbstinstruktionen, Selbstbefehlen bzw. allgemein den gedanklichen Reaktionen große Bedeutung zu. Ziel der Selbstverbalisationstherapie ist es, die Selbstinstruktionen so zu verändern, dass sie, statt die psychische Störung aufrechtzuerhalten, zu problembewältigenden Verhaltensweisen anleiten. Damit können sie letztlich auch einstellungsändernd, schemaaktivierend und verändernd wirken.

Die Selbstinstruktionsverfahren werden meist mit anderen Verfahren kombiniert. So z. B. mit den Verfahren des operanten Konditionierens (► Kap. 67), des Modelllernens (► Kap. 43), des sozialen Kompetenztrainings (► Kap. 69) oder mit den klassischen Methoden zur Angstbehandlung (► Kap. 26 und Kap. 59). Gedanken sollen im Verlauf der Behandlung nicht mehr zum Signal für Flucht und Vermeidung werden, sondern zum Bereitstellen und Ausführen von Bewältigungsreaktionen bzw. Ressourcen. Neu erworbene Selbstinstruktionen geben in den (realen oder phantasierten) Angstsituationen und bei Wahrnehmung der ersten Angstsymptome den Anstoß zur Angstbewältigung. Die Bewältigung der Angst geschieht u. a. wiederum durch den Einsatz Angst abbauender Selbstverbalisationen, denn gerade die kognitive und sprachliche Ebene von Angstreaktionen ist Interventionen besonders zugänglich, die auf Selbstmanagement und Selbstkontrolle (► Kap. 82) abzielen.

Das Selbstverbalisationstraining lässt sich am Beispiel der Angstbewältigung (► Kap. 92 und Kap. 103) wie folgt beschreiben. Kombiniert werden dabei Verfahren der Reizkonfrontation (► Kap. 26) und der Selbstverbalisation. Das Prinzip dieser Verfahren besteht darin, dass der Patient lernt, aktiv durch gezielten Einsatz von Selbstverbalisationen aufkommende Angst zu kontrollieren und zu reduzieren und dadurch die Konfrontation mit den Angst auslösenden Reizen zu erleichtern. Dazu sind folgende Schritte notwendig:

- Aufspüren und Analysieren der bisherigen Problemgedanken,
- Erarbeitung und Einübung kognitiver Alternativen zur Problembewältigung,
- Provokation oder Herstellung von leichten bis mittleren Angstreaktionen in der Phantasie (Reizkonfrontation),
- Wahrnehmung der aufkommenden Angst,
- Verbleiben in den Angst auslösenden Situationen,
- aktive Bewältigung der aufkommenden Angst durch Einsatz der Selbstverbalisationen,
- Selbstverstärkung für das (kognitive) Aufsuchen der Problemsituationen und für den Einsatz konstruktiver und Angst reduzierender Verhaltensweisen,
- dem Probeagieren von Bewältigungsreaktionen folgt ein Üben unter realen Angstbedingungen.

Die Konfrontation erfolgt bei der Angstbewältigung zunächst meist in der Vorstellung und anschließend in der Realität. Es wird heute jedoch zunehmend dazu übergegangen, die Verfahren der Reizkonfrontation in unterschiedlichen Anwendungsformen direkt in der Realität durchzuführen. Vor dem eigentlichen Selbstverbalisationstraining werden die bisherigen Problemgedanken aufgespürt und analysiert. Danach werden Alternativen zur Problembewältigung und zukünftigen Prävention erarbeitet. Selbstinstruktionen lassen sich unterteilen in solche, die

- das Problem definieren,
- die Aufmerksamkeit auf das eigene Handeln lenken,
- das eigene Handeln kontrollieren,
- zur Selbstbeobachtung (► Kap. 49) veranlassen,
- das Handeln positiv beurteilen,
- Selbstermutigung und Selbstverstärkung beinhalten,
- Vorsätze für anzustrebende Lösungen einschließen und zur Problembewältigung anleiten und
- situationsbezogen, reaktionsauslösend, steuernd und verstärkend sind.

52.2 Indikationen

Die Notwendigkeit der Modifikation von Selbstverbalisationen ergibt sich aus der Problemanalyse (► Kap. 41). Einsatz findet das Vorgehen, normalerweise in Kombination mit anderen Verfahren, bereits bei

- fast allen Angststörungen (► Kap. 92, Kap. 103, Kap. 107 und Kap. 114),
- Depressionen (► Kap. 100),
- Abhängigkeiten (► Kap. 94),
- Impulskontrollproblemen (► Kap. 97 und Kap. 106),
- psychosomatischen Störungen (► Kap. 113 und Kap. 115),
- Essstörungen (► Kap. 95),
- sexuellen Störungen (► Kap. 112),
- Zwängen (► Kap. 116) und
- aggressivem Verhalten (► Kap. 93).

Gute Erfolge wurden erzielt bei

- der Stressbewältigung (► Kap. 85), bei
- Hyperaktivität (► Kap. 77 und Kap. 104), sowie
- bei Lern- und Leistungsstörungen (► Kap. 101).

Auch bei psychotischen Erkrankungen, z. B. Schizophrenien (► Kap. 108), konnte Selbstinstruktionstraining zur Abnahme des »krankhaften Sprechens«, zur Verbesserung der Wahrnehmungs-, Denk- und Aufmerksamkeitsfähigkeit hilfreich eingesetzt werden. Selbstverbalisationsverfahren finden Anwendung bei Kindern (► Kap. 51) und Erwachsenen.

52.3 Nebenwirkungen und Kontraindikationen

Aus der empirischen Forschung ergeben sich bislang keine Anhaltspunkte für Kontraindikationen dieses Verfahrens. Keine Anwendung finden können Selbstverbalisationsverfahren, wie alle Verfahren der kognitiven Verhaltenstherapie, wenn Rahmenbedingungen, Umgebungsvariablen oder gesellschaftliche Einflüsse die psychische Problematik aufrechterhalten oder stabilisieren. Bestimmte Symptome, Gedanken und Einstellungen, wenn auch bizarr, vermeidend oder resignierend, können oftmals durchaus realistisch sein. Bei einer angemessen Problem- und Verhaltensanalyse (▶ Kap. 41) wird dies jedoch erkannt und eine unsachgemäße Anwendung des Verfahrens verhindert.

52.4 Technische Durchführung

Die therapeutische Situation ist so zu gestalten, dass vor allem Selbstexplorations- und Selbststeuerungsprozesse (▶ Kap. 82) beim Patienten gefördert werden. Zur Diagnostik des bisherigen problemfördernden inneren Sprechens bieten sich die Exploration, Phantasie- und Vorstellungsabläufe, diagnostische Verhaltensproben, Hausaufgaben und Fragebögen, auch projektive Verfahren an. Anschließend wird der Zusammenhang der Selbstverbalisation zum Problemverhalten erarbeitet.

Zum therapeutischen Vorgehen wird dem Patienten erklärt: dass er z. B. der Angst nicht hilflos gegenüber stehen muss, dass eine veränderte Selbstverbalisation im Zusammenhang mit der Aufgabe des Vermeidungsverhaltens ein wirksames Mittel ist, z. B. die Angst zu kontrollieren und zu bewältigen, dass er selbst die Kontrolle unter Hilfestellung des Therapeuten ausführen wird und so schrittweise zu einer immer effektiveren Bewältigung z. B. der Ängste kommen wird.

Nach der Auflistung und Analyse der negativen Selbstverbalisationen werden neue, problembewältigende und zielfördernde Selbstverbalisationen erarbeitet. Inhalte der neuen Selbstverbalisationen können einerseits alternative/veränderte Gedanken zur bisherigen Selbstverbalisation sein, die zur Aufrechterhaltung und Steigerung z. B. der Angstreaktionen beigetragen haben. Sie können die Wahrnehmung der Angst, das Akzeptieren der zunehmenden Angst, veränderte Ursachenzuschreibungen der physiologischen Reaktionen, Kontrastvorstellungen, Vorsätze oder Selbstverstärkung zum Inhalt haben. Andererseits können es (zusätzlich) spezielle Instruktionen z. B. zur Angstreduktion sein oder z. B. Instruktionen zum Einsatz und zur Vertiefung von Entspannung (▶ Kap. 25). Sowohl die kurzfristigen als auch die langfristigen Konsequenzen der negativen als auch der erarbeiteten positiven Selbstverbalisationen werden besprochen.

Das Training von z. B. Angstbewältigung ist keine einheitliche Methode, sondern eher ein Sammelbegriff für verschiedene Verfahren, in denen unterschiedliche Schwerpunkte gesetzt werden können. Gemeinsam sind diesen Verfahren folgende Zielsetzungen und Schritte der Durchführung:

- Eigenständiges und frühes Erkennen von Angst durch Signale in der Umgebung und durch Beobachtung der eigenen kognitiven und/oder physiologischen Reaktionen. Dieses erfordert eine intensive Wahrnehmung.
- In Vorstellungssituationen wird gelernt, die entscheidenden Signale der Angstauslösung und die ersten Angstreaktionen zu identifizieren. Durch dieses frühzeitige Unterscheidungslernen lernt der Patient eine erste Form der Kontrolle über eine Situation, die er bisher passiv, hilflos oder ihn überwältigend erlebt hat.
- Erlernen von Strategien zum Umgang und zur Bewältigung von problematischen Reaktionen. Das Prinzip z. B. der Angstbewältigungsverfahren besteht darin, dass der Patient beim ersten Auftauchen von Angstsignalen diese Angst nicht mehr zu vermeiden versucht, sondern beginnt, sich aktiv mit ihnen auseinander zu setzen. Strategien dazu reichen von Verfahren zur Kurzentspannung bis hin zu verschiedenen Ansätzen der kognitiven Therapie (Veränderung von Selbstverbalisationen, kognitiven Umstrukturierungen usw.).
- Die in der therapeutischen Situation gelernten Strategien sollten vom Patienten auch unter natürlichen Bedingungen erprobt und eingesetzt werden. Der Übergang zum Selbstmanagement (▶ Kap. 82) bedeutet sowohl eine Unabhängigkeit von therapeutischen Bedingungen als auch die Einsatzmöglichkeit verschiedener Strategien in Situationen, die bisher und in der Zukunft für den Patienten besonders kritisch waren/sein werden.

Bei der Überwindung von Aufmerksamkeitsstörungen (▶ Kap. 77, Kap. 91 und Kap. 104) hat sich folgendes Vorgehen als Basistraining anhand zahlreicher Materialien und Übungen in Verbindung mit Fremd- und Selbstverstärkung bewährt:

1. Schritt: Genau hinschauen, hinhören, beschreiben, wiedergeben (Wahrnehmungstraining);
2. Schritt: Reaktionsverzögerung (stopp, nachdenken, prüfen) lernen;
3. Schritt: Erwerb und Training verbesserter Fertigkeiten (kognitives Modellieren);
4. Schritt: innere Kontrolle (eigentliche Selbstverbalisation) erlernen, was wiederum über Teilstufen (externe Steuerung, offene, ausgeblendete und verdeckte Selbstinstruktionen) abläuft.

Der Bewältigung von sozialen Ängsten (▶ Kap. 114) liegen meist folgende Selbstinstruktionen zugrunde:

1. Vor der Situation: Geben von positiven Selbstinstruktionen (»Ich werde es schaffen«, »Ich habe ein Recht auf meine Gefühle«…).
2. In der Situation: Vergegenwärtigen von angemessenen (vorher trainierten) Verhaltensweisen (z. B. laut reden, Blickkontakt…).
3. Nach der Situation: Selbstanerkennung für (kleine) Fortschritte, Hervorheben von positiven Veränderungen.

Meichenbaum (1979) stellt folgende allgemeine praktische Prinzipien und Vorgehensweisen der Selbstinstruktion heraus, die sich in den genannten Beispielen und bei anderen Anwendungsgebieten in immer wieder modifizierter und angepasster Form finden:

1. Phase: Selbstbeobachtung und Problemanalyse.
   In einem ersten Schritt des Veränderungsprozesses wird der Patient zum Beobachter seines eigenen Verhaltens. Durch erhöhte Bewusstheit und zielgerichtete Aufmerksamkeit überwacht der Patient seine Gedanken, seine Gefühle, seine körperlichen Reaktionen und sein Verhalten. Erkennen von ungünstigen selbstbezogenen Haltungen.
2. Phase: Unvereinbare Gedanken durch konstruktivere Instruktionen ersetzen.
   In dem Maße wie sich die Selbstbeobachtung des Patienten (in Zusammenarbeit mit dem Therapeuten) auf fehlangepasstes Verhalten und damit verbundene kognitive Prozesse richtet, werden diese hinterfragt und allmählich günstige Alternativen dazu erarbeitet.
3. Phase: Entwicklung und Training von kognitiven Prozessen und Veränderungen.
   Hier geht es um die Entwicklung neuer kognitiver Bewältigungsformen und der Einleitung neuer Handlungen, die durch Selbstverstärkung stabilisiert werden. Dazu gehören Verhaltensexperimente, Erprobungen im geschützten und zunehmend realistischeren Rahmen. Fortschritte bedürfen der Verstärkung.

52.5 Erfolgskriterien

Die Problemanalyse zeigt in der funktionalen wie auch in den kognitiven und motivationalen Analysen Ausmaß und Inhalt der problemfördernden und aufrechterhaltenden Selbstverbalisationen an. Eine Veränderung der Selbstverbalisationen kann zu Problembewältigungen auf der physiologischen, der emotionalen, der Einstellungs- und der Verhaltensebene führen. Dies zeigt den breiten Wirkungsgrad und großen Einsatzbereich der Selbstverbalisationsverfahren in der Verhaltenstherapie. Die Veränderung der Selbstverbalisationen ist meist nicht die einzige Intervention im therapeutischen Prozess. Daher kann die Effizienz dieses Teils des Therapieplans immer nur im Kontext mit den weiteren Interventionen, z. B. der Reizkonfrontation (▶ Kap. 26), der Entspannung (▶ Kap. 25), dem Problemlösetraining (▶ Kap. 46), den Rollenspielen (▶ Kap. 65 und Kap. 69), dem Modelllernen (▶ Kap. 43) usw. gesehen werden.

52.6 Grad der empirischen Absicherung und persönliche Bewertung

Das Erlernen von Möglichkeiten zum Umgang mit Angstsituationen und Angstreaktionen erhöht die persönliche Kompetenz des Patienten und bildet damit eine Chance zur Prävention psychischer Störungen. Werden kognitive Reaktionsanteile bzw. reaktionsübergreifende kognitive Strategien, Pläne und Ziele in die Therapie einbezogen, führt dies neben der Veränderung der Hauptsymptomatik zu positiven Veränderungen weiterer Befindlichkeiten, zwischenmenschlicher Beziehungen sowie unterschiedlicher Persönlichkeitsfaktoren.

Der isolierte Einsatz der Selbstverbalisationstherapie ist nur bei Menschen mit leichteren psychischen Problemen erfolgreich, z. B. geringen Prüfungsängsten, Ärgerreaktionen, Hyperaktivität und Nervosität. Gerade bei der Bewältigung von Ängsten, hier ist die Wirksamkeit der Selbstverbalisationsverfahren am häufigsten überprüft worden, zeigt sich eine bedeutsame Effizienz nur bei den Verfahrenskombinationen, meist mit Reizkonfrontation. Dies gilt insbesondere dann, wenn neben den Kognitionen andere Problemebenen stark ausgeprägt sind, z. B. physiologische Erregung oder Vermeidungsverhalten.

Literatur

Fliegel, S., Groeger, W., Künzel, R., Schulte, D. & Sorgatz, H. (1998). *Verhaltenstherapeutische Standardmethoden*. Weinheim: Beltz/PVU.

Meichenbau, D. W. (1979). *Kognitive Verhaltensmodifikation*. München: Urban & Schwarzenberg.

Selbstverstärkung

H. S. Reinecker

53.1 Allgemeine Beschreibung

Unter Selbstverstärkung versteht man denjenigen Prozess, bei dem sich ein Individuum kontingent auf die Ausführung eines vorher festgelegten Zielverhaltens einen

- positiven Verstärker darbietet (positive Selbstverstärkung) bzw.
- aversiven Reiz entfernt (negative Selbstverstärkung).

Gemäß der operanten Theorie erwartet man von dieser Prozedur eine Erhöhung der zukünftigen Auftrittswahrscheinlichkeit von bestimmten Verhaltensweisen. Analog zur Selbstverstärkung lässt sich Selbstbestrafung als die Darbietung eines aversiven Stimulus (negative Selbstbestrafung) oder als das Vorenthalten eines positiven Verstärkers (positive Selbstbestrafung) als Folge einer spezifischen Reaktion beschreiben (Timberlake, 1995; ▶ Kap. 16 und Kap. 67).

Der von Selbstkontrollforschern als entscheidend angesehene Unterschied zwischen externer Verstärkung und Selbstverstärkung wird von einigen Autoren (z. B. Rachlin, 1974) als unerheblich angesehen und in der operanten Verhaltenstheorie auf den Prozess des Diskriminationslernens zurückzuführen versucht (▶ Kap. 21). Entscheidend bei der Selbstverstärkung ist, dass das Individuum prinzipiell Zugang zu den Verstärkern (Stimuli, Aktivitäten) hat, sich diese aber erst verabreicht, wenn ein bestimmtes Verhaltenskriterium erfüllt ist; im Sinne des Selbstregulationsmodells von Kanfer (1970) werden dazu die Prozesse der Selbstbeobachtung und der Bildung von Standards vorausgesetzt. Neben dieser »offenen« Darbietung von Verstärkern sind auch sog. »verdeckte« Stimuli, z. B. Gedanken, Selbstverbalisierung etc., als Verstärker für vorheriges offenes oder verdecktes Verhalten geeignet; Homme (1965) bezeichnete solche Reaktionen als »Coverants« (▶ Kap. 62). Selbstverstärkung muss ähnlich wie der Prozess der Selbstkontrolle unter zwei Aspekten gesehen werden:

1. Selbstverstärkung als Ziel, etwa wenn die Frequenz der Selbstverstärkung zu gering ist, wenn das Individuum nicht über die optimalen Standards verfügt oder wenn die Selbstbeobachtung ungenau ist;
2. Selbstverstärkung als therapeutisches Verfahren zur Erhöhung der Auftrittswahrscheinlichkeit von in spezifischen Situationen zu selten auftretendem Verhalten.

53.2 Indikationen

Selbstverstärkung als therapeutische Methode ist besonders indiziert, wenn die Auftrittshäufigkeit eines bestimmten Verhaltens erhöht werden soll und wenn nicht gewährleistet ist, dass relevante Umgebungspersonen das Verhalten kontingent verstärken und/oder wenn das Verhalten des Patienten nicht extern beobachtbar ist und somit nur die Person selbst über das Auftreten oder Nichtauftreten des Zielverhaltens entscheiden kann. Im Rahmen eines Selbstkontrollprogramms (▶ Kap. 82) lassen sich Verfahren der Selbstverstärkung besonders wirksam zur Ausformung von Annäherungsverhalten bei Vermeidungsreaktionen (z. B. bei Ängsten), etwa als Unterstützung bei Selbstsicherheitstrainings, einsetzen. Auch zur Generalisierung von Behandlungseffekten über die therapeutische Situation hinaus haben sich Strategien der Selbstverstärkung als optimal herausgestellt. Ähnlich bilden prinzipiell oder aus praktisch-methodischen Gründen nur schwer extern beobachtbare Verhaltensweisen (meist: Verhaltensexzesse) einen Indikationsbereich für positive und negative Selbstbestrafung. Direktes Training in Selbstbeobachtung, Selbstbewertung und Selbstverstärkung ist dann angezeigt, wenn einer dieser Prozesse (z. B. zu hohe persönliche Standards) mit Fehlern behaftet ist. Selbstverstärkung und Selbstbestrafung sind Bereiche, die in der praktischen Durchführung aneinandergrenzen, da es das Ziel einer Intervention sein kann, die selbstkritisierenden Verhaltensweisen in ihrer Auftrittshäufigkeit zu senken, indem die Verabreichung selbstverstärkender Äußerungen trainiert wird. Wenn externe Verstärkung für das Zielverhalten nicht realisiert werden kann, so bildet Selbstverstärkung die Methode der Wahl (Reinecker, 1978).

53.3 Nebenwirkungen und Kontraindikationen

Eine erste Kontraindikation für die Vermittlung von Selbstverstärkungsverfahren wäre, wenn die Verhaltensanalyse (► Kap. 41 und Kap. 42) ein bereits hohes Maß an Selbstverstärkung ergibt. Die Anwendung von Selbstbestrafungsverfahren sollte besonders gründlich überlegt werden: Da explizite Gegenindikationen noch fehlen (vor allem hinsichtlich deren empirischer Absicherung), sollte Selbstbestrafung grundsätzlich nur zusammen mit der Ausformung von verstärktem Alternativverhalten eingesetzt werden.

53.4 Technische Durchführung

Hat eine exakte Verhaltensanalyse ergeben, dass eine Vermittlung von Selbstverstärkung sinnvoll wäre, so müssen folgende Schritte im Laufe des Trainings berücksichtigt werden (für Selbstbestrafungsverfahren gelten prinzipiell dieselben Trainingsschritte):

- Suche nach adäquaten (d. h. wirksamen) Verstärkern: Gerade Patienten mit einer geringen Selbstverstärkungsrate werden kaum in der Lage sein, genaue Auskünfte über verstärkende Stimuli oder Ereignisse zu geben. Daher ist es notwendig, den Patienten nicht nur zu befragen, was er für verstärkend hält, sondern die Wirkung bestimmter Reize auf das Verhalten der Person zu prüfen (► Kap. 41). Bei der Suche nach Verstärkern können Selbstbeobachtungsmethoden helfen (► Kap. 49).
- Festlegung adäquater Reaktions-Verstärker-Kontingenzen: Ähnlich wie bei der Durchführung von Selbstkontrollprogrammen müssen realistische Kontingenzen geplant und mit kleinen Stufen zur Sicherung baldiger Anfangserfolge begonnen werden.
- Training und Übung in Selbstverstärkung: Sehr viele Patienten finden es ungewohnt, dass sie sich selbst für bestimmte Zielverhaltensweisen verstärken sollten. Die Durchführung von Selbstverstärkungsprozeduren sollte mit dem Patienten so lange unter therapeutischer Aufsicht (etwa durch Modelllernen im Rollenspiel) geübt werden, bis eine korrekte Anwendung gewährleistet ist. Die Vermittlung von verdeckten Selbstverstärkungen kann in Stufen von lauten Verbalisierungen, leisen Feststellungen bis hin zu verdeckten Verabreichungen der Verstärker gehen.
- Begleitende Kontrolle und Modifikation: Durch die Berichte des Patienten über Veränderungen im Verhalten und/oder Probleme bei der Durchführung erhält der Therapeut Informationen, die zu einer evtl. Korrektur des Programms herangezogen werden können. Langfristig gesehen sollten die Selbstverstärkungsprozeduren in das Netz von externer Verstärkung und selbstverstärkenden Verhaltensweisen übergehen. Damit trägt man insbesondere den Prinzipien der Verhaltensflexibilität und der Reaktionsgeneralisierung Rechnung.

53.5 Erfolgskriterien

Als generelles Erfolgskriterium bei der Selbstverstärkung muss das Ansteigen der Auftrittswahrscheinlichkeit des verstärkten Verhaltens angesehen werden. Welches Verhalten dies ist, hängt von der Verhaltens- und Zielanalyse ab (▶ Kap. 41). Für Selbstbestrafung gilt als analoges Kriterium eine Senkung der Verhaltensfrequenz als Folge der kontingenten Darbietung von positiver oder negativer Selbstbestrafung. Weitere pragmatische Erfolgskriterien sind durch das Ausmaß gegeben, in dem Patienten in der Lage sind, die bei der Durchführung der Selbstverstärkung (Selbstbestrafung) vorausgesetzten Stufen zu realisieren.

53.6 Grad der empirischen Absicherung und persönliche Bewertung

Bei der Beurteilung der empirischen Absicherung von Selbstverstärkungsverfahren sollte man zwischen 2 Forschungszweigen unterscheiden: Untersuchungen, die die generelle Brauchbarkeit und Möglichkeiten eines Trainings des Selbstverstärkungsmodells einer experimentellen Kontrolle unterzogen haben – und zwar sowohl im operanten als auch im Modelllernparadigma –, können als durchgehend gut abgesichert angesehen werden. Allerdings legen Untersuchungen mit experimentellem Charakter im empirischen Bereich nahe, dass Selbstverstärkungsverfahren zumindest ähnlich effektiv sind wie externe Verstärkungsprozeduren (Thoresen & Mahoney, 1974). Therapieverfahren mit einer expliziten Anwendung verschiedener Formen der Selbstbestrafung sind in empirischer Hinsicht noch weniger abgesichert als Verfahren zur Selbstverstärkung. Zwei Hinweise mögen dazu als Richtlinie dienen:

- Selbstbestrafungsverfahren erweisen sich speziell dann als wirksam, wenn sie mit Selbstverstärkung (oder externer Verstärkung) von Alternativverhalten gekoppelt sind; hier ist allerdings eine Trennung von Wirkfaktoren nur mehr schwer möglich!
- Der Tendenz nach scheinen positive Selbstbestrafungsverfahren negativen Selbstbestrafungstechniken überlegen zu sein. Eine wissenschaftliche Erklärung der Wirkung von Selbstverstärkung und Selbstbestrafung steht noch aus und wird zusammen mit der theoretischen, empirischen und methodologischen Weiterentwicklung von Selbstkontrollverfahren noch zu liefern sein. Als zielführende Rahmenmodelle einer theoretischen Fundierung können Konzepte einer Theorie der Selbstregulation, der »Self-Efficancy« oder auch des Selbstmanagements betrachtet werden.

Literatur

Homme, L. E. (1965). Control of coverants, the operants of the mind. *Psych Rec, 15*, 501–511.

Kanfer, F. H. (1970). Self-regulation: Research, issues and speculations. In C. Neuringer & J. I. Michael (Eds.), *Behavior modification in clinical psychology*. New York: Appleton.

Rachlin, H. (1974). Self-control. *Behaviorism, 2*, 94–107.

Reinecker, H. (1978). *Selbstkontrolle. Verhaltenstheoretische und kognitive Grundlagen, Techniken und Therapiemethoden*. Salzburg: Müller.

Thoresen, C. F. & Mahoney, M. J. (1974). *Behavioral-self-control*. New York: Holt.

Timberlake, W. (1995). Reconceptualizing reinforcement: A causal-system approacht to reinforcement and behavior change. In W. O'Donohue & L. Krasner (Eds.), *Theories of behavior therapy*. Washington/DC: American Psychological Association.

Sensualitätstraining

E.-M. Fahrner-Tutsek und G. Kockott

54.1 Allgemeine Beschreibung

Das Sensualitätstraining (engl. »sensate focus«) – heute wird von »Streichelübungen« gesprochen – ist ein Bestandteil der Therapie funktioneller Sexualstörungen. Es handelt sich um eine Reihe aufeinanderfolgender Übungen, die das Paar zwischen den Therapiesitzungen zu Hause durchführt. Diese Streichelübungen wurden zum ersten Mal von Masters und Johnson (1973) beschrieben, und wurden im Laufe der Jahre von verschiedenen Therapeuten weiterentwickelt (vgl. Beier, Bosinski & Loewit, 2001; Fahrner & Kockott, 2003; Hoyndorf, Reinhold & Christmann, 1995; Hauch, 2006; Kockott & Fahrner, 2004).

Als wesentliche Faktoren bei der Aufrechterhaltung einer Sexualstörung werden heute Angst vor Versagen und sexuelle Verhaltensdefizite angesehen. Das Sensualitätstraining hat sich bewährt, diese aufrechterhaltenden Faktoren zu verändern. Zunächst wird das Gebot erteilt, keinen Koitus auszuüben. Das allein bewirkt bereits, dass sich das sexuelle Verhältnis des Paares zueinander entkrampft und Körperkontakt zueinander wieder aufgenommen werden kann. Unter dem Schutz dieses Gebotes wird dann mit Hilfe der Streichelübungen die sexuelle Verhaltenskette stufenweise neu aufgebaut. Dazu gibt der Therapeut dem Paar präzise Ratschläge und Anweisungen für bestimmte Übungen, die sie zu Hause ausführen sollen. Der Schwierigkeitsgrad der Übungen steigt langsam an (▶ Kap. 32). Die Übungen werden solange durchgeführt, bis übliches Petting angstfrei möglich ist. Die Anzahl der dazu notwendigen Stufen muss individuell nach bestehender Problematik bestimmt werden. Im Anschluss an die Streichelübungen werden für die verschiedenen Unterformen der funktionellen Sexualstörungen zusätzliche, spezielle Methoden angewandt: Masturbationstraining, »Squeeze«-Technik (▶ Kap. 22), »Teasing«-Methode (s. unten).

Die Streichelübungen können methodisch – auch wenn sie von Masters und Johnson nicht so konzipiert wurden – als systematische Desensibilisierung (▶ Kap. 59) in vivo betrachtet werden: In entspanntem Zustand wird Angst vor Körperberührung und Sexualkontakt durch schrittweise Steigerung des Schwierigkeitsgrades der Übungen abgebaut. Allerdings sollen mit den Streichelübungen nicht nur unangenehme Körperempfindungen beim Austausch von Zärtlichkeit abgebaut, sondern gleichzeitig das Lustempfinden und die sexuelle Erlebnisfähigkeit aufgebaut werden.

54.2 Indikationen

Folgende Vorbedingungen sind bei der Durchführung der Streichelübungen notwendig: Es muss eine Partnerschaft bestehen, der symptomfreie Partner muss zur Mitarbeit bereit sein und beide Partner müssen in der Lage sein, sich trotz evtl. bestehender Spannungen in der Partnerschaft auf gegenseitigen Körperkontakt einlassen zu können. Die Übungen werden angewendet bei Ängsten vor sexuellem Kontakt, bei psychisch bedingten sexuellen Funktionsstörungen wie Erektionsstörungen, vorzeitiger Samenerguss, fehlender oder verzögerter Ejakulation (Anorgasmie des Mannes), Orgasmusstörungen der Frau, psychisch bedingter Algopareunie des Mannes und der Frau, Störung der sexuellen Appetenz (Libidostörung), weiterhin bei sexuellen Deviationen, wenn sie mit einem Defizit im üblichen Sexualverhalten kombiniert sind. Sexuelle Probleme und Partnerschaftsprobleme bedingen sich häufig gegenseitig. Die Entscheidung fällt oft schwer, welcher der beiden Problembereiche im Vordergrund steht und deshalb vorrangiges Behandlungsziel sein sollte (Fahrner & Kockott, 2003). In diesen Zweifelsfällen mag es zur diagnostischen Entscheidung sinnvoll sein, mit Übungen des Sensualitätstrainings zu beginnen. Nach wenigen Sitzungen zeigt sich, ob für das Paar Körperkontakt möglich ist oder die Spannungen so groß sind, dass mit einer Partnerschaftstherapie (► Kap. 76) begonnen werden muss.

54.3 Nebenwirkungen und Kontraindikationen

Eine Kontraindikation ist gegeben, wenn die Sexualstörung Ausdruck einer schweren Partnerschaftsproblematik ist, sodass von einem bzw. beiden Partnern keine Bereitschaft zu Körperkontakt erwartet werden kann. In diesen Fällen ist das Sensualitätstraining nicht indiziert, da es nicht auf die ursächliche Problematik eingeht. Bei vorliegender Indikation und korrekt angewandt sind bislang keine unerwünschten Nebenwirkungen bekannt.

54.4 Technische Durchführung

Bevor mit den Streichelübungen begonnen wird, muss mit dem Paar das Gebot, zunächst keinen Koitus zu haben, besprochen und festgelegt werden. Die Partner, insbesondere der Symptomträger, müssen sich während der Übungen absolut darauf verlassen können, dass jeder die abgesprochenen Grenzen einhält. Sexuelles Verhalten soll nur so weit praktiziert werden, als es beiden Partnern angenehm und ohne Angst möglich ist. Mit diesen drei Vorbedingungen schafft man ein Gefühl der Sicherheit, das die Grundlage für das Sensualitätstraining darstellt (für ausführliche Beschreibungen zur praktischen Durchführung der Übungen: s. Fahrner & Kockott, 2003 oder Hauch, 2006).

Patienten mit funktionellen Sexualstörungen haben leicht das Gefühl, sexuelle Leistungen, die von ihnen erwartet werden, nicht zu erbringen. Um dies weitgehend zu verhindern, müssen die Therapeuten vor Beginn der Übungen eindeutig klarstellen:

- Es werden keine Zensuren für die Berichte der Patienten über die »Hausaufgaben« gegeben,
- Fehler werden nicht nur erwartet, sondern als Bestandteil des Reorientierungsprozesses angesehen.

Das Paar soll sich zwischen den Therapiesitzungen, die meist wöchentlich stattfinden, zweimal Zeit für die Übungen nehmen. Die Partner sollen dazu eine entspannte Situation schaffen (nach dem Baden; Entspannungstraining; Sicherheit, ungestört zu sein). Sie sollen je nach bestehender Problematik noch bekleidet oder schon entkleidet sein. In der Therapiesitzung war vorher gemeinsam bestimmt worden, welcher Partner damit beginnt, den Körper des anderen zu streicheln und zu stimulieren, um ihm angenehme sensuelle Empfindungen zu bereiten. Zu Beginn der Therapie werden die Genitalbereiche und die Brust noch nicht stimuliert. Außerdem wird ausdrücklich davon abgeraten, einen Orgasmus herbeiführen zu wollen. Der »Empfänger« muss nur darauf achten, dass der »Spender« keine unangenehmen Reizungen vornimmt. Er soll dem aktiven Partner helfen, angenehme Formen des Streichelns zu finden, braucht aber keine lustvollen Reaktionen zu erkennen geben. Der aktive Partner selbst soll dabei bemerken, welches Vergnügen es ihm bereitet, den Partner zu berühren. Mit einer neuen Übung kann begonnen werden, wenn diese erste Stufe angenehm erlebt wird. Dies gilt auch für alle weiteren Übungsabschnitte.

Insgesamt werden folgende Stufen durchlaufen, wobei im Einzelfall häufig individuelle Zwischenstufen zusätzlich notwendig sind:

- Gegenseitiges erkundendes Streicheln des Körpers jedoch unter Auslassen von Genitalien und Brüsten. Ziel dieser Stufe ist das Kennenlernen des Körpers, nicht sexuelle Erregung.
- Fortführung des erkundenden Streichelns des ganzen Körpers, jetzt auch erkundendes Streicheln der Genitalien, allerdings ohne Stimulierung. Ziel dieser Übung ist, dass die

54

Partner ihren Genitalbereich besser kennen und akzeptieren lernen.
- Stimulierendes Streicheln des ganzen Körpers, jetzt mit dem Ziel sexueller Erregung. Auf dieser Stufe beginnen die speziellen Techniken für die Behandlung des vorzeitigen Samenergusses (▶ Kap. 22), der Erektionsstörungen (»Teasing«-Methode) und der Orgasmusstörungen.

Folgende allgemeine Regeln werden mit dem Paar besprochen:
- Jeweils ein Partner wird von dem anderen gestreichelt.
- Es sollte nicht unbegrenzt gestreichelt werden, sondern eine ungefähre Zeit ist festzusetzen (z. B. 5 min), nach der gewechselt bzw. aufgehört wird.
- Die Betonung liegt auf dem »Experimentieren«. Daher ist vieles auszuprobieren, nicht nur Bekanntes.
- Wenn auch generell für alle Schritte gilt, nur so weit zu gehen, als es angstfrei möglich ist, sollen gelegentliche unangenehme Gefühle ruhig eine kurze Zeitlang ausgehalten werden.
- Derjenige, der gestreichelt wird, gibt dem anderen Rückmeldung, wie er das Streicheln empfindet.
- Die Rückmeldung sollte verbal und/oder handelnd geschehen.
- Wichtig ist, dass die Rückmeldung nicht allgemein, sondern konkret geschieht. Sie sollte außerdem konstruktiv sein.
- Es sollten keine allgemeinen Fragen gestellt werden (»Wie fühlst du dich?«), sondern die Partner sollen sich durch präzise Fragen möglichst genau informieren (»Magst du es, wenn ich deinen Rücken so fest streichle?«).
- Eigene Wünsche sollen geäußert werden.

»Teasing«-Methode

In der letzten Phase der Streichelübungen kann bei Paaren mit einer Erektionsproblematik die »Teasing«-Methode eingeführt werden (Masters & Johnson, 1973). Bei Männern mit psychisch aber auch organisch bedingten Erektionsstörungen sind Versagensangst, sexuelle Verhaltensdefizite und Flucht in eine Beobachterrolle wesentliche aufrechterhaltende Faktoren. Am Ende des Sensualitätstrainings hat der psychisch oft verunsicherte Mann gelernt, dass sich Erektionen spontan entwickeln. Mit der »Teasing«-Technik kann er überzeugt werden, dass sich eine abgeklungene Erektion durch adäquate Stimulierung wieder einstellen kann. Dadurch werden seine Versagensängste verringert und er gewinnt sexuelle Sicherheit zurück.
- **Manuelles »Teasing«**: Wenn im Verlauf der Streichelübungen wieder Erektionen aufgetreten sind, wird den Partnern empfohlen, einige Versuche mit der Erektionsfähigkeit zu machen. Sie werden aufgefordert, mit manuellen Techniken, wie z. B. Streicheln und masturbatorischen Bewegungen, eine Erektion herbeizuführen. Nach der Stimulierung folgt eine kurze Pause, in der sich der Mann entspannt. Die Erektion geht hierbei zurück. Dann erfolgt erneute Stimulierung durch die Partnerin, sodass sich wieder eine Erektion entwickeln kann. Diese Übung soll das Paar mehrfach hintereinander wiederholen. Sie sollte von dem Paar ohne Leistungsdruck durchgeführt werden und eher einen spielerischen Charakter haben. Durch den wiederholten Wechsel zwischen manueller Stimulierung bis zur Erektion und Entspannungspausen mit Rückgang der Erektion gewinnt der Mann die Sicherheit zurück, erektionsfähig zu sein.
- **Koitales »Teasing«**: Nach einigen Übungen mit der manuellen »Teasing«-Methode wird der Frau empfohlen, sich so über den Partner zu hocken, dass sich sein Penis nahe ihrer Vagina befindet. Dann soll sie mit der üblichen manuellen Stimulierung beginnen. Wenn sich eine Erektion entwickelt hat, kann sie den Penis langsam in die Vagina einführen. Die Immissio soll in jedem Fall von der Frau kontrolliert werden, sodass der Mann unauffällig von der Verantwortung enthoben wird, dies tun zu müssen. Diese Übung wird auch einige Male wiederholt. Hat der Mann genügend Sicherheit gewonnen, kann die Frau mit langsamen Beckenbewegungen beginnen, sie sollte aber fordernde Beckenbewegungen vermeiden. Nach einiger Zeit soll das Paar die Vereinigung aufheben und sich entspannen. Dann soll erneut mit der Stimulierung begonnen werden, und

die Frau führt den Penis wiederum langsam ein. Der Mann soll sich ganz auf die sensorischen Stimuli konzentrieren und auf das, was für ihn in der momentanen Situation erotisch erregend ist. Später kann auch er mit zurückhaltenden Beckenbewegungen beginnen.

54.5 Erfolgskriterien

Die Erfolgskriterien orientieren sich an den Zielen der Streichelübungen: Abbau von spezifischen sexuellen Ängsten und Verbesserung der taktilen Wahrnehmung einerseits sowie Steigerung der erotischen und sexuellen Erlebnisfähigkeit andererseits.

Um diese Veränderungen beurteilen zu können, ist man auf die Berichte der Patienten angewiesen. Dies kann entweder mit Hilfe von Fragebögen geschehen oder im Gespräch zwischen Therapeuten und Patienten (Fahrner & Kockott, 2003; Kockott & Fahrner, 2004). Ein Hinweis für das positive Erleben der Zärtlichkeiten und des Körperkontaktes ist das Wiederauftreten von psychophysiologischen Reaktionen als Zeichen sexueller Erregung (Lubrikation bzw. Erektion) in den letzten Stufen des Sensualitätstrainings.

54.6 Grad der empirischen Absicherung und persönliche Bewertung

Die Streichelübungen sind lediglich ein Teil der Behandlungsmethode funktioneller Sexualstörungen (▶ Kap. 112) und können daher nicht isoliert empirisch überprüft werden. Die Therapie in der von Masters und Johnson (1973) vorgeschlagenen Art sowie Modifikationen und Weiterentwicklungen davon wurden jedoch häufig experimentell überprüft und sind heute als erfolgreiche Therapiemethoden für Paare mit sexuellen Störungen anerkannt. Die berichteten Erfolgsquoten liegen zwischen 50–80%. Das Behandlungsprogramm von Masters und Johnson und seine Modifikationen sind bei Patienten mit sexuellen Funktionsstörungen und geringer Partnerproblematik den bisherigen Therapiemethoden als weit überlegen zu bewerten (Beier et al., 2001; Hoyndorf et al., 1995; Schmidt, 2001).

54

Literatur

Beier, K. M., Bosinski, H. A. G. & Loewit, K. (2005). *Sexualmedizin* (2. Aufl.). München: Urban & Fischer.

Fahrner, E. M. & Kockott, G. (2003). *Sexualtherapie. Ein Manual zur Behandlung sexueller Funktionsstörungen bei Männern*. Göttingen: Hogrefe.

Hauch, M. (2006). *Paartherapie bei sexuellen Störungen*. Stuttgart: Thieme.

Hoyndorf, S., Reinhold, M. & Christmann, F. (1995). *Behandlung sexueller Störungen*. Weinheim: Beltz/PVU.

Kockott, G. & Fahrner, E.-M. (2004). Sexuelle Funktionsstörungen. In G. Kockott & E.-M. Fahrner (Hrsg.), *Sexualstörungen*. Stuttgart: Thieme.

Masters, W. H. & Johnson, V. E. (1973). *Impotenz und Anorgasmie. Frankfurt*: Goverts, Krüger & Stahlberg.

Schmidt, G. (2001). Paartherapie bei sexuellen Funktionsstörungen. In V. Sigusch (Hrsg.), *Sexuelle Störungen und ihre Behandlung*. Stuttgart: Thieme.

Situationsanalyse

D. Victor, D. Lange und J. Hartmann

55.1 Allgemeine Beschreibung

Die Situationsanalyse stellt eine zentrale Methode des »Cognitive Behavioral Analysis System of Psychotherapy« (CBASP – McCullough, 2006) dar. CBASP ist ein Verfahren zur Behandlung chronisch verlaufender (unipolarer) Depressionen. Diesem Ansatz nach sind die Betroffenen durch eine besondere Art des Denkens, Fühlens und Verhaltens gekennzeichnet. Sie empfinden starke Hilflosigkeit in sozialen Situationen, fühlen sich hoffnungslos und sehen die Welt eher negativ. Perzeptuell von der sozialen Umwelt abgekoppelt, fokussieren sie ihre Wahrnehmung auf sich selbst, verstehen das Verhalten anderer Menschen wenig, nehmen Reaktionen anderer kaum wahr und sehen die Zusammenhänge zwischen ihrem eigenen Verhalten und Reaktionen aus der Umwelt eher nicht. In der Folge verhalten sie sich in sozialen Situationen wenig zielgerichtet, erreichen interpersonale Ziele kaum, fühlen sich ineffektiv und hilflos und werden womöglich noch stärker depressiv.

Daher entwickelte McCullough (2006) mit der Situationsanalyse ein Instrument, das dazu beitragen soll, die empfundene Hilflosigkeit und die Ineffektivität in sozialen Situationen zu überwinden. Dies soll erreicht werden, indem Patienten sich Denk- und Verhaltensweisen erarbeiten, die das Erlangen eigener Ziele in sozialen Situationen wahrscheinlicher machen. Setzt ein Patient die neuen Strategien um und erreicht in der realen Situation erwünschte Ziel, so wird das negative Empfinden geringer, was (negativ) verstärkend auf das neu erlernte Verhalten wirkt. So erweitert ein Patient nach und nach sein Verhaltensrepertoire, und allmählich entwickeln sich auch funktionalere Schemata.

Die Situationsanalyse ist eine mehrschrittige soziale Problemlösungsübung (▶ Kap. 46), bei der der Patient auf jeweils eine problematische soziale Interaktion fokussiert und die Konsequenzen seines bisherigen (depressiven) Verhaltens hervorgehoben werden. Die Entwicklung »wahrgenommener Funktionalität«, das Bewusstsein, dass das eigene Verhalten spezifische Wirkungen im sozialen Gegenüber auslöst, stellt das Leitmotiv der Situationsanalyse dar. Außerdem soll der Patient lernen, zielorientiertes Denken und Verhalten zu entwickeln. Situationsanalysen werden durch andere verhaltenstherapeutische Methoden ergänzt, die dem Verhaltensaufbau (z. B. Training sozialer Kompetenz, Verstärkung) und interpersonellen Interventionen (▶ Kap. 69) dienen.

55.2 Indikationen

Ursprünglich wurde die Situationsanalyse für die Behandlung chronischer Depression entwickelt. Für diesen Indikationsbereich wurde das Verfahren bereits empirisch im Rahmen wissenschaftlicher Studien überprüft. Zusätzlich liegen Erfahrungsberichte zur Anwendung bei anderen chronischen Erkrankungen vor (z. B. Angststörungen, Persönlichkeitsstörungen).

55.3 Nebenwirkungen und Kontraindikationen

Diese Intervention ist nicht angezeigt bei akuten Psychosen, schweren bipolar-affektiven Erkrankungen, paranoiden, schizoiden, schizotypischen und schweren Borderline-Störungen. Ferner besteht eine Kontraindikation bei akuter Suizidalität.

55.4 Technische Durchführung

Die Durchführung einer Situationsanalyse beginnt mit der Auswahl einer sozialen Situation mit definiertem Beginn und Ende. Jede Situationsanalyse hat zwei Phasen: in der Erhebungsphase wird die Situation in verschiedenen Facetten bis hin zum Situationsergebnis (»actual outcome«) beschrieben, in der Lösungsphase wird nach hilfreicheren Strategien (Gedanken und Verhaltensweisen) zum Erreichen des erwünschten Ergebnisses (»desired outcome«) der Situation gesucht.

In der **Erhebungsphase** wird im ersten Schritt beschrieben, was in der ausgewählten sozialen Situation geschehen ist. Der Patient soll dies aus einer Beobachterperspektive schildern, d. h. nicht auf Gefühle und Gedanken eingehen. Im zweiten Schritt geht es um die Bedeutungen, die der Patient der Situation zuschreibt. Er soll sich auf höchstens drei Interpretationen konzentrieren. Im dritten Schritt beschreibt der Patient sein konkretes Verhalten in der Situation. Hierbei spielen nonverbale und paralinguistische Aspekte des Verhaltens eine Rolle. Zur Veranschaulichung oder Diagnostik von Defiziten kann an dieser Stelle ein erstes Rollenspiel durchgeführt werden, bei dem der Patient sein gezeigtes Verhalten darstellt. Im nächsten Schritt wird untersucht, wie die Situation ausgegangen ist. Im fünften Schritt soll ein Patient formulieren, welchen Ausgang der konkreten Situation er sich gewünscht hätte. Auch das erwünschte Ergebnis soll verhaltensnah formulierbar, angemessen sowie realistisch sein. Ein erwünschtes Ergebnis zu definieren soll Patienten zur Verhaltensänderung motivieren sowie helfen, zielorientiertes Denken zu etablieren.

Nur wirklich selten erzielen Patienten bereits in den ersten Therapiestunden ihr erwünschtes Ergebnis. Daher werden negative Emotionen aktiviert, wenn der Patient im sechsten Schritt gebeten wird, den tatsächlichen Ausgang der Situation mit dem erwünschten Ergebnis zu vergleichen. An dieser Stelle der Situationsanalyse sitzt ein Patient »auf dem heißen Stuhl«, d. h. die Symptomatik und der Leidensdruck werden intensiviert. Das in der Lösungsphase zu erarbeitende adaptive Verhalten, das den negativen Affekt reduziert, wird somit negativ verstärkt.

Erreicht ein Patient hingegen sein erwünschtes Ergebnis, dann ist es Zeit, in der Therapie zu feiern! Vom Therapeuten offenkundig gezeigte Freude über den Erfolg dient dabei zum einen als positive Verstärkung. Zum anderen soll das offensichtlich positive Verhalten des Therapeuten helfen, dass ein Patient seine Leistung nicht übersieht oder neutralisiert.

Im letzten Schritt der Erhebungsphase wird der Patient nach den Gründen für das Erreichen oder Verfehlen des erwünschten Ergebnisses gefragt. Dies geschieht aus diagnostischen Gründen und leitet bereits in die Lösungsphase über.

In der zweiten Phase der Situationsanalyse, der **Lösungsphase**, behält ein Patient das erwünschte Ergebnis als Brennpunkt der Situation weiterhin im Blick und überprüft zunächst, inwieweit die Interpretationen dazu beigetragen haben, das erwünschte Ergebnis zu erreichen. Es wird davon ausgegangen, dass angemessene Interpretationen helfen, eine Situation zu erfassen und zu verstehen, was während einer Interaktion geschieht. Angemessene Interpretationen lassen ein planvolles und problemorientiertes Verhalten – und damit das Erzielen des erwünschten Ergebnisses – wahrscheinlicher werden. Daher wird die Angemessenheit der Interpretationen überprüft. Interpretationen sind angemessen, wenn sie relevant (d. h. aus der vorliegenden Situation abgeleitet), wenn sie zutreffend (d. h. das Geschehen zwischen den Interaktionspartnern widerspiegelnd) und wenn sie funktional (d. h. hilfreich für das erwünschte Ergebnis) sind. Nur selten formulieren Patienten bereits zu Beginn der Therapie angemessene Interpretationen. Dann leitet ein Therapeut einen Patienten dazu an, eine handlungsorientierte Interpretation zu bilden, die den Vorläufer selbstbewussten Verhaltens bildet.

Ein Patient prüft anschließend, welchen Effekt eine solche handlungsorientierte Interpretation auf das Verhalten in der fraglichen Situation sowie auf deren Ausgang gehabt hätte. Schließlich soll ein Patient folgern, was er in dieser Situationsanalyse gelernt hat und was sich aus diesem Lernschritt für andere konkrete Problemsituationen ergibt. Wenn die Verhaltensfertigkeiten für das erforderliche Verhalten nicht ausreichen, muss ein Patient anschließend in Form von Rollenspielen (► Kap. 65) seine soziale Kompetenz trainieren.

Beispiel für eine Situationsanalyse

Erhebungsphase:

1. Beschreibung der Situation: Was ist geschehen
   Ich bin mit einer Freundin ausgegangen, habe sie heimgebracht und sagte ihr an der Tür gute Nacht.
2. Interpretationen/Gedanken zu der Situation: Was bedeutete die Situation für Sie?
   Mir gelingt nichts. Sie hätte mich sicher nicht hineingelassen.
3. Verhalten: Was machten Sie? Was sagten Sie? Wie sagten Sie es?
   Ich unterhielt mich mit ihr, sagte ihr gute Nacht und ging.
4. Tatsächliches Ergebnis: Wie ging die Situation für Sie aus?
   Ich verabschiedete mich und ging.
5. Gewünschtes Ergebnis: Wie hätten Sie sich den Ausgang der Situation gewünscht?
   Ich frage sie, ob ich hineinkommen darf.
6. Vergleich von tatsächlichem und gewünschtem Ergebnis:
   Nicht übereinstimmend; ich habe nicht erreicht, was ich wollte.
7. Warum wurde das gewünschte Ergebnis nicht erreicht?
   Ich habe mich nicht getraut zu fragen.

Lösungsphase:

1. Überprüfung der Gedanken:
   erster Gedanke: nicht relevant, nicht zutreffend, nicht hilfreich.
   zweiter Gedanke: relevant, nicht zutreffend, nicht hilfreich.
   Handlungsorientierte Interpretation: Wenn ich sie nicht frage, weiß sie vielleicht nicht, dass ich mit hineinkommen will. Ich will sie fragen, ob ich mit hinein darf.
2. Welches Verhalten auf der Basis dieser neuen Gedanken hätte geholfen, das gewünschte Ergebnis zu erreichen?
   Ich würde sagen: »Darf ich noch kurz mit hinein kommen?«
   Wäre damit das gewünschte Ergebnis erreicht?
   Ja.
3. Was haben Sie in dieser Situationsanalyse gelernt?
   Ich sollte meine Wünsche aussprechen, riskiere dabei aber einen Korb.
4. Was folgt aus dem Lernschritt für andere Problemsituationen in Ihrem Leben?
   Ich werde meinem Freund morgen sagen, welchen Film ich im Kino am liebsten mit ihm sehen würde.

55.5 Erfolgskriterien

Erfolgskriterien beziehen sich zum einen auf das Ausmaß, in dem Patienten das Vorgehen der Situationsanalyse gelernt haben. Dafür wurde (McCullough, 2006) eine Ratingskala entwickelt. Zum anderen beziehen sie sich auf das globale Therapieergebnis. Dazu gehören u. a. Maße der Depressivität, das Funktionsniveau, die Kontrollüberzeugung, der Attributionsstil sowie das Ausmaß, in dem Patienten Konsequenzen des eigenen Verhaltens auf die Umwelt wahrnehmen (»wahrgenommene Funktionalität«). Solche Erfolgskriterien können mit Hilfe von Fragebögen oder Fremdbeurteilungsinstrumenten erfasst werden.

Schließlich geben die Äußerungen und das Sozialverhalten der Patienten Aufschluss über das Ergebnis der Therapie. Bei Erfolg sprechen sie von zukünftigen sozialen Möglichkeiten und werden flexibler im sozialen Verhalten. Die Aussagen werden differenzierter, positive und negative soziale Erfahrungen kommen ins Gleichgewicht. Patienten verhalten sich dann empathischer gegenüber dem Therapeuten und anderen Menschen, sie haben Verhaltensfertigkeiten erworben, um mit Stress in Situationen umzugehen, und sie generalisieren die gelernten Fertigkeiten im Alltag.

55.6 Grad der empirischen Absicherung und persönliche Bewertung

Bislang wurde eine Studie zur Wirksamkeit von CBASP veröffentlicht (Keller, McCullough, Klein, Arnow, Dunner et al., 2000). Untersuchungen, die sich nur auf die Situationsanalyse beziehen, sind nicht bekannt. Es zeigte sich, dass die Raten der Therapieresponse bei chronisch Depressiven für Monotherapie mit einem Antidepressivum oder CBASP statistisch nicht unterschiedlich waren, für die kombinierte Behandlung jedoch signifikant höher lag und höher als bei anderen Behandlungsmethoden. Zudem hatten erfolgreich behandelte Patienten die Situationsanalyse besser gelernt (Manber, Arnow, Blasey, Vivian, McCullough et al., 2003).

Offen sind neben der Replikation der Ergebnisse auch die langfristige Wirksamkeit der Methode und die Wirksamkeit im Vergleich mit anderen Methoden. Zur Wirksamkeit bei anderen Störungsbildern liegen Erfahrungsberichte vor (Driscoll, Cukrowicz, Lyons Reardon & Joiner, 2004). Die Vorteile von CBASP allgemein und auch der Situationsanalyse liegen u. a. im standardisierten Vorgehen und darin, dass Patienten mit der Situationsanalyse schon früh in der Therapie selbstständig arbeiten können.

So liegt mit der Situationsanalyse nach bisherigen Erfahrungen und empirischen Befunden eine Methode vor, um den Erfolg von Patienten in sozialen Situationen zu fördern und damit zu weniger wahrgenommener Hilflosigkeit und geringerer Depressivität beizutragen.

Literatur

Driscoll, K. A., Cukrowicz, K. C., Lyons Reardon, M. & Joiner, T. E. (2004). *Simple treatments for complex problems*. Mahwah, NJ: Lawrence Erlbaum Associates.

Keller, M. B., McCullough, J. P., Klein, D. N., Arnow, B., Dunner, D. L. et al. (2000). A comparison of nefazodone, the Cognitive Behavioral-Analysis System of Psychotherapy, and their combination for the treatment of chronic depression. *New England Journal of Medicine, 342*, 1462–1470.

Manber, R., Arnow, B., Blasey, C., Vivian, D., McCullough, J. P. et al. (2003). Patient's therapeutic skill acquisition and response to psychotherapy, alone or in combination with medication. *Psychological Medicine, 33*, 693–702.

McCullough, J. P. (2001). *Skills training manual for diagnosing and treating chronic depression. Cognitive Behavioral Analysis System of Psychotherapy*. New York: Guilford Press.

McCullough, J. P. (2006). *Psychotherapie der chronischen Depression. Cognitive Behavioral Analysis System of Psychotherapy*. München: Elsevier.

Sokratische Gesprächsführung

H. H. Stavemann

56.1 Allgemeine Beschreibung

■ Historische Wurzeln

Ein sokratischer Dialog beschreibt ursprünglich eine philosophische Diskursmethode, die zur Reflexion, Selbstbesinnung und Überprüfung eigener Normen und Vorurteile anleiten soll und eigenverantwortliches Denken fördern will. Charakteristisch ist die Abstinenz von dogmatischer Wissensvermittlung. Statt neue Wahrheiten zu lehren, wird dem Gesprächspartner mit Hilfe einer speziellen Fragetechnik aufgezeigt, wie er seine individuelle **Wahrheit** selbst findet. In der Position des interessierten Fragers (»Ich weiß, dass ich nichts weiß.«) prüfte Sokrates behauptetes Wissen, um Lücken oder Fehlschlüsse erkennbar werden zu lassen. Die derart angestoßene Verunsicherung und Selbstreflektion ist förderlich für kognitive Umstrukturierungen und Änderungsprozesse (Rosen & Wyer, 1972; Stavemann, 2010), denn erst die Einsicht in die Untauglichkeit der alten Sichtweise erhöht die Motivation, nach einer neuen suchen. Auf dem **Zustand innerer Verwirrung** aufbauend, erarbeitete Sokrates mit seiner Methode der **regressiven Abstraktion**, dem Rückschluss vom Einzelnen zum Allgemeinen, neue philosophische Erkenntnis, ohne dabei neues Wissen zu vermitteln. Diese Technik nennt Platon folgerichtig **Hebammenkunst** (Mäeutik), da Sokrates nicht selbst Einsichten gebäre, sondern anderen beim Hervorbringen eigener, individueller **Wahrheit** helfe. Gemäß seiner Prämisse, jede philosophische Betrachtung habe in konkreter Alltagserfahrung zu fußen, benutzte er dabei stets konkrete Beispiele seiner Dialogpartner.

■ Therapeutischer Einsatz

Heute nutzen Vertreter diverser Therapieschulen sokratische Dialoge. Besonders kognitive Verhaltenstherapeuten sehen darin eine Interventionsstrategie (Maultsby, 1986; Ellis & Hoellen, 1997; Hautzinger, 2011) a priorische kognitive Annahmen oder Schemata auf ihre Grundlagen hin überprüfen und ggf. Modifikationen anstoßen zu können.

Der **psychotherapeutische sokratische Dialog** bezeichnet einen Gesprächsführungsstil, der mit einer nichtwissenden und interessiert fragenden, um Verständnis bemühten, zugewandten, akzeptierenden Therapeutenhaltung chronologisch verschiedene Phasen durchläuft. Von seinen Alltagserfahrungen ausgehend, soll der Patient durch geleitete, konkrete Fragen alte Sichtweisen reflektieren, Widersprüche und Mängel erkennen, selbstständig funktionale Erkenntnisse erarbeiten und evtl. dysfunktionale Ansichten zu Gunsten der selbst neu erstellten aufgeben.

■ Modelle sokratischer Gesprächsführung

Sokratische Gesprächsführung lässt sich auf drei Arten für unterschiedliche therapeutische Ziele einsetzen:

- **Explikative sokratische Dialoge** dienen der Beantwortung der **»Was-ist-das?«**-Frage und gleichen der historischen begriffsbestimmenden Methode: Es geht darum, dass Patienten bestimmte Wertbegriffe definieren (»Was ist ein sinnvolles Leben?«) oder Begriffsklärungen für abgegrenzte Gruppen erarbeiten (»Was ist: **Liebe, Gerechtigkeit** oder **Solidarität**?«). Der Dialog beginnt mit einem konkreten Beispiel aus dem Patientenalltag und schließt mit

einer funktionalen Definition. Ausnahme: Explikative Diskurse mit dem Ziel »negativer« Begriffsklärung enden im **Zustand innerer Verwirrung** und der Erkenntnis, dass der gesuchte Begriff nicht real existiert (z. B. bei der Forderung nach Perfektionismus, Sicherheit oder Gerechtigkeit).
- **Normative sokratische Dialoge** dienen der Beantwortung der **»Darf-ich-das?«**-Frage und somit der Prüfung, ob bestimmte Einstellungen oder Handlungen des Patienten gemäß seiner ethisch-moralischen Grundeinstellung moralisch sind oder nicht, sowie der Auflösung moralischer Konflikte durch Auswahl der am wenigsten Moral schädigenden Variante (z. B.: »*Darf* ich abtreiben?«). Sie beginnen mit der Formulierung der Fragestellung, die von konkreten Alltagsbeispielen ausgeht, und enden mit der Entscheidung der Patienten.
- **Funktionale sokratische Dialoge** dienen der Beantwortung der **»Soll-ich-das?«**-Frage und damit der Prüfung, ob bestimmte Einstellungen oder Handlungen des Patienten gemäß seiner (Lebens-) Ziele sinnvoll sind oder nicht, sowie zur Auflösung von Zielkonflikten durch Auswahl der am wenigsten Ziel schädigenden Variante (z. B.: »*Sollte* ich abtreiben?«). Sie beginnen mit der Formulierung der Fragestellung, die von konkreten Alltagsbeispielen ausgeht, und enden mit der Entscheidung der Patienten.

In der Kognitiven Verhaltenstherapie bezieht sich die sokratische Gesprächsführung nicht nur auf philosophische Diskurse, sondern meist auf automatische Gedanken und Schemata. Es geht dabei nicht nur um das »was ein Patient rational und bewusst denkt«, sondern auch um das was er vorbewusst im Sinne automatischer Gedanken an apriorischen Situations- oder Lebensdeutungen hat.

56

■ Techniken sokratischer Gesprächsführung

1. Fragetechniken Das Kennzeichnende an allen Formen sokratischer Gesprächsführung ist der gezielte Einsatz unterschiedlicher Fragetechniken. Hierzu gehören insbesondere (vgl. Stavemann, 2007, S. 90 ff; 2008, S. 625 ff):
- **Explorationsfragen** (»Wann, bei wem, wie oft, wozu?«),
- **schlussfolgende Fragen** (»Was dann?«),
- **analytische Fragen** (»Woraus schließen Sie das?«),
- **synthetische Fragen** (»Was schließen Sie daraus?«),
- **Bewertungsfragen** (»Wie fänden Sie das?«),
- **induktive Fragen** (»Wenn es keine fehlerfreien Menschen gibt, was bedeutet das für Ihr Ziel, perfekt sein zu müssen?«) und
- **deduktive Fragen** (»Wenn alle Menschen sterben, was heißt das für Ihre Zukunft?«).

2. Überprüfungstechniken
- **Empirische Überprüfungen** untersuchen Behauptungen auf empirischen Wahrheitsgehalt und Realitätsbezug. Empirisch prüfende Fragen: »Wie wahrscheinlich ist das?«oder: »Ist es sicher, dass Sie ausgelacht werden, wenn Sie einen Fehler machen?«
- **Logische Überprüfungen** prüfen Schlussfolgerungen auf Logik und decken Widersprüche innerhalb der Denkmuster auf. Logisch prüfende Fragen: »Wie kommen Sie darauf?« oder: »Wieso heißt es, dass Sie dumm sind, sobald jemand über Sie lacht?«
- **Normative Überprüfungen** testen, ob Entscheidungen oder Handlungen den ethisch-moralischen Patientengrundsätzen entsprechen oder nicht. Normativ prüfende Fragen: »Ist so etwas moralisch?« oder: »Finden Sie so ein Vorgehen moralisch in Ordnung?«
- **Funktionale Überprüfungen** untersuchen Entscheidungen oder Handlungen darauf, ob sie den Patientenzielen dienen. Funktionalität prüfende Fragen: »Dient das Ihrem Ziel?« oder: »Hilft Ihnen diese Sichtweise, künftig gelassener damit umzugehen?«
- **Hedonistische Überprüfungen** prüfen Entscheidungen oder Handlungen daraufhin, ob sie kurz- oder langfristigen Zielen dienen und ob Vermeidungsverhalten vorliegt. Hedonismus prüfende Fragen: »Nutzt Ihnen das kurz- oder langfristig?« oder: »Sie haben also wieder Alkohol getrunken und damit erfolgreich Ihre

Angst bekämpft. Wie beurteilen Sie heute diesen ‚Erfolg'?«

3. Regressive Abstraktion Die regressive Abstraktion beschreibt eine Lösungssuche, die vom Besonderen zum Allgemeinen, vom Bedingten zur Bedingung, vom Symptom zur Ursache zurückschreitend gewonnen wird. Beim begriffsbestimmenden explikativen Dialog kann sie in der Phase 6, der **Hinführung**, in fünf Schritten durchgeführt werden (vgl. Horster, 1994):
1. Sammeln von Eigenschaften des untersuchten Begriffs,
2. Zusammenfassen gesammelter Eigenschaften,
3. Suche nach weiteren Eigenschaften (werden welche gefunden, zurück zu 2.),
4. Trennen von notwendigen und hinreichenden Eigenschaften, um Letztere zu entfernen und
5. Erarbeiten von wesentlichen Kriterien. Die gefundenen wesentlichen Kriterien ergeben die gesuchte Definition.

In den Entscheidung suchenden normativen und funktionalen Dialogtypen kann die regressive Abstraktion folgendermaßen vorgenommen werden:
1. Sammeln der ethisch-moralischen Argumente und Gegenargumente (bei normativen Dialogen) bzw. der positiven und negativen Aspekte (bei funktionalen Dialogen),
2. zusammenfassen der gesammelten Argumente bzw. Aspekte,
3. suchen nach evtl. weiteren Argumenten bzw. Aspekten,
4. erneutes Zusammenfassen der gefundenen Argumente bzw. Aspekte,
5. abwägen der zusammengefassten Argumente und Gegenargumente bzw. der positiven und negativen Aspekte.

56.2 Indikationen

Sokratische Dialogführung ist wegen des nondirektiven Vorgehens besonders bei lebensphilosophischen, metaphysischen Themen geeignet, in denen Patienten ihre eigene *wahre* Lösung suchen. In Einzeltherapien dienen sie der Prüfung von automatischen Gedanken und Schemata, d. h. vorbewussten Normen, Einstellungen oder Zielsetzungen auf Realitätsbezug, Logik und Zielgerichtetheit. In Gruppen-, Familien- oder Paartherapien werden sie genutzt, um durch einen erarbeiteten Konsens die gemeinsame Kommunikationsgrundlage zu verbessern und die Möglichkeit zu fördern, gemeinsame widerspruchsfreie (Lebens-) Ziele zu formulieren.

- **Explikative Sokratische Dialoge** dienen der Beantwortung der »Was-ist-das?«-Frage und sind bei Begriffsklärungen indiziert. Besonders bei Selbstwertproblemen (Stavemann, 2011) sind sie das Mittel der Wahl, um dysfunktionale Kriterien zur Selbstwertschöpfung zu verändern. Bei depressiven Patienten ist damit die oft unbeantwortete Frage nach dem **Sinn des Lebens** zu bearbeiten, bei Patienten mit Ärger- oder Wutreaktionen (dazu gehören viele Patienten mit psychosomatischen Beschwerden) können rigide Normen und Moralvorstellungen aufgeweicht, **richtig, falsch, gut** und **schlecht** relativiert werden. Weitere Indizien für den sinnvollen Einsatz liegen vor, wenn Patienten Schlüsselbegriffe wie **Sicherheit, Gerechtigkeit, Perfektionismus, unbedingte Anerkennung** oder **Selbstwert** benutzen. Dann wird die Methode für **negative Definitionen** angewandt, um aufzuzeigen, dass das Geforderte real nicht existiert. Typische Fragestellungen sind: »Was ist ein wertvoller Mensch?«, »Was ist ein erfülltes Leben?«, »Was ist **Liebe**?«, »Was ist das: **Gerechtigkeit**?«, »Was ist **sicher**?«
- **Normative Sokratische Dialoge** sollen helfen, das Denken oder Handeln eines Patienten auf Moralkonformität zu prüfen und Konflikte aufzulösen, wenn moralische Instanzen miteinander kollidieren. Typische Fragestellungen sind: »Darf ich abtreiben?«, »Darf ich den unheilbar kranken Partner verlassen?«, »Darf ich den Pflegewunsch der Mutter ablehnen?«
- **Funktionale Sokratische Dialoge** dienen zur Beantwortung der »Soll-ich-das?«-Frage. Sie sind indiziert, wenn das Denken und Handeln eines Patienten auf Zielgerichtetheit geprüft werden soll und um bestehende Zielkonflikte

zu lösen. Typische Fragestellungen sind: »Soll ich heiraten?«, »Soll ich dieses Kind abtreiben?«, »Soll ich diese Beziehung aufgeben, um nach einer besseren zu suchen?«, »Soll ich weiter studieren?«

Zur Diffenzialindikation von Sokratischen Dialogen und Disputtechniken s. Stavemann, 2006.

56.3 Nebenwirkungen und Kontraindikationen

Wie der Einsatz der meisten Psychotherapieverfahren, ist auch sokratische Gesprächsführung kontraindiziert, wenn Patienten eigenes Denken nicht erfassen, beschreiben oder reflektieren können, nicht zur Mitarbeit bereit sind, Denkweisen, Normen und Ziele nicht offenbaren wollen oder *eigene* Veränderung ablehnen.

Der Einsatz ist kontraindiziert, wenn Therapeuten ungenügend mit Dialogform und Methode vertraut sind, die Ursachen einer Störung noch nicht (er)kennen, noch keine tragfähige Therapeut-Klient-Beziehung besteht oder den Dialog zeitlich oder fachlich nicht zu Ende bringen können und alte Modelle sokratisch aushebeln, ohne funktionale Sichtweisen zu erarbeiten (werden Patienten derart im **Zustand innerer Verwirrung** belassen, wirkt das nicht nur auf deren Selbstvertrauen nachteilig).

Die Methode ist bedenklich, wenn Therapeuten nicht bereit, fähig oder geduldig genug sind, offen und vorbehaltsfrei die Ansichten, Sozialisationshintergründe und ethisch-moralischen Grundhaltungen ihrer Patienten zu erarbeiten, zu akzeptieren und zum einzigen Kriterium dafür zu machen, ob deren Sichtweisen oder Handlungen funktional sind. Besonders nachteilig wirkt die Methode bei Therapeuten, die »erstrebenswerte« Ziele für Patienten nach eigenem Maßstab festlegen, Therapie missionarisch betreiben und versuchen, Patienten eigene Ideale und Ziele zu oktroyieren. Da Menschen meist Beweise für einmal gefasste Meinungen suchen (vgl. Mahoney, 1974), erweisen sich dann auch sokratisch erarbeitete **dysfunktionale Sichtweisen** als ziemlich änderungsresistent. Ein häufiges Missverständnis bezüglich des sokratischen Dialogs ist, dass Therapeuten meinen, es gehe darum mit dem Patienten in einen Disput zu treten darum wer recht hat oder dem Patienten zu zeigen, dass er »falsch« denkt. Dies ist nach den o. g. Kriterien das genaue Gegenteil eines sokratischen Dialogs und führt in aller Regel zur Verfestigung von bestehenden Einstellungen und zu rationalisierenden Gegenargumenten des Patienten, was eine Änderung zukünftig erschwert.

56.4 Technische Durchführung

Ein sokratischer Dialog setzt ein Thema, eine Grundüberzeugung, Lebensphilosophie oder Moralvorstellung voraus. Das typisch **sokratische** im Vorgehen besteht nicht nur im **Dialogstil** mit seiner nichtwissenden, fragenden, um Verständnis bemühten, zugewandten, akzeptierenden Therapeutenhaltung, sondern auch in der **Dialogstrategie**, in der Art und Weise, *wie* apriorisch evidentes Wissen überprüft und hinterfragt wird, um den Patient in den **Zustand innerer Verwirrung** zu führen, *wie* der Therapeut (mit oder ohne regressive Abstraktion) seine Patienten zu funktionalen Erkenntnissen führt, ohne selbst neues Wissen oder eigene Ansichten zu vermitteln. Der Patient soll selbst die Axiome seiner Wahrnehmung analysieren und überprüfen, denn der Erfolg einer kognitiven Umstrukturierung hängt entscheidend davon ab, wie sehr der Patient von seiner neuen Ansicht überzeugt ist und die evtl. Dysfunktionalität der alten versteht.

Einzelne Vorgehensweisen wie der Einsatz von Analogien, Metaphern, Reframing, Humor, Ironie, Überzeichnungen, Rollentausch, Modellen und Verhaltensübungen wirken zwar sehr effektiv im sokratischen Dialog, sind aber nicht die Methode selbst, denn die ist mehr als eine Aneinanderreihung verschiedener Techniken. Sie verläuft **strukturiert** und **prozesshaft**. Diese Struktur wird nachstehend für die drei Diskurstypen beschrieben (vgl. Stavemann, 2007, S. 83 ff). Therapeuten sollten sich bewusst sein, dass sie die wahre Antwort auch nicht kennen. Rhetorische Fragen oder gar ironische Fragen sind in jedem Fall unangebracht. Beim sokratischen Dialog macht der Therapeut dem Patienten deutlich, dass er versteht, wie der Patient denkt, fühlt und die Welt sieht, dass er daran sehr interessiert ist und nun auch noch die Hintergründe verstehen möchte, um sicherzustellen, dass er ihn richtig verstanden hat.

Phasen explikativer sokratischer Gesprächsführung zur Klärung der »Was-ist-das?«-Frage

1. **Auswahl des Themas:** Es wird auf ein Thema oder eine Fragestellung (z. B. aus der Exploration, der Problemanalyse oder aus dem aktuellen Therapieprozess) näher eingegangen. **Beispiel**: »Ich bin eine schlechte Mutter!«
2. **»Was ist das?« Erster Definitionsversuch des Patienten:** Der Therapeut formuliert seine »Was-ist-das?«-Frage. Die Patientin soll nun eine erste Definition versuchen. Dabei wird sie ihre Werte und Maßstäbe (z. B. zur Selbst- und Fremdbewertung) offenlegen, eigene Normen und die persönliche Lebensphilosophie erklären. **Beispiel**: »Was ist das, eine *gute* Mutter?« Die Patientin antwortet mit Beispielen und Eigenschaftsaufzählungen.
3. **Konkretisieren des Themas und Herstellen des Alltagsbezugs:** Der Therapeut bittet die Patientin um Alltagsbeispiele zu der unter (2) aufgestellten Behauptung und lässt sich daran den Zusammenhang zum Thema erklären. **Beispiel**: »Wie kommen Sie darauf, dass Sie keine gute Mutter sind?« Die Patientin begründet das z. B. damit, dass das Kind beim Stehlen erwischt wurde.
4. **Gegebenenfalls weitere Konkretisierung oder Umformulierung des Themas:** Falls sich die Fragestellung als zu unkonkret, pauschal oder klärungsbedürftig erweist, erfolgt eine weitere Konkretisierung: Entweder durch Aufspalten in Subthemen oder durch Neudefinition des alten Themas. In jedem Fall: zurück zu (2).
5. **Widerlegung: Disput der aufgestellten Behauptung:** Der Therapeut ist bemüht, aus der Position eines tatsächlich Fragenden, Unwissenden, das Modell des Patienten zu verstehen. Durch die Art seiner Fragen zielt er darauf ab evtl. Widersprüche in dessen Modell oder mit der Realität zu überprüfen. Findet der Patient Irrationalitäten und Widersprüche seines Modells, wird es unglaubwürdig und er gerät in den »Zustand innerer Verwirrung«. Dadurch wird seine Bereitschaft zur Neuorientierung gestärkt. **Beispiel:** Wenn die Patientin behauptet, sie sei schuld daran, dass ihr Kind stehle, wird der Therapeut das verwendete Konzept von Schuld und Verantwortung hinterfragen: »Sie meinen, Ihr Kind konnte gar nicht anders? Es musste einfach klauen, weil *Sie* so sind, wie Sie sind?« Und falls die Antwort »Ja« lautet: »Wer ist schuld daran, dass *Sie* so sind, wie Sie sind?« Der Therapeut wird die generelle Verantwortungszuschreibung seiner Patientin angreifen: »Sie sind sowohl schuld daran, wie sich Ihr Kind verhält, als auch, wie Sie sich selbst verhalten, und nicht *Ihre* Mutter?« Die Patientin wird erkennen, dass es unsinnig ist, mit zwei Maßstäben zu leben (einem harten für sich, und einem gnädigen für den Rest der Menschheit) und dass sie nur dafür verantwortlich sein kann, was in der eigenen Macht steht.
   Wenn die Patientin z. B. als Begründung angibt, eine schlechte Mutter zu sein, weil ihr Kind im Kaufhaus beim Stehlen von Süßigkeiten erwischt wurde, hinterfragt der Therapeut deren Schlussfolgerung: »Sie meinen, Sie sind eine durch und durch schlechte Mutter, weil Ihr Kind gestern im Kaufhaus entschieden hat, Süßigkeiten zu klauen?«
6. **Hinführung: Gemeinsame Suche nach einer alternativen, zielführenden Definition und einem adäquaten, widerspruchsfreien Modell:** Nun erfolgt anhand konkreter Beispiele die gemeinsame Suche nach einer Neudefinition und nach der individuellen »Wahrheit« über den Untersuchungsgegenstand. Dies geschieht mit Hilfe von Überprüfungs- und Fragetechniken und ggf. der Methode der explikativen regressiven Abstraktion. **Beispiel**: Der Therapeut hat hier verschiedene Ansatzmöglichkeiten für seinen explikativen Diskurs.

Zum einen könnte er seine Patientin herausfinden lassen, dass es objektiv »gute« oder »schlechte« Mütter nicht gibt, und dass ein derart pauschales Urteil unsinnig ist. Zum anderen kann er die Patientin die Eigenschaften und Fähigkeiten beschreiben lassen, die sie für notwendig hält, um mit sich in ihrer Mutterrolle zufrieden zu sein, ohne davon ihren Gesamtwert als Mensch oder Mutter abhängig zu machen.

7. **Ergebnis des Dialogs:** Die Patientin formuliert ihre »selbst« gefundene persönliche Wahrheit oder Einsicht im Einklang mit ihren individuellen moralischen (Lebens-)Zielen, Normen und Vorstellungen. Diese neue Sichtweise vermeidet unangemessene emotionale Turbulenzen. **Beispiel:** »Jeder kann nur für das verantwortlich sein, was in der eigenen Macht steht. Was mein Kind entscheidet zu tun, steht nicht in meiner Macht. Aber ich kann entscheiden, wie *ich* nun mit dieser Situation umgehen will: Ob und ggf. wie ich es bestrafe. Auf jeden Fall werde ich zunächst mal mit ihm darüber reden. Eine Entscheidung meines Kindes hat nichts damit zu tun, wie ich mein eigenes Verhalten und meine Leistungen als Mutter beurteile. Selbst wenn ich denke, ich habe etwas versäumt, wäre eine pauschale Verurteilung als ‚schlechte Mutter' unsinnig.«

Phasen normativer sokratischer Gesprächsführung zur Beantwortung der »Darf-ich-das?«-Frage

1. **Auswahl des Themas:** Eine getroffene oder anstehende Entscheidung oder Handlung, auf die der Patient seine emotionalen Turbulenzen zurückführt, wird benannt. **Beispiel:** »Darf man sich von seiner schwer erkrankten Partnerin scheiden lassen?«
2. **Konkretisieren der Fragestellung und Herstellen des Alltagsbezugs:** Der Therapeut bittet um ein konkretes Beispiel für das untersuchte Thema und lässt sich dessen Alltagsrelevanz für den Patienten erklären. **Beispiel:** Der Therapeut konkretisiert: »Wie kommen Sie darauf?« Der Patient denkt z. B. darüber nach, ob er sich von seiner querschnittsgelähmten Partnerin trennen darf.
3. **Sammeln der ethisch-moralischen Instanzen, die durch diese Entscheidung oder Handlung tangiert sind:** Es werden die individuellen ethisch-moralischen Werte, Normen oder Ziele des Patienten gesammelt, die durch diese Entscheidung oder Handlung tangiert sind. **Beispiel:** »Welche Ihrer Normen und Moralvorstellungen sprechen für, welche gegen die Scheidung?«
4. **Zusammenfassen der tangierten ethisch-moralischen Werte oder Normen und Prüfen ihrer Entscheidungsrelevanz:** Werden sehr viele tangierte moralisch-ethischen Werte und Normen gefunden, lassen sich diese möglicherweise zu Oberbegriffen zusammenfassen. Dies würde das anschließende Gewichten und Abwägen erleichtern. Einzelne oder zusammengefasste Normen werden mit Hilfe der Disputtechniken daraufhin geprüft, ob sie für die Beantwortung der Ausgangsfrage relevant und trennscharf sind. Irrelevante und nicht trennscharfe werden gestrichen.
5. **Suche nach eventuellen weiteren Werten oder Normen:** Werden weitere Werte oder Normen gefunden: zurück zu (4).
6. **Gewichten und Abwägen der tangierten Werte und Normen:** Die tangierten ethisch-moralischen Werte und Normen des Patienten werden vor dem Hintergrund seiner individuellen ethisch-moralischen Grundeinstellung gewichtet und gegeneinander abgewogen. Die Gewichtung einzelner oder zusammengefasster Werte oder Normen kann nach der Methode des Paarvergleichs erfolgen. Die einzelnen Gewichte der Argumente auf der Pro- und Kontraseite werden zum Abwägen addiert und gegenübergestellt.
7. **Entscheidung:** Das Ergebnis des Abwägens bzw. der Gegenüberstellung ergibt

die Entscheidung, ob eine Einstellung oder Handlung nach den individuellen Kriterien moralisch ist oder war. Im Konfliktfall wird die höher gewichtete Alternative gewählt. **Beispiel:** Der Patient entscheidet sich nach dem Gegenüberstellen der gewichteten Argumente für das weitere Zusammenleben und lernt, den Argumenten der abgewählten Alternative(n) damit zu begegnen, dass er sich verdeutlicht, *weshalb* er sich so entschieden hat, welche moralischen Argumente ihm wichtiger sind und für diese Entscheidung sprechen.

Phasen funktionaler sokratischer Gesprächsführung zur Beantwortung der »Soll-ich-das?«-Frage

1. **Auswahl des Themas:** Es wird eine Entscheidung oder Handlung benannt, auf die der Patient seine emotionalen Turbulenzen zurückführt. **Beispiel:** »Soll ich meinen sicheren Arbeitsplatz zugunsten eines interessanteren Stellenangebots aufgeben?«
2. **Konkretisieren der Fragestellung und Herstellen des Alltagsbezugs:** Der Therapeut bittet für dieses Thema um ein konkretes Beispiel und lässt sich daran dessen Alltagsrelevanz erklären. **Beispiel**: »Soll ich meine unkündbare Stelle im Staatsdienst mit allen Sozialleistungen kündigen, um das Angebot anzunehmen, als Geschäftsführer in einer neu gegründete IT-Firma einzusteigen?«
3. **Sammeln der positiven und negativen Aspekte einer Entscheidung oder Handlung:** Die positiven und negativen Aspekte einer Entscheidung oder Handlung werden gesammelt und gegenübergestellt. **Beispiel:** Die finanziellen, sozialen und hedonistischen absehbaren und möglichen Konsequenzen beider Alternativen werden gesammelt und in erwünschte und unerwünschte sortiert.
4. **Zusammenfassen positiver und negativer Aspekte und Prüfen ihrer Entscheidungsrelevanz:** Werden sehr viele Aspekte gefunden, lassen sich diese möglicherweise zu Oberbegriffen zusammenfassen. Dies würde das anschließende Gewichten und Abwägen erleichtern. **Beispiel**: Diverse Einzelaspekte werden zu Obergruppen zusammengefasst (z. B. zu: finanzielle Konsequenzen, soziale Auswirkungen, Sicherheitsaspekte, Spaßfaktor). Einzelne oder zusammengefasste Aspekte werden mit Hilfe der Disputtechniken daraufhin geprüft, ob sie für die Beantwortung der Ausgangsfrage relevant und trennscharf sind. Irrelevante und nicht trennscharfe werden gestrichen.
5. **Suche nach eventuellen weiteren Aspekten:** Werden weitere Gründe oder Aspekte gefunden, wird erneut Schritt 4 durchlaufen.
6. **Gewichten und Abwägen der gefundenen Aspekte:** Vor dem Hintergrund der individuellen Lebensziele des Patienten werden die mit der Entscheidung verbundenen möglichen Vor- und Nachteile nach ihrer Entscheidungsrelevanz gewichtet. Die Gewichtung einzelner oder zusammengefassten Aspekte kann nach der Methode des Paarvergleichs erfolgen. Die einzelnen Gewichte der Argumente auf der Pro- und Kontraseite werden zum Abwägen beidseitig addiert und gegenübergestellt.
7. **Entscheidung:** Das Ergebnis des Abwägens ergibt die Entscheidung, welche Alternative nach den individuellen (Lebens-) Zielen sinnvoller ist oder war. **Beispiel:** Der Patient entscheidet sich nach durchgeführter Gewichtung für den Verbleib im gegenwärtigen Arbeitsverhältnis und lernt, den Argumenten der abgewählten Alternative(n) damit zu begegnen, dass er sich verdeutlicht, *weshalb* er sich so entschieden hat, welche Zielsetzungen, die ihm wichtiger sind, für diese Entscheidung sprechen.

- **Praktische Hinweise zum Führen sokratischer Dialoge**

Sokratische Gesprächsführung zu erlernen, ist recht übungsintensiv, da es keine allgemeingültigen Rezepte gibt. Dennoch hier einige nützliche Tipps und praktische Hinweise, die bei ersten Dialogen dienlich sein können (vgl. Stavemann, 2007, S. 317 ff).

- **Vor Dialogbeginn**:
  1. **Prüfe, was das Thema des sokratischen Dialogs ist.** Kein sokratischer Dialog ohne konkretes, alltagsrelevantes Thema, i.d.R. eine dysfunktionale Grundüberzeugung, Anspruchshaltung, (Lebens-) Philosophie oder Moralvorstellung.
  2. **Prüfe, ob der Patient zu sokratischer Gesprächsführung fähig ist.** Der Patient muss zu einem Dialog fähig sein und die grundlegenden Therapievoraussetzungen erfüllen (vgl. Stavemann, 2008, S. 5 f). Allerdings muss der Patient nicht »intelligent« sein. Intelligente Menschen mit der Fähigkeit zu rationalisierendem Denken sind gelegentlich für einen sokratischen Dialog besonders ungeeignet, weil sie argumentieren ohne die eigenen Einstellungen zur Diskussion zu stellen. Einfache Menschen hingegen sind mit dem was sie sagen oft näher an dem was sie meinen und daher für einen sokratischen Dialog besonders zugänglich.
  3. **Prüfe, ob genügend Zeit für den Dialog zur Verfügung steht.** Beginne sokratische Dialoge nur, wenn du sie auch beenden kannst. Dies muss jedoch nicht in einer Stunde sein. Es kann auch sinnvoll sein, einen solchen Selbstüberprüfungsprozess über mehrere Stunden zu erstrecken, weil es dem Patienten Zeit zur Selbstreflektion gibt.
  4. **Prüfe die Therapeut-Patient-Beziehung.** Führe sokratische Dialoge nur, wenn der Patient bereit ist, *dieses Thema mit dir jetzt* zu besprechen und zu reflektieren. Wichtig ist, dass der Patient nicht den Eindruck bekommt, man halte ihn für nicht intelligent oder für unglaubwürdig.
  5. **Entscheide, welche Dialogform zweckmäßig ist und sei mit ihrem Wesen, ihrer Methodik und ihrem Ablauf vertraut.** Lerne vor dem ersten praktischen Einsatz das verwendete Ablaufmodell auswendig und sei mit den einzelnen Disputtechniken und der Methode der regressiven Abstraktion vertraut.
- **Während des Dialogs**:
  6. **Stelle den Realitätsbezug her und formuliere das Thema entsprechend für den Patientenalltag.** Es wird keine allgemein gültige Wahrheit gesucht, sondern lediglich die individuelle funktionale Lösung für den Patienten. Stelle daher durch konkrete Patientenbeispiele den Alltags- und Realitätsbezug her und formuliere das Thema entsprechend (bei normativem Dialog z. B.: »Darf ich dieses Kind abtreiben?« statt »Darf man abtreiben?«). Viele Dialoge verlaufen end- oder ergebnislos, weil der Patient nicht auf konkrete Alltagsbezüge festgelegt wird.
  7. **Halte dich an die Struktur des gewählten Diskurstyps und bleibe beim Thema.** Sokratische Dialoge verlaufen strukturiert und prozesshaft. Das heißt z. B. für den explikativen Diskurs: Keine Widerlegung, bevor das Modell des Patienten erklärt und verstanden ist, keine Hinführung, bevor der Patient den **Zustand innerer Verwirrung** erreicht, im normativen und funktionalen Dialog: Keine Gewichtung oder Abwägung, solange die einzelnen Kriterien nicht auf Entscheidungsrelevanz geprüft wurden. Beginne kein neues Thema, bevor das Begonnene zu Ende geführt ist, auch wenn der Patient weitere klärungsbedürftige Begriffe verwendet oder irrationale Behauptungen aufstellt (Ausnahme: Aufspalten des Themas in Subthemen mit anschließender Rückführung auf die Ausgangsfragestellung).
  8. **Stelle kurze, präzise Fragen.** Stelle Fragen einfach, verständlich und präzise (aber nie mehr, als *eine* zur selben Zeit) und prüfe, ob der Patient sie verstanden hat und

darauf antwortet. Falls nicht: Zurück zur Frage.

9. **Bewahre eine fragende Haltung und vermeide belehrende Aussagen**. Sei zuvorderst um das Verständnis dessen bemüht, was der Patient dir mitteilt und frage so lange konkret nach, bis du sein Modell verstanden hast. Fülle nicht Verständnislücken mit ungeprüften Hypothesen aus. Der Patient sucht im Dialog eigene Erkenntnisse und Wahrheiten. Beeinflusse ihn dabei nicht durch belehrende Aussagen oder Darlegung eigener Sichtweisen und Normen.
10. **Sei offen für und verstehe das Modell des Patienten**. Für eine glaubwürdige Widerlegung des Patientenmodells ist dessen Verständnis unabdingbar, um die Schwachstellen des Modells zu erkennen und es anschließend daran aushebeln zu können (häufiger Fehler: Der Therapeut bemüht sich nicht, ein dysfunktionales Patientenmodell zu verstehen, da er ja bereits weiß, was er ihm gleich vermitteln will. Er wartet nur noch auf die Möglichkeit, damit beginnen zu können).
11. **Vermeide jegliches Sendungsbewusstsein und den Eindruck des allwissenden Fachmanns**. Verstehe und akzeptiere, dass es *die* gute, richtige oder sinnvolle Lösung nicht gibt, dass die eigene Lösung nicht allgemeingültig ist. Prüfe die Aussage, Entscheidung oder Position des Patienten auf Realitätsbezug, Widerspruchsfreiheit und Zielgerichtetheit in *dessen* System, vor *dessen* Sozialisationshintergrund und vor *dessen* Normensystem und lasse eigene Lebensweisheiten außen vor! Verwechsle nicht Kompetenz mit Allwissenheit, ertrage die eigene naive Position und vermeide den Eindruck, die Lösung der Fragestellung bereits zu kennen und den Patienten nur dabei zu beobachten, wie der sich abstrampelt, diese zu finden. Sei ein Suchender: Suche, zusammen mit dem Patienten, nach der für ihn angemessenen Lösung.
12. **Halte dich mit Kritik zurück und agiere nicht als Punktrichter**. Benenne Fehler im Modell des Patienten nicht als solche, sondern frage so lange nach einer Erklärung, bis er erkennt, dass er es nicht sinnvoll beantworten kann. Versuche so, seinen Widerstand möglichst gering zu halten und vermeide, dass er als »Dummkopf« dasteht, um nicht die Wahrscheinlichkeit zu erhöhen, dass er damit ein vorhandenes Selbstwertproblem verstärkt. Sind mehrere Personen am Gespräch beteiligt, bewahre deine neutrale Haltung und unterstütze nicht bestimmte Sichtweisen oder Argumente.
13. **Sei geduldig und fahre die Ernte ein**. Wiederhole Fragen oder Ableitungen so oft, wie es der Patient zum Verständnis bei *seiner* Lernfähigkeit benötigt. Dränge nicht (z. B. durch schnelles Sprechen) und mache keine Zielvorgaben (»Wir sollten nächste Stunde fertig sein.«), um Patienten nicht in ihrer Such- und Erkenntnisphase zu beeinträchtigen. Wiederhole und präzisiere herausgearbeitete Erkenntnisse des Patienten und lasse sie durch ihn bestätigen (z. B.: »Sie sagten gerade,…. Habe ich das richtig verstanden?«), um es dann als *dessen* (Zwischen-) Ergebnis festzuhalten.

- **Nach dem Dialog**:

14. **Die Erfolge des Dialogs gehören dem Patienten**. Vermeide den Eindruck, alles schon vorher gewusst zu haben. Sei selbstbewusst und selbstsicher genug, dem Patienten für die gefundene Lösung Anerkennung zu zollen, ohne dich als derjenige in den Vordergrund zu spielen, dem diese Lösung zu verdanken ist.
15. **Wenn etwas daneben geht**. Verirrst du dich im Dialog oder kannst du einen irrationalen Gedanken nicht entkräften, greife das Thema neu auf. In der um Verständnis bemühten Rolle ist es leicht, diese weiter einzunehmen: »Ich habe noch einmal darüber nachgedacht, was Sie … sagten. Folgendes ist mir dabei noch nicht klar: ….«

56.5 Erfolgskriterien

Ein sokratischer Dialog ist erfolgreich, wenn sich der Patient am Ende für selbst erarbeitete Einsichten innerlich zufrieden auf die Schulter klopft und meint, »trotz« des *naiven* Therapeuten zu wichtigen Ergebnissen gelangt zu sein und sie erfolgreich und glaubwürdig gegen diesen, nun in der Rolle eines **advocatus diaboli**, verteidigen zu können.

56.6 Grad der empirischen Absicherung und persönliche Bewertung

Diverse sozialpsychologische Untersuchungen belegen, dass die sokratische Methode besonders deutliche, nachhaltige und veränderungsresistente kognitive Umstrukturierungen bewirkt (u. a. Janis & Feshbach, 1953; Rosen & Wyer, 1972).

Weitere Vorteile sehe ich darin, dass sokratische Dialoge besonders widerstandsreduzierend wirken, da die Therapeuten nicht für das vom Patienten selbst widerlegte alte Modell verantwortlich gemacht werden und weil neue selbst erarbeitete Ansichten vehementer und begründeter verteidigt werden, als von außen vermittelte sophistische Belehrungen. Die Attribution der gewonnenen Erkenntnis als eigene Leistung wirkt dabei positiv auf Selbstvertrauen und Selbsteffizienz.

Die größten Vorteile liegen aber sicherlich in der schon von Nelson (1929) betonten Förderung von Eigenverantwortlichkeit, in der Stärkung selbstständigen Denkens und in der geringeren Manipulierbarkeit durch andere.

Literatur

Ellis, A. & Hoellen, B. (1997). *Die Rational-Emotive Verhaltenstherapie – Reflexionen und Neubestimmungen*. München: Pfeiffer.

Hautzinger, M. (Hrsg.). (2011). *Kognitive Verhaltenstherapie bei psychischen Störungen* (4. Aufl.). Weinheim: Beltz/PVU.

Horster, D. (1994). *Das Sokratische Gespräch in Theorie und Praxis*. Opladen: Leske & Budrich Verlag.

Janis, I. L. & Feshbach, S. (1953). Effects of fear-arousing communications. *J AbnormSoc Psychol, 48*, 78–92.

Mahoney, M. (1974). *Cognition and behavior modification*. Cambridge: Ballinger.

Maultsby, M. C. (1986). *Coping better … anytime, anywhere* (2nd ed.). Appelton: Rational Self-Help.

Nelson, L. (1929). *Die sokratische Methode* (2. Aufl.). Göttingen: »Öffentliches Leben«.

Platon. (dt. 1994). *Menon*. M. Kranz (Hrsg.). Stuttgart: Reclam.

Rosen, M. A. & Wyer, R. S. (1972). Some further evidence for the »Socrates effect« using a subjective probability model of cognitive organisation. *J Soc Psychol, 24*, 490–494.

Stavemann, H. H. (2006). Differentialindikation für Disputationstechniken und Sokratische Dialoge in der Kognitiven Verhaltenstherapie. *Verhaltenstherapie & Psychosoziale Praxis, 38 (2)*, 337–349.

Stavemann, H. H. (2007). *Sokratische Gesprächsführung in Therapie und Beratung* (2. Aufl.). Weinheim: Beltz/PVU.

Stavemann, H. H. (Hrsg.). (2008). KVT-Praxis. *Strategien und Leitfäden für die Kognitive Verhaltenstherapie* (2. Aufl.). Weinheim: Beltz/PVU.

Stavemann, H. H. (2010). *Einführung in die KVT: Die Therapie emotionaler Turbulenzen* (4. Aufl.). Weinheim: Beltz/PVU.

Stavemann, H. H. (2011). *… und ständig tickt die Selbstwertbombe. Selbstwertprobleme erkennen und loswerden*. Weinheim: Beltz/PVU.

Stimuluskontrolle

M. Hautzinger

57.1 Allgemeine Beschreibung

Unter Stimuluskontrolle versteht man die Beeinflussung von Verhalten, sei es direkt beobachtbar oder verdeckt, durch die geplante Anwendung und Kontrolle der dem Zielverhalten vorausgehenden Reizbedingungen. Stimuluskontrolle ist das häufigste und auch im Alltag gebräuchliche Mittel, bestimmte Reaktionen hervorzurufen oder zu unterbinden; z. B. bei Rot an der Ampel anhalten; wenn einer redet, schweigen die anderen; aufstehen beim Abspielen der Nationalhymne; den Hut abnehmen bei einer christlichen Beerdigung; anhalten bei der Sirene der Ambulanz; Verstummen der Schüler bei Erscheinen des Lehrers usw. Die lernpsychologische Erkenntnis der Situationsabhängigkeit von Verhalten aufgrund erfahrener positiver oder negativer Konsequenzen ist der hier zugrunde liegende Erklärungsmechanismus (▶ Kap. 16, Kap. 21 und Kap. 67). Durch diese Kupplung, vor allem nach mehrfacher Erfahrung, lernt das Individuum, dass bei bestimmten Reizbedingungen (z. B. Lächeln) ein bestimmtes Verhalten (z. B. Annäherung) die Wahrscheinlichkeit der positiven Konsequenzen (z. B. sexueller Kontakt) erhöht, ein anderes Verhalten diese reduziert. Stimuli können rasch eine Generalisierung erfahren, sodass ein Verhalten unter vielen Reizbedingungen auftreten kann. Beispiele dafür sind Rauchen und Essverhalten bzw. Abhängigkeit ganz generell.

Systematische Beobachtungen haben immer wieder gezeigt, dass bestimmte Stimuli gewisse Verhaltensweisen eher hervorrufen als andere. Es liegt nahe, durch die Veränderung und Kontrolle antezedenter Reize das nachfolgende Verhalten zu kontrollieren und damit die Wahrscheinlichkeit seines Auftretens zu beeinflussen.

Vier Gruppen vorausgehender Stimuli können unterschieden werden:

- **Diskriminierende Stimuli**: Reize, die aufgrund früherer Reizverhalten-Verstärkungs-Erfahrung aneinandergekoppelt werden, z. B. Essenszeit-Händewaschen-Lob oder Aufstehen-Zähneputzen (▶ Kap. 21).
- **Verbale Stimuli, Regeln**: Abmachungen und Signale, deren Einhaltung belohnt und deren Verletzung bestraft wird; z. B. »Bitte hört her!« in der Schule; Verhaltensverträge (▶ Kap. 66) in der Therapie »Hilfe-Rufe«; Stoppschilder, Selbstgespräche; Zeitabsprachen.
- **Verhaltenserleichternde, fördernde Stimuli**: Hilfestellungen und die Schaffung von situativen Bedingungen, die ein bestimmtes Verhalten begünstigen, z. B. verbale, nonverbale Lernhilfen im Unterricht und in der Therapie, neue Kleider für ein Fest; aufgeräumter und strukturierter Arbeitsplatz.
- **Motivationale Bedingungen**: Durch vorausgehende Situationsgestaltungen (z. B. Entzug) wird der Wert eines Verhaltens und einer Verstärkung erhöht (z. B. Deprivation von sozialen Kontakten, von gemeinsamen Spielen, von Nahrung).

57.2 Indikationen

Stimuluskontrolle wurde als ein Element der Therapie bei nahezu allen psychischen Problemen, in jeder pädagogischen Praxissituation sowie auch in arbeits-, betriebs-, verkehrs- und werbepsychologischen Zusammenhängen eingesetzt. Die klinischen Indikationen sind:

- **Abhängigkeiten und Sucht**: Übergewichtstherapie, Reduktion des Rauchens, Kontrolle des Alkoholkonsums, des Drogenkonsums, der Tabletteneinnahmen.
- **Geistige Behinderung, Autismus**: Aufbau von Sprache, Aufmerksamkeit, Kooperation, Konzentration, Arbeits- und Lernverhalten, Spielen, Kontrolle der Selbststimulationen, Körperpflege.
- **Erziehungsprobleme**: Schule: Konzentrationsförderung, Aggressivität, Lärm, Arbeitsverhalten, Angst, Unsicherheiten; Heim: Sozialverhalten, Pünktlichkeit, Arbeitsverhalten, Verhaltensauf- und abbau bei Delinquenz, Rowdytum, Ladendiebstähle.
- **Aufmerksamkeits- und Impulskontrollstörungen**: Aufrechterhaltung der Aufmerksamkeit durch Reduktion ablenkender Stimuli, Kontrolle von impulsivem Verhalten (z. B. Glücksspiel, Selbstverletzung).
- **Leistungs- und Arbeitsstörungen**: Konzentrationsförderung, Arbeitsplanung, Arbeitsplatzgestaltung, Zeiteinteilung.
- **Schlafstörungen**: Ein- und Durchschlafproblem; Alpträume.
- **Zwangsverhalten** (bei depressiven oder zwangsneurotischen Patienten): Kontrolle von Grübeleien und Ritualen, nervöse Gewohnheiten und Tics, Weinanfälle, Passivität bzw. Ruhelosigkeit.
- **Partnerkonflikte, Ängste** und **sexuelle Probleme** (z. B. Pädophilie, Funktionsstörungen, Transvestitentum).
- **Gemeindebezogenes** bzw. **stationäres Verhalten** bestimmter Gruppen wie Regeln des Zusammenlebens, Wahrnehmung von Versorgungsangeboten, Aktivitätenaufbau und erhaltung, Selbsthilfe, Einhalten von präventiven Maßnahmen.
- **Depressives und wahnhaftes Verhalten**: Förderung von konstruktiven und positiven Gedanken, Begrenzung von zweifelnden, misstrauischen und paranoiden Gedanken, Reduktion von Rückzug und Förderung alternativen Verhaltens.

Durch die enge Anbindung an andere Strategien lassen sich eindeutige und empirisch abgesicherte Indikationsaussagen nicht treffen. Der Indikationsbereich dürfte jedoch durch die erwähnten Gebiete noch nicht erschöpft sein.

57.3 Nebenwirkungen und Kontraindikationen

Stimuluskontrolle ist keine eigenständige Form der Intervention. Dieses Vorgehen ist daher notwendigerweise an andere Maßnahmen der Verhaltensänderung gekoppelt (▶ Kap. 16, Kap. 21, Kap. 40, Kap. 45 und Kap. 67). Stimuluskontrolle zum Verhaltensaufbau wirkt nur, wenn gleichzeitig ein positiv verstärktes Verhalten implementiert wird. Forschungen, die eindeutige Aussagen zu unerwünschten Nebenwirkungen bzw. Kontraindikation zulassen, fehlen.

57.4 Technische Durchführung

Bei allen Anwendungen sollten folgende **Regeln** berücksichtigt werden:

- Die funktionale Beziehung zwischen vorausgehenden Stimuli und einem bestimmten Verhalten, das reduziert oder aufgebaut werden soll, ist durch Verhaltensbeobachtungen (▶ Kap. 63) und Verhaltensanalyse (▶ Kap. 41), nicht durch Deduktion aus theoretischen Überlegungen zu identifizieren.
- Stimuli für erwünschtes und unerwünschtes Verhalten sind zu identifizieren.
- Stimuli für unerwünschtes Verhalten sollten beseitigt, ausgeschlossen bzw. vermieden werden.
- Stimuli für unerwünschtes Verhalten sind zu implementieren, aufzustellen, anzubringen, in den Mittelpunkt zu stellen, zu fördern, es ist darauf aufmerksam zu machen. Für alle 4 der oben genannten Bereiche sind Stimuli für erwünschtes Verhalten zu überlegen und einzusetzen.
- Diese Stimuli sollten möglichst auffallen und aus den gewohnten Reizbedingungen herausstechen, deutlich und unkompliziert sein.

- Die Hilfen dürfen nicht zu lebensfremd sein. Besonders hilfreich sind soziale Stimuli, z. B. ein Freund holt den Patienten ab zum Spazierengehen.
- Bereits vorhandene Stimuli, die das erwünschte Verhalten fördern, sollten eine zentrale Position erhalten.
- Wurden künstliche Stimuli zur Verhaltenskontrolle verwendet, sollten allmählich und schrittweise natürliche Reizbedingungen eingeführt werden.
- Die Kopplung von (neuen) Stimuli und Verhalten muss von positiver Verstärkung (▶ Kap. 67) gefolgt werden, denn nur so kann der Reiz verhaltensauslösende Funktion erhalten.
- Stimuluskontrolle ist kein unbegrenzt einsetzbares Therapiemittel. Reize müssen variiert und erneuert werden. Vor allem jede Präsentation von Reizen und Verhalten ohne Verstärkung schwächt die Kraft des Stimulus.
- Daher sollte zur Selbstkontrolle (▶ Kap. 82) der Stimuli des davon beeinflussten eigenen Verhaltens übergangen werden.

Zur Verdeutlichung des Vorgehens einige Beispiele:

- Um die Unruhe in der Grundschulklasse zu kontrollieren, wurde das Anschlagen einer Triangel als Zeichen für »zu laut, bitte ganz ruhig werden, wir machen erst weiter, wenn es still ist« eingesetzt.
- Im Sprachunterricht geistig behinderter Kinder und Erwachsener werden zur Begriffsbildung und beim Lesenlernen sowohl Bilder als auch Schriftzeichen verwendet, bis schließlich Buchstaben alleine Bedeutungsträger sind.
- Bei einer Raucherentwöhnung wird ein Ort im Haus bestimmt (z. B. Kellerraum), an dem nur noch geraucht werden darf. Später wird dieser Ort aus der Wohnung oder gar aus dem Wohnort verlegt.
- Im Rahmen der Übergewichtstherapie werden meist folgende Stimuluskontrollen abgesprochen: Begrenzung der Situation, wo Essen stattfindet auf einen bestimmten Raum, einen bestimmten Stuhl, bestimmte Essplatzgestaltung, bestimmten Zeitraum; nicht alles aufessen, sondern Reste lassen; Vorausplanung der Essenszeiten; keine Lagerhaltung von fertig zubereiteten Esswaren; nur mit Leuten essen, die dünn sind und hilfreiche Essgewohnheiten haben; auf innere Reize achten und dafür alternative Reaktionen bereit halten (z. B. Stress, Ärger = nicht essen, sondern entspannen); Selbstinstruktionen einsetzen in Versuchssituationen, äußere Reize (Geschäfte) meiden, u. U. anderen Weg nehmen.
- Arbeitsstörungen hängen häufig damit zusammen, dass der Arbeitsplatz chaotisch aussieht, viel Ablenkung bietet und störende Geräusche vorhanden sind. Entsprechende Stimuluskontrollen sind: Strukturierung des Arbeitsplatzes (nur das Benötigte liegt auf dem Tisch), Zeitplanung (nicht den ganzen Tag, sondern in Abschnitten mit Pausen), keine Störungen während der Arbeitsphasen erlaubt, Hilfsmittel (Papier, Bleistift) liegen bereit usw. Die Realisierung der Stimuluskontrolle kann in vielfältiger Weise erfolgen. Sie ist immer von der individuellen Situation determiniert.

57.5 Erfolgskriterien

Diese sind abhängig von dem Zielverhalten. Durch die Spezifität der zu kontrollierenden Stimuli (s. die Beispiele oben) und dem damit verbundenen Verhalten ist eine Einhaltung und Erfolgskontrolle leicht zu realisieren (z. B. durch Verhaltensbeobachtung, ▶ Kap. 63, Wochenpläne, ▶ Kap. 60). Kurzfristig ist eine Wirkung auf komplexes Zielverhalten (z. B. Trinken, Übergewicht, geistige Behinderung, Depression, Arbeitsstörungen usw.) nicht zu erwarten, da Stimuluskontrolle nur ein Element der Behandlung ist und selbst bei erfolgreicher Anwendung der Stimuluskontrolle nur ein Verhaltensaspekt beeinflusst wird.

57.6 Grad der empirischen Absicherung und persönliche Bewertung

Die empirischen Arbeiten, bei denen Stimuluskontrolle neben anderen Verfahren eingesetzt wurde, sind vielfältig (experimentell und klinisch) und sprechen für die Wirksamkeit dieser Methode. Kein verhaltenstherapeutisches und kein Selbstkontrollprogramm kommen ohne dieses Therapieelement aus. Empirische Arbeiten zur Effektivität von Stimuluskontrolle allein liegen kaum vor. Bei der Rauchertherapie wurde (bei kleinen Fallzahlen) allerdings die Wirksamkeit der alleine angewandten Stimuluskontrolle demonstriert. Die größte Bedeutung kommt der Methode bei der Behandlung von Abhängigkeiten, bei Erziehungsproblemen und bei der Therapie geistiger Behinderung zu.

Literatur

Hautzinger, M. (1978). *Verhaltenstraining bei Übergewicht.* Salzburg: Müller.

Hautzinger, M. (2000). *Depression im Alter.* Weinheim: Beltz/PVU.

Karoly, P. (1990). Operante Methoden. In F. H. Kanfer & A. P. Goldstein (Hrsg.), *Möglichkeiten der Verhaltensänderung* (2. Aufl.). München: Urban & Schwarzenberg.

Klingberg, S., Schaub, A. & Conradt, B. (2003). *Rezidivprophylaxe bei schizophrenen Störungen.* Weinheim: Beltz/PVU.

Mahoney, M. J. & Thoresen, C. E. (1974). *Self-control: Power to the Person.* Monterey: Brooks & Cole.

Symptomverschreibung

I. Hand

58.1 Allgemeine Beschreibung

Unter dem Begriff Symptomverschreibung oder »negative Übungen« (»negative practice«) werden unterschiedliche Interventionstechniken subsumiert, denen allen gemeinsam ist, dass der Patient vom Therapeuten Anweisungen erhält, die seinen Erwartungen zuwiderlaufen (z. B. Ascher, 1989; Fay, 1978).

Diese »Paradoxen Verschreibungen« wurden besonders in den systemischen Therapien der 70er-Jahre propagiert und werden in diesen auch heute noch, in veränderter Form, häufiger als in der Verhaltenstherapie eingesetzt (Revenstorf, 2009).

Die Intention des Therapeuten kann entweder die unmittelbare Reduktion des verordneten Symptoms beinhalten oder dessen vorübergehende Eskalation zur Provokation von Prozessen, die indirekt dann dessen spätere Reduktion zur Folge haben. Die einzelnen Symptomkomponenten (motorische, kognitive, emotionale und autonomphysiologische) werden dabei meist isoliert, jeweils spezifisch i. R. einer übergeordneten Therapiestrategie, verordnet.

Neben der Verschreibung von Positiv-Symptomatik (»Tu' [denke, empfinde], was du tust [denkst, empfindest]«) kann auch Verschreibung von Negativ-Symptomatik (»Tu' [denke, empfinde] das nicht, was du nicht tust [denkst, empfindest]«) vorgenommen werden (z. B. bei psychogener Erektionsstörung: »Auf keinen Fall im Urlaub Geschlechtsverkehr versuchen«).

Eine Sonderform der Paradoxen Verschreibung ist die »paradoxe Intention« nach Frankl (1975), die zu einem »Übersprung« von Angst in humorvolle Distanzierung führen soll (s. auch Therapeutischer Humor, bei Titze & Eschenröder, 2000).

Die unterschiedlichen Anwendungsformen der Symptomverschreibung lassen sich danach ordnen, welche Symptomkomponente jeweils betont wird:

- verhaltensgerichtet (negative Übungen, Reizübersättigung und therapeutische Paradoxa),
- emotionsgerichtet (induzierte Angst, emotionales »Flooding«, Implosion) und
- kognitionsgerichtet (paradoxe Intention, Moritatherapie).

58.2 Indikationen

Es lassen sich folgende Indikationsbereiche unterscheiden:

- Symptomreduktion im Individuum bei Phobien (einschließlich Soziophobien), Zwängen, motorischen Tics, sexuellen Funktionsstörungen, Schlafstörungen, depressiver Passivität und bestimmten unspezifischen Begleitsymptomen bei Schizophrenien;
- Auflösen fehladaptiver systemischer Verhaltensstereotypien (z. B. von »Familiensymptomen«) in Partnerschafts- und Familientherapien. Hierbei besteht häufig die Zielsetzung des »Aufbrechens« von Motivationsblockaden hinsichtlich notwendiger Veränderungen von Patient und sozialem Umfeld auch außerhalb des Symptombereiches. Funktionen hier:
  - mit dem Widerstand gehen (Angst vor Veränderung respektieren),
  - Widerstand erzeugen, um Eigenständigkeit zu fördern (Reaktanz),

  - Familienmitglieder aufeinander aufmerksamer machen,
  - Fremdkontrolle in Selbstkontrolle zu überführen (Revenstorf, 2009).
- Überwindung des Widerstandes bei der Einleitung einer Hypnose (▶ Kap. 33).

Meist stellt die Symptomverschreibung eine symptom-, motivations- und/oder interaktionsverändernde Technik im Rahmen der Gesamttherapie dar. Bei Personen mit isolierten Symptombildungen kann sie auch die einzige Therapie sein. Bei Patienten eröffnet sie allenfalls das Feld für die Fortsetzung oder auch erst die Eröffnung der »eigentlichen« Therapie – etwa über die Schaffung einer akuten Krise bei kommunikationstheoretisch geprägten Familientherapien.

58.3 Nebenwirkungen und Kontraindikationen

Grundsätzlich bestehen die gleichen Kontraindikationen wie für die Expositionsbehandlung (▶ Kap. 26).

Darüber hinaus enthält die Anwendung von Symptomverschreibungen als paradoxe Intervention spezifische Risiken für Patient und Therapeut: Die Symptomverschreibung kann als Paradoxie nur im gewünschten Sinne wirken, wenn der Therapeut seine eigentlichen Intentionen zum Zeitpunkt der Verschreibung undurchschaubar macht. Damit gerät der Therapeut in einen Konflikt mit seiner Aufklärungspflicht. Dies ist sorgfältig zu bedenken, da eine falsch ausgewählte oder zum falschen Zeitpunkt erfolgende Symptomverschreibung (auch interaktionell) sehr traumatisch wirken kann (z. B. ein junger Mann befürchtet, mit Spermaresten an den Händen nach dem Onanieren in der Öffentlichkeit etliche Frauen unwillentlich geschwängert zu haben; Intervention: tragen Sie unbedingt weiter zur Behebung unserer Bevölkerungsschrumpfung bei). Komplizierend kommt hinzu, dass vom Therapeuten nicht als Paradoxie gemeinte Symptomverschreibungen doch im Sinne einer Paradoxie wirken können.

Aus all dem ergibt sich, dass die provokativen Varianten der Symptomverschreibung auch von erfahrenen Therapeuten nur nach eingehender Indikationsstellung und Sicherstellung von Auffangmöglichkeiten für den Patienten bei Komplikationen eingesetzt werden darf.

Die Anwendung der Verschreibung i. S. der Systemischen Therapie der 70er-Jahre (insbesondere der »Mailänder Schule«) kann als Trojanisches Pferd eine »Kommunikationsbombe« in ein Paar- oder Familiensystem werfen, deren Folgen schwer vorhersehbar sind. Für den Verhaltenstherapeuten ohne systemische Zusatzausbildung ist diese Anwendungsform daher obsolet (Hand, 2008).

58.4 Technische Durchführung

In der technischen Durchführung von Symptomverschreibungen gibt es zahlreiche Varianten. Hier seien nur einige der häufigeren Anwendungsformen bei spezifischen Symptombildungen kurz dargestellt.

▪ Phobien

Eine vollständige Symptomverschreibung bei Phobien würde heißen: »Meide und fürchte die Auslösesituation«. Meist werden jedoch nur Teile des phobischen Symptoms verschrieben, z. B. »Geh' in die Auslösesituation und habe Angst/Herzjagen/werde rot«, wobei also die motorische Meidungskomponente untersagt wird, die kognitiv-emotional-vegetativen Komponenten dagegen verordnet werden. Bei der »paradoxen Intention« (Frankl, 1975) wird dagegen schon vor Aufsuchen der Auslösesituation ein Einstellungswandel (z. B. induzierter Humor, s. oben) eingeleitet. Dies wird dadurch erleichtert, dass dem Patienten verordnet wird, die autonom-vegetative Symptomkomponente gezielt zu provozieren (Werde rot; bekomme einen Schweißausbruch). Je mehr der Patient diese bisher gemiedenen Reaktionen auszulösen versucht, umso unwahrscheinlicher wird deren Eintreten.

Gelegentlich kann auch bei Phobien eine vollständige Symptomverschreibung einschließlich der Symptomkomponente Meidung sinnvoll sein: wenn z. B. über das Symptom eine passiv-resignierende Grundhaltung, wie bei bestimmten Formen von Depressionen, ausgedrückt wird. Dann wird »Meidung und Angst vor der Auslösesituation«

entgegen der Erwartung des Patienten verschrieben, um über die Enttäuschung Handlungsbereitschaft zu provozieren.

■ Zwänge

Bestimmte Handlungszwänge wie Waschen werden in der Verhaltenstherapie als »Meidung im Nachhinein« bzw. »Wiedergutmachung nach versäumter Meidung« verstanden. Symptomverschreibung erfolgt nach diesem Modell in analoger Weise wie bei Phobien: Exposition zum Auslösereiz (Aufhebung der motorischen Meidung) mit Verordnung des Erlebens der kognitiv-emotional-vegetativen Symptomkomponenten (► Kap. 26). Bei Waschzwängen wird aber gelegentlich auch die vollständige Symptomverschreibung eingesetzt: Kontamination mit dem Auslösereiz – waschen – Kontamination – waschen – usw. wird in stetem Wechsel verordnet. Zu vermuten ist, dass solche Interventionen, mit Strukturierung des zeitlichen Ablaufes durch den Therapeuten, sowohl eine interaktionelle Funktion des Symptomverhaltens beeinflussen, wie auch zu einer Entkoppelung der emotionalen Komponente des Zwanges von seiner Verhaltenskomponente führen (Habituation).

Ähnliches gilt für die volle Symptomverschreibung bei Denkzwängen, möglichst mit einer Frequenz, die häufiger ist als das Spontanauftreten des Symptoms (am bekanntesten: eine vom Patienten selbst besprochene Kassette mit seinem Hauptdenkzwang, der »endlos« wiederholt wird und dann im Tagesverlauf etliche Male abgehört werden soll). Zur Überprüfung möglicher Meidung kann der Therapeut den Zwangsgedanken auch zu den verordneten Zeiten jeweils über festgelegte Zeiträume aufschreiben lassen. Auf der interaktionellen Ebene erhält der Therapeut weitgehend die Kontrolle über das Symptomauftreten. Er kann so auch die Kontrolle über den Inhalt der Kommunikation in der Therapiesitzung gewinnen: Redet der Patient defensiv nur über seine Denkzwänge, so antwortet der Therapeut jetzt mit der Verordnung von Mehrarbeit im Symptombereich und bringt selbst ständig den Denkzwang in die Therapiesitzung ein. Dies wird dem Patienten schließlich so »nervig«, dass, bei positiver therapeutischer Beziehung, er dann einen Themenwechsel vornimmt.

■ Weitere Symptombildungen

- Für sexuelle Funktionsstörungen mit phobischer Komponente gilt ähnliches wie für Phobien. Bei psychogener Impotenz kann die vollständige Symptomverschreibung als zeitlich vorerst nicht genau befristetes Koitusverbot (Negativ-Symptom-Verschreibung) einen blockierenden Leistungsdruck des Paares reduzieren und damit den Weg zu Spontanereignissen wieder eröffnen bzw. über psychologische Reaktanz (Widerstand) zur Wiederaufnahme von sexuellen Kontakten führen.
- Die Verschreibung von »Schlaflosigkeit« bei Schlafstörungen soll die Intention des Patienten umkehren. Er soll wach bleiben wollen, damit er schlafen kann.
- Bei passivem Rückzug in bestimmten Stadien neurotisch-depressiver Entwicklungen wird vollständige Symptomverschreibung (wieder als Verschreibung der Negativ-Symptomatik), in gleicher Weise wie in den Abschnitten **Phobien** und **Zwänge** angeführt, zur provozierenden Auflösung des Symptoms eingesetzt (vgl. Moritatherapie).
- Uncharakteristische Symptombildungen bei Schizophrenien (wie paranoide Symptomatik, zwanghaftes Horten) gehören zu weiteren Zielsymptomen. Hierbei wird vor allem die Positiv-Symptomatik verschrieben, z. B. exzessives Durchsuchen der räumlichen Umgebung nach Verfolgern unter Beteiligung des Therapeuten bei paranoider Symptomatik; Verordnung des Hortens bestimmter Gegenstände bis zum Überquellen des Zimmers mit denselben.
- Eine besondere Anwendungsform von Symptomverschreibung ist deren Anwendung bei der Einleitung einer Hypnose (► Kap. 33).

■ Verhaltensstereotypien

Hier wird entweder eine Symptomverschreibung an einen Symptomträger in einem familiären Kontext vorgenommen, oder ein familiäres Verhaltensmuster wird allen Beteiligten gleichzeitig verordnet. Dazu gehört z. B. die in Familientherapien übliche positive Symptombewertung (Selvini Palazzoli, Boscolo, Ceccin & Prata, 1978). Im familiären Kontext dienen (Symptom-) Verschreibungen auch der Schaffung einer Krise durch das Aufbrechen defensiver Stereotypien in einer für die Therapie fremdmotivierten Familie ohne deren vorherige offene Information und möglicherweise damit auch gegen deren Willen (Watzlawik, Weakland & Fish, 2001; Überblick in Revenstorf, 2009).

- **Therapeut-Patient-Beziehung**

Für die offene (d. h. für den Patienten in der Intention durchschaubare) Symptomverschreibung gilt im Prinzip das gleiche wie für die Expositionsbehandlung (► Kap. 26). Wird Symptomverschreibung als paradoxe Intervention eingesetzt bzw. bleibt auch bei anderen »Verschreibungsarten« die eigentliche Zielsetzung des Therapeuten dem Patienten verborgen (fehlender »informed consent«), so kann sie erfolgreich nur auf dem Boden einer besonders tragfähigen Patient-Therapeut-Beziehung als Teil der Gesamttherapie eingesetzt werden.

58.5 Erfolgskriterien

Grundsätzlich soll die Reduktion des verschriebenen Verhaltens erreicht werden. Häufig steht vor dieser Besserung die Eskalation des Symptoms oder das Auftreten von Krisen. Die Erfolgskontrolle erfolgt über die spezifischen Messinstrumente für die jeweilige Zielsymptomatik und generelle Erfolgsparameter.

58.6 Grad der empirischen Absicherung und persönliche Bewertung

Die empirische Absicherung der offenen Symptomverschreibung entspricht der der Expositionstherapie (► Kap. 26). Bei der Symptomverschreibung als Paradoxie besteht zwar Übereinstimmung unter entsprechend arbeitenden Therapeuten über deren Wirksamkeit und Gefahren, Objektivierung im experimentalpsychologischen Sinne gibt es demgegenüber jedoch praktisch nicht. Die zahlreichen Varianten der Symptomverschreibung sind wohl die zugleich wirksamsten und potenziell risikoreichsten Behandlungstechniken innerhalb von Psychotherapien. Sie gehören heute auch in ihren risikoreicheren Varianten bei kollegialer Intervision zu den unerlässlichen Verfahren im Rahmen rascher Hilfestellung für Patienten und Angehörige. Die ethischen Probleme müssen jeweils individuell abgewogen werden.

Literatur

Ascher, L. M. (1989). *Therapeutic paradox*. New York: Guilford.

Bateson, G. (1972). *Steps to an ecology of mind*. New York: Ballantine.

Fay, A. (1978). *Making things better by making them worse*. New York: Hawthorn.

Frankl, V. (1975). *Theorie und Therapie der Neurosen* (43. Aufl.). München: Reinhardt.

Haley, J. (1976). *Direktive Familientherapie. Strategien für die Lösung von Problemen*. München: Pfeiffer.

Hand, I. (2008). *Strategisch-systemische Aspekte der Verhaltenstherapie*. Wien: Springer.

Revenstorf, D. (2009). Verhaltenstherapie und andere Therapieformen. In J. Margraf & S. Schneider (Hrsg.), *Lehrbuch der Verhaltenstherapie* (3. Aufl.). Berlin: Springer.

Revenstorf, D. & Burkhard, P. (Hrsg.). (2009a). *Hypnose in Psychotherapie und Medizin* (2. Aufl.). Heidelberg: Springer.

Selvini Palazzoli, M., Boscolo, L., Ceccin, G. & Prata, G. (1978). *Paradoxon und Gegenparadoxon* (2. Aufl.). Stuttgart: Klett.

Titze, M. & Eschenröder, Ch. (2007). *Therapeutischer Humor: Grundlagen und Anwendungen* (3. Aufl.). Frankfurt a. M.: Fischer TB.

Watzlawik, P., Weakland, J. & Fish, R. (2001). *Lösungen: Zur Theorie und Praxis menschlichen Wandels*. Bern: Huber.

Systematische Desensibilisierung

M. Linden

59.1 Allgemeine Beschreibung

Die systematische Desensibilisierung ist ein Verfahren, das Angstreaktionen, die auf einen klar bestimmbaren Reiz folgen löschen soll. Durch mehrfache, gestufte Konfrontation mit dem Angst auslösenden Reiz soll eine Habituierung der Angstreaktion erreicht werden. Die Konfrontation erfolgt durch gedankliche Vorstellung. Die Habituierung kann durch eine gleichzeitige Entspannung (► Kap. 25) erleichtert werden.

59.2 Indikationen

Die systematische Desensibilisierung ist typischerweise bei monophobischen Reaktionen indiziert. Diese Erfolgsaussichten sind umso größer, je umschriebener der Angst auslösende Reiz ist. Eine systematische Desensibilisierung mit dem Ziel einer Habituierung ist dementsprechend vor allem bei unbedingten (angeborenen) Angst auslösenden Reizen angezeigt wie Höhe, Enge und geschlossenen Räumen (z. B. Röntgengeräte), offenen Plätzen, spitzen Gegenständen, Ekel, Spinnen, Blicke, Feuer, Kontakt mit bestimmten Menschen, Autofahren, Zahnarztbesuchen, Schluckängsten.

Weniger indiziert ist die systematische Desensibilisierung bei komplexeren Störungen wie Agoraphobien. Eine Sonderindikation für eine systematische Desensibilisierung bei Agoraphobien besteht allerdings dann, wenn »Reframing« und Expositionsverfahren nicht zu einer Angstreduktion, sondern einer weiteren Angstgeneralisierung und —verstärkung führen.

59.3 Nebenwirkungen und Kontraindikationen

Bei unsachgemäß durchgeführten Desensibilisierungsversuchen kann die phobische Reaktion vor dem Angst auslösenden Reiz verstärkt werden.

59.4 Technische Durchführung

- Mit dem Patienten wird im Rahmen eines allgemeinen anamnestischen und verhaltensanalytischen Interviews (► Kap. 41) angestrebt, das problematische Verhalten und die auslösenden Reize möglichst genau zu beschreiben.
- Aus den anamnestischen Daten und evtl. auch, soweit möglich, aus direkter Beobachtung muss der Therapeut eine Reiz-Reaktions-Hypothese aufstellen, die das Problemverhalten mit einem bestimmten Reiz in einen kausalen Zusammenhang bringt. Diese Hypothese ist quasi experimentell durch Probehandeln zu verifizieren. Der so identifizierte Angst auslösende Reiz wird dann für die Bearbeitung mit der systematischen Desensibilisierung ausgewählt.
- In Zusammenarbeit mit dem Patienten wird eine Hierarchie ansteigender Intensität oder Nähe des Angst auslösenden Reizes erstellt (► Kap. 32).

Beispiele bei Höhenangst

Vor einem zweigeschossigen Haus stehen, vor einem viergeschossigen Haus stehen, sich in einem Haus im ersten Stock befinden, sich in einem Haus im vierten Stock befinden, im ersten Stock am Fenster stehen, im ersten Stock aus dem Fenster sehen, im vierten Stock aus dem Fenster sehen, in einem Hochhaus aus dem Fenster sehen, von einem Aussichtsturm in die Ferne sehen, sich an einem Fenster hinauslehnen.

- Mit dem Patienten werden die einzelnen Stufen auf Karteikarten übertragen. Dabei werden die einzelnen Szenen in der Ich-Form als Beschreibung der Situation formuliert.

»Ich stehe im vierten Stock des Nachbarhauses und sehe auf die Autos in der Straße hinunter.«

- Der Patient wird gebeten, auf jeder Karteikarte für jede einzelne Szene auf einer Skala zwischen 0 und 100 zu vermerken, wie bedrohlich bzw. Angst auslösend sie ist. 0 bedeutet »Es lässt mich ganz kalt«, 100 bedeutet »Ich kann daran gar nicht denken, es ergreift mich Panik«.
- Während der Erhebung der Anamnese und der Zusammenstellung der Reizhierarchie wird mit dem Patienten ein Entspannungstraining (▶ Kap. 25) durchgeführt. Hierbei muss der Patient eine tiefe Entspannung körperlich wie mental sicher erleben können.
- Bei der Durchführung der systematischen Desensibilisierung wird der Patient zunächst aufgefordert, sich zu entspannen. Ihm wird dann die am wenigsten Angst auslösende Szene genannt. Der Patient wird aufgefordert, sich diese Szene sehr plastisch vorzustellen, so lange, bis er in seiner Vorstellung völlig angstfrei sein kann. Eine Variante ist die systematische Desensibilisierung in vivo, bei der statt Imagination eine Konfrontation mit dem konkreten Angst auslösenden Reiz (z. B. ein enger Raum) vorgenommen wird.
- Bei der Vorstellung oder der Exposition eines angstbesetzten Stimulus sollte der Patient stets auch angehalten werden, nicht nur den Auslöser, sondern vor allem auch die eigenen physiologischen Reaktionen und Kognitionen zu beobachten, zu beschreiben und zu bewerten.
- Gelingt es dem Patienten nicht, sich eine Szene angstfrei vorzustellen oder löst eine Szene stärkere Angstreaktionen aus, dann muss zur nächst schwächeren Szene zurückgegangen oder aber eine neue Szenenbeschreibung vorgenommen werden, die weniger Angst auslösend ist. Mit dieser wird dann zunächst bis zur Angstfreiheit weitergeübt.
- Die Vorstellung der einzelnen Szenen erfolgt in dialoghafter Weise. Es ist hilfreich, dem Patienten dabei auch Gedanken vorzuschlagen, die in einer solchen Situation eigene Kompetenz beschreiben.

»Ich stehe am Fenster und schaue raus. Ich weiß, dass das Fenster zu ist und dass ich nicht rausfallen kann. Ich kann mir also in Ruhe die Autos auf der Straße betrachten. Ich finde es schön, den Autos auf der Straße zuzusehen.«

- Auf den Karteikarten werden jeweils das Datum der Präsentation und die Anzahl der Präsentationen pro Sitzung vermerkt.
- Eine systematische Desensibilisierung erstreckt sich in aller Regel über mehrere Stunden. Bei jeder neuen Sitzung muss zunächst mit einer Visualisierung begonnen werden, die in der Hierarchie mehrere Stufen unter derjenigen steht, mit der in der letzten Stunde aufgehört wurde.
- In allen Phasen der Durchführung einer systematischen Desensibilisierung ist es erforderlich, dass der Patient ein klares Konzept davon hat, worum es geht: nämlich eine »Gewöhnung« an ein Angst auslösendes Objekt. »Der Mensch gewöhnt sich an alles, Vertrautheit schließt Angst aus.«
- Das größte Problem bei der Durchführung einer systematischen Desensibilisierung ist die Ungeduld des Patienten und mehr noch des Therapeuten. Diese Technik setzt viel Geduld voraus. Es ist kontraproduktiv, den Fortschritt von einer zur nächsten Visualisierung forcieren zu wollen. Zurückhaltend sollte auch mit unkontrollierten Expositionen zwischen den Therapiestunden umgegangen werden. Patienten sind von »Mutproben« abzuhalten. Die Aufgabe des Therapeuten ist, das Voranschreiten zu retardieren und ausschließlich von der

vegetativen Reaktion auf die Präsentation einer Visualisierung abhängig zu machen.
- Soweit der Patient das in der Imagination vollzogene Verhalten zwischen den Therapiesitzungen in faktisches Handeln umsetzen soll, sind ebenfalls die oben beschriebenen Prinzipien anzuwenden.

Die systematische Desensibilisierung ist ein Verfahren, das die Hinzuziehung von Kotherapeuten, wie z. B. psychologisch-technischen Assistenten oder Pflegepersonal, ermöglicht. Zusammen mit dem Kotherapeuten werden die Anamnese und die Erstellung der Angsthierarchie durchgeführt. Spätestens ab der zweiten Sitzung der systematischen Desensibilisierung kann der Kotherapeut das Verfahren allein fortführen. Ein solches Vorgehen hat den Vorteil, dass das eigentliche Kernstück des Verfahrens sehr konsequent und systematisch durchgeführt werden kann. Das Verfahren wird von Störungen durch die Erörterung allgemeiner Probleme freigehalten, da diese Probleme in getrennten Einzelsitzungen mit dem Therapeuten besprochen werden können. Für den Patienten erleichtert diese Funktionstrennung während der Desensibilisierungssitzungen die Konzentration auf das eigentliche übende Verfahren.

59.5 Erfolgskriterien

Das erste Erfolgskriterium besteht darin, dass ein Patient sagt, dass er sich eine bestimmte Szene ohne Angst vorstellen könne und dass damit nach mehrmaliger erfolgreicher Imagination (ca. 4-mal) die Möglichkeit gegeben ist, zur nächsten Szene überzugehen. Das zweite und wichtigere Erfolgskriterium ist erfüllt, wenn ein Patient berichtet, dass er versucht hat, die Erfahrungen, die er in der gedanklichen Vorstellung gemacht hat, in vivo nachzuvollziehen, und dass ihm das gelungen ist. Weitere Erfolgsmaße, die jedoch meist nur zusätzlichen, objektivierenden Charakter haben können, sind die verschiedenen, mehr oder weniger spezifisch formulierten Angst- und Selbstsicherheitsfragebögen.

59.6 Grad der empirischen Absicherung und persönliche Bewertung

Die systematische Desensibilisierung gehört zu den umfangreich untersuchten Verfahren mit belegter aktueller und auch überdauernder Wirksamkeit. Allerdings sind in den letzten Jahren nur noch vereinzelt entsprechende Studien durchgeführt worden. Bei gegebener Indikation sollte sie daher eingesetzt werden. Gerade wegen der empirischen Absicherung sollte jedoch auf eine technisch sehr konsequente Vorgehensweise geachtet werden.

Literatur

Florin, I. (1978). *Entspannung – Desensibilisierung*. Stuttgart: Kohlhammer.
Hakeberg, M., Berggren, U. & Carlsson, S. G. (1990). A 10-year follow-up of patients treated for dental fear. *Scand J Dent Res, 98*, 53–59.
Jacobs, A. & Wolpin, M. (1971). A second look at systematic desensitization. In A. Jacobs & L. B. Sachs (Eds.), *The psychology of private events, perspectives and covert response systems*. New York: Academic Press.
Klonoff, E. A., Janata, J. W. & Kaufmann, B. (1986). The use of systematic desensitization to overcome resistence to magnetic imaging (MRI) scanning. *J Behav Ther Exp Psychiatry, 17*, 189–192.
Morris, R. J. (1977). Methoden der Angstreduktion. In F. H. Kanfer & A. P. Goldstein (Hrsg.), *Möglichkeiten der Verhaltensänderung*. München: Urban & Schwarzenberg.
Nicolau, R., Toro, J. & Perez-Prado, C. (1991). Behavioral treatment of a case of psychogenic urinary retention. *J Beh Ther Exp Psychiatry, 22*, 63–68.
Rachmann, S. & Bergold, J. (1972). *Verhaltenstherapie bei Phobien*. München: Urban & Schwarzenberg.
Wolpe, J. (1974). *Praxis der Verhaltenstherapie*. Bern: Huber.
Wolpe, J., Brady, J. P., Serber, M., Agras, W. S. & Liberman, R. P. (1973). The Current Status of Systematic Densitization. *Am J Psychiatry, 130*, 961–965.

Tages- und Wochenprotokolle

M. Hautzinger

60.1 Allgemeine Beschreibung

Tages- bzw. Wochenprotokolle sind ursprünglich eine Methode der Verhaltensanalyse (▶ Kap. 41). Ziel dieser Instrumente ist die Erfassung von Aktivitäten und Stimmungen im Tages- und Wochenverlauf sowie auch die Planung von Aktivitäten. Durch die gemeinsame Erfassung von Aktivitäten und Stimmungen soll der Zusammenhang dieser beiden Aspekte verdeutlicht werden und in der therapeutischen Arbeit Verwendung finden.

Diese Methode hat 2 Funktionen: zum einen die der Beobachtung und Erfassung (▶ Kap. 63 und Kap. 49), zum anderen die der Planung und des Verhaltensaufbaus (▶ Kap. 11).

Die Protokollblätter sind z. B. in Stundenkästchen eingeteilt. Es soll für jede Stunde die durchgeführten Aktivitäten (in Stichworten) eingetragen werden und die Stimmungsbewertung (Skala von 1 = sehr gut bis 6 = sehr schlecht) vorgenommen werden. Die Eintragungen sollten möglichst stündlich, doch zumindest 4-mal am Tag retrospektiv erfolgen. Diese Protokollblätter werden dann zu Aktivitätenplänen, wenn neben der stündlichen Registrierung tatsächlich durchgeführter Aktivitäten und der damit verbundenen Stimmungslage geplante Aktivitäten (Aktivitätsaufbau) im Vorhinein eingetragen werden.

Durch die Unmöglichkeit der Trennung von diagnostischem und therapeutischem Prozess und vor allem durch die bei den Tages- bzw. Wochenprotokollen geforderte selbstständige Registrierung der Informationen kommt diesen Instrumenten bereits eindeutig therapeutische Funktion zu. Bei einer Verwendung zur Aktivitätsplanung handelt es sich um ein verhaltenstherapeutisches Therapieelement.

60.2 Indikationen

Empirische Untersuchungen zur Indikation der Tages- bzw. Wochenprotokolle liegen nicht vor. Entstanden ist die Methode bei der Behandlung depressiver Patienten. Dort findet sich auch ihr überwiegender Einsatz. Es geht im Wesentlichen dabei um die Erfassung der Aktivitätsrate und um die täglichen Stimmungseinschätzungen, welche gerade bei Depressiven oft verzerrt sind. Außerdem geht es um die Überwindung von Passivität (Aufbau der Verhaltensrate und von positiveren Aktivitäten) und um die Kontrolle des Vermeideverhaltens.

Weitere Anwendungsbereiche der Protokollblätter sind:

- Arbeits- und Leistungsschwierigkeiten,
- Probleme in der Partnerschaft,
- Schwierigkeiten bei der Lebensbewältigung (bei Alleinstehenden, Geschiedenen, älteren Menschen),
- chronische Schmerzen und somatoforme Störungen sowie
- bei Angst- und Panikstörungen.

Diese Angaben beruhen auf klinischen Erfahrungen. Tages- und Wochenprotokolle werden sich immer dann sinnvoll anwenden lassen, wenn es um die Stimmungslage und Zufriedenheit geht. Ebenso dann, wenn eine Steigerung des Aktivitätsniveaus angezeigt ist bzw. wenn eine unrealistische Einschätzung der eigenen Leistungen und Aktivitäten aufgezeigt und korrigiert werden soll. Schließlich auch dann, wenn eine Veränderung der Art bzw. der Struktur der Aktivitäten im Tages- bzw. Wochenverlauf therapeutisch sinnvoll und therapiezielangemessen erscheint.

60.3 Nebenwirkungen und Kontraindikationen

Dazu liegen keine Berichte oder empirischen Ergebnisse vor. Therapeutische Erfahrungen sprechen dafür, dass bei Personen mit einer Zwangssymptomatik vor allem bei Kontrollzwängen, selbst wenn damit eine depressive Problematik einhergeht, solche Protokolle kontraindiziert erscheinen.

60.4 Technische Durchführung

Zur Verdeutlichung zeigt ◘ Abb. 60.1 einen viel verwendeten Protokollbogen.

▪ Selbstbeobachtungsinstrument

In dieser Verwendung erfordert die Methode der Tages- und Wochenprotokolle wenig technische Voraussetzungen. Wichtig ist die ausführliche Erklärung dieser Arbeitsbögen. Es sollte in der Therapiestunde zumindest ein Bogen (bei den Tagesprotokollen) bzw. ein Tag (bei den Wochenplänen) gemeinsam ausgefüllt und durchgesprochen werden. Diese Besprechung ist wesentlich, um Schwierigkeiten vorzubeugen und die Durchführung zu fördern.

Erklärungsbeispiel

»Ich möchte Sie bitten, bis zum nächsten Mal diesen Tagesplan auszufüllen. Wir benötigen diese Informationen, um unser weiteres Vorgehen planen zu können. Wie Sie sehen, hat der Bogen 24 Kästchen, d. h. für jede Stunde des Tages steht Ihnen ein Kästchen zur Verfügung. Sie sollten jetzt in die Kästchen das eintragen, was Sie in dieser Stunde getan haben. Alle Aktivitäten (auch schlafen ist eine Aktivität!) und Dinge, die so passiert sind. Da der Platz beschränkt ist kann dies natürlich nur in Stichworten geschehen. Das genügt auch! Bitte füllen Sie den Bogen nicht erst abends aus, sondern häufiger am Tag für die zurückliegenden Stunden (4- bis 6-mal täglich). Zusätzlich bitte ich Sie, auch noch ihre Stimmung einzuschätzen. Dazu haben Sie die Möglichkeit sich eine »1« für eine sehr gute Stimmung zu geben. Eine »6« wäre ein Zeichen für eine sehr schlechte Stimmung. Dazwischen können Sie Abstufungen vornehmen. Lassen Sie uns probehalber einmal den heutigen Tag eintragen.«

Ähnliche Formulierungen und Erklärungen gelten für den Wochenplan. Besonders zu beachten ist die Belastung, die mit dem stündlichen und täglichen Ausfüllen einhergeht. Eine längerfristige Anwendung ist kaum möglich bzw. erbringt unrichtige Angaben. Nach einem Zeitraum von 3 Wochen sollte das fortlaufende Protokollieren ausgesetzt werden. Zu einem späteren Zeitpunkt im Therapieprozess (z. B. als Erfolgskontrolle gegen Ende der Therapie) kann dann das erneute Führen der Protokollblätter wieder aufgegriffen werden. Die Protokollschemata sollten auf keinen Fall komplizierter gestaltet werden.

▪ Aktivitätenplanung

Liegt aufgrund der Selbstbeobachtung innerhalb von 1–2 Wochen eine Zustandsbeschreibung des Aktivitätenniveaus vor, dann wird u. U. daraus ersichtlich, dass das Aktivitätenniveau erhöht bzw. positiver gestaltet werden soll. Der Therapeut wird dann dazu kommen, mit dem Patienten für die nächsten Tage Aktivitäten zu planen und im Vorhinein bereits in Tages- oder Wochenpläne einzutragen. Es ist darauf zu achten, dass der Patient nicht überfordert wird. Die Planung sollte von dem aktuellen Aktivitätenniveau ausgehen und auf jeden Fall erfüllbar sein. Diese Therapiemethode wird meist über längere Zeit beibehalten, wobei der Patient immer stärker die Planung selbst übernimmt.

Der Zeitaufwand ist je nach Ausführlichkeit der Protokolle unterschiedlich. Er kann verkürzt werden, wenn einzelne Zeitabschnitte zusammenfassend besprochen werden. Dazu ist allerdings eine vorherige Durcharbeitung seitens des Therapeuten nötig (u. U. vorheriges Zusenden der Bögen per Post). Mit der Besprechung der Protokollbögen muss differenzielle Verstärkung (▶ Kap. 67) und die

Uhrzeit	Mo	Di	Mi	Do	Fr	Sa	So
bis 8 Uhr							
8–9							
9–10							
10–11							
11–12							
12–13							
13–14							
14–15							
15–16							
16–17							
17–18							
18–19							
19–20							
20–21							
21–22							
nach 22 Uhr							

Abb. 60.1 Wochenplan

Analyse der mit den Tages- und Wochenplänen einhergehenden und aufgedeckten Einstellungen (▶ Kap. 37 und Kap. 38) erfolgen.

60.5 Erfolgskriterien

Dafür liegen keine objektiven Maße vor. Bei der Protokollierung ist bereits die regelmäßige Eintragung und das Ausfüllen der Bögen das Erfolgskriterium.

Was zu protokollieren ist, wird jedoch von der jeweiligen Ausgangslage und den Therapiezielen definiert. Zu Anfang kann es sein, dass nur relativ wenige oder bzgl. des Zielverhaltens irrelevante und störende Aktivitäten in der Liste zu finden sind. Bei der Aktivitätenplanung ist die Einhaltung der gemeinsamen Planung das Kriterium.

Erhöht und verändert sich das Aktivitätsniveau (kann zusätzlich in einem Schaubild verdeutlicht werden) und verbessert sich damit einhergehend die Befindlichkeit, dann ist dies ein weiteres Erfolgskriterium. Die Bestätigung durch nahestehende Bezugspersonen und die Stabilisierung der Veränderung sind weitere Indikatoren. Der Gesamterfolg der Therapie wird allerdings selten alleine von der Anwendung dieser Methode abhängen.

60.6 Grad der empirischen Absicherung und persönliche Bewertung

Tages- und Wochenprotokolle stellen eine einfache, aber höchst diagnostische und therapeutische Methode dar. Sowohl zur Erfassung des täglichen Verhaltens- und Stimmungsverlaufs wie zur Veränderung der Aktivitätsrate und damit der Befindlichkeit ist diese Methode geeignet. Vor allem bei der therapeutischen Arbeit mit depressiven Patienten wird damit eine erste Basis für positive Erfahrung, positive Verstärkung und Ermutigung geschaffen.

Wichtige Informationen hinsichtlich der Wahrnehmung und Interpretation der Umwelt und der eigenen Person werden zugänglich. Die Planung des weiteren Vorgehens schließt sich an und leitet sich meist unmittelbar aus den Protokollbögen ab. Die frühzeitige Beteiligung und die motivierte Mitarbeit seitens des Patienten gelingen mit dieser unmittelbar einsichtigen Methode gut.

Empirische Ergebnisse zur Überprüfung der therapeutischen Wirksamkeit liegen vor. So konnten Dimidjian, Hollon, Dobson, Schmaling, Kohlenberg, Gallop et al. (2006) zeigen, dass insbesondere bei schweren Depressionen verhaltensbezogene Interventionen, wie Tages- und Wochenprotokolle führen, Aktivitätsaufbau (► Kap. 11) signifikant bessere Ergebnisse erbrachte, als Antidepressiva oder Kognitive Interventionen. Die Protokolle wurden außerdem in Verbindung mit komplexeren Behandlungen erfolgreich empirisch geprüft. Betrachtet man diese Methode als eine Form der Selbstbeobachtung (► Kap. 49), dann treffen außerdem die relativ abgesicherten Ergebnisse bzgl. dieser Therapietechnik auch für die Tages- und Wochenprotokolle zu.

Literatur

Dimidjian, S., Hollon, S., Dobson, K., Schmaling, K., Kohlenberg, R., Gallop, R. et al. (2006). Randomized trial of behavioral activation, cognitive therapy, and antidepressant medication in the acute treatment of adults with major depression. *Journal of Consulting and Clinical Psychology, 76*, 658–670.

Hautzinger, M. (2000). *Depressionen im Alter*. Weinheim: Beltz/PVU.

Hautzinger, M. (2003). *Kognitive Verhaltenstherapie bei Depressionen* (6. Aufl.). Weinheim: Beltz/PVU.

Ihle, W. & Herrle, J. (2003). *Stimmungsprobleme bewältigen*. Tübingen: dgvt Verlag.

Lewinsohn, P. M. (1976). Activity schedules in treatment of depression. In J. D. Krumbholtz & C. E. Thoresen (Eds.), *Counseling methods* (pp. 74–82). New York: Holt, Rinehart & Winston.

Unkonditionales Akzeptieren

G.-W. Speierer

61.1 Allgemeine Beschreibung

Unkonditionales Akzeptieren (»unconditional positive regard«; UA) ist eine der drei therapeutischen Grundhaltungen der Gesprächspsychotherapie, die von Carl Rogers begründet wurde. Es beinhaltet drei relativ unabhängige Dimensionen:

1. **Positive Gesinnung**: das Ausmaß mit dem der Therapeut den Klienten wertschätzt, ihn gerne kommen sieht, an seine Möglichkeiten glaubt und sich in nichtbesitzergreifender Weise für ihn einsetzt.
2. **Erfahrungsgerichtetheit**: die Begegnung mit dem Klienten in dessen eigener Erlebenswelt (Bezugssystem).
3. **Bedingungslosigkeit**: Die konstante Annahme des Klienten in seinem Erleben ohne wenn und aber, so wie er wirklich ist.

Unbedingtheit der Akzeptanz bedeutet, dass diese nicht durch Vorurteile oder negative Bewertungen des Denkens, Fühlens oder Handelns des Therapeuten kontaminiert ist. UA ist in einer 5-Stufen-Skala zu »Emotionale Zuwendung und nicht an Bedingungen gebundenes Akzeptieren« detailgenau operationalisiert worden:

- Stufe 1: Die emotionale Beziehung des Therapeuten zum Klienten ist von kühler Distanz oder mehr oder weniger deutlicher Ablehnung bestimmt. Der Therapeut stellt sich selbst als allein wertende Instanz dar oder beruft sich auf allgemeine Normen. Person und Verhalten des Klienten wertet er ab und lässt erkennen, dass er von ihm keinen entscheidenden Beitrag zur Lösung der Probleme erwartet.
- Stufe 2: Der Therapeut lässt Bereitschaft zur emotionalen Zuwendung erkennen, macht sie aber davon abhängig, dass der Klient auf seine Anschauungen und Wertungen eingeht. Er schenkt zwar den Erlebnissen und Zielen des Klienten einige Aufmerksamkeit; entscheidend sind aber für ihn die eigenen Anschauungen und Wertungen.
- Stufe 3: Grundstufe therapeutischer Wirksamkeit. Der Therapeut ist dem Klienten gleichbleibend freundlich zugewandt, wobei eine gewisse Distanz gewahrt bleibt. Den Verhaltensweisen und Wertungen des Klienten steht der Therapeut neutral gegenüber, sodass seine freundliche Beziehung zum Klienten von ihnen nicht beeinflusst wird.
- Stufe 4: Deutliches emotionales Engagement des Therapeuten. Hieraus kann es auf dieser Stufe noch zu einer gewissen Bedingtheit der Zuwendung kommen (etwa wenn die Beziehung Klient-Therapeut oder der therapeutische Fortschritt in Frage steht). Im Übrigen ist die Achtung für den Klienten als einer in Erleben und Werten eigenständigen Person offensichtlich.
- Stufe 5: Der Therapeut lässt durchweg tiefe Achtung für den persönlichen Wert des Klienten und seine Möglichkeiten erkennen, sodass sich dieser in jeder Hinsicht frei fühlt, er selbst zu sein. Die Beziehung wird auch nicht beeinträchtigt, wenn der Klient unerwünschtes Verhalten zeigt oder sich emotional distanziert. Der Therapeut ist ernst engagiert, den Klienten bei seiner Selbstfindung und Selbstverwirklichung zu unterstützen. Gerade deshalb

können ihm Gegensätze der Sehweise und der Wertung zum Problem werden, sodass er den Klienten damit konfrontiert, ohne aber dessen Freiheit zu beeinträchtigen.

61.2 Indikationen

Unbedingtes Akzeptieren als Einstellung oder Haltung ist ein förderlicher Bestandteil von therapeutischen Beziehungen, deren Ziele Selbstöffnung und Selbstentwicklung sind. UA ermöglicht psychotherapeutische Effekte, weil es Klienten hilft sich sicher genug zu fühlen, um selbstbedrohliche Anteile der eigenen Person und des Erlebens zu explorieren, zu bearbeiten und zu verringern. Die Indikation des UA in der Psychotherapie erfolgt nach dem Gesagten unter zwei Gesichtspunkten:

1. Zur Gestaltung der therapeutischen Beziehung, sodass Selbstöffnung und Selbstentwicklung der Patienten erleichtert und aktiviert werden sowie
2. zur Bearbeitung von belastend erlebten Erfahrungen.

Es ist in psychotherapeutischen Erstgesprächen als Teil des therapeutischen Beziehungsangebots zunächst uneingeschränkt indiziert. Da jedoch durch einen hohen Grad emotionaler Zuwendung stärker kontaktgestörte Klienten erheblich irritiert werden können, ist zunächst Stufe 3 der oben angegebenen Skala anzustreben, die für Kurztherapien ausreichend sein mag. In erlebensintensiveren und länger dauernden Behandlungen können zeitweilig die höheren Stufen angemessen erscheinen.

Als spezifisches komplementäres therapeutisches Kommunikationsangebot dient UA bei Störungen, bei denen verminderte Selbstachtung und negative Selbstbewertung einen bedeutsamen Teil des subjektiven Leidens darstellen. Dies ist der Fall z. B. bei dysthymen Störungen und bei selbstunsicheren, kontaktgehemmten Personen, bei sog. narzisstischen Persönlichkeits- und Borderline-Störungen.

61.3 Nebenwirkungen und Kontraindikationen

Als mögliche Gefahren eines unangemessen hohen Ausmaßes von unbedingtem Akzeptieren auf therapeutischer Seite erscheinen das Erleben seiner Unechtheit auf der Patientenseite und der Verlust einer für die therapeutische Arbeitsbeziehung notwendigen professionellen Distanz. Sie führen zu einer Stagnation der Selbstexploration der Patienten und des therapeutischen Prozesses, woran sie in der Therapiesituation und in der Supervision erkannt und korrigiert werden können.

Als psychotherapeutisches Spezifikum ist unbedingtes Akzeptieren nicht effektiv bei Störungen, bei denen Selbstwertschätzungsdefizite psychologisch unbedeutend sind.

Unter besonderen Bedingungen ist von einer Verwirklichung des UA keine Erleichterung der therapeutischen Arbeit zu erwarten, nämlich dann, wenn Patienten akzeptierendes Therapeutenverhalten als gleichgültig, als besonders subtile Form der Kontrolle, besitzergreifend, als unangemessen, uneinfühlsam (► Kap. 23) oder als unecht erleben. So konnte bei Patienten mit akuten schizophrenen und Kontaktstörungen und bei forensischen Patienten der Aufbau einer therapeutischen Beziehung durch ein höheres Ausmaß von UA nicht erleichtert werden. Die Akzeptanz der Person mit ihrer inneren Erlebniswelt lässt bei ersteren die Kontraindikation der Herstellung von für die Patienten zustandsbedingt unerträglicher Nähe durch UA erkennen, bei den letzteren die Kontraindikation der Akzeptanz ihres sträflichen Verhaltens.

61.4 Technische Durchführung

Ohne der explizite Gegenstand der psychotherapeutischen Kommunikation zu sein, können unbedingte Annahme und Wertschätzung nonverbal kommuniziert werden: z. B. durch Mimik (Signale von Freundlichkeit und Aufmerksamkeit), Gestik (ermutigende, freundliche, hinweisende Handbewegungen) und Körpermotorik (Signale des Zuwendens, Zuneigens, Hinwendens zur Person).

Dazu gehört auch die Beachtung der von den Patienten erwarteten konventionellen Formen der

Höflichkeit, etwa die Patienten mit Namen ansprechen, sich selbst mit Namen und Funktion vorstellen, Platz anbieten, Nähe und Distanz in der Sitzanordnung balancieren, die therapeutische Arbeit von äußeren Störungen (Telefon und andere Unterbrechungen) möglichst freihalten, Ziele des heutigen Kontaktes transparent machen bzw. vereinbaren und den Kontakt ebenso höflich beenden, wie er begonnen wurde.

Zur verbalen Umsetzung von UA gehört im Erstgespräch ein Gesprächsbeginn mit offenen Fragen, die Wertschätzung und Interesse für die Person, genauso wie für die Störung des Patienten vermitteln, z. B. »Bitte Frau/Herr… erzählen Sie mir doch, warum Sie gekommen sind?«

Dazu kommen aufmerksames interessiertes Zu-gegen-Sein, »Präsent-Sein«, zugewandt Zuhören mit auch parasprachlichen Signalen wie »… mhm…« und ergänzenden Verbalisierungen wie z. B. »ich möchte Ihnen zunächst einmal zuhören« und evtl. »um mich besser in Ihre Lage hineinversetzen zu können.«

In der spezifischen psychotherapeutischen Interaktion kommt dazu die Bearbeitung der Folgen sozialkommunikativer Defizite, die als pathogene bzw. pathologische Selbstanteile und Selbstakzeptanzdefizite erkennbar sind.

Hier kann UA in mehreren Intensitätsstufen (▶ Abschn. 61.1) und qualitativ unterschiedlich verwirklicht werden, was in folgenden beispielhaften Therapeutenverbalisierungen dargestellt wird in Reaktion auf die Patientenäußerung »…und als er mich dann auch noch beschimpfte, war ich so gekränkt, da konnte ich nur noch weglaufen.«:

- Aktiv zuhören unter wörtlichem, sinngemäßem bzw. analogem Aufgreifen von Teilen des vom Patienten Gesagten: Therapeut: »Sie konnten nicht anders.«;
- verbal unvoreingenommen annehmen, akzeptieren: Therapeut: »Das kann ich gut verstehen.«;
- bestätigen, ermutigen, sich solidarisch zeigen, unterstützen, loben: Therapeut: »Gut so, ich hätte es nicht anders gemacht.«;
- Anteil nehmen, sich sorgen, sich kümmern, den Standpunkt, die Sicht, die Bewertung des Patienten aufgreifen, verstehen und berücksichtigen können: Therapeut: »Er hat sie so sehr verletzt, da hatten sie keine andere Wahl.«;
- nichtverletzende Konfrontation durch positives Aufgreifen statt detektivistischer Fragen von erklärungsbedürftigen Widersprüchen innerhalb oder zwischen kognitiven, emotionalen und motorischen Verhaltensanteilen: Therapeut: »Sie sprechen davon, dass sie sich verletzt fühlten und zugleich sehe ich ein Lächeln in Ihrem Gesicht« statt etwa »Wie können Sie lächeln, wenn Sie sich gekränkt fühlen?«;
- phänomengeleitetes statt theoriegeleitetes Aufgreifen und Interpretieren z. B. Patient schweigt längere Zeit Therapeut: »Ja, reden ist Silber, schweigen ist Gold.« oder »Es ist für sie jetzt schwer die passenden Worte zu finden« oder »vielleicht möchten Sie jetzt nicht darüber reden« oder »Ich versuche mir vorzustellen, was sie gerade erleben.«.

Mit UA unvereinbar sind Äußerungen von negativer Bewertung und Ablehnung, ein Blamieren des Patienten, Kritisieren und Zurechtweisen sowie Vorwürfe machen.

Neben den dargestellten nonverbalen und verbalen Möglichkeiten UA in unterschiedlicher Intensität zu verwirklichen, können im Prinzip nahezu alle therapeutischen Aktivitäten so verwirklicht werden, dass dabei Achtung und Respekt gegenüber den Patienten zum Ausdruck kommen.

61.5 Erfolgskriterien

Der erfolgreiche Einsatz von UA zeigt sich bei den Patienten im Entstehen und der Aufrechterhaltung einer vertrauensvollen Beziehung nicht nur zum Therapeuten, sondern auch zu sich selbst in Form von verbessertem Selbstvertrauen, Selbstachtung und Selbstwertschätzung. Der Erfolg zeigt sich auch in größerer bzw. vertiefter Selbstexploration und stärkerer Erlebensintensität mit deren kognitiven, emotionalen und Handlungsanteilen. Aber auch in einer größeren Motivation zum Gewinnen neuer Erfahrungen sowie in der Korrektur fehlerhafter bzw. unrealistischer Wahrnehmung, Verarbeitung und Bewertung (Rogers & Sanford, 1985). Direkte

Hinweise für die Wirksamkeit des UA unmittelbar in der therapeutischen Situation erhält man als Therapeut über die daran anschließende verstärkte Selbstöffnung oder »Compliance« von Patienten im positiven Fall bzw. Rückzug und »Noncompliance« im negativen Fall (► Abschn. 61.6).

61.6 Grad der empirischen Absicherung und persönliche Bewertung

Für die Dokumentation und Evaluation des UA stehen empirisch validierte Einschätzungsskalen für das Therapeutenverhalten und für die Auswirkungen von UA bei den Patienten zur Verfügung. Die Ausprägung von UA im Therapeutenverhalten kann erfasst werden:

1. Mit einer 7-Stufen-Skala: »Anteilnahme, Wertschätzung, Wärme, Akzeptation« (WWA) mit den Extremen »sehr wenig« (1) und »sehr stark« (7),
2. einer 5-stufigen Schätzskala für das erkennbare Ausmaß von »Abwertung bzw. negative Bewertung« mit den Polen »fehlend« (1) und »häufig, stark« (5),
3. einer 5-Stufen-Skala: »Emotionale Zuwendung und nicht an Bedingungen gebundenes Akzeptieren« (► Abschn. 61.1).

Therapeutische Auswirkungen des UA auf die Selbstexploration (SE) der Patienten können mit der 9-stufigen SE-Skala und der 7-stufigen Experiencingskala (für eine Skalenübersicht s. Speierer, 1986) dokumentiert werden sowie durch eine verbesserte Selbstachtung und positivere Selbstkommunikation mit dem

- Inventar zur Selbstkommunikation (ISE; Tönnies, 1982),
- Veränderungsfragbogen des Erlebens und Verhaltens (VEV; Zielke & Kopf-Mehnert, 1978) und
- Regensburger Inkongruenzanalyse Inventar (RIAI; Speierer, 1997).

Zimmer (1983) weist in einer Arbeit über die Zusammenhänge der Dimension »Wärme – Kälte« mit Psychotherapieerfolg auf uneinheitliche Ergebnisse sowohl in gesprächs- wie verhaltenstherapeutischen Studien hin. Im Rahmen des Basisvariablenkonzeptes der Gesprächspsychotherapie gehört UA zu den in Prozesserfolgsstudien positiv bewerteten psychotherapeutischen Verhaltensangeboten (Tausch, 1970). Seine therapeutischen Auswirkungen sind inzwischen in Kombination mit dem Einfühlen in die subjektive Erlebenswelt von Patienten (Empathie) und der erlebten Aufrichtigkeit von Therapeuten (Kongruenz) in Wirksamkeitsstudien bei depressiven Störungen, Angststörungen, Belastungsstörungen und psychosomatischen Störungen nachgewiesen. Wird UA als Einstellung des Therapeuten zur Gestaltung der therapeutischen Beziehung zusammen mit anderen Therapieoptionen oder spezifisch und kontrolliert an der Patientenselbstexploration zur Förderung eines therapeutischen inneren und interpersonellen Dialogs angewendet, können, von den genannten Ausnahmen abgesehen, sowohl positive synergistische wie auch therapeutische Eigeneffekte erwartet werden (Speierer, 1994). Nach den vorhandenen Wirksamkeitsstudien und der klinischen Erfahrung erscheint eine Bewertung des UA als häufiger förderliches als nachteiliges Therapeutenverhalten gerechtfertigt.

Literatur

Rogers, C. R. & Sanford, R. C. (1985). Client-centered psychotherapy. In H. J. Kaplan & B. Sadock (Eds.), *Comprehensive textbook of psychiatry*, vol. 2 (pp. 1374–1388). Baltimore: Williams & Wilkins.

Speierer, G. W. (1986). Zum Stellenwert der Selbstentfaltung in der Theorie der klientenzentrierten Psychotherapie einschl. ihrer Operationalisierungen. *Z Personenzentr Psychol Psychother, 5*, 157–164.

Speierer, G. W. (1994). *Das differenzielle Inkongruenzmodell (DIM). Handbuch der Gesprächspsychotherapie als Inkongruenzbehandlung*. Heidelberg: Asanger.

Speierer, G. W. (1997). Das Regensburger Inkongruenz Analyse Inventar (RIAI). *Gesprächspsychother Personenzentr Berat, 28*, 13–21.

Tausch, R. (1970). *Gesprächspsychotherapie*. Göttingen: Hogrefe.

Tönnies, S. (1982). *Inventar zur Selbstkommunikation für Erwachsene* (ISE). Weinheim: Beltz.

Zielke, M. & Kopf-Mehnert, C. (1978). *Veränderungsfragebogen des Erlebens und Verhaltens* (VEV). Göttingen: Hogrefe.

Zimmer, D. (1983). Empirische Ergebnisse der Therapieforschung zur Therapeut-Klient-Beziehung. In D. Zimmer (Hrsg.), *Die Therapeutische Beziehung* (S. 12–28). Weinheim: Edition Psychologie.

Verdeckte Konditionierung (»covert conditioning«, »covert sensitization«)

W. L. Roth

62.1 Allgemeine Beschreibung

Die Therapieverfahren der verdeckten Konditionierung (»covert conditioning«) wurden von J. R. Cautela zu Beginn der kognitiven Wende der Verhaltenstherapie Ende der 1960er-Jahre zur Behandlung unangepassten Annäherungs- und Vermeidungsverhaltens eingeführt (zusammenfassend Cautela & Kearney, 1986, 1993). Sie basieren auf dem Modell der verdeckten Konditionierung und können als konservative kognitive Verhaltenstherapie bezeichnet werden: Zwar wird die Beschäftigung mit verdeckten, nicht beobachtbaren Ereignissen (Gedanken oder Vorstellungen) akzeptiert, doch geschieht dies innerhalb des herkömmlichen lerntheoretischen Rahmens. Gedanken und Vorstellungen werden als »operants of the mind« betrachtet, auf die die an offen beobachtbarem Verhalten gewonnenen Lerngesetzmäßigkeiten übertragen werden. Diese Homogenitäts- oder Kontinuitätsannahme wird ergänzt um die Generalisierungsannahme: Durch die Modifikation verdeckter Ereignisse wird offen beobachtbares Verhalten verändert. Von Cautela und Kearney (1986) wird dieses Modell der verdeckten Konditionierung vor allem auf das Paradigma der operanten Konditionierung bezogen. Roth (1987) hat in einem psychobiologischen Experiment nachgewiesen, dass die Homogenitäts- und die Generalisierungsannahme auch für das Paradigma der klassischen Konditionierung gelten. Kazdin hat in vielen Arbeiten gezeigt, dass auch das Paradigma des Modelllernens auf Imaginationen bezogen werden kann (z. B. Kazdin, 1986).

Zu den Techniken der verdeckten Konditionierung im engeren Sinne werden gerechnet:

- verdeckte Sensibilisierung,
- verdeckte positive und negative Verstärkung,
- verdeckte Löschung und
- verdeckter Verstärkerentzug.

Kennzeichen all dieser Verfahren ist die Verwendung von Imaginationen und Gedanken auf der Basis einer lerntheoretischen Orientierung.

Im weiteren Sinne können demzufolge dem Modell auch Techniken wie Gedankenstopp, verdeckte Kontrolle, verdecktes Modelllernen, so ein klassisches Verfahren wie die systematische Desensibilisierung in sensu oder auch das mentale Training zugeordnet werden.

Im Folgenden werden die »verdeckte positive Verstärkung« und die »verdeckte Sensibilisierung« näher beschrieben. Die Ausführungen gelten analog für die übrigen Techniken.

Verdeckte positive Verstärkung

Die verdeckte positive Verstärkung (»covert positive reinforcement«, CPR) dient der Erhöhung der Auftretenswahrscheinlichkeit von Verhalten. Die Zielreaktion, z. B. das Annähern an einen phobischen Stimulus, die Induktion einer problembewältigenden Selbstverbalisation oder das Ausschlagen eines Trips, wird dem Patienten von dem Therapeuten in der Vorstellung vorgegeben. Dieser Reaktionsszene folgt unmittelbar eine Verstärkungsszene, eine für den Patienten angenehme Vorstellung (von jemandem gelobt werden, am Strand liegen usw.).

Die verdeckte Reaktion kann eine vorgestellte offene Verhaltensweise (z. B. Zwangsverhalten) oder eine per se verdeckte Reaktion (z. B. Zwangsgedanken) sein. Bei komplexen Problemen, etwa Sexualstörungen, ist zu empfehlen, sowohl offen beobachtbares Verhalten als auch diesem vorausgehende oder mit ihm einhergehende Vorstellungen und Selbstverbalisationen zu berücksichtigen. Für den Therapeuten ist es sehr wichtig, bei der Verhaltensanalyse (▶ Kap. 41) das ganze Spektrum von Verhaltensweisen, Vorstellungen, Gedanken und Selbstverbalisationen aufzudecken, das im Zusammenhang mit dem Problemverhalten modifiziert werden sollte. Bei der Modifikation von Selbstverbalisationen wird nicht (wie z. B. in der rational-emotiven Therapie) über die Irrationalität von Gedanken diskutiert, sondern auf die Mechanismen der Konditionierung vertraut.

Eine krankheitsphobische Patientin, die bei harmlosen körperlichen Missempfindungen sofort an schwere Erkrankungen denkt, könnte sich z. B. vorstellen, sie wache morgens auf und verspüre ein Ziehen im Augenbereich. Anstatt sich zu beunruhigen, denkt sie: »Ich bin gestern Abend spät ins Bett. Wahrscheinlich ist einfach nur einer meiner vielen Augenmuskeln verspannt. Das wird sich im Laufe des Tages wieder geben.« (Reaktionsszene). Dann stellt sie sich vor, sie stehe als Sängerin einer Rockband auf einer Bühne (Verstärkungsszene, Traumvorstellung der Patientin).

Hier wird deutlich, dass die verdeckte positive Verstärkung als Therapieverfahren sehr positiv ausgerichtet ist. Zum einen erfordert die detaillierte Ausarbeitung der Reaktionsszenen eine permanente Auseinandersetzung mit einem positiven Therapieziel auf einer ganz operationalen, verhaltensbezogenen Ebene (sich einer problematischen Situation stellen und diese bewältigen, einer Versuchungssituation widerstehen, u. a.). Zum anderen werden die Sequenzen immer wieder durch Verstärkungsszenen, in aller Regel Imaginationen mit positiver Erlebensqualität, unterbrochen. Durch diese positive emotionale Grundstimmung sind Ressourcen nachgewiesenermaßen leichter zugänglich.

Durch die Imagination von Reaktion und Verstärkung stößt das Verfahren auf keine praktischen Restriktionen. Technische Hilfsmittel sind nicht notwendig. Ein schier unerschöpfliches Verstärkerpotenzial steht zur Verfügung. Würde der Patient wegen zu hoher Angst (z. B. bei Sexualstörungen) offenes Verhalten ablehnen, kann er sich in der Vorstellung »probeverhalten«.

CPR kann als Selbstkontrollverfahren (▶ Kap. 82) eingesetzt werden. Dadurch gewinnt der Patient eine größere Unabhängigkeit von seinem Therapeuten. Die Effektivität wird durch zusätzliche Übungen außerhalb der Therapiesitzungen gesteigert. Beherrscht der Patient das Verfahren, kann er bei neu auftretenden Problemen als sein eigener Therapeut fungieren.

■ Verdeckte Sensibilisierung

Die verdeckte Sensibilisierung (»covert sensitization«, CS) ist eine verhaltenstherapeutische Aversionstechnik zum Abbau unerwünschten Annäherungsverhaltens wie z. B. Alkoholismus, Rauchen oder Exhibitionismus. Cautela (1967) hat das Verfahren »Sensibilisierung« genannt, weil im Gegensatz zur systematischen Desensibilisierung (▶ Kap. 59) nicht der Abbau, sondern der Aufbau einer Vermeidungsreaktion gegenüber dem unerwünschten Stimulus im Vordergrund steht. »Verdeckt« heißt das Verfahren, weil sowohl die abzubauende Annäherungsreaktion als auch der aversive Stimulus vom Patienten nach Instruktion des Therapeuten imaginiert werden. Entsprechend dem operanten Paradigma der Bestrafung folgt auf eine vorgestellte unerwünschte Verhaltensweise eine vorgestellte aversive Konsequenz.

Der folgende Auszug aus einer Alkoholikertherapie verdeutlicht die Abfolge der Szenen.

»Sie gehen in eine Kneipe, um ein Bier zu trinken. Während Sie sich der Theke nähern, spüren Sie ein seltsames Gefühl in der Magengrube. Es wird Ihnen übel. Etwas Flüssigkeit steigt Ihnen in den Rachen… Sie versuchen, die Flüssigkeit wieder hinunterzuschlucken, aber während Sie das tun, kommen kleine Speisestücke hoch bis in den Mund. Sie haben nun die Theke erreicht und bestellen ein Bier. Als der Wirt das Bier eingießt, füllt sich Ihr Mund mit Mageninhalt… Sie greifen zum Glas, um den ekligen Geschmack hinunterzuspülen. Als Ihre Hand das Glas berührt, können Sie dem Brechreiz nicht länger widerstehen. Sie öffnen den Mund und übergeben sich. Das Erbrochene fließt über Ihre Hand, das Glas, das Bier… Sie merken, dass Sie von den Leuten beobachtet werden, es wird Ihnen mehr und mehr übel.... Sie wenden sich von dem Bier ab und fühlen sich unmittelbar wohler. Sie laufen hinaus und merken, wie Ihnen besser und besser wird. Während Sie draußen stehen und die frische Luft spüren, haben Sie ein gutes Gefühl« (Cautela, 1967, S. 461 f).

Wie aus dieser Schilderung hervorgeht, kann auf die Bestrafungsszene eine Fluchtszene folgen. Die Abwendung vom unerwünschten Stimulus (Alkohol, Rauschgift, Zigarette, devianter sexueller Reiz etc.) wird negativ verstärkt, d. h. auf die Fluchtreaktion folgt die Wegnahme des aversiven Stimulus. Auch wird deutlich, dass Effekte der klassischen Konditionierung zum Tragen kommen: Vorgestellte Reize, die mit Alkoholkonsum assoziiert sind, werden aversiv konditioniert.

Im Laufe der Therapie wird die Aversionsszene im Handlungsablauf immer weiter vorverlegt, sodass der Patient lernt, die Reaktionskette schon bei den ersten antizipatorischen Reaktionen (etwa beim Gedanken »Ich könnte mal wieder ein Bier trinken«) abzubrechen. Das Schwergewicht verlagert sich dann von den Aversions- und Fluchtszenen zu Vermeidungs- und Selbstverstärkungsszenen. Zu dem Problemverhalten antagonistische Selbstkontrollreaktionen (▶ Kap. 82) werden eingeführt und positiv verstärkt.

»Sie gehen von der Arbeit nach Hause und kommen an Ihrer Stammkneipe vorbei. Sie sind versucht hineinzugehen, doch Sie sagen sich: ‚Dieses verdammte Saufen ruiniert mich!' Sie gehen nach Hause und sind stolz, der Versuchung widerstanden zu haben.«

Varianten: Wie beschrieben, kann das Verfahren um negative und positive Verstärkungsprozesse erweitert werden. Aber auch die Aversionskomponente wird gelegentlich variiert. Bei der unterstützten verdeckten Sensibilisierung wird die Übelkeit durch eine übel riechende Flüssigkeit gefördert. Andere Autoren empfehlen Tonbandaufnahmen mit unangenehmen Geräuschen (Zahnarztbohrer, Kreischen, hohe Pfeiftöne), wenn Patienten Schwierigkeiten bei der Vorstellung aversiver Szenen haben.

62.2 Indikationen

Die verdeckte Sensibilisierung ist indiziert bei der Reduktion unerwünschten Annäherungsverhaltens. Es empfiehlt sich, sowohl offene als auch verdeckte Komponenten des Verhaltensspektrums in die Therapie einzubeziehen. Insbesondere der Modifikation antizipatorischer Imaginationen (vor allem bei sexuellen Deviationen) kommt eine wichtige Funktion zu.

Der mit dem Abbau von Verhalten häufig einhergehende Verstärkerverlust (gerade bei süchtigen oder sexuell devianten Patienten) erschwert einen langfristigen Therapieerfolg. Daher ist zu empfehlen, die CS mit Verfahren zum Aufbau erwünschten Verhaltens, z. B. mit CPR, zu kombinieren.

Mit verdeckter positiver Verstärkung kann Verhalten auf- oder abgebaut werden. Handelt es sich um unangepasstes Vermeidungsverhalten, würde z. B. bei einem phobischen Patienten Annäherungsverhalten an den entsprechenden Angst auslösenden Stimulus verstärkt. Soll unangepasstes Annäherungsverhalten modifiziert werden, so wird mit dem Problemverhalten unvereinbares Alternativverhalten aufgebaut. Bei einem übergewichtigen Patienten würde z. B. in der Vorstellung geübt, in kleinen Häppchen zu essen, langsam zu essen, an einer Imbissstube vorbeizugehen usw. Bei unangepasstem Annäherungsverhalten wird CPR meist mit Verfahren zum Verhaltensabbau (▶ Kap. 16), z. B. verdeckter Sensibilisierung, Gedankenstopp (▶ Kap. 28) u. a. kombiniert. Eine Patientin mit Trichotillomanie würde z. B. verdeckt bestraft, wenn sie sich die Haare ausreiße, und durch die Vorstellung, ein attraktiver Mann streiche durch ihr schönes volles Haar, positiv verstärkt, wenn sie dem Drang zur Trichotillomanie widerstehe.

Positive Erfahrungen mit Techniken der verdeckten Konditionierung werden von verschiedensten Störungsbildern berichtet:

- Alkoholismus, Drogenabhängigkeit, Rauchen, Übergewicht, Spielleidenschaften;
- sexuelle Auffälligkeiten wie Sadismus, Fetischismus, Exhibitionismus, Pädophilie;
- Trichotillomanie, Nägel kauen;
- Jugenddelinquenz;
- Zwangsverhalten, gedanken, vorstellungen; Würgeanfälle;

- Ängste verschiedenster Art (Tierphobien, Prüfungsangst, Angst vorm Fliegen, soziale Ängste);
- maladaptive Einstellungen und Selbstbilder (▶ Kap. 34) und
- chronische Schmerzen.

Des Weiteren können Techniken der verdeckten Konditionierung im Rahmen von Stressmanagement und zum Aufbau psychischen Wohlbefindens eingesetzt werden (Roth, Klusemann & Kudielka, 1997).

62.3 Nebenwirkungen und Kontraindikationen

Verdeckte positive Verstärkung arbeitet ausschließlich mit für die Patienten angenehmen Vorstellungen. Kontraindikationen oder Nebenwirkungen (im schädigenden Sinne) sind nicht bekannt. Probleme können bei der Anwendung von CPR auftreten, wenn der Patient nicht über eine hinreichende Vorstellungsfähigkeit verfügt, wenn er zu wenig motiviert ist, wenn bei der Therapie von Vermeidungsverhalten Angst auftritt oder wenn keine verstärkenden Reize gefunden werden können.

Mangelnde Vorstellungsfähigkeit ist meist durch ein entsprechendes Vorstellungstraining zu beheben. Bei der Behandlung von Phobien sollte bei der Schilderung der Annäherungsreaktionen auf das rechtzeitige Einschieben von Verstärkungsszenen geachtet werden, damit möglichst wenig Angst auftritt. Scheitert der Verhaltensaufbau an fehlenden positiven Reizen, so schlägt Cautela (1970) als Alternativverfahren »verdeckte negative Verstärkung« für diejenigen Patienten vor, bei denen leichter mit aversiven Reizen gearbeitet werden kann. Zum Beispiel könnte sich eine klaustrophobische Patientin vorstellen, sie würde einer Verfolgung in einer Tiefgarage dadurch entkommen, dass sie sich in den Kofferraum ihres Autos flüchtet.

Bei der Anwendung der verdeckten Sensibilisierung sind unerwünschte Nebenwirkungen möglich. Hier sind grundsätzlich alle Überlegungen zu berücksichtigen, die auf Aversions- und Bestrafungsverfahren zutreffen (▶ Kap. 13 und Kap. 16). Vorsicht ist bei besonders ängstlichen Patienten geboten. Bei diesen kann der Umgang mit aversiven Szenen zu einer unerwünschten Angststeigerung oder einer Vorstellungsblockierung führen.

62.4 Technische Durchführung

Für sämtliche Verfahren der verdeckten Konditionierung gelten folgende Überlegungen:

- Zu Beginn der Therapie wird eine ausführliche **Verhaltensanalyse** (▶ Kap. 41) durchgeführt. Die Reaktion, deren Auftretenshäufigkeit modifiziert werden soll sowie deren Antezedenzien und Konsequenzen werden herausgearbeitet. Auf eine genaue Beschreibung des Problemverhaltens und die Angabe des Therapieziels ist zu achten. Dementsprechend wird die angemessene Technik bzw. Kombination von Techniken ausgewählt.
- **Rationale**: Das Problemverhalten wird aus lerntheoretischer Sicht geschildert, die Wirkungsweise des Verfahrens erläutert. Die wissenschaftliche Absicherung ist zu betonen, um Hoffnung auf Therapieerfolg zu wecken. Die Einbettung des Verfahrens in das gesamte therapeutische Vorgehen wird erklärt.
- **Vorstellungsübungen**: Vor den Konditionierungsdurchgängen wird die Imagination der ausgewählten Szenen geübt. Der Patient soll sich nicht wie ein Schauspieler erleben, sich nicht von außen, mit Abstand betrachten, sondern sich ganz so in der jeweiligen Situation fühlen, als wäre er da (Erlebens- und nicht Beobachtungsperspektive, assoziieren und nicht dissoziieren). Eine multisensorische Schilderung der Szenen erhöht die Vorstellungsfähigkeit.
- **Hausaufgaben**: Der Patient wird motiviert, die Vorstellungssequenzen zu Hause zu üben.
- **Selbstmanagement**: Gegen Ende der Therapie wird sichergestellt, dass der Patient in der Lage ist, die Techniken der verdeckten Konditionierung selbstständig anzuwenden und auf potenziell neu auftretende Störungen zu übertragen.

■ **Verdeckte positive Verstärkung**

Speziell für die verdeckte positive Verstärkung sind folgende Punkte zu beachten:

- **Potenzielle Verstärker**: Da das Verfahren auf positiver Verstärkung beruht, ist das Auffinden potenziell verstärkender Reize wichtig. Diese können durch einen Fragebogen (»Reinforcement Survey Schedule«), durch Befragung des Patienten oder durch Auskünfte von Verwandten, Klinikpersonal u. Ä. gewonnen werden.
- **Entspannung**: Im Gegensatz zur verdeckten Sensibilisierung ist eine explizite Entspannung der Patienten nicht notwendig, auch wenn es sich um die Therapie von Ängsten handelt, da die Verstärkungsszene angstantagonistische Qualitäten aufweist.
- **Hierarchie**: Eine Hierarchie (▶ Kap. 32) der Reaktionsszenen braucht nicht aufgestellt zu werden. Jedoch ist zu empfehlen, sich beim Aufbau von Reaktionen an den natürlichen Handlungsablauf zu halten.
- **Konditionierung**: Nach den Vorstellungsübungen folgt die eigentliche Konditionierung. Der Therapeut beschreibt die entsprechende Reaktionsszene; hat der Patient die Szene klar imaginiert, hebt er den rechten Zeigefinger; darauf gibt der Therapeut die Anweisung »Verstärkung«. Dies ist das Zeichen für den Patienten, die zuvor geübte verstärkende Szene zu imaginieren.
- Komplexere **Reaktionsketten** werden in Einzelreaktionen zerlegt und nacheinander verstärkt.
- **Parameter**: Die Ergebnisse der Lernpsychologie zu den Parametern der offenen Verstärkung (▶ Kap. 67) sind zu beachten:
- Unmittelbarkeit der Verstärkung;
- Zahl der Konditionierungsdurchgänge;
- Verstärkungspläne;
- Löschungsresistenz (▶ Kap. 40);
- Deprivation und
- Sättigung.

■ **Verdeckte Sensibilisierung**

Bei der Durchführung der verdeckten Sensibilisierung ist zu beachten:

- Da es sich um ein Bestrafungsverfahren handelt, ist das **Einverständnis** des Patienten zur Anwendung einer Aversionstechnik sicherzustellen.
- **Entspannung**: Im Gegensatz zu CPR wird der Patienten wie bei der systematischen Desensibilisierung vor der Konfrontation mit den Problemszenen entspannt.
- **Identifikation aversiver Reize**: Gemeinsam mit dem Patienten werden aversive Stimuli zusammengestellt. Diese können wie bei obigem Beispiel in den natürlichen Handlungsablauf passen oder auch völlig von diesem losgelöst sein (Schilderung von Unfällen, eiternden Wunden, Würmern in Nahrungsmitteln, von einem Wespenschwarm überfallen zu werden u. Ä.). Die Auswahl und Intensität der aversiven Szenen sollte an den Bedürfnissen des Patienten ausgerichtet sein (Angstniveau, aber auch Glaubwürdigkeit beachten!).
- **Konditionierung**: Nun folgt die eigentliche verdeckte Sensibilisierung. Die besprochenen Szenen werden mehrfach imaginiert. Zwischen den einzelnen Konditionierungsdurchgängen ist unbedingt eine kurze Pause zu machen. Wenn die Reaktion des zweiten Trials zu dicht auf die aversive Konsequenz des ersten Trials folgt, besteht die Gefahr einer nicht intendierten negativen Verstärkung.

62.5 Erfolgskriterien

Wie in der Verhaltenstherapie üblich, wird das Zielverhalten im Rahmen der Verhaltensanalyse gemeinsam mit dem Patienten auf einer konkreten, operationalen Ebene definiert (z. B. Gewicht, Anzahl gerauchter Zigaretten pro Tag). Das Zielverhalten ist gleichzeitig Erfolgskriterium. Handelt es sich um verdeckte Zielverhaltensweisen (z. B. Anzahl Zwangsvorstellungen, Anzahl pädophiler Phantasien, Anzahl selbstabwertender Gedanken pro Tag u. Ä.), so sinkt zwar die Objektivität der Messung. Es werden jedoch nur solche verdeckten Ereignisse erfasst, die dem Individuum unmittelbar bewusst sind, nicht interpretiert werden und genauso konkret definierbar sind wie offene Verhaltensweisen. Verfahren der Selbstbeobachtung (▶ Kap. 49) sind daher zur Erfolgsmessung anwendbar.

62.6 Grad der empirischen Absicherung und persönliche Bewertung

Die Wirksamkeit der verschiedenen verdeckten Konditionierungsverfahren wird aus vielen Einzelfallstudien berichtet. Kontrollierte klinische Therapieexperimente wurden jedoch nur zu wenigen Störungsbildern durchgeführt. Dabei konnten für die verdeckte positive Verstärkung in allen untersuchten Bereichen statistisch signifikante Therapieerfolge nachgewiesen werden, die auch bei Langzeitmessungen erhalten blieben (Roth & Keßler, 1979). Im Vergleich zur systematischen Desensibilisierung (▶ Kap. 59) erwies sich die verdeckte positive Verstärkung bei der Therapie von Ängsten (Tierphobien, Prüfungsangst) als ebenbürtig.

Die Resultate der Erfolgsforschungen zur verdeckten Sensibilisierung sind nicht so eindeutig wie die zur verdeckten positiven Verstärkung. Kontrollierte klinische Therapiestudien liegen vor allem zu den Problembereichen Alkoholismus, Rauchen, Übergewicht und sexuelle Deviationen vor. Nicht für alle Bereiche konnte eine statistisch signifikante Überlegenheit gegenüber Warte- oder Placebogruppen nachgewiesen werden.

Die absoluten Therapieerfolge bei Übergewicht sind eher bescheiden. Allerdings konnten außer dem direkten Zielverhalten andere Variablen, z. B. Nahrungsmittelpräferenzen, nachhaltig beeinflusst werden. Beim Rauchen werden zwar kurzfristige Erfolge erzielt, jedoch erscheint die Stabilität der Effekte zweifelhaft. Cautela (1967) sieht die größten Probleme bei der Behandlung von Alkoholikern.

Andere Autoren (z. B. Feldhege, 1980) schätzen die Chancen der Suchtbehandlung mit der CS positiver ein. Die besten Erfolge wurden bislang bei der Behandlung sexueller Deviationen erzielt. Dies dürfte damit zusammenhängen, dass bei diesen Störungen Imaginationen als Teil des Problemverhaltens, insbesondere zu Beginn der Verhaltenskette, eine große Rolle spielen.

Erfahrene Anwender zeigen ein größeres Vertrauen in die Wirksamkeit der verdeckten Konditionierungsverfahren, als sich nach den bisherigen kontrollierten Studien belegen lässt (Cautela & Kearney, 1986, 1993).

Die theoretische Erklärung der Wirkmechanismen der verdeckten Konditionierungsverfahren ist – wie bei vielen Verfahren – nach wie vor umstritten. Neben operanten und klassischen Konditionierungseffekten dürften kognitive Wirkfaktoren eine Rolle spielen (Roth, 1987).

Es bleibt das Verdienst J. R. Cautelas, mit den Techniken der verdeckten Konditionierung einen Beitrag zur Verbreitung von Imaginationsmethoden innerhalb der Verhaltenstherapie geleistet zu haben. Grundsätzlich empfiehlt sich die Einbettung der verdeckten Konditionierungsverfahren in ein komplexeres therapeutisches Vorgehen. Es wird geraten, sie als Teil einer umfassenderen Interventionsstrategie zu sehen und sie mit nichtimaginativen Verfahren wie z. B. Trainings zum Aufbau sozialer Kompetenzen zu kombinieren. Auf jeden Fall bieten sie einem phantasievollen Therapeuten ein großes Potenzial an Möglichkeiten. Die Anwendung der verdeckten Sensibilisierung wird immer noch berichtet, hat jedoch wie alle Aversionsverfahren an Bedeutung verloren. Neuere Anwendungen beziehen sich eher auf den Aufbau positiven Verhaltens als auf den Abbau unangemessenen Verhaltens. So haben Roth et al. (1997) gezeigt, wie Techniken der verdeckten Konditionierung im Rahmen eines Trainings zum Aufbau psychischen Wohlbefindens eingesetzt werden können. Hierbei lernen die Patienten in Phantasieübungen, ein Genussreservoir anzulegen und in Stresssituationen einen Genusshahn zu bedienen, um positive Stimmungen und Gefühle zu induzieren.

Literatur

Cautela, J. R. (1967). Covert sensitization. *Psychol Rep, 20*, 459–468.

Cautela, J. R. (1970). Covert reinforcement. *Behav Ther, 1*, 33–50.

Cautela, J. R. & Kearney, A. J. (1986). *The covert conditioning handbook*. Berlin: Springer.

Cautela, J. R. & Kearney, A. J. (1993). *Covert conditioning casebook*. Cole: Brooks.

Feldhege, F. J. (1980). *Selbstkontrolle bei rauschmittelabhängigen Klienten: Eine praktische Anleitung für Therapeuten*. Berlin: Springer.

Kazdin, A. E. (1986). Verdecktes Modelllernen: Die therapeutische Anwendung von Imaginationsübungen. In J. L. Singer & K. S. Pope (Hrsg.), *Imaginative Verfahren in der Psychotherapie* (S. 323–349). Paderborn: Junfermann.

Roth, W. L. (1987). *Verdeckte Konditionierung. Darstellung, Kritik und Prüfung eines kognitiv-verhaltenstheoretischen Ansatzes*. Regensburg: Roderer.
Roth, W. L. & Keßler, B. H. (1979). Verdeckte positive Verstärkung: Analyse und Kritik klinischer Therapieexperimente. *Mitt DGVT, 11*, 677–712.
Roth, W. L., Klusemann, J. & Kudielka, B. M. (1997). »Lebenslust statt Alltagsfrust«: Konzeption, Beschreibung und erste Evaluation eines Trainings zur Steigerung des psychischen Wohlbefindens. *Rep Psychol, 22*, 858–871.

Verhaltensbeobachtung

L. Echelmeyer

63.1 Allgemeine Beschreibung

Die Verhaltensbeobachtung ist eine ausgesprochen wichtige Informationsquelle im Gesamtrahmen des diagnostisch-therapeutischen Prozesses. Im Folgenden ist die spezielle Form der Fremdbeobachtung gemeint, das Beobachten eines Verhaltensausschnittes durch eine andere Person, nicht durch den Patienten selbst (▶ Kap. 49). Beschränkt man sich als Therapeut auf die Datenquellen mündlicher und schriftlicher Exploration – oft mit nur einer der beteiligten Personen –, so besteht die Gefahr einer bruchstückhaften oder verzerrten Information; die Verhaltensbeobachtung ermöglicht einen relativ direkten Zugang und wird so zum wichtigen Korrektiv. Verhaltensbeobachtung ist zugleich ein vielseitig verwendbares Mittel der Datenerhebung: Im diagnostischen Zusammenhang kann sie der Feinanalyse einzelner auffälliger Verhaltensweisen und ihrer Funktionalität ebenso dienen wie einer ersten Groborientierung im Gesamtproblemfeld; im therapeutischen Kontext kann sie zur Erfassung von Therapiefortschritt/Verhaltensänderung, zur Erfolgskontrolle und Transferüberprüfung eingesetzt werden; auch ein Wechsel im Vorgehen kann zusätzlichen Informationsgewinn bringen.

Planung und Durchführung einer Verhaltensbeobachtung erfordern zwar zunächst einen zusätzlichen Zeitaufwand, die Methode erlaubt aber auch, Hypothesen und Fragestellungen zu konkretisieren, und ermöglicht so eine wesentlich größere Genauigkeit in den Aussagen (Fassnacht, 1995; Mees & Selg, 1977). In der Planungsphase ist zu entscheiden,

- wer die Verhaltensbeobachtung durchführt, ob es der Therapeut selbst, ein oder mehrere »professionelle« Beobachter oder Partner des Klienten sein sollen,
- was beobachtet werden soll, d. h. welche Informationen erhoben werden sollen bzw. benötigt werden,
- wie, d. h. in welcher Form und in welchem örtlich-zeitlichen Rahmen das geschehen soll,
- welche Hilfsmittel verwendet werden sollen.

Für die Protokollierung benötigt der Beobachter Hilfsmittel, die ihm ein ökonomisches Arbeiten ermöglichen und zugleich die Messgenauigkeit erhöhen.

Aus diesem Grund werden für die Fremdbeobachtung vorrangig Verfahren »reduktiver Deskription« bzw. »reduktiver Einschätzung« verwendet, sog. Kodiersysteme (Brack, 1986). Im ersten Fall werden beobachtete Verhaltensaspekte lediglich den Beschreibungsbegriffen zugeordnet, im zweiten Fall muss auch ihr Ausprägungsgrad eingeschätzt und mitprotokolliert werden. Wählt man unter in der Literatur vorhandenen Systemen, so besteht eine Schwierigkeit darin, ein Schema zu finden, das genau auf das gegebene Problem applizierbar ist; erstellt man selbst ein Kodiersystem, wird man einiges an Vorarbeit in seine Konstruktion investieren müssen, um wesentliche Grundvoraussetzungen gewährleisten zu können, etwa:

- eindeutige Operationalisierung der Zeichen bzw. der Kategorien,
- ihre klare inhaltliche Abgrenzung sowie
- angemessene Globalität bzw. Differenziertheit.

Eine detaillierte Darlegung von 26 Beobachtungsverfahren (Manns, Schultze, Herrmann & Westmeyer, 1987) dürfte in dieser Frage die Wahl erleichtern bzw. die eigene Konstruktionsarbeit wesentlich unterstützen.

Es werden 3 Arten von Kodiersystemen unterschieden:
- Zeichensysteme (Merkmalsysteme),
- Kategoriensysteme und
- Schätzskalen.

Zeichensysteme dienen dazu, das Auftreten nur eines oder einiger vorher definierter Merkmale festzuhalten. Ein Zeichensystem sollte man wählen, wenn die Analyse einzelner Verhaltensaspekte bzw. einzelner Reiz-Reaktions-Kontingenzen ansteht.

Kategoriensysteme sind so konzipiert, dass alle auftretenden Verhaltensaspekte einer der Kategorien zugeordnet werden können. Man sollte ein Kategoriensystem für die Beobachtung heranziehen, wenn es darum geht, ein Gesamtbild des Geschehens zu erhalten (Westhoff, 1998). Es kann hier eine Einzelperson Gegenstand der Betrachtung sein. Da bei der Therapiearbeit jedoch oft gerade interaktionelle Aspekte interessieren, ist es angezeigt, Kategorien zu benutzen, die die Handlungsabläufe zwischen den Beteiligten zu dokumentieren erlauben. Aus praktischen Gründen wählt man zunächst eine Person A aus und betrachtet sie reihum in Bezug auf je einen der anderen Beteiligten; später wird ggf. Person B dann zum Gegenstand der Betrachtung.

Schätzskalen bieten die Möglichkeit, auch qualitativ zu erfassen, wie stark bestimmte Verhaltensweisen ausgeprägt sind. Sie helfen damit, eine weitere Dimension zu erfassen, was zunächst sehr bestechend aussieht. Bei ihrem Gebrauch ist aber besondere Vorsicht geboten, da sie die Gefahr systematischer Urteilsfehler erhöhen (Mees & Selg, 1977). Ihr Einsatz ist vor allem bei der Therapiekontrolle und der Erfolgsmessung angezeigt.

Heute dienen vielfach auch mechanische und elektronische Apparate und Registriergeräte einer noch differenzierteren Verhaltensmessung wie etwa der Lautstärkeerfassung, der Herzfrequenzmessung u. Ä. (Brack, 1986).

63.2 Indikationen

Fremdbeobachtung ist dann angezeigt, wenn
- die betroffene Person zu einer Selbstbeobachtung nicht in der Lage ist,
- es vorrangig um die Analyse von Interaktionsmustern und Handlungsabläufen geht.

Je nach theoretischem Standort des Therapeuten wird ihr ein unterschiedliches Gewicht beigemessen. Eindeutige Indikationskriterien fehlen. Auch im Rahmen konkreter Verhaltenstherapie und Verhaltensmodifikation steht man ihr eher ambivalent gegenüber: Beobachtung wird zwar als sinnvoll und wichtig angesehen, in der Praxis aber selten durchgeführt oder wenig systematisch gehandhabt.

Als Datenquelle kann sie in vielen Beziehungskonstellationen herangezogen werden: in der Patient-Therapeut-Beziehung, in Partner-, Mutter-Kind-, Familien-, Gruppentherapien und trainings, beim Training von »Paraprofessionellen« als Kotherapeuten (z. B. Pflegepersonal), von Lehrern, von Jungtherapeuten und Mediatoren (▶ Kap. 77).

Als Fremdbeobachtung einer Einzelperson wird man sie benutzen, wenn
- der Patient aufgrund seiner Störung keine Selbstbeobachtung durchführen kann (z. B. depressive Antriebsstörung, motorische Hemmungen; psychotische Phase),
- Selbstbeobachtung das interessierende Verhalten vorübergehend unterdrücken bzw. reduzieren würde,
- die Fremdbeobachtung als soziale Verstärkung für den Patienten dienen kann.

Einsetzbar ist die Fremdbeobachtung in allen Phasen eines Therapie- oder Trainingsprozesses (Brack, 1986).

63.3 Nebenwirkungen und Kontraindikationen

Der erwachsene Patient sollte zur Selbstbeobachtung angeleitet werden. Die Fremdbeobachtung ermöglicht keinen Zugang zu inneren Vorgängen wie Kognitionen und Emotionen. Außerdem kann sie beim Patienten ein Gefühl der Entmündigung und

Bevormundung auslösen, seine Motivation zu aktiver Mitarbeit verringern bzw. eine passive »Rezept-Empfänger-Haltung« erwecken oder verstärken. Kontraindikationen im engeren Sinn sind nicht bekannt. Unerwünschte Nebenwirkungen sind außer den genannten Schwierigkeiten nicht bekannt.

63.4 Technische Durchführung

Eine grundlegende Frage und zugleich eine Hauptschwierigkeit bei der Verhaltensbeobachtung ist die Definition der Beobachtungseinheit: Was man aus dem Verhaltensstrom ausgliedert und als Einheit abgrenzt, kann auf einer sehr engen Mikroebene (»hebt die Hand zum Glas«) und auch sehr weit gefasst auf der Makroebene (»betrinkt sich«) definiert sein und muss in sinnvollem Zusammenhang mit dem Untersuchungsziel gesehen und von diesem abgeleitet werden.

Vom Ausmaß der bereits gegebenen Problemkenntnis hängt es ab, ob man die »freie« oder die »systematische« Beobachtung wählt. Die freie Beobachtung dient der Hypothesenfindung, die systematische Beobachtung der Hypothesenüberprüfung. Die u. a. durch die freie Beobachtung gewonnenen vorläufigen Hypothesen werden hier durch gezieltes methodisches Vorgehen auf ihre Stichhaltigkeit hin untersucht.

Die Fremdbeobachtung kann als »teilnehmende« Beobachtung durchgeführt werden: Wenn der Beobachter zugleich Interaktionspartner ist (z. B. Therapeut spielt mit dem betreffenden Kind), spricht man von »aktiv-teilnehmender« Beobachtung. Interagiert der anwesende Beobachter aber nicht mit den Beteiligten (z. B. Beobachter sitzt hinten in einer Schulklasse), dann handelt es sich um die »passiv-teilnehmende« Form. Dabei wird nach der Transparenz für den Observanten die »offene oder wissentliche« von der »verdeckten oder unwissentlichen« Form unterschieden. Beim »nichtteilnehmenden« Vorgehen registriert der Beobachter in der sog. »unvermittelten« Beobachtung parallel zum Geschehen hinter der Einwegscheibe bzw. am Videogerät; in der sog. »technisch-vermittelten« Beobachtung protokolliert er von Tonbändern, Filmen o. Ä.

Als Beobachtungsfeld (»setting«) können – je nach technischen, zeitlichen, personellen Möglichkeiten – der Alltagskontext des/der Patienten und ebenso die jeweiligen Therapiesitzungen dienen (Rollenspiele, Herstellen von Echt-Situationen). Da eine gerichtete Aufmerksamkeit nicht über unbegrenzte Zeit aufrechterhalten werden kann, legt man für den Beobachter eine sog. »Stichprobe« (einen Ausschnitt) fest.

Die »Zeitstichprobe« wählt man, wenn vorrangig Frequenz und Intensität des Problemverhaltens interessieren. Es wird über genau definierte Zeitspannen hin beobachtet. Interessiert eher der funktionale Bedingungszusammenhang, dann wählt man die »Ereignisstichprobe«/«Häufigkeitsstichprobe«.

Was den Aufzeichnungsmodus angeht, können Kodiersysteme so konstruiert sein, dass in einem Koordinatensystem auf der Ordinate die Merkmale bzw. Kategorien vorgegeben sind und auf der Abszisse die Zeiteinheiten. Der Beobachter protokolliert in der Art einer Strichliste, dabei hilft ihm ein akustischer oder optischer Zeitgeber (Summer, Blinklämpchen), rechtzeitig zur jeweils nächsten Zeiteinheit weiterzurücken. Sind mehrere Personen (z. B. Mutter-Kind-Interaktion) zu beobachten, so kann für jeden Beteiligten ein anderes Zeichen in die Strichliste eingetragen werden (Strich, Haken, Punkt). Auf der Ordinate können aber auch die Personen eingetragen sein. Der Beobachter muss dann die Merkmale bzw. Kategorien so gut präsent haben, dass er sie als Kürzel sehr schnell hinter jeder Person vermerken kann. Günstig ist es, auch im Hinblick auf die Gütekriterien, 2 oder mehr Beobachtern dieselbe Aufgabe zuzuteilen. Im Rahmen wissenschaftlicher Forschung ist eine größere Zahl von Beobachtern eine unabdingbare Voraussetzung; ferner ist es wichtig, ein gutes Beobachtertraining der eigentlichen Beobachtungsphase voranzustellen, um zufällige wie systematische Fehler zu reduzieren.

In jedem Falle muss man dafür sorgen, dass

- der/die Beobachter gut mit Aufgabenstellung und Protokollierform (Kodiersystem) vertraut sind und – zumindest in der Forschung – keine Kenntnisse über die Hypothesen bestehen,
- der/die Beobachter die Zeichen bzw. die Kürzelschrift für die Protokollierung mühelos

präsent haben, was gewährleistet wird durch inhaltliche Besprechung und »Überlernen«,
- der/die Beobachter die einlaufenden Informationen korrekt den Beobachtungsklassen zuordnen können,
- der/die Beobachter sich der eigenen Wertvorstellungen, Normen und impliziten Persönlichkeitstheorien und ihrer möglichen verfälschenden Auswirkung auf die Beobachtung bewusst sind,
- die Zeiteinheit, nach der jeweils notiert werden muss, kurz ist (3–5 s), dass Beobachtungsphasen und Pausen sinnvoll abwechseln und die Gesamtbeobachtungszeit den Protokollanten nicht überfordert,
- die Protokollbögen übersichtlich und großzügig gestaltet sind,
- die Situation günstig gestaltet wird, was die Patienten, die Beobachter und die anstehende Fragestellung betrifft,
- die Fremdbeobachtungsdaten zur besseren Gewichtung der Gesamtdaten mit denen anderer Erhebungsmethoden verglichen werden (Fragebogen, Selbstbeobachtung).

63.5 Erfolgskriterien

Erfolgskriterien sind auf dem formalen Sektor sorgfältige Planung und saubere Durchführung zur Erreichung guter Objektivität, Reliabilität und Validität (Mees & Selg, 1977), auf dem inhaltlichen Sektor die Gewinnung zusätzlicher, problemerhellender Daten bzw. prozesskorrigierender Rückmeldungen in allen Phasen des therapeutischen Prozesses. Wird Fremdbeobachtung als soziale Verstärkung (▶ Kap. 67) eingesetzt, so sollte sie Ausformung und Stabilisierung neuer Verhaltensweisen mit sich bringen.

63.6 Grad der empirischen Absicherung und persönliche Bewertung

Verfahren der systematischen Beobachtung können nur dann als empirisch abgesichert gelten, wenn sie den zuvor genannten testtheoretischen Anforderungen genügen. Die methodischen Bemühungen galten bisher hauptsächlich der inhaltlichen Konstruktion von Kodiersystemen für die unterschiedlichsten Sektoren und der Überprüfung ihrer Brauchbarkeit und Praktikabilität in diesen Bereichen (z. B. Schule, Krankenstation; Interaktion, Eltern-Kind-Beziehung; Depression). In der sozialpsychologischen Forschung zur Attribution und Einstellungsänderung wurden auch Verhaltensbeobachtung und Fragebogenuntersuchung miteinander verglichen und ihre Inkongruenz konstatiert, ohne dass diese Erkenntnis einen nennenswerten Transfer auf den therapeutischen Sektor erfahren hätte. Festzuhalten ist, dass Verhaltensbeobachtung – in Verbindung mit anderen Methoden angewandt – als informationsintensive zusätzliche Datenquelle und als wichtiges Korrektiv für den gesamten therapeutischen Prozess ihren unbestrittenen Wert hat.

Literatur

Brack, U. B. (1986). Verhaltensbeobachtung: Prinzipien der Beobachtung, Kodierung und Registrierung von Verhalten. In U. B. Brack (Hrsg.), *Frühdiagnostik und Frühtherapie* (S. 97–106). Weinheim: Beltz/PVU.

Fahrenberg, J., Myrtek, M., Pawlik, K. & Perrez, M. (2007). Ambulantes Assessment – Verhalten im Alltagskontext erfassen. *Psychologische Rundschau, 58*, 12–23.

Fassnacht, G. (1995). *Systematische Verhaltensbeobachtung. Eine Einführung in die Methodologie und Praxis*. München: Reinhardt.

Fisseni, H. J. (2004). *Lehrbuch der psychologischen Diagnostik* (3. Aufl., S. 143–161). Göttingen: Hogrefe.

Manns, M., Schultze, J., Herrmann, C. & Westmeyer, H. (1987). *Beobachtungsverfahren in der Verhaltensdiagnostik*. Salzburg: Müller.

Mees, U. & Selg, H. (1977). *Verhaltensbeobachtung und Verhaltensmodifikation*. Stuttgart: Klett.

Westhoff, G. (Hrsg.). (1998). *Handbuch psychosozialer Messinstrumente*. Göttingen: Hogrefe.

Verhaltensführung (»guided practice«)

M. H. Bruch, J. Stechow und V. Meyer

64.1 Allgemeine Beschreibung

Verhaltensführung (»Guidance«) ist eine Interventionsmethode, bei der Behandlungsinterventionen unter direkter Begleitung und Anleitung eines Therapeuten durchgeführt werden (Maier, 1949; Meyer, Levy & Schnurer, 1979).

Zunächst ist wichtig, auf der Basis einer individualisierten Fallformulierung eine operationalisierte Verhaltenszielbeschreibung mit dem Patienten und relevanten Bezugspersonen zu entwickeln (Bruch, 2000). Der Therapeut ist initiativ und koordiniert alle therapeutischen Schritte in Übereinstimmung mit dem Patienten. Im Wesentlichen werden drei Therapiemethoden kombiniert: **Reaktionsverhinderung** (► Kap. 48), **Reizüberflutung** (► Kap. 26), **partizipierendes Modelllernen** (► Kap. 43).

Meyer et al. (1979) haben folgende Empfehlungen für therapeutisches Handeln abgeleitet: Bei dem zwanghaften, fixierten Verhalten wird möglichst direkt interveniert, da beobachtbare stereotyp-automatische Reaktionen nicht durch antezedente oder konsequente Reizbedingungen beeinflusst werden können. Bei zwanghaftem Vermeidungsverhalten, das Angstreduktion (Verstärkungsreiz) beinhaltet, ist es wichtig, dass Löschungsbedingungen (► Kap. 40) eingeführt werden. Methoden der Wahl sind Reaktionsverhinderung (► Kap. 48), Gedankenstopp (► Kap. 28), kognitive Ablenkung usw. Erwartungshaltungen, die sich auf negative Konsequenzen bei Nichtausführung des fixierten Verhaltens beziehen, werden mit kognitiven Techniken (► Kap. 38) modifiziert. Sobald das fixierte Verhalten unter Kontrolle gebracht worden ist, wird angemessenes, alternatives Verhalten eingeübt. Der Therapeut übernimmt die Führungsrolle und verhält sich direktiv.

Zusammenfassend kann Verhaltensführung als kombinierte Anwendung von Reaktionsverhinderung und Modelllernen unter direktiven Therapiebedingungen bezeichnet werden. Nach erfolgreicher Durchführung der Reaktionsverhinderung ist es empfehlenswert, die auslösenden Reizbedingungen für das zwanghafte Verhalten über das normale Maß hinaus zu intensivieren (»overlearning«), um Habituation und Kompetenzvertrauen zu vertiefen. Das Ausbleiben gefürchteter Konsequenzen bei Unterlassung des fixierten Verhaltens beschleunigt zusätzlich die Löschung desselben. Eine Veränderung von Erwartungshaltungen stellt sich ein, wodurch alternative, angepasste Verhaltensweisen ermöglicht werden. Entsprechende Zielverhalten werden nach Absprache und Übereinstimmung mit dem Therapeuten eingeübt. Es ist sinnvoll, geeignete operante Verstärkungskontingenzen für aufzubauendes Verhalten einzuführen sowie die Auflösung derselben für zwanghaft-fixiertes Verhalten vorzunehmen.

64.2 Indikationen

Verhaltensführung ist im Zusammenhang mit Zwangserkrankungen entwickelt worden. Verhaltenstherapeuten, die in der Entwicklung dieses Therapieansatzes beteiligt waren, haben kaum anderweitige Anwendungsmöglichkeiten empfohlen.

Insgesamt erscheint diese Behandlungsform für fixierte, stereotype und repetitive Verhaltensweisen geeignet, die nicht mit traditionellen Methoden klassischen oder operanten Konditionierens oder kognitiven Interventionen modifizierbar sind. Eine Begleitung des Patienten bei therapeutischen Übungen ist auch dann indiziert, wenn sich kein Behandlungserfolg eingestellt hat und sicherzustellen ist, dass der Patient überhaupt das richtige macht. Ein Beispiel wäre die Begleitung bei Expositionsübungen, um zu sehen wann ein verdecktes Vermeidungsverhalten auftritt und um den Patienten anzuleiten, sich der Angst zu stellen.

64.3 Nebenwirkungen und Kontraindikationen

Bei der Verhaltensführung ist der Patient dem Therapeuten in besonderer Weise ausgeliefert. Dies kann zu Problemen in der Therapeut-Patient-Beziehung führen und zu Reaktanz und Abwehr führen. Wenn der Therapeut zu forsch vorgeht, kann es zu Hilflosigkeitsreaktionen und verstärkter Angst kommen. Mit Vorsicht sollte bei Herz-Kreislauf-Beschwerden vorgegangen werden, da die Methode oft kurzfristig ein hohes Erregungsniveau bedingt, sodass unter Umständen die psychophysische Belastbarkeit überschritten werden kann.

64.4 Technische Durchführung

Planung und Durchführung der Behandlungsmethode sollten unbedingt durch individuelle Verhaltensanalyse und Problemformulierung (Bruch, 2000; ► Kap. 41) angeleitet werden. Bei Beachtung individueller Patienten- und Umweltmerkmale sind folgende Handlungsanweisungen relevant:

- Die Behandlungsform wird ausführlich mit dem Patienten diskutiert, um Motivation und Selbstkontrollverhalten zu fördern. Es ist wünschenswert, dass der Patient das zugrunde liegende Wirkungsprinzip versteht, um Widerstand gegen stereotyp-ritualistisches Verhalten zu entwickeln. Dies ist wichtig, da das Anfangsstadium der Behandlung oft als extrem stressvoll empfunden wird und zu erheblichem Angstanstieg führen kann.
- Sämtliche Behandlungsschritte und ziele werden schriftlich operationalisiert. Dies ist sinnvoll, da Patienten, die sich in akuten Angstzuständen befinden, zu Vermeidungsverhalten tendieren. Oft wird versucht, das Behandlungsprogramm neu zu interpretieren oder zu modifizieren, was darauf abzielt, zumindest einen Teil der Angst reduzierenden Rituale wieder aufzubauen. Der Therapeut soll unter allen Umständen vermeiden, sich auf Diskussionen über Therapieziele einzulassen, um intermittierende Verstärkung des fixierten Verhaltens auszuschließen. Schriftliche Festlegung (Verträge, ► Kap. 66) macht das therapeutische Vorgehen für beide Seiten durchsichtig und verbindlich.
- Die Verhaltensanteile (z. B. kognitive vs. behaviourale Aspekte) der fixierten unangemessenen Reaktion sind sorgfältig zu analysieren, um entsprechende Modalitäten zur Verhinderung und für den Aufbau alternativer Verhaltensweisen entwickeln zu können.
- Zielorientierte Verhaltensbeobachtung (► Kap. 63): Es ist sinnvoll, Verhaltensmessung vor (»baseline«), während und nach der Behandlung (Katamnesen) durchzuführen, um eine optimale Überprüfung und Evaluation der Intervention zu ermöglichen. Im Hinblick auf Einübung von selbstkontrollierter Verhaltenssteuerung empfiehlt sich ein kontinuierliches Feedback, um den Prozess der Selbstregulierung (Selbstwahrnehmung, Selbstbewertung, Selbstverstärkung) zu optimieren. Beispielhaft können folgende Messkriterien angewendet werden: Frequenz per Zeiteinheit, Zeitdauer, benötigte Zeit für Reaktionsverhinderung/Verhaltenseinübung, Ausmaß subjektiv erlebter Angst vor/nach Intervention. Die Feedbackqualität kann durch rechnerische Integration der Daten und graphische Darstellung verbessert werden. Wenn möglich, kann der Patient ermutigt werden, Datenerhebung und darstellung selbstständig durchzuführen. Aufbau von Selbstregulation bei Verhaltensführung sollte möglichst frühzeitig gefördert werden. Selbstkontrollierte Anwendung der Behandlungsmethode verbessert die Langzeitprognose erheblich, da

Patienten einen aktiveren, motivierteren Problembezug entwickeln. So ist es z. B. von Vorteil, wenn die Behandlung zwischen den therapeutischen Sitzungen und später während der »Follow-up«-Phase selbstständig und kontinuierlich weitergeführt wird. Zusätzliche Vorteile ergeben sich, wenn auf Pflegepersonal weitgehend verzichtet werden kann (insbesondere bei stationären Patienten); viele Institutionen sind ohnehin nicht in der Lage, die für die Anfangsphase empfohlene 24-stündige Überwachung und Führung anzuwenden. Die Möglichkeiten und die Bereitschaft für eine Selbstregulation sind individuell unterschiedlich ausgebildet und sollten vor Behandlungsbeginn bzgl. eines Trainings exploriert werden.

- Reizüberflutung und Reaktionsverhinderung (► Kap. 26 und Kap. 48): Diese Methode kann angewendet werden, um Reizhabituation und Löschung der fixierten Reaktion zu beschleunigen. Der Patient wird Reizbedingungen ausgesetzt (Zustimmung muss eingeholt werden), die die Auftretenswahrscheinlichkeit der Reaktion erhöhen; zugleich wird Ihre Ausübung verhindert. Das geforderte Engagement fördert meist das Kompetenzvertrauen, was sich günstig auf den weiteren Behandlungsablauf auswirkt. Reizüberflutungsinterventionen sollen immer der individuellen Belastbarkeit des Patienten angepasst werden. Die Einzelsitzungen sollen 60 min nicht Überschreiten, da sich psychophysische Erschöpfungszustände einstellen. Entsprechende Ruhepausen müssen unbedingt eingeplant werden.
- Aufbau von therapeutischem Zielverhalten: Inhaltliche Operationalisierung (z. B. Sauberkeitsstandards) sollte vom Patienten in Übereinstimmung mit relevanten Bezugspersonen durchgeführt werden. Der Therapeut übernimmt eine beratende und schlichtende Rolle. Der Aufbau kann sowohl quantitative Reduktion (z. B. zeitliche Begrenzung von Waschvorgängen) als auch qualitative Umstrukturierung oder Kombinationen aus beiden Vorgängen involvieren. Ähnlich wie bei der Reaktionsverhinderung sind individuelle Möglichkeiten und Fähigkeiten im Verhaltensrepertoire zu explorieren. Als Grundformen gelten: verbale Instruktion, Modelllernen, physische Führung.
- Intensität und Komplexität der Behandlungsmethode erfordern oft stationäre Behandlung. Gemäß der gemachten Erfahrung erscheint eine Mindestdauer von drei Wochen ratsam. Danach sollte eine Nachbehandlung in relevanten »Settings« (z. B. häusliche Umgebung, Arbeitsstätte) durchgeführt werden, da man dort meist die schwerwiegendsten Reizbedingungen (Verantwortungsbereich des Patienten) vorfindet. Während der Nachkontrolle soll die Verhaltensbeobachtung vom Patienten weiter praktiziert werden, zur kontinuierlichen Selbstverstärkung und um eventuelle Rückfalltendenzen frühzeitig zu erkennen. Tritt Letzteres ein, so wird die bereits erfolgreich angewendete Behandlung aufgefrischt und idealerweise vom Patienten selbst geplant und ausgeführt.

64.5 Erfolgskriterien

Erfolgreiche Reduzierung der fixierten, stereotypen Reaktion, Löschung des Angsterregungsniveaus (falls vorhanden) und Aufbau von alternativen, angepassten Verhaltensweisen gemäß den operationalisierten Therapiezielen können als die wesentlichen Erfolgskriterien angesehen werden.

Allgemeinere Merkmale sind: Rückgang depressiver Verstimmungen, Abnahme von übersteigenden Angstreaktionen, Aufgabe von Vermeidungsreaktionen und Bereitschaft, sich mit problematischen Reizbedingungen auseinanderzusetzen. Insgesamt kann der Aufbau von Kompetenzvertrauen für die Bewältigung schwieriger Lebenssituationen erwartet werden. Zusätzliche Kriterien ergeben sich, wenn Therapieziele festgelegt werden, die persönliche, soziale, berufliche Aspekte usw. einschließen.

64.6 Grad der empirischen Absicherung und persönliche Bewertung

Bei zwangsneurotischen Störungen ist Verhaltensführung größtenteils in Kombination mit Reaktionsverhinderung untersucht und dokumentiert worden (► Kap. 116). In dieser Form ist die Methode empirisch gut abgesichert und als erfolgreich ausgewiesen (de Silva & Rachman, 1992; Reinecker, 1994; Swinson, Antony, Rachman & Richter, 1998; Menzies & de Silva, 2003).

Insgesamt wird die Verhaltensführung für eine unverzichtbare Methode gehalten, insbesondere bei schweren und komplexen Zwangsstörungen mit geringer Behandlungsmotivation (Bruch & Prioglio, 2003). Erst hierdurch kann eine Basis für selbstkontrollierte Anwendung von neuen, angepassten Verhaltensweisen entwickelt werden.

Literatur

Bruch, M. (2000). *Fallformulierung in der Verhaltenstherapie.* Wien: Springer.

Bruch, M. & Prioglio, A. (2003). The management and treatment of treatment-resistant cases and other difficult clients. In R. Menzies & P. de Silva (Eds.), *Obsessive-compulsive disorder: A handbook of theory, research and treatment.* Chichester: Wiley.

de Silva, P. & Rachman, S. J. (1992). *Obsessive compulsive disorders. The facts.* Oxford: Oxford University Press.

Maier, N. R. F. (1949). Frustration: *The study of behavior without a goal.* New York: McGraw-Hill.

Menzies, R. & de Silva, P. (2003). *Obsessive Compulsive Disorder: Theory, Research and Treatment.* Chichester: Wiley.

Meyer, V., Levy, R. & Schnurer, A. (1979). Die verhaltenstherapeutische Behandlung von zwangsneurotischen Störungen. In D. Kallinke, R. Lutz & R. W. Ramsay (Hrsg.), *Die Behandlung von Zwängen* (S. 23–50). München: Urban & Schwarzenberg.

Reinecker, H. (1994). *Zwänge. Diagnose, Theorien und Behandlung.* Bern: Huber.

Swinson, R. P., Antony, M. M., Rachman, S. J. & Richter, M. A. (1998). *Obsessive-Compulsive Disorder: Theory, Research and Treatment.* New York: Guilford.

Verhaltensübungen – Rollenspiele

M. Hautzinger

65.1 Allgemeine Beschreibung

Verhaltensübungen und Rollenspiele gehören zu den verhaltenstherapeutischen Standardmethoden. Kaum ein Behandlungsprogramm kommt ohne diese handlungsbezogenen Interventionen aus. Selbst zur Auslösung, Kontrolle sowie zur dauerhaften Veränderung von Kognitionen und Affekten sind Verhaltenserfahrungen wesentlich. Rollenspiele sind ein Modell einer realen, meist komplexeren, Situation. Die reale Situation stellt für Patienten insofern ein Problem dar, als dass die konkrete Situation verschiedene Lösungen zulässt, dem Patienten jedoch bestimmte Wege unbekannt, ungeübt oder blockiert sind. Rollenspiele werden in einem geschützten Übungsraum durchgeführt, was Verhaltensäußerungen erleichtert. Viele Problemsituationen können in der Realität oft nicht oder nur mit empfindlichen Folgen übend aufgesucht, neues bzw. verändertes Verhalten erprobt und erlebt werden. Es ist ungefährlich, solche Problemsituationen im Rollenspiel zu erproben.

Das Rollenspiel und die Rollenaufteilung dienen zur Strukturierung sehr komplexen (z. B. sozialen) Verhaltens bzw. von Verhaltensketten. Durch die Beschreibung von Situationen, von Rollen und Verhaltensabläufen wird versucht den menschlichen Verhaltensstrom in Einheiten aufzugliedern und so veränderbar (lernbar, trainierbar) zu machen. Das Rollenspiel findet in verschiedenen Disziplinen wie der Soziologie, der Pädagogik, der Anthropologie, der Ökonomie und der Psychologie Anwendung, auch wenn die herangezogenen Theorien unterschiedlich, ja widersprüchlich sind.

Viele (soziale) Rollen sind nicht eindeutig definiert. Meist erfordert es wiederholtes Probieren, bis die Rollenerwartungen erfüllt werden. Die Herausarbeitung von Rollendefinitionen, von Rollenerwartungen, auch das allmähliche Übernehmen bzw. Hineinwachsen in Rollen, doch auch die Verweigerung zur Rollenübernahme, muss bei der therapeutischen Arbeit bewusst gemacht werden, um Rollenkonflikte zu vermeiden. Die Einnahme verschiedener Rollen können im Rollenspiel bzw. der Verhaltensprobe trainiert werden. Das eigene Verhalten wird mit einer (oder mehreren) anderen Person ausprobiert und einstudiert. Dabei können alle Beteiligten eine bestimmte Rolle übernehmen. Durch Rollenwechsel, durch das Schlüpfen in eine andere Person bzw. Rolle, kann gelernt werden, die Auswirkungen des eigenen bzw. des neuen Verhaltens wahrzunehmen.

Das Erproben und Einstudieren neuer Verhaltensweisen ist keine Erfindung der Verhaltenstherapie. In der Verhaltenstherapie werden im Rollenspiel wirklichkeitsnahe Bedingungen geschaffen und operante Methoden (▶ Kap. 16, Kap. 21 und Kap. 67), Modelllernen (▶ Kap. 43), Selbstinstruktionen (▶ Kap. 52) sowie Fertigkeitentrainings (▶ Kap. 69) angewandt. Bei Verhaltensübungen und Rollenspielen übernehmen Patienten eine Haltung des »als ob«, um Handlungen zu äußern, die bislang nicht im persönlichen Verhaltensrepertoire verfügbar sind oder im Kontrast zu Verhaltensgewohnheiten stehen. Bei der Umsetzung der neuen, in der Verhaltensübung erworbenen Handlungen, kommen selbstkontrollierende Strategien (▶ Kap. 49, Kap. 53 und Kap. 82) zur Anwendung.

65.2 Indikationen

Verhaltensübungen und Rollenspiele können diagnostische und therapeutische Funktionen erfüllen (▶ Kap. 3 und Kap. 41). Verhaltensübungen sind besonders geeignet zum Aufbau von neuem Verhalten, zur Auseinandersetzung mit beobachtbarem (vor allem sozialen, interaktionellen, kommunikativen) Verhalten (▶ Kap. 69, Kap. 97 und Kap. 114) sowie zum Ausgleich von Verhaltensunterschieden (geäußertes und erwünschtes Verhalten). Doch auch zur Veränderung von verdeckten Prozessen (Kognitionen, Selbstbewertungen, Selbstinstruktionen) finden Rollenspiele wichtige Anwendung (▶ Kap. 35, Kap. 38, Kap. 83 und Kap. 85). Ein wichtiger Einsatzbereich des Rollenspiels ist in der Paar- und Kommunikationstherapie (▶ Kap. 76). Normalerweise sind Rollenspiele Teile eines komplexen Behandlungsprogramms bei bestimmten Störungen bzw. Problemlagen. Entsprechend unterliegen diese Verhaltensübungen den für die jeweiligen Probleme geltenden Indikationsüberlegungen. Verhaltensübungen kommt in der Arbeit mit jungen Patienten (Kinder- und Jugendlichen) eine zentrale Rolle zu.

65

65.3 Nebenwirkungen und Kontraindikationen

Verhaltensübungen und Rollenspiele haben keine eindeutigen Kontraindikationen. Bei allen Störungsbildern und allen Altersgruppen kommen sie zum Einsatz. Die meisten Patienten lassen sich erst nach einer Gewöhnungsphase auf der Grundlage einer vertrauensvollen Beziehung auf Verhaltenserprobungen, Rollenspiele und wiederholte Übungen mit Rückmeldungen ein.

Probleme und schädliche Nebenwirkungen ergeben sich dann, wenn Rollenspiele als psychotheatralisches Mittel oder als Konfliktinszenierungen zum Ausagieren persönlicher Vorlieben und (narzisstischer) Überzeugungen von Therapeuten bzw. einzelnen Patienten eingesetzt werden.

65.4 Technische Durchführung

Die Methode des Rollenspiels in der Verhaltenstherapie folgt im Allgemeinen 7 Schritten oder Abschnitten:

1. Problembeschreibung, Herausarbeiten einer spielbaren Situation;
2. Festlegung einer spielbaren Situation mit einer oder mehreren Handlungsmöglichkeiten (-alternativen), Festlegung der Rollen und des Verhaltens der Rollenspielteilnehmer, genaue Planung des Ablaufs;
3. Spielen, Verhaltensprobe, Durchführung der Übung, Hilfestellungen, Bandaufzeichnung;
4. Rückmeldung, Auswertung der Bandaufzeichnung, differenzielle Verstärkung, Verbesserungsvorschläge;
5. erneutes Spielen, Wiederholung, Erprobung neuen Verhaltens aufgrund der Rückmeldungen und Vorschläge;
6. erneutes Feedback, Verstärkung von Fortschritten, differenzielle Verstärkung in Richtung Zielverhalten;
7. Transfer und Übertragung in den Alltag, die Realität.

Bei der Vorbereitung von Verhaltensübungen muss anfangs meist die Angst der Patienten überwunden werden. Eine Rolle und sei es das eigene Verhalten zu spielen wird als komisch, fremd und schwer erlebt, viele schämen sich vor dem Therapeuten oder anderen Patienten (in einer Gruppe) zu produzieren. Häufig sind es ja Patienten mit sozialen Defiziten und Ängsten, mit denen durch Rollenspiele die Angst und Hemmung überwunden werden soll. Als hilfreich hat sich hier die frühzeitige Einführung von Rollenspielen (bereits während der Problem- und Verhaltensanalyse und in der diagnostischen Phase) und der allmähliche Auf- und Ausbau von Verhaltensübungen (zunächst sehr kurze und einfache Übungen, zunehmend komplexere Übungen) bewährt. Es sollte auch zunächst mit Beispielsituationen und Übungen begonnen werden, die ein Patient in jedem Fall bewältigen kann, um so rasch und frühzeitig zu Erfolgserlebnissen und positiven Erfahrungen zu kommen. Im weiteren Übungsverlauf wird dann durch Veränderung von Situationen, durch Variation der Anforderungen bzw. der

Komplexität einer Übung, auch von zu erreichenden Zielen die Schwierigkeit schrittweise gesteigert (► Kap. 69).

Bei der Durchführung von Rollenspielen steht das Verhalten der Patienten im Vordergrund. Daher geht es auch nicht darum durch zu viele Utensilien oder dem Herrichten äußerer Bedingungen von den Handlungsweisen eines Patienten abzulenken. Es geht nicht um Theaterspielen oder perfekte Szenenbilder.

Patienten sollen sich beim Rollenspiel auf die Verhaltensweisen konzentrieren, die bei der Planung besprochen und festgelegt wurden. Zunächst sind die Übungen sehr kurz und daher auch gut und oft wiederholbar. Bewährt hat sich auch, Patienten verschiedene Verhaltensweisen (auch ungewöhnliche oder extreme) bezogen auf eine Problemsituation ausprobieren zu lassen. Patienten sollen so die für sie, unter Berücksichtigung des Ziels, besten Verhaltensmöglichkeiten herausfinden.

Bewährt hat sich die Integration von Selbstinstruktionen (► Kap. 52 und Kap. 69) in die Verhaltensübungen, um so eine effizientere Handlungssteuerung und Selbstkontrolle (Selbstverstärkung – ► Kap. 53 und Kap. 82) zu ermöglichen.

Hilfreich ist auch, Patienten vorher festgelegte Verhaltensweisen bezogen auf eine bestimmte Situation vorzuspielen, um so die mentale Repräsentation von Zielverhalten zu verbessern. In der Einzeltherapie hat dies der Therapeut zu leisten, während in einer Gruppentherapie auch andere Patienten diese Aufgabe übernehmen können. Es ist dabei darauf zu achten, dass dieses Modell nicht zu perfekt und gut gespielt wird. Im Sinne des Modelllernens (► Kap. 43) kann das zu imitierende Verhalten nur übernommen werden, wenn es zumindest in Einzelteilen bereits im Verhaltensrepertoire vorhanden ist und nicht zu weit vom Ausgangspunkt des Patienten entfernt liegt.

Die meisten Patienten erlebt es als hilfreich, wenn während des Rollenspiels der Therapeut durch kurze Bemerkungen, durch gezielte Verstärkung und stützende Anmerkungen das Patientenverhalten zu beeinflussen versucht. Dieses »prompting« oder »coaching« soll Verhaltensansätze stärken, fördern und stabilisieren. Bei Übungen, in denen der Therapeut nicht als Mitspieler beteiligt ist, kann sich der Therapeut sogar hinter bzw. neben Patienten stellen, um ihnen diese knappen Hilfestellungen (wie Lob, Anregungen, Hinweise, z. B.: »Blickkontakt!«, »Weiter so, toll«, »Lauter« usw.) einzuflüstern. Einige Patienten erleben dieses »Coaching« jedoch als irritierend und bei ihren Verhaltensübungen störend.

Rückmeldungen dienen zunächst der Verstärkung des Spielverhaltens und der Übungsbereitschaft der Patienten. In Abhängigkeit von der Planung bzw. Festlegung der individuellen Zielverhaltensweisen ist differenzielle Verstärkung ergänzend nötig. Diese Rückmeldung hat sowohl die positiven Ansätze, die Stärken eines Patientenverhaltens zu umfassen als auch die Schwächen und Probleme zu benennen. Als Regel hat sich bewährt, dass nur in dem Maße (Menge) kritisiert werden darf, in dem auch positive Ansätze und Merkmale ausgedrückt werden. Möglichen Bandaufzeichnungen kommt dabei eine große Hilfe zu. Dabei kann man Patienten die Aufgabe zuweisen, bei sich selbst die günstigen Verhaltensmerkmale zu erkennen und in Form eines »Selbstlobs« auszudrücken, bevor die weniger guten, auffallenden Verhaltensweisen kritisch betrachtet und für eine weitere Übungswelle korrigiert werden.

Der Transfer in den Alltag kann entweder unmittelbar im Anschluss an die therapeutischen Übungen in der Realität erfolgen (► Kap. 30), doch gibt es auch die Empfehlung, damit zu warten, bis das Zielverhalten durch weitere Rollenspiele automatisiert ist und gut beherrscht wird. Das letztere Vorgehen empfiehlt sich vor allem bei komplexen Verhaltensabläufen und problematischen, affektiv stark aufgeladenen sozialen Situationen (z. B. Konfliktgespräche führen).

65.5 Erfolgskriterien

Fortschritte und Erfolge ergeben sich aus den jeweils angestrebten Zielen, etwa dem Erwerb bestimmter Kommunikationsfertigkeiten (z. B. Zuhören, Verbalisierungen, Paraphrasieren usw.), der Impulskontrolle (z. B. Selbstinstruktionen, Ärgerkontrolle, Selbstkontrolle) durch Ausbleiben von Wutausbrüchen, Gewalttätigkeiten bzw. Selbstverletzungen oder dem Ausdruck eigener Bedürfnisse (z. B. Ich-Botschaften, Gefühle ausdrücken, Wünsche äußern usw.). Hinzu kommt als Erfolgskriterium die selbstständige Anwendung eingeübter Verhaltensweisen in der alltäglichen Realität. Erfolgreiche Verhaltensänderungen durch Rollenspiele sind beobachtbar (▶ Kap. 63) und über Rückmeldungen durch andere nachprüfbar. Selbstberichten kommt keine zentrale Rolle zu.

Generell gilt, je stärker Handlungsabläufe und Verhaltensweisen automatisiert und überlernt sind, desto schwieriger sind sie zu verändern, desto eher fallen Patienten wieder in die alten Verhaltensabläufe zurück.

Hier ist Geduld, langfristiges Üben und wiederholtes Training erforderlich. Nicht umsonst sind bewährte klinische Verhaltensänderungsprogramme (▶ Kap. 69), insbesondere bei psychiatrischen Patienten (▶ Kap. 97, Kap. 100 und Kap. 108) komplex, umfangreich und auf vielstufige Übungen ausgelegt.

65.6 Grad der empirischen Absicherung und persönliche Bewertung

Rollenspiele und Verhaltensübungen sind unersetzbare Elemente nahezu jeder verhaltenstherapeutischen Behandlung. Als Einzelelemente sind sie jedoch kaum Gegenstand empirischer Überprüfung geworden. Nimmt man die Evidenzen aus der Forschung zur sozialen Kompetenz (▶ Kap. 69) oder zum Kommunikationstraining (▶ Kap. 76), dann ist aus einer Vielzahl von Studien die Wirksamkeit der Verhaltensübungen überzeugend belegt.

Literatur

Bellack, A. S. & Hersen, M. (1979). *Research and practice of social skills training*. New York: Plenum.

Fliegel, S. (2007). Rollenspiele. In J. Margraf & S. Schneider (Hrsg.), *Lehrbuch der Verhaltenstherapie* (3. Aufl.; S. 465–471). Heidelberg: Springer.

Hinsch, R. & Wittmann, S. (2003). *Soziale Kompetenz kann man lernen*. Weinheim: Beltz/PVU.

Verhaltensverträge

M. Hautzinger

66.1 Allgemeine Beschreibung

Regeln, seien sie schriftlich festgelegt, verbal abgesprochen oder lediglich über nonverbale Interaktionen entstanden, formen und determinieren unser soziales Zusammenleben. Verträge sind nichts anderes als solche Abmachungen, Absprachen und Regeln über bestimmte Verhaltensaspekte. Keine Therapieform kommt ohne »Verträge« aus, auch wenn diese nicht immer explizit gemacht werden, wie dies bei Verhaltensverträgen im Rahmen der Verhaltenstherapie geschieht. So schließt z. B. ein Psychoanalytiker mit seinem Patienten einen Vertrag darüber, dass dieser alle seine Assoziationen und Träume mitteilen soll. Die Absprache von Übungen und Hausaufgaben zwischen den Therapiesitzungen bei einer kognitiven Verhaltenstherapie hat ebenso Vertragscharakter wie der Bericht von Erregungsänderungen bei Entspannungsübungen im Rahmen der systematischen Desensibilisierung (► Kap. 59).

Verhaltensverträge in einem therapeutischen Rahmen und als therapeutische Technik sind zu verstehen als ein Mittel zur schematischen Festlegung des Austausches positiver Verstärker zwischen 2 oder mehr Personen. Verhaltensverträge werden benutzt, um bestimmte Handlungen zu initiieren, um klare Kriterien für die Zielerreichung zu bestimmen, und um eindeutige Konsequenzen der Verhaltensausführung bzw. unterlassung festzulegen. Durch Verhaltensverträge werden Regeln bestimmt, die zur Erreichung des Therapieziels eingehalten werden sollen und damit auf das soziale Gefüge einwirken. Verhaltensverträge wirken motivierend, sich in bestimmter Weise zu verhalten, sie akzeptieren und klären das Ziel und den therapeutischen Prozess. Schließlich liefern sie Kriterien für den Erfolg, was wiederum auf die Motivation und den therapeutischen Fortschritt einwirkt.

66.2 Indikationen

Durch die uneinheitliche und breite Definition des Verhaltensvertrages gibt es kein Gebiet, auf dem nicht mit Absprachen und Abmachungen in Vertragsform gearbeitet wird, sei dies nun gesellschaftliches Leben, Familienleben, Strafvollzug, Erziehung, Schule, Beruf, Beratung oder Therapie. Die Hauptgebiete, auf denen mit Verhaltensverträgen therapeutisch gearbeitet wird, sind:

- Partnerschaftsprobleme,
- Suizidalität,
- Depressionen,
- Abhängigkeiten,
- Behandlung von Kindern und Jugendlichen,
- im Strafvollzug,
- bei der Resozialisierung und
- in der Sozialarbeit.

Über den praktischen Wert dieser Technik gibt es keinen Zweifel.

Voraussetzung für den Einsatz von Verhaltensverträgen sind neben der Grundvoraussetzung der Verständigungsmöglichkeiten der Interaktionspartner folgende vier Punkte:

1. Positive Verstärkung ist ein Privileg und kein automatisches Recht;
2. befriedigende soziale Interaktionen werden geschätzt und als erstrebenswertes Ziel angesehen;

3. der Wert einer Interaktion wird von der Breite, der Menge und der Stärke positiver Verstärkung bestimmt;
4. die Partner stimmen überein, die Interaktion zufriedenstellend zu gestalten.

66.3 Nebenwirkungen und Kontraindikationen

Zur Beantwortung dieser Frage liegen keine empirischen Belege vor. Überfordernde oder erzwingende Verträge sind unethisch. Zu unerwünschten Nebenwirkungen liegen keine Berichte vor.

66.4 Technische Durchführung

Mindestvoraussetzungen von empirischen Verhaltensverträgen sind:

- eindeutige und detaillierte Beschreibung und Festlegung des Zielverhaltens der Vertragspartner;
- Festlegung der Kriterien der Zielerreichung, (zeitliche, quantitative oder qualitative) und operationale Bestimmung;
- Festlegung der positiven Konsequenzen bei Erfüllung der Zielkriterien;
- Festlegung der negativen Konsequenzen bei Nichterfüllung der Vertragsbedingungen;
- Ausgeglichenheit der Vertragsbedingungen, d. h. Spezifizierung für alle Vertragspartner der 4 erstgenannten Bedingungen;
- Enthaltensein einer Bonusklausel, damit die Überschreitung der Minimalbedingungen des Vertrages zusätzlich verstärkt wird;
- Enthaltensein eines Maßstabs für das Zielverhalten und die Kriteriumserreichung; Offenlegung der gemessenen Informationen bei der Annäherung an das Ziel;
- Festlegung des Zeitraums und der spezifischen Bedingungen für die Verstärkung bei Vertragserfüllung;
- schriftliche Abfassung und freiwilliges Eingehen des Vertrages durch die Partner nach eingehender »Verhandlung«;
- Benennung einer Instanz zur Klärung von Schwierigkeiten, Berücksichtigung von Kündigungs- und Änderungsklauseln.

Entsprechend den operanten Lernbedingungen sollten Verstärkungen unmittelbar erfolgen. Die ersten Verträge sollten schnell und leicht erreichbare Ziele enthalten (Prinzip der kleinen Schritte). Die Vertragsziele sollten als Leistungen, Handlungen, Verhaltensweisen definiert werden und nicht als moralische Verpflichtung (z. B. Gehorsam). Es sollte Leistung gegen Leistung, Verhalten gegen Verhalten gesetzt werden und nicht Verhalten gegen z. B. Geld. Der Vertrag und das Vertragsziel müssen positiv formuliert und ausgerichtet sein.

Die erste Erstellung und Abfassung eines Verhaltensvertrages erfordert in Abhängigkeit von den darin eingeschlossenen Bedingungen unterschiedlich viel Zeit. Spätere Verträge, vor allem nach positiven Erfahrungen mit den ersten Verhaltensverträgen, beanspruchen weniger Zeit. Für die Überwachung der therapeutischen Verträge durch den Therapeuten wird wenig Aufwand benötigt.

Es empfiehlt sich, für in ähnlicher Weise immer wiederkehrende Probleme teilweise vorgefertigte, standardisierte Verträge bereit zu haben.

Mustervertrag

Vertrag zwischen dem Therapeuten.............. und .... Ich verpflichte mich mit diesem Vertrag, die in dem Arbeitsblatt »Änderungsschritte« aufgeführten Punkte einzuhalten und gewissenhaft durchzuführen. Diese Abmachung erstreckt sich über 10 Tage (vom......... bis ....). Die Einhaltung der Änderungsschritte wird durch eine begleitende Selbstbeobachtung und Selbstbewertung kontrolliert. Die Einhaltung und Erfüllung meines Planes bewerte ich mit Punkten:

- 3 Punkte für die komplette Einhaltung,
- 1 Punkt für die teilweise Erfüllung,
- 0 Punkte für Nichterfüllung.

Die Punkte werden dann in Belohnungen eingetauscht:

- 10 Punkte = Kinobesuch,
- 25 Punkte = Essen gehen,
- 40 Punkte = ein Opernbesuch.

Halte ich die Vertragsabmachungen nicht ein, dann werden die therapeutischen Sitzungen auf 15 min solange beschränkt, bis die Vertragsbedingungen erfüllt wurden.

Unterschriften: Therapeut .... Patient ....

66.5 Erfolgskriterien

Verhaltensverträge sind eine therapeutische Methode, die meist neben einer Reihe anderer Therapietechniken zur Behandlung verschiedener Probleme eingesetzt wird. Die Erfolgskriterien der Verhaltensverträge sind durch die Vertragsbedingungen expliziert, operational und für die Vertragspartner nachprüfbar festgelegt. Diese Erfüllung des vertraglich vereinbarten Zielkriteriums ist damit als Erfolg definiert.

Als wesentlichstes Problem bei den Verhaltensverträgen dürfte die Einhaltung der Vertragsbedingungen gelten. Ähnlich wie in anderem Zusammenhang sind die bewältigbaren Änderungsschritte, die klaren Zielkriterien, die expliziten und kontingenten Konsequenzen entscheidend bei dieser Art der »compliance«.

66.6 Grad der empirischen Absicherung und persönliche Bewertung

Eine ganze Reihe empirischer Ergebnisse zur Abwendung der Verhaltensverträge im therapeutischen Rahmen lassen die positive Bedeutung dieses Therapieproblems deutlich werden. Fasst man die vorhandenen Untersuchungen zusammen, dann darf man dieses psychotherapeutische Verfahren als unbestritten wirkungsvoll bezeichnen.

Der praktische Einsatz von Verhaltensverträgen in der Therapiesituation ist, wenn die genannten Bedingungen erfüllt werden, für die Problembewältigung positiv, motivierend und therapieförderlich.

Literatur

Eberhard, K. & Kohlmetz, G. (1977). Contracting. In N. Hoffmann (Hrsg.), *Therapeutische Methoden in der Sozialarbeit* (S. 95–126). Salzburg: Müller.

Schindler, L., Hahlweg, K. & Revenstorf, D. (1998). *Partnerschaftsprobleme: Diagnose und Therapie*. Berlin: Springer.

Stuart, R. B. (1971). Behavioral contracting within the families of delinquents. *J Behav Ther Exp Psychiatry, 2*, 1–11.

Tharp, R. G. & Wetzel, R. J. (1975). *Verhaltensänderung im gegebenen Sozialfeld*. München: Urban & Schwarzenberg.

Verstärkung

L. Blöschl

67.1 Allgemeine Beschreibung

Führen die Konsequenzen einer Verhaltensweise dazu, dass die Häufigkeit des Auftretens des betreffenden Verhaltens zunimmt, so wird in der Lernpsychologie von Verstärkung gesprochen. Unter positiven Verstärkern versteht man Reize und Ereignisse, deren reaktionskontingente (d. h. unmittelbar anschließende) Darbietung dazu führt, dass die Frequenz einer Verhaltensweise ansteigt; unter negativen Verstärkern versteht man Reize und Ereignisse, deren reaktionskontingente Entfernung bzw. Beendigung dazu führt, dass die Frequenz einer Verhaltensweise ansteigt (operantes bzw. instrumentelles Lernen; Angermeier, Bednorz & Hursh, 1994; Flor, 2007). Im klinisch-lernpsychologischen Bereich wird in Bezug auf die Entstehung und Aufrechterhaltung gestörten Verhaltens beiden Formen der Verstärkung ein substanzieller Stellenwert zugemessen, während in therapeutischer Hinsicht vor allem das Prinzip der positiven Verstärkung im Mittelpunkt steht. Erwünschte Verhaltensweisen, die im Repertoire des Patienten nicht mit ausreichender Häufigkeit und Stärke vertreten sind, werden dabei durch den systematischen Einsatz von positiv verstärkenden Konsequenzen in ihrer Auftretenswahrscheinlichkeit zu erhöhen versucht. Therapiepläne, die ausschließlich auf verstärkungspsychologischen Strategien beruhen, sind in den letzten Jahren im Zug der generellen Hinwendung zu multimodalen Therapieprogrammen eher in den Hintergrund getreten; im Rahmen solcher multimodaler Therapieprogramme kommt Ansätzen zur Veränderung von Verhaltens-Verstärker-Kontingenzen jedoch, der grundsätzlichen Bedeutung positiver und negativer Verhaltenskonsequenzen im Lernprozess entsprechend, nach wie vor eine wichtige Rolle zu.

Unter den positiv verstärkenden Konsequenzen, die üblicherweise zur Verhaltensänderung herangezogen werden, lassen sich vor allem 3 Klassen von Reizen und Ereignissen unterscheiden:

1. soziale Verstärker (z. B. Lob, Zuwendung, Aufmerksamkeit etc.),
2. materielle Verstärker (z. B. Süßigkeiten oder kleines Spielzeug bei Kindern; Wertmarken, die später in konkrete Belohnungen umgesetzt werden können, bei Erwachsenen etc.) und
3. positiv verstärkende Aktivitäten (dem Patienten wird die Ausführung einer für ihn attraktiven Tätigkeit ermöglicht, ► Kap. 11).

Der Verstärkerwert eines Reizes oder eines Ereignisses kann letztlich nur auf behavioraler und individueller biographischer Basis bestimmt werden (► Kap. 41). Das heißt, dass verbale Selbstberichte über Präferenzen für bestimmte Reize, Ereignisse und Aktivitäten zwar oft wertvolle Hinweise für die Auswahl von therapeutisch effizienten Verstärkern liefern können, jedoch prinzipiell nur als Richtlinien zu betrachten sind und ggf. mittels Verhaltensbeobachtung (► Kap. 63) überprüft und korrigiert werden müssen. Zugleich ist zu berücksichtigen, dass die verhaltenssteuernde Wirkung eines Reizes oder eines Ereignisses in weitgehendem Ausmaß von der Lernvorgeschichte des Individuums sowie von seiner aktuellen psychologischen und physiologischen Befindlichkeit (etwa im Hinblick auf Deprivation und Sättigung) abhängig ist. Demzufolge muss auch für Reize, deren verstärkender

Wirkung im Allgemeinen hohe Wahrscheinlichkeit zukommt (z. B. Nahrung oder positive soziale Zuwendung), grundsätzlich im Einzelfall die Möglichkeit des Fehlens einer solchen Wirkung in Betracht gezogen und ggf. eine entsprechend spezifische Verstärkerauswahl vorgenommen werden.

Therapeutische Verstärkerpläne können sowohl in der üblichen Therapiesituation als auch unter direkter Einbeziehung der natürlichen Umwelt des Patienten angewendet werden. Während in der üblichen Therapiesituation der Therapeut die Verstärker verabreicht, treten bei direkter Einbeziehung der natürlichen Umwelt neben dieser Vorgehensweise 2 weitere Möglichkeiten in den Vordergrund:

- Einsatz von natürlichen Bezugspersonen als Kotherapeuten (Eltern, Lehrer, Krankenpfleger etc.), die die Verabreichung von Verstärkern übernehmen (Mediatoren, ▶ Kap. 78), und
- Verwendung von Therapieplänen, in denen das Therapieziel explizit in der Änderung des Verhaltens des Patienten zugleich mit der Änderung des Verhaltens einer wichtigen Bezugsperson besteht (▶ Kap. 73).

Werden in einer Gruppe im Rahmen einer Institution (einer psychiatrischen Abteilung, einer Schulklasse etc.) umfassende und differenzierte Verstärkerprogramme für die Gruppenmitglieder auf der Basis der Verabreichung von Wertmarken erstellt, so spricht man von Münzverstärkung (▶ Kap. 45). Die im direkten Anschluss an therapeutisch erwünschtes Verhalten ausgegebenen Wertmarken werden dabei später nach festgelegten Standards gegen materielle Belohnungen oder Privilegien eingetauscht. Die Erhöhung der Frequenz einer Verhaltensweise durch positiv verstärkende Konsequenzen, die sich der Patient nach einem gemeinsam mit dem Therapeuten erarbeiteten Plan selbst verabreicht, wird als Selbstverstärkung (▶ Kap. 53) bezeichnet. Üblicherweise spielt in allen diesen Varianten zumindest in der Anfangsphase der Therapie die soziale Verstärkung durch den Therapeuten unmittelbar oder mittelbar eine wesentliche Rolle. Dem Aufbau von positiven Interaktionsmustern zwischen dem Patienten und dem Therapeuten, die den Verstärkerwert solcher Kontakte für den Patienten gewährleisten, muss daher entsprechende Bedeutung zugemessen werden. Vor allem im Bereich materieller Verstärker ist der bereits erwähnten Möglichkeit von Sättigungseffekten ggf. durch eine angemessene Variation der verwendeten Verstärker entgegenzuwirken.

67.2 Indikationen

Prinzipiell sind verstärkungspsychologische Methoden überall dort indiziert, wo das Therapieziel primär in der Behebung von Verhaltensdefiziten – im Verhaltensaufbau – besteht. Auch im Rahmen von Störungen, in denen Verhaltensexzesse dominieren, sollte der mögliche Stellenwert von in anderen Bereichen bestehenden Verhaltensdefiziten jedoch nicht außer Acht gelassen werden. Besonders häufig werden verstärkungspsychologische Therapiepläne u. a. in Rehabilitationsprogrammen bei schizophrenen Patienten und mental retardierten Personen, in der Modifikation von Leistungs- und Verhaltensstörungen bei Kindern, in der Partner- und Familientherapie sowie generell im Training sozialer Fertigkeiten eingesetzt; ein weiteres Anwendungsgebiet hat sich im Rahmen verhaltensmedizinischer und gesundheitspsychologischer Zugänge herausgebildet (Maercker, 2009; Reinecker, 1994). Substanzielle Bedeutung kommt dem Verstärkerkonzept in den verhaltenspsychologischen Therapieansätzen zum Depressionsproblem zu (Blöschl, 2005).

67.3 Nebenwirkungen und Kontraindikationen

Der Aufbau erwünschter Verhaltensweisen mittels systematischer positiver Verstärkung geht mit deutlichen Verbesserungen der emotionalen Befindlichkeit (der Stimmungslage und der Selbstwertschätzung) einher. Nebenwirkungen und Kontraindikationen im engeren Sinn des Wortes sind bei Beachtung der einleitend ausgeführten Grundprinzipien nicht bekannt. Wohl aber sind bestimmte Bedingungen zu berücksichtigen, unter denen der Einsatz verstärkungspsychologischer Strategien zum Verhaltensaufbau grundsätzlich erst im Anschluss an andere Methoden bzw. gemeinsam mit ihnen empfehlenswert erscheint. Dazu gehört etwa das Vorhandensein gravierender aversiver Bedingungen in der Umwelt des Patienten, die auf dem Weg der negativen Verstärkung und/oder durch ihre allgemeine Stressorfunktion inadäquate Verhaltensweisen aufrechterhalten.

67.4 Technische Durchführung

Bei aller Verschiedenheit therapeutischer Verstärkerpläne lassen sich doch bestimmte Regeln hervorheben, die bei der Erarbeitung und Anwendung solcher Verstärkerpläne prinzipiell zu beachten sind; sie werden im Folgenden anhand von 2 Beispielen erläutert. Das erste Beispiel (Lesetraining) illustriert den Einsatz verstärkungsorientierter Strategien bei Verhaltensdefiziten im Bereich von (intellektuellen, motorischen und sozialen) Fertigkeiten. Das zweite Beispiel (Kontakttraining) illustriert die Möglichkeit verstärkungsorientierten Vorgehens bei Verhaltensdefiziten im Rahmen komplexer sozial-emotionaler Störungsbilder. Dabei wird langfristig eine generelle Veränderung der Verhaltens-Verstärker-Kontingenzen in der natürlichen Umwelt des Patienten, gewöhnlich auf multimodaler Basis, angestrebt.

- Bestimmung der Verhaltensweise, deren Frequenz erhöht werden soll. Aufgrund einer sorgfältigen Verhaltensanalyse (▶ Kap. 41) wird das Defizit, um dessen Behebung es sich handelt, auf der Verhaltensebene definiert und in quantitativer Form eine entsprechende Grundkurve erstellt.
  - Lesetraining: z. B. Bestimmung jener Buchstaben, die das Kind noch nicht beherrscht, und Bestimmung des Prozentsatzes nicht gelöster Aufgaben beim Zusammenlauten von Buchstaben.
  - Kontakttraining: z. B. Bestimmung der täglichen Frequenz und Dauer von Kontakten mit Studienkollegen durch systematische Verhaltensaufzeichnungen des Patienten; gleichzeitig tägliche Selbstbeurteilung der Stimmungslage des Patienten anhand einer Rating-Skala (▶ Kap. 49).
- Abstufung der einzelnen Schritte zum Verhaltensziel (▶ Kap. 32).
  - Lesetraining: Erstellung einer Verhaltenshierarchie, die von der richtigen Benennung und Reproduktion der zu lernenden Buchstaben über das Zusammenlauten von 2 und mehreren Buchstaben zum Lesen eines Wortes reicht.
  - Kontakttraining: gemeinsam mit dem Patienten Erstellung einer Verhaltenshierarchie, die z. B. von einer kurzen sachbezogenen Frage an einen anderen Studenten im Hörsaal über ein kurzes Gespräch in der Mensa bis zu einer privaten Einladung reicht.
- Bestimmung und Anwendung individuell wirksamer Verstärker im Sinn der ausgeführten Prinzipien.
  - Lesetraining: z. B. Auswahl von kleinen Spielsachen aufgrund der vom Kind geäußerten und manifestierten Präferenzen; gemeinsam mit dem Kind Festlegung einer Anzahl von Punkten, für die später diese Spielsachen eingetauscht werden können; unmittelbare Verabreichung eines Punktes für jede bewältigte Einzelaufgabe.
  - Kontakttraining: systematische positive Verstärkung durch den Therapeuten mittels Erfolgsbestätigung und lobender Anerkennung für jeden bewältigten Schritt in Richtung des Verhaltensziels, über den der Patient anhand seiner Verhaltensaufzeichnungen (▶ Kap. 49) in der nächsten Therapiesitzung berichtet.
- Planung von methodischen Hilfen von Seiten des Therapeuten zur Bewältigung der einzelnen Therapieschritte (▶ Kap. 57).
  - Lesetraining: z. B. optisches Signal in Form eines auf dem Arbeitsplatz aufgestellten Kärtchens, das das Kind zu reflexivem Vorgehen auffordert.
  - Kontakttraining: z. B. Telefonanruf des Therapeuten kurz vor der Ausführung der Verhaltensaufgabe, um den geplanten Schritt noch einmal durchzusprechen.
- Planung des allmählichen Verzichts auf diese methodischen Hilfen bei angemessenem Fortschreiten der Therapie (Ausblendetechnik).
  - Lesetraining: optisches Signal wird weggelassen.

  - Kontakttraining: Telefongespräch wird weggelassen.
- Planung der Umstellung des Verstärkerplans durch zeitliche Ausdehnung der Perioden ohne unmittelbare Verstärkung bei angemessenem Fortschreiten der Therapie.
  - Lesetraining: z. B. Verstärkung nur mehr für jede richtig gelesene Zeile.
  - Kontakttraining: z. B. Abhaltung der Therapiesitzungen nicht mehr wöchentlich, sondern nur noch alle 14 Tage.
- Planung und Überprüfung der Übernahme der Verstärkerfunktion durch die natürliche Umwelt des Patienten bzw. durch internale Verstärkungsprozesse (▶ Kap. 53) im Verlauf und nach Beendigung der Therapie; ggf. Durchführung von diesbezüglichen Maßnahmen in der natürlichen Umwelt des Patienten selbst.
  - Lesetraining: Aufstellung der Hypothese, dass allmählich die selbständige Informationsentnahme aus interessantem altersgemäßem Lesestoff sowie die Anerkennung durch den Lehrer, die Eltern und die Klassenkameraden das erlernte Verhalten aufrechterhalten; Überprüfung dieser Hypothese durch Verhaltensanalysen (▶ Kap. 41 und Kap. 63) in Schule und Familie.
  - Kontakttraining: Aufstellung der Hypothese, dass allmählich die mit den aufgebauten Kontakten verbundenen Verstärker sozialer und nonsozialer Art sowie die Erfolgsrückmeldungen, die aus der Bewältigung der Situationen selbst kommen, das erlernte Verhalten und die korrelierende Stimmungsverbesserung aufrechterhalten; Überprüfung dieser Hypothese anhand der Verhaltensaufzeichnungen und der Stimmungsbeurteilungen (▶ Kap. 49) des Patienten sowie, wenn möglich, durch Verhaltensanalysen (▶ Kap. 41) in der realen Lebenssituation.

67

67.5 Erfolgskriterien

Als Erfolgskriterien gelten, allgemein formuliert,
- die angemessene Erhöhung der Häufigkeit des Zielverhaltens im Verlauf der Therapie gegenüber den vor der Therapie erhobenen Ausgangsdaten,
- in Fällen korrelierender emotionaler Probleme entsprechende Befindlichkeitsveränderungen, wie sie aus den begleitend durchgeführten Messungen (z. B. mittels Depressionsskalen) hervorgehen, und
- die Aufrechterhaltung des erwünschten Verhaltens bzw. der Befindlichkeitsveränderungen in der natürlichen Umwelt des Patienten, unabhängig von den in der Therapie verwendeten Verstärkern, während des Zeitraums der Nachkontrolle.

67.6 Grad der empirischen Absicherung und persönliche Bewertung

Dass es möglich ist, durch die planmäßige Veränderung der Rückmeldungen, die das Verhalten des Patienten erfährt, therapeutisch relevante Verhaltensänderungen zu erzielen, ist in zahlreichen empirischen Studien nachgewiesen worden. Zur Behebung von speziellen Verhaltensdefiziten im Bereich intellektueller, motorischer und sozialer Fertigkeiten stellt der Einsatz systematischer positiver Verstärkung eine empirisch gut abgesicherte und zeitökonomische Methode dar. Im Bereich komplexer sozial-emotionaler Störungsbilder sind aufgrund der häufigen Konfundierung verschiedener therapeutischer Zugänge Kontrolluntersuchungen, die den spezifischen Anteil verstärkungsorientierter Strategien am positiven Verlauf der Behandlung zu bestimmen erlauben, zurzeit noch relativ selten. Die bisher vorliegenden Befunde sprechen jedoch insgesamt nachdrücklich dafür, dass auch in der Therapie solcher komplexer Störungsbilder verstärkungspsychologische Gesichtspunkte stets mit in Erwägung gezogen werden sollten.

Literatur

Angermeier, W. F., Bednorz, P. & Hursh, S. R. (Hrsg.). (1994). *Operantes Lernen. Methoden, Ergebnisse, Anwendung*. Ein Handbuch. München: Reinhardt.

Blöschl, L. (2005). Depressive Störungen: Intervention. In M. Perrez & U. Baumann (Hrsg.), *Lehrbuch Klinische Psychologie – Psychotherapie* (3. Aufl.).

Flor, H. (2007). Lern- und verhaltenstheoretische Störungslehre. In B. Strauss, F. Hohagen & F. Caspar (Hrsg.), *Lehrbuch Psychotherapie* (Bd. 1; S. 217–238). Göttingen: Hogrefe.

Maercker, A. (2009). Operante Verfahren. In J. Margraf & S. Schneider (Hrsg.), *Lehrbuch der Verhaltenstherapie* (Bd. 1, 3. Aufl.). Heidelberg: Springer.

Reinecker, H. (1994). *Grundlagen der Verhaltenstherapie* (2. Aufl.). Weinheim: Beltz/PVU.

Zeitprojektion

N. Hoffmann

68.1 Allgemeine Beschreibung

Zeitprojektion ist eine Therapietechnik, die von Lazarus in die klinische Praxis eingeführt wurde. Sie basiert auf der Alltagserfahrung, dass Menschen, die erhöhten Belastungen ausgesetzt sind, längere Perioden der Reizarmut überbrücken müssen oder an einem Stimmungstief leiden, gelegentlich zu angenehmen Tagträumen greifen, um sich zukünftige Situationen auszumalen, bei denen sie eine besonders gute Figur machen oder wo für sie angenehme Ereignisse passieren.

Bei therapeutisch induzierter Zeitprojektion versucht der Therapeut, systematisch angenehme Vorstellungen oder Zielvorstellungen beim Patienten hervorzurufen, indem er ihm Situationen vorgibt, die der Patient gerne erreichen möchte und ihn instruiert, sich diese so lebendig und detailliert wie möglich vorzustellen. Besonders wichtig ist dabei der Versuch, möglichst intensiv die Gefühle aufkommen zu lassen, die für die entsprechende Szene charakteristisch sind.

Die angenehmen oder angestrebten Inhalte werden dabei aus mehreren Gründen in die Zukunft projiziert:

- Der Patient erlebt auf diese Art eine auf die Zukunft bezogene Perspektive, die den Gedanken an eine Verbesserung seines aktuellen Zustandes nahe legt.
- Ereignisse, die in seiner aktuellen Situation unrealistisch erscheinen, oder Leistungen, die er sich momentan nicht zutraut, können durch die Projektion in die Zukunft als potenziell möglich und für ihn erreichbar erlebt werden. Dadurch kann eine gewisse Relativierung der aktuellen unangenehmen Situation erfolgen.
- Durch die Vorstellung von erwünschten Zielen kann herausgearbeitet werden, was hier und jetzt getan werden muss und kann, um diese Ziele in der Zukunft zu erreichen. Ebenso können aktuelle Widrigkeiten einen neuen Sinn bekommen, als Weg hin zu dem erstrebten Ziel.
- Der Patient erlebt eine Ablenkung von aktuellen Sorgen und Grübeleien und lernt, seine Erlebnisspanne wieder auf die Zukunft auszuweiten.
- Angenehme Zukunftserwartungen bilden bei vielen Störungen wie Depression, Angst usw. ein direktes Gegengewicht zu den spontan auftretenden negativen Erwartungen.

Die psychologischen Prozesse, die sich bei dieser Technik positiv auswirken können, sind vielfältig: Aufgrund der Instruktionen des Therapeuten und der systematischen Unterbrechung von negativen Kognitionen (analog dem Gedankenstopp, ▶ Kap. 28) sind es hauptsächlich

- verdeckte positive Verstärkung von Aktivitäten auf der Vorstellungsebene (▶ Kap. 37),
- Evozierung von mit Angst und Niedergeschlagenheit inkompatiblen Gefühlen,
- Üben von schwierigen oder mit Angst besetzten Aktivitäten auf der Vorstellungsebene (analog zur systematischen Desensibilisierung, ▶ Kap. 59; und zum Aufbau sozialer Kompetenz, ▶ Kap. 69),
- Modelllernen (▶ Kap. 43) und
- gestuftes Üben (▶ Kap. 36).

Damit sind eine Reihe anderer Techniken angedeutet, mit denen Zeitprojektion gewisse gemeinsame Elemente hat.

68.2 Indikationen

Die wichtigste Indikation für Zeitprojektion besteht bei depressiven Störungen (▶ Kap. 100) und allen anderen Erkrankungen, die mit Entmutigung und Hoffnungslosigkeit einhergehen. Hier ist oft unmittelbar nach der Durchführung der Technik ein stimmungsaufhellender Effekt bemerkbar, der dadurch erreicht wird, dass der Patient sich angenehme, positive und motivierende Inhalte für seine eigene Zukunft vorgestellt hat. Dabei erlebt er oft zum ersten Mal nach langer Zeit mit Hoffnungslosigkeit und Ausweglosigkeitsgefühlen inkompatible Emotionen. Hier kann die Zeitprojektion auch zusammen mit anderen »beruhigenden Versicherungen« eingesetzt werden, mit deren Hilfe man dem Patienten am Anfang der Therapie vermitteln will, dass sein Zustand durchaus heilbar ist, und dass sich seine aktuelle Lage zum positiven verändern wird.

Die Technik ist auch dann nützlich, wenn Patienten nicht in der Lage sind, sich, bezogen auf ihre aktuelle Situation, vorzustellen, dass noch etwas daran änderbar wäre. Man kann auch frühere angenehme Ereignisse in die Zukunft projizieren und der Patient dadurch die Erfahrung machen, dass sie in der Zukunft wieder angenehm sein können.

Bei Depressionen kann Zeitprojektion zu einer Unterbrechung von Grübelphasen oder negativen Kognitionen führen.

Bei sozialen Ängsten, negativer Selbstbewertung und Selbstunsicherheit kann die Vorstellung zukünftigen kompetenten Handelns, zusammen mit positiven Reaktionen aus der Umwelt, zu Erfolgserlebnissen, zu gesteigerter Motivation und zu neuer Hoffnung führen, die sich positiv auf das Verhalten und Erleben des Patienten auswirken.

68.3 Nebenwirkungen und Kontraindikationen

Bei Lazarus (1971) werden keine Gegenindikationen angegeben. Aus eigener Erfahrung kann diese Technik unter zwei Bedingungen wenig nützlich, u. U. sogar schädlich sein:

- Bei Patienten, die sich aufgrund ihrer mangelnden affektiven Resonanz oder aufgrund einer extrem negativistischen Sichtweise bei der Übung über längere Zeit keine positiven Inhalte oder erstrebenswerten Ziele vorstellen können, sollte der Versuch abgebrochen werden, da sonst die Gefahr besteht, dass der Patient, seine Unfähigkeit, den Instruktionen zu folgen, als ein weiteres persönliches Versagen wertet und das wiederum als Beweis für seine verzweifelte Lage nimmt.
- Bei Patienten, die sich aufgrund eines konkreten Anlasses (wie Verlust usw.) in einer schwierigen psychischen Situation befinden, kann der Versuch, sie anzuwenden als Ablenkung, als Bagatellisierung, als »nicht Ernst nehmen« aufgefasst werden und u. U. aggressive Reaktionen gegen den Therapeuten und damit einen Vertrauensverlust ihm gegenüber zur Folge haben.

68.4 Technische Durchführung

Die Durchführung der Technik umfasst folgende Schritte:

- Der Therapeut versucht, mit dem Patienten angenehme Vorstellungen oder erstrebenswerte Ziele herauszufinden. Bei hoffnungslosen, verbitterten oder depressiven Patienten führt die Frage, welche Aktivitäten und Ereignisse sie als angenehm empfinden würden, oft zu keinem Ergebnis, weil sie sagen, sie könnten sich im Moment an gar nichts freuen und würden vor allem schon gar nichts mehr vom Leben erwarten. In diesem Fall versucht man durch Befragen Aktivitäten herauszufinden, die für den Patienten in nicht depressivem Zustand erfreulich waren, also in der Vergangenheit. Zu diesem Zweck können auch Instrumente wie Verstärkerlisten eingesetzt werden.

- Der Patient wird durch hypnotische Suggestionen (▶ Kap. 33) oder durch ein abgekürztes Muskelentspannungstraining (▶ Kap. 25) in einen leichten Entspannungszustand versetzt. Bei Patienten, die mit erhöhter Angst auf Entspannungssuggestionen reagieren, reicht auch die Instruktion, sich möglichst entkrampft hinzusetzen und sich auf die folgenden Inhalte zu konzentrieren.
- Der Therapeut beschreibt dem Patienten lebendig und detailliert die erste angenehme Szene, und der Patient hat die Aufgabe, sich selbst so intensiv wie möglich bei der entsprechenden Aktivität zu erleben und die angenehmen Gefühle in sich aufkommen zu lassen, die für diese Situation charakteristisch sind. Man kann die Induktion einer möglichst plastischen Vorstellung dadurch fördern, dass man mit »inhaltsfreien« Vorstellungen beginnt: Stellen Sie sich vor, wir sind fünf Jahre weiter und Sie liegen morgens im Bett. Sie öffnen die Augen. Was sehen sie? Wie ist die Tapete? Ist das Fenster rechts oder links von Ihnen? Erst danach werden schrittweise die emotional bedeutenden Inhalte eingeführt. Wer ist noch im Raum? Sie sitzen mit Ihrem Partner an einem schön gedeckten Frühstückstisch. Sie gehen zur Arbeit, wo man schon auf Sie wartet und ihre Fähigkeiten gebraucht werden.
- Der Therapeut kann u. U. eine Reihe anderer Vorstellungsinhalte anschließen, um den Patienten in eine möglichst positive und motivierende Gefühlslage zu versetzen. Die Projektion der verstärkenden Vorstellungsinhalte kann mehr und mehr in die Zukunft ausgedehnt werden. Anschließend kann eine ganze Zeitperiode (die in der Vorstellung mit angenehmen Inhalten ausgefüllt wurde) zusammenfassend als erfreuliche und ausgefüllte Zeit bewertet werden (retrospektive Kontemplationsphase).
- Der Therapeut weist den Patienten darauf hin, dass er dieselben angenehmen Empfindungen, die er eben verspürt hat, dadurch hervorrufen kann, dass er die entsprechenden Aktivitäten ausführt, und ermuntert ihn, es zu versuchen. Der Patient erhält die Instruktion, zu festgelegten Zeiten (z. B. nach dem Aufstehen) oder bei bestimmten Anlässen (z. B. bei erhöhter Niedergeschlagenheit) Zeitprojektion zwischen den Sitzungen zu üben.
- Wenn mit dem Patienten eine Zielvorstellung und ein in der Zukunft liegender erstrebenswerter Zustand herausgearbeitet wurde, dann kann die Frage angeschlossen werden, was am heutigen Tag noch gemacht werden könnte, um auf die in der Zukunft liegende Vorstellung hinzuarbeiten.

Weitere Varianten sind (Hoffmann, 1976):

- Als Vorstellungsinhalte werden nicht beliebige angenehme Aktivitäten, sondern angenehme Ergebnisse von Verhaltensweisen gewählt, deren Ausführung in der aktuellen Situation Schwierigkeiten bereitet oder mit Angst besetzt ist.
- So kann einer Studentin, die große Angst vor der Arbeit an ihrer Dissertation hat, die Szene vorgegeben werden: eine Feier mit ihren Freunden nach erfolgreicher Promotion, Rückmeldung durch den Betreuer, der die fertige Arbeit lobt usw.
- Bezüglich der Reihenfolge kann mit dem zeitlich entferntesten Punkt begonnen werden, um dann immer näher an die aktuelle schwierige Situation heranzukommen.
- Bei jeder angenehmen Vorstellung erfolgt eine Relativierung der aktuellen Ängste und Hoffnungslosigkeit: Der Patient blickt unter dem Einfluss der angenehmen Gefühle auf die jetzige Situation zurück, und stellt fest, dass alles letztlich doch gut gegangen ist, dass er es geschafft hat, aus der Depression herauszukommen usw.

68.5 Erfolgskriterien

Erfolgskriterium ist, kurzfristig gesehen, das Erleben von mit Depression unvereinbaren Emotionen, das sich in einer Stimmungsaufhellung und evtl. in positiven Aussagen gegenüber der Zukunft ausdrückt. Längerfristig sind eine gesteigerte Aktivität sowie der spontane Einsatz der Technik seitens des Patienten zur Unterbrechung von Phasen der Apathie und der Grübelei ein Hinweis auf die positive Wirkung. Das entscheidende Kriterium aber dürfte eine zunehmende Aufhebung der Fixierung auf vergangene oder aktuelle unangenehme Ereignisse sein, zusammen mit einer positiveren Sicht der Zukunft.

68.6 Grad der empirischen Absicherung und persönliche Bewertung

Es gibt keine Untersuchung über die Wirksamkeit von Zeitprojektion, weder auf der Ebene von Einzelfallstudien noch mit Hilfe eines Gruppendesigns. Lediglich Lazarus berichtet kurz über 2 Fälle von depressiven Patienten, bei denen er die Technik erfolgreich angewendet hat, ohne allerdings irgendwelche Daten mit zu veröffentlichen. Nach klinischer Erfahrung kann die Technik besonders am Anfang der Therapie die Aussicht auf Erfolg verdeutlichen und die Therapiemotivation steigern. Sie sollte allerdings nicht dem Patienten den Eindruck geben, Therapieerfolge fanden hauptsächlich auf der Vorstellungsebene statt. Sie kann bei recht niedergeschlagenen, aber affektiv noch zu einer gewissen Plastizität fähigen Patienten zu momentanen Stimmungsaufhellungen und zu einer Aktivitätszunahme führen, die sich aber sehr schnell verflüchtigt, wenn keine anderen therapeutischen Mittel wirksam werden. Die Zeitprojektion ist vor allem nützlich, wenn es darum geht, dem Patienten zu helfen, über den augenblicklichen Zustand hinaus wieder nach vorn zu denken, den aktuellen Zustand als eine vorübergehende Phase zu begreifen, sich selbst zu motivieren und zu erleben, dass kleine und scheinbar unscheinbare Schritte, die jetzt getan werden, längerfristig zu einem erstrebenswerten Ergebnis beitragen können. Bei Widerständen des Patienten gegenüber dieser Technik sollte allerdings ohne Zögern auf ihren Einsatz verzichtet werden.

68

Literatur

Hoffmann, N. (1976). *Depressives Verhalten*. Salzburg: Otto Müller.

Lazarus, A. (1971). *Behavior therapy and beyond*. New York: McGraw-Hill.

Therapiestrategien und programme

Aufbau sozialer Kompetenz: Selbstsicherheitstraining, »Assertiveness«-Training

R. Ullrich und R. de Muynck

69.1 Allgemeine Beschreibung

Selbstsicherheit, Selbstvertrauen und sozial kompetentes Verhalten sind im therapeutischen Vorgehen untrennbar verbunden. Soziales Kompetenztraining, das auf einer eingehenden und umfassenden Problem- und Verhaltensanalyse (▶ Kap. 41) beruht, ist sehr komplex. Es ist zielorientiert. Die Basis der Verhaltens- und Einstellungsänderung ist die Neuerfahrung bislang vermiedener sozialer Situationen ohne negative Konsequenzen.

Trainingsprogramme zur Verbesserung der sozialen Kompetenz berücksichtigen verschiedene verhaltenstherapeutische Strategien und Methoden wie

- Hierarchiebildung (▶ Kap. 32),
- Modelllernen (▶ Kap. 43),
- Verstärkung (▶ Kap. 67),
- Diskriminationslernen (▶ Kap. 21),
- Selbstkontrolle (▶ Kap. 82),
- kognitive Probe (▶ Kap. 35),
- Selbstinstruktionen (▶ Kap. 52),
- Einstellungsänderungen (▶ Kap. 72),
- Verhaltensübungen (▶ Kap. 65).

Daneben kommen vor allem übende Elemente wie Verhaltensproben, Rollenspiele und Probehandeln zur Anwendung. Die meisten Verfahren arbeiten bevorzugt als Anwendung in Gruppe und nutzen dabei auch Interaktionsprozesse und gruppendynamische Faktoren. Dies geschieht etwa im »Assertiveness-Training-Programm« (ATP). Diese Form der Selbstsicherheitstherapie dient dazu:

- sich zu erlauben, eigene Ansprüche zu haben (Einstellung zu sich selbst, Selbstwahrnehmung),
- sich zu trauen, sie auch zu äußern (Freisein von blockierenden Emotionen wie Hemmungen, Schuldgefühlen, sozialen Ängsten und von kognitiven Fehlerwartungen),
- die Fähigkeit zu besitzen, sie auch durchzusetzen, mit dem Ziel der verbesserten Nutzung vorhandener Verstärkerquellen und in Abgrenzung von aggressiven Übergriffen,
- bei anderen Menschen Sympathien für sich selbst zu gewinnen und sie für sich einzunehmen.

Im Vorgehen spielt die Schwierigkeitsabstufung mit den vorstrukturierten vier Grundhierarchien zum Angstabbau, der Fehlschlag-Kritik-Versagens-Angst, der Kontakt- und Bindungsängste, der Ablehnungsangst beim Äußern eigener Bedürfnisse und der Ablehnungsangst und Schuldgefühle beim Abgrenzen oder Nein-Sagen (Ärger äußern, Konfliktfähigkeit) sowie einer Hierarchie zur besseren Selbstakzeptanz und von Selbstkontrollprogrammen mit einem intermittierenden Verstärkerplan die zentrale Rolle.

69.2 Indikationen

Selbstsicherheit ist eine »Fähigkeit« die durch unterschiedlichste Krankheiten bzw. Krankheitssymptome beeinträchtigt sein kann. Ein Selbstsicherheitstraining kann daher bei gesunden Menschen, z. B. im Rahmen eines Managertrainings, durchgeführt werden. Die Therapie auf der Ebene von Fähigkeiten findet jedoch auch im Rahmen einer Krankenbehandlung statt, wenn die Fähigkeitseinschränkung krankheitsbedingt ist. Da keine klinisch langfristige Störung ohne Veränderung des zwischenmenschlichen Verhaltens und des Selbstwertes denkbar ist, fehlt die Indikation zu irgendeiner Form von Selbstsicherheitstherapie oder sozialem Kompetenztraining auch in kaum einem Therapieplan. Im klinisch engeren Sinne unterscheidet man drei Indikationsbereiche:

- **1. Exzesse an sozialen Ängsten, Vermeidungsstrategien**

Dabei unterscheiden sich die Verfahren sowohl in der Definition von sozialen Ängsten (▶ Kap. 114) als auch in der Auffassung, welche Bewältigungs- oder Vermeidungsstrategien behandlungsbedürftig erscheinen. In der psychiatrischen Klassifikation wird Sozialangst oder Sozialphobie häufig gleichgesetzt mit der Fehlschlagangst. Nach eigenen Untersuchungen lassen sich mehrere Generalisationsbereiche sozialer Negativerwartungen unterscheiden. Mit Sozialangst sind auch Hemmungen, Schuldgefühle und Ängste, besonders in den vier Bereichen der ATP-Grundhierarchien gemeint. Als Hilfsmittel zur Bestimmung der Intensität und zur Erfassung der unterschiedlichen Generalisationsgebiete hat sich der U-Fragebogen besonders gut bewährt (Ullrich & de Muynck, 1998). Im Gebiet der von den Autoren als Vorwärtsvermeidung bezeichneten Bewältigungsstrategien mit relativer sozialer Akzeptanz, etwa Perfektionismus bei Kritikangst, zwanghafte Kontrolle bei Fehlschlagangst, Überanpassung und zwanghaftes Helfen bei Ablehnungsangst und bei Angst vor dem Alleinsein oder machtbesessenes Erfolgsdenken bei autoritärer Abwehr vor Versagensängsten mit möglichen Isolationseffekten, emotionalen Defiziten und mit aggressiven Übergriffen, gibt es zwar keine diagnostisch verwertbaren klinischen Kennwerte, extrem niedrige Werte im U-Fragebogen sind jedoch deutliche Hinweise, solche Vorwärtsvermeidungsstrategien zu hinterfragen. Die psychiatrischen Kategorien der Persönlichkeitsstörungen sind zum Großteil als Exzesse an Vermeidungsstrategien mögliche Indikationen für sehr komplexe und zeitintensive Selbstsicherheitstherapien.

- **2. Angst vor Verlust der Kontroll- oder Bewältigungsmechanismen**

Dies ist ein Spezialfall sozialer Ängste. **Die Vermeidungsversuche wie Rückzug, Alkohol, Tabletten, Überkontrolle und Sonnenbrillen** sollen das Sichtbarwerden der körperlichen Erregung verhindern, was nur unvollkommen gelingt. In der älteren psychiatrischen Literatur wurden besonders solche Störungen als Sozialphobie beschrieben. Hierzu gehören manche Formen der Angst vor dem Erröten, vor dem Zittern, Schwitzen oder in der Öffentlichkeit erbrechen zu müssen, besonders dann, wenn sonst angeblich die Welt und die Person völlig in Ordnung ist. Hier geht es therapeutisch entsprechend den Panikstörungen zunächst um die Aufgabe des Vermeidungsverhaltens im Sinne des Angstzulassens.

- **3. Depressive Störungen**

Die nach den sozialen Ängsten häufigste Indikationsstellung betrifft **depressive Störungen** (▶ Kap. 100). Im Unsicherheitsfragebogen zeigen Patienten mit der Diagnose »Sozialphobie« und solche mit der Diagnose »neurotische Depression« in Intensität und Spektrum übereinstimmende Abweichungen. Therapeutisch liegt der Ansatz von Selbstsicherheitstherapien hier im Ausgleich defizitärer Ansprachebilanzen durch Korrekturen der Selbstwahrnehmung und Selbstbewertung, der Handlungsblockaden durch soziale Ängste und durch die Verbesserung verstärkender Fertigkeiten.

- **4. Sonstige Störungen**

Weitere Indikationen für ein Selbstsicherheitstraining sind Abhängigkeitserkrankungen, psychosomatische Störungen oder soziale Ängste und Selbst- und Fremdwahrnehmungsstörungen als Hintergrundbedingung für andere Störungen.

69.3 Kontraindikationen

Eine absolute Kontraindikation besteht außer bei akuten Wahrnehmungs- und Denkstörungen nicht. Bei Patienten mit depressiven Phasen soll die Indikationsstellung nur auf phasenüberdauerndem selbstunsicherem Verhalten basieren. Bei Patienten mit verminderter Transferfähigkeit (z. B. hirnorganisch Geschädigten oder einigen Störungen aus dem schizophrenen Verhaltensbereich) empfiehlt es sich, nur Übungssituationen mit klaren, konkreten Anwendungsregeln zu verwenden und hierbei herauszuarbeiten, wann das neue Verhalten angezeigt ist und wann nicht. Patienten aus den Diagnosegruppen »Borderline-Syndrom« und »paranoide Psychose« zeigen häufig miteinander inkompatible und konkurrierende Pläne, sodass es günstig ist, nicht mehrere Patienten mit diesen Diagnosen in einer Gruppe aufzunehmen.

Selbstsicherheit und Selbstvertrauen basieren auf einer realistischen Einschätzung eigener Fähigkeiten und der positiven Einschätzung eigener Ressourcen und Handlungspotenziale. Die Therapie weckt hierzu Einsicht und Zutrauen, indem sie die Defizite früherer Akzeptanz auszugleichen versucht, die Wahrnehmung, Wertung, Kausalattribuierung und Handlungsfrequenz sozialer Interaktionen und positiver Selbstwahrnehmungen fördert. Dabei liegen therapeutisch die wichtigsten Veränderungsquellen in der Aufhebung von negativen Wertungen, Wahrnehmungen und Handlungsweisen. Diese haben in der selbstunsicheren Persönlichkeitsstruktur einen wichtigen funktionalen Platz. Sie werden durch negative Verstärkung aufrechterhalten und müssen therapeutisch unnötig gemacht werden, um Löschung zu ermöglichen.

Nebenwirkungen und Kontraindikationen auf dem Weg wachsenden Selbstvertrauens können als Zwischenprodukte mit noch bestehender Inkongruenz von Selbsteinschätzung und aktivierten Potenzialen und/oder im Hinblick auf das Management alter sozialer Strukturen vorkommen. Patienten können das Ziel des Selbstsicherheitstrainings bzw. Selbstsicherheit dahingehend missverstehen, als gehe es dabei darum »nein zu sagen« oder rücksichtslos zu handeln, statt sozial kompetent und damit auch gewinnend gegenüber anderen aufzutreten. Solche Missverständnisse sind insbesondere bei Patienten mit Persönlichkeitsstörungen zu erwarten und bedürfen besonderer therapeutischer Aufmerksamkeit.

69.4 Technische Durchführung

Der Vielfalt möglicher Ansatzpunkte an den intra- und interindividuellen Regelkreisen und den sozialen und personengebundenen Strukturen entspricht die Vielfalt möglicher therapeutischer Strategien. Neben ihrem unmittelbaren Effekt beim Einzelnen entfalten diese therapeutischen Teilstrategien aus den Gebieten des Modelllernens (▶ Kap. 43), der kognitiven Umbewertung (▶ Kap. 29 und Kap. 38), positiven Verstärkung (▶ Kap. 67) und angstfreien Neuerfahrung und Löschung (▶ Kap. 40) ihre spezifische Wirkung, auch über den Einfluss auf Gruppenprozesse. Sie sind nicht beliebig austauschbar und müssen zum richtigen Zeitpunkt eingesetzt werden. Die Ziele einer positiveren Selbstbewertung, eines Sich-eindeutig-Zeigens, Einlassens oder Abgrenzens – ja selbst der Einsatz neu zu erlernender kommunikativer Fertigkeiten – werden nicht einfach durch an sich effektive Strategien oder deren Bündelung zu komplexen Methoden erreicht, sondern durch das bedingungsgerechte, sukzessive und aufeinander aufbauende Planen und Durchführen neuer Erfahrungen.

Die meisten Selbstsicherheitstherapien lassen sich einzeln, einzeln mit anderen kombiniert oder als Gruppentherapie durchführen. Die Variante »Einzel mit anderen kombiniert« ist speziell beim ATP eine Möglichkeit, in der die z. T. vorstrukturierten Therapieelemente zeitlich synchronisiert und parallele Einzeltherapien so zusammengelegt werden, dass Patienten miteinander üben können. Dieser Weg ist auch geeignet, sich langsam an richtige Gruppen, in denen auch Interaktionen genutzt werden, heranzutasten.

Das ATP besteht aus 3 Teilen:
- bedingungsanalytische Problem- und Plananalyse,
- Grundkurs selbstsicheres Verhalten und
- kommunikative Problemlösung.

Das Vorgehen wird mit Buch- und Videomaterial unterstützt (Ullrich & de Muynck, 1998). Die aufeinander aufbauenden und sich gegenseitig bedingenden Veränderungsvoraussetzungen werden in der Durchführung über eine vielfältige Abstufung oder **Hierarchisierung** (▶ Kap. 32) vermittelt.

In der Vorbereitungszeit für die Gruppentherapie werden etwa in den Bereichen Arbeit, Familie, Freizeit und Kontakt die bestehenden störenden Verhaltensweisen und Bedingungen und die möglichen Alternativen (Ziele) bei selbstsicherem Verhalten analysiert. Die zusätzliche Exploration des Umganges mit Lob und Kritik und die Abwägung der Lerngeschichte, speziell im Hinblick auf die »Lebensaufträge« und die Lebenspläne von Seiten der Eltern sowie der Verhaltensmuster aus der Auseinandersetzung mit Geschwistern, erlauben schließlich eine erste Einschätzung der spezifischen Verhaltensmuster, speziell der Pläne und Schutzstrategien, der Defizite und Exzesse im Bereich der Selbstwahrnehmung, der sozialen Ängste, der sozialen Fertigkeiten und der Ressourcen im sozialen Umfeld. Nach der Abwägung der Einschränkungen wird das mögliche Veränderungspotenzial (wie lange können z. B. Vorwärtsvermeidungsstrategie für die Therapie genutzt werden oder wie lange können sie überhaupt beibehalten werden) abgeschätzt und dann das Problem der Beeinflussungsmöglichkeit real aversiver Umweltkonstellationen diskutiert. Zum Problem der Systembedingungen hat sich bei den Autoren bewährt, zunächst die »Symptomträger«, also die Patienten, die in Behandlung kommen, in ihrer Selbstsicherheit und sozialen Kompetenz so weit aufzubauen, dass durch deren neues Verhalten für den Störungsverursacher zwangsläufig neue Verhaltensbedingungen und damit eine Destabilisierung des alten Kontrollsystems entstehen. Echte Veränderungsarbeit ist dann aussichtsreicher. Die Partner werden dann erst wieder im dritten Teil über Einzelsitzungen zu Kommunikationsübungen (► Kap. 76) einbezogen.

Zur Auswahl der in Frage kommenden Strategien und Methoden gehört die Abwägung, ob die sozialen Ängste noch nicht sehr generalisiert sind, etwa bei einer Prüfungsangst ohne allgemeine Fehlschlagangst. Hier wäre ein klassisches Verfahren, wie die systematische Desensibilisierung (► Kap. 59) im situativen Kontext möglicherweise ausreichend, gekoppelt mit kognitiver Umstrukturierung (► Kap. 38). Bei Ängsten vor öffentlicher Beachtung sind auch reine »Flooding«-Techniken mit massierten und langdauernden Expositionen (► Kap. 26) möglich. Im klinischen Sektor ist jedoch eine breite Generalisierung der Regelfall. Entsprechend breit muss das Spektrum der Strategien sein.

Wo immer möglich, sollte die Durchführung in Gruppen erfolgen. Das Erlebnis der Akzeptanz durch andere ohne Vorleistung ist eine der zentralen Wirkfaktoren im Aufbau von Selbstvertrauen. Diese Akzeptanz wird durch planmäßige Bedingungsvariation des Verhaltens therapeutisch gefördert. Die Akzeptanz in Gruppen fördert wiederum die Gruppenkohäsion und umgekehrt. Die Gruppenkohäsion ist besonders hoch bei strukturierten Gruppen mit gemeinsamen Aufgaben und Zielen. Im ATP wird dies erreicht, indem anfangs aversive Bewertungen (konstruktive Kritik wird später geübt) unterlassen werden und positiv-konstruktive Rückmeldungen sowie gemeinsame Übungen auch außerhalb der Sitzungen (etwa Einladungen als Kontaktübungen) gefördert werden. Im Übrigen wird schon bei der Gruppenzusammenstellung nach Möglichkeit der Gesichtspunkt der Homogenität nach Alter, Lerntempo und Interessen berücksichtigt. Weitere Vorteile der Gruppenbildung sind die Etablierung effizienter Selbstmanagementgruppen im Anschluss, wie sie nach Therapieende als Regelfall verbleiben. Für den unmittelbaren Lernprozess ist die Gruppe weiter besonders wichtig: Die anderen übernehmen Modellfunktionen durch die Hilfe beim kontinuierlichen »Shaping«-Prozess und bei der Verhaltens- und Plananalyse (► Kap. 41) in ihrer sukzessiven Fortführung über die neuen Erfahrungen hinweg sowie durch die normativ entlastende Erfahrung geteilter Schicksale. Die Einzeldurchführung der Therapie hat wiederum den Vorteil, dass individuellere Hierarchien gebildet werden können und die Wartezeit geringer ist. Die Therapie ist auch einfacher.

Die Hierarchiebildung (► Kap. 32) ist wichtig. Sie wird in offenen Gruppen und in reinen Übungs- bzw. Fertigkeitskursen vernachlässigt und ist auch ohne Strukturierung nicht möglich. Strukturierung wiederum ist nur in geschlossenen Gruppen, bei denen die Teilnehmer von Anfang bis Ende nicht wechseln und gezielt für diese Vorgehensweise ausgesucht und zugeordnet wurden, in optimaler Form möglich.

Im ATP wurde die Strukturierung durch die Definition der schwierigkeitsbedingenden Situationsvariablen nach folgendem Schema zum Konstruktionsprinzip der Übungen gemacht:

- **S** = Stimulus als Zielverhalten und Ortfestlegung,
- **R** = Definition des Verhaltens in seinen immer komplexer und schwieriger werdenden Anteilen,
- **K** = Konsequenz oder Reaktion der Partnerperson.

Diese sog. Standardisierung von Situationen (nicht zu verwechseln mit einer Standardisierung des Vorgehens, die lediglich als Tribut für experimentelle Therapiekontrollen notwendig wurde) erlaubt eine schnelle Variation nach der Komplexität des zu übenden Verhaltens, nach Art, Zahl sowie Status und Nähe von problemauslösenden Personen und über die Festlegung von deren Reaktionen im Rollenspiel auch der Konsequenz. Die Konsequenzen von Übungsverhalten sollen in Selbst- und Fremdbewertung zunächst immer fördernder Art sein. Wie in der systematischen Desensibilisierung sollte auch bei der Vorgabe von Übungshierarchien mit empirisch gemittelten Schwierigkeitsgraden die individuelle Schwierigkeit nie über 30% liegen, was durch eine Einschätzung vor den Übungen kontrolliert wird.

Bei der hierarchischen Vorgehensweise ist die notwendige Verzahnung von Erfahrung, Einsicht, Können und Angstfreiheit hierbei wesentlich leichter herzustellen als in komplexen, freigewählten Übungssituationen. Die Autoren versuchten des Öfteren, Hierarchien aus Zeitgründen zu verkürzen, was sich immer wieder gerächt hat. Einerseits wurden die realen Situationen wieder vermehrt vermieden, andererseits war die dadurch fehlende Echtheit oder Eindeutigkeit des Verhaltens (Inkongruenz auf verschiedenen Verhaltensebenen) oft Anlass für ein real aversives Feedback im Alltag. Auch wurde oft bei der Vorgabe von aktuellen, sehr schwierigen Situationen das Nachholen der übersprungenen Schritte dann verspätet notwendig. Dies wirkt oftmals demotivierend, da nun nicht mehr unter Erfolgsbedingung gelernt wird. Die Vorgabe von Rahmenhierarchien bietet zusätzlich große Möglichkeiten in der Modellvorgabe, etwa mit Videomodellen von Zwischenschritten.

Probleme des hierarchischen Vorgehens können im Bereich der Transfernormendiskrimination auftreten, wenn etwa statt der Inszenierung einer Übungssituation zur Vermittlung einer passageren Erfahrung die Unterweisung in rezepthafte Lösungsstrategien erfolgt, etwa so, als müssten die Klienten lernen, nach dem Weg zu fragen, statt an diesem Beispiel zu üben, ihre Bedürfnisse eindeutiger zu äußern.

Auch die notwendigerweise größere Selektionsarbeit sowie die Beschränkung freier Interaktionen durch vorgegebene Übungen und den hierarchischen Bedingungsrahmen stellen Einschränkungen dar, die dem systematischen Vorgehen eigen sind.

Bei den Verhaltensproben oder Rollenspielen sollte unbedingt auf die Umsetzung auch im Alltag geachtet werden. Die Erfahrungen (Hausaufgaben) aus dem Selbststudium sollen für die kognitiven Veränderungen gezielt herangezogen werden.

Zur Veränderung unangemessener Einstellungen, falscher Denkweisen und zur Redefinition von Problemen werden im Training auch kognitive Methoden des Problemlösens (► Kap. 46), der Reattributierung (► Kap. 38), der Selbstverbalisierung (► Kap. 52) und der Einstellungsänderungen (► Kap. 29) verwendet. Diese kognitiven Methoden spielen v. a. bei der Verbesserung der Selbstbewertung und der Schulung der sozialen Wahrnehmung, dem Abbau von Hemmungen und Schuldgefühlen sowie der Überwindung der Angst vor Kontrollverlust eine hilfreiche Rolle. Sie werden zweckmäßig an die übende Neuerfahrung gekoppelt.

Das Wort **Verhaltensprobe** – statt Rollenspiel (► Kap. 65) – wird dabei von den Autoren bevorzugt, weil das Kriterium der Echtheit besser zu erklären ist (sich in etwas hinein versetzen und es wirklich sein wollen) als in der »Nur-Spiel-Situation«. Das Spielen von Rollen ist eine bekannte und sehr schwierig zu erkennende Vermeidungsstrategie von sozialen Konflikten. Zur Kontrolle dagegen empfiehlt es sich, häufiger nach den unmittelbaren Empfindungen in der Verhaltensprobe zu fragen. Allerdings ist auch im ATP der Übungspartner in einer meist festgelegten Rolle tätig. Rollentausch zum Austesten der subjektiven Auswirkung von Verhalten ist vielfach nützlich, aber nicht in jeder Übung obligat. Modellvorgaben sollten dabei nachahmbar sein, etwa Arbeitscharakter haben, strukturiert und nicht zu komplex oder perfekt erscheinen. Videomodelle von Schauspielern wurden weniger gut angenommen als solche aus Selbsterfahrungsgruppen. Ein abgestufter Einsatz ist allerdings schon wegen der hohen Kosten der Erstellung nur bei Hierarchievorgaben möglich. Seit dem Einsatz von Videomodellen hat sich die Effizienz des ATP noch einmal wesentlich erhöhen lassen (Hellauer, de Muynck & Ullrich, 1998).

69.5 Erfolgskriterien

Sozial kompetentes Verhalten manifestiert sich auf der nonverbalen (Gestik, Mimik, Haltung), auf der verbalen, auf der emotionalen, auf der kognitiven und der sozialen Ebene. Die motorische Ebene (verbales und nonverbales Verhalten) ist durch Verhaltensbeobachtungen (► Kap. 63; Ullrich de Muynck & Ullrich, 1980) in der Realsituation oder in Verhaltenstests objektivierbar. Die diversen Zielannäherungsgrößen und Störungsabnahmeparameter im Gebiet Selbst, Umfeld, soziale Blockaden und Fertigkeiten sind meist subjektive Vergleiche mittels Fragebögen. Viele Veränderungswerte lassen sich im Selbstsicherheitssektor nur in Bezug zu den Ausgangsproblemen interpretieren. So kann im Sozialen sowohl die Veränderung in Richtung mehr Nähe als auch mehr Distanz (etwa Trennung) positiv sein, im Verhalten mehr Freundlichkeit oder mehr Bestimmtheit usw. Für einige Parameter existieren dagegen auch Bezugskriterien im Sinne der sozialen Validierung, etwa statistische Vergleichswerte von Zielgruppen Gesunder (Ullrich de Muynck & Ullrich, 1980).

Für die therapeutische Praxis haben sich besonders auch fortlaufende Messungen, etwa zur Zwischenrückmeldung mittels Fragebogen oder Verhaltenstest in Form von Videoaufnahmen schwieriger Übungen bewährt. Letztere können auch sehr gut zur späteren Erfolgsrückmeldung benutzt werden.

69.6 Grad der empirischen Absicherung und persönliche Bewertung

In der Literatur sind drei Aspekte der Wirksamkeitsuntersuchung zu unterscheiden:

1. Untersuchungen zur Wirksamkeit der einzelnen Methoden für sich,
2. Vergleichsstudien über die Beitragsanteile einzelner Methoden und Vergleichsstudien unterschiedlich kombinierter komplexer Verfahren und
3. Untersuchungen zum Wirkungsspektrum und zu Wirkungsfaktoren einschließlich prognostischer Kriterien.

Die Wirksamkeit des sozialen Kompetenztrainings und vieler seiner grundlegenden Einzelmethoden wie der systematischen Desensibilisierung ist durch eine Vielzahl empirischer Studien nachgewiesen (► Kap. 59; Grawe, Donati & Bernauer, 1994). Im Befinden und in der Stimmung werden dabei von hohen Verbesserungsraten und wenigen Therapieabbrüche berichtet. In den sozialen Bezügen Arbeit, Freizeit, Familie und Freunde sind bei den Autoren Verbesserungen im Ausmaß von ca. 60% zu erzielen. Hinsichtlich der Symptome und Störungsschwerpunkte oder der Verhaltensexzesse, die Therapieanlass waren, dürfte die Erfolgsquote im ATP mit begleitender Einzeltherapie zwischen 50% (Persönlichkeitsstörungen oder zentrale Schutzprogramme, Suchtverhalten) und 80% (Phobien) liegen (Ulrich & de Muynck, 1998d). Bei vielen Befindensverbesserungen schon nach kurzer Therapiedauer oder während stationärer Aufenthalte muss noch geklärt werden, inwieweit hier spezifische Effekte über die gezielte Veränderung der Funktion störungsbedingender Einflüsse oder nur temporär situative Effekte vorliegen. Im ATP erreichen etwa 80% der Patienten das Kriterium der Angstfreiheit, operationalisiert über Posttrainingswerte im Normbereich des U-Fragebogens, wobei die Therapieversager und abbrüche schon mit enthalten sind. Diese Effekte sind längerfristig stabil und generalisieren auf allgemeines Wohlbefinden und alle sozialen Bezüge. Diese subjektiven Verbesserungen gehen mit gesicherten Veränderungen im kompetenten Sozialverhalten, erhöhten Attraktivitäts- und Sympathieurteilen einher.

Weniger überzeugend belegt ist die Frage nach den therapeutisch wirksamen Teilen der Programme. Allgemein werden die übungsorientierten Elemente als unverzichtbare Teile angesehen. Unterschiedliche Beurteilung erfährt auch die Frage des hierarchischen Vorgehens. Sicherlich unrichtig ist es, Übungen mit vorwiegendem Transfercharakter aus Hierarchien herauszunehmen und rezepthaft anzutrainieren oder Hierarchien anzufangen, ohne sie zu beenden.

Aus der Sicht der Autoren ist die hierarchische Vorgehensweise immer dann unverzichtbar, wenn soziale Ängste die Grundlage für Selbstwertstörungen und soziale Inkompetenz bilden. Die Verzahnung von Angstabbau, Selbstwertveränderungen und Defizitausgleich schöpft die vielfältigen strategischen Möglichkeiten besonders auch aus dem Bereich kognitiver Methoden erst voll aus. Generalisierte Effekte wie Befindensverbesserungen lassen sich mit nahezu allen Vorgehensweisen und oft mit kürzerem Aufwand erreichen. Grundlegende und langfristige Änderungen etwa unter Einschluss von »Programmänderungen« (Vermeidungsexzesse, Schutzpläne, Persönlichkeitsstörungen) benötigen systematische und umfassende Strategienbündel etwa als langdauernde, komplexe Selbstsicherheitstherapien mit intensiver Gruppenarbeit.

Literatur

Grawe, K., Donati, R. & Bernauer, F. (1994). *Psychotherapie im Wandel*. Göttingen: Hogrefe.

Hellauer, D., de Muynck, R. & Ullrich, R. (1998). *Das Assertiveness Training Programm ATP*. Therapieverfilmung. DVD 1 bis 3 (Copyright Münchner Therapiefilme, Morenastr. 18, 81234 München).

Ullrich de Muynck, R. & Ullrich, R. (1980). Das Verhaltensbeobachtungssystem (VBS) – Ein Verfahren zur Messung von Interaktionsverhalten. In R. Ullrich de Muynck, R. Ullrich, K. Grawe & D. Zimmer (Hrsg.), *Soziale Kompetenz* (Bd. 2). München: Pfeiffer.

Ullrich, R. & de Muynck, R. (1998a). *ATP 1: Einübung von Selbstvertrauen. Bedingungen und Formen sozialer Schwierigkeiten*. München: Pfeiffer.

Ullrich, R. & de Muynck, R. (1998b). *ATP 2: Einübung von Selbstvertrauen – Grundkurs*. München: Pfeiffer.

Ullrich, R. & de Muynck, R. (1998c). *ATP 3: Einübung von Selbstvertrauen und kommunikative Problemlösung – Anwendung in Freundeskreis, Arbeit und Familie*. München: Pfeiffer.

Ullrich, R. & de Muynck, R. (1998d). *ATP: Anleitung für den Therapeuten*. München: Pfeiffer.

Akzeptanz- und Commitment-Therapie

R. F. Sonntag

70.1 Allgemeine Beschreibung

Es gehört offenbar zu den natürlichen Wünschen von Menschen, sich *gut* zu fühlen. Dementsprechend vermeiden wir nicht nur umweltliche Ereignisse, die uns verletzen oder bedrohen. Wir versuchen auch Gedanken, Gefühle und Körperempfindungen wie Angst oder Schmerz zu vermeiden, die mit solchen Ereignissen in Beziehung stehen (**Erlebnisvermeidung**). Eine wachsende empirische Literatur zeigt allerdings, dass solche Vermeidungsanstrengungen durchaus problematisch sind (Hayes, Wilson, Gifford, Follette & Strosahl, 1996; Kashdan, Barrios, Forsyth & Steger, 2006; Wenzlaff & Wegner, 2000). Menschen kämpfen dann mit ihren Schmerzen, Befürchtungen oder Erinnerungen und vernachlässigen langfristige Ziele und persönlich als wertvoll geschätzte Aktivitäten.

Das im Hinblick auf eigene innere Erlebnisse mehr oder weniger generalisierte Meideverhalten wird in der Akzeptanz- und Commitment-Therapie (»ACT«) im Wesentlichen zwei Quellen zugeschrieben. Erstens werden wir dazu durch Regeln angehalten; man sagt uns Dinge wie »Du brauchst doch nicht traurig zu sein«, »Stell dich (mit deinen Gefühlen) doch nicht so an«, oder wie in dem bekannten Volkslied »… meide den Kummer, meide den Schmerz, dann ist das Leben ein Scherz« (vgl. Törneke, Luciano & Valdivia, 2008).

Zweitens beruht es auf der menschlichen Fähigkeit, Ereignisse in vielfältiger Weise miteinander in Beziehung zu setzen. So können wir umweltliche Ereignisse mit beliebigen Zeichen wie zum Beispiel Worten in Beziehung setzen. Ist diese Art der Bezugnahme einmal als grundlegender Operant etabliert, sind schnelle, weit reichende und indirekte Lernprozesse möglich, die über die bekannten Konditionierungsprinzipien hinausgehen. Die Natur dieser und anderer Prozesse der Bezugnahme wurde im Rahmen der »Relational Frame Theorie« experimentell untersucht (Hayes, Barnes-Holmes & Roche, 2001; Törneke, 2010). Unter anderem führen sie dazu, dass Gedanken und andere innere Erlebnisse ähnliche Auswirkungen auf das Handeln haben wie die Ereignisse, mit denen sie in Beziehung stehen. Wir sprechen von **kognitiver Fusion** und meinen damit sowohl eine gedankliche Einengung als auch ein (übertriebenes) Ernst-nehmen von Gedanken. Salopp gesagt kommt es dazu, dass Gedanken an Ereignisse mit diesen Ereignissen verwechselt werden. So bekommt der Gedanke an ein Trauma ähnliche Wirkungen wie das Trauma selbst, weshalb es oft schwer fällt, darüber zu reden; oder ein Gefühl wie Angst löst selbst wieder Angst aus.

Dem ACT-Modell menschlichen Verhaltens zufolge sind kognitive Fusion und Erlebnisvermeidung die beiden wichtigsten Prozesse für die Entstehung psychischer Erkrankungen. Sie sind jedoch mit weiteren Verhaltensproblemen verbunden, die ebenfalls direkt angegangen werden. Das ist erstens ein **Mangel an Achtsamkeit** und Geistesgegenwart. Er entsteht durch die Ausrichtung des Verhaltens auf Vermeidung und Beschäftigung mit Gedanken (wie z. B. beim Grübeln). Durch diesen Mangel an Achtsamkeit – insbesondere im Hinblick auf das eigene Tun und Erleben – geht zweitens die Fähigkeit verloren, sich als überdauerndes, stabiles (transzendentes) Selbst und Urheber des Verhaltens zu erleben. Personen verschmelzen mit dem jeweili-

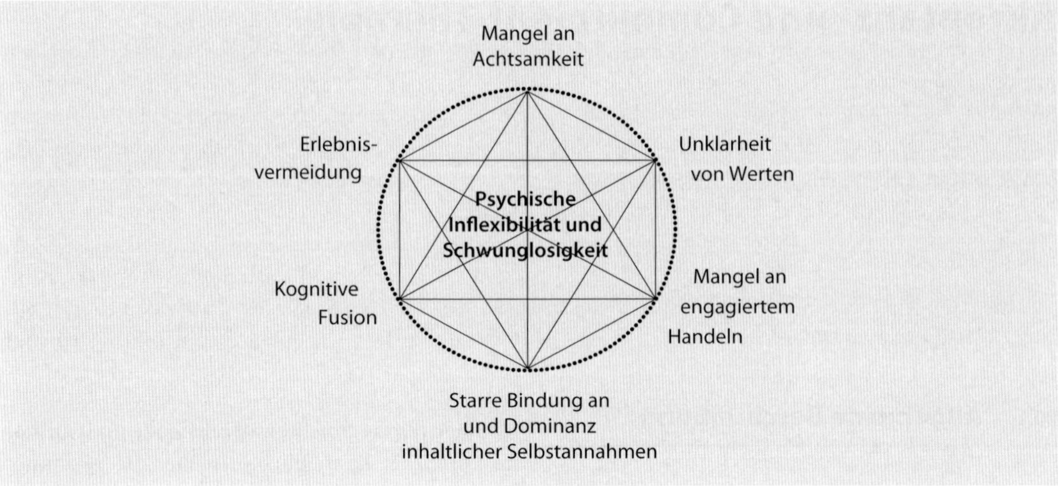

Abb. 70.1 In ACT adressierte psychopathologisch relevante Verhaltensprozesse. (Mod. nach Hayes et al., 2006)

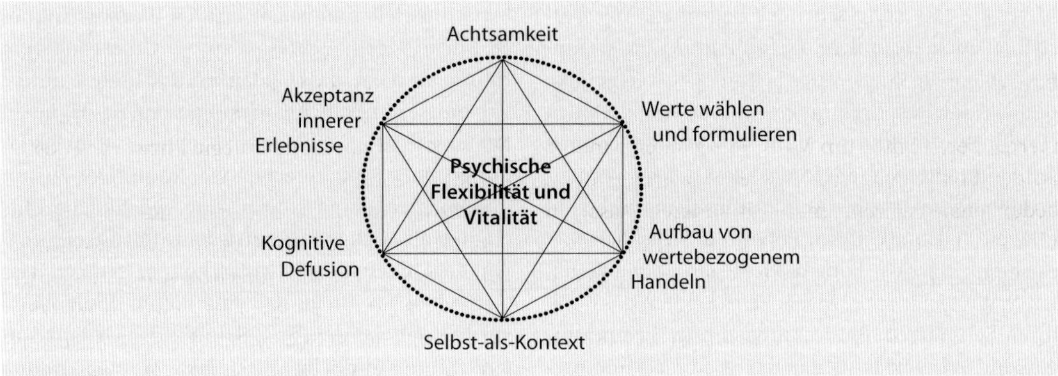

Abb. 70.2 Die sechs Hauptstrategien bzw. Fertigkeiten der ACT. (Mod. nach Hayes et al., 2006)

gen Erleben und sagen etwa »Ich bin traurig« und sind dabei eins oder identifizieren sich mit dem Gefühl, anstatt zu sagen »Ich beobachte gerade bei mir ein Gefühl der Traurigkeit«. Hinzu kommt eine starre Dominanz inhaltlicher Selbstbildannahmen (z. B. »Ich bin ein Versager«) oder eine starke Abhängigkeit des Selbstbildes von wechselnden äußeren Einflüssen. Erlebnisvermeidung, kognitive Fusion, Unachtsamkeit und ein **erstarrtes oder instabiles Selbsterleben** machen es schließlich schwer zu formulieren, was einer Person wichtig ist. Patienten sind ohne Interesse, können keine Ziele und bevorzugte Aktivitäten mehr benennen und fühlen sich im buchstäblichen Sinn wertlos (**Unklarheit von Werten**). Wobei wir in ACT unter Werten bevorzugte Aktivitäten bzw. wertgeschätzte Handlungsweisen verstehen; zum Beispiel was ich als Vater, als Therapeut oder in meiner Freizeit tun möchte. Ohne solche Wertvorstellungen kommt es schließlich zu einem **Mangel an engagiertem Handeln (Commitment)**; das Verhalten wird vorwiegend auf Erlebnisvermeidung oder kurzfristige Bedürfnisbefriedigung ausgerichtet und es imponieren Inaktivität oder Impulsivität. Insgesamt erscheint das Verhalten starr und unflexibel und Patienten erleben sich schwunglos und wenig vital (Abb. 70.1).

ACT richtet sich mit sechs Hauptstrategien (Abb. 70.2) auf diese psychopathologisch relevanten Prozesse. Aus Sicht der Patienten (oder auch

Therapeuten) als Anwender können wir sie auch als Fertigkeiten betrachten. Grundlegende Zielsetzung der Behandlung ist die Förderung von Verhaltensflexibilität und Wertorientierung. Flexibilität ist dabei als Fähigkeit zu verstehen, Verhaltensweisen beharrlich beizubehalten oder zu ändern, je nachdem was für das Erreichen wertebasierter Ziele erforderlich ist.

70.2 Indikationen

ACT ist ein transdiagnostischer Ansatz innerhalb der Verhaltenstherapie (vgl. Mansell, Harvey, Watkins & Shafran, 2009) und wurde schon bei einer Vielzahl verschiedener Krankheitsbilder eingesetzt. Da sich die Behandlung – dem ACT-Modell zufolge – auf grundlegende Verhaltensprozesse richtet, wird die Indikation nicht störungsbezogen gestellt.

ACT ist immer dann einsetzbar, wenn die oben beschriebenen Verhaltensprozesse psychopathologisch relevant sind. Da es sich bei den in ACT trainierten Fertigkeiten um Meta-Fertigkeiten handelt, ist der Einsatz von ACT außerdem immer dann bedenkenswert, wenn man mit anderen Ansätzen nicht weiter kommt. Beim Training sozialer Fertigkeiten kann ACT beispielsweise dann nützlich sein, wenn das Training durch Erlebnisvermeidung oder ständige Diskussionen (kognitive Fusion) erschwert wird.

ACT findet nicht nur im klinischen Bereich Anwendung sondern ebenso in beruflichen Arbeitsfeldern (Bond & Hayes, 2002), in der Bekämpfung von Vorurteilen und Stigmatisierung (Masuda, Hayes, Fletcher et al., 2007) und wird als präventiver Ansatz auf der Gemeindeebene diskutiert (Biglan & Hinds, 2009).

70.3 Kontraindikationen

ACT ist nicht angezeigt, wenn es sich um reine Fertigkeitendefizite handelt und die Vermeidung subjektiver Erlebnisse kein besonderes Hindernis beim Erwerb der notwendigen Fertigkeiten darstellt. Weiterhin ist ACT als eine recht umfassende Behandlungsmaßnahme bei relativ geringfügigen Verhaltensproblemen nicht indiziert (z. B. einer unkomplizierten Agoraphobie oder Panikstörung). ACT sollte nicht angewandt werden, wenn eine gut wirksame, evidenzbasierte Intervention für ein Verhaltensproblem zur Verfügung steht und gute Wirkung zeigt. Auch wenn ein Patient von Erlebnisvermeidung und kognitiver Fusion als hilfreichen Strategien überzeugt ist, sollte auf ACT eher verzichtet werden. ACT ist nicht hilfreich, wenn eine verbale Kommunikation nicht möglich ist wie bei schweren psychotischen Zuständen oder fortgeschrittener Demenz. Eine Gefahr besteht bei allen ACT-Interventionen darin, sie zu intellektualisieren und Metaphern oder Übungen rational erklären zu wollen. Schwierig kann es schließlich sowohl für Patienten als auch Therapeuten sein, ACT-Strategien und Interventionen nicht doch wieder zur Reduktion von Symptomen oder zur Beseitigung unerwünschter innerer Erlebnisse einzusetzen.

70.4 Technische Durchführung

Die sechs Behandlungsstrategien bzw. Fertigkeiten der ACT stehen in enger Wechselwirkung miteinander (◘ Abb. 70.2). Entsprechend der individuellen Fallkonzeptualisierung und der fortlaufenden Verlaufsdiagnostik ergeben sich daher unterschiedliche Ansatzpunkte und vielfältige Möglichkeiten der Therapiegestaltung. Eine Therapie kann beispielsweise mit Achtsamkeit, Akzeptanz oder der Formulierung von Werten und Zielen begonnen werden. Zu Beginn einer Behandlung formulierte Werte können vorläufigen Charakter haben und sich im weiteren Verlauf ändern. Nicht selten tauchen alle Behandlungsstrategien in einer Sitzung auf. Die Behandlungsstrategien können mit verschiedenen Methoden wie Metaphern, funktionaler Gesprächsführung, natürlichen Paradoxien, Imagination und anderen erlebnisorientierten Übungen umgesetzt werden. Darüber hinaus steht ein umfangreiches Arsenal einzelner Techniken und Übungen zur Verfügung, über die eine wachsende Zahl praktischer Behandlungsanleitungen informiert (Hayes & Strosahl, 2004; Hayes, Strosahl & Wilson, 2004).

Diagnostik

Mit Anamnese und unmittelbarer Verhaltensbeobachtung (psychischer Befund) werden Ausmaß und Verteilung der spezifischen Verhaltensprobleme (◘ Abb. 70.1) erfasst. So kann etwa die Vermeidung von Gefühlen, Körperempfindungen und Gedanken erfragt und im direkten Kontakt mit dem Patienten beobachtet werden. Darüber hinaus ist festzustellen, ob es an sonstigen lebenspraktischen Fertigkeiten wie sozialer Kompetenz, Problemlösen oder Zeit- und Geldmanagement mangelt. Nicht selten stehen solche Verhaltensdefizite jedoch in enger Wechselwirkung zu den ACT-Fertigkeiten, etwa wenn jemand immer wieder auf die Durchsetzung berechtigter Interessen verzichtet, um Angstgefühle zu vermeiden.

Information über die zu erwartende Behandlung

Es ist nicht nur ethisch wünschenswert sondern auch für die Behandlung nützlich, dem Patienten einige Erläuterungen zu geben, was ihn erwartet. ACT ist als ein indirekter, nichtlinearer Therapieansatz eher ungewöhnlich. Patienten sollten »vorgewarnt« werden, dass ihnen die therapeutischen Maßnahmen nicht immer logisch erscheinen werden und emotional herausfordernd sein können.

Achtsamkeitstraining

70

Für viele Patienten ist es ein guter Einstieg, mit formalen Achtsamkeitsübungen zu beginnen. Für manche kann dies allerdings bereits eine hochrangige Akzeptanzübung (bzw. Exposition) darstellen, wenn sie gewohnt sind, eigene Körperempfindungen, Gedanken und Gefühle zu vermeiden und davor zu flüchten. In solchen Fällen kann es sinnvoll sein, zunächst Akzeptanz, Defusion und »Selbst-als-Kontext« zu trainieren.

In ACT wird Achtsamkeit in sehr flexibler Weise trainiert. Formale Achtsamkeitsübungen haben einen eindeutigen Beginn und ein Ende, können je nach Bedarf von 2 bis zu 30 Minuten dauern. Sie können verankert oder frei sein. Verankerte Übungen sind für viele Patienten oft einfacher und können sich auf äußere (einen Gegenstand, ein Geräusch) oder innere Ereignisse (z. B. Körperempfindungen) oder auch komplexere Handlungsvollzüge (z. B. achtsam gehen) richten. Am häufigsten wird wohl das Beobachten des Atems geübt. Dem Patienten sollte dabei vermittelt werden, dass es nicht darauf ankommt, die ganze Zeit der Übung perfekt beim Atmen zu bleiben; wesentlich ist vielmehr, nach einer Ablenkung immer wieder neu zum Atem zurückzukehren und auf den Atem zu achten.

Neben dem Einsatz formeller Achtsamkeitsübungen lässt sich Achtsamkeit auch informell trainieren. Das geschieht einerseits dadurch, dass der Therapeut den Patienten in der Sitzung immer wieder auffordert, darauf zu achten, was zu einem bestimmten Zeitpunkt passiert. Nachdem ein Patient beispielsweise von einem belastenden Ereignis erzählt hat, kann der Therapeut fragen: »Wie ist das jetzt gerade hier für Sie, wenn Sie mir das erzählen? Mögen Sie mir sagen, welche Körperempfindungen jetzt gerade hier auftauchen?« – Nachdem der Patient über seine Körperempfindungen berichtet hat, kann der Therapeut weiter fragen: »Wenn Sie mir so von Ihren Körperempfindungen berichten, was für Gedanken tauchen dazu auf?«

Eine weitere Möglichkeit, Achtsamkeit informell einzuüben, besteht darin, immer wieder bestimmte Tätigkeiten besonders achtsam auszuführen, wie zum Beispiel etwas essen, duschen, Zähne putzen oder beim Spaziergang die Qualitäten der Luft zu registrieren.

Training von Akzeptanz

Für das Akzeptanztraining empfiehlt es sich, drei Schritte zu unterscheiden:

1. Im ersten Schritt wird eine Bestandsaufnahme gemacht. Es werden alle bisherigen Bemühungen des Patienten aufgelistet, ein bestimmtes inneres Erleben wie zum Beispiel Schmerz zu beseitigen oder zu vermeiden. Dabei werden ebenso die Kosten für die eigene Lebensführung in den Blick genommen. Ziel ist die Erzeugung **kreativer Hoffnungslosigkeit**, d. h. Kontakt zu der erlebten Erfahrung herzustellen, dass die Meideversuche nicht nur langfristig erfolglos sondern außerdem selbstschädigend waren und sind. Kreative Hoffnungslosigkeit wird in ACT weder als Einsicht noch als Gefühl aufgefasst. Der Erfolg der diesbezüglichen Maßnahmen zeigt sich darin, dass es Patienten zunehmend leichter fällt, ihr

Meideverhalten im Vollzug zu erkennen und zu unterlassen.
2. Der zweite Schritt dient dazu, die paradoxen Wirkungen der Erlebnisvermeidung und die **Kontrolle als innere Erlebnisse, als Problem** direkt erfahrbar zu machen (»Je weniger Sie es haben wollen, umso mehr haben Sie es.«).
3. Im dritten Schritt wird schließlich **»Bereitwilligkeit als Alternative«** in den Raum gestellt. Mit Hilfe von Metaphern und praktischen Übungen soll der Patient erleben, wann er Akzeptanz bzw. Bereitwilligkeit ausübt und wie sich dadurch seine Lebensqualität verbessert.

▪ Training kognitiver Defusion

Bereitwilligkeit gegenüber schmerzlichem Erleben zu üben, ist schwierig, wenn dieses Verhaltensweisen enthält, die sehr ernst und wörtlich genommen werden. Beispielsweise wenn eine Panikattacke mit dem Gedanken einhergeht: »Ich werde gleich sterben.« In ACT werden solche Gedanken nicht hinterfragt oder disputiert. Vielmehr werden sie »auf den Tisch gelegt« und dann geübt, eine andere Art der Beziehung zu ihnen aufzunehmen als die der wörtlichen Bezugnahme, d. h. sie ernst zu nehmen. Zwei grundsätzliche Vorgehensweisen kommen dazu in Betracht.

Die erste besteht darin, die **Perspektive auf Gedanken** statt ihren Inhalt zu verändern. Das geschieht bereits auf einfache Weise, wenn wir sie aufschreiben und dann auf sie schauen. Weiterhin kann man Patienten bitten, klinisch relevante Gedanken zu vergegenständlichen und ihnen eine Farbe, Temperatur, Größe, Form oder Oberflächenbeschaffenheit zu geben. In der Übung **»Blätter auf einem Fluss«** werden Patienten gebeten, sich vorzustellen, dass sie an einem Fluss sitzen, auf dem Blätter treiben. Die weitere Aufgabe besteht darin, dass der Patient nun alle aufkommenden Gedanken auf die Blätter setzt. Der Patient soll mit dieser Übung zunächst unterscheiden lernen, wann er mit seinen Gedanken verschmolzen ist, d. h. sie ernst nimmt, und wann er Gedanken mit Abstand betrachtet. Letztlich wird anhand dieser Erfahrungen geübt, Gedanken zur Kenntnis zu nehmen und dann wählen zu können, wann er sie ernst nimmt und wann nicht.

Weitere Techniken zur kognitiven Defusion bestehen darin, **den normalen Gesprächsdiskurs zu verlassen**. Das geschieht etwa, indem ein Wort/Gedanke wiederholt so lange ausgesprochen wird, bis es/er nur noch als leere Worthülse erlebt wird. Eine andere Möglichkeit besteht darin, die aktuelle Funktion von Gedanken und Aussagen in den Vordergrund zu holen. Etwa wenn man Fragen stellt wie: »Wozu sagen Sie das jetzt?« oder »Während Sie diesen Gedanken aussprechen, welche Gefühle oder Körperempfindungen tauchen dabei auf?«

▪ Training transzendenten Selbsterlebens

Menschen teilen als Antwort auf die Frage »Wer bin ich?« ihre Erfahrungen in Geschichten mit (konzeptualisiertes Selbst oder **»Selbst-als-Inhalt«**). So nützlich eine durch verbale Selbstannahmen gespeiste Identität einerseits ist, so schädlich kann es sein, in ihr zu erstarren (wie z. B. in einer Opferidentität). In ACT werden Prozesse trainiert, die einer solchen Erstarrung entgegen wirken können. Ausgangspunkt bildet dabei die Unterscheidung verschiedener Arten perspektivischer Bezugnahme: »ich-du, hier-dort, jetzt-dann«. Patienten üben beispielsweise fortlaufende Achtsamkeit mit zusätzlichem Bezug auf sich selbst als Beobachter. Es geht dabei nicht nur darum etwa das Atmen zu beobachten, sondern außerdem den »Standort« des Beobachters zu erwischen, also: »Ich beobachte, wie ich atme; ich beobachte, wie ich gehe; ich beobachte, meine Angst; ich beobachte, meine Gedanken.«

Aus dieser fortwährenden Selbstachtsamkeit, die auch als **»Selbst-als-Prozess«** bezeichnet wird, entsteht gemeinsam mit den perspektivischen Unterscheidungen »Ich-hier«, »Du-dort«, »Ich-damals«, »Ich-jetzt« der Relational Frame Theorie zufolge ein stabiles inneres Selbsterleben. Es ist weder von autobiographischen Geschichten oder Selbstbildannahmen noch von äußeren Einflüssen abhängig. »ICH-HIER-JETZT« wird zum Kontext von dem aus und in dem wir alles erleben: konkrete Sinneserfahrungen ebenso wie Gedanken, Gefühle, Handlungen usw. Deshalb sprechen wir vom **»Selbst-als-Kontext«**. Weil dieses Erleben über jeden einzelnen konkreten Erlebnisinhalt hinausreicht, wird es auch als transzendentes Selbsterleben bezeichnet. Es stellt uns gewissermaßen den

»sichersten Ort« zur Verfügung, an dem wir »sein« können. Er ermöglicht nicht nur, Gefühle, Gedanken und Körperempfindungen offen und mit Bereitwilligkeit zu beobachten, ohne sie als »gut« oder »schlecht« zu bewerten, sondern kann außerdem ein gestärktes Gefühl von Autoren- bzw. Urheberschaft (vgl. aus anderer Perspektive: Wegner & Sparrow, 2004). Wir fühlen uns frei. Eine ganze Reihe von Metaphern und Übungen stehen bereit, um den Kontakt zu diesem »Selbst-als-Kontext« einzuüben, das notwendigerweise außerordentlich flüchtig ist.

▪ Werte wählen und formulieren trainieren

Alle vorgenannten Behandlungsstrategien bzw. Fertigkeiten haben neben der Flexibilisierung des Verhaltens vor allem den Zweck, die freie Wahl von Werten und wertorientiertes Handeln zu unterstützen. Werte sind in ACT **Richtungsziele**. Es handelt sich um frei gewählte Formulierungen von Verhaltensmustern, die als intrinsische Verstärker wirken (vgl. die ausführliche Definition von Wilson & DuFrene, 2009, S. 64 ff). Anders gesagt, diese Aktivitäten werden **wertgeschätzt** und daher unter Freiheitsbedingungen bevorzugt. Eine typische Metapher für Werte als Richtungsziele ist: »Ein Wert ist wie eine Himmelsrichtung. Eine Himmelsrichtung kann man nicht erreichen. Wenn es für Sie wichtig ist, nach Westen zu gehen, können Sie immer weiter nach Westen gehen, ganz egal wie weit Sie schon gegangen sind.«

70

Die Fragen nach wertgeschätzten Aktivitäten werden mit Hilfe von Lebensfeldern bzw. Rollenbereichen konkretisiert: Partnerschaft, Elternschaft, Familie, Freunde, Arbeit, Freizeit, persönliches Wachstum/Bildung, Spiritualität/Religion, Rolle als Bürger, Gesundheit, Kunst/Ästhetik, Natur/Umwelt. Zu jedem Bereich wird der Patient eingeladen, Formulierungen zu wählen, wie er sich in diesem Bereich verhalten möchte; zum Beispiel: »Was für ein Ehepartner möchten Sie gerne sein? Wie möchten Sie sich gegenüber Ihrem Mann, Ihrer Frau gern verhalten.« Die Freiheit des Wählens wird durch den Zusatz erleichtert: »Wenn alles möglich wäre? Wenn Sie ungehindert (durch Ängste, Ärger, negative Gedanken, Schmerzen etc.) so könnten, wie Sie wirklich, wirklich wollen?« Die Formulierungen von Werten sollten relativ abstrakt sein, um Verhaltensspielräume nicht einzuengen und Flexibilität zu fördern.

Nicht alle Patienten kommen mit der direkten Befragung zurecht. Dann kommen indirekte Vorgehensweisen zum Einsatz. Eine davon ist, vom Leiden und seelischen Schmerz auszugehen. Das ist deshalb nur natürlich, weil unser größter Schmerz oft darauf verweist, was uns am wichtigsten ist. Ein Patient sagt zum Beispiel: »In letzter Zeit ist mir alles gleichgültig. Es tut mir nur leid, dass meine Frau und meine Kinder so unter meinen Depressionen leiden müssen.« Worauf der Therapeut antworten kann: »Ihre Familie scheint Ihnen sehr am Herzen zu liegen. Wenn diese Depression nicht da wäre, wie würden Sie sich dann gerne als Vater und Ehemann verhalten?« Andere indirekte Vorgehensweisen sind nach Kindheitsträumen oder Vorbildern zu fragen. Man kann Patienten auch bitten, sich vorzustellen, sie wären am Ende ihres Lebens angekommen: »Auf welches Leben würden Sie dann gerne zurückblicken?«

▪ Engagiert handeln trainieren

Das Training engagierten Handelns dient der praktischen Umsetzung zuvor formulierter Werte. Es lässt sich in mehrere Komponenten zerlegen. Zunächst werden aus den relativ abstrakten Werten **konkrete Ziele** abgeleitet. Ziele sind Ergebnisse, die man erreichen kann, während Werte als fortlaufende Prozesse aufzufassen sind. Ist es beispielsweise für jemand ein Wert, sich beruflich fortzubilden, so könnte der Besuch eines Seminars oder das Lesen eines Fachbuchs ein passendes Ziel sein.

Der nächste Schritt ist, **Handlungen** zu beschreiben, wie ein solches Ziel erreicht werden kann. Es ist oft sinnvoll, Ziele und Handlungen zu skalieren. Langfristig geht es darum, immer größere und umfassendere Handlungsmuster aufzubauen. Das kann im Bereich der Gesundheit mit dem Essen eines Apfels beginnen und immer weiter bis zum Aufbau einer gesunden Lebensweise mit entsprechender Ernährung, einem regelmäßigen Schlaf-Wach-Rhythmus, ausreichender Bewegung und der Aufgabe des Rauchens führen.

Schließlich werden **Hindernisse** ins Auge gefasst, die dem engagierten Handeln entgegenstehen können. Hindernisse können zum einen aus unerwünschten Gefühlen oder Gedanken bestehen.

In dem Fall werden Akzeptanz- und Defusionsfertigkeiten systematisch zum Aufbau engagierten Handelns eingesetzt. Darüber hinaus gibt es vier Aspekte, die besondere Beachtung verdienen:

- Was ist Erfolg? Da wertebasiertes Handeln als Prozess aufgefasst wird, besteht Erfolg eben nicht im Erreichen konkreter Ziele. Ob wir ein konkret gesetztes Ziel erreichen, hängt ja nicht nur von uns ab. Erfolgreich bin ich, wenn ich eine wertgeschätzte Handlung ausgeführt habe. Das Gehen ist wichtiger als das Ankommen.
- Etwas versuchen vs. etwas tun. Wenn ein Ziel und eine Handlung definiert sind, äußern Patienten oft, dass sie es versuchen wollen. Dem tritt der ACT-Therapeut entgegen, da »versuchen« engagiertes Handeln untergräbt. Wie der Jedi-Meister Yoda in einem der Star-Wars-Filme sagt: »Tu es oder tu es nicht. Es gibt kein Versuchen.«
- Engagiertes Handeln ist ein Alles-oder-nichts-Geschehen. Ähnlich dem Versuchen kann es passieren, eine Handlung nur halbherzig in Angriff zu nehmen. Der ACT-Therapeut macht demgegenüber deutlich, dass Engagement wie Springen ist. Man kann zwar die Sprunghöhe, den Kontext, variieren, doch ein Sprung ist immer ein Sprung.
- Am Ende einer Sitzung nimmt engagiertes Handeln oft die Form eines Vorsatzes oder Versprechens an, etwas Bestimmtes zu tun. Es ist wichtig, dass der Patient *sich selbst* ein solches Versprechen gibt und nicht dem Therapeuten oder sonst irgendjemand.

70.5 Erfolgskriterien

Der Behandlungserfolg lässt sich sowohl innerhalb des Therapiesettings als auch im Leben des Patienten »draußen« beurteilen. Innerhalb des Therapiesettings lässt sich eine Zunahme an Flexibilität und Wertorientierung an vielerlei Indikatoren beobachten. Starr sitzende Patienten werden beweglicher, motorisch unruhige werden ruhiger. Es wachsen Offenheit und die Bereitschaft über schwierige Themen zu sprechen. Humor und Lachen nehmen zu. Patienten erwischen sich selbst, wie sie »es« machen, nämlich erzählte Geschichten und Gedanken sehr ernst zu nehmen.

Über ihr tägliches Leben berichten Patienten, dass sie auch mit Unsicherheit Dinge in Angriff nehmen, die sie bisher vermieden haben; dass ihre zwischenmenschlichen Beziehungen inniger werden; dass sie sich mehr an langfristigen Zielen orientieren; dass sie auch die kleinen Freuden des Lebens bewusster genießen. Es kommt zu Veränderungen in Lebensbereichen, in denen Patienten bisher eher Stagnation erlebt haben. Außenstehende berichten oft, dass Patienten freier, umgänglicher und aktiver geworden seien.

Veränderungen lassen sich außerdem im AAQ II (action and acceptance questionnaire; vgl. Gloster, Klotsche, Höfler et al., 2009) erfassen. Die Interpretation typischer Symptomskalen wie des SCL-90 ist nicht immer eindeutig. Zwar können Symptomreduktionen auf ein Nachlassen emotionaler Vermeidung hinweisen und so als Therapiefortschritt beurteilt werden, jedoch kann es durch eine erhöhte Akzeptanz und Defusion auch zu einer paradoxen Zunahme an Symptomen führen. Entscheidend sind daher letztendlich eine Verbesserung der Lebensqualität und der privaten wie beruflichen Leistungsfähigkeit.

70.6 Grad der empirischen Absicherung und persönliche Bewertung

ACT ist breit empirisch abgesichert. Das belegt eine Vielzahl randomisierter klinischer Studien (RCT) zu verschiedensten Störungen, wenn auch bisher noch mit eher kleinen Fallzahlen. Eine Reihe von Übersichten (Hayes, Masuda, Bissett, Luoma & Guerrero, 2004; Hayes, Luoma, Bond, Masuda & Lillis, 2006; Pull, 2008; Ruiz, 2010) und unabhängigen Metaanalysen (Öst, 2008; Powers, Zum Vörde Sive Vörding & Emmelkamp, 2009) fassen die bisherigen Ergebnisse zusammen. Die Metaanalysen kommen im Wesentlichen zu dem Schluss, dass ACT wirksam ist und über andere Prozesse wirkt als die traditionelle kognitive Verhaltenstherapie. Eine Überlegenheit gegenüber etablierten verhaltenstherapeutischen Ansätzen konnte bisher nicht festgestellt werden.

Das beeindruckende an ACT ist die Tiefe der empirischen Absicherung. Sie reicht von experimenteller Laborforschung zur »Relational Frame Theorie« (z. B. Smyth, Barnes-Holmes & Barnes-Holmes, 2008), über die Erforschung der einzelnen postulierten Prozesse und einzelner Therapietechniken (z. B. Masuda, Twohig, Stormo et al., 2010), klinischen Einzelfallstudien bis hin zu RCTs. Das muss meines Erachtens bei der Beurteilung der Metaanalysen, die nur RCTs umfassen, berücksichtigt werden.

Für die klinische Versorgung ist ACT vor allem deshalb interessant, weil dieser Ansatz transdiagnostisch und sehr flexibel eingesetzt werden kann.

Literatur

Biglan, A. & Hinds, E. (2009). Evolving prosocial and sustainable neighborhoods and communities. *Annual Review of Clinical Psychology, 5*, 169–196.

Bond, F. W. & Hayes, S. C. (2002). ACT at work. In F. W. Bond & W. Dryden (Eds.), *Handbook of brief cognitive behaviour therapy* (pp. 117–139). Chichester: Wiley.

Gloster, A. T., Klotsche, J., Höfler, M., Chaker, S., Hummel, K., Kämpfe, C. et al. (2009). *Psychologische Flexibilität – wie nützlich ist dieses Konstrukt*? Poster präsentiert auf dem 6. Workshopkongress für Klinische Psychologie und Psychotherapie 27. Symposium der Fachgruppe Klinische Psychologie und Psychotherapie der Deutschen Gesellschaft für Psychologie, 21. bis 23. Mai, 2009.

Hayes, S. C. & Strosahl, K. D. (Hrsg.). (2004). *A practical guide to acceptance and commitment therapy*. New York: Springer.

Hayes, S. C., Barnes-Holmes, D. & Roche, B. (2001). *Relational frame theory: A post-Skinnerian account of human language and cognition*. New York: Kluwer Academic/Plenum.

Hayes, S. C., Luoma, J. B., Bond, F. W., Masuda, A. & Lillis, J. (2006). Acceptance and commitment therapy: Model, processes and outcomes. *Behaviour Research and Therapy, 44*, 1–25.

Hayes, S. C., Masuda, A., Bissett, R., Luoma J. & Guerrero, L. F. (2004). DBT, FAP and ACT: How empirically oriented are the new behavior therapy technologies? Behavior Therapy, 35, 35–54.

Hayes, S. C., Strosahl, K. D. & Wilson, K. G. (2004). *Akzeptanz- und Commitment-Therapie*. München: CIP-Medien.

Hayes, S. C., Wilson, K. G., Gifford, E. V., Follette, V. M. & Strosahl, K. (1996). Emotional avoidance and behavioral disorders: A functional dimensional approach to diagnosis and treatment. *Journal of Consulting and Clinical Psychology, 64*, 1152–1168.

Kashdan, T. B., Barrios, V., Forsyth, J. P. & Steger, M. F. (2006). Experiential avoidance as a generalized psychological vulnerability: Comparisons with coping and emotion regulation strategies. *Behaviour Research and Therapy, 44*, 1301–1320.

Mansell, W., Harvey, A., Watkins, E. & Shafran, R. (2009). Conceptual foundations of the transdiagnostic approach to CBT. *Journal of Cognitive Psychotherapy, 23*, 6–19.

Masuda, A., Hayes, S. C., Fletcher, L. B., Seignourel, P. J., Bunting, K., Herbst, S. A. et al. (2007). Impact of acceptance and commitment therapy versus education on stigma toward people with psychological disorders. *Behaviour Research and Therapy, 45*, 2764–2772.

Masuda, A., Twohig, M. P., Stormo, A. R., Feinstein, A. B., Chou, Y.-Y. & Wendell, J. W. (2010). The effects of cognitive defusion and thought distraction on emotional discomfort and believability of negative self-referential thoughts. *Journal of Behavior Therapy and Experimental Psychiatry, 41*, 11–17.

Öst, L.-G. (2008). Efficacy of the third wave of behavioral therapies: a systematic review and meta-analysis. *Behaviour Research and Therapy, 46*, 296–321.

Powers, M. B., Zum Vörde Sive Vörding, M. B. & Emmelkamp, P. M. G. (2009). Acceptance and commitment therapy: a meta-analytic review. *Psychotherapy and Psychosomatics, 78*, 73–80.

Pull, C. B. (2008). Current empirical status of acceptance and commitment therapy. *Current Opinion in Psychiatry, 22*, 55–60.

Ruiz, F. J. (2010). A review of acceptance and commitment therapy (ACT) empirical evidence: correlational, experimental psychopathology, component and outcome studies. *International Journal of Psychology and Psychological Therapy, 10*, 125–162.

Smyth, S., Barnes-Holmes, D. & Barnes-Holmes, Y. (2008). Acquired equivalence in human discrimination learning: the role of propositional knowledge. *Journal of Experimental Psychology: Animal Behavior Processes, 34*, 167–177.

Törneke, N. (2010). Learning RFT: An Introduction to Relational Frame Theory and Its Clinical Applications. Oakland, CA: New Harbinger.

Törneke, N., Luciano, C. & Valdivia, S. (2008). Rule-governed behavior and psychological problems. *International Journal of Psychology and Psychological Therapy, 8*, 141–156.

Wegner, D. M. & Sparrow, B. (2004). Authorship processing. In M. Gazzaniga (Ed.), *The cognitive neurosciences* (3 ed., pp. 1201–1209). Cambridge, MA: MIT Press.

Wenzlaff, R. M. & Wegner, D. M. (2000). Thought suppression. *Annual Review of Psychology, 51*, 59–91.

Wilson, K. G. & DuFrene, T. (2009). *Mindfulness for two*. Oakland, CA: New Harbinger.

Cognitive Behavioral Analysis System of Psychotherapy (CBASP)

U. Schweiger und V. Sipos

71.1 Allgemeine Beschreibung

CBASP ist eine Methode der Verhaltenstherapie, die spezifisch für die Behandlung von erwachsenen Patienten mit einer chronischen depressiven Störung entwickelt wurde. McCullough, der Urheber der Methode, hat über Jahrzehnte (Vorarbeiten gehen in die 70er-Jahre zurück) dieses Behandlungsprogramm entwickelt und als Therapiemanual publiziert (McCullough, 2006).

CBASP integriert ein breites Spektrum von theoretischen Grundlagen:

1. Seligmanns Theorie der erlernten Hilflosigkeit,
2. Banduras Theorie sozialen Lernens,
3. Piagets Theorie der kognitiv-emotionalen Entwicklung,
4. Pawlows Theorie des respondenten Lernens,
5. Skinners Theorie des operanten Lernens und
6. Kieslers interpersonelle Psychologie.

CBASP geht von folgendem Störungsmodell bezüglich der chronischen Depression aus: Es wird angenommen, dass Patienten mit chronischer Depression ihre Aufmerksamkeit nicht auf die Konsequenzen ihres Verhaltens in der Umwelt richten und deshalb diese Informationen nicht zur Steuerung ihres Verhaltens einsetzen. CBASP betont die Ähnlichkeit von Informationsverarbeitung und Verhalten bei chronisch depressiven Patienten mit der bei Kindern im präoperatorischen Stadium im Sinne Piagets. Die angenommen Parallelen beziehen sich auf: Denken in prälogischer oder präkausaler Weise, egozentrisches Denken, Sprechen in monologisierender Form, Unfähigkeit zu Empathie im Sinne einer mentalen Repräsentation von emotionalen Zuständen anderer, fehlende Emotionskontrolle unter Belastung, Denken ausschließlich im Aktionsmodus (Denken und Realität werden fusioniert, eine dezentrierte Haltung ist nicht möglich). Präoperatorisches Denken bei chronisch depressiven Patienten ist insbesondere dadurch gekennzeichnet, dass das Verhalten nur unzureichend auf erwünschte Konsequenzen ausgerichtet ist. Das Verhalten wird durch pauschale Erwartungen und impulsive Reaktionen auf isolierte situative Aspekte anstelle einer differenzierten Beobachtung und Auswertung von interpersonellen Erfahrungen geleitet. CBASP nimmt an, dass Patienten mit chronischer Depression aufgrund dieser Besonderheiten von Informationsverarbeitung und Verhalten interpersonelle Ziele nur ungenügend erreichen können und deshalb häufiger als Vergleichspersonen real Misserfolge erleben. Operantes Lernen wird durch diese Besonderheiten behindert. Die beschriebenen Defizite werden entweder als durch ungünstige Bedingungen in Kindheit und Jugend entstandener Entwicklungsrückstand oder alternativ als ein durch belastende Lebenssituationen zu erklärender Rückfall in eine frühere Entwicklungsstufe konzeptionalisiert. Im Kern liegt CBASP also ein Fertigkeiten-Defizit-Modell der chronischen Depression zugrunde. Entsprechend der Störungstheorie ist das wesentliche Therapieziel bei CBASP die Einübung und Anwendung von operatorischem Denken auf interpersonelle Situationen. Hierzu dienen die spezifischen Therapietechniken von CBASP:

1. die Situationsanalyse (▶ Kap. 55),
2. die interpersonelle Diskriminationsanalyse (▶ Kap. 36) und
3. die »Consequation«-Strategien.

Übernommen werden **soziales Kompetenztraining** (► Kap. 69) und **allgemeine kognitive verhaltenstherapeutische Strategien** (► Kap. 37, Kap. 38 und Kap. 72). CBASP hat einen ausgeprägten Fokus auf das »Hier und Jetzt«. Es geht davon aus, dass sich im Sinne des Selbstähnlichkeitsprinzips strukturelle psychologische Defizite in relevanten interpersonellen Alltagssituationen der Gegenwart abbilden und am besten durch eine Bearbeitung von gegenwärtigen interpersonellen Situationen überwunden werden. CBASP geht weiterhin davon aus, dass klassische kognitive Interventionen wie kognitive Umstrukturierung bei chronischer Depression unwirksam sind, da diese Interventionen ein operatorisches Funktionsniveau erfordern.

Die **Situationsanalyse** (► Kap. 55) beruht auf dem ursprünglich von Kanfer vorgeschlagenen Modell, Verhalten als Funktion von vorausgehenden und nachfolgenden Bedingungen zu begreifen (► Kap. 41), sowie auf dem kognitiven Modell von Beck und Ellis zur Analyse von Kognitionen (► Kap. 37 und Kap. 81). Für die Situationsanalyse in CBASP wird dieses Modell so spezifiziert, dass ein Instrument zur Revision des präoperatorischen Denkens entsteht. Es dient zur Schulung der präzisen, achtsamen Beobachtung und Beschreibung gegenwärtiger interpersoneller Ereignisse und des eigenen Verhaltens. Dadurch sollen die globalen Denkmuster des Patienten in Bezug auf spezifische Ereignisse in Raum und Zeit korrigiert werden und der Patient die Erfahrung machen, dass er mit seiner Umwelt funktional verbunden ist. Das bedeutet, dass er erwünschte Ergebnisse erreichen und Misserfolge angemessen auswerten kann. Die Situationsanalyse dient zur Schulung der präzisen Auswertung von Ereignissen auf die tatsächlich darin enthaltene Information. Die Ebene der Beschreibung und der Hypothesenbildung wird systematisch getrennt. Die Interpretationen der Ereignisse werden auf eine genaue Verankerung in der Realität und auf eine funktionelle Ausrichtung auf die vom Patienten definierten Ziele überprüft. Die erzielten Ergebnisse werden in verhaltensbezogener Sprache beschrieben. Eine genaue Auswertung erfolgt auch bei Misserfolg. So soll Vermeidungsverhalten in der Beobachtung des eigenen Verhaltens aufgehoben werden und eine realistische Attribution von Ergebnissen erreicht werden. Es erfolgt eine verhaltensbezogene Definition von Zielen. Diese erwünschten Ergebnisse müssen erreichbar oder realistisch sein.

Die **interpersonelle Diskriminationsanalyse** (► Kap. 36) ist eine weitere Technik der Einübung des operatorischen Denkens. Hierbei wird der Zusammenhang zwischen Verhalten und Konsequenzen in definierten, aufgrund biografischer Erfahrungen des Patienten besonders relevanten Situationen konkret innerhalb der therapeutischen Beziehung untersucht. Die Reaktionen des Therapeuten auf das Verhalten des Patienten werden genau beschrieben und mit den Reaktionen prägender Bezugspersonen in der Vergangenheit verglichen. Vorbereitende Schritte für die interpersonelle Diskriminationsanalyse sind die standardisierte Erhebung der kausaltheoretischen Schlussfolgerungen aus den Erfahrungen mit prägenden Bezugspersonen und das Aufstellen von sog. Übertragungshypothesen, in denen der Therapeut emotionale Brennpunkte mit den Erwartungen des Patienten bezüglich des Verhaltens des Therapeuten zusammenbringt.

Die sog. **»Consequation«-Strategien** (persönliche Gestaltung der therapeutischen Beziehung) sind ebenfalls eine Technik der Einübung des operatorischen Denkens. Hier geht es insbesondere um die Empathie-Defizite des Patienten. »Consequation«-Strategien werden in CBASP angewandt, wenn der Patient innerhalb der Therapie interpersonelle Verhaltensweisen zeigt, die in seiner natürlichen Umwelt ungünstige Konsequenzen aufweisen. Der Therapeut bildet, wenn eine derartige Situation auftritt, eine Hypothese, welcher Aspekt der Interaktion von dem Patienten möglicherweise nicht wahrgenommen wurde und lenkt die Aufmerksamkeit des Patienten hierauf, beispielsweise auf verbales oder psychomotorisches Verhalten des Therapeuten. Er lenkt die Aufmerksamkeit auf Konsequenzen des Verhaltens bei sich und setzt hierzu limitierte Selbstöffnung (► Kap. 50) ein.

71.2 Indikationen

CBASP ist spezifisch auf die Bedürfnisse von Patienten mit chronischer Depression ausgerichtet. CBASP wurde inzwischen in kontrollierten und klinischen Studien bei chronisch depressiven Patienten (ambulant, stationär) mit einem breiten Altersspektrum und einem breiten Spektrum von komorbiden Diagnosen getestet. Für eine Anwendung auf weitere Indikationsbereiche liegt bisher keine Evidenzbasierung vor.

71.3 Kontraindikationen

CBASP sollte nicht bei Patienten angewendet werden, bei denen das zugrunde liegende Störungsmodell (Fertigkeiten-Defizite im Bereich des operatorischen Denkens) unplausibel ist, sowie dann, wenn das Training operatorischen Denkens zumindest zum gegenwärtigen Zeitpunkt nicht Erfolg versprechend erscheint. Dies gilt insbesondere für psychotische Formen von depressiven Störungen und für depressive Störungen, die durch vaskuläre Prozesse oder andere schwerwiegende medizinische Erkrankungen ausgelöst oder aufrechterhalten werden.

71.4 Technische Durchführung

CBASP ist in einem ausführlichen Manual beschrieben (McCullough, 2006), weiterhin liegt ein Trainingsmanual für Therapeuten (McCullough, Schweiger, Schweiger & Sipos, 2007) vor. Die Besonderheiten der therapeutischen Beziehung in CBASP sind in einem weiteren Buch dargelegt (McCullough, 2009). CBASP ist eine Psychotherapie mit 20–30 Sitzungen, die jedoch im Einzelfall länger ausfallen kann und dann auch Sitzungen zur Rückfallprophylaxe bzw. zur Erhaltungstherapie umfasst. Bezüglich der Inhalte und der Techniken werden bei McCullough (2006) folgende Vorgaben gemacht: Die **Anwendung der Situationsanalyse** sollte etwa 75% der Therapiezeit ausmachen. Die verbleibende Zeit soll für **soziales Kompetenztraining**, die **interpersonelle Diskriminationsübung** und die **»Consequation«-Strategien** verwendet werden. Während Situationsanalysen geplant eingesetzt und durch Hausaufgaben von Therapiestunde zu Therapiestunde vorbereitet werden, erfolgt der Einsatz der anderen Strategien nur dann, wenn sich entsprechende emotionale Brennpunkte oder Verhaltensweisen ergeben. Die erste Therapiesitzung dient zur Einführung des Patienten in das CBASP-Modell der Depression, die zweite Therapiesitzung der Erhebung der Liste der prägenden Bezugspersonen und der zugehörigen kausaltheoretischen Schlussfolgerungen.

Brakemeier, Schramm und Hautzinger (2011) empfehlen folgende Behandlungsgestaltung, wobei neben der Situationsanalyse, den interpersonellen Diskriminationsübungen und dem disziplinierten persönlichen Einlassen, auf die Analyse prägender Bezugspersonen und die Formulierung von Übertragungshypothesen zusätzlich Wert gelegt wird (◘ Abb. 71.1).

Die vier wichtigsten und durch gezieltes Nachfragen zu eruierenden Bereich bezüglich der prägenden Bezugspersonen sind: **Fehler/Versagen, negativer Affekt, emotionale Bedürfnisse, Nähe/Intimität**. Zur Beschreibung der persönlichen Wirkung eines Patienten auf andere Menschen und der Vorbereitung interpersoneller Diskriminationsübungen wird der sog. **Kiesler Kreis** erarbeitet. Dieses interpersonelle Kreismodell (gegenüberliegende Kreispunkte sind: dominant, freundlich, unterwürfig, feindselig) erlaubt die Selbstwahrnehmung zu verbessern und Unterschiede zum interpersonellen Stimuluscharakter (offen, verschlossen, distanziert, Nähe zulassend) eines Patienten und des Therapeuten darzustellen.

Die persönliche Gestaltung der therapeutischen Beziehung ist eine hilfreiche Technik der therapeutischen Beziehungsgestaltung, in welcher Therapeuten ihre eigenen positiven und negativen Gefühle und Reaktionen als Konsequenz für das Verhalten der Patienten in bestimmten Situationen einsetzen. Therapeuten können ihren Patienten nur dann vermitteln, wie diese mit anderen Menschen empathisch umgehen können, wenn sie selbst bereit sind, persönliche Gefühle und Reaktionen preiszugeben (Modellwirkung). Nur die persönlichen Reaktionen der Therapeuten erlauben Patienten Diskriminationskriterien zu entdecken, um die aktuelle therapeutische Beziehung mit früheren dysfunktionalen Beziehungen (prägende Bezugspersonen) zu vergleichen und zu verändern. Dies wird durch interpersonelle Diskriminationsübungen unterstützt. Schließlich kann bei feindselig wirkenden Patienten nur die persönliche Reaktion der

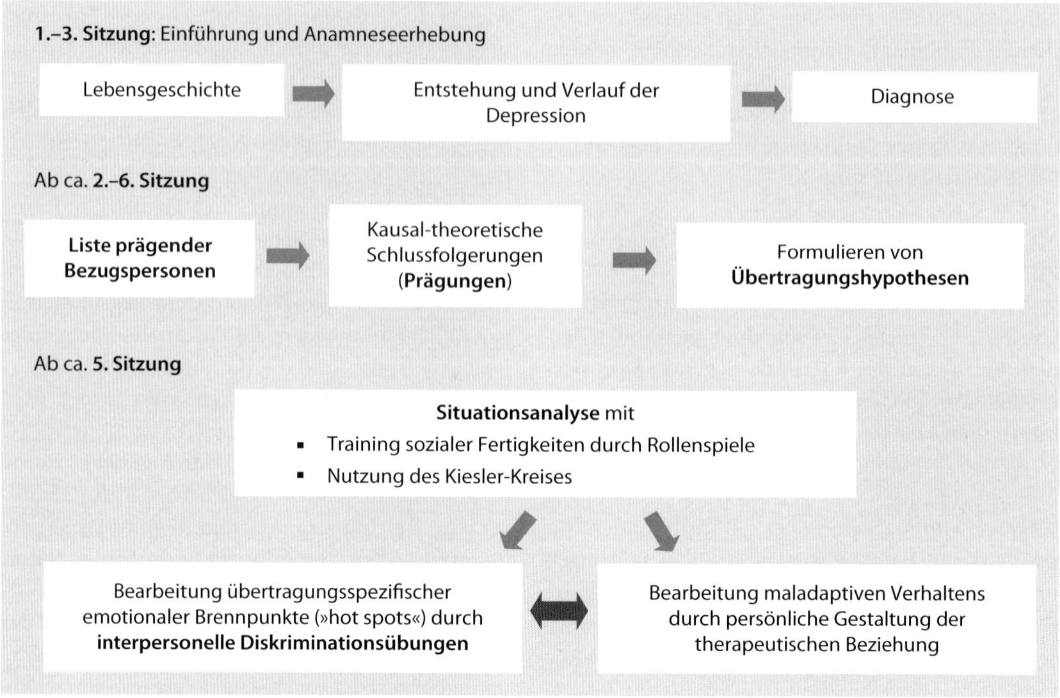

Abb. 71.1 Gestaltung der CBASP-Psychotherapie. (Nach Brakemeier, Schramm & Hautzinger, 2011)

Therapeuten helfen zu erkennen, dass ein feindseliges oder destruktives Verhalten bei anderen Mitmenschen verletzende Auswirkungen hat.

71.5 Erfolgskriterien

Das wesentliche Erfolgskriterium bei CBASP ist, dass der Patient eigenständig, kriteriumsgerechte Situationsanalysen durchführen und die daraus abgeleiteten Verhaltensweisen in seiner konkreten interpersonellen Umwelt zum Einsatz bringen kann. Das zweite Erfolgskriterium ist, dass der Patient sich innerhalb der therapeutischen Beziehung empathisch und interpersonell angemessen verhält. Es wird davon ausgegangen, dass eine Verbesserung der Stimmung und anderer Symptome der Depression eine sekundäre Folge eines erfolgreicheren interpersonellen Verhaltens ist.

71.6 Grad der empirischen Absicherung

Es liegen bisher zwei randomisierte kontrollierte Studien zur Anwendung von CBASP vor. In der BMS-Studie wurden in 12 Behandlungszentren 681 Patienten mit chronischer Depression in einem dreiarmigen Design untersucht (Keller, McCullough, Klein, Arnow, Dunner, Gelenberg et al., 2000). Die Patienten wurden auf drei Behandlungsarme randomisiert: CBASP als Monotherapie, Medikation (SSRI) als Monotherapie oder CBASP plus Medikation. CBASP plus Medikation zeigte signifikant bessere Remissionsraten im Vergleich zu den anderen Armen. Insgesamt lag die Häufigkeit von Remission in diesem Arm mit 48% in einem für Patienten mit chronischer Depression sehr hohen Bereich. Sekundäre Auswertungen zeigen, dass Patienten, denen es gelingt, Situationsanalysen kriteriumsgerecht anzufertigen, einen günstigeren Verlauf zeigen (Manber, Arnow, Blasey, Vivian, McCullough, Blalock et al., 2003). Weiterhin zeigen Patienten mit Traumatisierung in der Kindheit im CBASP-Arm einen günstigeren Verlauf als im pharmakotherapeutischen Arm (Nemeroff, Heim, Thase, Klein, Rush, Schatzberg et al., 2003).

In der REVAMP-Studie wurden 491 chronisch depressive Patienten, die sich vorher in einer pharmakotherapeutischen Intervention als therapieresistent erwiesen hatten, randomisiert CBASP plus Medikation, einer supportiven psychotherapeutischen Intervention plus Medikation oder einem Behandlungsarm mit nur Medikation zugewiesen (Kocsis, Gelenberg, Rothbaum, Klein, Trivedi, Manber et al., 2009). In dieser Studie ergab sich ein ähnlicher Verlauf in allen Therapiearmen. Die Studie wurde wegen ihrer methodischen Probleme kritisiert. Insbesondere ist bemerkenswert, dass die Patienten von den angebotenen 20 Psychotherapiesitzungen im Mittel nur 12 wahrnahmen. Patienten mit aktivem Substanzmissbrauch wurden nicht ausgeschlossen. Nur etwa 15% der Patienten erreichten eine Remission.

Erste Erfahrungen zu CBASP unter stationären Bedingungen zeigen, dass diese Psychotherapie gut mit den Gruppentherapien, der Pharmakotherapie und weiteren Maßnahmen kombinierbar ist (Brakemeier, Engel, Schramm, Zobel, Schmidt, Hautzinger, Berger & Normann, 2010).

Weitere kontrollierte Studien zu CBASP bei chronischen Depressionen befinden sich in der Durchführungsphase und sind noch nicht publiziert. Insgesamt muss festgestellt werden, dass CBASP eine interessante Innovation innerhalb der Verhaltenstherapie darstellt. Das Kriterium von zwei unabhängigen, methodisch zufriedenstellenden, eine Wirksamkeit der Methode unterstützenden Publikationen ist bisher nicht erfüllt.

Literatur

Brakemeier, E. L., Schramm, E. & Hautzinger, M. (2011). *Chronische Depression*. Göttingen: Hogrefe.

Brakemeier, E. L., Engel, V., Schramm, E., Zobel, I., Schmidt, T., Hautzinger, M., Berger, M. & Normann, C. (2010). Feasibility and outcome of cognitive analysis system of psychotherapy for chronically depressed inpatients. A pilot study. *Psychotherapy and Psychosomatics*.

Keller, M. B., McCullough, J. P., Klein, D. N., Arnow, B., Dunner, D. L., Gelenberg, A. J. et al. (2000). A comparison of nefazodone, the cognitive behavioral-analysis system of psychotherapy, and their combination for the treatment of chronic depression. New England *Journal of Medicine, 342*, 1462–1470.

Kocsis, J. H., Gelenberg, A. J., Rothbaum, B. O., Klein, D. N., Trivedi, M. H., Manber, R. et al. (2009). Cognitive behavioral analysis system of psychotherapy and brief supportive psychotherapy for augmentation of antidepressant nonresponse in chronic depression: the REVAMP Trial. *Arch Gen Psychiatry, 66*, 1178–1188.

Manber, R., Arnow, B., Blasey, C., Vivian, D., McCullough, J. P., Blalock, J. A. et al. (2003). Patient's therapeutic skill acquisition and response to psychotherapy, alone or in combination with medication. *Psychological Medicine, 33*, 693–702.

McCullough, J. P. (2006). *Psychotherapie der chronischen Depression. Cognitive Behavioral Analysis System of Psychotherapy – CBASP*. München: Elsevier.

McCullough, J. P. (2009). *Treating chronic depression with disciplined personal involvement*. New York: Springer.

McCullough, J. P., Schweiger, U., Schweiger, J. & Sipos, V. (2007). *Behandlung von Depressionen mit dem Cognitive Behavioral Analysis System of Psychotherapy*. München: CIP-Medien.

Nemeroff, C. B., Heim, C. M., Thase, M. E., Klein, D. N., Rush, A. J., Schatzberg, A. F. et al. (2003). Differential responses to psychotherapy versus pharmacotherapy in patients with chronic forms of major depression and childhood trauma. *Proc. Natl. Acad. Sci, 100*, 14293–14296.

Einstellungsänderung

N. Hoffmann

72.1 Allgemeine Beschreibung

Der Versuch, Einstellungen von Patienten zu verändern, ist ein wichtiger Bestandteil jeder psychologischen Therapie. Von manchen Autoren wird Einstellungsänderung als der zentrale Bestandteil jeder Form von Therapie angesehen. Bei vielen in der Psychotherapie auftretenden Problemen ist es unerlässlich Einstellungen zu ändern, sei es, weil bestimmte Einstellungen eine wichtige Rolle bei der Entstehung und Aufrechterhaltung vieler Störungen spielen, sei es, weil ein Einstellungswandel oft eine unerlässliche Voraussetzung zu einer erfolgreichen Fortsetzung der Therapie bildet.

Dabei erscheint es ratsam, den recht globalen und vielerorts undifferenziert gebrauchten Begriff Einstellung zu differenzieren, wenn es darum geht, diejenigen therapeutischen Operationen zu beschreiben, die erforderlich sind, um innere Verhaltensdeterminanten zu verändern.

Als sehr nützlich in diesem Zusammenhang erweist sich der Vorschlag von Fishbein und Ajzen (1975). Sie unterscheiden

- Meinungen, d. h. den kognitiven Informationsrahmen, in dem das Meinungsobjekt mit bestimmten Attributen verknüpft wird,
- Einstellungen, d. h. die subjektiv gefühlsmäßige Bewertung des Objektes, die eine Resultante der wichtigsten Meinungen darstellt. Diese Einstellungen werden von den Betroffenen als »Wahrnehmung« einer Situation oder eines Problems erlebt und nicht als »Gedanke« im engeren Sinne.
- Intentionen, d. h. die subjektive Wahrscheinlichkeit, mit der die Person annimmt, dass sie unter mehr oder weniger konkretisierten Bedingungen ein bestimmtes Verhalten ausführen wird.

Danach besteht die Einstellungsänderung darin, durch neue Informationen, d. h. durch Veränderung des Meinungssystems, über das Zwischenglied der Intentionsbildung, die Wahrscheinlichkeit eines bestimmten Verhaltens zu erhöhen. Eine Meinungsänderung kann grundsätzlich auf 2 Arten erfolgen: Man kann durch verbale Kommunikation direkt auf die Meinungen einwirken oder jemand in eine Situation versetzen, in der er neue Beobachtungen machen kann, die sich dann auf seine Meinung auswirken.

Diese beiden Ansätze entsprechen den 2 Möglichkeiten therapeutischer Einstellungsänderung:

- Überzeugung aufgrund verbaler Kommunikation in der therapeutischen Situation und
- Änderung aufgrund der Anleitung zur Teilnahme an ausgewählten Situationen.

72.2 Indikationen

Es gibt in der Literatur keine eindeutigen Kriterien dafür, bei welchen Problemen eine Einstellungsänderung notwendig ist. Dennoch hier die folgenden Hilfestellungen:

- Ein wichtiger Aspekt der Therapie ist die Übereinstimmung zwischen Patient und Therapeut in Bezug auf Zielsetzung und Vorgehen. Oft ist es notwendig, die persönlichen Theorien des Patienten über seine Probleme kennenzulernen und zu erfahren, wie er sich die Hilfe vorstellt, und sich damit auseinander zu setzen. Diese Angleichung der Einstellungen des Patienten und des Therapeuten bildet einen, in seiner Wirkung nicht zu überschätzenden, ersten therapeutischen Erfolg.

- Je enger ein Problem aus der Sicht des Patienten mit seinen fundamentalen Lebensansichten (Hypothesen, Annahmen und Erwartungen) zusammenhängt, desto ausführlicher muss die Auseinandersetzung mit den Einstellungen, die ihm zugrunde liegen, sein. Vom Therapeuten aufgestellte Ziele auf der Verhaltensebene erweisen sich hier als nicht sehr sinnvoll, solange es dem Patienten nicht möglich ist, sie mit seinem Annahmesystem zu vereinbaren. In diesem Zusammenhang besteht sicherlich ein grundlegender Unterschied etwa zwischen einem motorischen Tic und einer Depression aufgrund einer schweren existenziellen Krise. Ein Ansetzen am peripheren Verhalten ist im ersten Fall mit Sicherheit angemessener als im zweiten.
- Eine Einstellungsänderung ist in vielen Fällen unter dem Aspekt der zunehmenden Verselbstständigung des Patienten und in prophylaktischer Hinsicht von entscheidender Bedeutung. Deshalb ist es notwendig, die Selbstregulationsmöglichkeiten (► Kap. 82) des Patienten im Verlauf der Therapie zu fördern und in zunehmendem Maße kurzfristige Anleitung, Rückmeldung und externale Kontrolle durch den Therapeuten abzubauen.
- In vielen Fällen stellen »Einstellungen« des Patienten zu sich oder der Umwelt das eigentliche pathologische Element und damit auch den primären Behandlungsansatz dar. Hier ist eine Einstellungsänderung dann das Hauptziel der Behandlung.

Eine weitere Indikationsfrage ist, wann eine Einstellungsänderung eher über verbale Kommunikation anzustreben ist und wann eher über Strukturierung von Beobachtungssituationen, bei denen der Patient selbst einstellungsverändernde Informationen aufnehmen kann. Dazu folgende Hinweise:

- Die Wahrscheinlichkeit, mit der eine Botschaft auf verbaler Ebene eine Meinungsänderung beim Patienten bewirken kann, ist u. a. von der Autorität abhängig, die der »Sender« beim »Empfänger« genießt. Die Erfolgschancen einer verbalen Kommunikation hängen wesentlich von der Qualität der therapeutischen Beziehung (► Kap. 8) ab. Demnach ist von Situation zu Situation abzuschätzen, ob der Kredit, den der Therapeut beim Patienten genießt, ausreicht, damit jener evtl. kontroverse, verbale Botschaften akzeptiert, oder ob der Weg über vorstrukturierte eigene Beobachtungen und Erfahrungen des Patienten erfolgen muss. Grundsätzlich gilt, dass die erfahrungsgeleitete Methode der Einstellungsänderung gegenüber der autoritativen vorzuziehen ist, da letztere die Gefahr von Reaktanzbildungen in sich trägt und auch leichter durch gegenläufige Erfahrungen zu entwerten ist.
- Eine Rolle in Bezug auf die Empfänglichkeit für Überzeugungsversuche spielt sicherlich auch die »verbale Fähigkeit« des Patienten. Patienten, die aufgrund ihrer Sozialisation und aktuellen Lebensbedingungen weniger in differenzierten, verbalen Auseinandersetzungen geübt sind, dürften eher durch eigene Beobachtungen in ihrer Meinung zu beeinflussen sein. Gleichzeitig gilt, dass verbal geschulte Menschen reden können ohne zu meinen was sie sagen. Dies kann dann zu Missverständnissen zwischen Therapeut und Patient führen.
- Schließlich muss man noch die Diskrepanz zwischen der Patientenmeinung und der vom Therapeuten gewünschten Zielmeinung berücksichtigen: Ist sie groß, so ist die Möglichkeit einer Abwehr der diskrepanten Meinung in der verbalen Kommunikation größer als bei aktiver Teilnahme des Patienten in relevanten Beobachtungssituationen (► Kap. 49). Nach dem Prinzip der dosierten Diskrepanz gilt grundsätzlich, dass die Konfrontation gegensätzlicher Meinungen und Einstellungen eher zur Einstellungsverhärtung führt, während ein Austausch sehr ähnlicher Einstellungen von zwei Personen eine Relativierung der je eigenen Position erleichtert.

72.3 Kontraindikation

- Wahnhafte Verkennungen im Rahmen von Psychosen dürfen nicht als Einstellungen missverstanden werden.
- Der Respekt vor der Autonomie jedes Menschen sollte grundsätzlich so weit gehen, dass ein Versuch, Meinungen und Einstellungen zu verändern, nur dann legitim ist, wenn ein eindeutiger Zusammenhang zwischen ihnen und der Erkrankung besteht, die den Patienten in seinem Leben wesentlich einschränkt. Der Therapeut darf in das Leben des Patienten nur soweit eingreifen, als dieser es wünscht oder es absolut notwendig ist.
- Das größte Problem bei Versuchen der Einstellungsänderung ist, dass dadurch die dysfunktionale Einstellung noch verhärtet wird. Dies geschieht dann, wenn es zu »Disputationen« kommt, d. h. im Kern dazu, dass sich Therapeut und Patient explizit oder implizit streiten, wer recht hat und der Patient den Eindruck gewinnt, dass der Therapeut ihn überreden will.

72.4 Technische Durchführung

In den folgenden Abschnitten werden die wichtigsten Gesichtspunkte, die beim Versuch einer therapeutischen Einstellungsänderung zu berücksichtigen sind, beschrieben:

▪ Einstellungsänderung durch verbale Kommunikation

Das Ziel jeder Einstellungsänderung ist eine Verhaltensänderung. Der erste Schritt ist also die Spezifizierung des Zielverhaltens. Im nächsten Schritt sind Hypothesen darüber aufzustellen, welche kognitiven Veränderungen erreicht werden müssen, damit eine Verhaltensänderung in der gewünschten Richtung möglich ist.

▪▪ Explorationsphase

In der Terminologie von Fishbein und Ajzen (1975) ausgedrückt, geht es darum, diejenigen Meinungen zu klären, auf denen die für diesen Bereich relevanten Einstellungen basieren. Demnach sind die zentralen Meinungen, die für die Einstellungen eines Menschen verantwortlich sind, durchaus bewusst, wobei die wichtigsten Meinungen die sind, die ihm zuerst zu dem Thema einfallen. Damit ist aber nicht gesagt, dass ein Patient sie unmittelbar in einem Gespräch äußert; oft bedarf es einer längeren Exploration, um ein einigermaßen verlässliches Bild über die kognitiven Grundlagen einer bestimmten Einstellung zu gewinnen. Es handelt sich auch nicht im eigentlichen Sinne, um das, was ein Patient denkt, sondern, was ihm dazu einfällt (automatische Gedanken). Die Explorationsphase (► Kap. 41) darf nicht zu kurz kommen. Oft scheitern Überzeugungsversuche schon daran, dass der Therapeut am Patienten vorbeiargumentiert, d. h. einerseits »offene Türen einrennt«, andererseits auf die wichtigsten Annahmen des Patienten nicht eingeht, weil er sie nicht kennt.

▪▪ Versuch der Meinungsänderung

Der Therapeut versucht durch Darbieten neuer Information die Wahrscheinlichkeit, mit der der Patient das Meinungsobjekt mit bestimmten Attributen verknüpft, zu verändern oder Kopplungen mit neuen Attributen zu etablieren, die die Bewertung des Objektes verändern. Dabei sind einige Hinweise zu berücksichtigen.

Sherif und Hovland (1961) haben gezeigt, dass auf einem beliebigen Urteilskontinuum die Position, die ein Mensch vertritt sowie benachbarte Positionen einen »Akzeptierungsbereich« bilden, Standpunkte, gegen die er gravierende Einwände hat oder die stark von seiner Position abweichen, hingegen einen »Ablehnungsbereich«. Sie postulieren, dass ein neuer Standpunkt nur dann Positionswechsel bewirkt, wenn er noch in dessen Akzeptierungsbereich fällt, dass der Inhalt aber nicht angenommen wird, wenn er in den Ablehnungsbereich fällt. Das bedeutet für die Praxis, dass eine brüske Konfrontation mit stark diskrepanten Auffassungen zu vermeiden ist, weil sie keinen Positionswechsel, sondern eher einen gegenteiligen Effekt bewirken. Zu empfehlen ist daher der Versuch, den Patienten schrittweise durch Darbietung von Informationen, die für ihn gerade noch akzeptabel sind, allmählich von seiner Position abrücken zu lassen.

Weiter ist zu prüfen, ob es möglich ist, den Patienten durch gezielte Fragen zu veranlassen, bestimmte Ansichten zu äußern, die von seinen bisherigen Annahmen abweichen und ihn dazu bringen können, die Kongruenz und Rationalität seiner aktuellen Meinungssysteme zu überprüfen und evtl. zu korrigieren (► Kap. 56, sokratischer Dialog). Sozialpsychologische Untersuchungen haben gezeigt, dass durch eine solche Vorgehensweise besonders deutliche und nachhaltige Meinungsänderungen erzielt werden können.

Eine weitere Maßnahme, die den Meinungsveränderungsprozess fördern und stabilisieren kann, betrifft die Differenziertheit der Argumentation. Zweiseitige Mitteilungen, d. h. solche, die nicht nur Argumente für den neuen Standpunkt enthalten, sondern auch mögliche Gegenargumente, lassen demnach eine Veränderung stabiler werden (► Kap. 44). Bei diesem Vorgehen vermeidet der Therapeut den Anschein der Einseitigkeit, er spricht aktiv auch mögliche Gegeneinwände an und setzt sich damit auseinander. Die dadurch erreichte Wirkung lässt sich auch als Inokulationsversuch auffassen: Der Patient wird bis zu einem gewissen Grad gegen die Wirkung von möglichen Gegenargumenten, die er vielleicht im Gespräch nicht ausspricht oder die ihm erst später einfallen, immunisiert. In diesem Zusammenhang ist es besonders wichtig, mögliche Einwände von Sozialpartnern des Patienten zu antizipieren und sich mit ihnen auseinander zu setzen.

▪▪ Erstellen eines Handlungsplans

Ist es gelungen, auf diese Art in einem oder mehreren Gesprächen eine Veränderung der grundlegenden Meinungen zu bewirken, so wird sich damit auch die gefühlsmäßige Stellungnahme (Einstellung) verändern. Daraus ergibt sich aber nicht notwendigerweise die gewünschte Verhaltensveränderung. Vielmehr kommt es im nächsten Schritt darauf an, das wichtige Zwischenglied zwischen Einstellung und Verhalten, nämlich die Intention, in den therapeutischen Prozess mit einzubeziehen. Man muss mit dem Patienten einen Handlungsplan (► Kap. 6 und Kap. 35) erstellen, der seiner veränderten Einstellung entspricht. Der Versuch, die einzelnen Verhaltenssequenzen genau zu spezifizieren und zu konkretisieren, kann bestehende Unsicherheit beträchtlich reduzieren; wichtig ist dabei, dass der Patient ein genaues Bild der einzelnen Verhaltensschritte erhält.

▪▪ Ausbildung einer Intention

In der nächsten Phase muss der Patient in Bezug auf den ersten Teil der zu realisierenden Verhaltenssequenz eine Intention ausbilden. Die Intention muss so konkret sein, dass sie auf der Spezifizierungsebene mit den auszuführenden Verhaltensweisen übereinstimmt. Das bedeutet, dass das auszuführende Verhalten, das Zielobjekt, auf das es gerichtet ist, die Situation, in der es stattfinden soll, sowie der Zeitpunkt der Ausführung expliziert werden. Um die Ausführung der Intention wahrscheinlicher zu machen, kann dafür gesorgt werden, dass sie durch Mitteilung an wichtige Sozialpartner »öffentlich« gemacht und damit verbindlich wird.

▪▪ Analyse der Bedingungen, die die Umsetzung der Intention verhindern oder erschweren können

Auch wenn diese Vorsichtsmaßnahmen getroffen sind, kann die Ausführung der Intention an einer Reihe von Umständen scheitern. Es soll also vorweg zusammen mit dem Patienten eine Analyse der Bedingungen erfolgen, die die Äußerung des Verhaltens verhindern oder erschweren können (► Kap. 39). Die Analyse sollte klären, ob die Ausführung vom Patienten unter ähnlichen Umständen schon beherrscht wird, ob die Gelegenheit, die die Hinweisreize liefert, herstellbar ist oder ob irgendwelche vorhersehbare Ereignisse bis zum Zeitpunkt der Ausführung zu einer Veränderung der Intention führen können. Vor allem ist zu prüfen, ob der Patient negative Reaktionen der sozialen Umwelt auf die Ausführung des Verhaltens befürchtet oder ob solche zu erwarten sind. Lassen sich mögliche erschwerende Bedingungen für die Ausführung des Verhaltens antizipieren, so ist zu überlegen, ob gezielte Hilfen für den Patienten in diesem Zusammenhang möglich sind.

▪▪ Verbindlichkeit der Absichtserklärung

Ab dem Moment soll sich auch in der therapeutischen Situation die Verbindlichkeit der Absichtserklärung so auswirken, dass die Verstärkung durch den Therapeuten der Ausführung des ersten Schrittes vorbehalten bleibt und für bloße weitere Versprechen unterbleibt. Scheitert die Ausführung an irgendwelchen unvorhergesehenen Umständen, ist eine Analyse dieser Bedingungen vorzunehmen, mit dem Ziel, die Ausführung durch zusätzliche Hilfen (► Kap. 66) zu erleichtern.

- **Einstellungsänderung durch aktive Teilnahme**

Die zweite Grundstrategie ist so angelegt, dass der Patient durch die direkte Beobachtung (► Kap. 63 und Kap. 49) von bestimmten Objekten, Menschen oder Ereignissen neue Informationen bekommt und aufnehmen kann. Im Gegensatz zu Überzeugungsversuchen durch Kommunikation kann der Patient durch eigene Anschauung Meinungen zu bestimmten Themen entwickeln und Schlüsse ziehen, ohne auf einen Dritten als Informationsquelle angewiesen zu sein. Viele Techniken aus dem Bereich der kognitiven Therapie bedienen sich dieser Strategie, um störungsfördernde Denkschemata und Einstellungen zu verändern, und es ist zu vermuten, dass viele verhaltenstherapeutische Techniken auf dieselbe Art kognitive Veränderungen bewirken. Bei der Durchführung sind folgende Punkte zu beachten:

- Oft wird auch bei dieser Methode versäumt, festzulegen, welche Meinungen bei Patienten das Ziel der Veränderung bilden, sodass es zu einer Auswahl irrelevanter Beobachtungssituationen kommt oder sie so komplex und unübersichtlich sind, dass die gewünschten Meinungsänderungen nicht zustande kommen. Deshalb ist die Teilnahme an einer Situation nur dann Erfolg versprechend, wenn sie dem Patienten die erforderlichen Beobachtungen auch ermöglichen kann. Darüber hinaus ist es jedoch manchmal notwendig, die Beobachtung vorzustrukturieren, d. h. den Patienten auf für ihn relevante Aspekte hinzuweisen (also eine Art Beobachtungstraining mit ihm durchzuführen).
- Es besteht die Gefahr, dass die Wahrnehmung des Patienten aufgrund seiner Denkschemata und Interpretationsmodi so verfälscht und verzerrt wird, dass er, entgegen der Absicht des Therapeuten, daraus Erfahrungen ableitet, die sein Denksystem bestätigen. Darum ist eine Kontrolle und Aufarbeitung seiner Schlussfolgerungen nach der Beobachtung von großer Bedeutung in dem Sinne, dass der Realitätsgehalt seiner Wahrnehmungen zur Sprache kommt, er auf evtl. für ihn typische systematische Fehler aufmerksam gemacht wird und dass neue Testsituationen mit ihm vereinbart werden.

Schließlich gilt auch hier, dass Meinungs- und Einstellungsänderungen, auch wenn sie erfolgt sind, nicht unbedingt zur Veränderung von Intention oder Verhalten führen. Dafür sind dieselben Vorkehrungen zu treffen, die oben besprochen wurden.

72.5 Erfolgskriterien

Erfolgskriterien für Einstellungsänderung sind bei vielen Problemen in einer allerdings schwer zu messenden Differenzierung und größeren Realitätsangepasstheit von Meinungen und affektiven Bewertungen zu sehen. Das einzig verlässliche und für therapeutische Zwecke brauchbare Kriterium besteht in der Verhaltensänderung, die den Versuch einer Einstellungsänderung zur Voraussetzung hatte und auch rechtfertigte. Der Einsatz von Beobachtungsverfahren (► Kap. 49 und Kap. 63) ist dabei unerlässlich.

72.6 Grad der empirischen Absicherung und persönliche Bewertung

Obwohl eine unübersichtliche Fülle an theoretischen Modellen und Einzelergebnissen über Einstellungsänderung in der Sozialpsychologie vorliegt, fehlt es weitgehend an Arbeiten, die die Wirkung verschiedener Verfahren (► Kap. 29, Kap. 38, Kap. 47 und Kap. 52) unter den besonderen Bedingungen der Therapiesituation überprüfen. Am ehesten kommen noch die Wirkungsuntersuchungen über kognitive Therapie als empirische Absicherung von Einstellungsänderungsverfahren in Betracht. Auch über die Effekte des hier dargestellten Modells können keine über persönliche, allerdings positive Erfahrungen hinausgehenden Aussagen gemacht werden.

Literatur

Fishbein, M. & Ajzen, I. (1975). *Belief, attitude, intention and behavior*. Reading/MA: Wesley.

Hoffmann, N. (1979). *Grundlagen kognitiver Therapie*. Bern: Huber.

Johnson, D. W. & Matross, R. P. (1977). Methoden der Einstellungsänderung. In F. H. Kanfer & A. P. Goldstein (Hrsg.), *Möglichkeiten der Verhaltensänderung* (S. 51–87). München: Urban & Schwarzenberg.

Sherif, M. & Hovland, C. I. (1961). *Social judgement – Assimilation and contrast effects in communication and attitude change*. New Haven/CT: Yale University Press.

72

Elternberatung und Elterntraining

F. Petermann

73.1 Allgemeine Beschreibung

Neue Ergebnisse der Entwicklungspsychopathologie belegen, dass der familiäre Hintergrund als ein kausaler oder zumindest ein moderierender Faktor zentrale Bedeutung bei der Entstehung psychischer Störungen im Kindes- und Jugendalter besitzt (Petermann, 2008). In der Elternberatung soll eine Einstellungs- und Verhaltensänderung bei den Eltern erreicht und damit die familiäre Interaktion modifiziert werden. Somit bezieht sich der Begriff Elternberatung auf alle Interventionen, die sich direkt auf das Elternverhalten, Erziehungseinstellungen u. Ä. beziehen und damit indirekt das familiäre Zusammenleben bestimmen. Einen Spezialfall einer elternbezogenen Intervention bildet das so genannte Elterntraining. Hier erhalten die Eltern – meistens anhand von Videoaufnahmen – unmittelbares Feedback über ihr Erziehungsverhalten (ihre familiären Interaktionsstrategien) und üben neues Verhalten im Umgang mit ihrem Kind ein.

Im Weiteren sollen zunächst die Ziele und Formen von Elterntrainings erläutert werden; in einem zweiten Schritt soll dieses Vorgehen im Kontext der Elternberatung eingeordnet werden. Lern- und verhaltenspsychologische Aspekte stehen dabei im Blickpunkt des Interesses. So sollen durch Elterntrainings – unter lernpsychologischen Gesichtspunkten betrachtet – ungünstige Interaktionsmuster verändert und durch für alle Familienmitglieder akzeptable, positive Verhaltensweisen ersetzt werden. Hierzu werden den Eltern Verhaltenszusammenhänge erläutert und ihnen damit verdeutlicht, in welcher Form sie ihr Kind beeinflussen. Die Eltern werden veranlasst, gezielt andere Handlungen und Reaktionen zu zeigen (vgl. Barkley, 2005). Sie erhalten dabei Hilfestellung und Unterstützung, z. B. durch Videofeedback, konkrete Verhaltensinstruktionen durch die Berater/Trainer sowie Arbeitsmaterialien (Petermann & Petermann, 2008). Man geht in kleinen Schritten vor und passt sich der Veränderungsbereitschaft und der Belastbarkeit der Familie an. In diesem Kontext nimmt das Elterntraining eine besonders hervorgehobene Stellung ein.

Bei Elterntrainings unterscheidet man verschiedene Ansätze:

- präventives Elterntraining (meistens in Elterngruppen realisiert);
- Elterntraining im Kontext einer Kinderpsychotherapie/Kinderverhaltenstherapie, um gezielt neue familiäre Interaktionsstrategien zu vermitteln, um durch die Zweigleisigkeit (Elterntraining und Kindertherapie; Petermann & Petermann, 2008) einen optimalen Therapieerfolg zu ermöglichen, und
- Eltern-Kind-Training (in vivo), wobei es sich hierbei um eine diagnostisch-therapeutische Methode zur Früherkennung und behandlung psychischer Störungen im Kleinkind- oder Kindergartenalter handelt (Cordes & Petermann, 2001).

Bei den ersten beiden Strategien wird einer Gruppe von Eltern oder einem Elternpaar mit Arbeitsmaterialien und Rollenspielen (mit Videofeedback) neues Verhalten mit dem Ziel vermittelt, psychische Störungen und Auffälligkeiten bei Kindern zu verhindern oder abzubauen. Beim Eltern-Kind-Training (in vivo) soll eine Situation geschaffen werden, die geeignet ist, die Auftretenswahrscheinlichkeit des Problemverhaltens im Umgang mit dem Kind zu erhöhen. Kommt es in der Familie z. B. zu erpresserisch-eskalierenden Interaktionsmustern (Patterson, Reid & Dishion, 1990), so werden entsprechende Interaktionen nachgebildet. Es handelt sich hierbei um Interaktionen, in denen Eltern und Kind eine schwierige Situation lösen müssen, z. B. soll das Kind einen Wunsch aufschieben oder es bekommt eine Aufgabe gestellt, die es nicht erfüllen will.

Im Rahmen der Verhaltensdiagnostik werden bei dem In-vivo-Vorgehen die einzelnen Beobachtungseinheiten realisiert und mit Video aufgezeichnet. Durch die Videoanalyse kann der Therapeut gemeinsam mit dem Kind und den Eltern eine systematische Verhaltensbeobachtung durchführen. Diese diagnostische Situation lässt sich auch therapeutisch nutzen, indem das Verhalten der Eltern und die familiären Interaktionsmuster durch gezielte Rückmeldung in vivo geändert werden. So kann eine Rückmeldung über einen Ohrhörer erfolgen oder durch eine unmittelbare Verhaltenskorrektur, indem z. B. der Therapeut als Modell für die Eltern dient.

73.2 Indikationen

Eine Elternberatung ergänzt jede kindzentrierte Intervention. Ohne Einbezug der Eltern und der Familie ist eine langfristig effektive Kinderverhaltenstherapie nicht denkbar (Hengeler, Schoenwald, Borduin, Rowland & Cunningham, 1998). An den Elternberatungssitzungen kann auch die gesamte Familie beteiligt sein; dies ist zumindest bei Familien mit Kindern ab dem 9. Lebensjahr sinnvoll und besonders effektvoll bei solchen Familien, die mehrere Kinder im Schulalter haben, die sich aktiv an Problemgesprächen beteiligen können. Vor allem für die Kinder soll es sich um eine freiwillige Teilnahme handeln, d. h., ihnen soll von Treffen zu Treffen die Chance eingeräumt werden, sich erneut zu entscheiden.

Prinzipiell dürfte für alle Symptombilder der Klinischen Kinderpsychologie (Petermann, 2008) eine Elternberatung geeignet sein. Dies trifft also für chronisch kranke Kinder und psychosomatische Krankheiten genauso zu wie für Entwicklungs-, Lern- und Verhaltensstörungen. Ein gezieltes Elterntraining oder Eltern-Kind-Training lässt sich im Regelfall in einer Beratungsfolge, die fünf bis maximal zehn Treffen à 90 min umfasst, gut realisieren.

73.3 Kontraindikationen

Prinzipiell neigen alle Kinderpsychotherapeuten heute zum Einbezug der Eltern bei der Behandlung des Kindes. Dennoch lassen sich einige Problembereiche benennen, bei denen eine Elternmitarbeit hinderlich sein kann:

- Die Eltern sind desinteressiert und wünschen sich kein harmonisches Zusammenleben mit dem Kind. Sie fordern offen oder verdeckt eine Fremdplatzierung, z. B. in einem Erziehungsheim oder einem Heim für geistig behinderte Kinder.
- In der Familie liegen weitere körperliche oder psychische Krankheiten vor, die eine dauerhafte und starke Belastung bilden.
- Es liegen Ehe- oder berufliche Krisen vor.
- Es bestehen Alkohol- und Suchtkrankheiten seitens der Eltern.

Vielfach können Tabus (z. B. ein vollzogener sexueller Missbrauch) oder ungünstige Erziehungshaltungen (z. B. »Eine körperliche Züchtigung ist normal!«, »Verhaltensstörungen sind unveränderbar!«) die Elternmitarbeit verhindern. Besonders schwierig ist es, wenn Eltern Hausaufgaben, Übungen mit dem Kind, Einhalten von Abmachungen nicht akzeptieren oder nur halbherzig umsetzen, da sie Kindererziehung als nicht erlernbar ansehen, die Übungen als kindisch empfinden oder psychisch bzw. intellektuell überfordert sind.

73.4 Technische Durchführung

Bevor Beratungs- und Interventionsziele mit Eltern umgesetzt werden können, muss in einem Erstkontakt die Problemlage detailliert geklärt werden. Aus diesem Grund ist es wichtig, die Familienmitglieder, ihre Situation, ihre Vorstellungen und Erwartungen gegenüber einer Intervention kennenzulernen. Zur Interventionsplanung ist eine Verhaltensanalyse anzufertigen (▶ Kap. 41; Petermann & Petermann, 2008, S. 24–40). Hierzu müssen die ursächlichen und aufrechterhaltenden Bedingungen des Problemverhaltens herausgearbeitet werden. Nach dieser Informationssammlung müssen die Erwartungen und die Bereitschaft der Eltern zur aktiven Mitarbeit abgeklärt werden. Den Eltern sollte von Anfang an verdeutlicht werden, welche Ziele für das Kind realistisch zu erreichen sind und welche Anstrengungen sie selbst während der Therapie und danach unternehmen müssen. Gemeinsam sollen dann vorläufige Ziele für Kind- und Elternverhalten definiert werden.

Nach dem Erstkontakt erfolgt eine Entscheidung darüber, welche Ziele durch eine Kinderpsychotherapie (Kinderverhaltenstherapie, Trainingsprogramm) erreichbar sind und welche Aspekte man mit den Eltern angehen muss. Vielfach dürfte bei Kindern bis zum Grundschulalter eine Elternberatung bzw. ein Elterntraining ausreichen. Bei älteren Kindern empfehlen wir seit Mitte der 1970er-Jahre eine gute bewährte Zweigleisigkeit des Vorgehens (Kinderpsychotherapie und begleitende Elternarbeit). Die elternbezogene Arbeit sollte minimal folgende Interventionselemente umfassen.

▪ Einüben systematischer Verhaltensbeobachtung

Bei solchen Übungen werden 2–4 Kategorien aus einem symptombezogenen Beobachtungsbogen (z. B. zur Erfassung aggressiven Verhaltens) ausgewählt, mit denen das Problemverhalten eines Kindes präzise beschrieben werden kann. Zudem werden 2 Kategorien des Zielverhaltens herangezogen, um positive Verhaltensweisen des Kindes den Eltern bewusst zu machen. So haben die Eltern zwischen 4 und 6 Kategorien zu bearbeiten. Um die Verhaltensbeobachtung zu üben, schätzen die Eltern das Kindverhalten für einen festgelegten Tag ein; hierzu wird den Eltern eine 5er-Ratingskala erklärt. Die Bezugsperson, die die meiste Zeit mit dem Kind zusammen ist, soll das Kind einschätzen. Diese Einschätzung soll einmal täglich erfolgen und zwar abends, wenn das Kind bereits ins Bett gegangen ist.

▪ Entwickeln von Problemlösestrategien im Elternhaus

Problemlösestrategien können sich auf verschiedene, komplexe Aufgaben im Alltag der Familie beziehen; vielfach muss nach einer Problemdiskussion mit den Eltern eine Verhaltenseinschätzung erfolgen. Die Strategien können sich auf Veränderungen des Elternverhaltens im Hinblick auf konkrete Verhaltensweisen des Kindes beziehen. So sollten die Eltern kontingent auch eher unscheinbare Bemühungen des Kindes durch Lob unterstützen und frühzeitig Verhaltensabweichungen durch Grenzsetzung (z. B. Entzug von Privilegien) begegnen. Den Eltern werden dazu einfache Lernprinzipien, wie der Zusammenhang von Verhalten und Konsequenzen einerseits und vorausgehende Bedingungen und Problemverhalten andererseits, erläutert. So können im Rahmen eines Elterntrainings (mit Videofeedback) wichtige Verhaltensstrategien eines Kindes herausgearbeitet werden, die sich z. B. aus der übermäßigen Nachgiebigkeit der Mutter ergeben. Daran können den Eltern ungünstige Interaktionsmuster in der Familie präzise illustriert werden. Für eine erfolgreiche Übertragung dieser Erkenntnisse auf den Alltag sind schriftliche Erinnerungshilfen für die Eltern wichtig (z. B. »Nicht vergessen: Loben, Anerkennung zeigen, Freude zeigen und Grenzen setzen!«).

▪ Einsatz von Verstärkerplänen

Ein bekanntes Verstärkungstraining stammt von Patterson et al. (1990). In diesem Parent-Management-Training sollen beide Elternteile darin geschult werden, gezielt ihr (aggressives) Kind zu verstärken. Folgende unangemessene Eltern-Kind-Interaktionen sollen abgebaut werden:

- direkte Verstärkung aggressiven Verhaltens,
- häufiges Kommandieren des Kindes,
- ungerechtfertigte und harte Strafen und
- fehlende Beachtung angemessenen Verhaltens.

Diese ungünstigen Verstärkungsstrategien unterstützen negatives Verhalten und führen zu einer Interaktion, in der Kind und Eltern zum aggressiven Verhalten genötigt werden. Dieses nötigende Verhalten soll durch prosoziales ersetzt werden. Hierzu üben die Eltern folgende Verhaltensweisen ein:

- Einführen von Regeln, an die sich das Kind zu halten hat,
- Bereitstellen von positiven Verstärkern für angemessenes Kindverhalten,
- Anwenden milderer, angemessener Strafen und Fördern von Kompromissbereitschaft.

Die Eltern werden zunächst in systematischer Verhaltensbeobachtung geschult, und anschließend sollen sie direkt in der Interaktion mit dem Kind die eingeübten Verhaltensweisen anwenden.

73.5 Erfolgskriterien

Häufig überprüft man den Erfolg von verhaltenspsychologischen Interventionen mit Eltern und Familien anhand von Daten aus systematischen Verlaufsbeobachtungen. Man zieht hierfür Videoaufnahmen heran und verwendet systematische Kategoriensysteme, die sowohl auf konkretes Problem- und Zielverhalten des Kindes als auch auf Erziehungs- und Interaktionsverhalten der Eltern bzw. Familie bezogen sind. Im Rahmen dieser Bestrebungen übernehmen Videoaufzeichnungen eine wichtige Funktion, da sie besonders gut – wenn auch sehr aufwendig – auswertbar sind. Grobe Hinweise geben auch Aussagen anhand von Selbsteinschätzungsskalen. Solche familien- oder symptombezogenen Skalen (Checklisten) schätzen die Eltern im Therapieverlauf – meistens mehrmals – ein. Eine systematische Nachbefragung der Eltern (z. B. nach 2 oder 3 Monaten) kann auch anhand von Checklisten (Petermann & Petermann, 2008) in ökonomischer Weise erfolgen.

73

73.6 Grad der empirischen Absicherung und persönliche Bewertung

In der klinischen Praxis ist es meist sehr schwer, den Effekt der Elternberatung bzw. eines Elterntrainings zu untersuchen. Dies hängt im Wesentlichen damit zusammen, dass in der Kinderverhaltenstherapie die eltern- und familienbezogene Arbeit nur ein Bestandteil einer komplexen Intervention bildet. Bei den wenigen Studien, die über empirische Effekte berichten, liegt somit eine summative Evaluation vor, die lediglich eine Aussage darüber zulässt, ob das Bündel aller Interventionsmaßnahmen einen kurz- und langfristigen Effekt aufweist.

Im Vergleich verschiedener familientherapeutischer Ansätze schneidet die behavioral orientierte familientherapeutische Intervention günstig ab (Ihle & Mattejat, 2005). So konnte v. a. die Arbeitsgruppe von Patterson (Patterson et al., 1990) hervorragende Erfolge bei der Behandlung von Familien mit aggressiven Kindern erzielen. Dieser Arbeitsgruppe ist es aufgrund ihrer sich über Jahrzehnte erstreckenden klinischen Längsschnittstudie gelungen, effektive Interventionsstrategien zu entwickeln, erpresserische Interaktionsstrategien zu verändern und so Mechanismen zu finden, um die negative Verstärkung in den Familien zu unterbrechen.

Die Forschungsergebnisse von Petermann und Petermann (2008) belegen zudem Folgendes:

- Je strukturierter das Beratungsangebot ausfällt, das man Eltern unterbreitet, desto höher ist die Zufriedenheit mit der Beratung und desto höher fällt die Motivation aus, daran mitzuarbeiten.
- Durch die Elternberatung bzw. das Elterntraining vollzieht sich bei vielen Eltern ein Wandel in der Weise, dass sie aufgrund einer neuen Problemsicht das Gefühl entwickeln, ihre Schwierigkeiten selbst bewältigen zu können. Oft bewirken konkrete Hinweise auf falsche Verstärkungsgewohnheiten und Verhaltensübungen (mit Videofeedback) große Veränderungen der familiären Interaktionsstrategien.
- Ein zeitlich begrenztes Vorgehen motiviert Kinder und Eltern in gleicher Weise, sodass dieses strukturierte Angebot geringe Abbruchquoten aufweist (ca. 10%).
- Verweigern Eltern ihre Mitarbeit, so liegt dies offensichtlich daran, dass die angestrebten oder sich bereits abzeichnenden Veränderungen für die Eltern zu bedrohlich sind.
- Normalerweise werden durch die Elternberatung bzw. das Elterntraining die Probleme eines Kindes und der Familie neu bewertet. So werden aggressive Verhaltensweisen eines Kindes als weniger bedrohlich für die Familie erlebt, wenn die Eltern durch Beratung bzw.

Training gelernt haben, mit diesem Verhalten besser umzugehen.

Alles spricht dafür, dass für den langfristigen Erfolg einer Kinderpsychotherapie die Mitarbeit der Eltern besonders wichtig ist. Vielfach muss die Anfangsmotivation der Eltern erheblich modifiziert werden, um zu einer grundlegenden Einstellungs- und Verhaltensänderung aller Familienmitglieder zu kommen.

Literatur

Barkley, R. A. (2005). *Das große ADHS-Handbuch für Eltern* (2. veränd. Aufl.). Bern: Huber.

Cordes, R. & Petermann, F. (2001). Das Video-Interaktionstraining: Ein neues Training für Risikofamilien. *Kindh Entw, 10*, 124–131.

Hengeler, S. W., Schoenwald, S. K., Borduin, C. M., Rowland, M. D. & Cunningham, P. B. (1998). *Multisystemic treatment of antisocial behavior in children and adolescents*. New York: Guilford.

Ihrle, W. & Mattejat, F. (2005). Famlienorientierte Diagnostik und Intervention bei psychischen Störungen im Kindes- und Jugendalter. *Kindh Entw, 14*, 1–2.

Patterson, G. R., Reid, J. B. & Dishion, T. J. (1990). *Antisocial boys*. Eugene: Castalia.

Petermann, F. (Hrsg.). (2008). *Lehrbuch der Klinischen Kinderpsychologie und –psychotherapie* (6. völlig veränd. Aufl.). Göttingen: Hogrefe.

Petermann, F. & Petermann, U. (2008). *Training mit aggressiven Kindern* (12. völlig veränd. Aufl.). Weinheim: Beltz/ PVU.

Genusstherapie (Euthyme Therapie)

R. Lutz

74.1 Allgemeine Beschreibung

Unter euthymem Erleben und Verhalten ist dem Wortsinn entsprechend das zu verstehen, was uns – genauer unserer Seele – gut tut. Mit einer euthymen Behandlungsstrategie wird positives Erleben und Verhalten gefördert. Sie grenzt sich ab von »Wellbeing«-, Konsum- oder »Think-positiv«-Konzepten und Achtsamkeit. Krankheit und Gesundheit werden als voneinander unabhängige Faktoren aufgefasst: Gesundheit kann also unabhängig von Krankheit gefördert werden, was zu einer günstigeren Balance im Hinblick auf Gesundheit führt. Euthymes Erleben und Handeln wird gefördert durch:

- Aufmerksamkeitsfokussierung auf positive Gegebenheiten bzw. Reize (Induktion positiver Emotionen, Ausblenden störender Gedanken oder Gefühle) als zentraler Mechanismus seelischer Gesundheit;
- Einüben basaler Verhaltensweisen im Umgang mit positiven Stimulanzien (Differenzierungstraining der Sinnesfunktionen, stufenweiser Aufbau des komplexen Verhaltensmusters des Genießens);
- Vermittlung hedonistischer, Genuss bejahender (Lebens-) Regeln.

Metaziel der Euthymen Therapie ist Selbstfürsorge im Sinne eines Oberplans, der ein gutes Leben erlaubt; zentral ist weiterhin der sinnlich vermittelte Umgang mit Positiva. Belastung und zeitweilige Enthaltsamkeit von Genussreizen (Askese) sollen akzeptiert werden. Denn: Genuss ist ohne Askese nicht denkbar (Vermeidung von Sättigung und einer konsumorientierten Verwöhnungs- und Anspruchshaltung). Patienten sollten den Wechsel von Belastung und Entlastung, Genuss und Zurückhaltung erfahren.

74.2 Indikationen

Das Genussprogramm ist ein Baustein innerhalb eines multifaktoriellen (verhaltenstherapeutischen) Behandlungsplans (▶ Kap. 4), das für die folgenden Patientengruppen zurzeit angeboten wird:

- Depressive (▶ Kap. 100),
- Zwangskranke (▶ Kap. 116),
- neurologische Patienten, Schmerzpatienten (▶ Kap. 111),
- Schizophrene (▶ Kap. 108),
- Alkoholiker (▶ Kap. 94) und
- Psychosomatiker (▶ Kap. 113).

In einigen psychiatrischen oder psychosomatischen Einrichtungen wird das Genussprogramm auf jeder Station angeboten. Die Indikation leitet sich aus generellen Effekten ab, nämlich der Förderung von genussvollem Erleben und Verhalten, der Selbstfürsorge und der Autonomie. Die Durchführung fordert und trainiert zugleich die Aufmerksamkeitsfokussierung. Für spezifische Störungsbilder gelten spezifische Indikatoren wie z. B.:

- Förderung von und Auseinandersetzung mit positiven Emotionen, z. B. bei depressiven Patienten;
- Auseinandersetzung mit Lebenskonzepten, z. B. bei jungen schizophrenen oder neurologischen Patienten;
- Entdecken von Verstärkern, z. B. bei Alkoholpatienten.

74.3 Kontraindikationen

Die Durchführung setzt Gruppenfähigkeit voraus und dass Patienten neue Informationen aufnehmen und verarbeiten können. Akute Prozesse (z. B. Schmerzen, Trauer, wahnhafte Prozesse) können Ausschlussgründe sein. Kontraindikationen werden teilweise nicht aus dem Störungsbild von Patienten, sondern aus der klinikspezifischen Therapieführung abgeleitet (z. B. Erleichterung behindert die Auseinandersetzung mit einer Problematik). In Befragungen haben Therapeuten keine negativen Nebenwirkungen berichtet. Dem Therapieprogramm wird mitunter wenig Ernsthaftigkeit nachgesagt (Lachen ist erwünscht!). Nach den bisherigen Erfahrungen wird den Patienten jedoch eher vermittelt, sich Belastungen zu stellen oder Trauer anzunehmen und in anderen Situationen durchaus fröhlich, gelassen und manchmal sogar glücklich sein können.

74.4 Technische Durchführung

Der Ablauf

- Ideal für den Ablauf sind geschlossene Gruppen (etwa acht Patienten); insgesamt 6–10 Sitzungen (je 60–90 min, wöchentlich 1–2 Termine); pro Sinnesbereich 1–2 Sitzungen in der Abfolge: Riechen, Tasten, Schmecken, Schauen und Hören.
- Variationen, bedingt durch Praxisbedingungen: Weniger Termine; offene Gruppen; veränderte Abfolge der thematisierten Sinnesbereiche, Programmbausteine können auch für Einzeltherapien genutzt werden.
- Erste Stunde: Einführung in das Programm; Erläuterung der Genussregeln (s. unten); Demonstration durch den Therapeuten, wie mit den Materialien, z. B. mit einer Orange, umgegangen werden soll; Patienten erkunden die Stimulanzien und wählen aus dem Angebot ihren bevorzugten Reiz aus; Bericht der entstandenen Eindrücke, Erinnerungsbilder etc. durch die Patienten.
- Hausaufgaben: Die Patienten werden gebeten, auf die Suche nach wohltuenden Stimulanzien für den thematisierten Sinnesbereich zu gehen und Beispiele zur nächsten Therapiestunde mitzubringen.
- Folgende Sitzungen: Die mitgebrachten Materialien werden von den Patienten vorgestellt. Sie berichten kleine Geschichten, Begebenheiten beim Suchen und Finden, Erinnerungen früherer Situationen, Vergleich mit anderen Patienten, Vereinbarungen von gemeinsamen Aktivitäten (Schnupperspaziergang, Abendessen etc.).
- Mitunter tauchen starke Emotionen auf, z. B. Trauer oder Bezüge zur individuellen Problematik. Sie sollen in der Gruppensitzung nicht zum Thema gemacht werden, sondern – soweit noch notwendig – zu einem anderen Anlass (z. B. Einzeltherapie) besprochen werden.
- Der Therapeut ist vergleichsweise zurückhaltend. Er moderiert mehr, als er interveniert. Er ist eher Modell als Instrukteur.

Die 7 Genussregeln

1. Genuss braucht Zeit. Eine positive Emotion braucht Zeit zur Entwicklung. Zeit muss man sich nehmen, wenn man genießen will.
2. Genuss muss erlaubt sein. Genussverbote (individuelle Biographie) sollen durch Erlauben und Tun korrigiert werden.
3. Genuss geht nicht nebenbei. Beim Genießen muss die Aufmerksamkeit fokussiert werden; man kann dann nichts anderes nebenbei tun.
4. Wissen, was einem gut tut. Jeder Patient sollte seine Präferenzen kennen und ggf. Neues entdecken wollen.
5. Weniger ist mehr. Der Reiz der Dinge wird durch die Beschränkung auf das Wesentliche hervorgehoben (wider Sättigung und Konsum).
6. Ohne Erfahrung kein Genuss. Differenzierungen, z. B. sinnlich wahrnehmbarer Ob-

jekte können erlernt werden, sie kommen nicht von allein.
7. Genuss ist alltäglich. Genuss ist im alltäglichen Leben erfahrbar und einzurichten, es bedarf keiner außerordentlichen Ereignisse.

■ **Stimulanzien**

Ein Patient soll die Materialien anfassen, mit ihnen hantieren können etc. Um den Bezug zur aktuellen Lebenswelt zu erleichtern, sollten – wo immer es möglich ist – jahreszeitliche Besonderheiten (z. B. frisches Gras oder Heu oder Erde, die je nach Jahreszeit unterschiedlich riecht) oder das konkrete Lebensumfeld in Beruf oder Familie (z. B. Bleistift, Schraubenschlüssel, Objekte aus dem Haushalt, dem Kinderzimmer) berücksichtigt werden. Dabei werden sowohl Naturmaterialien (z. B. Küchenkräuter) wie auch Industrieprodukte (z. B. Kleber, Fotos) mit einbezogen. Sie sollen alle Modalitäten eines Sinnes ansprechen (chromatisch abgestufte Farbtafeln; Planung, welche Klänge durch welche Materialien erzeugt werden können, um das gesamte Klangspektrum abzudecken). Räumliche und situative Besonderheiten sollen einbezogen werden, z. B. auf den Kontrast zwischen einer warmen Heizung und dem kalten Fenster, auf die Geräusche der Umgebung oder auf die Wahrnehmungsveränderungen durch tageszeitlich unterschiedliche Lichteinstrahlung.

74.5 Erfolgskriterien

Es liegen unterschiedliche Kriterien zur Beurteilung der Effekte der »Kleinen Schule des Genießens« (Lutz, Mark, Bartmann, Hoch & Stark, 1999) vor:

- Patientenberichte (z. B. neue positive Erfahrungen sammeln, Erinnern positiver Details aus der Biographie, im Mittelpunkt einer Gruppe zu stehen, die eigene Stimmung verbessern können, statt durch Medikamente).
- Fremdberichte (z. B. Beobachtung der Therapeuten, dass Patienten aktiver würden, die Einzelsitzungen produktiver seien, es weniger Therapie-Abbrecher gäbe, Complience erhöht sei.
- Empirische Untersuchungen: Krankheitsindikatoren werden reduziert (z. B. Depression), Gesundheitsindikatoren zeigen Besserung an (z. B. Stimmungsaufhellung; Bewertung der Genussgruppe durch die Patienten als sehr hilfreich).
- Bericht von Therapeuten über ihr eigenes Verhalten: »Genusstherapeuten« planen ihren Tag besser, so dass Ruhephasen entstehen, lassen sich bewusster auf Schönes ein etc.
- Akzeptanz: In einigen psychiatrischen und psychosomatischen Kliniken wird das Genussprogramm auf allen Stationen durchgeführt, positive Veränderungen sind in der Stationskultur ablesbar. Es gilt als Routineprogramm in der Psychosomatik.

74.6 Grad der empirischen Absicherung und persönliche Bewertung

Die Zahl der empirischen Arbeiten ist zurzeit noch beschränkt. Eine angemessene Untersuchungsmethodologie war bis vor Kurzem nicht ausgearbeitet. Die bisher vorliegenden Studien sind ohne Ausnahme positiv. Die **»Kleine Schule des Genießens«** stellt eine sinnvolle Ergänzung im Rahmen eines multifaktoriellen Therapieplans dar. Ein zentraler Effekt soll hervorgehoben werden: Das klinische Denken wird auf Positiva, Ressourcen etc. gelenkt. Das Therapieziel ist nicht nur die Verbesserung der Symptomatik als Reduktion von Krankheit, sondern die Förderung von Wohlbefinden und der Seelischen Gesundheit.

Literatur

Lutz, R. (2007). Euthyme Therapie. In J. Margraf (Hrsg.), *Lehrbuch der Verhaltenstherapie* (Bd. 1). Berlin: Springer.

Lutz, R. (2007). Gesundheit und Genuss: Euthyme Grundlagen der Verhaltenstherapie. In J. Margraf (Hrsg.), *Lehrbuch der Verhaltenstherapie* (Bd. 1). Berlin: Springer.

Lutz, R., Mark, N., Bartmann, U., Hoch, E. & Stark, F. M. (1999). *Beiträge zur Euthymen Therapie.* Freiburg im Breisgau: Lambertus.

Gruppentherapie

M. Hautzinger

75.1 Allgemeine Beschreibung

Es gibt eine kaum überschaubare Fülle verschiedenartiger Gruppenkonzepte, die sich bis heute im Bereich der Behandlung psychischer Störungen fest etabliert haben. Gruppentherapie bietet vielfältige Vorteile gegenüber einer Einzeltherapie. Es lassen sich vier Kategorien an Gruppenangeboten einteilen:

- Selbsthilfegruppen,
- professionell geleitete Aufklärungsgruppen für Betroffene,
- Selbsterfahrungs- oder Wachstumsgruppen und
- Psychotherapiegruppen.

Psychotherapeutische Gruppen unterscheiden sich von den anderen Gruppen dadurch, dass sie ausdrücklich die therapeutische Behandlung psychischer Störungen zum Ziel haben und deshalb von einem ausgebildeten Psychotherapeuten geleitet werden. Auch unter diese Definition fällt noch eine sehr große Vielfalt verschiedener Gruppenformen, von denen sich jedoch nur wenige über die Zeit ihrer Entwicklung hinaus im Bereich der psychosozialen Versorgung fest etablieren konnten, da sie bislang anhand einschlägiger Forschungsarbeiten hinsichtlich ihrer Wirksamkeit nicht legitimiert sind. Psychotherapiegruppen werden entsprechend ihrer therapeutischen Ziele in ganz unterschiedlichen Funktionen genutzt:

- **Gruppe als Publikum oder Auditorium**: In dieser Funktion der Psychotherapiegruppe ergeben sich seminarähnliche und damit eher psychoedukativ ausgerichtete Interventionsmöglichkeiten. Sie werden als didaktisch gut vorbereitete Informationsgruppen zur Schulung von Patienten angeboten, um diese z. B. über Gesundheitsverhalten, Alkoholmissbrauch, Essprobleme oder Erziehungsfragen aufzuklären. Entsprechende Gruppenkonzepte wurden vor allem in der Verhaltenstherapie ausgearbeitet.
- **Gruppe als Übungsfeld**: Sie ermöglicht die Einübung zwischenmenschlicher Kompetenzen und Konfliktlösungsstrategien: indirekt etwa in Gruppengesprächen oder direkt unterstützt durch Gruppenübungen und Trainingseinheiten zur Verbesserung sozialer Kompetenz und Selbstsicherheit. Trainings sozialer Fertigkeiten spielen vor allem in der Verhaltenstherapie (▶ Kap. 69) eine wichtige Rolle.
- **Gruppe als Beziehungsfeld**: In dieser Funktion wird sie als »sozialer Mikrokosmos« betrachtet, in dem durchgängig Interaktion und Beziehungsgestaltung stattfinden, welche durch Therapeuten in heilsamer Form gesteuert werden. Die Idee der Gruppe als Kontext eines Beziehungslernens dürfte die wesentliche therapeutische Grundlage der meisten einsichtsorientierten Therapieformen darstellen.
- **Gruppe als Möglichkeit der Reflexion persönlicher Entwicklungsmöglichkeiten**: Diese Funktion eröffnet besondere Formen der existentiellen Einsicht in unabgeschlossene Erfahrungen, die in der Gruppe in besonderer Weise angereichert und bereichert werden können: z. B. durch Feedback und Rückmeldungen anderer Gruppenteilnehmer, durch Modelle, die andere Gruppenmitglieder für ähnliche

Probleme und Entwicklungen abgeben, oder auch durch die Möglichkeit, in der Gruppe wechselseitige Hilfe und Unterstützung anzuregen. Diese Form der Gruppenarbeit dürfte in fast allen Gruppentherapieansätzen mehr oder weniger ausdrücklich realisiert werden.

- **Gruppenpsychotherapie ist Einzeltherapie in der Gruppe!**

Dieses Prinzip betont einen genuin wichtigen Aspekt psychotherapeutischer Gruppenarbeit, der von vielen Gruppentherapeuten nicht hinreichend beachtet wird: Therapeutische Gruppenarbeit sollte jedem einzelnen Patienten individuelle Möglichkeiten eröffnen, nämlich eine auf seine nur ihm selbst eigenen Probleme zugeschnittene Behandlung zu erhalten. Es verpflichtet Therapeuten, den einzelnen Patienten und seine individuellen Behandlungsinteressen im Gruppenverband nie aus den Augen zu verlieren. Dies gilt völlig unabhängig davon, ob es sich um eine manualorientierte Patientenschulung oder um eine zieloffene Gruppenpsychotherapie handelt.

Unterschiede zur Einzeltherapie In der Einzeltherapie gibt es **per definitionem** keinen Außenseiter. Und ein Psychotherapeut wird in der Einzeltherapie seinem Patienten kontinuierlich und ohne große Probleme mit Anregung, Feedback und auch konstruktiver Kritik zur Seite stehen dürfen (und müssen), weil er in der Einzeltherapie der einzige Gesprächspartner des Patienten ist. Insbesondere Verhaltenstherapeuten sind in der Einzelbehandlung kontinuierlich aufgefordert, Änderungsbemühungen der Patienten direkt und indirekt anzuregen, zu bestätigen bzw. zu verstärken und zu unterstützen – und gelegentlich gar behutsam zu kritisieren.

75.2 Indikation

Die störungsspezifischen Gruppenkonzepte verfolgen auf der Grundlage des vorhandenen und empirisch gesicherten Wissens zu verschiedenen psychischen Störungen und Erkrankungen jeweils unterschiedliche Ziele einer Störungsbehandlung bzw. Krankheitsbewältigung und setzen dementsprechend unterschiedliche Behandlungsprinzipien ein. In der ◘ Tab. 75.1 findet sich eine Übersicht über eingeführte störungsspezifische Behandlungsmanuale, die als solche für eine therapeutische Arbeit mit und in Gruppen geeignet sind, teils als solche auch bereits evaluiert wurden.

75.3 Kontraindikation

Empirisch abgesicherte Kontraindikationen fehlen. Es gibt Befunde und Erfahrungen die zeigen, dass bei älteren (depressiven) Patienten und in der Arbeit mit psychisch belasteten, pflegenden Angehörigen eine Gruppenintervention der individuellen Intervention unterlegen ist. Bei anderen Störungsgruppen schwer gestörter und manipulativer Patienten (z. B. Borderline-Persönlichkeitsstörungen) sind Gruppentherapien erst nach vorgeschalteter bzw. parallel laufender Individualtherapie zielführend. Sehr (sozial) ängstliche Patienten können durch zu große Nähe in bzw. den Rahmen einer Gruppentherapie und dem erlebten Zwang zur Selbstöffnung überfordert sein.

Therapieabbrecher stellen immer auch ein Risiko für den weiteren störungsfreien Verlauf der Gruppentherapie dar. Eine Grundregel besagt, dass sich Therapeuten in jedem Fall kundig machen sollten, warum Patienten wegbleiben, dies insbesondere dann, wenn die Therapieabbrecher niemandem in der Gruppe gegenüber mitgeteilt haben, dass und warum sie wegbleiben.

75.4 Grundkonzepte und technische Durchführung

Psychotherapiegruppen lassen sich zwei unterschiedlichen Grundansätzen zuordnen:
- konflikt-, beziehungs- und interaktionsorientierte Psychotherapiegruppen,
- störungs-, methoden- und einzelfallorientierte Psychotherapiegruppen.

Beide Grundansätze unterscheiden sich v. a. darin, welche Bedeutsamkeit der Bearbeitung zwischenmenschlicher und gruppendynamischer Konflikte

■ Tab. 75.1 Störungsspezifische Gruppentherapiemanuale

Störungsbereiche (Indikationen)	Beispielhafte Interventionskonzepte in Gruppen
Agoraphobie	Margraf & Schneider, 1996
Panikstörung	Meyer et al., 1994
Spezifische Phobien	Fiedler, 2005
Soziale Phobie	Stangier et al., 2003; Hinsch & Pfingsten, 2006
Generalisierte Angststörung	Becker & Margraf, 2002; Hoyer & Becker, 2005
Depression	Herrle & Kühner, 1994; Hautzinger, 2000; 2003
Bipolare affektive Störungen	Schaub et al., 2004; Meyer & Hautzinger, 2004
Schizophrenie	Roder et al., 2002; Klingberg et al., 2003
Abhängigkeit & Sucht	Lindenmeyer, 1999; Petry, 1996; Schuhler & Baumeister, 1999
Persönlichkeitsstörungen	Linehan, 1993; 1996
Essstörungen	Jacobi, Thiel & Paul, 2008
Somatoforme Störungen	Rief & Hiller, 1998; Bleichhardt & Martin, 2010
Diabetes mellitus	Petermann, 1995
Chronische Schmerzen	Bischoff & Traue, 2004; Jungnitsch, 2003; Kröner-Herwig, 2000
Parkinsonismus	Leplow et al., 1993; Strehl & Birbaumer, 1996
Asthma bronchiale	Petermann, 1999
Hautkrankheiten	Stangier, 2002
Tinnitus	Goebel, 2003
Sexualstörungen Paraphilien	Hoyndorf et al., 1995; Kockott & Fahrner, 2000; Gromus, 2002
Schlafstörungen	Riemann & Backhaus, 1996
Pathologisches Spielen	Petry, 2003; Meyer & Bachmann, 2005
Zwangsstörungen	Oelkers et al., 2007

und Prozesse als dem zentralen therapeutischen Wirkfaktor beigemessen wird.

In **konflikt-, beziehungs- und interaktionsorientierten Psychotherapiekonzepten** wird die Gruppe als »sozialer Mikrokosmos« betrachtet. Die Gruppe dient dabei als ungefähres Abbild der zwischenmenschlichen Umwelt im Kleinen. Es wird erwartet, dass einzelne Patienten auf andere Gruppenmitglieder oder auf den Therapeuten in ähnlicher Weise reagieren werden, wie sie außerhalb der Gruppe auch auf andere Menschen reagieren. Diese gruppendynamisch bzw. interpersonell orientierten Ansätze haben zur Entwicklung der Gruppendynamik und Encounter-Gruppen beigetragen. Gemeinsam ist ihnen Zielsetzung, den beteiligten Patienten eine bewusstere Kontrolle und Veränderung ihres problematischen Beziehungsverhaltens zu ermöglichen. Die Gruppe gilt als Übungsfeld für zwischenmenschliches Lernen ohne das volle soziale Risiko. Wesentliches therapeutisches Agens ist die Gruppenkohäsion, mit der die individuellen Eigenarten eines jeden Gruppenteilnehmers durch die Gruppe aufgefangen und geklärt werden können.

Die **störungs-, methoden- und einzelfallorientierten Psychotherapiegruppen** unterscheiden sich dadurch, dass die Bearbeitung der psychischen Probleme und Störungen eines oder mehrerer Gruppenmitglieder in den Mittelpunkt der Gruppenarbeit rücken. In aller Regel entscheidet sich zu Sitzungsbeginn ein Gruppenmitglied für eine intensive Einzelarbeit, die dann vom Psychotherapeuten ähnlich wie in einer Einzeltherapie strukturiert wird. Besprochen und bearbeitet werden Probleme und Schwierigkeiten, die Patienten außerhalb der Gruppe mit sich selbst bzw. mit anderen haben. Die Gruppe erfüllt dabei gegenüber der Einzelfalltherapie nicht nur ökonomische Funktionen. Sie bietet den Vorteil, dass die meisten Probleme mit den anderen Gruppenteilnehmern zusammen simuliert und besprochen werden können.

Im **Psychodrama** (auch in der Gestalttherapie) wird der gruppengemeinsame Versuch unternommen, zwischenmenschliche oder intrapsychische Konflikte in Form eines Rollenspiels mit einem Patienten als Protagonisten und den Gruppenmitgliedern als Antagonisten darzustellen. Auf diese Weise sollen die Einsichtsfähigkeit in die Wirklichkeit zwischenmenschlicher Beziehungen vergrößert, deren Verzerrungen und Kollusionen wahrnehmbar gemacht und Veränderungen angeregt werden. Viele der Problemgestaltungsübungen (leerer Stuhl, Rollenspiel, Körperdarstellungen etc.) ermöglichen es, die gesamte Gruppe aktiv zu beteiligen, wie z. B. in einer Gruppenskulptur, die eine Gestalt der Gruppe sucht und abbildet, in welcher die Beziehungen der Teilnehmer zueinander durch deren Entfernung und unterschiedliche Haltung zum Ausdruck gebracht werden.

Verhaltenstherapeutische Gruppenarbeit unterscheidet sich von den anderen Therapiekonzepten durch eine spezifische, ätiologietheoretisch begründete Therapieplanung aus, die ihren Niederschlag vor allem in der Entwicklung störungsspezifischer Gruppentherapiemanuale gefunden hat. Schon früh folgten Gruppenversuche, in denen die Notwendigkeit der Beachtung komplexer Ziele betont wurde. Es wurde gesehen, dass sich nicht alle Patienten diagnostisch klaren psychischen Störungen und damit auch nicht so eindeutig den störungsspezifischen Standardgruppen zuordnen ließen. Aus diesem Grund wurden den Standardprogrammen recht bald sog. zieloffene Gruppenkonzepte zur Seite gestellt (vgl. Fiedler, 2005). Auch in diesen wird ausgesprochen lösungsorientiert gearbeitet, was sich in einer entsprechenden Rollendefinition des Gruppenleiters niederschlägt. Er ist derjenige, der bestimmte Gruppenübungen und auch Übungen einzelner Patienten anregt und mit inszeniert und dabei die Aufmerksamkeit des Einzelnen auf die Art lenkt, wie er selbst Probleme gestaltet und Probleme zu lösen vermag. Psychologische Psychotherapie in und mit Gruppen ist ausdrücklich auf die differenzielle Behandlung von psychischen Störungen ausgerichtet (also mit unterschiedlichen Konzepten für Ängste, Depressionen, Abhängigkeitsproblemen usw.) oder auf die therapeutische Beeinflussung von Phänomenen, die sich als solche nicht unmittelbar in Diagnosesystematiken finden lassen (wie Paarprobleme, Prävention von Scheidungsfolgen, Resozialisierung von Straftätern usw.). In diesem Sinne sind die Konzepte ausdrücklich lösungs- und zielorientiert ausgerichtet und in ihrem Vorgehen ausgesprochen interventions- und methodenbezogen ausgestaltet. Eine moderne psychologisch fundierte Gruppenpsychotherapie richtet die Entwicklung und den Einsatz allgemeiner (prinzipieller) wie konkreter (technischer) Vorgehensweisen vorrangig an klinisch-psychologischen Verstehensansätzen und empirisch begründeten ätiologischen Modellen aus, die den jeweiligen psychischen Störungen oder problematischen Lebenslagen der Patienten zugrunde liegen.

Präventive und störungsspezifische Gruppenkonzepte sind heute fast ausschließlich multimodular strukturiert. Das heißt: Sie bestehen aus inhaltlich vorgegebenen Therapiebausteinen. Im Minimum beinhaltet ein solches multimodulares Gruppenkonzept drei Therapiephasen (die jeweils mit zwei oder mehreren unterschiedlichen Therapiebausteinen ausgefüllt sind):

- **Patientenschulung**: Sie dient der Information und Aufklärung der Patienten über Ursachen, Behandlungsmöglichkeiten und Prognose gegebener psychischer Probleme oder Störungen.
- **Psychotherapeutische Behandlung**: Sie bestimmt den weiteren Verlauf der Therapie als Unterweisung, Einübung oder Training in Verhaltensweisen oder Kompetenzen, die den Patienten zur (eigenständigen) Prävention, Bewältigung oder Rückfallprophylaxe gegebener

psychischer Probleme oder Störungen dienen sollen.

- **Transfersicherung**: Sie findet in der Therapieschlussphase statt, die dazu dient, unterschiedliche Möglichkeiten zu erkunden und zu integrieren, welche der langfristigen Absicherung des erreichten Therapieerfolgs dienen.

Die **zieloffenen Gruppentherapie** unterscheiden sich von den standardisierten Gruppenkonzepten durch eine weitgehende Offenheit hinsichtlich Methodenauswahl und Therapiezielbestimmung, ohne dabei auf Phänomen-, Methoden- und Zielorientierung als zentrales Merkmal einer psychologisch fundierten Psychotherapie zu verzichten (► Verhaltensanalytische Gruppentherapie, Fiedler, 2005).

Prototypisches Merkmal für das zieloffene Vorgehen ist die Maximierung des Prinzips der Einzeltherapie in der Gruppe. Dieses beinhaltet u. a., dass ein Großteil der Aufgaben, die in der Einzelfallbehandlung üblicherweise vom Psychotherapeuten durchzuführen sind (Problemanalyse, Zielanalyse, Therapieplanung), sukzessive und zunehmend auf die Gruppe übertragen wird (z. B. in Form einer kontinuierlichen Patientenschulung in psychotherapeutischem Denken und Handeln). Dazu rücken die Teilnehmer im Therapieverlauf nach und nach mit ihren Problemen jeweils für längere Zeit einer Sitzung in den Mittelpunkt der Gruppenarbeit, um in Gesprächen und Übungseinheiten für ihre spezifischen Problemstellungen persönliche Lösungen zu erarbeiten.

Zieloffene Gruppenkonzepte erschließen ausdrücklicher als die standardisierten und multimodularen Ansätze eine Behandlungsmöglichkeit für jene psychischen Störungen, deren Ursachen oder Folgewirkungen eng mit zwischenmenschlichen Problemen und Konflikten verknüpft sind. So wird in diesen Gruppen gelegentlich der zeitliche Anteil, in dem die Gruppenmitglieder ihre psychischen Störungen besprechen, zugunsten einer stärkeren Betonung und Beachtung interaktioneller Prozesse in der Gruppe selbst zurückgenommen. Gleichzeitig werden die Anteile der systematischen Einübung neuer Verhaltensweisen und Kompetenzen erhöht.

Verhaltensanalytische Gruppentherapie (Fiedler, 2005)

Das praktische Vorgehen einer zieloffenen Gruppentherapie ähnelt in vielerlei Hinsicht der problemlösungsbezogenen Arbeit (► Kap. 46). Das Vorgehen lässt sich am Besten anhand des Aufbaus und Ablaufs einer Sitzungsstunde (ca. 90 Minuten) beschreiben. Jede Sitzung gliedert sich in vier oder fünf größere Phasen:

1. **Orientierungsphase**
   Sie dient allen Teilnehmern und den Therapeuten zur allgemeinen Orientierung über die zu erwartende Sitzung. Jeder Teilnehmer berichtet über seinen Stand im Prozessverlauf der Therapie und damit kurz über die Zeit, die seit der letzten Sitzung vergangen ist. Eventuell werden auch neue Patienten kurz eingeführt. Schließlich entscheidet sich *ein* Patient für die Gruppenarbeit.
2. **Therapiephase: Problemanalyse oder Zielanalyse**
   Dies ist der Hauptteil der Sitzung, in der üblicherweise ein Teilnehmer beschließt, in der laufenden Sitzung intensiver an seinen Problemen oder Therapiezielen zu arbeiten. Um die Patienten in der Gruppenarbeit nicht zu überfordern, hat es sich als sinnvoll erwiesen, in einer Sitzung nur einen dieser beiden Aspekte zu behandeln: also entweder eine problemanalytische Klärung der Patientenprobleme oder eine Erarbeitung von Zielen und deren versuchsweise Erprobung. Wann immer möglich, wird von Gruppentherapeuten dazu eine Arbeitsform bevorzugt, in der während der Problemklärung oder während der zielorientierten Einübung bestimmter Handlungsalternativen möglichst viele der anderen Gruppenmitglieder beteiligt werden. In vielerlei Hinsicht ähnelt dieses Vorgehen dann (was die Problemanalyse angeht) dem Psychodrama oder (was die zielorientierte Trainingsphase angeht) einem Training sozialer Kompetenzen (► Kap. 69) oder (was die störungsspezifische Therapiearbeit angeht) dem Einüben spezifischer Skills, die zur individuellen Bewältigung spezifischer Erlebens- und Verhaltensprobleme benötigt werden. In dieser Phase können Gruppentherapeuten auf jenes reichhaltige

Methodenrepertoire zurückgreifen, das in den modularisierten störungsspezifischen Behandlungsprogrammen vorhanden ist.

3. **Feedbackphase**
   In jede Therapiephase integriert ist eine abschließende gruppengemeinsame Auswertung der Einzelfallarbeit in der Form einer sog. Feedback-Runde. Der Therapeut regt unterschiedliche Möglichkeiten des Feedbacks an, deren wichtigste folgende Rückmeldearten sind:
   a. **Selbst-Feedback** des im Mittelpunkt stehenden Fokus-Patienten vor dem Feedback durch Mitpatienten!
   b. **Beratungsfeedback:** »Was fand ich am Verhalten/Problem des Fokus-Patienten gut und akzeptierbar? Was würde ich anstelle des Fokus-Patienten (anders) machen?«
   c. **Rollenfeedback** durch jene Teilnehmer, die an Rollenspielen mitgewirkt haben: »Was habe ich in der von mir als Mitspieler übernommenen Rolle erlebt? Welche Beratungsaspekte ergeben sich aus der Sicht des Rollenteilnehmers?«
   d. **Identifikationsfeedback** oder auch »Sharing«: »Kenne ich ähnliche Situationen, Probleme, Erfahrungen aus meinem eigenen Leben? Wie gehe ich üblicherweise mit solchen Problem, Konflikten, Schwierigkeiten um?«
      Ist ausreichend Zeit vorhanden, können in der gleichen Sitzung noch weitere Gruppenmitglieder in eine intensivere Therapiearbeit eintreten. Häufiger wird dies für einen weiteren Patienten möglich sein. Eher gelegentlich nutzen zwei oder gar drei weitere Mitpatienten diese Möglichkeit. Letzteres kommt u. a. dann vor, wenn es sich bei den Folgepatienten um ähnliche Problemkonstellationen handelt, wie die, an denen der erste Patient gearbeitet hat.
4. **Planungsphase**
   In der Planungsphase werden sowohl die in den vorausgehenden Sitzungen begonnenen Übungs- und Hausaufgaben jedes einzelnen Teilnehmers für die Zeit zwischen den Therapiesitzungen ausführlich besprochen und/oder weitere Transferaufgaben für jene Patienten, die dies möchten, geplant und festgelegt.
   Im Verlauf der Gesamttherapie ändern sich die Inhalte dieser Besprechung in Richtung einer Sicherung und Stabilisierung der erreichten Behandlungserfolge. Zunehmend wird vom Therapeuten die Frage aufgeworfen, wie die erreichten Erfolge durch weitere Maßnahmen weiter abgesichert werden können (z. B. durch die Suche nach Quellen für eine soziale Unterstützung im Bereich der Bezugspersonen, Angehörigen, Freunde und Kollegen).
5. **Evaluationsphase und Patientenschulung**
   Einerseits erfolgt an dieser Stelle die in der Verhaltenstherapie übliche Standardevaluation der Sitzung, indem die Teilnehmer wie Therapeuten (Stunden-) Fragebögen zur Therapieverlaufskontrolle ausfüllen. Erst danach und um die Ergebnisse der Verlaufskontrolle nicht zu kontaminieren können die Therapeuten vor oder mit der Gruppe auch noch eine genaue Bewertung/Auswertung der abgelaufenen Sitzung vornehmen.
   Eines der wesentlichsten therapeutischen Ziele dieser Abschlusssequenz jeder Gruppensitzung wird mit der **Patientenschulung** angestrebt. Patientenschulung kommt – wie vor allem in den störungsspezifischen Gruppenansätzen – auch in den zieloffenen Gruppen vor, wird dort jedoch häufiger an den Schluss verlagert oder aber eingeführt, wenn einzelne Patienten an ihren spezifischen Problemen und psychischer Störungen arbeiten. Patientenschulung soll die Patienten, wie in den störungsspezifischen Therapien, auf einer theoretisch-abstrakteren Ebene über **Diagnostik** und/oder **Ätiologie** und/oder **Behandlungsmöglichkeiten** und/oder **anderweitig vorhandenes Wissen** ihrer spezifischen Schwierigkeiten und Probleme aufklären. Dies sind übrigens und nach aller Erfahrung Anteile der Gruppen, die von den Patienten mit Interesse und großem Gewinn verfolgt werden. Patientenschulung kann gelegentlich auch längere Sitzungszeit bis hin zu einer ganzen Sitzung in Anspruch nehmen, falls dies als sinnvoll erachtet wird.

75.5 Wirkfaktoren und Erfolgsindikatoren

Der wohl wichtigste Unterschied zwischen Einzelfallbehandlung und Gruppentherapie liegt in der therapeutischen Nutzung spezifischer kurativer Wirkfaktoren:

- **Kohäsion**: Sie scheint der wichtigste aller Wirkfaktoren einer Gruppe zu sein. Offensichtlich ist, dass Gruppen einen kohäsiven Zusammenhalt entwickeln. Damit ist gemeint, dass eine Gruppe für die Teilnehmer eine eigenständige Attraktivität hat, die sich in einem »Wir-Gefühl« äußert.
- **Offenheit**: Mit Offenheit einer Gruppe ist gemeint, dass die Teilnehmer in der Lage sind, intime, private oder persönlich wichtige Dinge zum geeigneten Zeitpunkt innerhalb der Gruppe zu diskutieren.
- **Vertrauen**: Vertrauen in die Gruppenarbeit erwächst dann, wenn die einzelnen Personen das Gefühl haben, dass sie in der Gruppe etwas erreichen können und dabei in der Gruppe geschützt und gestützt werden.
- **Arbeitshaltung**: Sie findet sich in einer Bereitschaft der Teilnehmer, sich in dieser Gruppe auf Neues einzulassen und interessiert mitzuarbeiten, auch wenn sie zeitweilig selbst nicht im Mittelpunkt der therapeutischen Gruppenarbeit stehen.
- **Feedback empfangen und annehmen**: Rückmeldungen von den anderen Gruppenteilnehmern zu empfangen bedeutet, dass jeder in der Gruppe von den übrigen Teilnehmern darüber etwas erfahren kann, wie er auf andere wirkt. Die Rückmeldung kann kritisch-konstruktive und positiv-hervorhebende Dinge enthalten, und unter geeigneten Bedingungen kann diese Information viel zur Differenzierung des Selbstbildes beitragen.
- **Feedback geben**: Rückmeldungen in der Gruppe beinhalten das Überschreiten einer Intimitätsgrenze: Deshalb sind Kritik wie auch Lob so zu formulieren, dass sie für den, der sie äußert, selbst akzeptabel wären, und für den, der sie empfängt, konstruktiv und hilfreich sind.
- **Unterstützung**: Unterstützung kann der Einzelne aus der Gruppe erhalten, wenn er den Versuch macht, sich mit konflikthaltigen Themen auseinander zu setzen.
- **Altruismus**: Denn Altruismus setzt zumeist in Situationen ein, in denen ein Teilnehmer anderen direkte oder indirekte Unterstützung zuteil werden lässt oder selbst zugunsten anderer auf etwas verzichtet – etwa um jemandem zu helfen oder anderen den Vortritt zu lassen.
- **Modelllernen**: Diese Wirkbedingung findet wohl immer in Gruppen statt, weil dort ständig beobachtet werden kann, wie andere mit bestimmten Problemen umgehen oder Lösungen erarbeiten. Therapeuten haben als Modell eine beachtliche Bedeutung, wenngleich sich immer wieder gezeigt hat, dass bei der Lösung bestimmter Probleme das Modell anderer Mitpatienten die größere Wirkung zeitigt.
- **Rollenspiele**: Sie tragen erheblich zur therapeutischen Veränderung bei, indem sie das Entwickeln neuer Verhaltensweisen entscheidend fördern können.
- **Universalität des Leidens**: Die Gruppenteilnehmer lernen durch die Gespräche mit anderen, dass sie nicht allein mit ihrem Leiden dastehen und dass andere ähnliche Probleme haben.
- **Rekapitulation**: Sie stellt die Möglichkeit in der Gruppe dar, durch eine Wiedererinnerung an weiter zurückliegende eigene Erfahrungen zu neuen Einsichten über die eigene Gewordenheit zu gelangen. Besonders bedeutsam ist in diesem Zusammenhang das Besprechen biographischer Situationen, die traumatische oder prägende Bedeutung hatten.
- **Hoffnung**: Hoffnung ist ein unspezifischer Aspekt. Sie kommt zumeist durch das erfolgreiche Beispiel anderer zustande, durch deren Zuspruch, ganz allgemein durch die Art des Therapiekonzeptes, durch anderweitige Absichtserklärungen in der Gruppe oder schließlich durch weitere gruppengemeinsame oder persönliche Ziele, die sich während der Gruppentherapie entwickeln können.

75.6 Empirische Bewährung und persönliche Einschätzung

Aufgrund vorliegender Forschungsergebnisse ist davon auszugehen, dass Gruppenpsychotherapie für die meisten psychischen Störungen als eine gleichrangige Alternative zur Einzeltherapie angesehen werden kann (z. B. Hautzinger & Welz, 2008) und dass sie für eine Reihe von Störungen sogar als Methode der Wahl anzusehen ist. Letzteres gilt insbesondere für jene psychischen Störungen, deren Eigenarten, Verursachung oder Verlaufsbedingungen auch auf komplexe Störungen des zwischenmenschlichen Beziehungsverhaltens beruhen. Das heißt nun andererseits nicht, dass Gruppentherapie ausschließlich für die Behandlung zwischenmenschlicher Beziehungsprobleme in Frage kommen kann. Im Gegenteil sind die Ergebnisse einzeltherapeutischer versus gruppentherapeutischer Interventionen auch dann als gleichwertig zu betrachten, wenn in der Behandlung zwischenmenschliche Probleme weitgehend ausgeklammert bleiben (vgl. Grawe, Donati & Bernauer, 1994; Fiedler, 2005).

Literatur

Becker, E. & Margraf, J. (2002). Generalisierte Angststörung. *Ein Therapieprogramm*. Weinheim: Beltz-PVU.

Bischoff, C. & Traue, H. C. (2004). *Kopfschmerzen. Reihe: Fortschritte der Psychotherapie*. Göttingen: Hogrefe.

Bleichhardt, G. & Martin, A. (2010). *Hypochondrie und Krankheitsangst*. Göttingen: Hogrefe.

Bodenmann, G. (2004). *Verhaltenstherapie mit Paaren. Ein modernes Handbuch für psychologische Beratung und Behandlung*. Bern: Huber.

Fiedler, P. (2005). *Verhaltenstherapie in Gruppen. Psychologische Psychotherapie in der Praxis* (2. Aufl.). Weinheim: Beltz/PVU.

Goebel, G. (2003). *Tinnitus und Hyperakusis. Reihe: Fortschritte der Psychotherapie*. Göttingen: Hogrefe.

Grawe, K., Donati, R. & Bernauer, F. (1994). *Psychotherapie im Wandel. Von der Konfession zur Profession*. Göttingen: Hogrefe.

Gromus, B. (2002). *Sexualstörungen der Frau*. Göttingen: Hogrefe.

Hautzinger, M. (2000). *Depression im Alter. Ein kognitiv-verhaltenstherapeutisches Gruppenprogramm*. Weinheim: Beltz/PVU.

Hautzinger, M. (2003). *Kognitive Verhaltenstherapie bei Depressionen*. Weinheim: Beltz/PVU.

Hautzinger, M. & Welz, S. (2008). Kurz- und längerfristige Wirksamkeit psychologischer Interventionen bei Depressionen im Alter. *Zeitschrift für Klinische Psychologie und Psychotherapie, 37*, 52–60.

Herrle, J. & Kühner, C. (Hrsg.). (1994). *Depression bewältigen. Ein kognitiv-verhaltenstherapeutisches Gruppenprogramm nach P. M. Lewinsohn*. Weinheim: Psychologie Verlags Union.

Hinsch, R. & Pfingsten, U. (2006). *Gruppentraining sozialer Kompetenz*. Weinheim: Beltz/PVU.

Hoyer, J. & Becker, E. (2005). *Generalisierte Angststörung. Reihe: Fortschritte der Psychotherapie*. Göttingen: Hogrefe.

Hoyndorf, S., Reinhold, M. & Christmann, F. (1995). *Behandlung sexueller Störungen. Ätiologie, Diagnostik, Therapie: Sexuelle Dysfunktionen, Missbrauch, Delinquenz*. Weinheim: Beltz/PVU.

Jacobi, C., Thiel, A. & Paul, T. (2008). *Kognitive Verhaltenstherapie bei Anorexia und Bulimia nervosa*. Weinheim: Beltz/PVU.

Jungnitsch, G. (2003). *Rheumatische Erkrankungen. Reihe: Fortschritte der Psychotherapie*. Göttingen: Hogrefe.

Klingberg, S., Schaub, A. & Conradt, B. (2003). *Rezidivprophylaxe bei schizophrenen Störungen. Ein kognitiv-verhaltenstherapeutisches Behandlungsmanual*. Weinheim: Beltz/PVU.

Kockott, G. & Fahrner, E. M. (2000). *Sexualstörungen des Mannes*. Göttingen: Hogrefe.

Kröner-Herwig, B. (2000). *Rückenschmerzen*. Göttingen: Hogrefe.

Leplow, B., Bamberger, D., Möbius, T. & Ferstl, R. (1993). Verhaltenstherapeutische Gruppenprogramme bei Parkinsonpatienten. *Therapiewoche Neurologie und Psychiatrie, 7*, 59–68.

Lindenmeyer, J. (1999). *Alkoholabhängigkeit. Reihe: Fortschritte der Psychotherapie*. Göttingen: Hogrefe.

Linehan, M. (1993). *Cognitive behavioral treatment of borderline personality disorder*. New York: Guilford.

Linehan, M. (1996). *Dialektisch Behaviorale Therapie der Borderline-Persönlichkeitsstörung*. München: CIP-Medien.

Margraf, J. & Schneider, S. (1996) *Panik*. Heidelberg: Springer.

Meyer, G. & Bachmann, M. (2005). *Spielsucht. Ursachen und Therapie*. Heidelberg: Springer.

Meyer, R., Glier, B., Wittmann, H. & Spörkel, H. (1994). Modifikation von Panikverhalten in der stationären Verhaltensmedizin (S. 504–510). In M. Zielke & Z. Sturm (Hrsg.), *Handbuch stationärer Verhaltenstherapie*. Weinheim: Beltz/PVU.

Meyer, T. D. & Hautzinger, M. (2004). *Manisch-depressive Störungen. Kognitiv-verhaltenstherapeutisches Behandlungsmanual*. Weinheim: Beltz/PVU.

Oelkers, C., Hautzinger, M., Bleibel, M. (2007). *Zwangsstörungen*. Weinheim: Beltz/PVU.

Petermann, F. (1999). *Asthma bronchiale. Reihe: Fortschritte der Psychotherapie*. Göttingen: Hogrefe.

Petermann, F. (Hrsg.). (1995). *Diabetes mellitus. Sozial- und verhaltensmedizinische* Ansätze. Göttingen: Hogrefe.

Petry, J. (1996). *Alkoholismustherapie* (3. Auflage). Weinheim: Beltz/PVU.

Petry, J. (2003). *Psychotherapie der Glücksspielsucht*. Weinheim: Beltz/PVU.

Rief, W. & Hiller, W. (1998). *Somatisierungsstörung und Hypochondrie. Reihe Fortschritte der Psychotherapie*. Göttingen: Hogrefe.

Riemann, D. & Backhaus, J. (1996). *Behandlung von Schlafstörungen. Ein psychologisches Gruppenprogramm*. Weinheim: Psychologie Verlags Union.

Roder, V., Brenner, H. D. & Kienzle, N. (2002). *Integriertes psychologisches Therapieprogramm bei schizophren Erkrankten* (IPT; 5. Aufl.). Weinheim: Beltz/PVU.

Schaub, A., Bernhard, B. & Gauck, L. (2004). *Kognitiv-psychoedukative Therapie bei bipolaren Erkrankungen*. Göttingen: Hogrefe.

Schmitz, B., Schuhler, P., Handke-Raubach, A. & Jung, A. (2001). *Kognitive Verhaltenstherapie bei Persönlichkeitsstörungen und unflexiblen Persönlichkeitsstörungen*. Lengerich: Pabst.

Schuhler, P. & Baumeister, H. (1999). *Kognitive Verhaltenstherapie bei Alkohol- und Medikamentenmissbrauch*. Weinheim: Beltz-PVU.

Stangier, U. (2002). *Hautkrankheiten und Körperdysmorphe Störung*. Göttingen: Hogrefe.

Stangier, U., Heidenreich, T. & Peitz, M. (2003). *Soziale Phobie*. Weinheim: Beltz/PVU.

Strehl, U. & Birbaumer, N. (1996). *Kognitive Verhaltenstherapie bei Morbus Parkinson*. Weinheim: Beltz/PVU.

Kommunikationstraining

K. Hahlweg, B. Schröder und S. Weusthoff

76.1 Allgemeine Beschreibung

Unter einem Kommunikationstraining versteht man eine komplexe therapeutische Intervention, die Sozialpartner in die Lage versetzt, offen, konstruktiv und kongruent zu ihren Gefühlen und dem nonverbalen Verhalten miteinander zu sprechen. Bestimmte förderliche Sprecher- und Zuhörerfertigkeiten werden dabei vermittelt. Das hier vorgestellte Training bezieht sich auf intime Beziehungen (Familie, Partnerschaft), nicht auf z. B. berufliche Bereiche, in denen in abgewandelter Form ebenfalls Kommunikationstrainings durchgeführt werden.

Bei Untersuchungen der Determinanten für glückliche oder unglückliche Paarbeziehungen ergaben die Studien die klarsten Ergebnisse, die gezielt die Transaktionen der Partner untersuchten. Ehequalität scheint zu einem großen Maß von der Kommunikations- und Problemlösefähigkeit der Partner abzuhängen, weniger von Variablen wie Persönlichkeit und Art und Menge der Probleme. So kommt es, dass bei der Therapie von Beziehungskonflikten (Ehetherapie, beratung) für Klienten und Therapeuten die partnerschaftliche Kommunikation einen hohen Stellenwert hat. Manche sehen bereits in der Verbesserung der Kommunikation die grundlegende, sogar hinreichende therapeutische Intervention. Tatsächlich stehen auch bei Rat suchenden Paaren Klagen über mangelnde oder gestörte Kommunikation eindeutig im Vordergrund. Solche Untersuchungsergebnisse führten u. a. dazu, dass Kommunikationstraining auch in Präventivprogrammen Verwendung findet, wie z. B. in Ehevorbereitungskursen, speziell in Amerika in »Marital-Enhancement«-Programmen, in Deutschland in unterschiedlichen Programmen der Erwachsenenbildung (Hahlweg & Richter, 2010).

Ein weiteres Einsatzgebiet von Kommunikationstrainings ist die Rückfallprophylaxe bei psychiatrischen Erkrankungen wie Schizophrenie (▶ Kap. 108), Depression (▶ Kap. 100), bipolaren affektiven Störungen (▶ Kap. 96) und anderen psychischen und psychosomatischen Erkrankungen wie Alkoholismus (▶ Kap. 94) und Essstörungen (▶ Kap. 95), um nur einige zu nennen. Besonders die Ergebnisse im Rahmen des »Expressed-emotion«- (EE-) Konzeptes zeigten, dass Patienten, die in Familien zurückkehrten, in denen das Klima sich durch erhöhte Kritikbereitschaft, Feindseligkeit und/oder überprotektives Verhalten auszeichnete, eine deutlich erhöhte Rückfallgefährdung aufwiesen gegenüber Patienten, in deren Familien offene, direkte, konstruktive Kommunikation und Problemlösung möglich war. Andere Studien konnten zeigen, dass eine verhaltenstherapeutische Ehe-/Paartherapie mit Kommunikationstraining genauso erfolgreich die Symptome von schwer depressiven Patienten verringerte wie eine individuelle kognitive Einzeltherapie der Depression. Gleichzeitig führte die Paartherapie zu einer Erhöhung der Zufriedenheit mit der Beziehung.

76.2 Indikationen

Ein wichtiges Kriterium, um ein Kommunikationstraining erfolgreich durchführen zu können, besteht wohl in der Fähigkeit und Bereitschaft der beteiligten Partner, sich auf das Üben von neuem Verhalten einzulassen. Sie müssen z. B. bereit und fähig sein, Rollenspiele (► Kap. 65) durchzuführen und durch gezielten Transfer (Hausaufgaben; ► Kap. 30) die Umsetzung in ihren Alltag vorzunehmen. Außerdem sollten beide Partner oder die beteiligten Familienmitglieder zur Therapie bereit sein.

76.3 Kontraindikationen

Für den Einsatz im Bereich von Ehetherapie und zur Rückfallprophylaxe bei Psychosen gibt es keine durch Untersuchungen abgesicherten Kriterien zu Kontraindikationen. Für den Einsatz bei der Therapie der Depression scheint es so zu sein, dass diese Therapie umso erfolgreicher ist, je mehr die Partner die depressive Erkrankung in Zusammenhang mit der Ehequalität stellen. Attribuieren die Partner die Erkrankung als völlig unabhängig von der Art und Ausgestaltung der partnerschaftlichen Interaktion, scheint sie nicht so erfolgreich zu sein. Deshalb könnten hier die subjektiven Erklärungsansätze der Patienten und ihrer Partner eine Kontraindikation darstellen.

76.4 Technische Durchführung

Beispielhaft sei hier ein paartherapeutisches Vorgehen dargestellt. Das Kommunikationstraining ist innerhalb der verhaltenstherapeutischen Paartherapie nur ein Aspekt der Interventionen. Meist schließt sich dieser Block an die Verhaltensanalyse (► Kap. 41) an. Dann folgen weitere Maßnahmen wie z. B. Problemlösetraining (► Kap. 46). Es werden etwa 10 Sitzungen à 50 min benötigt. Häufig ist es sinnvoll, das Training in Doppelsitzungen durchzuführen, damit jeweils beide Partner Gelegenheit haben, gleich intensiv die Übungen durchzuführen. Mit wenigen Abweichungen wird dieses Vorgehen auch für ein Kommunikationstraining von Familien eingesetzt.

Im Wesentlichen werden folgende Fertigkeiten vermittelt:

- **Sprecherfertigkeiten**:
  Ich-Gebrauch (das Sprechen von eigenen Gedanken und Gefühlen, Kennzeichen ist der Ich-Gebrauch); konkrete Situationen ansprechen (das Sprechen von konkreten Situationen oder Anlässen; Vermeidung von Verallgemeinerungen wie »immer«, »nie«); konkretes Verhalten ansprechen (das Sprechen von konkretem Verhalten in bestimmten Situationen; Vermeidung, dem anderen negative Eigenschaften zuzuschreiben); »Hier und Jetzt« (das Halten eines Themas; Vermeidung, in die Vergangenheit abzuschweifen); sich öffnen (das offene Äußern von Gefühlen und Bedürfnissen; Vermeidung von Anklagen und Vorwürfen).
- **Zuhörerfertigkeiten**:
  Aufnehmendes Zuhören (zugewandte, offene Körperhaltung, Blickkontakt, Nicken, kurze Einwürfe [»hm«] und Fragen); Paraphrasieren (Wiederholung des Gesagten in eigenen Worten und/oder als Zusammenfassung); offene Fragen (gezielt nach Gefühlen, Wünschen fragen, nicht interpretieren); positive Rückmeldungen (sagen, was dem Zuhörer an dem Gesagten [inhaltlich oder in der Form] gefallen hat); Rückmeldung des eigenen Gefühls (gefühlsmäßige Betroffenheit beim Zuhören offen benennen; kongruent sein).

Für die Vermittlung dieser Zielfertigkeiten haben sich die nachfolgend aufgeführten Bausteine bewährt.

■ Kennenlernen, Erarbeiten der Zielfertigkeiten

Modelle Als Video oder als Rollenspiel eines Therapeutenpaares werden dem Paar anhand eines eskalierenden Streites möglichst viele negative Verhaltensweisen dargestellt (Anklagen, Vorwürfe, »Zeugensuche«, Abwertungen des Partners, Themenwechsel, »bestrafendes« nonverbales Verhalten wie Vermeidung von Blickkontakt, abweisende, drohende Gestik und Mimik, sarkastischer, lauter Tonfall). Das Paar wird aufgefordert, diese zu identifizieren und daraus die förderlichen »Regeln« zu erarbeiten. Anschließend empfiehlt es sich, das Streitgespräch noch einmal zu zeigen, wobei es nach erst gleichartigem Beginn unter

Einsatz der Regeln zum Beginn einer Problemlösung kommt.

Informationsgabe Dies kann in Form von Kurzvorträgen (► Kap. 79) in Kombination mit »geleitetem Entdecken« (► Kap. 56) mit dem Paar in der Sitzung geschehen. Einige Therapieprogramme bieten auch Manuale für Paare an, die diese parallel zur Therapie lesen.

Konfrontationsübungen In diesen Übungen steht das gefühlsmäßige Erleben von bestimmten Kommunikationsarten im Vordergrund. Dieses wird sofort bearbeitet und mit den theoretischen Erklärungen in Zusammenhang (► Kap. 16 und Kap. 67) gebracht. Solche Übungen sind z. B.:

- **Belohnungs-Bestrafungs-Spiel**: Hier bittet der Therapeut einen der Partner, über ein beliebiges Thema (z. B. den Tagesablauf des letzten Tages) zu berichten. Dabei verhält er sich unabhängig vom Inhalt des Berichtes eine Minute als perfekter Zuhörer, dann eine Minute »bestrafend«, zum Schluss wieder als aktiver, aufnehmender Zuhörer. Die sofort folgende Exploration des Erlebens dieses Gespräches ergibt meist starke Irritationen des Sprechers beim ersten Wechsel des Verhaltens und eine wenigstens leichte Entspannung beim zweiten Wechsel. Häufig bringen die Sprecher dies aber nicht mit dem Verhalten des Zuhörers in Verbindung, sondern mit ihren persönlichen Eigenschaften (»Ich bin langweilig«, »Ich kann nicht erzählen«, »Jetzt gelingt es mir besser, wahrscheinlich wollte er dies hören«) oder sie werden ärgerlich (»Der Therapeut macht mich wütend«, »Er versteht mich nicht«). Der andere Partner, der diesem Gespräch nur zugehört hat, wird bei der Exploration häufig berichten, dass er auch nonverbale Veränderungen des Sprechers festgestellt hat, wie Veränderung im Tonfall, im Sprechtempo oder dem Sprachfluss sowie der Körperhaltung und Mimik. Diese kurze Übung verdeutlicht häufig schneller als Erklärungen die ungünstigen Wirkungen »bestrafender« Zuhörerverhaltensweisen.
- **Vorwurfübung**: Auch hier übernimmt der Therapeut die negative Rolle, da er die Klienten nicht zum negativen Verhalten anleiten will. Im ersten Teil der Übung spielt der Therapeut den anklagenden Partner (dabei benutzt er tatsächliche, bei diesem Paar häufig benutzte Vorwürfe, die ihm aus der vorausgegangenen Verhaltensanalyse bekannt geworden sind). Dann fordert er den Klienten auf, zu formulieren, was diese Vorwürfe in ihm auslösen, versucht sich in den Klienten zu versetzen, ihm Gefühle anzubieten und verschiedene Aspekte auszuloten. Erfahrungsgemäß haben die meisten Paare Schwierigkeiten in der direkten Gefühlsäußerung. Der Therapeut macht darauf aufmerksam, fragt entsprechend nach und benennt diese Fertigkeiten. Im zweiten Teil der Übung soll der andere Partner, der normalerweise diese Vorwürfe an den anderen richtet, diese Anklagen in eine direkte Form der Äußerung umwandeln, d. h. er soll formulieren, welche Gefühle bei ihm hinter einem solchen Vorwurf stehen können. Auch hier muss der Therapeut helfend eingreifen. Fällt es einem Partner sehr schwer, die Fertigkeiten zu verwirklichen, wirkt der Therapeut zuerst als Modell und bittet den Klienten, das Verhalten entsprechend zu wiederholen. Schließlich bittet der Therapeut den Partner, an den er anfangs die Vorwürfe gerichtet hat, zu beschreiben, ob dieser eine unterschiedliche Wirkung bei sich feststellt, wenn er den Vorwurf mit der direkten Äußerung vergleicht. Um, wie generell bei einer Paartherapie üblich, auf eine Gleichverteilung der Beteiligung zu achten, wird diese Übung mit dem anderen Partner wiederholt.

Training der Zielfertigkeiten

Üblicherweise wird das Training in einzelnen Abschnitten erfolgen, wobei der Schwierigkeitsgrad ansteigend ist. Es wird dabei davon ausgegangen, dass eine starke Eigenbeteiligung, d. h. die Nähe zu den eigenen Konfliktbereichen, besonders belastend ist. Deshalb soll das Üben der Kommunikationsregeln zuerst an positiven, mindestens neutralen Themen erfolgen, die bis jetzt nicht zu den Streitthemen des Paares gehörten.

- **Übung 1**. Ausdruck positiver Gefühle und Wünsche. Hierbei bleiben Sprecher- und Zuhörerrollen streng getrennt, allerdings wird wieder auf Gleichverteilung beider Partner geachtet. Jeder ist wenigstens einmal in der Sprecher- und der Zuhörerrolle. In dieser Übung soll es bei der Darstellung positiver Gefühle und Wünsche bleiben. Der Zuhörer versucht nur zu verstehen, der Sprecher nur, sich deutlich zu machen. Es sollen keine Handlungsvorschläge oder Problemlösungen erarbeitet werden. Besonders geeignet als Themen sind hier Aussprachen über positive Erlebnisse und Erfahrungen z. B. mit dem Hobby oder über Phantasiethemen wie »Ich darf eine Wochenendreise planen, ohne auf die Kosten achten zu müssen«.

- **Übung 2.** Ausdruck negativer Gefühle. Auch hier bleiben die Rollen getrennt und es wird ein Thema vom Therapeuten vorgegeben, das *nicht* zu den eigenen Konfliktthemen des Paares gehört, z. B. »Ich bin enttäuscht, weil ich gerne abends ausgehen möchte, der Partner es sich aber bereits auf dem Sofa bequem gemacht hat«. Das weitere Vorgehen entspricht der 1. Übung. Eine etwas stärkere Akzentuierung liegt hierbei auf den Zuhörerfertigkeiten, deren angemessener Einsatz in dieser Übung meist schwerer fällt.
- **Übung 3.** Erstes Konfliktgespräch. An einem vorgegebenen Thema (noch kein eigenes Konfliktgespräch) teilt sich das Paar gegenseitige Standpunkte mit (z. B.: Ein Partner möchte seine Wohnung in einem stets »vorzeigbaren« Zustand haben, während der andere kleine Unordnungen für angenehmer hält). In diesem Rollenspiel wird vor allem auch der Wechsel zwischen Sprecher und Zuhörer während des Verlaufs des Gespräches geübt. Dabei wird folgendes Schema vorgegeben und geübt: Jeder Partner beschreibt und äußert seine Gefühle dieses Thema betreffend. Der andere Partner geht erst im Sinne der Zuhörerregeln darauf ein, bevor er in gleicher Weise seine Gefühle darstellt. Danach erfolgt in derselben Art eine genaue Beschreibung der Bedürfnisse und Änderungswünsche. Auch hier soll es noch nicht zu einer Erarbeitung von Lösungswegen kommen.
- **Übung 4.** Konfliktgespräche mit eigenen Themen. In einer hierarchischen Abfolge (leichtere, weniger emotional belastete Themen als erste) werden die eigenen Themen des Paares bearbeitet. Zu diesem Zeitpunkt der Therapie wird dann auch in ein Problemlösetraining übergegangen, wie es z. B. in ▶ Kap. 46 beschrieben ist.

■ Therapeutenverhalten

Für das gesamte Training gilt, dass der Therapeut nicht inhaltlich Stellung nimmt, keine Schiedsrichterfunktion übernimmt. Ob die Therapie von nur einem Therapeuten oder in Kotherapie durchgeführt wird, hat keinen Einfluss auf die Wirksamkeit und muss nach den jeweiligen personellen Gegebenheiten und Vorlieben entschieden werden. Für Kotherapie spricht die sicher hohe Anforderung an die Konzentration bei der Arbeit mit zwei oder mehreren Klienten, dagegen spricht, dass Kotherapie nur zu einer Erleichterung und Bereicherung der Therapie führt, wenn die Therapeuten gut aufeinander eingespielt sind. Eine weitere Schwierigkeit des Therapeuten besteht darin, dass er sowohl führend als auch verstärkend in den Gesprächsablauf einzugreifen hat. Die aufgeführten Interventionsmöglichkeiten können wahlweise unter Berücksichtigung der genannten Schwierigkeiten eingesetzt werden.

- **Kontingente Verstärkung**: Durch kurze verbale Einwürfe (»ja«, »gut«) und nonverbale Gesten soll der Therapeut unmittelbar Rückmeldung für den Einsatz des Zielverhaltens geben.
- **Soufflieren**: Während des gesamten Gesprächs, und zwar an Stellen, an denen Vorwürfe geäußert werden oder Stockungen auftreten, kann souffliert werden, indem man mit leiser Stimme z. B. direkte Gefühlsäußerungen, fördernde Reaktionen anbietet, kurze Direktiven gibt, auf Wechsel der Rollen hinweist.
- **Neubeginn**: Wenn das Gespräch erst kurz begonnen hat und abzugleiten droht, unterbrechen und für gewünschte Fertigkeiten verstärken, konkrete Instruktionen für einen neuen Beginn geben, als Modell konstruktives Verhalten zeigen und nochmals anfangen lassen. (Dies kann einige Male wiederholt werden, jedoch nicht zu oft, sonst wirkt es ermüdend oder bestrafend.)

- **Schnitt**: Wenn das Gespräch bereits weiter fortgeschritten ist und ein Eingriff notwendig erscheint, wird das Gespräch angehalten und anschließend wieder angeknüpft. Nach dem Stopp verstärkt man für die eingesetzten Fertigkeiten, fasst kurz zusammen, was bisher von den Partnern herausgearbeitet wurde, gibt konkrete Instruktionen für weiteres Vorgehen, spielt diese evtl. modellhaft vor.
- **Metadiskussion**: Stellt sich im Verlauf des Gesprächs heraus, dass die Partner nicht bei dem gewählten Thema bleiben, sondern es mit anderen Inhalten vermischen, sollte der Therapeut unterbrechen (Schnitt) und mit dem Paar diskutieren, ob ein Themenwechsel evtl. angebracht ist.
- **Beenden einer Übung**: Der Therapeut geht verstärkend auf alle eingesetzten Zielfertigkeiten ein. Er fasst dabei den Ablauf und den Inhalt kurz zusammen und benennt spezifisch und konkret die eingesetzten Fertigkeiten. Hilfreich sind hierbei Notizen, die sich der Therapeut während der Übung gemacht hat.

76.5 Erfolgskriterien

Als Erfolg kann gewertet werden: Erhöhung der Rate des Einsatzes positiver Kommunikationsfertigkeiten (aktives Zuhören, Selbstöffnungen, akzeptierendes Eingehen auf den Partner, Problemlösevorschläge u. a.) und Erhöhung der subjektiven Zufriedenheit mit der Partnerschaft/Familie und eine Verminderung der wahrgenommenen Problembelastung. Außerdem – je nach Eingangsvoraussetzungen – eine Verminderung von individuellen psychischen oder psychosomatischen Beschwerden. Generell sind Instrumente, die der Eingangsdiagnostik dienen, auch denkbar zur Evaluation des Trainingserfolges. In Frage kommen außer subjektiven Einschätzungen der Klienten Selbstbeurteilungsfragebögen, die z. B. Art und Menge von Problembereichen erfragen und der derzeitige Umgang damit (das Problem ist z. B.: häufiges Streitthema, ist ein Konfliktbereich, wird aber nicht angesprochen vs. es gibt in diesem Bereich keine Konflikte [mehr] oder: es gibt Konflikte, die aber erfolgreich gelöst werden). Auch stehen Fragebögen zur Verfügung, die Zufriedenheit in verschiedenen Bereichen der Familie und Partnerschaft abbilden und meist auch Veränderungen sensibel und valide erfassen. Daneben haben sich besonders Methoden der direkten Beobachtung des Kommunikationsverhaltens bewährt. Hier werden die Familien oder Partner gebeten, einen ihrer Konflikte zu diskutieren. Dieses Gespräch wird in Abwesenheit der Therapeuten aufgezeichnet (Tonband/Video) und später mit Hilfe von Kategoriensystemen, z. B. dem Kategoriensystem zur Erfassung partnerschaftlicher Interaktion (KPI), analysiert (► Kap. 63). Auch dieses Instrument ist zur Verlaufskontrolle einsetzbar, Validität und Reliabilität sind nachgewiesen.

76.6 Grad der empirischen Absicherung und persönliche Bewertung

Für den Bereich der Ehe-/Paartherapie sind über 40 Jahre zahlreiche Kommunikationstrainingsprogramme entwickelt worden, die z. T. eine große Verbreitung fanden und in zahlreichen Untersuchungen empirisch überprüft wurden. Wenn man sog. »marital enrichments« (Präventivprogramme) hinzunimmt, kann man davon ausgehen, dass mehr als zwei Millionen Paare an solchen Trainingsprogrammen teilgenommen haben. Und obwohl die empirischen Evaluationen häufig nicht methodischen Anforderungen entsprechen und z. T. schlecht vergleichbar sind, kann man sagen, dass die Wirksamkeit nachgewiesen ist. So sind die Scheidungsraten von Paaren, die im Rahmen partnerschaftlicher Prävention ein Kommunikationstraining absolviert haben, signifikant niedriger als die von Kontrollpaaren einer Wartelistengruppe (Hahlweg & Richter, 2010). Neuere Therapieentwicklungen und deren Überprüfung haben allerdings gezeigt, dass es weitaus effektiver ist und in der Wirkung stabiler, wenn das Training der Kommunikationsfertigkeiten kombiniert wird mit Maßnahmen wie Problemlösetraining, Interventionen zur Steigerung der positiven Reziprozität und der Emotionalität sowie kognitive Verfahren zur Veränderung von dysfunktionalen Gedanken und Einstellungen. Im Bereich der Rückfallprophylaxe bei Psychosen gehören auch noch edukative Anteile hinzu, die Aufklärungen zu Art und Verlauf der Erkrankung beinhalten und eine Erhöhung der Medikamentencompliance zum Ziel haben.

Literatur

Hahlweg, K., Dürr, H. & Müller, U. (2005). *Psychoedukative Familienbetreuung bei Schizophrenen. Ein verhaltenstherapeutischer Ansatz zur Rückfallprophylaxe*. Göttingen: Hogrefe.

Hahlweg, K. & Baucom, D. H. (2008). *Partnerschaft und psychische Störung. Fortschritte der Psychotherapie* (Bd. 34). Göttingen: Hogrefe.

Hahlweg, K. & Richter, D. (2010). Prevention of marital instability and couple distress: Results of an 11-year longitudinal follow-up study. *Behaviour Research and Therapy*.

Kröger, C., Heinrichs, N. & Hahlweg, K. (2008). Kommunikations- und Problemlösetraining. In M. Hautzinger & P. Pauli (Hrsg.), *Psychologische Interventionsmethoden: »Psychotherapeutische Methoden«. Enzyklopädie* (S. 459–519). Göttingen: Hogrefe.

Schindler, L., Hahlweg, K. & Revenstorf, D. (2006). *Partnerschaftsprobleme: Diagnose und Therapie. Therapiemanual* (3. Aufl.). Berlin: Springer.

Schindler, L., Hahlweg, K. & Revenstorf, D. (2006). *Partnerschaftsprobleme: Möglichkeiten zur Bewältigung. Ein verhaltenstherapeutisches Programm für Paare*. Berlin: Springer.

Konzentrations-/Aufmerksamkeitstraining

G. W. Lauth

77.1 Allgemeine Beschreibung

Von Konzentrations- und Aufmerksamkeitsstörungen sind meistens Kinder betroffen, doch erstrecken sich diese Auffälligkeiten meist bis ins Erwachsenenalter und führen zu vielfältigen Behinderungen in der beruflichen, sozialen und persönlichen Entwicklung (Lauth & Minsel, 2009). Bei Erwachsenen treten diese Störungen außerdem nach neurologischen Schädigungen etwa aufgrund von Unfällen, Alkoholmissbrauch, Durchblutungsstörungen und Alterserkrankungen auf.

Wiewohl Konzentrations- und Aufmerksamkeitsstörungen nach ähnlichen Prinzipien therapiert werden, weisen beide Begriffe doch auf unterschiedlich schwere Beeinträchtigungen hin:

Aufmerksamkeitsstörungen bezeichnen in der Definition des »Diagnostischen und Statistischen Manuals psychischer Störungen« (DSM IV, ICD 10) eine vergleichsweise grundlegende Störung, die eine mangelnde Informationsverarbeitung zur Folge hat und mit länger andauernden und gravierenderen Verhaltensstörungen sowie mit sozialen Problemen (z. B. Aggressivität, antisoziales Verhalten) und Hyperaktivität einhergeht; Konzentrationsschwächen beschreiben dagegen Minderleistungen, die sich vor allem im Umgang mit schwierigen kognitiven Anforderungen einstellen.

Bei beiden Störungen ist die zielgerichtete Auseinandersetzung einer Person mit Umweltanforderungen so beeinträchtigt, dass komplexere und längere Tätigkeiten nicht ausreichend gelingen. Statt eines präzisen, raschen und zielgerichteten Verhaltens wird z. B. beobachtet, dass sich jemand ablenken lässt, sein eigentliches Ziel aus den Augen verliert, tagträumt und vorschnell, aber ungenau reagiert sowie erwartete Ergebnisse (z. B. einen Vortrag verstehen, eine Arbeit beenden) nicht erreicht. Bei den Aufmerksamkeitsstörungen sind diese Beeinträchtigungen durchgängiger und auch bei vergleichsweise einfachen Anforderungen zu beobachten.

Konzentrations- und Aufmerksamkeitsstörungen stellen sich besonders bei komplexen und langdauernden Anforderungen (z. B. einem Vortrag zuhören, einen Aufsatz schreiben, eine schwierige Diskussionsrunde leiten) ein. Diese Tätigkeiten verlangen eine längere geistige Wachheit, die genaue Verarbeitung von differenzierten sowie oft mehrdeutigen Informationen, die Vernachlässigung von Störreizen (etwa eigene Ermüdung, die Neigung, etwas anderes tun zu wollen) und die stetige Verfolgung eines Handlungszieles. Um dies zu leisten, muss die handelnde Person ihr psychophysiologisches Erregungsniveau steuern, ihr Verhalten überwachen und planvoll organisieren sowie störende Handlungstendenzen (Ablenkungen) ausblenden. Aufmerksamkeit und Konzentration bezeichnen also die Fähigkeit einer Person, differenziertere Handlungen möglichst selbstständig und zielbezogen zu vollziehen.

Das Konzentrations-/Aufmerksamkeitstraining soll die Fähigkeit einer Person zur selbstständigen Ausführung differenzierter und komplexer Tätigkeiten verbessern.

77.2 Indikationen

Ein Training ist dann angezeigt, wenn eine im Vergleich zum allgemeinen Entwicklungsstand übermäßige Aufmerksamkeits- bzw. Konzentrationsschwäche besteht. Die Indikation liegt also dann vor, wenn

- eine durchschnittliche bzw. nur leicht unterdurchschnittliche Intelligenz besteht und Minderleistungen nicht auf generelle Fähigkeitsdefizite zurückzuführen sind,
- sich das Arbeitsverhalten durch eine geringe Ausdauer und Zielgerichtetheit (Ablenkbarkeit, Ermüdung, abrupte Zielwechsel) auszeichnet,
- in der Auseinandersetzung mit komplexeren Anforderungen ein flüchtiges, ungenaues und wenig planvolles Vorgehen zu beobachten ist,
- eine geringe (motorische) Selbststeuerung (z. B. übermäßige Unruhe, Zappeligkeit) besteht sowie
- in Testverfahren oder Arbeitsproben nachgewiesen werden kann, dass Konzentration und Daueraufmerksamkeit deutlich beeinträchtigt sind.

77.3 Kontraindikationen

Ein Konzentrations- und Aufmerksamkeitstraining erweist sich dann als wenig förderlich, wenn

- allgemeinere Fähigkeitsdefizite überwiegen (z. B. intellektuelle Minderbegabung und Überforderung durch die gegenwärtigen Anforderungen),
- Störungen nur in eng umschriebenen, wissens- und fähigkeitsabhängigen Bereichen auftreten (z. B. nur in einem einzelnen Unterrichtsfach),
- sich bereits soziale Probleme mit einer deutlichen Eigendynamik entwickelt haben (antisoziales Verhalten, Delinquenz),
- die Störung Folge einer reaktiven Verarbeitung von psychosozialen Problemen ist (z. B. bei Verlust von Bezugspersonen, Trennung),
- tiefer greifende Entwicklungs- (z. B. autistische Störungen, Schizophrenie) und affektive Störungen (z. B. manische Episoden, depressives Syndrom, schizoaffektive Störung, organisch bedingte affektive Störung) vorliegen.

Abträgliche Nebenwirkungen sind hingegen kaum zu erwarten. Sehr viel aber hingegen, dass sich der erwartete und gewünschte Erfolg nicht einstellt.

77.4 Technische Durchführung

Ein Training zur Förderung der Aufmerksamkeit und Konzentration wird zumeist in Gruppen von 3–6 Personen durchgeführt. Die Gruppe steht unter der Leitung eines Trainers, der meist folgende Aufgaben übernimmt:

- Ablauf der Sitzung strukturieren (z. B. zu bearbeitende Themen eingeben, das gewünschte Vorgehen entweder vormachen oder in der Diskussion mit den Teilnehmern ableiten),
- Arbeitsmaterialien (Aufgaben) bereithalten und einbringen,
- Arbeitsprozesse der Teilnehmer steuern und reflektieren,
- förderliche und positive Arbeitsatmosphäre herstellen sowie
- Störungen einschränken (insbesondere beim Training mit aufmerksamkeitsgestörten/hyperaktiven Kindern).

Der Trainer sollte über prinzipielle Fertigkeiten in der Leitung und Moderation von Gruppen verfügen. Ferner sollen klinische Kenntnisse über die zu behandelnde Beeinträchtigung und Fertigkeiten zur Steuerung von funktional beeinträchtigten Klienten (etwa Ziele setzen, operant verstärken, expansive Störungen frühzeitig erkennen und rechtzeitig zurückweisen) vorhanden sein.

Vor Beginn des Trainings sollte eine sorgfältige Diagnostik vorgenommen werden, die die individuellen Störungsschwerpunkte des Klienten herausarbeitet. Im Prinzip können diese Störungsschwerpunkte darin bestehen, dass

- grundlegende **Aufmerksamkeits- und Konzentrationsprozesse** (z. B. Daueraufmerksamkeit, Vigilanz, Zielorientierung) aufgrund neuropsychologischer Schädigungen beeinträchtigt sind,

- notwendige **Grundfertigkeiten/Operatoren** (z. B. visuelle Diskriminationsfähigkeit, Informationsentnahme) nur unzureichend beherrscht werden und komplexere Handlungen bereits aufgrund der fehlenden Grundvoraussetzungen misslingen,
- eigene **Handlungsausführung nur unzureichend gesteuert** werden kann (z. B. das Ziel aus den Augen verlieren, das eigene Vorgehen nicht überwachen) und die Handlungsvollzüge deshalb fehlerhaft werden,
- **Handeln nur mangelhaft geplant bzw. strukturiert wird** (z. B. keine übergeordneten Strategien einsetzen, eine Problemstellung nicht näher analysieren) und prinzipiell beherrschte Fertigkeiten nicht situationsangemessen eingesetzt werden.

Diese Störungsschwerpunkte werden in einer therapiezuweisenden Diagnostik, die im Wesentlichen auf Arbeitsproben und Verhaltensbeobachtungen zurückgreift, ermittelt. Das Training muss an diesen Störungsschwerpunkten ansetzen, andernfalls erweist es sich als zu unspezifisch und damit zumeist als wenig effizient.

Das Training setzt verschiedene **therapeutische Methoden** ein.

■ Systematische Bearbeitung von intellektuellen Aufgaben

Bei der systematischen Bearbeitung von intellektuellen Aufgaben wird eine graduelle Zielannäherung angestrebt. Hierbei wird mit leichteren Aufgaben begonnen, um eine positive Arbeitshaltung auszubilden, später werden komplexere und realitätsnahe Anforderungen (Schulaufgaben, Berufsprobleme) verwendet, um die Übertragung auf das Alltagsverhalten anzubahnen. Bei den Aufgaben handelt es sich zumeist um Zuordnungs- und Ergänzungsaufgaben, Suchbilder, Labyrinthe sowie Gedächtnisübungen. Diese Aufgaben werden nach transfertheoretischen Regeln zu Trainingsprogrammen zusammengestellt. Dabei ist es wichtig, dass die Aufgabenschwierigkeit gleichmäßig zunimmt und das Trainingsprogramm eine interne psychologische Didaktik besitzt.

■ Modellierung des Arbeitsverhaltens

Den Klienten soll ein fehlerfreies oder zumindest fehlerarmes Arbeitsverhalten im Sinne einer Erfolgstherapie ermöglicht werden. Hierzu ist es zwingend notwendig, dass sie nicht gleichsam mit den Arbeitsmaterialien allein gelassen, sondern ihre Vorgehensweisen vorwegnehmend strukturiert werden. Deshalb wird bei jüngeren Kindern und stärker beeinträchtigten Klienten auf das Selbstinstruktionstraining (▶ Kap. 51 und Kap. 52) zurückgegriffen, wobei das förderliche Vorgehen zunächst vom Therapeuten bei offener Selbstinstruierung demonstriert wird. Dieses Modellverhalten (▶ Kap. 43) wird von den Klienten über verschiedene Zwischenstufen (der Klient handelt nach den Selbstinstruktionen des Therapeuten, der Klient instruiert sich selbst laut und handelt entsprechend; der Klient leitet sein Handeln nur noch flüsternd an; der Klient handelt ohne ausdrückliche Selbstinstruierung) übernommen, wobei man auch die Anzahl der Zwischenstufen reduzieren und z. B. nur die Modelldemonstration und die Phase der offenen Selbstinstruierung einsetzen kann.

Eine andere Form der Modellierung, auf die insbesondere bei kompetenteren Klienten und komplexeren Anforderungen zurückgegriffen wird, besteht darin, das Vorgehen gemeinsam mit den Klienten zu planen. Man kann dabei ein Flussdiagramm erstellen oder den Plan in Merksätzen zusammenfassen. Ganz gleich, wie man den Plan abbildet, soll er auf jeden Fall die Strategie enthalten, die für die Bewältigung bestimmter Aufgabenarten (z. B. Gedächtnisaufgaben, Informationsentnahme) nützlich ist.

■ Operante Verstärkung

Hier wird bevorzugt auf ein differenziertes Tokensystem mit »Response-cost« und Verstärkervergabe (▶ Kap. 16, Kap. 45 und Kap. 67) zurückgegriffen. Anhand dieses Systems kann der Therapeut sowohl auf das erwünschte Verhalten (z. B. bedachtes Arbeitsverhalten) als auch auf negatives Verhalten Einfluss nehmen.

Den Patienten wird das Verstärkungssystem genau erklärt. Vor Beginn jeder Sitzung werden ihnen zumeist 5 Tokens ausgehändigt und für definierte Regelverstöße (z. B. Arbeitsmaterialien zerstören, sich nicht an Bearbeitungsregeln halten) muss ein

Tauschverstärker abgegeben werden (»Response-cost« – Verstärkerentzug), definierte positive Verhaltensweisen werden durch die Aushändigung von Tokens positiv verstärkt (Verstärkervergabe). Durch diese Möglichkeit des Verstärkerentzugs und der Verstärkervergabe kann das Verhalten insbesondere jüngerer und schwerer beeinträchtigter Klienten unter soziale Kontrolle gebracht werden. Die Tokens können nach einer vereinbarten Eintauschregel gegen Aktivitäts- oder Realverstärker (z. B. bei Kindern Matchboxauto, Bleistifte) eingetauscht werden. Meist sind die Verstärkerpläne so gestaltet, dass etwa in jeder dritten Sitzung eine genügende Anzahl von Tokens zum Eintausch gesammelt werden konnte.

Ebenfalls im Sinne operanter Verstärkung sind Feedbacksysteme zu sehen, bei denen für die richtige Anforderungsbearbeitung Punkte vergeben und auf einem Übersichtsblatt notiert sowie von Sitzung zu Sitzung aufaddiert werden. Bei einem definierten Punktestand können die erreichten Punkte zugunsten von Aktivitätsverstärkern eingelöst werden.

- **Ermutigendes Therapeutenverhalten (»prompting«) und prozessorientierte Hilfen**

Diese werden eingesetzt, um positive Vorgehensweisen anzubahnen und ein weitgehend fehlerfreies Arbeiten zu ermöglichen. Hierzu kann der Therapeut z. B. vor oder während der Problembearbeitung an vereinbarte Arbeitsprinzipien erinnern, die Anforderungsbewältigung anleiten (z. B. bei Zuordnungsaufgaben verfolgen, ob alle Antwortmöglichkeiten in Betracht gezogen wurden), die Lösung komplexerer Probleme durch heuristische Fragen steuern (z. B. »Wie könnten Sie jetzt vorgehen?«) oder modellierend eingreifen (z. B. als Modell – s. oben Selbstinstruktionstraining – die Bearbeitung so lange demonstrieren, bis der Klient wieder auf dem richtigen Weg ist).

- **Entspannungsverfahren**

Hierzu zählen z. B. progressive Muskelentspannung (► Kap. 25), Biofeedback (► Kap. 18) zur muskulären Entspannung u. a. Sie werden vor allem bei neurologisch geschädigten Patienten eingesetzt, um den Patienten in einen optimalen Aufnahmezustand zu versetzen und den Effekt des eigentlichen Funktionstrainings zu verbessern. Angesichts der oft anzutreffenden Nervosität und Unrast dieser Patienten erweist sich diese Maßnahme auch aufgrund pragmatischer Überlegungen als nützlich. Entspannungsverfahren werden auch des Öfteren bei Aufmerksamkeitstrainings mit Kindern eingesetzt.

Ergänzend zu diesen Therapiemethoden werden allgemeine Coachingprozeduren (der Trainer lenkt die Aufmerksamkeit der Klienten auf typische Probleme und bespricht sie) sowie instruktionspsychologische Vorgehensweisen (► Kap. 79, Kurzvorträge, Gruppendiskussionen) eingesetzt. Die Gruppendiskussionen sollen verbindliche Sichtweisen und Einstellungen (z. B. »wenn man bedacht vorgeht, macht man weniger Fehler«) erzeugen.

In der Therapie von Kindern werden die Eltern und Lehrer (► Kap. 73 und Kap. 78) mit dem Ziel einbezogen, die Alltagshandlungen der Kinder zu unterstützen und ggf. Alltagssituationen anders zu gestalten. Dazu wird ihnen zunächst handlungsrelevantes Wissen über Aufmerksamkeitsprozesse vermittelt. Sodann werden Prinzipien für prozessorientierte Hilfen (Unterstützung des Bearbeitungs- und Planungsprozesse oder der Selbstkontrolle) abgeleitet und in Rollenspielen erprobt. Diese Mediatorenarbeit ist wesentlich für den Transfer der Therapiefortschritte in das Alltagsverhalten.

Das Training umfasst etwa 20 hochstrukturierte Sitzungen. Sitzungen also, die einen ähnlichen Aufbau haben (z. B. allgemeine Erörterung, Ableitung des Bearbeitungsprozesses, Übungsphase der Klienten, Diskussion der Bearbeitungsergebnisse und Besprechung der Nützlichkeit des eigenen Vorgehens). Die Sitzungen gehen von einfachen Anforderungen aus und halten immer komplexere sowie alltagsnähere Aufgaben bereit. Diese Aufgabenabfolge sowie genaue Angaben, wie sie zu bearbeiten sind, müssen bereits bei Trainingsbeginn in Form eines Manuals vorliegen.

Zur Durchführung ist ein Raum mit ausreichender Größe, der mit einem Tisch, Stühlen und Videogerät ausgestattet ist, notwendig.

Die Gruppen sollen hinsichtlich ihrer Störungsschwerpunkte homogen sein. Ferner sollte die allgemeine Leistungsfähigkeit annähernd gleich sein, um ähnliche Therapiefortschritte zu ermöglichen. Es wird Wert darauf gelegt, dass die Sitzungen in Gruppen mit gleicher Zusammensetzung sowie unter möglichst gleichen räumlichen und zeitlichen Bedingungen durchgeführt werden.

Bei Aufmerksamkeitsstörungen sollte eine Gruppengröße von drei nicht überschritten werden, während an einem Konzentrationstraining bis zu 6 Personen teilnehmen können. Die Sitzungsdauer wird jeweils auf 60 min begrenzt, wobei die direkte Übungsdauer der Klienten zwischen 15 und 45 min schwankt.

77.5 Erfolgskriterien

Der Erfolg des Trainings ist zunächst darin zu ersehen, ob es den Klienten während der Therapie gelingt, zunehmend komplexere und schwierigere Anforderungen zu bewältigen, ohne auf äußere Hilfen zurückgreifen zu müssen. Falls dies nicht der Fall ist, muss davon ausgegangen werden, dass das Training entweder falsch konzipiert wurde oder nicht den Störungsschwerpunkten des Klienten entspricht.

Es ist jedoch auch zu fordern, dass sich die Therapiefortschritte im Alltagsverhalten zeigen und z. B. Lernprozesse und berufliche Tätigkeiten infolge der Therapie besser gelingen. Bei schweren Aufmerksamkeitsstörungen sollten auch soziale Probleme vermindert werden.

Erfolgskriterien sind demnach: ein bedachtes und sorgfältiges Vorgehen bei kognitiven Anforderungen, die Fähigkeit sich in schwierigen Situationen selbst steuern zu können (z. B. Innehalten, Probleme erneut analysieren, neue Strategien erproben), das Ausmaß planvollen Herangehens an Probleme und die Generalisierung dieser Fortschritte auf das Alltagsverhalten.

77.6 Grad der empirischen Absicherung und persönliche Bewertung

Konzentrations-/Aufmerksamkeitstrainings wurden häufig auf ihre Wirksamkeit untersucht. Dabei wird für die sorgfältiger konzipierten und nach bedingungsanalytischen Modellen erstellten Interventionen zumeist ein befriedigender Fortschritt festgestellt. Diese Interventionsstudien zeigen, dass

- Eltern und Kinder sehr motiviert an der Therapie mitarbeiten,
- sich die Aufmerksamkeitsproblematik verbessert und weitreichende Entwicklungsfortschritte eintreten,
- sich die Therapiefortschritte auch im Alltag (Elternhaus und Schule) niederschlagen,
- die Regeneration von neurologisch geschädigten Patienten durch ein Funktionstraining verbessert wird.

Voraussetzungen für diesen Therapieerfolg

1. Das Training muss individualisiert durchgeführt werden und an den spezifischen Störungsschwerpunkten des Patienten ansetzen. Unzureichend verfügbare Funktionen und Fertigkeiten werden dabei direkt (ggf. mit medikamentöser Unterstützung) geübt.
2. Das Training muss kompensatorische Fähigkeiten ausbilden und die Bearbeitungsprozesse der Klienten zugunsten günstigerer Strategien beeinflussen.
3. Der Transfer in das Alltagsverhalten muss aktiv angebahnt werden.

Interventionen, die die Ausbildung selbstgesteuerter Strategien und aktiver Transferanbahnung außer Acht lassen, erreichen lediglich vorübergehende Fortschritte, die in ihrer Reichweite auf therapieinterne Verbesserungen begrenzt sind. Hier verbessert sich die Aufmerksamkeitsproblematik zumeist in psychometrischen Testverfahren zugunsten größerer Sorgfalt, Ausdauer, Umsicht und Selbstständigkeit. Jedoch werden keine vollständige Normalisierung der Konzentrationsleistungen und kaum eine Generalisierung auf das Alltagsverhalten erreicht.

Es ist folglich zu empfehlen,

- sich in der Therapie an einem Bedingungsmodell der Aufmerksamkeitsstörung und Aufmerksamkeitsleistung zu orientieren,
- explizite therapeutische Methoden der Verhaltensbeeinflussung (s. oben) einzusetzen und
- Transferphasen in das Trainingsprogramm einzuplanen sowie gezielt Transfer anzustreben.

77

Literatur

Ettrich, C. (1998). *Konzentrationstrainingsprogramm für Kinder III: 3. und 4. Schulklasse*. Göttingen: Vandenhoek & Ruprecht.

Lauth, G. W. & Schlottke, P. F. (2005). *Training mit aufmerksamkeitsgestörten Kindern* (6. Aufl.). Weinheim: Beltz/PVU.

Lauth, G. & Minsel, R. H. (2009). *ADHS bei Erwachsenen*. Göttingen: Hogrefe.

Neumann, O. (1992). *Theorien der Aufmerksamkeit – von Metaphern zu Mechanismen*. Psychol Rundsch, 43, 83–101.

Mediatorentraining

M. Linden und J. Schultze

78.1 Allgemeine Beschreibung

Beim Mediatorentraining führt die unmittelbare Interaktion mit dem Patienten nicht der Therapeut sondern ein zwischengeschalteter »Mediator« durch, d. h. in aller Regel ein Lebenspartner. Beispiele sind

- die Eltern bei einem verhaltensgestörten Kind,
- der Ehemann bei der depressiven Ehefrau,
- der Angehörige eines schizophrenen Patienten,
- die pflegende Tochter bei der dementen Mutter,
- der Arbeitgeber bei einem Minderbegabten oder
- Pflegekräfte in einem Heim.

Der Therapeut arbeitet mit dem Mediator, um diesem die Kompetenzen für eine erfolgreiche Verhaltenssteuerung zu vermitteln. Der Mediator wird nicht selbst »behandelt« sondern ist in einer »Kotherapeutenrolle«. Allerdings gibt es durchaus auch fließende Übergänge insofern, als Mediatoren zunächst selbst Fertigkeiten wie z. B. Selbstsicherheit (► Kap. 69) lernen müssen, bevor sie ihr eigenes Verhalten therapiegerecht ändern können (Coon, Thompson, Steffen, Sorocco & Gallagher-Thompson, 2003).

Das Mediatorenkonzept, das auf Tharp und Wetzel (1975) zurückgeht, nutzt das natürliche Lebensumfeld der Patienten zur Verhaltensmodifikation. Die Therapeut-Patient-Dyade wird um die Person des Mediators erweitert. Dem Therapeuten obliegen Diagnostik, Planung, Supervision und Evaluation, der Mediator führt die eigentliche Intervention durch.

78.2 Indikation

Positive Erfahrungen über den Einsatz von Mediatoren gibt es u. a. bei Sprach- und Leistungsproblemen bei Kindern (► Kap. 101), Asthma, Essschwierigkeiten, Enuresis, Enkopresis (► Kap. 95 und Kap. 102), Autismus, geistiger Behinderung, Körperbehinderung (► Kap. 98), Schizophrenie (► Kap. 108), Depression (► Kap. 100), aggressivem, dissozialem und negativistischem Verhalten (► Kap. 93), Delinquenz.

78.3 Kontraindikationen

Änderungen im Verhalten des Mediators können zu einer Steigerung des Problemverhaltens führen. Eine Mediatorenschulung kann auch vom Mediator in der Folge für eigene Zwecke missbraucht werden, die nicht in Übereinstimmung mit den Interessen des Patienten stehen. Es können auch Verhaltenskontingenzen eingesetzt werden, die ethisch nicht zu rechtfertigen sind.

Trainingsschwierigkeiten ergeben sich am ehesten bei aggressiven Verhaltensweisen, wenn sich z. B. Familienmitglieder erpresserischer Interaktionen bedienen (Patterson, 1979). Das Training muss so effektiv sein, dass es auch nicht die Primäraufgaben des Mediators behindert, d. h. es dürfen z. B. nicht aus guten Pflegern mäßige Therapeuten werden (Orford, 1992).

78.4 Technische Durchführung

Auswahl des Mediators Der Mediator muss im täglichen Alltag (und nicht speziell herbeigeführten Therapiesituationen) aus nichttherapeutischen Gründen dauernd in Interaktion mit dem Patienten stehen. Wenn möglich, sollte eine gegenseitige Wahl zwischen Mediator und Therapeut stattfinden.

Theoretische Ausbildung Mediatoren müssen über keine umfassenden theoretischen Kenntnisse verfügen. Es ist ausreichend, wenn das Rational der anstehenden Aufgabe verstanden wird. Das Training sollte schriftliche Informationen für den Mediator einschließen (Bernstein, 1984; O'Dell, 1985; Perrez, Minsel & Wimmer, 1974).

Praktisches Training Das praktische Training kann anhand von Videoaufnahmen, über Einwegscheibe oder durch Modelllernen und Rollenspiel erfolgen. Besonderer Wert ist auf eine klare Definition des Problemverhaltens und das Diskriminationslernen zu legen. Es ist von Vorteil, wenn eine Analyse von Videosequenzen mit der Interaktion zwischen Mediator und Patient möglich ist. Dies erlaubt dem Mediator sein eigenes Verhalten zu beobachten, woraus sich häufig bereits erste Änderungsansätze ergeben.

Eine andere Möglichkeit ist ein interaktives Training. Der Therapeut beobachtet den Mediator in seinem Umgang mit dem Patienten und gibt ihm idealerweise zeitgleich ein Feedback über sein Verhalten in der aktuellen Situation z. B. mit visuellen oder akustischen Signalen.

Der Therapeut kann selbst den Umgang mit dem Patienten vormachen. O'Dell (1985) betont aber, dass z. B. die meisten Eltern die notwendigen Fertigkeiten beherrschen und nur ihren Einsatz üben müssen!

Schrittweises Einüben mit regelmäßigen Berichten des Mediators über sein eigenes Verhalten, die Wirkungen auf den Patienten und Optimierungsmöglichkeiten sind vorzunehmen. Hierbei sind objektivierende Kriterien des Erfolgs sehr hilfreich. Die Mediatoren müssen dahingehend instruiert werden, dass zeit- und situationsstabile Verhaltensänderungen stabile Interventionen voraussetzen. Das verlangt eine hohe Selbstkontrolle der Mediatoren.

Aufrechterhaltung der Mediatorentätigkeit Eine therapeutische Aufgabe von besonderer Bedeutung ist, den Mediator dabei zu unterstützen, seine eigene Verhaltensänderung über die Zeit hin konsequent beizubehalten und nicht wieder in alte dysfunktionale Interaktionsformen zurückzufallen. Die beste und zeitstabilste Bekräftigung adäquaten Mediatorenverhaltens sollte eigentlich das erwünschte Patientenverhalten sein. Da dieses sich jedoch oft in kleinen Schritten und mit Rückfällen vollzieht, sind die Mediatoren durch die Interpretation der vom Therapeuten registrierten Veränderungen zu unterstützen. Man wähle am Anfang leichter zu beeinflussendes Störungsverhalten, bei dem Erfolge schneller merkbar sind, um dann zu komplexeren Störungsanteilen überzugehen. Hilfreich ist auch eine Unterstützung des Mediators durch Personen in der unmittelbaren Umgebung.

78.5 Erfolgskriterien

Der Erwerb von theoretischem Wissen kann unter Bezugnahme auf Lehrtexte geprüft werden. Die Darbietung strukturierter Texte hat sich der bloßen Problemdiskussion als überlegen erwiesen.

Die adäquate Anwendung der Verhaltensprinzipien sollte durch direkte Beobachtung überprüft werden, da Selbstbeschreibungen der Mediatoren nicht die ganze Realität widerspiegeln.

Entscheidend ist die Änderung des Problemverhaltens. Dies sollte wenn immer möglich mit objektivierenden Beobachtungsverfahren erfasst werden.

78.6 Grad der empirischen Absicherung und persönliche Bewertung

Mediatoren können ebenso oder noch wirksamer sein als professionelle Therapeuten. Es gibt hierzu eine Reihe empirischer Untersuchungen (Kazdin, 1987; Lochman, 1990; Orford, 1992; Hahlweg, Dürr & Müller, 1995).

Literatur

Bernstein, G. S. (1984). Training of behavior change agents. In M. Hersen, R. M. Eisler & P. M. Miller (Eds.), *Progress in behavior modification* (vol. 17, pp. 167–199). New York: Academic Press.

Coon, D. W., Thompson, L., Steffen, A., Sorocco, K. & Gallagher-Thompson, D. (2003). Anger and depression management: psychoeducational skill training interventions for women caregivers of a relative with dementia. *Gerontologist, 43*, 678–689.

Hahlweg, K., Dürr, H. & Müller, U. (1995). *Familienbetreuung schizophrener Patienten*. Weinheim: Psychologie.

Kazdin, A. E. (1987). Treatment of antisocial behavior in children: Current status and future directions. *Psychol Bull, 102*, 187–203.

Lochman, J. E. (1990). Modification of childhood aggression. In M. Hersen, R. M. Eisler & P. M. Miller (Eds.), *Progress in behavior modification* (vol. 25, pp. 48–85). London: Sage.

O'Dell, S. L. (1985). Progress in parent training. In M. Hersen, R. M. Eisler & P. M. Miller (Eds.), *Progress in behavior modification* (vol. 19, pp. 57–108). New York: Academic Press.

Orford, J. (1992). *Community psychology. Theory and practice* (Chap 10). Chichester: Wiley.

Patterson, G. R. (1979). A performance theory for coercive family interaction. In R. B. Cairns (Ed.), *The analysis of social interactions. Methods, issues, and illustrations* (pp. 119–162). Hillsdale/NJ: LEA.

Perrez, M., Minsel, B. & Wimmer, H. (1974). *Eltern-Verhaltenstraining*. Salzburg: Müller.

Tharp, R. G. & Wetzel, R. J. (1975). *Verhaltensänderung im gegebenen Sozialfeld*. München: Urban & Schwarzenberg.

Verbeek, D. (1999). *Verhaltensförderung bei externalisierenden Verhaltensauffälligkeiten. Konzeption und Evaluation eines Mediatorentrainings in einer Kinderrehabilitationsklinik*. Studienreihe Psychologische Forschungsergebnisse (Bd. 58). Hamburg: Verlag Dr. Kovasc.

Gesundheitstraining: Psychoedukation und Patientenschulung

U. Worringen

79.1 Allgemeine Beschreibung

Gesundheitstraining strebt die Vermittlung von krankheits- und gesundheitsrelevantem Wissen, die Motivierung zur Übernahme von krankheitsbezogener Eigenverantwortung, die Verbesserung der Mitarbeit im Behandlungsprozess, die Steigerung der behandlungsbezogenen Entscheidungsfähigkeit sowie die Stärkung der krankheitsbezogenen Handlungs- und Selbstmanagementkompetenz von Patienten an (Lamparter-Lang, 1997; Petermann, 1997). In strukturierter Form werden im Gesundheitstraining

- grundlegende Informationen zur Erkrankung erläutert,
- biopsychosoziale Erklärungsmodelle der Krankheitsentstehung und aufrechterhaltung vorgestellt,
- über unterschiedliche Diagnostik- und Behandlungsmöglichkeiten informiert und
- psychosoziale Unterstützungsressourcen im Umgang mit der Erkrankung dargestellt.

Bei Bedarf werden Techniken der Selbstbehandlung eingeübt. Ziel der Intervention ist das »Empowerment« der Patienten. Der Patient soll Experte der eigenen Krankheit werden.

Bei psychischen Erkrankungen ist die Intervention im Sinne der Psychoedukation Teil der psychiatrischen bzw. psychosomatischen Behandlung (z. B. psychoedukativ-kognitive Gruppenangebote für Patienten mit bipolaren Erkrankungen). Bei somatischen Erkrankungen wird die Intervention als Patientenverhaltenstraining durchgeführt (Synonyme: Patientenschulung, Patiententraining; z. B. Asthmaschulung, Rückenschule, Diabetesschulung, Bluthochdruckschulung). Bei allen Interventionen werden kognitive, emotionale und praktische Ebenen der Einstellungs- und Verhaltensänderung angesprochen.

Das Gesundheitstraining muss systematisch geplant werden. Die methodisch-didaktische Aufbereitung erfolgt in Form eines manualisierten lernzielorientierten Curriculums. Eine themenzentrierte und patientenorientierte Durchführung sowie die interaktive Gestaltung in der Kleingruppe unter Einbeziehung der Patientenerfahrungen gelten als weitere Qualitätsmerkmale.

79.2 Indikationen

Gesundheitstraining ist grundsätzlich bei allen chronischen Erkrankungen indiziert. Die Interventionen können sowohl im ambulanten als auch im stationären Behandlungssetting durchgeführt werden. Um eine mittel- bis langfristige Einstellungs- und Verhaltensänderung zu erzielen, sind konkrete Maßnahmen zur Aufrechterhaltung der Verhaltensänderung im Sinne der Bewältigungs- und Handlungsplanung zu integrieren. Dies ist insbesondere dann notwendig, wenn sich die eigentliche Intervention auf nur wenige Sitzungen in einem begrenzten Zeitraum von wenigen Tagen oder Wochen zu konzentrieren hat (z. B. bei einer dreiwöchigen medizinischen Rehabilitation).

Um einen mittel- bis langfristigen Behandlungserfolg zu erzielen, wird in vielen Fällen der Einbezug von Angehörigen in das Verhaltenstraining empfohlen (z. B. bei Ernährungsumstellung, krankheitsbedingten Sexualstörungen). Auch Vertreter von Selbsthilfegruppen können im Rahmen der Interventionen Modellfunktion einnehmen und positive Verstärkung im Sinne der sozialen Unterstützung leisten.

79.3 Kontraindikationen

Als Kontraindikationen auf Seiten der Patienten gelten meist schwere Aufmerksamkeitsstörungen. Auch Patienten, bei denen bekannt ist, dass hypochondrische Einstellungen oder selektive Wahrnehmungsprozesse in Bezug auf Fehlinformationen stark ausgeprägt sind, werden vom Gesundheitstraining nicht im Sinne des »Empowerments« profitieren.

In der stationären Durchführung des Trainings können sich auf institutioneller Ebene Probleme ergeben, wenn auf den Stationen oder während anderer therapeutischer Behandlungen den Patienten andere Informationen gegeben werden als im Gesundheitstraining. Sind die anderen Mitarbeiter der Einrichtung über die Inhalte und Ziele des Gesundheitstrainings nicht oder nur unzureichend informiert, kommt es leicht zu Widersprüchen. Diskrepanzen zwischen den Erfahrungen aus dem Gesundheitstraining und dem Erleben in der sonstigen Behandlung erschweren das Lernen. Wenn z. B. Selbstständigkeit und Befähigung zur informierten Entscheidung angestrebt werden, dann müssen die Patienten dazu auch im Klinikalltag angeleitet werden. Der Patient mit Bluthochdruck sollte z. B. seinen Blutdruck selbst messen. Übergewichtige Patienten sollten sich selbst wiegen und eine Gewichtskurve führen. Die Zubereitung einer fettarmen Kost lernt der Patient durch mehrfaches Üben in der Lehrküche. Er lernt es weniger gut oder gar nicht, wenn er nur einmal dazu Gelegenheit hat oder bei einer Art Schaukochen sieht, wie die Diätassistentin das Menü zubereitet.

Das Patiententraining in der dargestellten Form fördert grundsätzlich eine kooperative Therapeuten-Patienten-Beziehung.

79.4 Technische Durchführung

- In einem Manual müssen die einzelnen Module eines Curriculums hinterlegt sein. Jedes Modul stellt eine Trainingseinheit dar. Jedes Modul ist in Lernziele untergliedert. Jedes Lernziel beschreibt konkret, was nach dem Training an Kenntnissen oder Fähigkeiten vorhanden sein soll (z. B. »Der Patient kann die Reihenfolge der notwendigen Nachsorgeuntersuchungen begründen; Verhaltensweisen nennen und anwenden, die ihm vom Essen ablenken; die Blutdruckprotokolle analysieren und interpretieren.«).
- Die konkrete Planung eines curricularen Verhaltenstrainings erfolgt unter Beteiligung derjenigen Berufsgruppen, die das Training durchführen werden (häufig interdisziplinär). Die Inhalte der einzelnen Module bauen aufeinander auf.
- Die Intervention wird als Gruppenintervention durchgeführt. Es empfiehlt sich eine Gruppengröße von 10–12 Patienten. In größeren Gruppen wird die Diskussion schwieriger. Die Patienten durchlaufen das Verhaltenstraining gemeinsam als feste Gruppe. Pro Trainingseinheit sind 60–90 Minuten einzuplanen.
- Die strukturierte Informationsvermittlung kann durch kurze Vortragsfrequenzen erfolgen, die durch Fragen auch interaktiv gestaltet werden können. Auf Fragen der Patienten und ggf. auch auf nonverbale Äußerungen kann bei Bedarf unmittelbar eingegangen werden. Der Vortrag ist eingebunden in eine Diskussion.
- Medizinische oder andere fachspezifische Sachverhalte müssen in einer alltagsnahen Sprache vermittelt werden. Zur Förderung der Verständlichkeit dienen bei der Informationsvermittlung erklärende Beispiele aus der Erlebnis- und Vorstellungswelt der Patienten und eine klare und verständliche Sprache.

»Sie können sich den Zuckerstoffwechsel im Körper ähnlich vorstellen wie den Ablauf in einem Kohlekraftwerk. Der Zucker wird – vergleichsweise wie die Kohle – im Körper bzw. im Kraftwerk angeliefert und direkt oder nach der Aufbereitung – in der Körperzelle oder im Ofen – verbrannt. Werden die gesamten angelieferten Energiequellen nicht benötigt, wird der Zucker bzw. die Kohle zwischengelagert – kurzfristig auf dem Transportweg – also im Falle unsres Körpers als Zucker in der Blutbahn – oder aber langfristig aufbereitet als Fett gespeichert.«

Notwendige Fachbegriffe müssen umgangssprachlich erklärt werden, auf Fremdwörter sollte, wenn möglich, verzichtet werden.

- Um den Kontakt zu den Patienten zu halten und den Dialog zu suchen, ist der Blickkontakt mit möglichst vielen Patienten hilfreich. Die Patienten fühlen sich dadurch angesprochen und können aufmerksam zuhören. Der Kontakt zu den Patienten wird auch erleichtert, wenn der Therapeut frei spricht.
- Mit der Diskussion wird ein vielschichtiger und wechselseitiger Lernprozess erzielt. Der Therapeut erfährt in der Diskussion etwas über das Wissen, die Vorstellungen und Überzeugungen der Patienten, die dem krankheitsbezogenem Verhalten zugrunde liegen. Der Therapeut kann in der Diskussion die Informationsaufnahme und verarbeitung der Patienten beobachten. Er sieht z. B., was aus seinem Kurzvortrag nicht wahrgenommen oder was in einem falschen Zusammenhang gesehen wird, welche Informationen mit Gegenargumenten abgelehnt werden, wo er sich unverständlich ausgedrückt hat. Er sieht auch, ob er die Patienten über- oder unterfordert. Sofern die Diskussion in dem Stadium der Suche nach Lösungen stattfindet, erweist sich die Gruppe im Allgemeinen als einfallsreich und auch als überzeugend. In der Diskussion ist der Therapeut einerseits gleichberechtigter Partner, andererseits befindet er sich aber auch in der Rolle des Moderators und Initiators.
- Die Diskussion ist für die Patienten aktives Lernen. Vorhandenes Wissen wird aktualisiert, evtl. ergänzt oder korrigiert. Wenn neue Gedanken mit vorhandenen Meinungen nicht übereinstimmen, können diese in Frage gestellt werden. Das kann im besten Fall zu einer Einstellungsänderung führen. Das Sprechen in der Diskussion kann Probehandeln bedeuten und stellt damit wiederum eine wesentliche Komponente des Lernens dar. Beim Sprechen werden nicht nur vertraute Gedanken ausgedrückt, sondern auch Gedanken neu entwickelt. Selbst entwickelte Gedanken finden eine höhere persönliche Akzeptanz. Das gilt insbesondere, wenn sehr persönliche Bereiche zur Disposition stehen (z. B. persönliche Gefährdung durch Risikofaktoren). Mit der Einstellungsänderung (z. B. durch Wahrnehmung der eigenen Betroffenheit) ist eine erhöhte emotionale Beteiligung der Patienten verbunden. Die Diskussion ist deswegen besonders bei den Lernzielen, die sich auf Einstellungsänderungen und Problemlösungen beziehen, notwendig.
- Ein wichtiges Steuerungsmittel für den ganzen Verlauf der Diskussion ist die Frage. Der Therapeut kann Fragen stellen, zu denen
  a. sowohl er als auch die Patienten die Antwort bereits wissen,
  b. nur die Patienten die Antwort wissen,
  c. der Therapeut, mit großer Wahrscheinlichkeit aber nicht die Patienten die richtige Antwort wissen und
  d. weder er noch die Patienten eine abschließende Antwort haben, wenn es z. B. um Meinungen und weniger um Fakten geht.
- Zur Veranschaulichung von Inhalten des Gesundheitstrainings sollten Medien eingesetzt werden (z. B. Photos, DVDs, Beamerpräsentationen, Folien, Tonaufnahmen, Modelle). Je mehr Sinne im Gesundheitstraining angesprochen werden, desto besser ist der Lernerfolg. Mit visuellen Hilfsmitteln können Sachverhalte veranschaulicht werden und durch gezielte Bilder die Aufmerksamkeit der Patienten auf einen bestimmten Gegenstand konzentriert werden. Will ein Therapeut sich z. B. auf das Einüben neuer Strategien zur Stressbewältigung konzentrieren, kann er auf die persönliche Erarbeitung der begrifflichen Erklärung des Wortes »Stress« verzichten und zur Einleitung einen kurzen Film zeigen, mit dem dieses Ziel zu erreichen ist. Ist ihm hingegen das Erarbeiten der Bedeutung des Begriffs besonders wichtig, dann wird er nicht auf solche Medien zurückgreifen, die die Sachverhalte definieren. Vielmehr wird er solche Medien verwenden,

die durch Vergleiche die zu erkennenden grundlegenden Sachverhalte illustrieren oder helfen, diese Sachverhalte selbst zu erarbeiten.
- Arbeitsblätter können in jeder Phase des Unterrichts eingesetzt werden, je nach Aufgabe. Man kann z. B. die Motivation oder Vorkenntnisse der Teilnehmer zu einem bestimmten Thema überprüfen, das Gelernte kontrollieren, Lerninteresse wecken, schriftliche Übungen einbringen, Probleme lösen und Pläne für das Erreichen bestimmter Verhaltensziele aufstellen lassen. In jedem Fall ermöglichen Arbeitsunterlagen eine aktive Auseinandersetzung mit einem Thema oder Problem und die Entwicklung eigener Gedanken und Vorsätze.
- Das Verteilen, Erklären, Einsammeln und Auswerten von Arbeitsunterlagen beansprucht allerdings Zeit. Eine anschließende Diskussion der Ergebnisse ist unbedingt einzuplanen. In größeren Gruppen sind schriftliche Arbeitsunterlagen, von vorgefertigten Merkblättern abgesehen, daher weniger geeignet. In kleineren Gruppen sind sie zu empfehlen. Sie sind auch eine sehr gute Gedächtnisstütze, weil die Patienten ihre eigenen Gedanken schriftlich mit nach Hause nehmen können. Sie haben etwas in der Hand, an dem sie selbst tätig geworden sind.

Beispielsfragen zur Handlungs- und Bewältigungsplanung

»Was können Sie konkret tun, um Ihre Ziele zu erreichen? Mit welchen Schwierigkeiten müssen Sie bei der Umsetzung Ihrer Ziele rechnen? Welche Möglichkeiten sehen Sie, um die Schwierigkeiten zu vermeiden bzw. zu reduzieren? Was kann Sie bei der Zielerreichung unterstützen? Wen können Sie um Hilfe fragen?«

- Um mehr Aktivität in die Diskussion zu bringen und zur intensiveren Auseinandersetzung mit speziellen Inhalten, kann der Therapeut in einigen Trainingsstunden mit der Metaplantechnik arbeiten. Der Therapeut gibt dann eine Frage vor und bittet die Patienten, ihre Meinung in Stichworten auf Karten aufzuschreiben, anschließend werden diese anonymisierten Beiträge gemeinsam nach Themen sortiert und an die Metaplantafel gehängt. Alle Gedanken sind somit sichtbar, alle Teilnehmer sind aktiv am Geschehen beteiligt. Die Interpretation erfolgt zusammen in der Gruppe. Die Ergebnisse werden als Kurzsätze formuliert und ebenfalls angeschrieben. Als Ergebnis liegen dann Ansichten und Überzeugungen vor, die das Denken der Gruppe widerspiegeln. Das Visualisieren selbst erarbeiteter Gedankengänge unterstützt den Lern- und ggf. Entscheidungsprozess.
- Zu bestimmten Aufgaben kann die Patientengruppe in kleinere Arbeitskreise von drei bis fünf Personen aufgeteilt werden. Man unterscheidet arbeitsgleiche Gruppenarbeit, in dem alle Gruppen die gleiche Aufgabe erhalten, von arbeitsteiliger Gruppenarbeit mit jeweils verschiedenen Arbeitsaufträgen. Die Kleingruppenarbeit hat den Vorteil, dass sie jedem Patient ein höheres Maß an selbstverantwortlicher Eigentätigkeit ermöglicht sowie die Kooperation fördert und die Motivation zur aktiven Mitarbeit stärkt. Der Vorteil der arbeitsgleichen Gruppenarbeit liegt in der abschließenden Vergleichsmöglichkeit der Arbeitsergebnisse von Gruppe zu Gruppe. Bei arbeitsteiliger Gruppenarbeit hingegen ermöglicht die Bearbeitung verschiedener thematischer Schwerpunkte eine umfassendere Aufbereitung des Themas.
- Von zentraler Bedeutung ist bei der Einstellungs- und Verhaltensänderung die persönliche Erfahrung. Zur Einübung und Erfahrung von neuen Einstellungen und Verhaltensweisen eignet sich das Rollenspiel. Im Rollenspiel wird die Wirklichkeit simuliert. Es werden Erfahrungen gesammelt und Verhaltensstrategien entworfen und geübt.
- Vor dem Rollenspiel ist die Ausgangssituation zu klären, damit eine Übernahme einer Rolle durch einen Patienten möglich wird. Unterstützt wird diese Identifikation durch Requisiten wie Gebrauchsgegenstände, wobei Kleinigkeiten mit Symbolcharakter oft genügen. Es bewährt sich, wenn die Patienten die Absicht ansagen, die sie in der Rolle verfolgen wollen. Die zuschauenden Patienten erhalten gezielte

Beobachtungsaufgaben. Während des Spiels und auch anschließend in der Rückmeldung durch die Gruppe sollen die Teilnehmer des Rollenspiels mit ihren Rollennamen angeredet werden, um Identifizierungen der betreffenden Personen mit dem im Spiel gezeigten Verhalten zu vermeiden. Zu jedem Thema sollen mehrere Rollenspiele vorgeführt werden. Verschiedene Verhaltensweisen können dann miteinander verglichen werden.

- Wird die Handhabung von Selbstuntersuchungsmethoden beigebracht, ist sowohl der erläuternden Modellfunktion des Therapeuten als auch dem selbstständigen Üben ein großer Stellenwert einzuräumen.
- Zunehmend wird auch das Internet in das Gesundheitstraining integriert. Es bietet die Möglichkeit, Patienten im Sinne des »Empowerments« und auch im Hinblick auf die Nachsorge Zugang zu medizinischen und psychosozialen Informationen und Diskussionsforen zu vermitteln. Als zentrale Aufgabe stellt sich dabei, Patienten zu schulen, zwischen seriösen und unseriösen Informationsquellen unterscheiden zu lernen. Um dabei Hilfestellungen zu geben, empfiehlt es sich mit Internetportalen zu arbeiten, deren Qualität geprüft ist.
- Der Erfolg des Patiententrainings wird nicht zuletzt auch stark von den räumlichen Verhältnissen und der Sitzordnung mitbestimmt. Ein frontales Training in einem Vortragssaal ist ebenso ungünstig wie ein Raum, der von der Quadratmeterzahl zwar genügend klein bzw. groß, aber schmal und dafür endlos lang ist. Wo die Räume für das Verhaltenstraining ungünstige Voraussetzungen bieten, muss man versuchen, durch geschickte Sitzordnungen das Beste aus der Situation zu machen. Sowohl bei der strukturierten Informationsvermittlung, bei der der Blickkontakt sehr wichtig ist, als auch für die Diskussion ist räumliche Nähe zwischen Therapeut und Patient günstig. Sehr vorteilhaft ist eine halb- oder dreiviertelkreisförmige Anordnung der Stühle.
- Große Bedeutung im Gesundheitstraining hat die Modellfunktion der Therapeuten.

79.5 Erfolgskriterien

Eine strukturierte Wissensabfrage und Prüfung der Handlungskompetenz ist problemlos über die zuvor definierten Lernziele möglich. Die wichtigsten Erfolgsparameter zielen auf die Verhaltensebene ab (z. B. erfolgreiche Ernährungsumstellung, Gewichtsabnahme, regelmäßige Einnahme der Medikamente, Inanspruchnahme von sozialer Unterstützung). Wissenszuwachs allein führt noch nicht zwangsläufig zu einer Verhaltensänderung (Schwarzer, 1997).

Die Berücksichtigung motivationaler Aspekte bei der Planung und Durchführung der Intervention haben Einfluss auf den Behandlungserfolg (Schwarzer, 2008).

79.6 Grad der empirischen Absicherung und persönlichen Bewertung

Strukturierten und möglichst evaluierten Schulungsprogrammen wird in der Gesundheitsversorgung chronisch kranker Patienten ein zunehmend hoher Stellenwert zugesprochen (BfA, 2003; VDR, 2000; Cooper, Booth, Fear & Gill, 2001; Warsi, Wang, Valley, Avorn & Solomon, 2004; Weingarten, Henning, Badamgarav, Knight, Hasselbad & Gano et al. (2002); www.zentrum-patientenschulung.de). Veränderungen des auf die Gesundheit bezogenen Verhaltens sind mit Hilfe dieser Intervention grundsätzlich möglich. Die Wirksamkeit einzelner Interventionen wurde in randomisierten kontrollierten Studien unter Beweis gestellt. Für einzelne ausgewählte Krankheitsbilder ist die Wirksamkeit hinsichtlich gesundheits- und krankheitsbezogener Einstellungs- und Verhaltensänderungen (insbesondere dem Wissenszuwachs), gesundheitsökonomischer Kriterien wie Arbeitsfähigkeit und Berentungsrisiko und dem gesamtwirtschaftlichen Nutzen der Intervention erbracht. In Bezug auf die wissenschaftliche Fundierung von allgemeinen Wirkfaktoren des Gesundheitstrainings besteht noch anhaltender Forschungsbedarf.

Literatur

BfA (Bundesversicherungsanstalt für Angestellte). (2003). *Gesundheitstraining in der medizinischen Rehabilitation – Indikationsbezogene Curricula*. http://www.deutsche-rentenversicherung-bund.de.

Cooper, H., Booth, K., Fear, S. & Gill, G. (2001). Chronic disease patient education: lessons from meta-analyses. *Patient Education and Counselling, 44*, 107–117.

Lamparter-Lang, R. (Hrsg.). (1997). *Patientenschulung bei chronischen Erkrankungen*. Bern: Huber.

Petermann, F. (Hrsg.). (1997). *Patientenschulung und Patientenberatung*. Göttingen: Hogrefe.

Schwarzer, R. (Hrsg.). (1997). *Gesundheitspsychologie*. Göttingen: Hogrefe.

Schwarzer, R. (2008). Modeling health behavior change: How to predict and modify the adoption and maintenance of health behaviors. An International Review. *Applied Psychology, 57*, 1–29.

VDR (Verband Deutscher Rentenversicherungsträger). (Hrsg.). (2000). *Aktiv Gesundheit fördern*. Stuttgart: Schattauer.

Warsi, A., Wang, P. S., Valley, M. P. L., Avorn, J. & Solomon, D. H. (2004). Self-management education programs in chronic disease: a systematic review and methodological critique of the literature. *Archives of Internal Medicine, 164*, 1641–1649.

Weingarten, S. R., Henning, J. M., Badamgarav, E., Knight, K., Hasselbad, V. & Gano, A. et al. (2002). Interventions used in disease management programmes for patients with chronic illness – which one works? Meta-analysis of published reports. *British Medical Journal, 325*, 925.

Realitätsorientierungstraining

M. Hautzinger

80.1 Allgemeine Beschreibung

Das Realitätsorientierungstraining (ROT) ist ein Therapieprogramm zum Umgang mit verwirrten alten Menschen. Es beruht auf lerntheoretischen Grundlagen und stellt gleichzeitig einen Rahmen dar, der es ermöglicht, auch andere psychologische Ansätze zu integrieren.

Das ROT ist vermutlich das am häufigsten in der aktivierenden Therapie kognitiv stark eingeschränkter Menschen (▶ Kap. 99) praktizierte Verfahren, das außerdem gut erforscht ist. Es existieren Anleitungen und Richtlinien für die Anwender. Zudem kann das ROT, da es keine spezielle berufliche Qualifikation erfordert, leicht erlernt und vielfältig eingesetzt werden.

Die (direkten) Ziele des ROTs sind:
- Verbesserung von Orientierung und Gedächtnis,
- Erhaltung der persönlichen Identität,
- Ermutigung von Kommunikation,
- Unterstützung sozialer Interaktion.

Weitere (indirekte) Ziele des ROTs sind:
- emotionale, positive Beziehungsförderung,
- Befindensverbesserung (phasenweise, kurzfristig) und
- konstruktive Einflussnahme in kritischen Phasen bzw. Situationen.

80.2 Indikationen

Das ROT ist ein Verfahren zur Behandlung verwirrter, vor allem dementer alter Menschen. Die Art der Vorgehensweise und die Möglichkeit der flexiblen Handhabung lässt es auch für sonstige verwirrte bzw. desorientierte Patienten, z. B. nach Schädel-Hirn-Traumen in der neuropsychologischen Rehabilitation (▶ Kap. 87) als sinnvoll erscheinen.

80.3 Kontraindikationen

Kontraindiziert wäre eine Anwendung dann, wenn der Einsatz von ROT dazu dienen sollte, verwirrte alte Menschen eher zu manipulieren und den Bedürfnissen ihrer Umgebung anzupassen als ihnen zu helfen, sich zurechtzufinden. Unangebracht wäre es auch dann, wenn die Desorientierung durch verwirrende Umgebungsbedingungen (z. B. Architektur) bedingt ist. Dann sollte oberstes Ziel sein, die Umgebungsbedingungen alters- bzw. behindertengerecht zu gestalten.

80.4 Technische Durchführung

Man unterscheidet drei Hauptkomponenten des ROTs:
- Training des Pflegepersonals,
- 24-Stunden-ROT,
- strukturierte Sitzungen (»Classroom-ROT«).

Das **Training** und die entsprechende Vorbereitung des Pflegepersonals (▶ Kap. 78) gehen der Einführung des ROT in einer Einrichtung voraus. Ohne eine motivierte Beteiligung aller Betreuungspersonen ist ein wirksames ROT nicht denkbar. Die

Tab. 80.1 Prinzipien des 24-Stunden-ROT

Person erinnern an	Beachte dabei
Wer sie/er ist	Kurze, einfache Sätze
Wo sie/er ist	Antworten, Wiederholungen ermutigen
Welche Tageszeit ist	Vergangenheit als Brücke zur Gegenwart nutzen
Was um sie/ihn herum vorgeht	Konversation an spezifische Dinge koppeln Humor einsetzen Ereignisse kommentieren

Vorbereitung auf das ROT sollte folgende Bereiche abdecken:

- Grundidee vermitteln,
- allgemeine Prinzipien darstellen und ausführlich erläutern (► Kap. 41, Kap. 63 und Kap. 67),
- Beispiele des 24-Stunden-ROT geben und durchgehen (► Kap. 65),
- Bedeutung von äußerer Situation (Stimuli) und Umweltbedingungen erläutern und demonstrieren (► Kap. 57),
- Umgang mit verwirrten und abschweifenden Äußerungen trainieren (Ignorieren, Löschen ► Kap. 40),
- Ziele und Grenzen, Indikationen und Kontraindikationen des ROT aufzeigen und illustrieren,
- Vorgehen und Einbettung des ROTs in den Behandlungs- bzw. Pflegerahmen.

Das **24-Stunden-ROT** ist die Grundlage des Vorgehens. Es handelt sich um einen kontinuierlichen Prozess, in welchem das Stationspersonal bei möglichst jeder Interaktion Informationen vermittelt, die den Patienten an Zeit, Ort und die eigene Person erinnern sollen (► Kap. 43 und Kap. 57). Zusätzlich werden aktuelle Ereignisse kommentiert. Verwirrte und unzusammenhängende Äußerungen werden korrigiert und nicht verstärkt (► Kap. 21 und Kap. 40). Eigenständiges orientiertes Verhalten und entsprechende Äußerungen werden bekräftigt (► Kap. 67; Tab. 80.1).

Die Umgebung auf der Station wird mit Zeichen und Hinweisen versehen (► Kap. 57), um durch diese Strukturierung den Patienten die Orientierung zu erleichtern und ihnen bewusst zu machen, wo sie sich befinden.

Strukturierte Sitzungen (auch: »Classroom-ROT«, »formales ROT«, »ROT-Gruppen«) stellen eine Ergänzung zum 24-Stunden-ROT dar. Sitzungen von einer halben bis zu einer Stunde Dauer werden möglichst 5-mal wöchentlich in kleinen Gruppen von 3–6 Personen abgehalten. Persönliche Eigenschaften wie Enthusiasmus, Flexibilität und Kreativität sind wichtige Voraussetzungen für die Leitung dieser Gruppen. Ein spezielles Training und therapeutische Erfahrung ist erforderlich. Die Gruppen können in verschiedene Schwierigkeitsgrade aufgeteilt werden, die sich an unterschiedlich beeinträchtigte Patientengruppen richten.

Äußerst wichtig ist ein konsistentes Vorgehen des Pflegepersonals. Durch regelmäßige Supervision (► Kap. 7) soll eine gleichbleibend gute Qualität der Arbeit gewährleistet werden.

Da Kommunikation mit den alten Menschen der zentrale Bestandteil des ROTs ist, müssen eventuelle Kommunikationsbarrieren (sensorische Defizite) beachtet und möglichst umgangen werden. Um sensorische Deprivation zu vermeiden, sollte darauf geachtet werden, dass möglichst viele Sinne (Riechen, Schmecken, Tasten etc.) angeregt werden.

Verwirrte Äußerungen von Patienten sollten die Therapeuten entweder taktvoll korrigieren oder sie sollten das Gesprächsthema wechseln und etwas Konkretes besprechen. Es kann auch wichtig sein, die mit den verwirrten Äußerungen evtl. verbundenen Gefühle zu erkennen, um dann eher auf diese einzugehen. Das Grundprinzip besteht darin, den verwirrten Äußerungen nicht zuzustimmen, sondern sie möglichst zu korrigieren.

Im Vordergrund müssen die Bewahrung von Würde und die Respektierung des alten Menschen stehen. Es ist daher auch wichtig, den Fokus stärker auf die erhaltenen als die beeinträchtigten Funktionsbereiche zu richten.

80.5 Erfolgskriterien

Die Evaluation von Interventionen ist bei alten Menschen besonders problematisch. Größere Fluktuation, höheres Risiko, körperlich zu erkranken, bzw. Multimorbidität, vorzeitiger Tod, unabhängig vom jeweils benutzten Behandlungsansatz, erschweren eine methodisch einwandfreie Überprüfung.

Eine weitere Schwierigkeit ist die Tatsache, dass bei demenziell erkrankten Patienten durch Interventionen kaum Veränderungen im Sinne einer Steigerung bzw. spürbaren Verbesserung zu erwarten sind. Es ist bereits als Erfolg zu werten, wenn keine Verschlechterung auftritt bzw. die Verschlechterung geringer ausfällt oder langsamer vor sich geht, als dies ohne Intervention zu erwarten wäre.

Erfolge lassen sich daran messen, dass Patienten selbstständig ihr Zimmer, die Toilette, den Speiseraum finden, dass sie kurzfristig (verbal) orientiert (Person, Zeit, Ort) sind und sich ihre Befindlichkeit bessert. Die Präsenz und die Beziehung zwischen kognitiv beeinträchtigten Patienten und dem Betreuungsteam, die durch die Methoden des ROT gefördert wird, ermöglicht eine konstruktive Einflussnahme auf und eine Steuerung von Patienten, in kritischen, sich weiter verschlechternden Phasen.

80.6 Grad der empirischen Absicherung und persönliche Bewertung

Von allen nichtmedikamentösen Interventionen bei Dementen wurde das ROT bisher am häufigsten systematisch angewandt und überprüft. Derzeit liegen über 20 kontrollierte Studien zum ROT vor. In den meisten Fällen wurden Patienten, die ROT erhielten, mit einer Kontrollgruppe, die keine besondere Behandlung erfuhr (z. B. Stationsalltag), verglichen. Auch das Setting, in dem die Untersuchungen stattfanden, unterscheidet sich beträchtlich. In den verschiedenen Untersuchungen tauchen auch ganz unterschiedliche Ergebnismaße auf.

Wie den meisten Untersuchungen zu entnehmen ist, bewirkt das ROT besonders im Bereich der verbalen Orientierung Veränderungen bei den Patienten. Die Frage, inwieweit diese Effekte auf andere Funktionsbereiche generalisierend wirken, ist umstritten. Veränderungen des Verhaltens als Konsequenz des ROTs werden eher selten berichtet.

Die Auswirkungen des ROTs sind nicht dauerhaft. Das legt nahe, das ROT nicht als Therapieform von begrenzter Dauer anzusehen, sondern als umfassendes, aktivierendes Betreuungskonzept, das, einmal begonnen, nicht mehr abgesetzt werden sollte.

Neben Änderungen auf Seiten der Patienten, ließen sich auch Einflüsse des ROT auf die Betreuungspersonen feststellen, die u. a. zu veränderten, persönlicheren, positiven Einstellungen den alten Menschen gegenüber führten. Damit wird der umfassende Charakter des ROT unterstrichen: Neben spezifischer Behandlung ist die Möglichkeit anderer Umgangsformen zwischen Personal und Patienten gegeben. Die Bedürfnisse und noch vorhandenen Fähigkeiten der Patienten treten stärker in den Vordergrund.

Es werden mehrere Wirkmechanismen diskutiert: Einerseits schafft das ROT eine optimale Lernumwelt, in der Lernen leichter möglich wird, andererseits erhält die ständige Stimulation und Übung die noch intakten Funktionsbereiche aufrecht, und es trägt evtl. zur Überwindung von Resignation und Hilflosigkeit bei.

Die Erwartungen an das ROT sollten trotz ermutigender Forschungsergebnisse nicht zu hoch angesetzt werden, und vor einer kritiklosen Anwendung ist zu warnen. Dennoch handelt es sich um einen möglichen Weg, die Hilflosigkeit im Umgang mit verwirrten alten Menschen zu vermindern.

Literatur

Gutzmann, H. & Zank, S. (2005). *Demenzielle Erkrankungen*. Stuttgart: Kohlhammer.

Haupt, M. (2003). Psychotherapeutische Strategien bei Kognitiven Störungen. In H. Förstl (Hrsg.), *Lehrbuch der Gerontopsychiatrie* (2. Aufl.). Stuttgart: Thieme.

Holden, U. P. & Woods, R. T. (1988). *Reality orientation. Psychological approaches to the »confused« elderly*. New York: Livingstone.

Noll, P. & Haag, G. (1992). Das Realitätsorientierungstraining – eine spezifische Intervention bei Verwirrtheit. *Verhaltenstherapie, 2*, 222–230.
Woods, B. (2002). Psychologische Therapie bei fortgeschrittener Demenz. In A. Maercker (Hrsg.), *Alterspsychotherapie und klinische Gerontopsychologie*. Heidelberg: Springer.

80

Schematherapie

E. Roediger

81.1 Allgemeine Beschreibung

Die Schematherapie wurde von Jeffrey Young entwickelt (Young, Klosko & Weishaar, 2005). Young erweiterte die kognitive Verhaltenstherapie mit dem Fokus auf die Aktivierung und Modifikation emotionaler Prozesse. Die Schematherapie integriert bewährte verhaltensverändernde, kognitive und emotionsfokussierte Strategien aus verschiedenen Methoden bzw. Verfahren in ein stringentes, konsistentes Behandlungskonzept, das gut mit den aktuellen neurobiologisch fundierten Modellen kompatibel ist (Roediger, 2009a). Eine kurze Einführung in die Schematherapie gibt Roediger (2009b). Wie von Grawe, Donati & Bernauer (1994) gefordert, verbindet sie eine erlebnisaktivierende Klärungsarbeit mit einer strukturierten Verhaltensmodifikation. Vor den Ergebnissen der Bindungsforschung geht die Schematherapie davon aus, dass sich bereits in den ersten zwei Lebensjahren Niederschläge grundlegender Beziehungserfahrungen als Schemata in die sich entwickelnde neuronale Struktur des Kindes einprägen und grundlegende Bewältigungsprozesse (Coping-Stile) angelegt werden. Diese können relativ unverbunden und statisch neben den sich weiterentwickelnden bewussten Verarbeitungsprozessen fortbestehen, wodurch sie zunehmend dysfunktional werden. Eine grundlegende Verhaltensänderung setzt daher die Bearbeitung dieser fixierten, z. T. vorsprachlichen Erlebensmuster voraus. Dadurch können auch im Erwachsenenalter in der Kindheit nicht entwickelte neuronale Strukturen nachträglich ausgebildet werden. Abschnittsweise muss sich dazu die therapeutische Arbeitsbeziehung in eine Arbeit an den evozierten Emotionen in der therapeutischen Beziehung wandeln, die zwischen den Polen einer unterstützenden »Nachbeelterung« und der »empathischen Konfrontation« mit adäquaten Grenzsetzungen und Forderungen flexibel ausbalanciert werden muss. Diese fordert ein hohes Maß an Selbstreflexion seitens der Therapeuten und ein aktives Therapeutenverhalten, was eine entsprechende Schulung und Supervision voraussetzt.

Ein frühes maladaptives Schema im Sinne von Young ist ein umfassendes Muster aus Erinnerungen, Emotionen, Kognitionen und Körperempfindungen, das situativ aktiviert wird und das Erleben und Verhalten gegenüber anderen Menschen in diesen Situationen bestimmt. Im Gegensatz zu manchen anderen Schemadefinitionen ist das gezeigte Verhalten ausdrücklich nicht Teil des Schemas, da der Ansatz der Schematherapie gerade darin besteht, das innere Erleben bewusst zu reflektieren und zu modifizieren, bevor die automatisierten Verhaltensimpulse umgesetzt werden. Frühe maladaptive Schemata entstehen, wenn die Grundbedürfnisse des Kindes durch das primäre Umfeld nicht ausreichend befriedigt werden konnten. Die postulierten fünf emotionalen Grundbedürfnisse sind:

- Verlässliche Bindungen zu anderen Menschen einschließlich einem grundlegenden Gefühl von Sicherheit, Angenommen- und Unterstützt-werden,
- Kontrolle über die Lebensumgebung als Grundlage für ein Gefühl von Autonomie, Kompetenz und Identität,
- angemessene Grenzsetzungen durch das Umfeld, sodass die Kinder Kontrolle über ihre

Tab. 81.1 Coping-Stile für das Schema »Misstrauen/Missbrauch«

Schema	Erduldung	Vermeidung	Überkompensation
Misstrauen/Missbrauch	Lässt sich immer wieder auf missbrauchende Beziehungen ein und sagt, dass das so richtig sei	Vermeidet nahe Beziehungen und »scannt« die Umgebung auf bedrohliche Hinweisreize	Greift Beziehungspartner an, dominiert sie und verlässt Partner, wenn diese sich nicht fügen

eigenen Impulse lernen, als Grundlage für eine gelungene Sozialisation,
- Freiheit, eigene Bedürfnisse und Emotionen ausdrücken und dadurch Selbstwert erlangen zu können sowie
- lustvolle Spontanität und Spiel.

Diese Grundbedürfnisse sind mit den von Grawe et al. (1994) genannten (Bindung, Orientierung und Kontrolle, Selbstwerterhöhung bzw. -schutz und Lust bzw. Unlustvermeidung) kompatibel. In Wechselwirkung mit im Kind angelegten Faktoren, z. B. dem Temperament, können die vernachlässigende Nichterfüllung von Grundbedürfnissen, die aktive Traumatisierung oder Verletzung, aber auch ein »Zuviel des Guten« durch Verwöhnung und mangelnde Grenzsetzungen ebenso wie die Internalisierung der wichtigen Bezugspersonen zur Ausbildung von 18 empirisch gewonnenen, dysfunktionalen Schemata führen, die entsprechend der beeinträchtigten Grundbedürfnisse in fünf Domänen zusammengefasst werden: Abgetrenntheit und Ablehnung, Beeinträchtigung von Autonomie und Leistung, Beeinträchtigung im Umgang mit Begrenzung, Fremdbezogenheit, übertriebene Wachsamkeit und Gehemmtheit.

Innerhalb der Schemata können unkonditionierte Schemata, die das ursprüngliche Erleben des Kindes widerspiegeln (erste, zweite und dritte Domäne) von konditionierten Schemata (vierte und fünfte Domäne) unterschieden werden, die bereits einen Adaptationsversuch an die Einflüsse und Erwartungen des Umfeldes darstellen. So können zum Beispiel unerbittliche Ansprüche oder Aufopferung ein Versuch sein, Unzulänglichkeit und Scham zu kompensieren. Ebenso kann Unterordnung eine Antwort auf ein Verlassenheitsschema sein. Neben den Bewältigungsversuchen auf Schemaebene entwickeln die Betroffenen drei mögliche übergeordnete Bewältigungsstile, um die Aktivierung der dysfunktionalen Schemata zu verhindern. Die Anlage zu diesen »maladaptiven Bewältigungsstilen« wird bereits in der Kindheit gelegt und stellt den damals bestmöglichen Bewältigungsversuch dar. Die Bewältigungsstile sind Ausdifferenzierungen der biologisch angelegten Kampf-, Flucht- und Erstarrungsmuster und werden als Überkompensation, Vermeidung oder Erduldung bezeichnet. So können für jedes der 18 Schemata drei entsprechende Verhaltenstendenzen beschrieben werden. In **Tab. 81.1** ist ein Beispiel für das Schema Misstrauen/Missbrauch dargestellt.

Ausgehend von der Erfahrung, dass besonders Patienten mit einer Borderline-Störung bei sehr vielen Schemata hohe Werte angeben und sich bei den Patienten häufig sehr intensive emotionale Zustände rasch ablösen, was eine systematische Arbeit mit den Schemata erschwert, hat Young ein zweites Modell entwickelt, das Modus-Modell. Ein Schema-Modus beschreibt einen aktuellen Erlebenszustand als Ausdruck von einem oder mehreren aktivierten Schemata bzw. Coping-Stilen. Das Modus-Modell fasst somit die Schema- und die Coping-Ebene in einem Modell zusammen. Das Modus-Modell setzt sich aus drei Gruppen von Modi zusammen: Den Kind-Modi, die in Form von situativ-aktivierten primären Emotionen das ursprüngliche Erleben des Kindes widerspiegeln und sich aus den ersten drei Domänen speisen, den Innere-Eltern-Modi als Niederschlag der internalisierten Elternbewertungen bzw. anforderungen (analog den sog. negativen automatischen Gedanken) und drei Gruppen von Coping-Modi, die im Wesentlichen den drei Coping-Stilen entsprechen und mit den Schemata der vierten und fünften Domäne verbunden sind. In **Tab. 81.2** sind die wichtigsten Modi zusammengefasst.

Tab. 81.2 Schema-Modi

Kind-Modi	Verletzbares Kind (fühlt sich alleingelassen, hilflos, ausgeliefert, ohne Leistung nicht liebenswert)
	Ärgerliches Kind (Ärger über die nicht befriedigten Grundbedürfnisse, z. T. überschießend)
	Impulsiv-undiszipliniertes Kind (duldet keinen Bedürfnisaufschub, hat keine Ausdauer oder Frustrationstoleranz)
	Glückliches Kind (niederschlag glücklicher Kindheitsmomente und befriedigter Grundbedürfnisse)
Coping-Modi	Unterordnung/Erduldung (passt sich bis zur Inkaufnahme eigener Nachteile an die Erwartungen anderer an und vermeidet Konflikte, um angenommen zu werden)
	Gefühlsabspaltung/-Vermeidung: – Distanzierter Beschützer (spaltet Gefühle hinter einer »Mauer« von Rationalisierungen, Leeregefühlen, Körpersymptomen oder Tagträumen bis hin zu Dissoziationen ab) – Distanzierter Selbsttröster (aktive Selbstberuhigung durch Essen, Einkaufen, Videospiele, Arbeits- oder Sexsucht, Alkohol oder Drogen, Risikoverhalten, Selbstverletzung…)
	Überkompensation: – Selbsterhöhung (ansammeln von Wissen, Macht, Geld, Einfluss in selbstzentriert-kompetitiver oder rücksichtsloser Weise) – Entwerter und Angreifer (setzt andere gezielt herab, benutzt oder schädigt sie zu seinem eigenen Vorteil)
Innere Eltern Modi	Fordernde Eltern (vermitteln Leistungsdruck und Perfektionismus, dass die Bedürfnisse anderer wichtiger sind und dass man Gefühle nicht zeigt und »was aushalten kann«)
	Strafende Eltern (sind die harte, unerbittliche, herabsetzende Stimme der internalisierten Eltern gegenüber sich selbst oder anderen bis hin zum sadistischen Umgang mit sich und anderen)
Modus des gesunden Erwachsenen	Schafft den realitätsbezogenen, vermittelnden Ausgleich zwischen den angemessenen Kindbedürfnissen und berechtigten Elternanforderungen und ermöglicht Leistungs- und Genussfähigkeit in einer ausbalancierten Weise

Die Coping-Modi stellen den Versuch dar, die innere Konfliktspannung zwischen den Kind-Modi und den dahinterstehenden Grundbedürfnissen und den Modi der inneren Eltern, die eine Anpassung an die Umweltanforderungen darstellen, zu überbrücken bzw. zu reduzieren. Coping-Stile bzw. Coping-Modi können über Jahre oder sogar Jahrzehnte das Funktionsniveau von Menschen stabilisieren, drohen jedoch durch ihre Fixierung im weiteren Lebensverlauf zunehmend dysfunktional zu werden. Die Betroffenen kommen erst dann in Behandlung, wenn die spannungsreduzierende Funktion dekompensiert und manifeste klinische Symptome in Form von Achse-1-Störungen auftreten.

Ziel der Therapie ist, die Coping-Modus-bedingten Bewältigungsversuche zu hemmen, die ursprünglichen Bedürfnisse der Kind-Modi ins Bewusstsein zu rufen und in Abgrenzung zu den inneren Eltern-Modi neue, ausbalancierte Lösungen zu entwickeln, die Ausdruck des Modus des »gesunden Erwachsenen« sind. Der Therapeut unterstützt dazu den Prozess, das aktualisierte Erleben sprachlich zu benennen und in seinem biographischen Entstehungszusammenhang zu erkennen. Durch diesen kognitiven Prozess wird es den Patienten ermöglicht, die »Kontamination der

Gegenwart durch die Vergangenheit« zu erkennen und sich leichter von den spontan andrängenden, aber dysfunktionalen Bewältigungsstrategien zu lösen.

81.2 Indikation

Die Schematherapie wurde zur Optimierung der verhaltenstherapeutischen Behandlung von Persönlichkeitsstörungen entwickelt. Laut Grawe (2004) bestehen darüber hinaus bei 80 bis 90 Prozent aller Psychotherapiepatienten, die wegen einer Achse-1-Störung in Behandlung kommen, Störungen auf der Interaktions- bzw. Persönlichkeitsebene, die zur Verstärkung bzw. Erhaltung der Achse-1-Störungen beitragen können. Bei vielen Patienten ist es daher sinnvoll, neben der symptomorientierten Behandlung zur langfristigen Stabilisierung und Rückfallprophylaxe die Ebene der schemabedingten Interaktionsstörungen zu behandeln. Die Schematherapie wurde ursprünglich als ambulante Langzeit-Einzeltherapie entwickelt, inzwischen ist aber auch die Behandlung von Paaren und Gruppen im ambulanten und im stationären Rahmen konzipiert.

81.3 Kontraindikation

Schematherapie ist nicht indiziert bei akuten bzw. umschriebenen Achse-1-Störungen bzw. bei Lebenskrisen oder Problemen, die nicht schemabedingt sind. Akute psychotische Störungen sollten ebenso wie schwere dissoziative Zustände nicht schematherapeutisch behandelt werden, da die Erlebnisaktivierung die Selbstregulation zusätzlich destabilisieren kann. Nach einer medikamentösen oder psychotherapeutischen Stabilisierung kann eine behutsame schematherapeutische Behandlung mit eher stabilisierendem Charakter erwogen werden. Bei Patienten mit posttraumatischen oder Borderline-Störungen sollten ebenfalls zunächst Stabilisierungstechniken (► Kap. 97, Kap. 104 und Kap. 106) eingesetzt werden. Bei Suchtpatienten müssen Abstinenz- und Kontraktfähigkeit bestehen.

Da eine Schematherapie erhebliche Anforderungen an die Selbstreflexions- bzw. Distanzierungsfähigkeit zum eigenen Erleben stellt, bestehen relative Kontraindikationen bei schweren paranoiden Patienten bzw. bei Patienten mit kognitiven Einbußen (► Kap. 99).

81.4 Technische Durchführung

Eine Schematherapie teilt sich in zwei Phasen: Die erste Phase dient dem Beziehungsaufbau, der Diagnostik und der Psychoedukation (► Kap. 41 und Kap. 79), die zusammen mit der Erlebnisaktivierung in die Fallkonzeption (► Kap. 2) führt. In der zweiten Phase werden auf Grundlage dieser Fallkonzeption Verhaltensänderungen zunächst in den Therapiesitzungen induziert, die dann in Hausaufgaben auf den Lebensalltag (► Kap. 39) übertragen werden.

■ Fragebögen

Die Diagnostik wird unterstützt durch fünf Fragebögen, die das erinnerte Elternverhalten, die aktuell aktivierbaren Schemata, die Vermeidungs- und Coping-Stile sowie die Modi abfragen. Die Besprechung der Fragebögen und die vorläufige kognitive Fallkonzeption durch den Therapeuten bildet ein wichtiges Element des Beziehungsaufbaus (Roediger, 2009a). Die Patienten bekommen einen Ausdruck der Fragebogenauswertung mit nach Hause, sodass sie sich auch zu Hause weiter mit ihren Schemata und Bewältigungsstilen bzw. Modi beschäftigen können. Zur Unterstützung dieser Eigenarbeit hat Young eine Schematherapiedarstellung für Patienten geschrieben (Young & Klosko, 2006). In der nachfolgenden Phase der gezielten Schemaaktivierung kann dann immer wieder auf diese kognitive Fallkonzeption und die damit verbundene Arbeitsbeziehung Bezug genommen werden wie auf eine Landkarte. Dies trägt dazu bei, die akuten emotionalen Aktivierungen zu relativieren und adäquat in den biografischen Kontext einzuordnen.

■ Die Therapeutische Beziehung (»Nachbeelterung«)

In dieser Form Beziehungsgestaltung zeigt sich der Therapeut (neben der Psychoedukation und kognitiven Klärungsarbeit) als kompetenter und haltgebender Beziehungspartner, der den Patienten versteht und dem er sich anvertrauen kann. Diese Haltung wird unterstützt dadurch, dass der Therapeut das vom Patienten gezeigte Verhalten als Bewältigungsversuch der früheren Beziehungserfahrungen anerkennt. Der Therapeut ermutigt den Patienten, Zugang zu seinen Grundbedürfnissen zu finden, und bietet ihm seine aktive Unterstützung dabei an. Young bezeichnet dieses Beziehungsangebot als »Nachbeelterung« (Re-Parenting). Dieses hohe Maß an Wertschätzung und aktiver Unterstützung (► Kap. 23 und Kap. 61) schafft das therapeutische Milieu, in dem die Patienten bereit sind, sich ihren unangenehmen früheren Erlebnissen bzw. Beziehungserfahrungen im Sinne einer emotionalen Exposition anzunähern. Idealerweise erfolgt diese emotionale Exposition in Imaginationsübungen. Es ist aber auch möglich, mit aktuellen Schemaaktivierungen aus dem Lebensalltag oder der unmittelbaren Interaktion zwischen Patient und Therapeut zu arbeiten (► Kap. 26). In den beiden letztgenannten Fällen wird die aktuelle Interaktionssequenz mit dem Patienten vom Therapeuten unterbrochen und der Patient wird aufgefordert, sich in den Selbstreflexionsmodus zu begeben und z. B. die Situation so zu beschreiben, als ob er sich als Hauptperson in einem Film sehen würde. Ähnlich wie bei der Betrachtung der Fragebögen entsteht so ein gemeinsamer Blick von Patient und Therapeut auf ein Drittes, nämlich die aktuelle Interaktion inklusive der aktivierten Gefühle.

■ Imaginationsübung

Anschließend wird der Patient aufgefordert, in die Imaginationshaltung zu wechseln. Gegebenenfalls wird bei instabilen Patienten zu Beginn ein sicherer Ort imaginiert, bevor der Patient mit geschlossenen Augen sich die Auslösesituation plastisch in allen Sinnesqualitäten vorstellt, um dann auf das aktivierte Gefühl zu fokussieren. Das Schließen der Augen fördert das Abkoppeln von den aktuellen Auslösereizen und die Hinwendung zu den aktivierten inneren Schemata. Anders als in der kognitiven Therapie wird nicht auf der Ebene mehr oder weniger bewusster Sprachrepräsentanzen im Sinne des sokratischen Dialogs nachgefragt, sondern bereits zu Beginn der Imagination wechselt der Patient in den Bereich der autonom organisierten, emotional regulierten inneren Repräsentanzen im episodischen Gedächtnis. In dieser emotional gefärbten Gestimmtheit werden die Patienten aufgefordert, assoziativ Bilder aus dem episodischen Gedächtnis aufsteigen zu lassen, die mit einem ähnlichen Gefühl verbunden sind. Typischerweise ist die Gefühlsstimmung ambivalent gefärbt, in der Regel im Sinne einer ohnmächtigen Wut. In vielen Fällen gelingt den Patienten spontan der Zugang zu Bildern aus der Kindheitszeit. In manchen Fällen kann es notwendig sein, den Patienten eine aus der biografischen Anamnese bekannte Situation vorzuschlagen, die vermutlich mit intensiven Emotionen verbunden war. Diese sollen die Patienten wieder mit allen Sinnesqualitäten imaginieren. Die in dieser Szene evozierten Gefühle werden bewusst beschrieben und anschließend wird auf die frustrierten Grundbedürfnisse eingegangen. In dieser Phase sind die Patienten typischerweise in intensivem Kontakt mit den zuvor durch die Coping-Mechanismen blockierten negativen emotionalen Schemata.

Nun beginnt die Phase der **Schemamodifikation**. Dazu wird der Patient in der Imagination aufgefordert, seinen Bedürfnissen mit dem, was er heute als erwachsener Mensch weiß und kann, einen sprachlichen Ausdruck zu verleihen. Idealerweise sollen die inadäquaten Bewertungen der Bezugspersonen zurückgewiesen und Täter entmachtet werden. Häufig gelingt es allerdings nur begrenzt, dadurch die Reaktionen der imaginierten Interaktionspartner zu verändern. Viele Patienten erleben aber allein dadurch eine positive Veränderung ihres Selbsterlebens, dass sie ihren Gefühlen und Bedürfnissen endlich einmal Ausdruck verleihen konnten und ein anderer Mensch (der Therapeut) es hört. Wenn sich die Patienten in der Situation immer noch sehr hilflos oder deprimiert fühlen kann der Patient aufgefordert werden, sich als Erwachsener neben sich als Kind zu imaginieren und für das Kind zu sprechen bzw. das Kind so zu trösten, wie er oder sie ein eigenes Kind oder ein Kind auf der Straße trösten würde. Wichtig ist, dass die Situation heute gut ausgeht. Notfalls muss der Therapeut in der Imagination dem Patienten helfen. Der Patient sollte aber versuchen, die Interventionen des Therapeuten für sich passend zu machen und nachzusprechen, damit sie im Sinne eines internen »Locus of Control« zu einer Aktivierung der inneren Ressourcen führen. Die Veränderung im inneren Erleben wird gedanklich reflektiert und dadurch im expliziten Gedächtnis verankert, sodass später diese korrigierende emotionale Erfahrung bewusst wieder abgerufen werden kann. Zuletzt wechselt der Patient mit diesem veränderten Selbstgefühl in die gegenwartsnahe Ursprungssituation, um dort die Interaktion mit den Bezugspersonen positiver zu gestalten.

■ **Schema-Memo**

Nach der Imagination wird der aktivierte Prozess kognitiv in einem sog. Schema-Memo fixiert, indem die Auslösesituation, die aktivierten Gefühle und Schemata sowie deren Ursprung und die spontan aktivierten Coping-Strategien in ein vorbereitetes Formblatt vom Patienten mit Unterstützung des Therapeuten eingetragen werden. Abschließend werden kognitive Verhaltensalternativen aufgrund der Imaginationserfahrung mit Beweisen für deren Richtigkeit und die daraus resultierenden, erwachsenengemäßen Verhaltensanweisungen notiert. Nachdem für zwei oder drei typische Auslösesituationen entsprechende Imaginationen durchgeführt und Schema-Memos angefertigt wurden, können diese in einer Fallkonzeption zusammengefasst werden.

Bei Patienten mit schwereren Persönlichkeitsstörungen und sehr starken früh erworbenen maladaptiven Schemata mit entsprechend intensiven Emotionen ist ein rascher Einstieg in die Imaginationsarbeit nicht möglich. In diesen Fällen müssen zunächst die dysfunktionalen Coping-Stile bzw. Coping-Modi benannt und in ihrer stabilisierenden Funktion für den Patienten anerkannt werden. Gegebenenfalls kann ein Dialog zwischen Therapeut und dem Coping-Stil bzw. Modus die Vor- und Nachteile herausarbeiten und das Vertrauen und die Bereitschaft des Patienten vergrößern, sich mit therapeutischer Begleitung den ursprünglichen Schemata bzw. Modi zu öffnen. Häufig sind die Patienten in den imaginierten Kindheitssituationen in einer inneren Ambivalenz zwischen den Bedürfnissen der Kind-Modi und Schuldgefühlen durch die Innere-Eltern-Modi blockiert und können den Bedürfnissen der Kind-Modi keinen Ausdruck verleihen. An dieser Stelle ist es hilfreich, diese Ambivalenz deutlich zu benennen, als damals nicht auflösbar anzuerkennen und den verschiedenen Modi zuzuordnen. Erst wenn die Schuldgefühle validiert und den Eltern-Modi zugeordnet sind, ist der Weg frei, dass die Patienten sich ihre Wut eingestehen und diese artikulieren können. Für erwachsenengemäße Problemlösungen müssen die Patienten in Kontakt mit den zuvor durch die Bewältigungsstrategien abgespaltenen Wutaffekten kommen und sie in das Selbstbild integrieren, damit die in ihnen gebundene Kraft für einen adäquaten Bedürfnisausdruck bzw. Abgrenzungen zur Verfügung steht.

Bei traumatisierten Patienten können die Elternbilder sehr aggressive bis sadistische Züge tragen. In diesen Fällen kann es notwendig sein, dass der Therapeut Partei für die Kind-Seite ergreift und in der Imagination oder in Rollenspielen die Eltern stellvertretend eingrenzt und forciert zurückweist. Auch hier ist es wichtig, dass die Patienten das Vorgehen des Therapeuten als angemessen erleben, damit sie es in ihr Verhaltensrepertoire übernehmen können. Durch die Unterstützung des Therapeuten wird das innere Elternbild relativiert und ein neuer Modus des gesunden Erwachsenen aufgebaut.

Es muss ausdrücklich betont werden, dass das Erleben der Patienten in der Imagination keinesfalls ein adäquates Abbild der tatsächlichen Kindheitssituation ist. Auch dem Patienten wird verdeutlicht, dass in der Imagination mit den inneren Niederschlägen der früheren Erfahrung gearbeitet wird, um zu verhindern, dass diese sich in der Gegenwart weiter dysfunktional bemerkbar machen. Aus diesem Grunde wird den Patienten auch abgeraten, mit den Eltern diesbezüglich in Kontakt zu treten, da die inneren Eltern nicht mit den äußeren Eltern identisch sind. Falls noch verstrickte Beziehungen zu den Eltern in der Gegenwart bestehen, kann die Interaktion mit den gegenwärtigen Eltern im weiteren Therapieverlauf in Rollenspielen (► Kap. 65, Kap. 66 und Kap. 76) geübt werden.

■ **Verhaltensverändernde Strategien**

Im zweiten Teil der Therapie werden nun vor dem Hintergrund der erarbeiteten Fallkonzeption verhaltensverändernde Strategien eingeübt. Young führt zu diesem Zweck die Arbeit mit mehreren Stühlen aus der Gestalttherapie in die Schematherapie ein. Dazu können die wesentlichen konfligierenden Modi der Patienten rechts und links des Stuhls des gesunden Erwachsenen auf zwei weitere Stühle gesetzt werden. Dies »Auseinandersetzen« auf verschiedene Stühle fördert das Bewusstsein und den Ausdruck der verschiedenen Selbstanteile im Patienten. Beginnend mit dem Stuhl, auf dem die Eltern bzw. die Coping-Modi sitzen, wird deren Sichtweise vom Therapeuten pointiert herausgearbeitet und dann nach dem Erleben der Kind-Seite gefragt. Gegebenenfalls wird mehrfach hin und her gewechselt, bis die Eltern-Modi entmachtet und die Kind-Modi ausreichend gestärkt sind. Anschließend wird auf dem Stuhl des gesunden Erwachsenen ein Kompromiss erarbeitet, der den berechtigten Bedürfnissen der konfligierenden Instanzen in möglichst funktionaler Weise Rechnung trägt. Dabei wird zunächst der berechtigte Anteil der Position des einen Stuhls validiert und dann mit der berechtigten Position des anderen Stuhls verbunden. Zum Beispiel: »Ja, es ist richtig, dass wir gewisse Leistungen erfüllen müssen (Position der fordernden Eltern), aber bevor wir zusammenbrechen, müssen wir eine Pause einlegen« (Bedürfnis der Kind-Seite). Beziehungsweise zur Kind-Seite gerichtet: »Es ist richtig, dass wir im Leben auch Momente brauchen, in denen wir Spaß haben, dennoch müssen wir auch gewisse Leistungen erbringen, um in der Gesellschaft erfolgreich zu sein«. Zum Ende muss nach beiden Seiten hin geprüft werden, ob der erarbeitete Vorschlag bzw. Kompromiss anerkannt wird und damit tragfähig ist.

▪ Schema-Tagebuch

Die Umsetzung der so erarbeiteten Kompromisse soll von den Patienten in einem Schema-Tagebuch dokumentiert werden, in dem sie exemplarisch für einzelne Situationen die Auslösesituation, die aktivierten Affekte, die dahinter stehenden Schemata bzw. Modi, den Lösungsversuch des gesunden Erwachsenen und die erreichten Effekte dokumentieren. Die aus diesem Vorgehen gezogenen Lernerfahrungen können dann wiederum Eingang in die Tagesplanung bzw. die erwachsenengemäßen Lösungen in Problemsituationen finden. So entsteht eine neue Selbstregulationsschleife, die nach und nach die dysfunktionalen Bewältigungsversuche durch adäquatere ersetzt. Neben der genannten Stühletechnik können die üblichen verhaltenstherapeutischen Veränderungsstrategien wie Rollenspiele, kognitive Probe (▶ Kap. 35, Kap. 37 und Kap. 65), Briefe an Beziehungspartner (die aber nicht abgeschickt werden), konkrete Verhaltensexperimente (▶ Kap. 30 und Kap. 60), die nachher gemeinsam in der Therapie ausgewertet werden, etc. eingesetzt werden.

In dieser Phase der Therapie muss der Therapeut zunehmend von der unterstützenden Nachbeelterung in eine empathisch-konfrontierende Haltung wechseln, um die Selbständigkeit der Patienten zu fördern. Wenn es dem Therapeuten gelingt, die in der Interaktion mit dem Patienten aktivierten eigenen Gefühle und Grenzen zu benennen, ohne sie auszuagieren, und dann gemeinsam mit dem Patienten nach einer fairen Lösung zu suchen, stellen diese eine signifikante korrigierende emotionale Beziehungserfahrung für den Patienten dar. Vor diesem Hintergrund leuchtet ein, dass eine schematherapeutische Behandlung besondere Anforderungen an die Selbsterfahrung der Therapeuten stellt. Aus diesem Grunde ist in den Schematherapie-Fortbildungscurricula ein entsprechender Selbsterfahrungsanteil vorgesehen und auch in der Supervision werden die in den Therapeuten aktivierten Prozesse und die daraus resultierende Beziehungsinteraktion intensiv reflektiert.

81.5 Erfolgskriterien

Zum Nachweis schematherapiespezifischer Effekte kann der Young-Schemafragebogen (YSQ) zur Erfolgsbeurteilung herangezogen werden, da die Ausprägungen für die einzelnen Schemata im Therapieverlauf abnehmen. Dasselbe ist für den neu entwickelten Modus-Fragebogen (SMI) zu erwarten. In der praktischen Durchführung der Therapie wird der Therapieerfolg sichtbar, indem der Patient seine Schemaaktivierungen reflektieren und seine Verhaltensimpulse modifizieren kann und dies in den Tagebuchaufzeichnungen dokumentiert. Entsprechend verändern sich die Atmosphäre und die Beziehungsgestaltung auch innerhalb der Therapiesituation. Sofern neben dem Persönlichkeitsstörungsanteil eine Achse-1-Störung besteht, wirkt sich die Schematherapie auch in den Achse-1-bezogenen, störungsbezogenen Fragebögen aus.

81.6 Grad der empirischen Absicherung und persönliche Bewertung

In einer ersten veröffentlichten kontrollierten Studie zur Schematherapie bei 86 Patienten mit einer Borderline-Störung (Giesen-Bloo et al., 2006) verbesserten sich diese in allen neun Kriterien des DSM-IV, gemessen mit dem BPDSI. In dieser ersten Studie zeigte die Schematherapie in allen Bereichen gegenüber einer psychodynamisch ausgerichteten »Transference-Focused-Psychotherapy« bessere Effekte. Sowohl die Haltequoten als auch die Therapieeffekte lagen in der Größenordnung, wie sie von anderen Studien (▶ Kap. 104) bekannt sind. Diese Ergebnisse konnten in einer naturalistischen Studie mit 60–70 Sitzungen über 1,5 Jahre bestätigt werden (Nadort et al., 2009). Damit ist eine Schematherapie auch unter den Behandlungsbedingungen einer Richtlinien-Psychotherapie in Deutschland durchführbar.

Literatur

Giesen-Bloo, J., van Dyck, R., Spinhoven, P., van Tilburg, W., Dirksen, C., van Asselt, T., Kremers, I., Nadort, M. & Arntz, A. (2006). Outpatient psychotherapy for borderline personality disorder: a randomized trial for schema-focused-therapy versus transference focused psychotherapy. *Arch Gen Psychiatry, 63*, 649–658.

Grawe, K. (2004). *Neuropsychotherapie*. Göttingen: Hogrefe.

Grawe, K., Donati, R. & Bernauer, F. (1994). *Psychotherapie im Wandel. Von der Konfession zur Profession*. Göttingen: Hogrefe.

Nadort, M., Arntz, A., Smit, J. H., Giesen-Bloo, J., Eikelenboom, M., Spinhoven, P., van Asselt, T., Wensing, M. & van Dyck, R. (2009). Implementation of outpatient schema therapy for borderline personality disorders with versus without crisis support by the therapist outside office hours: A randomized trial. *Behavior Research and Therapy* (in press).

Roediger, E. (2009a). *Praxis der Schematherapie*. Stuttgart: Schattauer.

Roediger, E. (2009b). *Was ist Schematherapie?* Paderborn: Junfermann.

Young, J. E. & Klosko, J. S. (2006). *Sein Leben neu erfinden*. Paderborn: Junfermann.

Young, J. E., Klosko, J. S. & Weishaar, M. E. (2005). *Schematherapie*. Paderborn: Junfermann.

Selbstkontrolle

H. S. Reinecker

82.1 Allgemeine Beschreibung

Selbstkontrollverfahren stellen eine Weiterentwicklung verhaltenstherapeutischer Behandlungsverfahren dar. Unter Selbstkontrolle können zwei verschiedene Bereiche verstanden werden, die man streng auseinanderhalten sollte:

1. Selbstkontrolle als **Ziel**, d. h. das Ergebnis einer therapeutischen Intervention sollte es sein, dass der Patient befähigt wird, sein Verhalten mittels verschiedener Techniken selbst zu steuern;
2. Selbstkontrolle als eine inzwischen heterogene Ansammlung von therapeutischen **Methoden**, die sich folgendermaßen klassifizieren lassen:
   - Stimuluskontrolle des Verhaltens und
   - Konsequenzkontrolle des Verhaltens.

Von Selbstkontrolle spricht man dann, wenn Verhaltensmerkmale eines Individuums durch Manipulation einer kontrollierenden Reaktion verändert werden. Erklärung: Kontrollierende Reaktionen sind Verhaltensweisen, die funktional zur Aufrechterhaltung einer anderen beitragen. Kontrollierte Reaktionen sind Verhaltensweisen, die man durch die Veränderung kontrollierender Reaktionen zu beeinflussen versucht. Um den verschiedenen Bereichen der Selbstkontrolle gerecht zu werden, ist eine Erweiterung des Stimulus- und Reaktionsbegriffes der klassischen Verhaltenstherapie notwendig: Sowohl auf der Stimulus- als auch auf der Reaktionsebene können neben beobachtbaren Verhaltensaspekten (α-Ebene) auch kognitive Aktivitäten (β-Ebene) und psychophysiologische Merkmale (γ-Ebene) unterschieden werden (Kanfer, Reinecker & Schmelzer, 2006). Die für Selbstkontrolle bedeutsamen kognitiven Aktivitäten (z. B. Denken, Planen, Bewertungen, Phantasien etc.) stehen in funktionalem Zusammenhang mit externen oder internen Determinanten des Verhaltens.

Als Strategien der Stimuluskontrolle (▶ Kap. 57) lassen sich z. B. Intentionen eines Patienten anführen, bestimmte Situationen *vor* dem Eintreten des Problemverhaltens so zu verändern, dass damit auch die Wahrscheinlichkeit einer bisher aufgetretenen Reaktion verändert wird. Als Verfahren der Konsequenzkontrolle lassen sich die verschiedenen Varianten der Selbstbelohnung und Selbstbestrafung anführen.

Von Selbstkontrolle spricht man, wenn mehrere Verhaltensalternativen vorliegen, diese Alternativen konflikthaften Charakter besitzen und externe Faktoren zur Auslösung und Aufrechterhaltung kontrollierenden Verhaltens beitragen. Im allgemeinen Modell der Selbstregulation von Kanfer, Reinecker & Schmelzer (2006) sind 3 Stufen zu unterscheiden:

- Selbstbeobachtung des Verhaltens;
- Selbstbewertung und die Bildung von Standards;
- Selbstverstärkung oder Selbstbestrafung.

82.2 Indikationen

Selbstkontrollmethoden sind in folgenden Fällen indiziert:

- Zur Verringerung der Kontrolle des Therapeuten. Durch die Vermittlung von Selbstkontrollstrategien an den Patienten steigt zum

einen die Transparenz des therapeutischen Vorgehens und zum anderen verringert sich damit die Gefahr einer evtl. Manipulation des Patienten durch den Therapeuten.
- Bei Verhaltensproblemen, in denen der Patient allein Zugang zu relevanten Daten (z. B. Gedanken) hat bzw. wo externe Kontrolle schon deshalb nicht sinnvoll scheint, weil die Stimuli und Konsequenzen, die das Verhalten kontrollieren, außerhalb der therapeutischen Situation liegen (z. B. Sexualprobleme, problematisches Essverhalten etc.). Selbstkontrollmethoden würden hier verlangen, dass der Therapeut den Patienten auf dem Wege über Selbstbeobachtung anleitet, die problematischen Verhaltensweisen und aufrechterhaltenden Bedingungen selbst zu beobachten, dass er ihm ein theoretisches Modell zur Erklärung und damit zur prinzipiellen Veränderung seines eigenen Verhaltens anbietet, das der Patient in der Folge für seinen Bereich einsetzen kann.
- Wenn »Mitarbeit« der Umgebung im Sinne therapeutischer Unterstützung nicht gegeben ist. Hier stellen Selbstkontrollverfahren häufig die einzige Interventionsmöglichkeit dar. Es muss dabei die Intention des Therapeuten sein, einem Patienten Selbstkontrollmethoden zu vermitteln, die er unabhängig und oft sogar gegen die Reaktionen seiner Umgebung einsetzen kann.
- Zur Beendigung einer verhaltenstherapeutischen Intervention. Selbstkontrolle dient dabei als abschließender Behandlungsschritt, da nunmehr der Patient selbst dafür sorgen muss, dass das in der therapeutischen Situation neu gelernte Verhalten (im weiteren Sinne) auch unter außertherapeutischen Bedingungen aufrechterhalten wird. Selbstkontrolle stellt damit eine optimale Möglichkeit in der Phase des Übergangs von therapeutischen Bedingungen in den natürlichen Kontext dar (Therapieziel: Selbstbehandlung).
- Bei sog. konflikthaften Verhaltensproblemen, wobei zwei Haupttypen von Konflikten unterschieden werden müssen:
  - Verhaltensweisen, die langfristig positive, kurzfristig aber aversive Konsequenzen haben (z. B. zum Zahnarzt gehen, Studierverhalten) und
  - Verhalten, das langfristig negative, kurzfristig aber positive Konsequenzen (z. B. Essen, Rauchen) aufweist. Als nachgewiesene Indikationen von Selbstkontrollmethoden lassen sich anführen:
- Übergewicht,
- Rauchen,
- Arbeits- und Studierprobleme,
- spezifische symptomatische Störungen wie Tics, Zwänge, spezielle Ängste,
- depressives Verhalten,
- Eheprobleme und
- soziale Störungen.

82.3 Kontraindikationen

Kontraindikationen für die Anwendung von Selbstkontrollmethoden entbehren bisher jeglicher empirischer Grundlage.

Aus diesem Grunde sollen auf der Basis theoretischer und klinischer Überlegungen einige Vermutungen für Kontraindikationen angestellt werden.
- Wenn externe Kontingenzen ein Problemverhalten massiv beeinflussen, scheint Selbstkontrolle nicht angezeigt.
- Eine Grenze für die Anwendung ergibt sich aus dem Alter von Kindern, wenngleich hier ermutigende Ansätze bereits bis in das Vorschulalter vorliegen.
- Eine gewisse Grenze bildet auch die intellektuelle Fähigkeit, etwa wenn die minimale Voraussetzung zur Selbstbeobachtung und Kontingenzkontrolle beim Patienten nicht vorausgesetzt werden kann.
- Der Anwendung von Selbstkontrollmethoden ist auch dann eine Grenze gesetzt, wenn zusätzlich andere Methoden eingesetzt werden sollen. In solchen Fällen bildet ein Selbstkontrollprogramm nur einen gewissen Bestandteil im Rahmen des gesamten Therapieprogramms.
- Bei schweren Verhaltensstörungen (z. B. bei Depression, Zwängen, Selbstverletzungen) sollte zumindest anfangs von reinen Selbstkontrollmethoden abgesehen werden.

Ob ein bestimmtes Individuum in der Lage ist, ein Selbstkontrollprogramm zur Veränderung eines bestimmten Verhaltens durchzuführen, ist letztlich eine empirische Frage, die durch exakte Diagnostik und die Geschicklichkeit des Therapeuten zwar beeinflusst wird, die aber nicht a priori zu entscheiden ist.

82.4 Technische Durchführung

Zu Beginn ist eine exakte Analyse des Problemverhaltens notwendig (▶ Kap. 41). Bereits auf dieser Stufe können Ansätze der Selbstkontrolle realisiert werden, indem der Patient zur Datensammlung angeleitet wird. Selbstbeobachtung (▶ Kap. 49) mit auf den Patienten und auf das Problem abgestimmten Methoden stellt bereits eine Vorstufe der Selbstkontrolle dar, da der Patient lernt, dass nicht der Therapeut, sondern er selbst zur Veränderung der Bedingungen des Verhaltens beitragen muss. Zugleich mit der Analyse des Problemverhaltens wird versucht, eine möglichst exakte Beschreibung des Zielverhaltens zu erarbeiten, damit über die Kriterien der Erreichung oder Nichterreichung Übereinstimmung besteht. Die Erfolgschance eines Selbstkontrollprogramms erhöht sich, wenn vor der Durchführung folgende Fragen geklärt sind:

- **Spezifikation der Ziele**: Sind die Ziele realistisch, klar und operational formuliert und stammen die Ziele vom Patienten selbst?
- **Komponenten des Programms**: Ist dem Patienten das Programm genau erklärt worden, ist er damit einverstanden und kann er es prinzipiell (d. h. von seinen Fähigkeiten, von seinem Verhaltensrepertoire her) durchhalten?
- **Folgen der Behandlung**: Ist die Durchführung des Programms sehr mühsam, wird das Verhalten später durch interne und/oder externe Konsequenzen von selbst aufrechterhalten? Hat der Patient etwas davon (im Sinne seiner Erwartungen), das Programm durchzuführen?

In weiterer Folge obliegt es dem Therapeuten, dem Patienten ein plausibles Modell für eine Störung anzubieten und ihm die Möglichkeiten zur Veränderung seines Verhaltens in Richtung größerer Konkordanz mit dem Zielverhalten (= Änderungswissen) zu vermitteln. Der Patient wird durch dieses transparente Vorgehen befähigt, sein Verhalten prinzipiell selbst zu verändern. Das praktische Vorgehen wird mit dem Patienten gemeinsam erarbeitet, um damit sowohl den empirischen und theoretischen Erfordernissen von Seiten der Technik als auch den konkreten Lebensbedingungen des Patienten Rechnung zu tragen. Ein entscheidendes Charakteristikum von Selbstkontrollmethoden ist die Tatsache, dass Therapie nicht in, sondern zwischen den einzelnen (therapeutischen) Sitzungen stattfindet. In den gemeinsamen Besprechungen mit dem Therapeuten werden bei der Durchführung des Programms die Weiterführung besprochen, Erfolge diskutiert und Misserfolge analysiert. Misserfolge in der Applikation von Selbstkontrollverfahren vermitteln Therapeuten und Patienten wertvolle Informationen über evtl. Fehler im Programm und werden damit zu direkten Korrekturinstanzen.

Die therapiebegleitenden Beobachtungen liefern das Kriterium dafür, wann der Patient mit seinem Problem allein zurechtkommt bzw. in welcher Weise eine therapeutische Intervention durch eine schrittweise durchgeführte Ausblendung des Therapeuten gänzlich auf den Patienten selbst übergehen kann. Die gängigsten Verfahren der Selbstkontrolle stellen die Methoden der Stimuluskontrolle (▶ Kap. 57), der Selbstverstärkung und Selbstbestrafung (▶ Kap. 53), vertragliche Vereinbarungen (▶ Kap. 66) und Problemlösen (▶ Kap. 46) dar.

Bei der Stimuluskontrolle gewinnt man in der Verhaltensanalyse Hinweise darauf, welche Stimuli mit welchen Verhaltensweisen hoch korrelieren. Prinzipiell sollten Stimuli, die der Durchführung des Problemverhaltens vorauslaufen, so arrangiert werden, dass die Ausführung von unerwünschten Verhaltensweisen seltener wird. Besonders zur Kontrolle von Verhaltensexzessen hat es sich als sehr günstig herausgestellt, die problematische Verhaltenskette (z. B. Rauchen) an möglichst früher Stelle zu unterbrechen (z. B. keine Zigarettenvorräte zu Hause zu haben). Versprechen und soziale Verträge sind verbale Verhaltensweisen, die dazu beitragen, die Kontrolle über zukünftiges Verhalten zumindest zum Teil publik zu machen und somit freiwillig (und dies ist gerade der Selbstkontrollteil) externer Kontrolle auszusetzen. Die Abgabe von Vorsatzerklärungen steht üblicherweise unter anderen Bedingungen als deren Einhaltung. Aus diesem Grunde ist es notwendig, optimale Bedingungen für die Einhaltung solcher Verträge zu arrangieren:

- Das Verhalten, die zeitlichen Bedingungen und die Konsequenzen für die Einhaltung und Nichteinhaltung des Vertrages sollten präzisiert werden.
- Die Gegenseitigkeit eines Vertrages muss gewährleistet sein.
- Das Verhalten sollte später selbstverstärkend sein, d. h. nach der Realisierung nicht sofort unter Löschungsbedingungen geraten.
- Selbstüberwachung sollte unter Ausnutzung von reaktiven Effekten erfolgen.
- Externe positive Verstärkung sollte nicht bereits für die Abgabe, sondern für erste Schritte der Einhaltung des Vertrages verabreicht werden.
- Man sollte jeweils mit kleinen Schritten beginnen, damit bald die Erfahrung einer Verhaltensänderung gemacht werden kann.
- Der Konflikt zwischen dem Problemverhalten und dem Zielverhalten sollte erst im Maße der Realisierung des Zielverhaltens abnehmen.

Problemlösen (► Kap. 46) als Selbstkontrollmethode impliziert, dass der Patient in der Therapie die grundlegenden Prinzipien und Schritte des Problemlösens erlernt. Die Vermittlung der Problemlösestufen

- Orientierung,
- Problemdefinition und Problemformulierung,
- Erstellen von Alternativen,
- Treffen einer Entscheidung und
- Verifikation

soll dem Patienten anhand der gemeinsamen Lösung seines gegenwärtigen Problems helfen, ähnliche Schwierigkeiten in Zukunft selbst zu bewältigen.

82.5 Erfolgskriterien

Die Erfolgskriterien von Selbstkontrollmethoden sind von der Zielformulierung bei einem speziellen Problem und einem speziellen Patienten abhängig.

82.6 Grad der empirischen Absicherung und persönliche Bewertung

Die Applikation von Selbstkontrollverfahren zusätzlich zu rein behavioralen Strategien trägt zu einer Verringerung des therapeutischen Aufwandes und zu einer verbesserten Aufrechterhaltung (Generalisierung) der Behandlungseffekte bei. Neuere Ergebnisse, vor allem aus der Attributionsforschung, weisen auch darauf hin, dass bereits die Wahrnehmung von Kontrollmöglichkeiten zu verbesserter realer Selbstkontrolle führt. Die empirische Stützung von diversen Selbstkontrollverfahren ist angesichts der sehr kurzen Zeit der Existenz und Anwendung solcher Verfahren als befriedigend zu bezeichnen (Kanfer et al., 2006; Reinecker, 1978; Baumeister & Vohs, 2004). Selbstkontrolle trägt in hohem Maße zur Entlastung des Therapeuten und Patienten bei und hat somit auch für diesen (externen) Verstärkungscharakter. Als kritischer Hinweis sei angemerkt, dass die Vermittlung von Selbstkontrollmethoden den Therapeuten keinesfalls der ethischen Verpflichtung einer Reflexion über seine Ziele und Intentionen enthebt.

Literatur

Baumeister, R. F. & Vohs, K. D. (Eds.). (2004). *Handbook of self-regulation. Research, theory, and applications*. New York: Guilford Press.

Bellack, A. S. & Schwartz, J. S. (1981). Assessment for self-control programs. In M. Hersen & A. S. Bellack (Eds.), *Behavioral assessment. A practical handbook* (2nd edn.). New York: Pergamon.

Hartig, M. (1973). *Selbstkontrolle. Lerntheoretische und verhaltenstheoretische Ansätze*. München: Urban & Schwarzenberg.

Kanfer, F. H., Reinecker, H. & Schmelzer, D. (2006). *Selbstmanagement-Therapie. Ein Lehrbuch für die klinische Praxis* (4. Aufl.). Berlin: Springer.

Karoly, P. (1995). Self-control theory. In W. O'Donohue & L. Krasner (Eds.), *Theories of behavior therapy*. Washington/DC: American Psychological Association.
Mahoney, M. J. & Thoresen, C. E. (1974). *Self-Control. Power to the person*. Monterey: Brooks & Cole.
Reinecker, H. (1978). *Selbstkontrolle. Verhaltenstheoretische und kognitive Grundlagen, Techniken und Therapiemethoden*. Salzburg: Müller.

Skillstraining

M. Wolf und T. Grathwol

83.1 Allgemeine Beschreibung

Skills sind emotionale, körperbezogene, gedankliche oder handlungsbezogene Fertigkeiten, die Menschen einsetzen, um bestimmte Ziele zu erreichen. Diese Skills sollen kurz- und langfristig wirksam sein, ohne zu schaden. Alle Menschen nutzen Fertigkeiten, um den Alltag zu bewältigen. Ein Verhalten kann in einer bestimmten Situation die Funktion eines Skills haben, um in einer anderen Situation aber dysfunktional, ja schädlich zu sein. Das Skillstraining in seiner ursprünglichen Version gliederte sich in vier Module, nämlich:

- **Stresstoleranz**,
- **Achtsamkeit**,
- **zwischenmenschliche Fertigkeiten** und
- **Umgang mit Gefühlen**.

In der Weiterentwicklung (Bohus & Wolf, 2009) ist das Modul **Selbstwert** hinzugekommen.

83.2 Indikation

Das Skillstraining wurde als wichtiger Behandlungsbaustein der dialektisch-behavioralen Behandlung (DBT) von Borderline-Störungen entwickelt (Linehan, 1993; ▶ Kap. 97). Mittlerweile wird das Skillstraining auch bei vielen anderen psychischen Erkrankungen eingesetzt, da die Störung der Emotionsregulation und die Reduktion von dysfunktionalen Verhaltensweisen dort auch eine wichtige Rolle spielen (z. B. bei Essstörungen, Alkohol- und Drogenabhängigkeit, Impulskontrollstörungen, posttraumatischen Belastungsstörungen, anderen Persönlichkeitsstörungen). Parallel dazu sollten sich die Teilnehmerinnen in einer Einzeltherapie befinden. Der Austausch zwischen Einzeltherapeuten und Skillstrainern sollte in einer regelmäßig stattfinden Inter- oder Supervision erfolgen.

83.3 Kontraindikation

Akut suizidale und wenig belastbare, emotional heftig instabile, stark ärgerlich reagierende Patienten sollten zunächst nicht an Skillsgruppen und den dort stattfindenden sozialen Interaktionen und Konfrontationen teilnehmen.

83.4 Technische Durchführung

Geht man von der ursprünglichen Konzeption des Skillstrainings für ein ambulantes Behandlungssetting aus, so wird das Skillstraining mit der Frequenz einmal wöchentlich, zweistündig, von idealerweise zwei Skillstrainern durchgeführt. Es bietet sich an, die standardisierten Protokolle zu verwenden. Während das Skillstraining der Vermittlung und dem Erlernen von Fertigkeiten dient, ist der Einzeltherapeut für die Motivations- und Commitmentarbeit, sowie die Umsetzung der (neuen) Fertigkeiten im Alltag verantwortlich (▶ Kap. 97 und Kap. 106).

Die Skillsgruppe sollte nicht mehr als acht Patienten umfassen und ist als offene Gruppe konzipiert. Dies hat den Vorteil, dass neue Patienten von den erfahreneren Patienten lernen können. Das

Setting in der Skillsgruppe sollte eine gute Lernatmosphäre vermitteln. Das heißt, die Teilnehmer sitzen an Tischen, haben ihre Skillsmanuale vor sich und erarbeiten sich unter Anleitung der Trainer die Inhalte. Diese können mit verschiedensten Materialien wie z. B. Flip-Chart oder auch einer Projektion (z. B. Tageslichtprojektor, Beamer) erarbeitet werden. Der Lerncharakter der Gruppe steht deutlich im Vordergrund, ein prozessorientiertes Arbeiten sollte vermieden werden (▶ Kap. 75).

Die Leitung der Gruppe durch **zwei Skillstrainer** bietet sich aus verschiedenen Gründen an:

1. Es kann somit die Dialektik von akzeptanzorientiertem und veränderungsorientiertem Verhalten im Skillstraining einfacher umgesetzt werden.
2. Krisenhafte Situationen können in der Gruppe leichter bewältigt werden, wenn die Möglichkeit besteht, dass sich die Trainer aufteilen z. B. wenn ein Teilnehmer den Raum verlässt oder anderweitig belastet reagiert.
3. Beziehungskonflikte zwischen Trainer und Patienten können leichter bewältigt werden, wenn die Möglichkeit besteht, dass sich ein Trainer bei einem Patienten zurück nehmen kann und dafür der andere Trainer übernimmt.
4. Sicherlich kann auch die Belastung der Therapeuten deutlich reduziert werden, indem die Gruppe zu zweit durchgeführt wird und ausreichend Zeit für Nachbesprechungen gewährleistet wird. Auch Urlaubs- und Krankheitszeiten, die manchmal heftige Reaktionen bei den Patienten auslösen, können besser aufgefangen werden, wenn zumindest ein Therapeut, den die Patienten schon kennen, die Gruppe durchführen kann.

Für die Bearbeitung der Skillsmodule werden zwei Modelle vorgeschlagen:

- Das erste Modell richtet sich an ambulante Skillstrainings, in welchen die Teilnehmer noch keine Erfahrung mit DBT haben und schwere dysfunktionale Verhaltensweisen aufweisen. Es umfasst die Module Stresstoleranz, Achtsamkeit und Emotionsregulation und ist für die Dauer eines halben Jahres konzipiert.
- Das zweite Modell richtet sich an Teilnehmer, welche bereits Kontrolle über emotional instabile, selbstschädigende Verhaltensweisen erlangt haben und integriert zusätzlich die Module Selbstwert und Zwischenmenschliche Fertigkeiten. Es ist für die Dauer eines ganzen Jahres konzipiert (Bohus & Wolf, 2009).

Neue Patienten sollten im ambulanten Behandlungsrahmen jeweils zu Beginn eines Moduls in das Skillstraining einsteigen, nachdem sie im Rahmen eines Vorgespräches über den Ablauf und die Inhalte des Skillstrainings informiert worden sind. Wichtig ist es, in diesem Rahmen auf bestehende Gruppenregeln zum Umgang mit Fehlzeiten, Absagen, Verlassen der Gruppe, Schweigepflicht etc. hinzuweisen. Es hat sich als sinnvoll erwiesen, dass neuen Patienten die Regeln innerhalb der Skillsgruppe von dem zuletzt hinzugekommen Patienten erläutert werden. Dieser erklärt zudem auch die Spannungskurve und die Module des Skillstrainings. Somit kann gleichzeitig überprüft werden, ob dieser bereits die Regeln ausreichend kennt. Die wichtigsten Regeln und Vereinbarungen sollten jedoch schon vor der Teilnahme im Rahmen eines Therapievertrags – verbunden mit einem Nonsuizidvertrag – festgehalten werden (▶ Kap. 66).

Der Ablauf innerhalb eines Skillstrainings sollte immer standardisiert bleiben. Dies bedeutet, dass eine Gruppensitzung zweimal 45 Minuten mit einer Pause von 15 Minuten zwischen den Therapieeinheiten umfasst. Die Gruppe beginnt mit einer Achtsamkeitsübung (▶ Kap. 10). Im ersten Abschnitt stehen die Besprechung der Hausaufgaben (▶ Kap. 30) und Übungen jedes einzelnen Patienten im Mittelpunkt. Hierbei sollte darauf geachtet werden, dass jedem Patienten gleichviel Redezeit zur Verfügung steht und dass die anderen Patienten in die Besprechung mit einbezogen werden. Um dies zu gewährleisten, bietet es sich an, einen Patienten als »Hüter der Zeit« zu bestimmen.

Im zweiten Teil der Sitzung, nach der Pause, liegt der Schwerpunkt bei der Erarbeitung von neuem Fertigkeiten und Durchführung von Übungen. Am Ende werden neue Hausaufgaben vergeben und gegebenenfalls eine Übung zur Regulierung der Spannung durchgeführt, sodass alle Teilnehmer die Sitzung ohne massive innere Spannung verlassen können. Neben dem »Hüter der Zeit« ist es empfehlenswert, einen »Hüter der Dialektik« zu bestimmen, welcher die Aufgabe hat, darauf zu achten, dass die Balance zwischen Veränderung und Validierung (▶ Kap. 97) gehalten wird. Es ist sinnvoll, dass die Teilnehmer sich im Verlaufe eines Skillstrainings in der Übernahme dieser Rollen abwechseln.

■ Achtsamkeit

Linehan (1993) integrierte diese Fertigkeiten in das Skillstraining, um den Patienten zu helfen, mehr emotionale Stabilität und Kontrolle über sich selbst zu erlangen. Indem Patienten ihre eigenen Emotionen achtsam, wie von einer Satellitenposition aus, wahrnehmen (ich nehme wahr, dass ich eine Emotion habe), stellen Sie einen Abstand zu den eigenen Emotionen her. Dann haben sie eine Emotion und sind nicht mehr ausschließlich diese Emotion. Gelingt es den Patienten diese Emotionen oder Gedanken zu akzeptieren, so können sie den Kreislauf, in der Emotion gefangen zu sein durchbrechen und überlegen, was in dieser Situation wirkungsvolles Handeln wäre. Zudem soll Achtsamkeit dazu dienen, dass es Patienten gelingt, eine bessere Balance zwischen ihren Gefühlen und ihrem Verstand zu erzielen und dem sog. intuitiven Wissen und Verstehen mehr Raum zu geben und damit das Gefühl der eigenen Identität zu stärken.

Die Philosophie der Achtsamkeit, der Haltung der konzentrierten Wahrnehmung des aktuellen Augenblicks, ohne diesen zu bewerten, verkörpert genau das, was für Patienten mit einer Borderline-Störung im Hinblick auf ihre aktuelle Situation, ihre Lebensgeschichte und den Umgang mit sich selbst bei allen Schwierigkeiten hilfreich ist. Achtsamkeit ist die Basis aller Skills (Bohus & Wolf, 2009). Erst wenn ich merke, dass ich mich z. B. einsam fühle, kann ich Fertigkeiten einsetzen, um mein Gefühl besser zu ertragen oder abzuschwächen.

Im Rahmen des Skillstrainings werden die Patienten mit Hilfe der **»Was«- und »Wie«-Fertigkeiten** an die Achtsamkeit herangeführt. Ziel dabei ist es, die Patienten zum achtsamen alltäglichen Umgang mit sich selbst und ihrer Umwelt anzuregen. Die »Was«-Fertigkeiten beziehen sich darauf, auf was die Patienten ihren Fokus in der Achtsamkeit richten. Sie werden in die Bereiche »Wahrnehmen«, »Beschreiben« und »Teilnehmen« unterteilt. Konkret bedeutet dies, dass sich Patienten bewusst entscheiden, ob sie etwas achtsam wahrnehmen wollen und dies auch mit Worten beschreiben (z. B. äußere Gegenstände, Geräusche, Gerüche, Körpersensationen, eigene Gedanken, eigene Gefühle etc.), oder ob sie versuchen, achtsam an einer Tätigkeit wie z. B. einem Spiel, teilzunehmen. Auf was genau die Patienten ihre Aufmerksamkeit richten, ist dabei völlig gleichgültig.

Die »Wie«-Fertigkeiten beziehen sich darauf, wie Patienten sich verhalten sollen, damit sie eine achtsame innere Haltung einnehmen. Diese werden in drei Fertigkeit unterteilt: »annehmend« (nicht werten), »konzentriert« und »wirkungsvoll«. Dies bedeutet, dass Patienten immer, wenn sie die »Was«-Fertigkeiten üben, versuchen sollen, ihre Erfahrungen nicht zu bewerten, sondern diese so anzunehmen, wie sie im Augenblick sind. Gleichzeitig sollen die Patienten sich auf das, was sie tun, konzentrieren. Sie sollen nicht versuchen, mehrere Dinge gleichzeitig zu tun, stattdessen fokussieren sie ihre Aufmerksamkeit auf ein Phänomen und versuchen sich dabei wirkungsvoll zu verhalten. Unter wirkungsvoll wird die Fertigkeit verstanden, im richtigen Moment, das zu tun, was notwendig ist.

■ Stresstoleranz

Im Modul Stresstoleranz finden sich Fertigkeiten, die den Umgang mit Hochstressphasen und Krisen verbessern sollen: Krisenbewältigung (◘ Tab. 83.1) bzw. Annehmen der Realität und Verantwortung (ergänzend dazu ▶ Kap. 85 und Kap. 86).

Am Anfang der Therapie stehen die Fertigkeiten zur Krisenbewältigung im Vordergrund, weil sie den Patienten helfen, Hochstressphasen zu bewältigen, ohne auf dysfunktionale und schädliche Verhaltensweisen zurückzugreifen. Als Hochstressphasen werden Phasen der aversiv erlebten Anspannung bezeichnet, die auf der individuellen Spannungsskala von 0–100% über 70% gewertet werden. Diese erste Gruppe von Skills zeigt eine rasche Wirkung und wird deshalb oft gut angenommen: Die Patienten fühlen sich entlastet, etwas in die Hand zu bekommen, was sie bei hoher Anspannung einsetzen können.

Tab. 83.1 Skills zur Krisenbewältigung

Sich ablenken	Aktivitäten = Ablenkung durch eine Tätigkeit (z. B. durch Sport, häusliche oder künstliche Tätigkeiten)
	Hirn-Flick-Flack = eine gedankliche Tätigkeit, die die ganze Aufmerksamkeit verlangt (z. B. 7 von 100 abziehen und rückwärts zählen, Land-Stadt-Fluss, Rätsel lösen …)
	Vergleichen = an Menschen denken, denen es schlechter geht, oder man überlegt, welche Probleme man früher selbst hatte, die aber heute nicht mehr bestehen
	Unterstützen anderer = Hilfestellung, indem man z. B. eine Aufgabe für einen Kollegen übernimmt, einen Brief an eine Freundin schreibt …
	Beiseiteschieben = eine schmerzhafte Situation wird bewusst für eine zeitlich festgelegte Phase verlassen (z. B. durch das Aufschreiben des Problems auf einen Zettel, der dann in einen Umschlag gelegt wird)
	Gefühle ersetzen = bewusst und gezielt wird ein angenehmes Gefühl ausgelöst, das unangenehme Gefühle ersetzen kann (z. B. eine Komödie anschauen, wenn man traurig ist)
	Körperempfindungen = man setzt sich bewusst starken, aber nicht verletzenden Reizen aus z. B. »Cool-Packs«/Eisverpackungen in den Nacken legen (Spüren), Chilischoten kauen (Schmecken), laute Musik (Hören) oder Ammoniak zufächeln (Riechen)
Sich beruhigen mit Hilfe der 5 Sinne	Durch Spüren, z. B. ein Tier oder Gras auf der Wiese berühren
	Durch Hören, z. B. Vogelgezwitscher, ruhige Musik oder Naturgeräusche
	Durch Riechen, z. B. Lieblingsparfüm, Naturgerüche oder eine Duftkerze
	Durch Schmecken, z. B. Kräuter, frisch gepresster Saft, Schokolade
	Durch Sehen, z. B. ein Aquarium, Fotos oder Wolken am Himmel
Den Augenblick verändern	Fantasie z. B. einen sicheren oder ruhigen Ort als innerliche Vorstellung aufsuchen, eine Fantasiereise machen, Erinnerungsfotos anschauen
	Einen Sinn in schwierigen Situationen suchen
	Atem- oder Muskelentspannung
	Kurzurlaub machen = Wir verschaffen uns eine Auszeit, verlassen für einen Moment die aktuelle Situation und unternehmen etwas ganz anderes für einen Moment
	Sage mir selbst etwas, um mich in einer schwierigen Situation zu ermuntern (z. B. Ich werde es aushalten!)
	Konzentration auf den Augenblick
	Gebet und Meditation
An das Pro und Contra denken	Als Vorbereitung: Pro- und Contra-Listen hinsichtlich eines Problemverhaltens formulieren, in Hochstressphasen werden auf positive Auswirkungen des Verzichts und auf negative Auswirkungen des Problemverhaltens fokussiert
Gelenkte Aufmerksamkeit	Die gesamte Aufmerksamkeit wird bewusst auf nur eine Sache gelenkt, um Ablenkung und Entlastung bei Hochspannung zu finden z. B. können fünf Dinge genannt werden, die man sieht, hört und spürt (s. oben)

Hochspannung schränkt die Steuerungs- und Denkfähigkeiten der Patienten ein, daher sollten Problemlöseversuche, Emotionsregulation und zwischenmenschliche Klärungen während diesen Phasen vermieden werden.

Patienten werden darum gebeten, einen Notfallkoffer anzulegen, d. h. ihre für den Moment wichtigsten Skills so aufzubewahren (z. B. Tasche), dass sie in kritischen Situationen immer Zugriff darauf haben.

Skills zum Annehmen der Realität und Verantwortung helfen vorbeugend die Häufigkeit und die Intensität von Krisen zu reduzieren:

- **Entscheidung für einen neuen Weg** ist die Voraussetzung für jede Veränderung, auch im Rahmen einer Therapie. Wenn Patienten sich in schwierigen Situation befinden, entscheiden sie sich für einen neuen Weg (Verwendung von Skills) und gegen den alten Weg (z. B. Selbstverletzungen). Der neue Weg ist häufig mit Angst verbunden (Was kommt auf mich zu?) und der Verzicht auf den alten Weg mit Trauer (Ich gebe etwas auf, was mich lange begleitet hat und mir eine Art von Sicherheit gegeben konnte).
- **Innere Bereitschaft** zeigen wir, indem wir offen sind und das tun, was in der aktuellen Situation notwendig ist. Ein Beispiel für innere Bereitschaft wäre, wenn eine Patientin bei Schwierigkeiten mit den Hausaufgaben eine andere Patientin um Unterstützung bittet.
- Wenn Problemlösung nicht möglich ist und weder die Situation noch die Gefühle verändert werden können, ist **radikale Akzeptanz** empfehlenswert. Durch diesen Skill üben die Patientinnen, die Situation und ihre Reaktion darauf so anzunehmen, wie sie sind. Wenn wir einen Verlust erlebt haben macht es Sinn, den Trauerprozess zu durchleben, nur so können wir die Trauer loslassen.

■ Umgang mit Gefühlen

Bei allen Störungen der Emotionsregulation spielt das Therapiemodul »Umgang mit Gefühlen« eine wichtige Rolle. Solange dysfunktionales Verhalten es notwendig macht, stehen die Fertigkeiten zur Stresstoleranz im Vordergrund, danach werden die Fertigkeiten zur Emotionsregulation zunehmend wichtiger. In diesem Modul sollten die Patienten lernen, die Bedeutung und Auswirkungen von verschiedenen Emotionen zu verstehen, zu beobachten und zu regulieren. Eine Voraussetzung dafür bildet das Achtsamkeitsmodul, in welchem Gefühlswahrnehmung geübt wird. Im Modul »Umgang mit Gefühlen« werden drei Segmente bearbeitet:

1. **Das allgemeine Modell der Emotionsregulation**: In diesem Bereich sollte zusammen mit Patientinnen in einer offenen Gesprächsrunde diskutiert werden, was eine Emotion ist, warum wir Emotionen haben und welche Bedeutung die wichtigsten Begriffe im allgemeinen Emotionsmodell haben. Die Patienten lernen z. B., dass bestimmte Auslöser in einer Situation unterschiedlich interpretiert werden können und dass diese Interpretation mehr oder weniger mit der gegenwärtigen Wirklichkeit übereinstimmen kann bzw. dass die Interpretation auch sehr durch unsere Vorgeschichte (d. h. vergangenes Erleben) beeinflusst wird. Der Auslöser bzw. die Interpretation dessen aktiviert automatisch ein emotionales Netzwerk. Der Fokus unserer Wahrnehmung wird durch das momentane Gefühl beeinflusst, auch der Körper passt sich an, bestimmte Gedanken, Überlegungen und Erinnerungen werden aktiviert und jedes Gefühl ruft einen bestimmten Handlungsimpuls hervor, dem wir folgen können – oder auch nicht. Je mehr dieser Komponenten gleichzeitig aktiviert werden, desto heftiger wird die Intensität der Emotion. Der Schlüssel zur Emotionsregulation liegt also darin, diese vier Komponenten gut zu kennen und zu wissen, wie sie verändert werden können. Wir müssen immer entscheiden, ob eine Emotion in der gegenwärtigen Wirklichkeit angemessen ist oder nicht bzw. ob es hilfreich ist, dem Handlungsimpuls nachzukommen oder entgegengesetzt zu handeln.
2. **Das spezifische Modell verschiedener Emotionen**: Die Patienten müssen Experten ihrer Emotionen werden. Wer ausreichende Kenntnisse über zentrale Emotionen besitzt, kann sie auch erfolgreich regulieren. Das Gefühlsprotokoll macht die Arbeit mit den Gefühlen übersichtlicher:

- V = Verwundbarkeit: Faktoren wie mangelnder Schlaf oder körperliche Erkrankungen können die Anfälligkeit einer Person erhöhen und dazu führen, dass die Person stärker als sonst auf Auslöser reagiert.
- E = Ereignis: Was ist passiert?
- I = Interpretation: Wie denkt die Person über diese Situation?
- N = Netzwerk: Welches primäre emotionale Netzwerk wird ausgelöst (Wahrnehmung, Körperreaktion, Gedanken und Handlungsdrang)?
- A = Angemessen? Auch wenn eine Emotion immer subjektiv stimmig ist und nie »falsch« sein kann, muss entschieden werden, ob die Emotion kurz- und langfristig sinnvoll ist.
- H = Handeln! Ist die Emotion angemessen, empfiehlt es sich zu handeln und zu versuchen, den Handlungsimpuls verträglich umzusetzen: Haben wir einen Fehler gemacht, macht es Sinn, uns zu entschuldigen (Schuldgefühle). Sind wir sozial isoliert, suchen wir Wege, neue soziale Kontakte aufzubauen (Einsamkeitsgefühle).
- A = Abschwächen! Ist die Emotion nicht angemessen, weil sie z. B. vorwiegend durch Erinnerungen aus der Vergangenheit ausgelöst wurde, dann sollte die Emotion mit Hilfe der vier Komponenten abgeschwächt werden: Entgegengesetzte Wahrnehmung, entgegengesetztes Denken, entgegengesetzte Körperreaktion, entgegengesetztes Handeln.

3. **Strategien zur Emotionsregulation**: Manchmal können Patienten neue Lösungsstrategien entdecken, indem sie sich vorstellen, was eine andere Person (»Held des Alltags«), die ihnen schon einmal hilfreiche Anregungen gegeben hat, in der aktuellen Situation gemacht hätte. Es kann eine Person aus der Fantasiewelt (z. B. eine Filmfigur) oder aus der Realität (z. B. die beste Freundin) sein. »Überprüfen Sie die Fakten« einer Situation, indem genauer hingeschaut, alternative Interpretationen formuliert und Ideen entwickelt werden, wie die Fakten überprüft werden können. Schmerzhafte Emotionen sind häufig schwierig zu ertragen, auch wenn sie angemessen sind. Durch »Emotionssurfing« üben die Patienten, ihre emotionale Reaktion radikal zu akzeptieren. Sie beobachten ihre Emotion, benennen diese und nehmen die gedanklichen und körperlichen Veränderungen wahr, ohne dem Handlungsimpuls sofort zu folgen. Sie werden dadurch zu »Wellenreitern« und merken, wie sie mit der Emotion mitschwingen können, ohne die Kontrolle zu verlieren. Durch »ABC gesund« lernen die Patienten Bereiche kennen, wodurch sie ihre emotionale Verwundbarkeit langfristig verringern können, wie angenehme Gefühle sammeln, Verantwortung im Alltag aufbauen und Chaos durch Planung vorbeugen. Auch regelmäßige körperliche Bewegung, ausgewogene Ernährung und ausreichende Flüssigkeitszufuhr, erholsamer Schlaf und das Vermeiden von Alkohol und Drogen sind notwendige Voraussetzungen, um die Belastbarkeit zu erhöhen. Ein erster Schritt, festgefahrene »Glaubenssätze« zu relativieren, besteht darin, Alternativsätze zu formulieren und anzunehmen, dass es unterschiedliche Sichtweisen gibt. Patienten lernen acht Schritte des »Problemlösens« (► Kap. 46). Patienten lernen sich Zeit zu nehmen, um nachzudenken, Hinweise dafür suchen, dass und worin ein Problem besteht, üben Ziele zu formulieren. Sie denken darüber nach, wie Lösungsalternativen gefunden werden, welche Vor- und Nachteile damit zusammenhängen, wie die beste Lösung umgesetzt wird und wie sie sich letztendlich dafür entschieden, ob die Lösung erfolgreich war.

▪ Zwischenmenschliche Fertigkeiten

Ziel dieses Moduls ist die Verbesserung der Selbstwahrnehmung in zwischenmenschlichen Situationen und die Verbesserung der Fertigkeit, die Wirkung des eigenen Verhaltens auf andere, besser abschätzen zu können (► Kap. 69 und Kap. 76). Des Weiteren sollen Patienten lernen, ihre eigenen Wünsche, Bedürfnisse und Ziele besser durchsetzen zu können, ohne dabei die Beziehung zu ihren Mitmenschen oder die eigene Selbstachtung aus den Augen zu verlieren.

Im ersten Abschnitt des Moduls sollen die Patienten lernen zu unterscheiden, ob sie sich in der jeweiligen Interaktion stärker auf die Durchsetzung ihre subjektiven Ziele, auf die Beziehung zum Gegenüber oder die Erhaltung ihres Selbstwertes konzentrieren sollten. Die Orientierung auf das Ziel wird durch die drei »Was-Bs« und die drei »Wie-Bs« bestimmt. Die drei »Was-Bs« sind »Beschreiben, Bitten und Belohnen«. Sie stehen dafür, dass der Patient zunächst seine Sicht der Dinge seinem Gegenüber so genau wie möglich beschreiben soll. Dabei soll er seine Wünsche und Bedürfnisse, seine Bitten an den anderen klar formulieren und nicht vergessen, den anderen für positive Schritte in die gewünschte Richtung zu verstärken. Die drei »Wie-Bs« stehen für »Beharren, Beeindrucken und Bieten«. Mit Beharren ist gemeint, dass der Patient immer wieder auf seinen Standpunkt zurück kommen soll. Beeindrucken meint, dass der Patient versucht, selbstbewusst aufzutreten. Mit Bieten soll verdeutlicht werden, dass es sinnvoll sein kann, einen Plan B in der Tasche zu haben und seinem Gegenüber Kompromisse anzubieten.

Steht die Orientierung auf die Beziehung im Fokus der Interaktion, so geht es dem Patienten entweder darum, eine Beziehung aufrecht zu erhalten oder diese langfristig zu verbessern. Die Fertigkeiten werden unter dem »Akronym **LIVE**« zusammengefasst:

- Das **L** steht dabei für die Fertigkeit **Lächeln**.
- Das **I** steht für **Interesse** zeigen und
- das **V** steht für **Validieren**, was soviel heißt, wie dem anderen zu vermitteln, dass seine subjektive Position nachvollziehbar ist.
- Schließlich steht das **E** für »**easy**« und will ausdrücken, dass eine gewisse Leichtigkeit, ein bisschen Humor hilfreich ist, um eine gute Atmosphäre herzustellen.

Die Selbstachtungsfertigkeiten werden unter dem »Akronym **FAIR**« zusammengefasst:

- Dabei steht das **F** für **Fairness**, vor allem sich selbst gegenüber, sich nicht für alles rechtfertigen oder entschuldigen.
- Das **A** steht für die Tatsache, dass alle Parteien im Interaktionsprozess lernen müssen, die Entscheidungen des anderen zu **Akzeptieren**.
- Das **I** steht für die **Inneren Werte** und soll den Patienten verdeutlichen, dass es für den Selbstwert wichtig ist, eigene Wertvorstellungen zu verteidigen.
- Schließlich steht der Buchstabe **R** für die Aufforderung an die Patienten, bei der **Realität** zu bleiben und sich nicht anders zu verkaufen, als sie wirklich sind.

Im weiteren Verlauf lernen die Patienten, wie sie in angemessener Weise Bitten von anderen ablehnen oder eigene Bitten formulieren können. Schließlich wird gezielt die Technik des Validierens geübt. Damit Patienten die Möglichkeit haben, langfristig gute Bindungen aufzubauen und Brüche in Beziehungen wieder zu reparieren.

■ Selbstwert

Dieses Modul basiert auf Vorschlägen von Potreck-Rose und Jacob (2004). Es ist nötig, dass Patienten positive Erfahrungen hinsichtlich eigener Kompetenzen machen müssen, um ihr Selbstwertgefühl aufzubauen, weshalb im Rahmen des Skillstrainings verschiedene Verhaltensexperimente durchgeführt werden. Dies geht immer auch mit Schamexposition einher (Rüsch et al., 2007). Hierfür kann es hilfreich sein, mit den Patienten die Emotion Scham und den Umgang mit dieser Emotion im Vorfeld noch einmal ausführlich zu besprechen (s. oben, Emotionsregulation). Das Modul Selbstwert gliedert sich in zwei Bereiche: **Selbstzugewandtheit** und **Umgang mit Glaubenssätzen**. Selbstzugewandtheit umfasst die Skills »Fairer Blick«, den »InSEL-Skill« und den Skill »Frust ausbalancieren«. Der Skill »Fairer Blick« zielt darauf ab, dass die Patienten sich mit den gleichen Maßstäben betrachten wie andere Menschen. Ziel ist nicht, sich ausschließlich positiv zu sehen, sondern eher einen Waffenstillstand mit sich selbst zu schließen. Das heißt, Selbstlob und Selbstkritik in ein ausgewogenes Verhältnis zu bringen. Dafür ist es hilfreich, wenn die Patienten sich täglich im Rückblick überlegen, welche Dinge ihnen im Laufe eines Tages gelungen sind und wo es Verbesserungsmöglichkeiten gibt. Der »InSEL-Skill« dient den Patienten dazu, sich im Alltag stärker die eigenen körperlichen Bedürfnisse bewusst zu machen und damit freundlicher zu sich selbst zu sein und den eigenen Alltag zu verbessern. Das Akronym »InSEL« steht dabei für innere Aufmerksamkeit zur Wahrnehmung der Bedürfnisse, Selbstvalidierung und sich selbst ernst nehmen, Experimentieren mit verschiedenen Lösungsansätzen, Lösung finden. Beim Frust ausbalancieren geht es darum, dass die Patienten im Alltag positive Erfahrungen sammeln, wie auch schon im Bereich Emotionsregulation. Die Patienten sollen sich überlegen, wie viel negative Erfahrungen es braucht, bis sie es für nötig halten, eine positive Erfahrung dagegen zu setzen. Idealerweise verschiebt sich im Laufe der Übungen das Verhältnis von negativen zu positiven Erfahrungen deutlich.

Ein weiterer zentraler Bereich ist der Umgang mit den Glaubenssätzen. Wie auch schon im Modul Emotionsregulation geht es dabei darum, dass die Patienten überlegen, welche Glaubenssätze die Patienten hinsichtlich ihrer eigenen Person haben und welche Konsequenzen diese für ihren Alltag haben. Im Rahmen des Skillstrainings sollen nun alternative Verhaltensweisen, die nicht zu den Glaubensätzen passen, überlegt und ausprobiert werden. Ziel ist es, neue Erfahrungen zu sammeln und damit Überzeugungen zu hinterfragen. Patienten üben, wie sie diese Glaubenssätze blockieren und wie negative Auswirkungen von dysfunktionalen Überzeugungen vermieden werden können (► Kap. 38 und Kap. 81).

83.5 Erfolgskriterien

Diese ergeben sich aus den Zielen (s. oben) des Skillstraining: Stresstoleranz, Achtsamkeit, zwischenmenschliche Fertigkeiten, Umgang mit Gefühlen und Stärkung des Selbstwerts. Konkret messbar zeigen sich die Fortschritte in dem Transfer der Übungen und Fertigkeiten in den Alltag, den selteneren impulsiven Handlungen, verbesserter emotionaler Stabilität, Selbstbehauptung, Einbringen von eigenen Bedürfnissen und Wünschen, Reduktion von Selbstschädigung.

83.6 Grad der empirischen Absicherung und persönliche Bewertung

Das Skillstraining wurde als wichtiger Behandlungsbaustein der DBT von Borderline-Störungen entwickelt (Linehan, 1993). Auch wenn es keine ausreichenden wissenschaftlichen Belege dafür gibt, dass das Skillstraining als eigenständige Behandlungsintervention wirksam ist, gibt es eine gute empirische Grundlage für die Wirksamkeit der DBT (► Kap. 97).

Seit der ersten Veröffentlichung hat das Skillstraining eine schnelle Verbreitung gefunden. Es bietet ein verhaltenstherapeutisch orientiertes, klar strukturiertes Repertoire an Strategien, mit deren Hilfe Patienten mit Emotionsregulationsschwierigkeiten, Probleme in ihrer Lebensführung bewältigen können. Sowohl bei Betroffenen, deren professionellen Helfern, als auch deren Angehörigen weckt das Skillstraining schnell Interesse und es wird meist gut angenommen, da es praktische Hilfestellung zur unmittelbaren Anwendung liefert. Unserer Erfahrung nach ist es jedoch notwendig, das Skillstraining in ein Gesamtbehandlungskonzept einzubinden, da man nur so der Komplexität der verschiedenen Störungsbilder gerecht werden kann.

Literatur

Bohus, M. & Wolf, M. (2009). *Interaktives SkillsTraining für Borderline-Patienten. Manual zur CD-ROM für die therapeutische Arbeit*. Stuttgart: Schattauer.

Linehan, M. M. (1993). *Skills Training Manual for Treating Borderline Personality Disorder*. New York: Guilford.

Potreck-Rose, F. & Jacob, G. (2004). *Selbstzuwendung, Selbstakzeptanz, Selbstvertrauen. Psychotherapeutische Interventionen zum Aufbau von Selbstwertgefühl* (2. Aufl.). Stuttgart: Pfeiffer bei Klett-Cotta.

Rüsch, N., Lieb, K., Göttler, I., Hermann, C., Schramm, E., Richter, H., Jacob, G., Corrigan, P. & Bohus, M. (2007). Shame and implicit self-concept in women with borderline personality disorder. *Am. J. Psychiatry, 164*, 1–9.

Sozialtraining mit Kindern und Jugendlichen

F. Petermann

84.1 Allgemeine Beschreibung

Mit einer Vielzahl lernpsychologisch begründeter Methoden lassen sich soziale Fertigkeiten verbessern, um auf diese Weise die Kommunikations- und Interaktionsfähigkeit zu fördern. Im klinischen Bereich kann ein Sozialtraining eine präventive, therapeutische und rehabilitative Funktion besitzen (Petermann & Petermann, 2010a). So können aggressive Verhaltensweisen bei Kindern verhindert (präventiver Ansatz), durch soziales Fertigkeitstraining Depressionen reduziert (therapeutischer Ansatz) und Delinquenz im Jugendalter im Rahmen einer Maßnahme der Jugendgerichtshilfe abgebaut werden (rehabilitativer Ansatz). Im Weiteren werden die Begriffe Sozialtraining, soziales Fertigkeitstraining und Interaktionstraining als gleichbedeutend verwendet. Liegen Mängel im Sozialverhalten vor, dann werden mit den Betroffenen (Patienten) situationsbezogene Fertigkeiten schrittweise eingeübt; solche Trainingsprogramme basieren auf den Prinzipien des sozialen Lernens (► Kap. 43 und Kap. 67).

Soziale Fertigkeiten lassen sich nur dann ausbilden, wenn folgende Voraussetzungen erfüllt sind (Merrell, 2003; Webster-Stratton, Reid & Hammond, 2001):

- Ziele bei der Ausübung von Fertigkeiten,
- selektive Wahrnehmung von Schlüsselreizen (Erkennen und Ausdifferenzieren von Schlüsselreizen),
- Umsetzung der Informationen in Handlungsplänen und Handlungen,
- motorische Reaktionen (flüssiges und genaues Durchführen von Reaktionen) und
- Rückmeldung über gezeigtes Verhalten (ggf. Korrekturen).

Für die Förderung von Sozialverhalten sind vor allem die kognitiven Prozesse, die während der Interaktion ablaufen, bedeutsam, z. B. inwieweit man sich in die Rolle des anderen versetzen und eigene Vorstellungen dem Gegenüber kommunizieren kann. Sowohl für die Aufrechterhaltung als auch die Ausführung einer sozialen Interaktion sind soziale Motive wie das Bedürfnis nach Nähe, Geselligkeit, Dominanz oder der Wunsch, anderen zu helfen u. a. von erheblicher Bedeutung. Das frühzeitige Erkennen und Einordnen solcher sozialen Motive ist für die Planung und den Erfolg eines Sozialtrainings zentral.

Ein Sozialtraining setzt bei einer unmittelbaren Modifikation des Verhaltens an; hier eignen sich verschiedene Formen des Rollenspiels, die in ein Gruppentraining integriert sind (Petermann & Petermann, 2008; Pfingsten & Hinsch, 2007). Die Elemente eines umfassenden Sozialtrainings basieren somit sowohl auf lerntheoretischen Grundprinzipien (► Kap. 21 und Kap. 43), die den Patienten nahe gebracht werden müssen, als auch auf dem Bestreben, in Rollenspielen komplexes Sozialverhalten direkt einzuüben und zu festigen.

84.2 Indikationen

Für die Indikation eines Sozialtrainings sind zumindest die folgenden vier Aspekte wichtig:

1. Motivation des Patienten, das Zielverhalten zu erreichen und den aktuellen Zustand zu verändern;
2. Zugang zum sozialen Feld und den darin lebenden Bezugspersonen (z. B. Kennenlernen von Eltern bzw. des Lebenspartners durch Hausbesuche);
3. Kooperationsbereitschaft der unmittelbaren Interaktionspartner des Patienten (z. B. Eltern, Geschwister, Lebenspartner, Lehrer, Erzieher) und
4. Bereitschaft, in Gruppensitzungen (bei Rollenspielen) andere (den Therapeuten, Mediatoren, »Modellpersonen« u. Ä.) als nachahmenswertes Vorbild zu akzeptieren und Sozialverhalten »nachzuspielen«.

Die angegebenen Indikationsbedingungen sind nach ihrer Bedeutsamkeit in eine Rangreihe gebracht. Liegen diese Bedingungen, die in hohem Maße durch die soziale Umgebung mitbestimmt sind, nicht vor, dann sollte von einem Sozialtraining abgesehen werden. Als Problembereiche, bei denen Sozialtraining zum Einsatz kommt, können genannt werden:

- Interaktionsverhalten (Interaktion zwischen Mutter und Kind, Lebenspartnern oder in größeren sozialen Gebilden),
- Kontaktschwierigkeiten (soziale Angst, Unsicherheit),
- Aggression,
- Impulsivität,
- Hyperaktivität,
- Kooperationsverhalten,
- soziale Unsicherheit (Kontaktangst),
- Delinquenz,
- geistige Behinderung (Autismus),
- soziale Aktivierung und
- Rehabilitation von psychiatrischen Langzeitpatienten,
- Regelung komplexer Sozialverhaltensweisen im Heim und
- Sozialformen im schulischen Alltag.

Ein Sozialtraining besteht aus zusammengesetzten Modifikationsstrategien, die je nach Anwendungsfall umstrukturiert werden können, ohne dass dabei Trainingsschritte vollkommen vernachlässigt werden müssen. Eindeutige und empirisch belegte Indikationskriterien werden aktuell erst schrittweise entwickelt.

84.3 Kontraindikationen

Es liegen hierfür keine durch empirische Daten abgesicherten Informationen vor. Aufgrund der therapeutischen Erfahrung ist zumindest in zwei Fällen Vorsicht geboten:

- Wenn problematisches Sozialverhalten offensichtlich durch emotionale Aspekte motiviert wird (z. B. durch zu starke emotionale Mutterbindungen, nicht eingrenzbare Ängste), sollte kein Sozialtraining durchgeführt werden. Es ist jedoch zu prüfen, inwieweit emotionale Aspekte in einer Trainingsphase besonders berücksichtigt werden können.
- Wenn ein Sozialtraining (z. B. Selbstsicherheitstraining) dazu führt, dass die bestehenden Beziehungen aufgelöst werden (z. B. im Familienverband) und sich durch diesen Schritt unvorhersehbare Folgen einstellen (z. B. für Kinder). An diesem Punkt sollten ethische Probleme nicht vernachlässigt werden.

84.4 Technische Durchführung

Bei einem Sozialtraining werden verschiedene therapeutische Vorgehensweisen kombiniert, um mit Patienten Grundfertigkeiten einzuüben und in komplexen sozialen Situationen (Rollenspielen, Gruppentraining) unter Einbezug des sozialen Feldes zu erproben. Die nachfolgenden Ausführungen werden am Beispiel des Trainings mit aggressiven Kindern illustriert (Petermann & Petermann, 2008), können jedoch auch auf andere Bereiche und die Erwachsenentherapie übertragen werden (Pfingsten & Hinsch, 2007).

- **Einüben von Grundfertigkeiten (zeitlicher Umfang: ca. 6 Sitzungen)**

- Nach ausführlichen Beobachtungen des Problemverhaltens in sozialen Situationen (z. B. in Spielsituationen, im Unterricht) und Interviews mit den Betroffenen (Eltern, Erzieher,

Lehrer) werden vorgefertigte, realitätsnahe Videoaufnahmen vorgelegt. Durch diese Videoaufnahmen wird ein Kind mit häufig vorkommenden Problemsituationen konfrontiert. Eine Videosituation (Länge ca. 3–4 min pro Situationsdarstellung) ist so aufgebaut, dass sie für eine Konfliktsituation (Streit um Spielsachen, hinterhältiges Verhalten) mehrere sozial erwünschte und sozial unerwünschte Lösungen zeigt: Diskriminationslernen (► Kap. 21) setzt ein. Der Realitätscharakter der Videoaufnahmen wird durch ein Hineindenken in die Situation des anderen eingeleitet und durch die Aufbereitung im Gespräch vertieft. Eine Aufbereitung der Videosituationen kann durch das Nacherzählen der Geschichte bei jüngeren oder durch die Anforderung, nach einer neuen Lösung zu suchen, bei älteren Kindern erfolgen. In vielen Fällen sind schon zu Beginn des Sozialtrainings Rollenspiele (z. B. das Nachspielen der Videosituationen; ► Kap. 65) angebracht, die das Modell- und Imitationslernen (► Kap. 43) fördern.

- Im nächsten Schritt kann in abstrakter Weise, unter der Vorlage von Bildern oder Bildgeschichten Problemlöseverhalten (► Kap. 46) eingeübt werden. Wichtig ist, dass verschiedene Problemlösemöglichkeiten durchgespielt werden. Durch diesen Schritt kann das Kind im Spiel verschiedene Umweltreaktionen kennen und vorhersehen lernen. Zur Strukturierung von Problemlösewegen ist es notwendig, dass das Kind mit Techniken der Selbstkontrolle (► Kap. 82) vertraut gemacht wird. Von zentraler Bedeutung ist hierbei die Selbstverbalisation, d. h. die Tatsache, dass das Kind lernt, sozial unerwünschte Verhaltensweisen durch frühzeitige verbale Impulse zu kontrollieren (z. B. »Ich bleibe ruhig!« oder »Ich zähle erst bis 20, bevor ich handle!«).
- Der dritte Schritt gestaltet das Einüben von Sozialverhalten noch komplexer: Das Kind soll in der Phantasie lernen, soziale Probleme einzuschätzen und zu bewältigen. Im Konkreten soll das Kind eine Geschichte beurteilen und das eigene Verhalten, das es in diesem Kontext gezeigt hätte, kritisch einschätzen. Dies erfolgt mit Hilfe konkreter Verhaltensalternativen (Wutreaktionen, Rachegedanken, Kompromisse suchen usw.), die mit dem Kind besprochen werden. Bei jüngeren, 8- bis 9-jährigen Kindern ist es oft schwierig, auf dieser Abstraktionsebene zu arbeiten; bei dieser Altersgruppe bewährte sich das Malen von verschiedenen Problemlösungen. Da die Trainingsinhalte schrittweise komplexer werden, wird eine Generalisierung der sozial erwünschten Problemlösungsstrategien auf reale Situationen begünstigt.

▪ Einüben von komplexen sozialen Situationen (zeitlicher Umfang: ca. 6 Sitzungen)

- In allen Sitzungen werden Rollenspiele durchgeführt, wobei die Anzahl der Gruppenmitglieder idealerweise 3 oder 4 betragen sollte. Die Gruppenzusammensetzung sollte nach Möglichkeit über die Sitzungen variieren, wodurch eine Generalisierung auf Alltagssituationen erleichtert wird. Zur Optimierung des Trainingserfolges ist es günstig, ein »Modellkind« (besonders vom Therapeuten instruiertes Kind, das in der Gruppe einen höheren Status einnimmt) in die Rollenspiele mit einzubeziehen, das besonders von Therapeuten angeleitet wurde. In den ersten Sitzungen muss darauf geachtet werden, dass die Gruppen nicht allzu heterogen zusammengestellt werden und von Anfang an vorliegende Konflikte zwischen den Teilnehmern das Arbeiten unmöglich machen. Ein Trainingsziel besteht idealerweise jedoch darin, im weiteren Verlauf auch sich wenig sympathische Teilnehmer Rollenspiele untereinander gestalten zu lassen.
- In den ersten drei Gruppensitzungen werden soziale Basisfertigkeiten in Rollenspielen eingeübt. Als **Ziele** können dabei angegeben werden:
  - Erarbeiten von Diskussionsregeln, d. h. Festhalten von einigen Regeln, die für die Kommunikation und Kooperation in der Gruppe verbindlich sein sollen. Diese Regeln werden an einer Wandtafel fixiert.
  - Empathie: sich in den anderen einfühlen und reagieren lernen. Den Gruppenteilnehmern wird die Aufgabe gestellt, auf das Rückzugsverhalten eines Mitgliedes einzu-

gehen und es aus seiner Isolation herauszuholen.
- Als Hilfsmittel zur Ausgestaltung der Rolle können Instruktionskarten vorbereitet werden; Erleben der Wirkung von Lob und Tadel, d. h. in Rollenspielen wird dem »Modellkind« nach Zufall Lob und Tadel zuteil, und die Reaktionen auf dieses willkürliche Bekräftigungsverhalten werden von den übrigen Gruppenteilnehmern festgehalten. Es wird an Alltagsbeispielen anschließend eingeübt, wie Enttäuschungen besser ertragen werden können.
- Die letzten drei Gruppensitzungen beschäftigen sich mit gezielten Rollenspielen, die speziell den Abbau selbstgesteuerten Sozialverhaltens zum Ziel haben: mit aggressiven Gefühlen und Verhaltensweisen fertig werden. In der Gruppe werden Möglichkeiten gesammelt, Aggression, Ärger und Wut besser zu bewältigen. Alle Beispiele werden aufgezeichnet (Ton, Video) und sozial erwünschte Lösungen in Rollenspiele umgesetzt. Die Rollenspiele sollen demonstrieren, wie die Gruppe aggressives Verhalten (z. B. Streitsituationen) regulieren kann. Durch die Vorgabe einer Geschichte und die Bearbeitung im Rollenspiel werden neue Verhaltensweisen vermittelt. Vom Therapeuten wird ein Filmstreifen oder ein Foto zur Illustration von Gefühlszuständen (z. B. Wut, Weinen, Schmollen) als Unterstützung vorgegeben. Diese Vorgabe soll als soziale Situation in einem Rollenspiel ausgestaltet werden. Ziel dieser Rollenspiele ist die Verbindung von Empathie und sozialer Konfliktbewältigung durch selbstverantwortliches Handeln. Durch die Rollenspiele können mögliche Konsequenzen im Alltag vermittelt und auf praktische Anwendung von sozialen Regeln eingegangen werden. Um einen besseren Bezug zu Alltagsproblemen zu erreichen, werden Alltagsbeispiele als Rollenspielinhalte herangezogen. Wichtig ist, anhand dieser Alltagsbeispiele die Vor- und Nachteile sozialer Regeln herauszuarbeiten und gegenüberzustellen; der bewusste Vergleich dieser Vor- und Nachteile wird gegenüber zukünftigen Regelverletzungen immunisieren.

84.5 Erfolgskriterien

Zur Gewinnung von Erfolgskriterien, die selbstverständlich von dem jeweilig angestrebten Zielverhalten abhängen, können die folgenden vier Vorgehensweisen empfohlen werden:
1. Verhaltensbeobachtungen und Einschätzungen des sozialen Umfeldes;
2. Rollenspielsituationen als realistisches Prüfen der sozialen Fertigkeit, soziale Situationen anzugehen;
3. situationsspezifische Testverfahren, die Handlungen und ihre Entstehungsbedingungen detailliert beschreiben und mögliche Verhaltensalternativen angeben und
4. wiederholte Befragung von Betroffenen (Eltern, Lebenspartner u. Ä.).

Bei der Definition der Erfolgskriterien ist wichtig, dass sie wiederholt erhoben werden können, sodass auf diese Weise eine Aussage über das schrittweise Erreichen eines therapeutischen Zieles möglich wird. Für eine Bewertung des Trainingserfolges ist neben dem Erreichen des therapeutischen Zieles auch der Trainingsverlauf (Erreichen und Stabilität von Zwischenzielen, Rückschritte während des Trainings u. Ä.) insgesamt zu beachten.

84.6 Grad der empirischen Absicherung und persönliche Bewertung

Bei einem Sozialtraining werden kombinierte Interventionsmethoden eingesetzt, die sich stark am sozialen Umfeld (häusliches Milieu, Heim u. Ä.) orientieren. Die Trainingserfolge hängen stark vom Setting ab, in dem ein Sozialtraining durchgeführt wird. In der Regel erzielen präventiv eingesetzte Verhaltenstrainings (z. B. das Verhaltenstraining für Schulanfänger von Petermann, Natzke, Gerken & Walter, 2006) geringere Effekte als Therapieprogramme, die soziale Kompetenzen bei massiv verhaltensgestörten Kindern und Jugendlichen (Petermann & Petermann, 2007, 2010a, 2010b) fördern.

Die Therapiestudien dienen als Datenbasis der Effektkontrolle täglicher Verhaltensbeobachtungen (▶ Kap. 63) von Erziehern und die Einschätzungen des Problemverhaltens durch die Eltern vor und nach dem Sozialtraining. Sozialtrainings zeigten bei 1–2 Sitzungen pro Woche über einen Gesamtzeitraum von 4–5 Monaten positive Effekte; diese Effekte bleiben auch längerfristig konstant (Katamnesen über 3, 6 und 24 Monate). Die schrittweise Entwicklung und empirische Absicherung von verschiedenen, variabel einsetzbaren Trainingselementen (Selbstkontrollverfahren, Einüben von Empathie durch Rollenspiele) und die gezielte, fallspezifische Kombination dieser Elemente dürften die Bedeutung von Sozialtrainings in verschiedenen Anwendungsbereichen (vor allem auch im Bereich der Rehabilitation) in Zukunft stärker unterstreichen.

Literatur

Merrell, K. W. (2003). *Behavioral, Social, and Emotional. Assessment of Children and Adolescents* (2nd ed.). Mahwah: Erlbaum.

Petermann, F., Natzke, H., Gerken, N. & Walter, H. J. (2006). *Verhaltenstraining für Schulanfänger* (2. veränd. Aufl.). Göttingen: Hogrefe.

Petermann, F. & Petermann, U. (2008). *Training mit aggressiven Kindern* (12. Aufl.). Weinheim: Beltz Psychologie Verlagsunion.

Petermann, F. & Petermann, U. (2010a). *Training mit Jugendlichen, Förderung von Arbeits- und Sozialverhalten* (9. völlig veränd. Aufl.). Göttingen: Hogrefe.

Petermann, U. & Petermann, F. (2010b). *Training mit sozial unsicheren Kindern* (10. veränd. Aufl.). Weinheim: Beltz Psychologie Verlagsunion.

Webster-Stratton, C., Reid, J. & Hammond, M. (2001). Social skills and problem-solving training for children with early-onset conduct problems: Who benefits? *J Child Psychol Psychiatry, 42*, 943–952.

Stressbewältigungstraining

G. Kaluza

85.1 Allgemeine Beschreibung

Als Stressbewältigungstraining (SBT) werden individuumsorientierte Interventionen bezeichnet, die eine Verbesserung der individuellen Stressbewältigung zum Ziel haben. Sie beruhen zum einen auf der biomedizinischen Stressforschung, wonach neuroendokrine und vegetative Stressreaktionen insbesondere dann, wenn sie über einen längeren Zeitraum andauern, eine Gefährdung der physischen und psychischen Gesundheit darstellen. Zum anderen beziehen sich die meisten SBT zur theoretischen Fundierung auf transaktionale Stressmodelle, wonach Stress weniger durch die situativen Anforderungen an sich als vielmehr durch deren subjektive Interpretation und die Art der eingesetzten Bewältigungsstrategien erzeugt wird.

Entsprechend dem Ansatzpunkt der jeweiligen Bewältigungsbemühungen lassen sich pragmatisch drei Hauptwege und darauf bezogene Ziele des individuellen Stressmanagements unterscheiden:

1. **Instrumentelles Stressmanagement**: Instrumentelles Stressmanagement setzt an den Stressoren an mit dem Ziel, diese zu reduzieren oder ganz auszuschalten, z. B. durch Umorganisation des Arbeitsplatzes, durch Veränderung von Arbeitsabläufen, durch die Organisation von Hilfen etc. Instrumentelles Stressmanagement kann reaktiv auf konkrete, aktuelle Belastungssituationen hin erfolgen, und auch proaktiv auf die Verringerung oder Ausschaltung zukünftiger Belastungen ausgerichtet sein.
2. **Kognitives Stressmanagement**: Kognitives Stressmanagement zielt auf eine Änderung stressverschärfender Einstellungen und Bewertungen. Auch hier können sich die Bewältigungsbemühungen auf aktuelle Bewertungen in konkreten Belastungssituationen oder auf situationsübergreifende, habituelle Bewertungsmuster beziehen.
3. **Palliativ-regeneratives Stressmanagement**: Beim palliativ-regenerativen Stressmanagement steht die Regulierung und Kontrolle der physiologischen und psychischen Stressreaktion im Vordergrund. Hier kann unterschieden werden zwischen solchen Bewältigungsversuchen, die zur kurzfristigen Erleichterung und Entspannung auf die Dämpfung einer akuten Stressreaktion abzielen (Palliation) sowie eher längerfristigen Bemühungen, die der regelmäßigen Erholung und Entspannung dienen (Regeneration).

Zur Erreichung dieser Ziele werden meist mehrere unterschiedliche Interventionsmethoden in multimodale Trainingsprogramme integriert. Die dabei am häufigsten eingesetzten Interventionsmethoden sind:

a. psychophysiologische Entspannungsverfahren (► Kap. 25),
b. Methoden der kognitiven Umstrukturierung mit dem Ziel der Einstellungsänderung und positiven Selbstinstruktion (► Kap. 29, Kap. 38, Kap. 52 und Kap. 72),
c. die Vermittlung von Selbstmanagement-Kompetenzen (► Kap. 82) in Bereichen wie systematisches Problemlösen (► Kap. 46), Zeitmanagement und persönlicher Arbeitsorganisation sowie

d. das Training von selbstbehauptendem Verhalten und sozial-kommunikativer Kompetenzen (► Kap. 69 und Kap. 76). Darüber hinaus werden körperliche Aktivitätsprogramme sowie Anleitungen zu einer erholsamen Freizeitgestaltung (► Kap. 11) und zum Aufbau eines unterstützenden sozialen Netzes häufig in SBT integriert.

85.2 Indikationen

SBTs kommen sowohl im Bereich der allgemeinen, von Krankenkassen finanzierten Gesundheitsförderung als auch im Rahmen der betrieblichen Gesundheitsförderung sowie als Teil von ambulanten und stationären Rehabilitationsmaßnahmen zum Einsatz. Sie sind entweder unspezifisch auf die Bewältigung von alltäglichen Belastungen oder zielgruppenspezifisch auf die Bewältigung spezifischer beruflicher, familiärer oder krankheitsassoziierter Belastungen, kritischer Lebensereignisse oder phasen ausgerichtet. SBTs werden ferner auch sekundarpräventiv z. B. bei Personen mit essenzieller Hypertonie oder Spannungskopfschmerzen mit dem Ziel einer Chronifizierungsprophylaxe eingesetzt. Klinische Anwendungen von SBT bestehen z. B. bei der Behandlung von somatoformen Störungen und psychovegetativen Erschöpfungszuständen sowie in der kardiologischen Rehabilitation. Bei Menschen mit chronischen Erkrankungen (z. B. Asthma bronchiale, Neurodermitis, chronische Schmerzerkrankung) können sie mit dem Ziel der Rezidivprophylaxe (Tertiärprävention) und Unterstützung der Krankheitsbewältigung eingesetzt werden.

85.3 Kontraindikationen

Kontraindikationen bestehen bei akuten endogenen Psychosen aus dem schizophrenen Formenkreis sowie bei Patienten mit stark ausgeprägter Zwangssymptomatik. Der Trainingscharakter des Verfahrens impliziert, dass für eine erfolgreiche Teilnahme an einem SBT Selbstreflektions- und Gruppenfähigkeit sowie Eigensteuerungskompetenzen der Teilnehmer vorausgesetzt werden. Relativ kontraindiziert, weil meist wenig Erfolg versprechend, sind SBTs daher in den Fällen, in denen diese Voraussetzungen persönlichkeitsbedingt oder wegen einer akuten existenziell bedrohlichen Belastung oder aufgrund einer vorrangig und spezifisch zu behandelnden psychischen Störung eingeschränkt sind.

85.4 Technische Durchführung

Deutschsprachige Manuale für die Durchführung von SBT liegen vor von Kaluza (2004), Wagner-Link (1995) sowie Drexler (2006). Im Folgenden wird die Praxis von SBT am Beispiel des Gesundheitsförderungsprogramms »Gelassen und sicher im Stress« (Kaluza, 2004, 2007) dargestellt. Das Programm ist als fortlaufendes Gruppentraining mit 12–16 wöchentlich stattfindenden Trainingssitzungen konzipiert. Für manche Zielgruppen, z. B. im betrieblichen Kontext, empfiehlt es sich, den Kurs teilweise oder sogar ganz als Blockveranstaltung durchzuführen. Auch Intervalltrainings, die aus zwei oder drei 1- bis 2-tägigen Blöcken bestehen, sind möglich.

Inhaltlich besteht das Trainingsprogramm aus 5 Basismodulen (Einstiegsmodul und 4 Trainingsmodule) und 5 Ergänzungsmodulen. Die Basismodule repräsentieren das obligate inhaltliche »Pflichtprogramm«, während die Ergänzungsmodule optionale Kurseinheiten beschreiben, die in komprimierter Form einzelne Strategien der Belastungsbewältigung thematisieren. Der modulare Aufbau ermöglicht dem Kursleiter eine flexible Kursgestaltung und Schwerpunktsetzungen im Hinblick auf unterschiedliche Zielgruppen, »Settings« und Durchführungsvarianten.

▪ Einstiegsmodul

Neben dem gegenseitigen Kennenlernen geht es hier um die Information der Teilnehmer über Themen wie »Stress – ein uraltes Überlebensprogramm«, »Äußere Stressoren und innere Stressverstärker«, »Macht Stress krank?«: Die Teilnehmer reflektieren ihre persönlichen Stresserfahrungen im Lichte dieser Informationen und gewinnen so ein erstes Verständnis für die dem Training zugrunde gelegte transaktionale Stressauffassung. Darüber hinaus tauschen sie sich über die bisher erfolgreich eingesetzten Strategien zur Stressbewältigung aus mit dem Ziel der Fokussierung auf und Stärkung von eigenen Ressourcen.

- **Trainingsmodul 1: Entspannen und loslassen – Das Entspannungstraining**

Im Rahmen dieses Moduls werden die Teilnehmer sowohl zu regelmäßigen Entspannungsübungen zum Zwecke der Erholung und des Belastungsausgleichs angeleitet, als auch zum Einsatz der Entspannung als kurzfristiger Bewältigungsstrategie in akuten Belastungssituationen befähigt.

Das Training erfolgt nach der Methode der progressiven Muskelrelaxation (▶ Kap. 25) und ist in mehrere Schritte gegliedert: Es beginnt bereits in der 2. Trainingseinheit mit einer sog. Langform, die aus insgesamt 16 Muskelpartien besteht, welche sukzessive eingeführt werden. Im weiteren Verlauf wird die Entspannungsübung verkürzt, indem diese 16 Muskelpartien zu 4 Gruppen zusammengefasst werden. Die zunehmende Verkürzung der Übung, die Einführung des Ruhewortes und die Entspannung durch Vergegenwärtigung sollen die Anwendung der Entspannung im Alltag und unter akuten Belastungsbedingungen ermöglichen. Hierzu werden im letzten Kursdrittel gezielte Übungen durchgeführt.

- **Trainingsmodul 2: Persönliche Stressverstärker erkennen und verändern – Das Kognitionstraining**

Das Kognitionstraining folgt einem strukturierten Vorgehen in mehreren Schritten: Zunächst wird das Verständnis der Teilnehmer für die stresserzeugende bzw. verschärfende Wirkung von persönlichen Bewertungen und Einstellungen anhand von Beispielen und durch praktische Übungen erfahrbar gemacht. Die Teilnehmer setzen sich dann mit persönlichen stressverschärfenden Kognitionen auseinander und reflektieren damit verbundene generalisierte Einstellungen und absolutistische Motive. In der Kursgruppe werden unterschiedliche Möglichkeiten der kognitiven Umstrukturierung (▶ Kap. 38) wie z. B. Realitätstestung, hedonistisches Kalkül, temporale Relativierung, Distanzierung durch Rollentausch, Entkatastrophisieren etc. gesammelt. Diese werden auf konkrete stressverschärfende Gedanken einzelner Teilnehmer angewandt. Auf diese Weise entstehen potenziell stressvermindernde Bewertungen, die als direkte Selbstverbalisationen formuliert und schriftlich fixiert werden. Viele Teilnehmer erleben hinsichtlich der erarbeiteten stressvermindernden Kognitionen einen Widerspruch zwischen verstandesmäßiger (intellektueller) Einsicht und gefühlsmäßiger (emotionaler) Einsicht. Gruppengespräche und praktische Übungen (z. B. »Kreuzverhör«, »Stressvermindernde Gedanken einatmen«) dienen dazu, stressvermindernde Kognitionen stärker mit dem eigenen Gefühl zu integrieren und körperlich zu verankern.

- **Trainingsmodul 3: Stresssituationen wahrnehmen, annehmen und verändern – Das Problemlösetraining**

Im Rahmen dieses Bausteines findet eine Konfrontation und problembezogene Auseinandersetzung mit konkreten Belastungen einzelner Teilnehmer statt. Das praktische Vorgehen gliedert sich in sechs Schritte:

- **Schritt 1: »Dem Stress auf die Spur kommen«**: Die Teilnehmer werden zu einer systematischen Selbstbeobachtung von Belastungssituationen und reaktionen angeleitet. Sie lernen, anhand eines vereinfachten verhaltensanalytischen Schemas (▶ Kap. 41) ihre zunächst noch allgemein formulierten Stresserfahrungen als Verhalten-in-Situationen zu konkretisieren.
- **Schritt 2: »Ideen zur Bewältigung sammeln«**: Hier erfolgt, unter Beteiligung der gesamten Kursgruppe, eine bewertungsfreie Suche nach Möglichkeiten der Bewältigung der belastenden Situation in Form eines Brainstormings. Dabei ist insbesondere darauf zu achten, dass der Suchraum nicht durch die eingeschränkte Problemsicht des jeweiligen Teilnehmers von vornherein eingeschränkt, sondern möglichst offen gehalten wird.
- **Schritt 3: »Den eigenen Weg finden«**: Unter Berücksichtigung der zu erwartenden Konsequenzen (»Könnte durch diesen Vorschlag der Stress reduziert werden?«), aber noch nicht der Realisierbarkeit (»Könnte ich diesen Vorschlag umsetzen?«) trifft der betreffende Teil-

nehmer eine Positiv-Auswahl unter den vorgeschlagenen Bewältigungsmöglichkeiten und entscheidet sich für einen der (ggf. auch eine Kombination mehrerer) Vorschläge.
- **Schritt 4: »Konkrete Schritte planen«**: Hier geht es darum, das konkrete Vorgehen bei der Realisierung des ausgewählten Vorschlages möglichst genau zu planen. Rollenspiele und Vorstellungsübungen werden eingesetzt, um den Teilnehmer möglichst gut auf die Durchführung der Schritte im Alltag vorzubereiten.
- **Schritt 5: »Im Alltag handeln«**: Dieser zentrale Schritt des Problemlöseprozesses, auf den alle vorhergehenden Schritte hinführen, findet außerhalb der Kursstunden statt.
- **Schritt 6: »Bilanz ziehen«**: In diesem letzten Schritt der Problemlösesequenz geht es darum, die Ergebnisse der Durchführung (Schritt 5) zu bewerten und nach Gründen für das Gelingen oder Misslingen der Problemlösung zu suchen.

Diese 6 Schritte stellen den roten Faden für die Beschäftigung mit konkreten Belastungssituationen einzelner Teilnehmer dar. Der entscheidende methodische »Kniff« besteht darin, diese einzelnen Arbeitsschritte sauber voneinander zu trennen. So gehört es zu den wichtigsten Aufgaben des Kursleiters, dafür zu sorgen, dass
- Lösungsvorschläge in Form von schnellen Ratschlägen unterbleiben, solange die belastende Situation selbst noch nicht wirklich geklärt ist (Schritt 1),
- das Sammeln von Ideen zur Bewältigung in einem möglichst offenen, kreativen und bewertungsfreien Prozess erfolgt (Schritt 2) und
- bei der Auswahl von Bewältigungsmöglichkeiten noch nicht die Umsetzbarkeit diskutiert wird (Schritt 3).

Dadurch wird verhindert, dass sich der Prozess im Kreis dreht und immer dieselben Argumente, Sichtweisen oder Schuldzuschreibungen wiederholt werden und in die Sackgasse führen. Erst durch die klar strukturierte und systematische Vorgehensweise kann es möglich werden, neue Sichtweisen zu entwickeln und kreativ neue Bewältigungsmöglichkeiten zu erarbeiten.

▪ Trainingsmodul 4: Erholen und genießen – Das Genusstraining

In diesem Programmbaustein geht es um den Ausgleich für bestehende Belastungen, um den Aufbau von regenerativen Aktivitäten. Das Ziel besteht in der Herstellung einer ausgeglichenen Beanspruchungs-Erholungs-Bilanz, insbesondere einer Balance zwischen Arbeit und Freizeit.

Die im Rahmen dieses Bausteines eingesetzten Methoden zielen neben der Information über grundlegende Erkenntnisse der Erholungsforschung zunächst darauf ab, einen neuen Zugang zu positiven Emotionen zu finden, frühere positive Erlebnisse wieder zu beleben und Lust auf neue Erfahrungen zu wecken. Hierzu werden erlebnisaktivierende Methoden eingesetzt, insbesondere werden Übungen aus dem Therapieprogramm zum Aufbau positiven Erlebens und Handelns bei depressiven Patienten (»Genusstraining«, ▶ Kap. 73) in modifizierter Form durchgeführt. Erst in einem zweiten Schritt wird dann von der Erlebnisebene auf die Verhaltensebene übergegangen. Hier geht es dann darum, konkrete, je individuelle Aktivitäten (bzw. Passivitäten) zum Belastungsausgleich von Woche zu Woche verbindlich zu planen und umzusetzen. Dabei gewonnene Erfahrungen werden reflektiert und bei der Überwindung von Hindernissen besonders das soziale Unterstützungspotenzial der Gruppe angesprochen. In einem letzten Schritt geht es dann um die Planung eines »persönlichen Gesundheitsprojektes«, das den Teilnehmern eine konkrete Perspektive über die Dauer des Kurses hinaus vermittelt.

▪ Ergänzungsmodule

Ergänzungsmodul 1: Stressbewältigung durch Sport und mehr Bewegung im Alltag Dieses Ergänzungsmodul thematisiert Sport und Bewegung als eine basale Strategie der palliativ-regenerativen Stressbewältigung. Die Teilnehmer werden über die positiven Auswirkungen körperlicher Aktivität auf die körperliche und psychische Gesundheit informiert und es werden ihnen praktikable Wege zur Steigerung körperlicher Aktivität im Alltag aufgezeigt. Darüber hinaus werden während der

Kurssitzungen selbst praktische Bewegungsübungen durchgeführt.

Ergänzungsmodul 2: Sozialer Rückhalt Hier werden die soziale Integration und soziale Unterstützung als wichtige Ressource der problem- wie emotionsregulierenden Bewältigung thematisiert. Die Teilnehmer reflektieren ihr soziales Netz mittels einer »mind map«. Der Fokus liegt dabei auf unterstützenden, vertrauensvollen Beziehungen. Sie formulieren »Pflegetipps für das soziale Netz« und erproben deren Umsetzung.

Ergänzungsmodul 3: Ziele klären und definieren Dies Modul regt die Teilnehmer zu einer Reflektion und Klärung persönlicher Ziele an. Dies kann helfen, eigene Prioritäten zu finden, Anforderungen als Herausforderungen auf dem Weg zum Ziel wahrzunehmen. und die eigene Stresstoleranz zu erhöhen. Ziele stellen, indem sie sinn- und identitätsstiftend wirken, selbst eine wichtige Ressource der Stressbewältigung dar. Die Teilnehmer entwickeln in einer Visualisierungsübung eine positive Vision für einen nächsten Schritt in der Zukunft. Diese Vision bildet die Grundlage für die Formulierung von Zielen in verschiedenen Lebensbereichen.

Ergänzungsmodul 4: Keine Zeit? – Sinnvolle Zeiteinteilung im Alltag Ziel dieses Ergänzungsmoduls ist es, den je persönlichen Umgang der Teilnehmer mit ihrer Zeit zu reflektieren, eigene Verhaltensweisen und Einstellungen als mit verursachend für Zeitprobleme zu erkennen und Anregungen zu einer gesundheitsförderlichen Zeiteinteilung zu geben. Im Vordergrund steht dabei das Setzen von Prioritäten unter den Gesichtspunkten Wichtigkeit und Dringlichkeit sowie die Zeit- und Aufgabenplanung unter Berücksichtigung der eigenen Leistungskurve.

Ergänzungsmodul 5: Die Quart-A- (4A-) Strategie für den Notfall Der kurzfristige Umgang mit akuten Belastungssituationen ist das Thema dieses Ergänzungsmoduls. Es wird eine Strategie vermittelt, die zum Ziel hat, akute körperliche und seelische Erregung zu kontrollieren, Symptomstress zu vermeiden bzw. Stresstoleranz zu entwickeln sowie Handeln, falls erforderlich, möglich und gewollt, zu ermöglichen. Diese sog. Quart-A- (4A-) Strategie besteht aus vier Schritten:

1. **Annehmen**: Das bedeutet, die Situation so zu akzeptieren, wie sie ist, und beinhaltet zweierlei: Erstens das möglichst frühzeitige Wahrnehmen von Stresssignalen und zweitens eine klare und bewusste Entscheidung für das Annehmen (und damit gegen das Hadern mit der Realität).
2. **Abkühlen**: Das bedeutet, überschießende Erregung in einer akuten Stresssituation zu regulieren. Wichtig ist auch wieder die bewusste Entscheidung für das Abkühlen (und damit gegen das Hineinsteigern in die Erregung). Das Abkühlen selbst kann dann durch gezielte kurze Entspannungs-, Atem- oder Bewegungsübungen erreicht werden.
3. **Analysieren**: Dies bedeutet, sich einen kurzen Moment Zeit zu nehmen, um zu einer bewussten und schnellen Einschätzung hinsichtlich eigener Kontrollmöglichkeiten und der subjektiven Bedeutsamkeit der Situation zu kommen.
4. **Ablenkung oder Aktion**: Je nach Ausgang der Kurzanalyse geht es hier entweder um Ablenkung von der Situation oder um gezielte Aktionen zur Änderung der Situation.

85.5 Erfolgskriterien

Die Evaluation des Erfolges von SBT erfolgt meist anhand von subjektiven (z. B. körperliche Beschwerden, psychisches [Wohl-] Befinden, emotionale Erschöpfung), vereinzelt auch von objektiven (Blutdruck, Lipidspiegel, Speichelkortisol) Gesundheitskriterien. Außerdem werden Veränderungen hinsichtlich kognitiver Variablen (Belastungswahrnehmung, Selbstwirksamkeit, Kontrollüberzeugungen) und selbstberichteter Bewältigungsstrategien erfasst. Im betrieblichen Kontext kommen organisationsbezogene Erfolgskriterien (Fehlzeiten, Unfall- und Versicherungskosten, Arbeitszufriedenheit, Produktivität) hinzu.

85.6 Grad der empirischen Absicherung und persönliche Bewertung

Eine Meta-Analyse von 36 einschlägigen Evaluationsstudien konnte die auch längerfristige Wirksamkeit von SBT besonders im Hinblick auf eine Reduzierung von körperlichen Beschwerden und negativer psychischer Befindlichkeit (Ängstlichkeit, Depressivität) sowie eines Rückganges von Ärger- und Feindseligkeitsreaktionen belegen. Verbesserungen bei der individuellen Bewältigung in Form einer Erweiterung initial einseitig ausgerichteter individueller Bewältigungsprofile konnten ebenfalls nachgewiesen werden. Dagegen zeigen SBT nur geringe Wirkungen hinsichtlich der Häufigkeit und Intensität wahrgenommener Belastungen sowie hinsichtlich organisationsbezogener Erfolgskriterien. Hierzu scheint eine Kombination von individuumsorientierten SBT mit strukturzentrierten Ansätzen der Gesundheitsförderung in umschriebenen »Settings« (Betrieb, Schule, Gemeinde) Erfolg versprechender.

Literatur

Drexler, D. (2006). *Das integrierte Stress-Bewältigungs-Programm ISP*. Stuttgart: Klett-Cotta.

Kaluza, G. (2004). *Stressbewältigung. Manual zur psychologischen Gesundheitsförderung*. Berlin: Springer.

Kaluza, G. (2007). *Gelassen und sicher im Stress – Das Stresskompetenz-Buch*. Berlin: Springer.

Wagner-Link, A. (1995). *Verhaltenstraining zur Stressbewältigung. Ein Arbeitsbuch für Therapeuten und Trainer*. München: Pfeiffer.

Stressimpfung

R. W. Novaco

86.1 Allgemeine Beschreibung

Stressimpfung ist eine spezielle Art kognitiver Verhaltenstherapie, die Bewältigungsstrategien bei Angst, Ärger und Schmerzen in den Mittelpunkt stellt. Das Verfahren zielt darauf ab, Kompetenzen zu vermitteln, die zur Bewältigung von belastenden Ereignissen beitragen, sodass gestörtes emotionales Erleben reguliert und psychologische Anpassung erreicht wird.

Der Begriff »Impfung« ist eine medizinische Metapher, die sich auf die Anwendung von therapeutischen Prozeduren bezieht, wobei der Patient allmählich und in abgestufter Weise bewältigbaren Mengen von Belastungen (Stress) ausgesetzt wird, sodass er sich darauf vorbereiten und dagegen durchsetzen kann, ohne davon überwältigt zu werden. Unter den therapeutischen Programmen, die Bewältigungsstrategien vermitteln (Meichenbaum, 1979), gibt es eine Reihe von Therapiekomponenten, die allen gemein sind. Stressimpfung, ähnlich wie kognitives Neubenennen (▶ Kap. 38) und Angstbewältigungstraining (▶ Kap. 52), will den Patienten über die Bedeutung von Kognitionen bei der Problementstehung unterrichten und ihn ermutigen, sich Problemlösestrategien (▶ Kap. 46) anzueignen. Modelldarbietung (▶ Kap. 43), kognitive Probe (▶ Kap. 35), Entspannungstraining (▶ Kap. 25), Verhaltensverschreibung (▶ Kap. 58), Ermutigung zur Selbstverstärkung (▶ Kap. 53) werden eingesetzt, um die genannten Ziele zu erreichen. Zusätzlich wird den Selbstinstruktionen (▶ Kap. 52, Kap. 82 und Kap. 85) des Patienten besondere Beachtung geschenkt.

86.2 Indikationen

Stressimpfung wurde für den Umgang mit Angst, Ärger sowie Schmerzen entwickelt und wird eingesetzt, wenn ein Patient identifizierbaren Stressoren ausgesetzt ist und ihm Strategien für eine erfolgreiche Bewältigung fehlen. Stressimpfung findet Anwendung bei Phobien, bei chronischen Schmerzen und bei Personen, die leicht und häufig Ärgerreaktionen und Wut zeigen. Neben der Anwendung bei spezifischen, auf Angst zurückgehenden Störungen kann dieses Verfahren auch bei der Bewältigung von bevorstehendem Stress und drohender Belastung (z. B. vor chirurgischen Operationen) eingesetzt werden. Besondere Verwendung findet diese Therapiestrategie bei Personen, die multiplen Belastungen in ihrem Alltag ausgesetzt sind. Bei der Behandlung von spezifischen Problemsituationen kann es auch bei Kindern und Jugendlichen eingesetzt werden.

86.3 Kontraindikationen

Stressimpfung hängt hinsichtlich seiner Wirksamkeit von der aktiven Mitarbeit des Patienten ab. Diese Therapie ist nicht geeignet für Personen, die sich einer Veränderung verweigern oder denen es an internaler Motivation für eine Therapie mangelt. Es ist offensichtlich, dass kognitiv orientierte Interventionen bei psychotischen oder geistig behinderten Patienten von geringem Wert sind. Unerwünschte Nebenwirkungen sind nicht bekannt.

86.4 Technische Durchführung

Das Vorgehen gliedert sich in drei Phasen:
- kognitive Vorbereitung,
- Erlernen und Aneignung der Fertigkeiten und
- Anwendungstraining.

▪ Phase 1: Kognitive Vorbereitung

Die kognitive Vorbereitung oder Unterrichtsphase ist eine Konsequenz aus dem selbstkontrollorientierten Charakter des Vorgehens. Um belastende internale Zustände wirksam regulieren zu können, ist es erforderlich, dass der Patient über sich und die Determinanten seiner Reaktionen informiert ist. Dem Patienten wird geholfen, sein persönlicher Therapeut zu werden. Dies wird erreicht durch Selbstbeobachtung (► Kap. 49) der Problembedingungen. Dem Patienten werden die Zusammenhänge seines Problems erklärt und die Nützlichkeit der angestrebten kognitiven und Verhaltensfertigkeiten damit in Beziehung gesetzt: Ein wichtiger Aspekt dabei ist, dass der Patient erkennt und versteht, dass sein Problem weitestgehend von kognitiven Strukturen, Aufmerksamkeitsprozessen und inneren Dialogen (Selbstgesprächen) bestimmt wird.

▪ Phase 2: Aneignung der Fertigkeiten

Die Phase der Aneignung bestimmter Fertigkeiten zielt auf das Erarbeiten und Erlernen spezifischer kognitiver und verhaltensbezogener Bewältigungstechniken. Das Therapieziel variiert entsprechend dem Problembereich. Zum Beispiel gilt es bei Ärgerproblemen (Wutanfällen) Fertigkeiten zu entwickeln, die drei Prinzipien folgen:
- Prävention,
- Regulation und
- Durchführung.

Die grundsätzlichen Ziele sind, Wutreaktionen dann zu verhindern, wenn diese unangebracht sind, den Patienten in die Lage zu versetzen seine Erregungen und die damit verbundenen Gedanken bei Provokationen zu kontrollieren, und solche Verhaltensweisen zu fördern, die in provozierenden Situationen benötigt werden, wie vor allem problemlösende Kommunikation.

Anstrengungen werden unternommen, die kognitiven Strukturierungen zu verändern, die das Problemverhalten hervorrufen und aufrechterhalten.

Kognitive Veränderungen und problemlösendes Verhalten werden erleichtert durch den Einsatz bewältigungsorientierter Selbstgespräche. Patienten werden zuerst darin unterrichtet, eine stressreiche Erfahrung in eine Sequenz von 4 Stufen zu zerlegen:
1. Vorbereitung auf die Belastung,
2. Konfrontation und Erleben der Belastung,
3. Bewältigung der hervorgerufenen Gedanken und Gefühle,
4. Selbstreflexion der Erfahrung.

In Verbindung mit diesen Stufen eignet sich der Patient einige Selbstinstruktionen an, die dafür erarbeitet werden, um erfolgreiche Bewältigung zu fördern. Es ist wichtig, dass diese Bewältigungsselbstinstruktionen von dem Patienten entwickelt werden und zu den spezifischen Aspekten der stressreichen Erfahrung passen.

Beispiele für bewältigungsorientierte Selbstgespräche bei Stress, Wut, Schmerz
- **Vorbereitung**: Was ist zu tun? Ich stelle einen Plan auf und setze mich damit auseinander! Ich schaffe es! (Selbstinstruktionen). Ich entspanne mich. Tief durchatmen. (Verhaltensanweisungen, Übungen). Ich habe mich unter Kontrolle. Ich halte mich an die gelernten Strategien. (Selbstkontrolle). Prima, gut so! (Selbstverstärkung).
- **Erleben und Bewältigung**: Auf das Hier und Jetzt konzentrieren! (Selbstinstruktionen). Entspannen, Ruhe bewahren (Verhaltensanweisungen). Wie stark ist die Wut/Angst? (Selbstbeobachtung und Selbstbewertung). Ich lasse mich nicht provozieren. Ich halte mich lieber am Bleistift fest und befürchte nicht gleich das Schlimmste. Es ist wirklich eine Schande, dass er sich so aufführen muss! (Selbstinstruktionen, Umstrukturierungen).
- **Selbstreflexionen**: Ich habe es geschafft! (Selbstverstärkung). Das war gar nicht so schlimm, wie ich glaubte. (Neubenennung, Dinge nicht so ernst zu nehmen hilft). Vergiss

den Ärger. Der wollte dich nur provozieren.
Nimm es nicht persönlich. Atme tief durch!
(Selbstinstruktionen bei ungelöstem Ausgang).

Entspannungstraining (► Kap. 25) ist ein anderer wesentlicher Aspekt der Phase des Aneignens von Fertigkeiten. Die Kontrolle von Stressreaktionen erfordert die Fähigkeit, unangenehme innere Zustände der Aktivierung des autonomen Nervensystems regulieren zu können. Durch muskuläre Tiefenentspannung lernt der Patient, Verspannungen und Erregungen zu erkennen und sein Aktivierungsniveau zu regulieren. Durch kognitive und Verhaltensfertigkeiten sollen negative, selbstzerstörerische Gedanken kontrolliert, die Aufmerksamkeit von Stressstimuli abgelenkt, ein alternativer Umgang mit belastenden Ereignissen gefördert, physiologische Erregung und problemlösendes Verhalten erlernt werden. Diese verschiedenen Aspekte von Bewältigungsstrategien werden vom Therapeuten mit dem Patienten wiederholt geübt, um ihn auf die Anwendungsphase vorzubereiten.

■ **Phase 3: Anwendungstraining**

Diese Phase erlaubt dem Patienten seine erlernten Fertigkeiten zu testen, indem er sich in belastende Stresserfahrungen begibt, die jedoch noch vom Therapeuten kontrolliert werden.

Zum Beispiel könnte jemand mit einer angstbezogenen Störung unvorhersehbaren elektrischen Schocks oder einem phobischen Objekt ausgesetzt werden. Eine Person mit Wutanfällen könnte in Rollenspielsituationen provoziert werden. Ein Patient mit chronischen Schmerzen könnte z. B. einem Kältereiz ausgesetzt werden, oder man könnte ihm durch eine aufgepumpte Blutdruckmanschette einen ischämischen Schmerz zufügen. Eine abgestufte Sequenz von Konfrontationen mit der aversiven Stimulation wird benützt, um die erfolgreiche Anwendung der neu erlernten Bewältigungstechniken zu maximieren.

86.5 Erfolgskriterien

Die Erfolgskriterien hängen von dem spezifischen Problembereich und der Art der Stressbelastungen ab. Von grundsätzlicher Bedeutung sind folgende Dimensionen, die beobachtet werden sollten:

- Senken des physiologischen Erregungsniveaus sowohl bei der Konfrontation mit Stressoren als auch in der Ruhephase.
- Reduktion negativer und Erhöhung positiver Selbstäußerungen.
- Zunehmen der Stresstoleranz, begleitet von einem höheren Niveau an Bewältigungserwartungen.
- Aktive Anstrengungen, die Umweltbedingungen so verändern, dass mehr Befriedigung erreicht wird.

86.6 Grad der empirischen Absicherung und persönliche Bewertung

Stressimpfung ist ein relativ neues Vorgehen. Die zurzeit vorliegenden experimentellen Bestätigungen erscheinen vielversprechend. Einige Studien haben gezeigt, dass Stressimpfung eine wirksame Behandlungsform bei Angst, Ärgerreaktionen und Schmerzen ist. Diese Effekte wurden durch Selbsteinschätzungsmaße, physiologische Indikatoren und Verhaltensmaße gemessen. Die wesentliche Forschungsfrage ist derzeit die Frage nach den wirksamen Elementen des Vorgehens.

Literatur

Hampel, P. & Petermann, F. (2003). *Anti-Stress Training für Kinder*. Weinheim: Beltz/PVU.

Hermann, C. & Flor, H. (2011). Chronische Schmerzen. In M. Hautzinger (Hrsg.), *Kognitive Verhaltenstherapie bei psychischen Störungen* (4. Aufl.). Weinheim: Beltz/PVU.

Meichenbaum, D. (1979). *Kognitive Verhaltensmodifikation*. München: Urban & Schwarzenberg.

Meichenbaum, D. & Jarenko, M. E. (1983). *Stress reduction and prevention*. New York: Plenum.

Therapie motorischer Störungen

L. Vorwerk und W. H. R. Miltner

87.1 Allgemeine Beschreibung

Die Rehabilitation motorischer Störungen nach Schlaganfall zählt bis heute zu den Sorgenkindern der physio-, ergotherapeutischen und neuropsychologischen Bemühungen der Rehabilitation. Nur wenige Ansätze konnten bislang belegen, dass ihre Anwendung wirklich hilfreich ist und die während stationärer Behandlung erzielten Bewegungsfortschritte über den Zeitraum der Akutbehandlung hinaus in den Alltag der Patienten transferieren und es den Patienten dort ermöglichen, in befriedigendem Ausmaß wieder verschiedene Aufgaben des Alltags selbstständig zu meistern. Ein Ansatz, der aus dieser eher kritischen Bewertung herausfällt, ist die »Constraint-Induced Movement Therapy« nach Taub, Miller, Novack et al. (1993), auf die sich die Autoren im Folgenden konzentrieren. Sie zählt im Moment zu den wenigen Ansätzen, die empirisch evaluiert wurden und für die gezeigt wurde, dass die in den therapeutischen Settings erzielten Verhaltensfortschritte tatsächlich auch in den Alltag der Patienten transferieren. Die Grundlage der »Constraint-Induced Movement (CI) Therapy« bilden im Wesentlichen zwei verschiedene Konzepte:

1. experimentelle Tierstudien mit deafferentierten Affen und
2. lerntheoretisches Konzept des »Learned Nonuse« oder auch »gelernten Nichtgebrauchs«.

▪ »Learned Nonuse«

Die Verhaltensbeobachtung von Affen lieferte die ersten Belege für die Beteiligung lernpsychologischer Mechanismen an der Entwicklung und Aufrechterhaltung chronischer Bewegungsausfälle nach zentralnervösen Läsionen. Nach Durchtrennung von Hinterhornwurzeln des Rückenmarks konnte man beobachten, dass die Tiere, obwohl die ventralen Wurzeln noch vollkommen intakt waren, mit ihrer betroffenen Extremität keine Bewegungen mehr ausführten. Alle Bewegungsversuche schlugen fehl und wurden im lerntheoretischen Sinn bestraft. Dies führte rasch zu einer Unterdrückung des mit Misserfolg assoziierten Verhaltens und zu einer verstärkten Nutzung der gesunden Extremität.

Mit Hilfe verschiedener Vorstufen der CI-Therapie gelang es Taub und Mitarbeitern, die Tiere dazu zu bringen, ihre deafferentierte Extremität wieder fast normal zu gebrauchen. Dabei wurde die gesunde Extremität der Tiere mit einer Schlinge so am Körper fixiert, dass die gesunde Extremität nicht mehr benutzt werden konnte, der betroffenen Extremität jedoch genügend Bewegungsfreiheit blieb. Aufgrund der Fixierung des gesunden Armes begannen die Tiere bereits nach kurzer Zeit, ihre deafferentierte Extremität für die verschiedensten Tätigkeiten wieder einzusetzen. Untersuchungen zeigten, dass eine Stabilisierung des Verhaltens erst nach einem mehrtägigen Training erreicht wurde. Bei einer zu frühen Aufhebung der Restriktion fielen die Tiere rasch wieder in das gezeigte Schonverhalten zurück. In späteren Versuchen wurde die Bewegungsfähigkeit der deafferentierten Extremität durch gezielte motorische Übungen zusätzlich verbessert, wobei die Tiere für jede gelungene Bewegung ihrer deafferentierten Extremität mit Futter oder Wasser positiv verstärkt wurden. Das

Verfahren führte zwar zu einer besseren Nutzung der traumatisierten Extremität, aber es erfolgte keine Übertragung der erlernten Bewegungen in den Alltag. Dies wurde erst durch die Verwendung von »Shaping«-Verfahren erzielt.

Da das gelernte Verhalten unabhängig von der Art der Verletzung zu sein schien, gingen Taub und Mitarbeiter davon aus, dass eine Anwendung dieses Konzeptes generell bei einer Schädigung des Zentralnervensystems möglich sein sollte, sofern eine motorische Beeinträchtigung vorliegt wie z. B. bei Schlaganfallpatienten. Aufgrund anfänglicher Misserfolge (z. B. Schmerzen) beim Versuch der Nutzung des paretischen Armes stellen viele Patienten anfängliche Bewegungsversuche in den ersten Wochen nach dem Schlaganfall ein und kompensieren den Bewegungsausfall mit ihrer gesunden Extremität. Meist bleibt diese Schonung für die nachfolgenden Monate und Jahre erhalten, selbst dann, wenn sich nach einiger Zeit der paretische Arm wieder erholt hat.

Dieses Verhalten macht deutlich, dass die Nutzung der paretischen Extremität nicht nur durch den physiologischen Schaden determiniert wird, sondern auch Lernerfahrungen für das Ausmaß der Bewegungseinschränkung eine wichtige Rolle spielen. Wie bei den Tieren bereits ersichtlich wurde, kann dieser Nichtgebrauch durch eine Erhöhung der Motivation, die betroffene Extremität einzusetzen und durch positive Verstärkung außer Kraft gesetzt werden.

87.2 Indikationen

Die erfolgreiche Durchführung des Trainings bedarf der Berücksichtigung verschiedener Voraussetzungen. Wichtigstes Kriterium für die Teilnahme am Training ist das Vorhandensein einer Restbeweglichkeit in der betroffenen Extremität. Wie bisherige Studien gezeigt haben, ist eine aktive Beweglichkeit des geschädigten Armes von etwa 20° im Handgelenk und etwa 10° in den Fingern notwendig, damit mit der CI-Therapie überhaupt Erfolge erzielt werden können. Bewegungen des Ellenbogen- und Schultergelenkes sowie grobe Greiffunktionen müssen ebenfalls in einem bestimmten Umfang realisierbar sein. Es dürfen keine schwerwiegenden Gleichgewichtsprobleme vorliegen. Exzessive Spastizität, ernsthafte medizinische Probleme wie z. B. kardiovaskuläre Erkrankungen, rheumatische Arthritis, altersbedingte Demenz und unkontrollierte Epilepsie sowie das Vorliegen schwerwiegender kognitiver Defizite, bilaterale motorische Probleme und starke Einschränkungen des Sprachverständnisses repräsentieren ebenfalls Gründe dafür, dass die CI-Therapie nicht zum gewünschten Erfolg führen wird. Keine Einschränkungen existieren hinsichtlich des Alters oder der physiotherapeutischen Vorbehandlung des Patienten. Eine letzte und sehr wichtige Voraussetzung für die erfolgreiche Teilnahme am Training ist die Bereitschaft und Motivation des Patienten, die Anstrengungen der Therapie auf sich zu nehmen, um seinen Zustand aktiv zu verbessern.

87.3 Kontraindikationen

Bei schwer betroffenen Patienten, d. h. bei Patienten, die keine oder nur eine geringe Restbeweglichkeit der betroffenen Extremität aufweisen, zeigen die bisherigen Resultate der Anwendung der Therapie nur geringe Erfolge. Je schwerer ein Patient betroffen ist, umso kleiner sind auch die Verbesserungen, die erzielt werden können.

Wie bei allen Verfahren mit einer anfänglich aversiven Komponente (▶ Kap. 20, Kap. 26 und Kap. 58) ist die Bereitschaft zur informierten Mitarbeit wesentliche Voraussetzungen. Ohne diese Kooperation und Motivation sollte die CI-Therapie nicht eingesetzt werden.

87.4 Technische Durchführung

Das Ziel des Trainings besteht in der Verbesserung der Qualität und der Häufigkeit des Einsatzes der vom Schlaganfall betroffenen Extremität bei der Verrichtung verschiedener Alltagstätigkeiten. Durch Restriktion des gesunden Armes mittels einer Schienen-Schlingen-Kombination bei gleichzeitiger Durchführung gezielter Übungen unter Verwendung von »Shaping«-Techniken soll das Schonverhalten der Patienten in Bezug auf ihre betroffene Extremität überwunden werden. Die

Durchführung des Trainings erfolgt an 10 Werktagen, wobei pro Tag ca. 5 h täglich trainiert wird. Die Wochenenden sind trainingsfrei, sollten aber genutzt werden, indem die betroffene Extremität zu Hause so oft es geht zur Bewältigung verschiedener Alltagsaufgaben verwendet wird. Zusätzlich erhält der Patient die Aufgabe, besonders schwierige Bewegungsabläufe weiter zu üben.

■ Training der motorischen Funktionen

Das Training der motorischen Funktionen beinhaltet das aktive Üben verschiedener motorischer Aufgaben mit dem betroffenen Arm. Passive Bewegungen, d. h. z. B. durch den Therapeuten geführte Bewegungen, werden nicht durchgeführt. Die Bewegungsaufgaben werden möglichst alltagsrelevant gestaltet und richten sich nach den motorischen Fähigkeiten des Patienten. Mögliche Übungen sind z. B. das Greifen von Objekten, das Durchfädeln eines Fadens durch mehrere Ösen oder das Zu- und Aufdrehen von Schrauben. Für eine Vielzahl alltagspraktischer Übungen siehe Bauder, Taub & Miltner (2001). Die Aufgaben werden so gestaltet, dass im Wechsel verschiedene Abschnitte des Armes und der Hand beansprucht werden. Je nach Art der Übungen und der Fähigkeiten der Patienten werden dabei entweder die für einen Durchgang benötigte Zeit oder die Anzahl der Durchgänge erfasst. Die für die Aufgaben zur Verfügung stehende Zeit sowie die Anzahl der Durchgänge werden unter Berücksichtigung der individuellen Fähigkeiten des Patienten vom Therapeuten festgelegt.

Die therapeutische Erfahrung hat gezeigt, dass es vorteilhaft ist, alle während des Trainings durchgeführten Aufgaben zu protokollieren (► Kap. 63).

Indem Patient und Therapeut die täglich absolvierten Übungen besprechen, sind Fortschritte und besondere Probleme erkennbar und können somit systematischer angegangen werden. Ferner werden die Patienten motiviert, die schon erreichten Ergebnisse zu verbessern. An den Wochenenden wird der Patient zusätzlich ermutigt, seine neu erworbenen motorischen Fähigkeiten in möglichst vielen Alltagssituationen einzusetzen (► Kap. 30). Gemeinsam mit dem Patienten werden daher mögliche Tätigkeiten oder Aufgaben für das Wochenende besprochen.

■ »Shaping«

Beim »Shaping« werden komplexe Bewegungsabläufe zunächst in kleinere Teilbewegungen zergliedert (► Kap. 67). Es werden immer die Bewegungen geübt, die dem Patienten bei der Durchführung einer bestimmten komplexen Bewegung die größten Schwierigkeiten bereiten, wie z. B. das Greifen kleinerer Gegenstände oder das Heben und Strecken des Armes. Diese Teilbewegungen werden dann so lange trainiert, bis der Patient in der Lage ist, sie ohne größere Probleme auszuführen. Schließlich werden die einzelnen Teilbewegungen sukzessiv wieder zu einem komplexeren Bewegungsmuster zusammengefügt, bis der gesamte, angestrebte Bewegungsablauf ausgeführt werden kann.

Beim Einüben der Bewegungen wird der Schwierigkeitsgrad allmählich erhöht (► Kap. 32). Eine Aufgabe wird erst dann schwieriger gestaltet, wenn der Patient in der Lage ist, die nächst höhere Schwierigkeitsstufe auch zu bewältigen. Jede Übung wird dem Patienten erläutert und vorgeführt. Bei erfolgreicher Durchführung wird der Patient gelobt und auf seinen Erfolg hingewiesen. Es wird versucht, den Patienten an die Grenze seiner individuellen Leistungsfähigkeit heranzuführen und diese Grenze, je nach den Möglichkeiten des Patienten, immer weiter auszudehnen.

■ Bewegungsrestriktion des gesunden Armes

Neben der Verwendung von »Shaping«-Techniken stellt die Restriktion des gesunden Armes einen wichtigen Bestandteil der Therapie dar. Ziel der Restriktion ist es, das erlernte Kompensationsverhalten mit dem gesunden Arm zu überwinden, die Motivation für Bewegungen mit dem betroffenen Arm zu erhöhen und die Aufmerksamkeit auf den betroffenen Arm zu lenken. Die Bewegungsrestriktion erfolgt während der gesamten Trainingsperiode. Während dieses Zeitraums tragen die Patienten ihren gesunden Arm in einer Handlagerungsschiene, die durch eine am Hals befestigte Schlinge gehalten wird und Bewegungen verhindern soll. Die Schlinge wird während der gesamten Trainingszeit getragen. Für die Stunden nach dem Training und für die Wochenenden werden individuelle Tragezeiten vereinbart. Damit es zu einem tatsächlichen Umlernen im Verhalten kommt, soll die Schienen-

Schlingen-Kombination täglich möglichst während 90% der Wachzeit getragen werden.

87.5 Erfolgskriterien

Der Erfolg des Trainings wird durch den verstärkten Einsatz der betroffenen Extremität im Alltag und durch die qualitative Verbesserung der durchgeführten Bewegungen bestimmt. In bisherigen empirischen Studien wurden die Verbesserungen vor allem mit Hilfe des »Motor-Activity-Log-Tests« (MAL) und des »Wolf-Motor-Function-Tests« (WMFT) erfasst. Die Ergebnisse dieser Tests zeigen nach dem Training sowohl für die Häufigkeit, mit der die betroffene Extremität eingesetzt wird, als auch für die Funktionalität der Bewegungen eine Steigerung von mehr als 50% (Miltner et al., 1999; Vorwerk, 2003). Deutliche Verbesserungen wurden ebenfalls hinsichtlich der Flüssigkeit und der Schnelligkeit der Bewegungsdurchführung erreicht. Die Patienten benötigen hier durchschnittlich nur noch etwa zwei Drittel der vor Beginn des Trainings für die Durchführung der gleichen Aufgaben aufgewendeten Zeit. Der Gewinn des Bewegungsausmaßes, in den bislang vorgestellten Studien bewegt sich zwischen 10% und 40% (Vorwerk, 2003).

87

87.6 Grad der empirischen Absicherung und persönliche Bewertung

Seit 1981 wurden verschiedene Untersuchungen zur Wirksamkeit des Bewegungsinduktionstrainings nach Taub durchgeführt. Eine Übersichtsstudie (Duncan, 1997) betont, dass die CI-Therapie zu den wenigen Verfahren zählt, deren Effizienz durch kontrollierte Studien nachgewiesen werden konnte.

Eine Überprüfung der Therapie, die die Restriktion und das motorische Training enthielt, erfolgte 1993 durch Taub und Mitarbeiter. Die dort erzielten Ergebnisse konnten in einer deutschen Stichprobe bestätigt werden (Bauder et al., 2001; Miltner, Bauder, Sommer, Dettmers & Taub, 1999). Untersuchungen zeigen auch (Vorwerk, 2003), dass der Erfolg bei Patienten, die noch eine gewisse Restbeweglichkeit (► Abschn. 87.2) in ihrer betroffenen Extremität aufweisen, größer ist, als bei Patienten, die nur noch eine sehr geringe Beweglichkeit besitzen.

Literatur

Bauder, H., Taub, E. & Miltner, W. H. R. (2001). *Behandlung motorischer Störungen nach Schlaganfall. Die Taubsche Bewegungsinduktionstherapie*. Göttingen: Hogrefe.

Duncan, P. W. (1997). Synthesis of intervention trails to improve motor recovery following stroke. *Top Stroke Rehabil, 3*, 1–20.

Miltner, W. H. R., Bauder, H., Sommer, M., Dettmers, C. & Taub, E. (1999). Effects of constraint-induced movement therapy on patient with chronic motor deficits after stroke. *Stroke, 30*, 586–592.

Taub, E., Miller, N. E., Novack, T. A. et al. (1993). Techniques to improve chronic motor deficit after stroke. *Arch Phys Med Rehabil, 74*, 347–354.

Vorwerk, L. (2003). *»Constraint Induced Movement Therapy«: Motorische Effekte bei Kindern und erwachsenen Schlaganfallpatienten mit Paresen unterschiedlichen Schweregrades*, unveröff. Dissertation. Jena: Friedrich-Schiller-Universität.

Trauerarbeit und Therapie der komplizierten Trauer

H. J. Znoj und A. Maercker

88.1 Allgemeine Beschreibung

Das Trauern selbst ist keine Krankheit, sondern ein natürlicher Vorgang, der neben großer Belastung auch positive Erfahrungen zulässt. Der Tod oder die dauerhafte Trennung von einem nahe stehenden Menschen ist das einzige kritische Lebensereignis, für welches ein angeborenes Bewältigungsformat besteht. Das Trauern ist zugleich Ausdruck des Verlustes wie auch die Bewältigung desselben. Der Verlust einer nahe stehenden Person oder eines Intimpartners fordert eine hohe Anpassungsleistung. Diese gelingt nicht immer und in allen Fällen. Schätzungen zufolge sind in etwa 5–15% aller Trauerfälle Komplizierungen der Trauer zu erwarten (Znoj, 2004). Die Gründe sind ebenso vielfältig wie die Trauerformen selbst. Oft ergibt sich eine Komplizierung der Trauer durch eine bestehende oder remittierte psychische Störung. Schätzungen zufolge beträgt bei komplizierter Trauer die Komorbidität mit Depression 70%, mit generalisierter Angst über 20% und mit Panikstörungen 20% (Simon et al., 2007). Diese Schätzungen relativieren sich durch die verschiedenen Definitionen für komplizierte Trauer. Bisher existiert die Diagnose »komplizierte Trauer« weder für das ICD noch für das DSM. Trotz der unklaren diagnostischen Situation ist es unbestritten, dass Trauer pathologische Züge annehmen kann und eine psychologische Intervention angezeigt ist.

Die emotionale Belastung, die durch den Verlust einer nahe stehenden Person ausgelöst wird, kann sich verschiedenartig äußern. Es kommen intensive Emotionen von Angst, Wut, Schuld und Trauer, aber auch Gefühle der emotionalen Leere, Kälte und Zustände von Erleichterung oder Einsamkeit vor. Auf der Verhaltensebene lassen sich beobachten:

- Apathie,
- Hysterie,
- Betäubungsverhalten (Medikamente, Alkohol, Drogen),
- extensive Reizsuche (auch sexuell),
- Selbstverletzungen (bis zum Suizid) und
- Ess- und Schlafstörungen.

Auf der kognitiven Ebene zeigen sich

- Verleugnung (nicht wahrhaben wollen),
- Gedankenleere und
- Gedankenrasen.

Somatisch kann sich eine Trauer äußern in:

- Schmerzen,
- motorischer Unruhe und
- Herz-Kreislauf-Störungen.

Die Intensität der Trauerreaktion ergibt sich über die Beziehung zur verstorbenen Person. Diese bestimmt die Trauerreaktion stärker als andere Umstände. Bei sehr intensiver Trauer können emotionale und somatische Regulationsvorgänge nachhaltig gestört werden. Dies beeinträchtigt die adaptive Funktion des emotionalen Erlebens; Trauernde verhalten sich deshalb nicht immer situationsadäquat in sozialen Kontexten. Langfristig kann dies zu psychischen und somatischen Störungen führen. Eine Komplizierung der Trauer kann sowohl durch externe als auch personale Umstände erfolgen (Znoj, 2004).

Neben der emotionalen Verarbeitung gehört vor allem die Orientierung auf das Leben ohne den verstorbenen Angehörigen zu den zentralen Aufgaben trauernder Personen. Das Oszillieren zwischen Trauer und entsprechender Gefühlslagen und das allzu optimistisch scheinende Aufkommen von neuen Perspektiven und Aufgaben sind schwer nachvollziehbar. Das Unberechenbare der Trauerreaktion trägt zum Rückzug des sozialen Umfeldes bei. Für das therapeutische Arbeiten stellt die Kenntnis dieser (normalen) Reaktionen jedoch die wichtigste Voraussetzung für erfolgreiches Arbeiten mit Trauernden dar.

88.2 Indikation

Die Therapie der Trauer richtet sich an Personen, die ihre Trauer als unerträglich erleben oder die sich wegen anderer Probleme an einen Psychotherapeuten gewandt haben und während der Behandlung realisieren, dass ihre Probleme zumindest teilweise mit einer bisher unverarbeiteten Trauer zu tun haben. Trotz angemessener Diagnostik bleibt die Abgrenzung zur einfachen oder natürlichen Trauerreaktion schwierig. Therapeuten sind zudem gut beraten, ihre eigenen Vorstellungen gegenüber der Trauer zu hinterfragen, bevor sie sich auf eine bestimmte Vorgehensweise einlassen. Oft werden Fälle komplizierter Trauer erst in der Bearbeitung sekundärer Symptome wie depressive Verstimmung (► Kap. 100), Panikattacken oder allgemeiner Ängstlichkeit (► Kap. 92 und Kap. 103) deutlich. Die außerordentlich hohe Komorbidität mit anderen Störungen verleitet zudem, die Trauer nicht als zentrales Problem zu behandeln. Wie in der posttraumatischen Belastungsstörung (► Kap. 107) können Schuldgefühle eine zentrale Rolle spielen. Neben konfligierenden Motiven und Gefühlslagen spielt das Vermeidungsverhalten oft eine kritische Rolle in der Verarbeitung eines Verlustes.

88.3 Kontraindikationen

Bisher gibt es keine goldene Regel für die Therapie einer komplizierten Trauer; entsprechende Rezepte wie forcierte Trauerrituale, die der Intensivierung der Trauergefühle dienen, sind problematisch und oft kontraindiziert. In den meisten Trauerfällen ist eine psychotherapeutische Intervention nicht notwendig. Interventionsstudien zur (einfachen) Trauer haben bisher wenig Grundlage für eine effektive Trauertherapie geliefert. Metaanalysen für Interventionen bei Trauer zeigen gegenüber randomisierten Kontrollgruppen praktisch keinen Effekt, außer es handelt sich um therapeutische Angebote für indizierte Gruppen mit einer komplizierten Trauerreaktion (Currier, Neimeyer & Berman, 2008). Pharmakologische Interventionen sind bei der einfachen Trauerreaktion unnötig und kontraindiziert. Nach den Empfehlungen von Raphael, Minkov & Dobson (2001) sollte nur dann pharmakologisch interveniert werden, wenn eine Störung (komplizierte Trauer, Depressionen usw.) besteht, bei welcher ein solches Vorgehen klar indiziert ist.

88.4 Technische Durchführung

Aus der möglichen Komplizierung der Trauer durch bereits existierende psychische Störungen, eine durch emotionale Überreaktion und dysfunktionalen Kognitionen verstärkte Trauerreaktion oder durch motivationale Konflikte chronifizierte Trauer ergeben sich unterschiedliche therapeutische Vorgehensweisen. Je nach Intensität der Realitätsverleugnung und des entsprechenden Vermeidungsverhaltens sollten die Behandlungsprioritäten anders gesetzt werden. Dadurch ergibt sich die Notwendigkeit einer individuellen Fallkonzeption.

Die spezifischen Faktoren in der Begleitung Trauernder können unter dem Begriff der Trauerarbeit subsummiert werden. Auch wenn viele Autoren aktuell eine aufgabenorientierte Sicht der Trauerarbeit vertreten, so steht doch die emotionale Verarbeitung des Ereignisses im Vordergrund. Maercker (1999) postuliert für die komplizierte Trauer ein modulares Programm, das auf Vertrauensaufbau, Psychoedukation, Konfrontation mit vermiedenen und assoziierten Stimuli sowie kognitiven therapeutischen Techniken beruht.

Die hier beschrieben Vorgehensweisen und Methoden lassen sich in vier große Bereiche unterteilen, in

■ **Tab. 88.1** Therapeutische Interventionen geordnet nach verschiedenen Vorgehensheuristiken. (Die technische Durchführung ist in den jeweiligen Methodenkapiteln dieses Buches dargestellt.)

Klärung	Einsicht in problematische Überzeugungen Orientierung über die Trauer und deren Symptome Normalisierung erlebter Gedanken und Gefühle Motivationale Klärung Neuorientierung mittels narrativer Techniken
Bewältigungsorientiertes Vorgehen	Konfrontation mit stark vermiedenen Reizen Veränderung problematischer Kognitionen und Einstellungen Training sozialer Kompetenzen Ermöglichen von korrektiven Erfahrungen Genusstraining (Selbstbelohnungstraining) Aufmerksamkeits-Dissoziation
Ressourcenaktivierung	Aktivierung sozialer Kompetenzen Aktivierung positiver Gefühle und Erfahrungen Aktivierung sozialer Netzwerke Positive Erfahrung mit verstorbener Person ermöglichen
Problemaktivierung	Thematisieren und Symbolisieren des Verlustes Schmerzhafte Gefühle ansprechen und mittels Übungen mit solchen konfrontieren Helfen, der Trauer Ausdruck zu geben Rekonstruktion der Beziehung zur verstorbenen Person

- klärungs- und bewältigungsorientierte Methoden,
- Ressourcenaktivierung und
- Aktivierung von problematischen Bereichen.

Die Zusammenstellung (■ Tab. 88.1) dient als Übersicht.

Komplizierte Trauer kann sich durch **emotionale Dysregulation** oder durch eine Unfähigkeit, Gefühle bewusst wahrzunehmen, auszeichnen (Znoj, 2004). Das Zulassen vermiedener Emotionen und Kognitionen ist der wichtigste Aspekt therapeutischer Interventionen bei komplizierter Trauer. Dies muss jedoch auf der Grundlage einer guten therapeutischen Beziehung und dem gleichzeitigen Aktivieren personaler und sozialer Ressourcen geschehen. Die Beziehung zur verstorbenen Person muss geklärt werden. Dazu können Rituale wie Briefe an die verstorbene Person schreiben, Grabbesuche oder das Aufsuchen persönlicher Gedenkstätten hilfreich sein. Von erheblichem Nutzen ist eine individuelle Fallkonzeption, die gemeinsam mit dem Patienten erarbeitet werden kann.

Da die Trauerreaktion selbst ein natürlicher Vorgang ist, können viele Verhaltensweisen und Erlebnisse **normalisiert** werden. Beim Verlust nahestehender Personen werden manchmal akustische und visuelle »Erscheinungen« oder Verwechslungen erlebt, relativ häufig werden lebhafte Träume mit Verstorbenen berichtet. Diese oder ähnliche Erfahrungen sind aufgrund der engen Bindung verständlich, sie können aber verstörend wirken. Oft intensiviert sich die Trauer über ambivalente Gefühle und Haltungen zur verstorbenen Person oder die Trauer wird über generalisierte Schemata aufrechterhalten. Beispiele solcher Gedanken sind »Trauern ist eine gute Sache« oder »Wenn ich nicht genug weine, empfinde ich zu wenig Liebe«. Solche Gedanken über das eigenen Trauerverhalten oder ambivalente Gefühle gegenüber der verstorbenen Person können eine pathogene Wirkung auf den natürlichen Verlauf der Trauer ausüben.

In manchen Fällen kann es sinnvoll sein, das »**Schutzverhalten**« – z. B. das Vermeiden bestimmter Situationen zu unterstützen und zu legitimieren. Dies vor allem dann, wenn sich der oder die Trauernde emotional chronisch überfordert und zu viel Trauerarbeit macht. Positive Gefühle werden in der Trauer oft vernachlässigt oder aus Gründen falsch verstandener Pietät nicht zugelassen. Solche Momente des Glücks oder Ausgelassenseins kommen jedoch vor und können eine wichtige Ressource darstellen.

Ebenso wichtig sind jedoch die **Trauer aktivierenden Techniken** (► Kap. 26); nur im aktivierten Zustand können pathologische Schemata verändert werden. In den meisten Fällen präsentiert sich eine komplizierte Trauer zudem unter dem Bild einer

- chronischen Müdigkeit,
- eingeschränkten emotionalen Vitalität,
- mangelnden Perspektive,
- allgemeinen Ängstlichkeit oder
- psychischen Störung.

Therapeutisch geht es in diesen Fällen darum, die Trauer zu aktivieren und den damit verbundenen Schmerz zuzulassen. Der Widerstand gegen konfrontative Verfahren kann erheblich sein. Die Angst davor, nochmals den Schmerz des Verlustes erleben zu müssen führt oft zu vehementer Ablehnung oder zu Äußerungen wie: »Das überlebe ich nicht nochmals«. Eine gute Vorbereitung ist daher die wichtigste Komponente einer konfrontativen Intervention.

Aktivierende Techniken sind z. B.:

- **Gebrauch von Symbolen**: Photos oder andere Erinnerungsstücke können nicht nur emotionale Inhalte aktivieren, sondern geben Therapeuten auch die Gelegenheit, inhaltlich auf solche Themen zu fokussieren.
- **Schreiben**: Briefe an den verstorbenen Menschen helfen, Gefühle und Gedanken auszudrücken. Sie wirken klärend auf ambivalente Haltungen der verstorbenen Person gegenüber und helfen, Unerledigtes zu beenden. Abschiedsbriefe können auch Teil eines Rituals sein, mit den verstorbenen Personen in ein neues Verhältnis zu kommen.
- **Gebrauch von Metaphern**: Das Finden von geeigneten Metaphern, z. B. um den Verlustschmerz bildhaft zu verbalisieren, kann Trauernden helfen, ihre oft chaotisch erlebten Gedanken und Gefühlszustände zu fassen.
- **Rollenspiele**: Rollenspiele (► Kap. 65) können vor allem auch eingesetzt werden um Fähigkeiten zu üben, die den geforderten Ansprüchen aus der Umgebung gerecht werden. Damit wird vor allem die Selbstwirksamkeitsüberzeugung gefördert.
- **Angeleitetes bildhaftes Erleben**: Das Visualisieren von Erfahrungen mit der verstorbenen Person unter Entspannung, unter Umständen kombiniert mit direkter Anrede (Leerer-Stuhl-Technik) kann ein wirksames Mittel sein, Gefühle zu verbalisieren und neue Perspektiven einzunehmen.

88.5 Erfolgskriterien

Als Erfolg kann gewertet werden, wenn der Gedanke an die verstorbene Person zugelassen werden kann, ohne gleichzeitig Vermeidungsstrategien oder Schutzverhalten zu aktivieren. Auf der interindividuellen Ebene sind wieder neue und tiefe Beziehungen möglich, bestehende Beziehungen können wieder gepflegt werden. Die emotionale Verbundenheit zur verstorbenen oder dauerhaft getrennten Person existiert möglicherweise in einer transformierten Form weiter. Diese Beziehung hat aber keine einschränkende Auswirkung auf das tägliche Leben oder die Beziehung zu lebenden Personen. Gefühle der Trauer (Traurigkeit, Sehnsucht) können vorkommen, sie werden aber situationsgerecht geäußert und nicht als unkontrollierbar erlebt. Neben einer spezifischen Diagnostik existiert eine Vielzahl von allgemeinen Belastungsindizes, welche sich in der Trauer einsetzen lassen (Znoj, 2004). Neben der standardisierten Diagnostik bietet sich gerade in der Therapie mit kompliziert trauernden Personen eine individuelle Diagnostik wie das »Goal Attainment Scaling« (Kiresuk, 1973) an. Da existierende Beziehungen durch den Tod nahe stehender Personen – ganz besonders von gemeinsamen Kindern/Geschwistern – gefährdet sind, kann eine Familiendiagnostik ebenfalls wertvolle Erfolgskriterien liefern.

88.6 Grad der empirischen Absicherung und persönliche Bewertung

In jüngster Zeit wurden etliche therapeutische Programme zur Behandlung komplizierter Trauerverläufe vorgeschlagen (Znoj, 2004). Die angegeben Effektstärken sind beeindruckend hoch für die angegeben Untersuchungen und den verwendeten Diagnosekriterien, besonders für Intrusionen (zwischen Cohens $d = 1.65–2.75$). Die Wirksamkeit der psychodynamischen Kurzzeittherapie für Personen mit starker Trauer ist ebenfalls belegt (Horowitz, Marmar, Weiss, DeWitt & Rosenbaum, 1984); die berichteten Effektstärken bewegen sich zwischen 0.7–1.2 (Cohens *d*). In einer Meta-Analyse von 36 randomisierten Trauer-Interventionsstudien fand sich allerdings nach Currier, Neimeyer und Berman (2008) eine durchschnittlicher Effektstärke von lediglich $d = 0.16$. Diese Effektstärke wuchs jedoch auf das dreifache an, wenn nur die 5 Studien berücksichtigt wurden, in welchen ausschließlich Fälle mit komplizierter Trauer vorkamen. Für eine differenzielle Aussage sind zurzeit noch zu wenig kontrollierte Studien publiziert.

Ein Vergleich der bisherigen Untersuchungen zeigt die Überlegenheit des konfrontativ-bewältigungsorientierten Vorgehens auf. Bislang gibt es keine empirischen Befunde für die Fälle einer komplizierten Trauer, in der wenig vermieden, dafür umso exzessiver getrauert wird. Jacobs und Prigerson (2000) stehen einer Therapie, die vor allem auf den Vermeidungsaspekt fokussiert, deshalb kritisch gegenüber. Die Erfolge psychodynamischer und klärungsorientierter Vorgehensweisen können als Hinweis dafür verstanden werden, dass gelöste Konflikte mit der verstorbenen Person den Weg zu einem einfachen Trauerverlauf ebnen können. Sowohl konfrontativ-bewältigungsorientierte Interventionen beim Vorliegen einer Vermeidensproblematik als auch beziehungsorientierte Vorgehensweisen sind wirksame therapeutische Mittel in der Behandlung einer komplizierten Trauer.

Literatur

Currier, J. M., Neimeyer, R. A. & Berman, J. S. (2008). The Effectiveness of Psychotherapeutic Interventions for Bereaved Persons: A Comprehensive Quantitative Review. *Psychological Bulletin, 134* (5), 648–661.

Horowitz, M. J., Marmar, C., Weiss, D. S., DeWitt, K. N. & Rosenbaum, R. (1984). Brief psychotherapy of bereavement reactions. The relationship of process to outcome. *Arch Gen Psychiatry, 41*, 438–448.

Jacobs, S. & Prigerson, H. (2000). Psychotherapy of traumatic grief: A review of evidence for psychotherapeutic treatments. *Death Studies, 24*, 479–495.

Kiresuk, T. J. (1973). Goal attainment scaling as a county mental health service. *Evaluation Spec Monogr, 1*, 12–18.

Kleber, R. J. & Brom, D. (1987). Psychotherapy and pathological grief controlled outcome study. *Isr J Psychiatry Relat Sci, 24*, 99–109.

Maercker, A. (1999). Psychotherapie von posttraumatischen Belastungsstörungen und komplizierter Trauer. *Psychomed, 11*, 45–50.

Mawson, D., Marks, I. M., Ramm, L. & Stern, R. S. (1981). Guided mourning for morbid grief: A controlled study. *Br J Psychiatry, 138*, 185–193.

Raphael, B., Minkov, C. & Dobson, M. (2001). Psychotherapeutic and pharmacological intervention for bereaved persons. In M. S. Stroebe, R. O. Hannson, W. Stroebe & H. A. Schut (Eds.), *Handbook of bereavement research* (pp 587–612). Washington/DC: American Psychological Association.

Simon, N. M., Shear, K. M., Thompson, E. H., Zalta, A. K., Permaln, C., Reynolds, C. F., Frank, E., Melhem, N. M. & Silowash, R. (2007). The prevalence and correlates of psychiatric comorbidity in individuals with complicated grief. *Comprehensive Psychiatry, 48*, 395–399.

Znoj, H. J. (2004). *Komplizierte Trauer. Leitfaden für Therapeuten*. Göttingen: Hogrefe.

Wohlbefindens-Therapie (Well-being therapy)

G. A. Fava und M. Linden

89.1 Allgemeine Beschreibung

Psychotherapie ist in vielen Fällen vorrangig darauf ausgerichtet, negative psychische Zustände zu lindern. Gesundheit ist jedoch nicht nur die Abwesenheit von Krankheit oder Leiden, sondern schließt auch subjektives Wohlbefinden mit ein. Gesundheit und Krankheit können als zwei voneinander weitgehend unabhängige Dimensionen verstanden werden (Linden & Weig, 2009). So wie die Gartenpflege nicht nur in der Beseitigung von Unkraut sondern vor allem im Anpflanzen von Blumen besteht, so stellt die Förderung des Wohlbefindens neben der Beseitigung von Krankheitssymptomen ein eigenständiges Therapieziel darstellt.

Die Sicherung von Wohlbefinden, unabhängig von oder gerade auch wegen fortbestehender Krankheit, hat mit der Zunahme chronischer Erkrankungen eine zunehmende Bedeutung bekommen. Viele Behandlungen psychischer oder körperlicher Störungen führen zu Besserungen, aber seltener zu einer Vollremission. Bei Patienten mit akuten wie chronischen Depressionen oder Angsterkrankungen und selbst bei vordergründig remittierten Patienten fanden sich im Vergleich zu gesunden Kontrollpersonen erhebliche Minderungen im eigenen Wohlbefinden (Fava, Rafanelli, Ottolini, Ruini, Cazzaro & Grandi, 2001; Ruini & Fava, 2009). Zugleich haben der Grad der Lebenszufriedenheit und des Wohlbefindens auch einen direkten Einfluss auf die Krankheitsbewältigung und letztlich auch auf den Therapie- und Krankheitsverlauf. Es gilt also die Lebensqualität gerade auch bei fortbestehender Krankheit oder Lebensbelastung zu erhalten und ein Höchstmaß an persönlicher Zufriedenheit, Funktionsfähigkeit und Erfülltheit des Lebens zu sichern.

Nach Ryan und Deci (2001) gibt es zwei grundsätzliche Beschreibungsansätze für Wohlbefinden. Dies ist zum einen der hedonistische Ansatz, der durch den Grad der Sensibilität für Emotionszustände und das subjektive Erleben gekennzeichnet ist, d. h. das Erleben von Glück, Wohlgefühl, Schmerzfreiheit und Lebenszufriedenheit. Zum anderen gibt es den eudämonistischen Ansatz, der durch die Emotionsbewältigung und steuerung gekennzeichnet ist, d. h. die Fähigkeit die eigenen Emotionen zu regulieren und sich ihnen nicht auszuliefern sondern Aspekten wie Lebenssinn, Selbstverwirklichung, Funktionsfähigkeit oder Vitalität unterzuordnen. In der Wohlbefindens-Therapie wird davon ausgegangen, dass beide Aspekte ineinander verwoben und daher auch therapieleitend sind, wenn auch der eudämonistische Ansatz im Vordergrund steht. Nach Ryff und Singer (1996) sind empirisch belegte Dimensionen eines optimalen menschlichen Funktionierens und einer positiven seelischen Gesundheit und damit des Wohlbefindens: Umweltbewältigung, persönliche Entwicklung, Lebenssinn, Autonomie, Selbstakzeptanz und positive Beziehungen (◘ Tab. 89.1).

Das Ziel der Wohlbefindens-Therapie ist, diese Dimensionen des Wohlbefindens und damit das Wohlbefinden im Sinne des persönlichen Erlebens wie auch als Resilienz-Faktor zu verbessern. Nach Ryff und Singer (1998) ist eine Definition von Resilienz die Fähigkeit Wohlbefinden trotz aller Lebenswidrigkeiten und Negativerfahrungen zu sichern und zu erhalten. Es geht dabei auch um die Beeinflussung der komplexen Balance zwischen

Tab. 89.1 Definition und Erfassung der Dimensionen des Psychologischen Wohlbefindens. (Nach Ryff & Singer, 1996)

Umweltbewältigung	A. Der Proband hat das Gefühl alltägliche Belange bewältigen zu können und fühlt sich im Stande etwas an seinen Lebensbedingungen zu ändern: *Haben Sie im Allgemeinen das Gefühl, dass Sie Ihr Leben im Griff haben und Einfluss nehmen können auf Ihre Lebensbedingungen?*
	B. Der Proband erkennt, welche Möglichkeiten er zur Beeinflussung seiner Lebenssituation hat, nutzt sie für sich und erlebt sich als kompetent: *Würden Sie sagen, dass sie derzeit die Ihnen gegeneben Möglichkeiten an der Arbeit, zuhause oder in anderen Lebensbereichen für sich nutzen können, um für sich das Beste daraus zu machen?*
	C. Der Proband ist in der Lage für sich seine Lebenssituation so zu gestalten, dass seine persönlichen Bedürfnisse erfüllt werden: *Denken Sie, dass sie zu den Menschen in Ihrer Umgebung dazugehören, können sie selbst bestimmen, mit wem Sie sich abgeben und können sie sich selbst aussuchen wie sie leben wollen?*
Persönliche Entwicklung	A. Der Proband hat den Eindruck sich persönlich weiter zu entwickeln und voran zu kommen: *Würden Sie meinen, dass Ihr bisheriges Leben ein stetiger Prozess des Lernens, Sich-entwickelns und Wachstums war?*
	B. Der Proband hat den Eindruck seine eigenen Entwicklungsmöglichkeiten verwirklichen zu können: *Würden Sie meinen, dass Sie in Ihrem bisherigen Leben Ihre Fähigkeiten verwirklichen konnten?*
	C. Der Proband sieht Möglichkeiten um neue Interessen, Einstellungen oder Kompetenzen entwickeln zu können. *Würden Sie meinen, dass Sie sich als Person über die Jahre hin fortentwickeln und reifen konnten?*
Lebensziel und -sinn	A. Der Proband hat Ziele und ein Gefühl für eine Lebensrichtung: *Haben Sie Freude daran, Pläne für die Zukunft zu machen und sich dafür einzusetzen? Gibt Ihnen das ein Gefühl dafür, wohin es in Ihrem Leben gehen soll?*
	B. Der Proband sieht einen Sinn in seinem bisherigen und zukünftigen Leben. *Fühlen Sie gut wenn Sie daran denken, was Sie bislang erreicht haben und was Sie in der Zukunft noch zu erreichen hoffen?*
	C. Der Proband hat Überzeugungen oder Werte, die ihm etwas bedeuten: *Haben sie hin und wieder das Gefühl, dass Sie in Ihrem Leben getan haben, was zu tun war?*
Autonomie	A. Der Proband erlebt sich als selbstbestimmt und unabhängig: *Würden Sie meinen, dass es vor allem wichtig ist, die eigenen Grundsätze zu verwirklichen als sich nach anderen zu richten?*
	B. Er kann sich äußerem Druck widersetzen: *Haben sie Vertrauen in Ihr eigenes Urteil auch dann, wenn es von der allgemeinen Meinung abweicht?*
	C. Der Proband steuert und bewertet sein Verhalten nach seinen eigenen Standards: *Beurteilen Sie das was Sie tun danach was sie selbst für wichtig halten statt nach den Erwartungen anderer?*

■ **Tab. 89.1** Fortsetzung

Selbstakzeptanz	A. Der Betroffene hat sich selbst gegenüber eine positive Einstellung: *Würden Sie meinen, im Allgemeinen eher zuversichtlich zu sein und positiv über sich selbst zu denken?*
	B. Der Proband akzeptiert sich mit seinen guten wie schlechten Seiten: *Sind Sie mit sich und Ihrer Persönlichkeit einschließlich Ihrer Schwächen im Großen und Ganzen zufrieden?*
	C. Der Proband ist mit seiner Vergangenheit zufrieden: *Wenn Sie mit der bisherigen Entwicklung in Ihrem Leben zufrieden?*
Positive Beziehungen	A. Der Betroffene hat gute und enge Beziehungen mit anderen: *Gibt es Menschen in Ihrem Leben die Ihnen zuhören und Ihre Sorgen teilen bzw. haben Sie den Eindruck dass die Menschen um Sie herum Ihnen viel geben?*
	B. Der Proband ist in der Lage anderen Menschen Mitgefühl, Zuneigung und Vertrauen entgegenzubringen: *Ist es Ihnen wichtig sich mit den Menschen in der Familie und mit Freunden auszutauschen und an deren Problemen teilzuhaben?*
	C. Der Proband versteht dass Beziehungen zu anderen Menschen ein Geben und Nehmen sind: *Würden andere Menschen Sie als jemanden ansehen, der gerne mit ihnen Zeit verbringt und zuhören kann?*

positiven und negativen Emotionen, da über die Stärkung positiver Emotionen zu einem Teil auch eine Verringerung negativer Emotionen bewirkt werden kann (Ruini, Ottolini, Rafanelli, Tossani, Ryff & Fava, 2003)

89.2 Indikationen

Wohlbefinden (»Well-being«) ist ein zentrales Element der Lebensqualität und damit ein allgemeines und nicht störungsspezifisches psychologisches Phänomen. Daher kann die »Well-being«-Therapie bei unterschiedlichsten Erkrankungen eingesetzt werden. Es geht darum dauerhaft eine bessere Befindlichkeit, Stimmung und Selbstzufriedenheit zu erreichen und zu ermöglichen, sich trotz gegebener Belastungen und Beeinträchtigungen besser zu fühlen. Die »Well-being«-Therapie ist indiziert:

- bei chronischen körperlichen Krankheiten,
- bei chronischen oder nicht vollremittierten psychischen Erkrankungen,
- bei Störungen, in denen es therapeutisch erforderlich ist, unmittelbar auch am Aufbau einer guten Stimmung zu arbeiten, z. B. affektiven Störungen,
- als adjuvante Behandlung zusätzlich zur Pharmakotherapie psychischer Störungen und
- als prophylaktische Intervention.

89.3 Die Struktur der Wohlbefindens-Therapie

Die Wohlbefindens-Therapie ist eine Kurztherapie (Fava & Ruini, 2003; Fava & Tomba, 2009) mit etwa 8 wöchentlichen Sitzungen von je 30 bis 50 Minuten. Die Therapie ist strukturiert, direktiv, problemzentriert und edukativ.

■ Erkennen von Momenten des Wohlbefindens

Am Anfang steht die Aufgabe, Zeiten oder Situationen des Wohlbefindens zu identifizieren. Dabei ist es gleichgültig, wie lange solche Momente des Wohlbefindens angedauert haben. Die Patienten werden angehalten, dies durch eine strukturierte Selbstbeobachtung unter Nutzung eines Tagebuchs zu konkretisieren. Auf einer Skala von 0–100 können sie angeben, wie ausgeprägt das Erleben von

Wohlbefinden war. Patienten erwarten bei einer solchen Hausaufgabe regelhaft, dass sie keine Situation des Wohlbefindens würden finden können. Die Feststellung, dass es sie dennoch gibt, dass sie aber meistens nicht wahrgenommen werden, ist ein erster wichtiger Therapieschritt. Es konnte empirisch gezeigt werden, dass alleine schon die Aufmerksamkeitslenkung auf positive Alltagserfahrungen das subjektive Wohlbefinden erhöhen kann (Emmons & McCullogh, 2003).

▪ Analyse der Bedingungsfaktoren

Im nächsten Schritt werden die Rahmenbedingungen der Zeiten von Wohlbefinden erfasst. Die Patienten sollen auflisten, wann und unter welchen Bedingungen sie ein Gefühl des Wohlbefindens erlebt haben. Dabei werden sowohl unabhängige wie verhaltensabhängige Faktoren erfasst. Unabhängige Faktoren sind solche, bei denen Dinge passieren müssen, auf die man selbst keinen Einfluss hat, z. B. Sonnenschein oder ein Lottogewinn. Verhaltensabhängige Bedingungsfaktoren können nochmals unterteilt werden in unmittelbar und mittelbar vom eigenen Verhalten abhängige Faktoren. Mittelbare sind solche, die eigenes Verhalten *und* die Mitwirkung Anderer erfordern, z. B. mit Kollegen Kaffee trinken. Unmittelbare Wohlbefinden fördernde Faktoren sind solche, die nur vom eigenen Verhalten abhängen, wie z. B. einen Spaziergang machen oder ein Buch lesen.

Wenn es gelungen ist, solche Episoden des Wohlbefindens zu identifizieren, dann ist der nächste Schritt, dass Patienten lernen, welche eigenen Gedanken und Handlungen dazu beigetragen haben. Diese Differenzierung der Bedingungsfaktoren hat ebenfalls schon therapeutische Wirkungen, da sie dem Patienten deutlich macht, dass die eigene Befindlichkeit nicht nur ein Spielball äußerer Bedingungen ist, sondern dass man darauf auch selbst Einfluss nehmen kann.

Aus der Analyse der Bedingungsfaktoren des eigenen Wohlbefindens leitet sich nahezu zwingend die Frage ab, warum man nicht mehr dafür tut, d. h. unmittelbar und mittelbar Wohlbefinden steigernde Faktoren fördert und Dinge, die das Wohlbefinden beeinträchtigen abstellt.

▪ Einflussnahme auf Faktoren, die das eigene Wohlbefinden fördern

Mit dem Patienten ist die Frage zu beantworten, was er oder sie konkret selbst tun kann, um das eigene Wohlbefinden zu erhöhen. Dies kann am einfachsten über unmittelbar wirksame Faktoren geschehen und erfolgt mittels der klassischen verhaltenstherapeutischen Methoden des Aktivitätsaufbaus. So kann sich der Patient z. B. jeden Tag eine angenehme Aktivität vornehmen. Dabei geht es zugleich wesentlich darum, den Patienten überhaupt einmal die Erfahrung machen zu lassen, dass Wohlbefinden nicht vom Himmel fällt und nicht nur die Konsequenz externer Faktoren ist, sondern etwas, das man sich im guten Sinne selbst antun kann.

Komplexer gestaltet sich die Förderung und Umsetzung mittelbar wirksamer Faktoren. Will man Freunde zu einem Abendessen einladen, dann muss man in der Lage sein, zu kochen oder zumindest etwas Schmackhaftes zu servieren, auf Andere zuzugehen und ein Tischgespräch zu führen. Neben der Motivierung des Patienten, überhaupt aktiv etwas für sein Wohlbefinden zu tun, ist also eine weitere diagnostische und therapeutische Aufgabe, die dafür erforderlichen Kompetenzen des Patienten zu analysieren und ggf. zu fördern. Hierbei können die zuvor genannten Dimensionen des Wohlbefindens therapieleitend sein.

▪ Einflussnahme auf Faktoren, die das eigene Wohlbefinden behindern

Bei der Herausarbeitung von Bedingungen, die zur Beendigung der Phasen des Wohlbefindens beigetragen haben ist es zunächst einmal wichtig zu klären, dass unterschiedliche Episoden des Wohlbefindens in unterschiedlicher Weise anfällig für Negativeinflüsse sind. Dann sind derartige Negativeinflüsse, wie dysfunktionale Gedanken, Ansprüche oder Bewertungen im Detail zu beschreiben. Es ist dann nach den Methoden der kognitiven Therapie der Zusammenhang zwischen Kognitionen und Befinden für den Patienten erkennbar zu machen und eine Realitätsprüfung, eine Relativierung oder ein Perspektivwechsel dysfunktionaler Einstellungen herbeizuführen.

Förderung der speziellen Wohlbefindensdimensionen

Die detaillierte Analyse von Episoden des Wohlbefindens ermöglicht dem Therapeuten auch auszumachen, wo Defizite in den 6 Subdimensionen des Wohlbefindens nach Ryff und Singer (1998) bestehen. Das Therapieziel ist dann eine Optimierung der Subdimensionen des Wohlbefindens und speziell derer, die im konkreten Fall von besonderer Relevanz sind. Die ◘ Tab. 89.1 gibt nicht nur eine Beschreibung der einzelnen Dimensionen sondern operationalisiert sie auch durch Kernfragen, die vom Patienten mit ja oder nein zu beantworten sind.

Die Dimension Umweltbewältigung kann gefördert werden, indem mit dem Patienten herausgearbeitet wird, wo er Einfluss nehmen kann auf seine Lebenssituation und dass es nicht genügt in einer passiv-abwartenden Haltung zu verharren. Die Förderung der Erfahrung einer persönlichen Entwicklung kann geschehen durch eine biographische Analyse mit Fortschreibung in die Zukunft und Lebensplanung unter der Perspektive des »life-span-developments«. Dazu gehört auch, sich auf neue Erfahrungen einzulassen. Dabei können dann auch Methoden der Zeitprojektion eingesetzt werden, um Lebensziele zu konkretisieren und das eigene aktuelle Verhalten in einen Langzeitbezug zu stellen. Autonomie ist zu fördern, indem dem Patienten vermittelt wird, wie wichtig es ist, selbst Verantwortung für sich und sein Leben zu übernehmen und sich darüber klar zu werden, was einem wichtig ist. Selbstakzeptanz verlangt, sich nüchtern und realistisch mit Schwächen wie mit Stärken wahrzunehmen und zu sich selbst zu stehen. Positive Beziehungen zu anderen Menschen müssen in ihrer Wichtigkeit erkannt werden und es muss akzeptiert werden, dass es sich dabei immer um ein Geben und Nehmen handelt. Den Anfang muss man selbst mit Geben machen.

Allgemeines technisches Vorgehen

Zur Erreichung der zuvor genannten Ziele wird das gesamte Repertoire der kognitiven Verhaltenstherapie, wie Selbstmonitoring, kognitive Umstrukturierung, Aktivitätsaufbau, Selbstsicherheitstraining u. a. eingesetzt. Gelegentlich genügt es schon, dass der Patient erkennt, dass er selbst etwas für sich tun kann, um entsprechende Änderungsprozesse in Gang zu setzen. In anderen Fällen, bedarf es umfassenderer therapeutischer Bemühungen, die dann auch nicht in acht Sitzungen zum Abschluss zu bringen sind. Grundsätzlich gilt, dass die Wohlbefindens-Therapie aber nur wirksam ist, wenn die Einschränkungen in den zuvor genannten Wohlbefindensdimensionen erkannt und verändert werden.

89.4 Wirksamkeit der Wohlbefindens-Therapie

Es gibt mehrere klinische Studien, in denen die Wirksamkeit der Wohlbefindens-Therapie evaluiert wurde (Fava & Tomba, 2009; Ruini & Fava, 2009). Besonders interessant sind Erfahrungen mit Patienten die nach einer allgemeinen kognitiven Verhaltenstherapie oder Pharmakotherapie und dem Abklingen der Akutsymptomatik zusätzlich nach den Prinzipien der Wohlbefindens-Therapie behandelt wurden, wodurch eine weitere signifikante Verbesserung im Wohlbefinden und speziell der Subdimension der persönlichen Entwicklung zu erreichen war. Die Wohlbefindens-Therapie ist daher auch geeignet zur Behandlung von Residualzuständen nach sonstigen Therapien.

Die Wohlbefindens-Therapie wurde auch mit Blick auf rezidivierende Krankheitsverläufe erfolgreich eingesetzt. Patienten mit rezidivierender Depression, deren akute Erkrankung zuvor mit Antidepressiva behandelt worden war, wurden anschließend mit kognitiver Therapie unter Einschluss eines besonderen Moduls der Wohlbefindens-Therapie behandelt. Unter der zusätzlichen Therapie kam es im Verlauf der nächsten sechs Jahre in 40% und unter Standardtherapie in 90% zu einem Rezidiv. Auch die Gesamtzahl der Rezidive war deutlich reduziert.

Schließlich erwies sich die Wohlbefindens-Therapie noch von Bedeutung in Fällen, in denen es zum Verlust der antidepressiven Wirksamkeit kam. Bei der Langzeitbehandlung depressiver Störungen ist das Nachlassen der Wirksamkeit der fortlaufenden Therapie ein großes Problem. Hierfür werden eine Reihe pharmakotherapeutischer Strategien empfohlen. In einer Studie wurden Patienten, die unter laufender Antidepressiva-Gabe ein Rezidiv erlitten, mit der Wohlbefindens-Therapie behandelt. Vier von fünf erholten sich unter einer Dosiserhöhung, erlitten aber im Verlauf des folgenden Jahres ein weiteres Rezidiv. Ebenfalls vier von fünf erholten sich wieder unter der Wohlbefindens-Therapie, aber nur einer davon bekam erneut ein Rezidiv.

Wohlbefindens-Therapie wurde auch bei Patienten mit generalisierten Angsterkrankungen eingesetzt. Dabei wurden 2 Gruppen mit kognitiver Verhaltenstherapie behandelt, wovon eine zusätzlich eine Wohlbefindens-Therapie erhielt. Beide Gruppen besserten sich im Grad der Angst, aber die Gruppe, die zusätzlich eine Wohlbefindens-Therapie erhalten hatte, zeigte eine weitergehende Symptomreduktion und vor allem eine Besserung im Wohlbefinden.

▪ Schlussfolgerung

Aus den Erfahrungen mit der Wohlbefindens-Therapie kann man ableiten, dass Wohlbefinden und »Gesundheit« nicht schicksalhaft vorhanden oder gestört sind, sondern gefördert werden können, und dass vor allem jeder selbst Wesentliches dazu beitragen kann. Die Wohlbefindens-Therapie hilft Menschen, ihre Potenziale zu erkennen, sich mit anderen Menschen zusammenzutun und ihre Kompetenzen auszubauen. Wohlbefinden ist eine wichtige Variable, wenn es darum geht, Leid, Krankheit und Belastungen ertragen zu müssen. Je mehr Krankheit und Belastung zu meistern ist, desto mehr ist das Wohlbefinden zu pflegen.

Literatur

Emmons, R. A. & McCullough, M. E. (2003). Counting blessings versus burdens. *Journal of Personality and Social Psychology, 84*, 377–389.

Fava, G. A., Rafanelli, C., Ottolini, F., Ruini, C., Cazzaro, M. & Grandi, S. (2001). Psychological well-being and residual symptoms in remitted patients with panic disorder and agoraphobia. *Journal of Affective Disorders, 31*, 899–905.

Fava, G. A. & Ruini, C. (2003). Development and characteristics of a well-being enhancing psychotherapeutic strategy: Well-Being Therapy. *J Behav Ther Exp Psychiatry, 34*, 45–63.

Fava, A. & Tomba, E. (2009). Increasing Psychological Well-Being and Resilience by Psychotherapeutic Methods. *Journal of Personality, 77*, 1–32.

Linden, M. & Weig, W. (2009). *Salutotherapie*. Köln: Deutscher Ärzteverlag.

Ruini, C., Ottolini, F., Rafanelli, C., Tossani, E., Ryff, C. D. & Fava, G. A. (2003). The relationship of psychological well-being to distress and personality. *Psychotherapy and Psychosomatics, 72*, 268–275.

Ruini, C. & Fava, G. A. (2009). Well-Being Therapy for Generalized Anxiety Disorder. *Journal of Clinical Psychology, 65*, 510–519.

Ryan, R. M. & Deci, E. L. (2001). On happiness and human potential: A review of research on hedonic and eudaimonic well-being. *Annual Review of Psychology, 52*, 141–166.

Ryff, C. D. & Singer, B. (1996). Psychological well-being: meaning, measurement, and implications for psychotherapy research. *Psychotherapy Psychosomatics, 65*, 14–23.

Ryff, C. D. & Singer, B. (1998). The contours of positive human health. *Psychological Inquiry, 9*, 1–28.

Weisheitstherapie

K. Baumann und M. Linden

90.1 Allgemeine Beschreibung

»Weisheit« ist ein Konzept, dass in den letzten zwei Jahrzehnten Eingang in Psychologie und Psychotherapie gefunden hat. Sie kann definiert werden als eine Fähigkeit oder »Expertise (im Sinne von Expertentum) im Umgang mit schwierigen Fragen des Lebens, wie z. B. Fragen der Lebensplanung, Lebensgestaltung und Lebensdeutung«, die zur Bewältigung schwieriger oder unlösbarer Lebensprobleme und zur Adaptation an komplexe Anforderungen dient. Weisheit ist die Fähigkeit, die Widersprüche einer konkreten Situation zu bewältigen und die Konsequenzen einer Handlung für sich selbst und für andere abzuschätzen. Sie wird dann erreicht, wenn in einer konkreten Situation eine Balance zwischen intrapersonalen, interpersonalen und institutionellen Interessen hergestellt werden kann (Erikson, 1976; Baltes & Smith, 1990; Mayer & Solvey, 1995; Staudinger & Baltes, 1996; Sternberg, 1998; Baltes, Glück & Kunzmann, 2002; Ardelt, 2003; Baumann, 2007). Der Grad an persönlichen Weisheitskompetenzen ist daher ein Faktor, der erklären kann, ob ein belastendes Lebensereignis von einem Betroffenen bewältigt wird oder zu Anpassungsstörungen führt.

Weisheit ist ein mehrdimensionales Konstrukt. Im Einzelnen können die folgenden Dimensionen unterschieden werden:

1. **Perspektivwechsel**: Fähigkeit zum Erkennen der verschiedenen Perspektiven der an einem Problem beteiligten Personen.
2. **Selbstdistanz**: Fähigkeit, sich selbst als Teil eines größeren Ganzen zu sehen und dafür eigene Bedürfnisse zurückstellen zu können.
3. **Empathie**: Fähigkeit zum Erkennen und Nachempfinden von Gefühlen der am Problem beteiligten Personen.
4. **Emotionswahrnehmung und Emotionsakzeptanz**: Fähigkeit zur Wahrnehmung und Akzeptanz eigener Gefühle.
5. **Emotionale Serenität und Humor**: Fähigkeit zur emotionalen Ausgeglichenheit bei der Vertretung eigener Überzeugungen und Standpunkte sowie die Fähigkeit, sich selbst und die eigenen Schwierigkeiten mit Humor zu betrachten.
6. **Fakten- und Problemlösewissen**: generelles und spezifisches Wissen um Probleme und Möglichkeiten der Problemlösung.
7. **Kontextualismus**: Wissen um die zeitliche und situative Einbettung von Problemen und die zahlreichen Umstände, in die ein Leben eingebunden ist.
8. **Wertrelativismus**: Wissen um die Vielfalt von Werten und Lebenszielen und die Notwendigkeit, jede Person innerhalb ihres Wertesystems zu betrachten, ohne dabei eine kleine Anzahl universeller Werte aus dem Auge zu verlieren.
9. **Selbstrelativierung**: Fähigkeit zu akzeptieren, dass in der Welt vieles nicht nach dem eigenen Willen läuft und man selbst nicht immer am wichtigsten ist.
10. **Ungewissheitstoleranz**: Wissen um die dem Leben inhärente Ungewissheit bezüglich Vergangenheit, Gegenwart und Zukunft.
11. **Nachhaltigkeit**: Wissen um negative und positive Aspekte jedes Geschehens und Verhaltens sowie kurz- und langfristige Konsequenzen, die sich auch widersprechen können.

12. **Problem- und Anspruchsrelativierung**: Fähigkeit, die eigenen Probleme durch einen Vergleich mit den Problemen anderer Personen relativieren zu können.

Weisheit ist eine Kompetenz oder Fähigkeit wie Selbstsicherheit und Weisheitstherapie zielt darauf ab, die Weisheitskompetenzen und damit die Voraussetzungen für eine Belastungs- oder Konfliktverarbeitung zu verbessern und kann damit analog gesehen werden z. B. zu einem Assertivenesstraining.

Es ist wichtig, sich klar zu machen, dass kritische Lebensereignisse wie Tod, Scheidung, Kündigung usw. zum menschlichen Leben gehören. Menschen verfügen über die Fähigkeit der »Resilience« und können solche belastenden Ereignisse in der Regel verarbeiten. Von Krankheit ist erst zu sprechen, wenn es zu bleibenden psychopathologischen Normabweichungen kommt. Krankheit wird definiert über den Befund und die Funktionsstörung und nicht evtl. Auslöser. Auf diesem Hintergrund geht es bei der Weisheitstherapie nicht um eine Lebensberatung oder die Unterstützung bei der Bewältigung eines Lebenskonflikts. Es geht um die Besserung der Psychopathologie. Dies geschieht nicht durch die Erarbeitung von Konfliktlösungen, sondern durch die Förderung psychologischer Funktionen, die erforderlich sind, um eine Konfliktlösung erreichen zu können.

90.2 Indikationen

Weisheitstherapie ist ein therapeutischer Ansatz zur Behandlung von Belastungs- und Konfliktreaktionen oder Anpassungsstörungen. Analog zum Assertivenesstraining kann Weisheitstherapie als Therapiemodul verstanden werden, das je nach vorliegender Problematik in einen komplexeren Therapieprozess einzufügen ist oder aber auch als eigenständiger Therapieschwerpunkt zur Anwendung kommen kann.

90.3 Kontraindikationen

Bei Persönlichkeitsstörungen bedarf es einer grundlegenden Veränderung einzelner Verhaltensweisen.

Schwierigkeiten ergeben sich in der Praxis auch dann, wenn lang anhaltende Kränkungen zu einem Teil der persönlichen Identität geworden sind, die durch neue Perspektiven eher bedroht werden würde.

Patienten können mit einer Verstärkung ihrer Probleme reagieren, wenn sie das therapeutische Vorgehen so erleben, als seien sie nicht das »Opfer« schlimmer Verhältnisse sondern die »Täter«.

Schwierigkeiten ergeben sich, wenn Dritte (Familie, Personalrat u. a.) die Schuldperspektive des Patienten verstärken und evtl. juristisch verstärken (»Wenn die Arbeitsverhältnisse unzumutbar sind, dann kann man doch nicht vom Betroffenen erwarten, sein Verhalten zu ändern!«).

90.4 Technische Durchführung

Für die Weisheitstherapie gelten alle allgemeinen Regeln und Strategien, die für professionelles verhaltenstherapeutisches Vorgehen üblich sind. Im Folgenden werden deswegen nur spezifische Techniken bzw. Strategien aufgeführt (Schippan, Baumann & Linden, 2004).

■ Therapeutische Beziehung

Ziel ist zunächst der Aufbau einer tragfähigen therapeutischen Beziehung. Patienten zeigen nach einschneidenden Lebensbelastungen häufig eine Resignationstendenz, eine fatalistisch negative Grundhaltung, eine nach außen gewendete Vorwürflichkeit und gelegentlich auch Misstrauen bis hin zur Ablehnung therapeutischer Hilfe. Darauf muss therapeutisch mit einem besonders hohen Maß an Empathie, unkonditionalem Akzeptieren und Geduld reagiert werden. Der Therapeut sollte sich zunächst bedingungslos auf die Seite des Patienten stellen und dessen Probleminterpretation übernehmen. Das Erleben von Wut, Demütigung und Rachegedanken werden vom Patienten häufig versteckt, weil sie mit dem eigenen Selbstverständnis oder Moralvorstellungen nicht kompatibel sind.

■ **Aufbau von Änderungsmotivation**

Bei Belastungs- und Anpassungsstörungen meinen die Patienten die »Ursache« zu kennen und erwarten sich eine Lösung ihrer Probleme durch eine Behebung dieser Ursache, die außerhalb von ihnen selbst liegt. Eine Lösung ihres Problems erwarten sie daher von Änderungen ihrer Umwelt. Sie sind oft auch darauf fixiert, die »eigentliche« Ursache der externen Belastung zu finden, weil sie annehmen, dass sich daraus eine Lösung ableiten lässt. Andere versuchen, das Geschehene rückgängig machen zu wollen. Auch in aussichtslosen Situationen wird verbissen weitergekämpft. Von der Therapie erwarten die Patienten Ratschläge zur Lösung des externen Problems. Eine Therapiemotivation i. S. einer Änderung von sich selbst kann nicht vorausgesetzt werden und muss erst erarbeitet werden. Die Patienten werden da abgeholt, wo sie stehen, indem mit ihnen als initiales Therapieziel erarbeitet wird, »Fähigkeiten« zu entwickeln, die helfen können, das vorliegende Problem im Sinne des Patienten doch noch zu lösen. Außerdem wird mit dem Patienten erarbeitet, dass sein derzeitig schlechter Gesamtzustand keine gute Voraussetzung für eine effektive Problembewältigung ist, sodass zunächst etwas getan werden muss, um »wieder auf die Beine zu kommen«, bevor man sich Erfolg versprechend dem Problem oder »Aggressor« stellen kann.

■ **Nachhaltigkeit**

Es ist wichtig, eine Differenzierung zwischen kurzfristig und langfristig wirksamen Strategien einzuführen. Dies hilft, z. B. den Widerspruch zwischen dem kurzfristigen Bedürfnis nach Rache oder Recht zu bekommen und dem Wunsch nach langfristiger Schadensbegrenzung aufzulösen. Der Patient wird mit kognitiven Techniken dazu angehalten, seine bislang angewendeten Bewältigungsstrategien zusammenzustellen, und jeweils die kurzfristigen und langfristigen Konsequenzen zu reflektieren. So kann der häufig anzutreffende Widerspruch zwischen »Recht bekommen wollen« und »emotionaler Entlastung« aufgezeigt werden. Gleichzeitig hilft dieser Schritt dem Patienten zu erkennen, dass er (meistens) beide Ziele nicht gleichzeitig erreichen kann.

Es wird auch gezielt nach dysfunktionalen Vorgehensweisen (z. B. Selbstschädigung durch Alkohol oder Suizid, Problemeskalation durch Racheakte, langfristige Schäden familiär und beruflich durch Vergrämung und Verbitterung) gesucht, um eine Lösungsorientierung zu fördern und effektive Möglichkeiten der Problembewältigung zu erarbeiten.

■ **Methode der unlösbaren Probleme**

Zentral für die Weisheitstherapie ist die Methode der unlösbaren Probleme. Ihr Grundgedanke ist, solche Fähigkeiten zu verbessern, die für eine angemessene Problembewältigung notwendig sind. Es soll keine konkrete Problemlösung herbeigeführt werden, sondern vielmehr an fiktiven Beispielen nach Bewältigungsmöglichkeiten gesucht und Bewältigungskompetenzen erlernt werden.

Hierfür dienen fiktive Lebensprobleme als Übungsbeispiele:

Arbeitsplatzprobleme

- A1: Herr Schmidt ist Abteilungsleiter und führt seit 25 Jahren erfolgreich eine Abteilung. Nach einem längeren Krankenhausaufenthalt wegen eines Arbeitsunfalls verliert er die Leitungsfunktion und sein Chef setzt ihm als Abteilungsleiter einen jungen Universitätsabsolventen vor die Nase.
- A2: Frau Müller arbeitet seit 28 Jahren in einem kleinen Familienunternehmen und engagiert sich stark durch Mehrarbeit und Überstunden für den Erhalt der Firma. Die Firma gerät in finanzielle Schwierigkeiten und ihr sowie einer Reihe von Kollegen wird von einem Kurier schriftlich die Nachricht überbracht, dass sie aus betrieblichen Gründen entlassen werden muss und ihren Arbeitsplatz ab dem Folgetag nicht mehr aufzusuchen braucht. Noch zustehende Gehälter werden ihr formgerecht überwiesen; es findet kein Abschlussgespräch und keine Verabschiedung statt.
- A3: Frau Müller arbeitet als Kassiererin in einem Supermarkt. Ihr wird von einem Aufseher unterstellt, sie habe gestohlen. Ihr Chef nimmt sie nicht in Schutz.
- A4: Herr Schmidt hat einen Verein gegründet und darin viel Arbeit sowie eigene finanzielle Mittel investiert. Nachdem der Verein nach einer langen Durststrecke gut angelaufen ist,

wird er von einem bei den anderen Vereinsmitgliedern beliebteren Konkurrenten ausgebootet.

Partnerschaftsprobleme

- P1: Frau Müller hat sich in ihrer 20-jährigen Ehe um Haushalt, Kindererziehung und gesellschaftliche Verpflichtungen gekümmert, um ihren Ehemann bei seiner Karriere zu unterstützen. Ihr Ehemann verlässt sie nun wegen seiner deutlich jüngeren Assistentin, in der er die große Liebe seines Lebens gefunden zu haben glaubt.
- P2: Herr Schmidt wird wegen eines angeblichen Betruges von einem Richter zu einer Gefängnisstrafe verurteilt und sitzt ein halbes Jahr unschuldig in Untersuchungshaft. In dieser Zeit verlässt ihn seine Ehefrau.
- P3: Frau Müller arbeitet als Sekretärin und versorgt zugleich den Haushalt und die beiden Kinder. Der Mann macht als Abteilungsleiter Karriere; ohne sich zuhause wesentlich zu engagieren. Er macht ihr Vorwürfe, dass sie nicht attraktiv genug aussehe.

Gesundheit und Tod

- G1: Frau Müller hat eine Rheumaerkrankung. Sie kann deshalb nicht mehr im Sportverein mitmachen, wo sie früher eine herausragende Rolle hatte.
- G2: Der 17-jährige Sohn von Frau Müller erleidet nach dem Besuch einer Disko bei einem schweren Verkehrsunfall als Beifahrer eine schwere Behinderung. Fahrer und Unfallverursacher ist ein 18-jähriger Freund des Sohnes, der zum Unfallzeitpunkt stark alkoholisiert gewesen ist und den Unfall mit eher leichten Verletzungen überlebt.
- G3: Der Ehemann von Frau Schmidt verstirbt überraschend nach einem Herzinfarkt. Sie hatte es nicht geschafft ihn zu reanimieren. Der Notarztwagen traf erst nach 20 Minuten ein.

Finanzielle Probleme

- F1: Herr Müller hat ein Haus gebaut. Es stellen sich Bauschäden ein, deren Behebung die finanziellen Möglichkeiten von Herrn Müller überschreiten, weshalb er das Haus verliert und nur Schulden behält, weil der verantwortliche Baubetrieb wegen zwischenzeitlichem Konkurs nicht mehr zur Rechenschaft gezogen werden kann.
- F2: Herr Schmidt wird ohne Schuld in einen Verkehrsunfall verwickelt. Dabei entsteht ihm ein großer Sachschaden, für den keine Versicherung aufkommt. Die einzigen Zeugen saßen im Wagen des Unfallgegners und belasten Herrn Schmidt vor Gericht. Der Unfallgegner bekommt deswegen auch in der letzten Instanz Recht.
- F3: Frau Müller war die langjährige Partnerin eines chronisch kranken Mannes, den sie zuletzt auch noch längere Zeit gepflegt hat; bevor er verstorben ist. Nach seinem Tod erbt Frau Müller nichts, sondern nur dessen Ehefrau, die ihn vor Jahren wegen eines anderen Mannes verlassen hatte.

Die folgenden drei Übungen können mit Hilfe dieser Modellprobleme durchgeführt werden. Erst in einem späteren Schritt können zusätzlich auch persönliche Konflikte oder Kränkungen im Rahmen dieser Übungen durchgespielt werden.

■ Multipler Perspektivwechsel

Die fiktiven Lebensprobleme haben stets mehrere Beteiligte (z. B. der Verurteilte, der Richter, die Ehefrau). Der Patient wird zunächst gebeten, das Problem aus der Sicht des »Opfers« zu kommentieren, seine Bewertungen zu äußern und zu sagen, wie er in einer solchen Situation reagieren würde. Dabei wird durch den Therapeuten eine emotionale Reaktion gefördert.

Im nächsten Schritt wird der Patient dann gebeten, dieselbe Situation aus der Sicht des zweiten und dann des dritten Beteiligten zu kommentieren (Was hat den Richter zu dem Urteil bewogen? Was hat die Ehefrau bewogen, ihn zu verlassen?) Dabei ist es wichtig, darauf zu achten, dass sich der Patient die Gefühle des Täters möglichst konkret vorstellt, und er nicht sein eigenes Wunschdenken beschreibt (»Ich kann verstehen, dass Sie wünschen, dass eine Frau in allen Lebenslagen zu ihrem Mann hält, aber was kann eine Frau dazu bewegen, sich von einem Mann, der ins Gefängnis muss, zu trennen?«). Eventuell kann eine Differenzierung eingeführt werden zwischen dem Täter als Rollenträger und als Mensch. Diese Differenzierung erlaubt es, sich verschiedene, ambivalente oder widersprüchliche Gefühle vorzustellen. Dies ermöglicht die Erkenntnis, dass das Handeln der Beteiligten im Rahmen von Sachzwängen häufig legitim ist und deswegen nicht notwendigerweise als persönlicher Angriff bzw. Abwertung der eigenen Person betrachtet werden muss (z. B. nach einer betrieblichen Umsetzung oder nach Kündigung).

Prototypen

Nach Tausch (2004) können Gefühle wie Hilflosigkeit, Ohnmacht, Ärger oder Aggressivität durch das Nichtverstehen äußerer Vorgänge, also durch das Erleben von Sinnlosigkeit entstehen. Diese Übung hat das Ziel, sinnstiftende Perspektiven zur Bewältigung von kritischen Lebensereignissen zu erarbeiten und ist besonders für komplexere Lebensprobleme geeignet. Ein weiterer Effekt liegt in der Modellwirkung von prototypischen Einstellungen bzw. Handlungen.

Als Übungsoberfläche werden den Patienten verschiedene prototypische Personen angeboten. Dabei wird ein Konsens über typische, klischeemäßige Interessen und Verhaltensweisen von bestimmten Menschen angenommen, wofür sich den meisten Patienten vertraute Berufsgruppen besonders anbieten. Diese werden so kombiniert, dass sie ein großes Spektrum von Einstellungs- und Handlungsmöglichkeiten repräsentieren wie z. B. die Lebensbereiche Lebenserfahrung, Gefühlsorientierung, Rationalität, Problemlösekompetenz, Transzendenz, Güte und Kulturperspektive. Da betroffene bzw. gekränkte Menschen auf die Aktivierung von möglichen alternativen Betrachtungsweisen sehr empfindlich reagieren können, reduziert der Rückgriff auf Klischeevorstellungen zunächst die Reaktanz gegenüber neuen Ideen und verleiht der Übung etwas Spielerisches.

In der Praxis haben sich folgende Prototypen bewährt:

- **Großmutter**: Die gütige Großmutter, die ihre Kinder durch den Krieg gebracht und in ihrem Leben viel erlebt hat.
- **Manager**: Beschäftigt sich mit praktischen Problemlösungen, geht rational und Ziel orientiert vor und vertritt seine eigenen Interessen.
- **Geistlicher**: Beschäftigt sich mit moralischen und philosophischen Fragen; erlebt Transzendenz.
- Mensch aus **einem anderen Kulturkreis (z. B. türkischer Nachbar)**: Kennt andere Lebensweisen aus einem anderen Kulturkreis.

Die Patienten sollen bei einem fiktiven Lebensproblem reflektieren, wie die Prototypen mit derartigen Problem umgehen würden, wie sie es sehen und wie sie handeln würden. Dabei geht es hauptsächlich um ein klischeemäßiges Vorgehen. Das Ziel ist die Reflexion von grundlegenden Einstellungen oder Perspektiven und weniger das Nennen von kurzfristig entlastenden Handlungen wie z. B. der Trost des Geistlichen oder von der Großmutter in den Arm genommen zu werden. Zusätzlich kann man die Patienten danach fragen, welche Denk- oder Verhaltensweisen die Prototypen wohl ablehnen würden.

Später kann diese Übung auch auf das persönliche Lebensproblem übertragen werden.

Es geht bei dieser Übung nicht um ein mechanisches Durchführen der jeweiligen Übungen, sondern um eine therapeutisch unterstützte Reflexion der jeweiligen Perspektiven. Diese soll beim Patienten eine entlastende emotionale Erfahrung (»Aha-Erlebnis«) auslösen. Auf der Patientenseite geht es weniger um das Einüben einer Perspektivübernahme, sondern vielmehr um deren Zulassen.

Modellsuche

Eine weitere Option ist, den Patienten anzuregen, sich ein real existierendes bekanntes oder unbekanntes oder fiktives Modell für eine gute Problembewältigung zu suchen. Er soll reflektieren, welche Eigenschaften das Modell hat, welche Unterschiede zwischen ihm und dem Modell bestehen, und was er tun kann, um sich ähnlich wie das Modell verhalten zu können.

In einem weiteren Schritt soll der Patient in gleicher Weise nach einem negativen Modell suchen, nach jemandem, der sich seines Erachtens falsch verhalten hat. In der Praxis haben die Patienten selten Probleme, ein geeignetes Modell zu finden – meist sind es Partner oder Eltern.

90.5 Erfolgskriterien

Der Erfolg des o. g. Vorgehens ist daran zu erkennen, dass der Patient spontan beginnt auch im Hinblick auf sein eigenes Lebensproblem oder andere Lebenssituationen Differenzierungen einzufügen, z. B. durch Vergleich mit anderen (»Ich bin nicht der einzige, der seinen Arbeitsplatz verliert«), durch Übernahme von Perspektiven Dritter (»Was soll der Eigentümer machen, wenn er das Geld nicht mehr hat, um so viele Mitarbeiter zu bezahlen«), durch Empathie (»Es muss schwer für ihn gewesen sein, mich zu entlassen, weshalb er es nicht geschafft hat, mit mir direkt darüber zu reden«) oder durch Nachhaltigkeitsüberlegungen (»Wenn mein Mann jetzt chronisch krank weitergelebt hätte, wäre es auch schwer geworden«).

90.6 Grad der empirischen Absicherung und persönliche Bewertung

Die Weisheitstherapie ist eine wissenschaftliche Neuentwicklung (Schippan et al., 2004; Linden, Baumann & Schippan, 2006; Linden, Rotter, Baumann & Lieberei, 2007; Baumann, 2007). Es gibt Beziehungen zum »Forgiveness«-Ansatz (z. B. Enright & Fitzgibbons, 2000) und zur Logotherapie (Frankl, 1998). Untersuchungen zur wissenschaftlichen Wirksamkeitsüberprüfung laufen. Aus klinischer Erfahrung hat sich das beschriebene Vorgehen bewährt und Therapiemöglichkeiten bei Patienten eröffnet, die ansonsten jedem Änderungsansinnen eher ablehnend gegenüberstanden.

Literatur

Ardelt, M. (2003). Empirical assessment of a three-dimensional wisdom scale. *Research on Ageing, 25* (3), 275–324.

Baltes, P. B. & Smith, J. (1990). Weisheit und Weisheitsentwicklung: Prolegomena zu einer psychologischen Weisheitstheorie. *Zeitschrift für Entwicklungspsychologie und Pädagogische Psychologie, 22*, 95–135.

Baltes, P. B., Glück, J. & Kunzmann, U. (2002). Wisdom: Its structure and function in regulating successful life span development. In C. R. Snyder & J. Lopez Shane (Eds.), *Handbook of Positive Psychology* (pp. 327–347). Oxford: Oxford University Press.

Baumann, K. (2007). *Weisheitstraining zur Steigerung der Belastungsverarbeitungskompetenz bei reaktiven psychischen Störungen mit Verbitterungsaffekten*. Dissertation an der Charité Universitätsmedizin Berlin.

Enright, R. D. & Fitzgibbons, R. P. (2000). *Helping clients forgive: An empirical guide for resolving anger and restoring hope*. Washington: American Psychological Association.

Frankl, V. E. (1998). *Logotherapie und Existenzanalyse*. Weinheim: Psychologie Verlags Union.

Linden, M., Baumann, K. & Schippan, B. (2006). Weisheitstherapie. Kognitive Therapie der Posttraumatischen Verbitterungsstörung. In A. Maercker & R. Rosner (Hrsg.), *Psychotherapie der posttraumatischen Belastungsstörungen* (S. 208–227). Stuttgart: Thieme.

Linden, M., Rotter, M., Baumann, K. & Lieberei, B. (2007). *Posttraumatic embitterment disorder*. Toronto: Hogrefe & Huber.

Mayer, J. D. & Salovey, P. (1995). Emotional intelligence and the construction and regulation of feelings. *Applied and Preventive Psychology, 4*, 197–208.

Schippan, B., Baumann, K. & Linden, M. (2004). Weisheitstherapie – kognitive Therapie der posttraumatischen Verbitterungsstörung. *Verhaltenstherapie, 14*, 284–293.

Staudinger, U. M. & Baltes, P. B. (1996). Weisheit als Gegenstand psychologischer Forschung. *Psychologische Rundschau, 47*, 57–77.

Sternberg, R. J. (1998). A balance theory of wisdom. *Review of general psychology, 2* (4), 347–365.

Tausch, R. (2004). Sinn in unserem Leben. In A. E. Auhagen (Hrsg.), *Positive Psychologie*. Weinheim: Beltz.

90

Störungsbezogene Therapiekonzepte

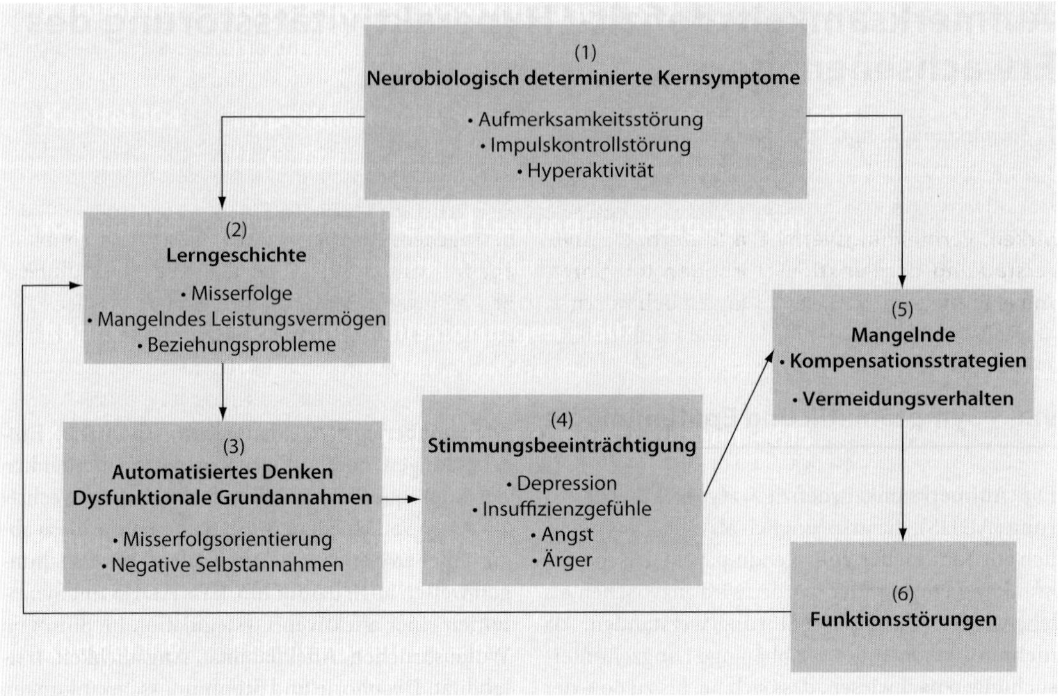

Abb. 91.1 Biosozial-kognitiv-verhaltenstheoretisches Modell der mit ADHS assoziierten Beeinträchtigungen der Alltagsbewältigung und Selbstwahrnehmung. (Modifiziert nach Safren et al., 2005a)

Es ist ebenfalls gut nachgewiesen, dass ADHS im Erwachsenenalter mit einer hohen Rate weiterer psychiatrischer Erkrankungen einhergeht. So fand sich in einer epidemiologischen US-amerikanischen Studie eine Lebenszeitprävalenz komorbider psychiatrischer Erkrankungen von 88,6%, die 12-Monatsprävalenz betrug 66,9% (Kessler et al., 2006). In einer eigenen Untersuchung an einer klinischen Stichprobe von 70 erwachsenen Patienten mit ADHS fand sich eine Lebenszeitkomorbidität für Achse-I-Störungen von 77%. Erwachsene Patienten mit ADHS hatten im Vergleich zu gesunden Kontrollpersonen signifikant häufiger depressive Episoden (61% vs. 26%), Essstörungen (11% vs. 1%) und substanzabhängige Störungen (30% vs. 7%), 17% der Patienten litten unter 2 oder mehr komorbiden psychischen Störungen (Sobanski, 2006).

91.2 Verhaltenstherapeutische Ansatzpunkte und Ziele

Das einzelpsychotherapeutische Programm von Safren, Perlman et al. (2005a; deutsche Bearbeitung von Sobanski, Schumacher-Stien & Alm, 2009) basiert auf einem biosozial-kognitiv-verhaltenstheoretischen Modell (Abb. 91.1). Dieses besagt, dass seit dem Kindesalter bestehende, **neurobiologisch determinierte ADHS-Kernsymptome im Sinn von Aufmerksamkeitsstörungen, mangelnder Impulskontrolle und Ablenkbarkeit (1)**, für die nur **unzureichende oder mangelnde Kompensationsstrategien** bestehen, zu **Vermeidungsverhalten** bzgl. bestimmter Anforderungen **(5)** und einer Beeinträchtigung bei der Bewältigung des Alltags führen **(6)**. Sie gehen mit einer charakteristischen **Lerngeschichte** einher, die durch **Misserfolge, mangelnde Ausschöpfung des eigenen Leistungspotenzials und Beziehungsschwierigkeiten (2)** gekennzeichnet ist. Hieraus entwickeln sich **automatisierte Gedanken und dysfunktionale Grund-**

annahmen, die durch **Misserfolgsorientierung** und **negative Selbstannahmen (3)** charakterisiert sind und die zu **Stimmungsbeeinträchtigungen** mit **depressiven Verstimmungen, Insuffizienzgefühlen, Angst und Ärger (4)** führen können, **der Anwendung effektiver Copingstrategien** zur Bewältigung der Kernsymptomatik **(5) entgegenwirken, Vermeidungsverhalten fördern**, zu einer **Verstärkung der Funktionsstörungen (6)** führen und eine effektive Alltagsbewältigung behindern.

Daraus abgeleitet lassen sich unter Berücksichtigung der individuellen Konstellation des Patienten folgende Behandlungsziele formulieren:
- Erarbeitung eines Störungsmodells,
- effizientere Alltags- und Selbstorganisation,
- verbesserte Bewältigung sozialer Anforderungen und von Leistungsanforderungen (z. B. Arbeit, Partnerschaft, Familie),
- Verbesserung der Impulskontrolle,
- verbesserte Nutzung der verfügbaren Aufmerksamkeitskapazität,
- verbesserte Emotionsregulation,
- Abbau von Vermeidungsverhalten,
- Abbau von negativen Grundannahmen und Selbstbewertungen sowie
- Aufbau von differenziertem, auf das konkrete Verhalten und die konkrete Erfahrung und Situation bezogenem Denken.

91.3 Behandlungsplan und Einzelschritte

▪ Zielvorstellungen und strukturelle Rahmenbedingungen

Zur konkreten Behandlungsdurchführung stehen im deutschen Sprachraum das kognitiv-verhaltenstherapeutische Einzelpsychotherapieprogramm nach Safren et al. (2005a) sowie das dialektisch-behaviorale Gruppenpsychotherapieprogramm nach dem »Freiburger Konzept« (Hesslinger, Philipsen & Richter, 2004) zur Verfügung. Der Ablauf der Therapie ist bei beiden Vorgehensweisen klar strukturiert und manualisiert.

Vor bzw. bei Behandlungsbeginn wird eine Zielanalyse mit Klärung der Zielvorstellungen des Klienten und eine systematische Erfassung der durch die Symptomatik bzw. durch Vermeidungsverhalten beeinträchtigten Lebensbereiche sowie eine Motivationsanalyse durchgeführt. Bei der Behandlung der ADHS des Erwachsenenalters ist es unabdingbar, zu Therapiebeginn die äußeren Rahmenbedingungen und die Notwendigkeit, vorgegebene Behandlungsstrukturen einzuhalten, zu besprechen. Hierbei erweist es sich als sinnvoll, einen Therapievertrag, in dem die Behandlungsbedingungen schriftlich niedergelegt werden, abzuschließen. Da die mangelnde Fähigkeit formale Strukturen einzuhalten, häufig zu den wesentlichen störungsimmanenten Schwierigkeiten von Patienten mit ADHS gehört, sollte hierin auch festgelegt werden, dass die mangelnde Einhaltung von Behandlungsstrukturen insbesondere wiederholt versäumte Termine, Verspätungen und nicht durchgeführte Hausaufgaben mittels Verhaltensanalysen bearbeitet und modifiziert wird. Hilfreich ist es auch, gleich zu Beginn festzulegen, wie mit während der Therapiesitzungen auftretenden Aufmerksamkeitsstörungen und Abschweifen vom thematischen Fokus umgegangen werden soll. Mögliche Strategien sind z. B. die Vereinbarung bestimmter verbaler Mitteilungen oder von Handzeichen durch den Therapeuten. Wichtig ist es auch, zu Beginn zu vermitteln, dass die Durchführung von Hausaufgaben und Training der in den Sitzungen vermittelten Strategien im realen Alltag ein wesentlicher Baustein der Therapie ist. Da die Etablierung von Verhaltensroutinen zu den wesentlichen Schwierigkeiten erwachsener Patienten mit ADHS gehört, sollte Wert darauf gelegt werden, eine zuverlässige Durchführung von Hausaufgaben zu etablieren und dysfunktionales Verhalten, das die Durchführung von Hausaufgaben behindert, gemeinsam mit dem Patienten mittels Verhaltensanalysen zu bearbeiten und zu modifizieren.

Im Folgenden werden Elemente eines Behandlungsplans vorgestellt, die sich bei Einzel- und gruppentherapeutischen Behandlungen bewährt haben. Die einzelnen Elemente können in Einzelpsychotherapien entsprechend der individuellen Ziele des Patienten kombiniert werden. Da sich Patienten mit ADHS bei der Vorstellung in professionellen Behandlungseinrichtungen oft »am Rand« bzw. einer krisenhaften Zuspitzung sozialer Situationen befinden, wird dies vorwiegend Verhaltensweisen betreffen, die unmittelbar mit der Funktionsfähigkeit in diesem Lebensbereich zusammenhängen, häufig Arbeitsfähigkeit, Studienanforderungen oder Partnerschaftsproblematik.

▪ Vermittlung eines Störungsmodells

In Einzelpsychotherapien erweist es sich häufig als sinnvoll, die Behandlung mit Psychoedukation über ADHS zu beginnen. Hierbei wird ausgehend vom Krankheitsmodell der Patienten ein Störungsmodell der ADHS erarbeitet. Dieses enthält im Schwerpunkt eine Vermittlung der neurobiologischen Determination der Erkrankung, was oft in erheblichen Maß zu einer Entlastung von Schuldgefühlen angesichts einer von Misserfolgen und chronischem Scheitern belasteten Lebensgeschichte führt. Es erfolgt eine Besprechung der ADHS-Symptomatik sowie eine Klärung, welche der bestehenden Schwierigkeiten auf die ADHS-Kernsymptomatik zurückgeführt werden können mit Fokussierung auf die Frage »Was ist ADHS und was nicht?«

▪ Umgang mit der Kernsymptomatik

Das Erleben einer mangelnden oder eingeschränkten willentlichen Kontrolle eigener Aufmerksamkeitsleistungen und kaum oder begrenzt steuerbarem impulsiven Verhalten führt in der Selbstwahrnehmung der Patienten häufig zu Resignation und einer Selbstbewertung als inkompetent und hilflos. Ein wesentliches Ziel im Umgang mit der Kernsymptomatik besteht daher darin, dem Patienten Kontroll- und Kompensationsstrategien im Umgang mit der Kernsymptomatik zu vermitteln und damit die Selbstwirksamkeit und Selbsteffizienz zu verbessern (»ADHS kontrollieren, statt von ADHS kontrolliert zu werden«). Diese beinhalten im Einzelnen:

1. **Verbesserte Nutzung von Aufmerksamkeitsressourcen**:
   - Erfassung der eigenen Aufmerksamkeitsspanne mittels Verhaltensbeobachtung,
   - Reduktion ablenkender Reize z. B. am Arbeitsplatz durch Stimuluskontrolle und
   - Verbesserung des willentlichen Zugriffs auf Aufmerksamkeitsprozesse durch Achtsamkeitstraining.
2. **Verbesserung der Impulskontrolle**:
   - Erlernen und Anwendung von Verhaltensanalysen von impulsivem Verhalten und
   - Erlernen von Techniken der Handlungsplanung.
3. **Verbesserung der Emotionsregulation**:
   - Vermittlung eines kognitiven Emotionsmodells mit Schwerpunkt auf dem Zusammenhang: kognitive Bewertung eines Stimulus – Gefühl – Handlungsimpuls,
   - Verhaltensanalysen von Gefühlen,
   - Erlernen und Training von Emotionsregulation mittels antizipierender Stimuluskontrolle, Veränderung der Bewertung durch geleitetes Fragen (sokratischer Dialog) und reflexiver Emotionsregulation,
   - Einsatz von Achtsamkeit zur Entkopplung von Bewertungen, Gefühlen und Handlungsimpulsen (nur wahrnehmen, nicht bewerten, nicht handeln),
   - Erstellen eines persönlichen Notfallkoffers zum Umgang mit intensiven und belastenden Gefühlen und
   - Techniken zum Stressmanagement.

▪ Bearbeitung von negativen Grundannahmen und Selbstbewertungen

Neben verhaltensbezogenen Interventionen zur Verbesserung der Selbstwirksamkeit kommen kognitive Interventionen zum Einsatz. Diese beinhalten:

- Vermittlung des biosozial-kognitiv-verhaltenstheoretischen Modells der mit ADHS assoziierten Beeinträchtigungen der Alltagsbewältigung und Selbstwahrnehmung entsprechend ◘ Abb. 91.1,
- Erfassung automatischer Gedanken mittels Gedankenprotokollen,
- Zusammenstellung und Modifikation dysfunktionaler Grundannahmen mittels sokratischem Dialog und Aufbau von realistischen kognitiven Skripten.

▪ Verbesserung der Selbst- und Alltagsorganisation

Defizite in der Selbst- und Alltagsorganisation sind ein charakteristisches Problem bei ADHS, das oft mit hohem persönlichen Leidensdruck, erheblichen Einbußen der Leistungsfähigkeit und Beeinträchtigungen der Alltagsbewältigung sowie einem Veränderungswunsch der Patienten einhergeht. Die Vermittlung und das Training von Strategien zur Alltagsorganisation ist daher oft ein wesentlicher Bestandteil der Behandlung. Da viele Patienten oft schon selbst mit mangelnden Erfolg Strategien zum Alltagsmanagement angewandt haben, ist es sinnvoll, eine Besprechung der bereits angewandten Strategien und der Ursachen des mangelnden Erfolgs vorzuschalten. Häufig zeigt sich hierbei, dass entsprechende Strategien zwar mit hoher Motivation begonnen, aber in der Regel nur kurzfristig eingesetzt wurden. Wichtig ist es deshalb, einen Konsens mit dem Patienten herzustellen, dass die eingesetzten Strategien kontinuierlich und über einen ausreichend langen Zeitraum im Alltag eingesetzt werden müssen, um ihre Wirkung zu entfalten und sich als Verhaltensroutinen zu etablieren. Im Einzelnen kommen folgende Techniken zur Anwendung:

- Problemlösetraining,
- Zeitmanagement (Benutzung von Terminkalender, Organizer, Handy zur Verwaltung aller Termine),
- Tages-/Wochenpläne mittels Prioritätensetzung (führen von To-Do-Listen nach dem ABC-System),
- Etablierung von Ablagesystemen für Post/Unterlagen sowie für relevante Alltagsutensilien (z. B. Schlüssel, Portemonnaie).

▪ Abbau von Vermeidungsverhalten

Patienten mit ADHS berichten häufig ausgeprägtes Vermeidungsverhalten gegenüber unangenehm oder nicht bewältigbar erlebten Anforderungen im Alltagsmanagement wie z. B. das Erledigen von Rechnungen, der Steuererklärung, des Hausputzes usw. sowie gegenüber Leistungsanforderungen, z. B. Prüfungsvorbereitungen, kontinuierliche Projektarbeit, Besuch von Vorlesungen. Neben einer subjektiv erlebten Entlastung führt dies mittel- und langfristig zu erheblichen Beeinträchtigungen in den vermiedenen Alltagsbereichen. Im Rahmen einer Behandlung sollte daher erfasst werden, ob und in welchen Alltagsbereichen Vermeidungsverhalten vorliegt und anhand der Erarbeitung der kurz- und langfristigen Konsequenzen Veränderungsmotivation erarbeitet und verstärkt sowie anhand von Bedingungsanalysen von identifiziertem Vermeidungsverhalten individuelle Auslöser und zugrunde liegende dysfunktionale Denkmuster erarbeitet werden. Unter Berücksichtigung der individuellen Konstellation kommen zur Bewältigung verhaltensorientierte oder kognitive Strategien wie oben beschrieben zur Anwendung.

91.4 Schwierigkeiten und Probleme

Schwierigkeiten und Probleme ergeben sich in der Behandlung in erster Linie aus der störungsimmanenten Schwierigkeit der Patienten, formale Behandlungsstrukturen einzuhalten, was sich in Unpünktlichkeit, Vergessen von Terminen und von Hausaufgaben zeigt. Wie eingangs darauf hingewiesen ist es deshalb notwendig und hilfreich, zu Beginn die Bearbeitung und Modifikation von therapiegefährdendem Verhalten als integralen Therapiebestandteil zu etablieren. Eine weitere Schwierigkeit besteht darin, dass die Patienten häufig eine lange Übungszeit brauchen, bis neue Verhaltensroutinen im Alltag etabliert sind, was in der Therapieplanung und in der Motivationsarbeit entsprechend berücksichtigt werden muss.

91.5 Begleit- oder Alternativbehandlungen

Die medikamentöse Behandlung mit Stimulanzien, in Deutschland in erster Linie mit retardiertem und unretardiertem Methylphenidat sowie mit Atomoxetin, führt bei einer Vielzahl von Patienten häufig zu einer erheblichen Reduktion der Kernsymptomatik, wobei sich im klinischen Alltag oft zeigt, dass es insbesondere bei ausgeprägtem Vermeidungsverhalten den Patienten nicht immer gelingt, verbesserte Aufmerksamkeitsleistungen und verbesserte Impulskontrolle auch in verbesserte Alltagsbewältigung umzusetzen. Die medikamentöse Behandlung muss derzeit in Deutschland noch »Off-Label« durchgeführt werden, sodass die Patienten die Kosten für die Medikamente überwiegend selbst aufbringen müssen.

Weiterhin ist es wichtig aufgrund der hohen Komorbidität der ADHS insbesondere mit depressiven Störungen und Suchterkrankungen diese in einen Gesamtbehandlungsplan mit einzubeziehen, wobei die derzeit verfügbare Evidenz nahe legt, diese durch störungsspezifische Maßnahmen vorrangig zu behandeln und nach Remission eine Behandlung der ADHS anzuschließen.

Da Patienten mit ADHS häufig von Partnerschaftsschwierigkeiten in Zusammenhang mit spezifischen der ADHS immanenten Verhaltensweisen wie Unpünktlichkeit, Unzuverlässigkeit, mangelndes aufmerksames Zuhören in Gesprächen, Impulsivität, unvorhersagbares Verhalten und emotionale Überreagibilität wie Wutausbrüche berichten, kann eine Psychoedukation des Lebenspartners über ADHS häufig eine erhebliche Entlastung der Beziehung bewirken.

91.6 Wirksamkeit und Erfolgsbeurteilung

Sowohl die Wirksamkeit der kognitiv-verhaltenstherapeutischen Einzelpsychotherapie als auch des »Freiburger Gruppenprogramms« wurden anhand mehrerer offener Studien nachgewiesen (Safren et al., 2005b; Rostain & Ramsey, 2006; Philipsen, Richter et al., 2007). Alle Studien berichten eine Reduktion der ADHS-Symptomatik, unterscheiden sich aber in der Bewertung der Notwendigkeit einer stabilen medikamentösen Behandlung der ADHS.

Die Untersuchung zur Wirksamkeit der Verfahren zur kognitiven Verhaltenstherapie wurde ausschließlich an medikamentös eingestellten Patienten durchgeführt aufgrund der klinischen Einschätzung der Autoren, dass medikamentös unbehandelte Patienten kaum von der psychotherapeutischen Arbeit profitiert hätten bzw. die Durchführung des Programms aufgrund der Aufmerksamkeitsstörungen und Desorganisiertheit der Patienten erheblich erschwert worden sei (Safren et al., 2005b; Rostain & Ramsey, 2006). Im Gegensatz hierzu konnte bei der Anwendung des Freiburger Gruppenpsychotherapieprogramms eine Reduktion der ADHS-Symptomatik sowohl bei medizierten als auch unmedizierten Patienten nachgewiesen werden (Philipsen et al., 2007), sodass die vorliegenden Ergebnisse auch unter Berücksichtigung der methodischen Einschränkungen wie offenes Design, kleine Fallzahlen und unreplizierte Ergebnisse noch keine abschließende Beurteilung zulassen, ob sowohl medizierte als auch unmedizierte Patienten von einer störungsspezifischen Psychotherapie im Sinne einer Reduktion der ADHS-Symptomatik profitieren. Da bisher auch noch keine evidenzbasierten Prädiktoren einer differenziellen Therapieindikation verfügbar sind, kann zum aktuellen Zeitpunkt auch keine studienbasierte Aussagen getroffen werden, bei welcher Symptomkonstellation bzw. schweregrad, bei welchen psychosozialen Funktionsstörungen und komorbiden psychiatrischen Erkrankungen verfügbare therapeutische Optionen im Sinne von Psychotherapie, Medikation oder medikamentöser und psychotherapeutische Kombinationsbehandlung eingeleitet bzw. welche Behandlungsschritte bei unzureichendem Behandlungserfolg aufeinander folgen sollten.

Entsprechend der eigenen klinischen Erfahrungen entscheiden sich viele Patienten nach einer Aufklärung über die therapeutischen Möglichkeiten für eine Kombinationstherapie unter der Vorstellung durch eine medikamentöse Therapie rasch Konzentrationsfähigkeit und Impulsivität zu verändern und mittels einer Verhaltenstherapie langfristig Alltagsorganisation und Selbsteffizienz zu verbessern.

Literatur

Barkley, R. A., Fischer, M. et al. (2004). Young adult follow-up of hyperactive children: Antisocial activities and drug use. *J Child Psychol Psychiatry, 45*, 195–211.

Fayyad, J., DeGraaf, R., Kessler, R., Alonso, J. et al. (2007). Cross-national prevalence and correlates of adult attention-deficit hyperactivity disorder. *Br J Psychiatry, 190*, 402–409.

Hesslinger, B., Philipsen, A. & Richter, H. (2004). *Psychotherapie der ADHS im Erwachsenenalter: Ein Arbeitsbuch.* Göttingen: Hogrefe.

Kessler, R. C., Adler, L., Barkley, R., Biederman, J., Conners, C. K., Demler, O. et al. (2006). The prevalence and correlates of adult ADHD in the United States: results from the National Comorbidity Survey Replication. *Am J Psychiatry, 163 (4)*, 716–723.

91

Leibenluft, E., Cohen, P., Gorrindo, T., Brook, J. S. & Pine, D. S. (2006). Chronic vs. episodic irritability in youth: a community-based, longitudinal study of clinical and diagnostic associations. *J Child Adolesc Psychopharmacology, 16 (4)*, 456–466.

Nigg, J. T., Goldsmith, H. H. & Sachek, J. (2004). Temperament and ADHD: The development of a multipathway model. *J Clin Child Psychology, 33 (1)*, 42–53.

Philipsen, A., Richter, H. et al. (2007). Structured group psychotherapy in adults with Attention Deficit Hyperactivity Disorder – results of an open multicentre study. *J Nerv Ment Disease, 195*, 1013–1019.

Rasmussen, P. & Gillberg, C. (2000). Natural outcome of ADHD with developmental coordination disorder at age 22 years: a controlled, longitudinal, community-based study. *J Am Acad Child Adolesc Psychiatry, 39 (11)*, 1424–1431.

Rostain, A. L. & Ramsey, J. R. (2006). A combined treatment approach for adults with ADHD – results of an open study of 43 patients. *J Atten Disord, 10*, 150–159.

Safren, S. A., Perlman, C. A. et al. (2005a). *Mastering your adult ADHD: A cognitive behavioral treatment program. Therapist Guide and Client Workbook*. New York: Oxford University Press.

Safren, S. A., Otto, M. W., Sprich, S. et al. (2005b). Cognitive-behavioral therapy for ADHD in medication-treated adults with continued symptoms. *Beh Res Ther, 43*, 831–842.

Sobanski, E. (2006). Subtypenunterschiede bei erwachsenen Patienten mit Aufmerksamkeitsdefizit-/ Hyperaktivitätsstörung (ADHS). *Der Nervenarzt (Suppl. 3)*, 300. Abstract 0254.

Sobanski, E., Schumacher-Stien, M. & Alm, B. (2009). *Kognitive Verhaltenstherapie der ADHS des Erwachsenenalters* (Deutsche Bearbeitung von Safren, S. A., Perlman, C. A. et al., 2005a). Berlin: Medizinisch Wissenschaftliche Verlagsgesellschaft.

Agoraphobie und Panikerkrankung

M. Linden

92.1 Diagnose und Verlauf

Die Agoraphobie ist nach der Angst vor Plätzen und Märkten (agora) benannt. Es handelt sich in aller Regel jedoch nicht um monosymptomatische sondern komplexe Phobien, bei denen die Patienten zugleich auch unter Klaustrophobie (Angst vor engen oder überfüllten Räumen), Akrophobie (Angst vor Höhen) oder Phobophobie (Angst vor Panikzuständen) leiden.

Stufen der typischen Entwicklung einer Agoraphobie

1. Am Anfang steht regelhaft ein Schlüsselerlebnis, in dem die Patienten aus realen Gründen (unbedingter Stimulus, UCS) extreme Angstzustände (unbedingte Reaktion, UCR) durchleben mussten (z. B. Autounfall). Solche initialen panikartigen vegetativen Entgleisungen können auch durch das Zusammentreffen mehrerer synergistisch wirkender Faktoren entstehen (z. B. zu wenig Schlaf, zu viel Alkohol, Hypoglykämie, Streit mit dem Partner und Warten im Gedränge vor einer Kaufhauskasse).
2. Gemeinsame Endstrecke ist eine vegetative Entgleisung, häufig einhergehend mit Gefühlen drohender Ohnmacht, Tachykardie und Atemnot.
3. Die Wahrnehmung dieser vegetativen Dysregulation führt zu Angst mit konsekutiver Verstärkung der primären Symptomatik bis hin zu einem Zustand des Panikerlebens.
4. Im Anschluss an diese initiale Panik kommt es zu einer Phase erhöhter vegetativer Vulnerabilität und verstärkter ängstlicher Selbstbeobachtung. Häufig stellen sich Patienten auch bereits beim Erstereignis bei Ärzten oder in der Ersten Hilfe vor.
5. In dieser nächsten Phase entwickelt sich eine Phobophobie, d. h. eine verstärkte Beobachtung der eigenen vegetativen Reaktion mit Angst vor erneuter vegetativer Entgleisung (Erwartungsangst).
6. Geringere Stressoren (unbedingte Stimuli) können in dieser Phase zu verstärkten vegetativen Reaktionen und wiederum zur Verstärkung der ängstlichen Selbstwahrnehmung führen, womit ein Circulus vitiosus beginnt.
7. Weiterhin können konditionierte Stimuli (CS), wie z. B. die Straßenkreuzung, an der der Unfall stattgefunden hat, zu einer konditionierten Angstreaktion (CR) führen. Wichtig ist darauf hinzuweisen, dass nicht nur externe Stimuli, sondern auch Kognitionen, d. h. einschießende Gedanken an kritische Lebenssituationen oder auch nur die Erinnerung an das auslösende Panikereignis, ebenfalls zu übersteigerten vegetativen Reaktionen und damit u. U. zur Eskalation bis hin zu Panikzuständen führen können.
8. Die nächste Entwicklungsstufe ist die Phase des Meideverhaltens. In den Fällen, in denen Patienten meinen, einen äußeren Stimulus als Ursache ihrer Beschwerden identifiziert zu haben, werden sie ver-

suchen, die entsprechende Situation zu meiden.

9. Damit kommt ein negativer Konditionierungsprozess in Gang (negative Verstärkung). Je mehr gemieden wird, desto stärker wird die Angst. Meideverhalten hat darüber hinaus die Tendenz zu generalisieren, d. h. zunächst wird z. B. nur das Fahren auf der Autobahn gemieden, dann das Fahren insgesamt und am Ende schließlich das Betreten der Straße. Die Signalreize für die scheinbar gefahrvolle Situation treten immer früher auf. Bei ausgeprägtem Meideverhalten genügt bereits die Intention oder der Gedanke, z. B. die Straße betreten zu wollen, um Angst auszulösen.
10. Die nächste Stufe ist die Anpassung wichtiger Lebensbereiche an die Einschränkungen durch die Phobie. Beispiele sind Berentung oder die Heirat eines Partners, der bereit ist, kompensatorisch Lebensfunktionen zu übernehmen.

Es gibt einen fließenden Übergang zwischen Agoraphobie und Posttraumatischer Stresserkrankungen (PTSD). Bei beiden Erkrankungen kann am Beginn ein stark Angst auslösendes Ereignis stehen. Bei der PTSD kommt es im weiteren Verlauf dann jedoch zu Intrusionen, d. h. der Patient kann nicht durch Vermeidung Angstfreiheit erreichen. Er wird durch immer wieder einschießende Erinnerungen und den ständigen Versuch der Erinnerungsvermeidung in einen Zustand der Dauerangst versetzt. Bezüglich der Abgrenzung zwischen Agoraphobie mit und ohne Panik bzw. Panik ohne Agoraphobie gilt, dass bei der Agoraphobie die Angst durch äußere Stimuli ausgelöst wird, bei der Panik durch innere (Gedanken, somatosensorische Wahrnehmungen). Inwieweit es gemäß der offiziellen Definition auch auslöserunabhängige paroxysmale Panikstörungen gibt, ist mit Fragezeichen zu versehen. Klinisch sieht man sie so gut wie nie.

Die Prävalenzrate der Agoraphobie beträgt etwa 2–3%. Das Ersterkrankungsalter liegt typischerweise zwischen 15 und 35 Jahren. Mehr als 80% der Patienten sind Frauen. Unbehandelt haben sich nach 5 Jahren etwa 30–40% der Erkrankungen weiter verschlechtert, 20% bleiben unverändert und etwa 40–50% werden spontan besser. Allerdings erhält auch von den gebesserten Patienten kaum jemand seine ursprüngliche Unbefangenheit wieder zurück.

92.2 Verhaltenstherapeutische Behandlungsziele

Die Behandlungsziele orientieren sich an der Entwicklungsstufe der Erkrankung. In jedem Fall geht es darum, die verstärkte ängstliche Selbstbeobachtung und Fehlinterpretation vegetativer Reaktionen zu verändern. Gegebenenfalls ist auch die vegetative Reaktionsbereitschaft an sich zu reduzieren. Wenn sich ein Meideverhalten entwickelt hat, ist dies zu durchbrechen, um dem Patienten wieder seine ursprüngliche Bewegungsfreiheit zurückzugeben. Haben sich bereits soziale Anpassungen an die Phobie eingestellt, dann ist auch eine Veränderung der Lebenssituation des Patienten anzustreben, d. h. Wiederherstellung von Sozialkontakten, Einleitung einer angemessenen beruflichen Entwicklung, Klärung von Lebenszielen usw.

92.3 Behandlungsplan

Die Behandlung beginnt mit einer paradoxen Intervention. Während die Patienten bislang alles getan haben um sicherzustellen, dass ein Panikzustand nicht auftritt, werden sie bereits in der ersten Therapiesitzung gebeten, den gefürchteten Panikzustand möglichst detailliert zu beschreiben. Dies ist faktisch bereits eine Exposition in sensu. Da den Patienten aufgrund unpräziser bisheriger Beobachtungen eine präzise Beschreibung ihres Zustandes (wie hoch ist der Herzschlag?) nicht möglich ist, ist die erste Hausaufgabe, zu diagnostischen Zwecken einen Panikzustand willentlich herbeizuführen, um ihn anschließend detailliert beschreiben zu können. Es wird damit eine »Reaktionsexposition« eingeleitet. Im Gegensatz zur Stimulusexposition geht es dabei nicht darum, dass der Patient im Sinne einer Mutprobe möglichst viele U-Bahn-Stationen hinter sich bringt. Dies ist ein häufiges Missverständnis und als Angstlerntraining zu bezeichnen und somit kontraindiziert. Stattdessen ist bei der Reaktionsexposition die Aufgabe, einen panikähnlichen Zustand wodurch auch immer auszulösen und die Panikreaktion zu beschreiben. Durch die Beschreibung erfolgt dann ein kognitives »Reframing«. Die vegetativen Symptome, die für den Patienten bis dahin Angst und Bedrohung bedeuteten, werden nun beschrieben als Herzklopfen, schweißnasse Hände und Atembeklemmung und damit als normale Reaktion auf eine Angst auslösende Situation.

Die Suche nach dem Angst auslösenden Stimulus erfolgt ebenfalls über Selbstbeobachtung, d. h. im Wesentlichen die Beobachtung automatischer Gedanken. Bei weiteren Reaktionsexpositionen werden die Patienten vor allem geschult, auf die eigenen Gedanken, Erwartungen und »Horrorfilme«, die im Kopf ablaufen, zu achten und zu beobachten, wie dadurch vegetative Reaktionen provoziert werden können. Dies wird durch kognitives »Rehearsal« und Probehandeln geübt. Wenn die Therapie gut läuft, sollte der Patient an dieser Stelle so etwas wie ein Aha-Erlebnis haben. Im nächsten Schritt wird dann versucht, die automatischen Angst provozierenden Kognitionen zu verändern. Methoden hierzu sind interne Dialoge oder Gedankenstopp. Dies alles geschieht unter fortlaufender Reaktionsexposition im Feld, die meist ohne therapeutische Begleitung durchgeführt wird. Dabei fällt es den Patienten zunehmend schwerer Situationen zu finden, in denen sie die ehemals gefürchtete Panikreaktion provozieren können. Eher beiläufig erweitert sich dabei auch der Bewegungsradius der Patienten. Auch bei z. T. langjährigen Agoraphobien ist eine weitgehende Auflösung des Meideverhaltens in etwa 15 Therapiesitzungen zu erreichen, wobei schon sehr viel früher nicht mehr die Straßenangst das eigentlich interessante Thema in der Therapie ist, sondern eben die eigene Reaktion und die eigenen automatischen Angstgedanken.

Parallel dazu beginnt dann auch die Einleitung der Behandlung der Sekundärfolgen der Erkrankung, d. h. die Beantwortung der Frage: »Wenn Sie nicht mehr durch die Phobie eingeschränkt sind, was tun Sie dann?« Die diesbezüglich ggf. erforderlichen therapeutischen Interventionen sind unterschiedlich, je nach Lebenssituation des einzelnen Patienten. Auch bei noch so desolater Situation ist in jedem Fall zunächst das Meideverhalten zu reduzieren, bevor z. B. über den Aufbau neuer Sozialkontakte o. Ä. gesprochen werden kann. Andernfalls werden die Patienten entsprechende Gedanken stets zurückweisen mit dem Argument, dass es sich nicht lohne, z. B. über eine neue Arbeit zu reden, da man doch nicht das Haus verlassen könne.

92.4 Probleme in der Behandlung

Auf Therapeutenseite ist besonders auf den Ausdruck echten Mitgefühls zu achten. Die Patienten wissen selbst, dass ihre Störung etwas Lächerliches an sich hat, und sie haben bereits vielfach gehört und auch zu sich selbst gesagt, dass z. B. die Straße doch nichts Bedrohliches an sich habe bzw. man sich nur einmal überwinden und zusammenreißen müsse. Wenn Therapeuten Ratschläge oder gar Aufforderungen geben, was der Patient doch einfach einmal tun solle, und Vorhersagen machen, »dass schon nichts passiere«, dann befindet sich der Therapeut genau in der therapeutischen Falle, dass er eigentlich nicht zur Kenntnis nimmt, dass der Patient eine schwere Angststörung hat, die dazu führt, dass selbstverständlich »etwas passiert«, wenn sich der Patient auf die Straße begibt. Theoretische Erklärungen und falsch verstandene theoretisierende Psychoedukation sind ein Kunstfehler. Stattdessen ist strikt ein sehr empathisch-diagnostisch-experimentelles Vorgehen einzuhalten. Verkürzt gesagt werden phobische Erkrankungen nicht behandelt, sondern »wegdiagnostiziert«.

Eine Negativfolge von Expositionen, ist der erschreckte Patient. Technisch falsche Stimulusexposition oder Exposition auf dem Boden einer unzureichenden Verhaltensanalyse führen zur Ängstigung des Patienten, der dann auch noch Angst vor Therapeuten bekommt.

Phobische Patienten haben gelegentlich eine lange Behandlungsvorgeschichte und in einigen Fällen einen sekundären Tranquilizerabusus entwickelt. In diesen Fällen sollte zunächst nicht versucht werden, die Medikation abzusetzen, sondern vielmehr sie zu einer kontinuierlichen, regelmäßigen Medikation zu machen, die nicht situations- und angstabhängig eingenommen wird. Eine situationsbezogene Medikationseinnahme ist eine Form des Meideverhaltens. Es sollte dann unter fortlaufender Medikation zunächst psychotherapeutisch das Meideverhalten behandelt werden. Wenn der Patient dann eine veränderte Wahrnehmung seiner vegetativen Reaktionen gelernt hat, kann in einem zweiten Schritt mit dem Patienten eine allmähliche Reduktion der Tranquilizermedikation erreicht werden.

Ein spezielles Problem ist, wenn die zunehmende Mobilität des Patienten von dritter Seite oder auch nur in den Erwartungen des Patienten zu Leistungsanforderungen führt, die der Patient nicht erfüllen will oder meint, erfüllen zu können. Ein Beispiel ist, dass eine Frau von ihrem Mann, im selben Moment, wo sie beginnt, wieder aus dem Haus zu gehen, mit der Forderung konfrontiert wird, die Kinderversorgung zu übernehmen. In diesen Fällen muss die oben geschilderte dritte Phase der Therapie intensiver bereits parallel zur Behandlung des Meideverhaltens begonnen werden.

Es gibt eine Reihe von psychischen Erkrankungen, die vordergründig mit phobischem Verhalten einhergehen können, ohne dass sie etwas mit Phobie zu tun hätten. Beispiele sind pektanginöse Beschwerden, Depression mit Aktivitätsvermeidung im Rahmen von Insuffizienzerleben, Personen mit akuten und auch residualen schizophrenen Psychosen, die sich unter Reizüberflutung auf der Straße ängstigen, hirnorganische Störungen mit Orientierungsproblemen, Suchterkrankungen usw. Eine präzise und kenntnisreiche Differenzialdiagnostik ist unverzichtbar.

92.5 Therapieerfolg

Die Behandlung komplexer Phobien im Sinne der Agoraphobie mit und ohne Panikstörung gehört zu den primären Indikationen für die Verhaltenstherapie. Die Verhaltenstherapie ist bei diesen Störungen die sowohl kurzfristig wie langfristig erfolgreichste Methode. Phobische Patienten sollten deshalb möglichst frühzeitig mit einer fachgerechten Verhaltenstherapie behandelt werden. So lange noch keine weitgehende soziale Adaptation an die Phobie stattgefunden hat, kann mit Erfolgsquoten um 80% gerechnet werden. Eine Behandlung im Regelumfang von 25–40 Therapiesitzungen sollte ausreichend sein.

92.6 Begleit- oder Alternativbehandlungen

Patienten nehmen aus eigenem Antrieb häufig Tranquilizer, d. h. vor allem Benzodiazepine. Diese sind sehr wirksam in der aktuellen Unterdrückung von Angstgefühlen. Langfristig muss hinsichtlich dieses anxiolytischen Effektes mit einer Adaptation gerechnet werden, was dann in Einzelfällen zu einer Dosisanpassung zwingt. Patienten mit primärer, höher dosierter Benzodiazepinabhängigkeit sind typischerweise Angstpatienten. Darüber hinaus ist auch darauf hinzuweisen, dass die Akuteinnahme von schnell wirksamen Benzodiazepinen im Zusammenhang mit Angstgefühlen psychologisch als Meideverhalten einzustufen ist und damit zu einer Verschlechterung der Gesamtsymptomatik beiträgt.

Bei Patienten mit sehr ausgeprägtem Panikerleben, starker Phobophobie und Indolenz gegenüber vegetativer Erregung bietet sich eine Behandlung mit Antidepressiva an. Dabei werden keine sedierenden Antidepressiva, sondern eher aktivierende Antidepressiva, bevorzugt aus der Gruppe der Serotonin-Reuptake-Hemmer, eingesetzt (Clomipramin, Seroxat). Diese Medikamente müssen regelmäßig eingenommen und ausreichend dosiert werden. Dadurch kann die Häufigkeit und Intensität von Panikzuständen reduziert werden. Außerdem verbessern diese Medikamente das Explorationsverhalten der Patienten, was hilfreich ist bei der Überwindung des Meideverhaltens.

Literatur

Butollo, W. & Höfling, S. (1984). *Behandlung chronischer Ängste und Phobien. Erfahrungsorientiertes Lernen, systematische Konfrontation, kognitive Verhaltenstherapie.* Stuttgart: Enke.

Emmelkamp, P. M. G., Baumann, T. K. & Scholing, A. (1992). *Angst, Phobie und Zwang. Diagnostik und Behandlung.* Göttingen: Hogrefe.

Hand, I. & Wittchen, H. U. (1986). *Panic and phobias empirical evidence of theoretical methodis and longterm effects of behavioral treatments.* Berlin: Springer.

Hand, I. & Wittchen, H. U. (1988). *Panic and phobias II. Treatments and variables affecting course and outcome.* Berlin: Springer.

Mathews, A., Gelder, M. & Jonston, D. (1988). *Agoraphobie. Eine Anleitung zur Durchführung einer Exposition in vivo unter Einsatz eines Selbsthilfemanuals*. Berlin: Springer.
Schneider, S. & Margraf, J. (1998). *Agoraphobie*. Göttingen: Hogrefe.
van Apeldoorn, F. J., Timmerman, M. E., Mersch, P. P., van Hout, W. J., Visser, S., van Dyck, R. & den Boer, J. A. (2010). A randomized trial of cognitive-behavioral therapy or selective serotonin reuptake inhibitor or both combined for panic disorder with or without agoraphobia: treatment results through 1-year follow-up. *J Clin Psychiatry, 71*, 574–586.

Aggressiv-dissoziale Störungen

F. Petermann

93.1 Symptomatik und Epidemiologie

Aggressiv-dissoziale Störungen im Kindes- und Jugendalter werden im Rahmen der psychiatrischen Klassifikationssysteme als Störung des Sozialverhaltens bezeichnet. Da gestörtes Sozialverhalten sich prinzipiell auf alle Verhaltensstörungen dieser Altersgruppe erstrecken könnte, soll im Weiteren der Störungsbereich als aggressiv-dissoziales Verhalten thematisch eingeschränkt werden. Diese psychiatrische Störung zählt zu den Verhaltensstörungen mit Beginn in der Kindheit oder im frühen Jugendalter. Kennzeichnend ist ein sich wiederholendes Verhaltensmuster, das die Verletzung grundlegender Rechte anderer sowie wichtiger, altersrelevanter Normen und Regeln umfasst. Nach dem DSM-IV muss eine bestimmte Anzahl an Verhaltensweisen vorliegen, um eine solche Diagnose zu rechtfertigen; darüber hinaus müssen klinisch bedeutsame, psychosoziale Beeinträchtigungen bestehen.

Die diagnostischen Kriterien zur Kennzeichnung aggressiv-dissozialen Verhaltens umfassen nach DSM-IV eine Vielzahl unterschiedlicher Symptome:

- Aggressives Verhalten gegenüber Menschen und Tieren (andere bedrohen oder einschüchtern, häufige Schlägereien, Benutzen von Waffen oder Gegenständen, die anderen ernsten Schaden zufügen können, körperliche Grausamkeit gegenüber Menschen oder Quälen von Tieren, Diebstahl in Konfrontation mit dem Opfer, sexuelle Gewalt),
- Zerstörung von Eigentum (vorsätzliche Brandstiftung mit Schädigungsabsicht, Zerstörung fremden Eigentums),
- Betrug oder Diebstahl (Einbruch in fremde Wohnungen, Gebäude oder Autos, häufiges Lügen oder Hereinlegen anderer, um sich Güter oder Vorteile zu verschaffen, Diebstahl wertvoller Gegenstände ohne Konfrontation mit dem Opfer),
- schwere Regelverstöße (bleibt vor dem 13. Lebensjahr trotz Verbot der Eltern über Nacht weg, mehrmaliges Weglaufen von zu Hause, häufiges Schule schwänzen).

Über einen Zeitraum von 12 Monaten müssen mindestens drei, über die letzten 6 Monate mindestens eines der Symptome aufgetreten sein. In Abhängigkeit von Art und Anzahl sowie Intensität der Verhaltensweisen wird zwischen leichtem, mittlerem und schwerem Störungsgrad unterschieden.

Es können, je nach Alter bei Störungsbeginn, zwei Subtypen mit Beginn in der Kindheit und Beginn in der Adoleszenz unterschieden werden, wobei der erste Typus mit einem stabileren Verlauf und weiteren psychischen Störungen einhergeht und häufiger Jungen betrifft. Den zweiten Typus kennzeichnen zumeist auf das Jugendalter beschränkte, remittierende und weniger aggressive, dissoziale oder delinquente Verhaltensweisen.

Aggressiv-dissoziales Verhalten ist von der weniger schwerwiegenden Störung mit oppositionellem Trotzverhalten abzugrenzen, bei der zwar vermehrt und wiederkehrend trotzige, ungehorsame und feindselige, jedoch keine körperlich-aggressiven oder delinquenten Verhaltensweisen gezeigt werden. In der ICD-10 werden zudem, je nach Symptomatik, Umgebung, betroffenen sozialen Bereichen und einhergehenden, zusätzlichen Störungen, 6 Typen der Störungen des Sozialverhaltens unterschieden (z. B. auf den familiären Rahmen beschränkt, fehlende oder vorhandene soziale Bindungen, aufsässiges und oppositionelles Verhalten sowie in Kombination mit emotionalen Störungen).

Von aggressiv-dissozialem Verhalten sind über einen Erfassungszeitraum von bis zu einem Jahr bis zu 8% der Kinder aus der Allgemeinbevölkerung betroffen; etwa ebenso häufig tritt eine Störung mit oppositionellem Trotzverhalten auf. Dabei ist ein kontinuierlicher Anstieg in der Auftretensrate vom Kindes- bis zum Jugendalter, mit einem deutlichen Rückgang nach dem Heranwachsendenalter (ab 21. Lebensjahr), zu verzeichnen. Die Symptomatik erweist sich darüber hinaus als geschlechtsabhängig: Während Jungen häufiger eher direkte, ernstere aggressive sowie delinquente Verhaltensweisen aufweisen, wählen Mädchen eher indirekte Formen (z. B. soziale Manipulation, verbale Attacken; Baving, 2008).

Aggressives Verhalten geht meist mit einer Reihe weiterer psychischer Störungen einher, wie

- Aufmerksamkeits-/Hyperaktivitätsstörungen (ADHS; ▶ Kap. 104),
- Störungen durch Substanzkonsum (▶ Kap. 94),
- Störungen der Impulskontrolle (▶ Kap. 106),
- delinquente Verhaltensweisen, aber auch
- depressiven Verstimmungen (▶ Kap. 100), was zusätzliche therapeutische Anstrengungen erforderlich macht.

Liegt eine psychische Mehrfachbelastung vor, so sind schwerwiegendere und weitreichendere psychosoziale Belastungen (z. B. Ablehnung durch Gleichaltrige, Defizite in der Impulskontrolle oder sozial-kognitive Defizite) festzustellen. Hyperkinetische Störungen im frühen Kindesalter sind oft assoziiert mit dem frühen Beginn des aggressiv-dissozialen Verhaltens (Döpfner, Banaschewski & Sonuga-Barke, 2008); der frühe Störungsbeginn des aggressiv-dissozialen Verhaltens ist wiederum verknüpft mit dem frühen und anhaltenden Begehen krimineller Delikte und dissozialen Verhaltensweisen (Baving, 2008).

Der Verlauf des aggressiv-dissozialen Verhaltens erweist sich zusammenfassend betrachtet als sehr stabil und geht mit vielfältigen psychosozialen Dysfunktionen einher. Der Entwicklungsverlauf aggressiven Verhaltens vom frühen Kindes- bis zum Erwachsenenalter lässt sich wie folgt beschreiben: Je nach Alter des Kindes werden unterschiedliche Verhaltensweisen gezeigt, die sich in ihrem Ausmaß über den weiteren Entwicklungsverlauf von zunächst oppositionellen zu offen aggressiven, bis hin zu delinquenten und gewalttätigen Verhaltensweisen steigern (Frick, 2006). Eine Stabilität aggressiven Verhaltens wird somit insbesondere durch einen frühen Störungsbeginn, einer hohen Frequenz und Intensität des Verhaltens, einer großen Vielfalt unterschiedlicher Verhaltensweisen und einer Vielzahl betroffener Bereiche, in denen das Verhalten gezeigt wird, begünstigt.

93.2 Verhaltenstherapeutische Ansätze und Ziele

Eltern berichten häufiger von oppositionellen und aggressiven Verhaltensweisen ihrer Kinder, wenn diese schon als Kleinkinder ein schwieriges Temperament aufwiesen; vermehrt treten dann im weiteren Entwicklungsverlauf Eltern-Kind-Konflikte auf. Bestimmte familiäre Interaktionsformen und elterliche Erziehungspraktiken (z. B. inkonsistentes und widersprüchliches Erziehungsverhalten, strafende Erziehungspraktiken) fördern oppositionelle und aggressive Verhaltensweisen beim Kind, die in sog. Erpresserspielen zwischen den Eltern und ihrem Kind münden können (Petermann & Petermann, 2008). Die Reaktionen der Eltern auf das herausfordernde Verhalten ihres Kindes werden immer massiver und können zu einer Eskalation der Familienkonflikte führen. Dieser Kreislauf beinhaltet sowohl positive als auch negative Verstärkungen (▶ Kap. 67) sowie Duldungen des aggressiven Verhalten und stellvertretende Erfahrungen durch das Beobachten am Modell (▶ Kap. 43). Weitere familiäre Risikofaktoren, die zu Beeinträchtigungen der familiären Interaktionsmuster, der Eltern-Kind-Bindung und der elterlichen Erziehungskompetenzen führen, begünstigen eine solche Entwicklung. Hierzu zählen z. B. psychische Störungen oder offen ausgetragene Ehekonflikte der Eltern. Eine unsichere Eltern-Kind-Bindung kann verknüpft sein mit einem stabil-aggressivem Verhalten, negativen Beziehungen zu Gleichaltrigen und einer schlechteren Regulation der eigenen Emotionen. Das Erlernen von sozialen und Problemlösekompetenzen (► Kap. 46 und Kap. 69) wird verstärkt beeinträchtigt; das in der Familie erlernte Interaktionsverhalten wird vom Kind auf andere Situationen (z. B. Schule) und Personen (z. B. Gleichaltrige) übertragen. Kinder und Jugendliche weisen somit verstärkt sozial-kognitive Defizite und damit Probleme im Umgang mit Gleichaltrigen auf. Darüber hinaus wird durch den Einfluss devianter Gleichaltriger und sich verschlechternder schulischer Leistungen die Stabilität der Störung begünstigt (Baving, 2008).

Meist beziehen sich wirksame Interventionen insbesondere auf die Eltern-Kind-Interaktion und auf die sozial-emotionalen Fertigkeiten und Kompetenzen der betroffenen Kinder. Elterntrainingsprogramme (► Kap. 73 und Kap. 78) gehen von der Annahme aus, dass das Verhalten des Kindes über seine soziale Umgebung und das Verhalten der Eltern gegenüber dem Kind zu verändern ist. Dem Elternverhalten kommt oft eine verursachende und stabilisierende Funktion in der Interaktion mit dem Kind zu. Das Ziel liegt somit in der Modifikation des Interaktionsverhaltens zwischen den Eltern und dem Kind, z. B. indem den Eltern mit Hilfe bestimmter Techniken vermittelt wird, das Verhalten ihres Kindes angemessen zu steuern. Bei älteren Kindern sollten sich Interventionen vornehmlich auf die Kinder selbst, die Gleichaltrigenbeziehungen und den schulischen Kontext beziehen, wobei insbesondere kognitive Fertigkeits- und Problemlösetrainings (► Kap. 46) anzuführen sind, um interpersonale und kognitive Fertigkeiten zu modifizieren und zu entwickeln (AACAP Practice Parameters, 1997; Petermann & Petermann, 2010). Zu den Maßnahmen zählen unter anderem:

- Verstärkung prosozialen Verhaltens (► Kap. 67 und Kap. 21),
- verbesserte Wahrnehmung, Einschätzung und Umgang mit sozialen Situationen (► Kap. 84),
- Entspannungsverfahren (► Kap. 25),
- Techniken zur Perspektivenübernahme, Rollenspiele, das Lösen sozialer Probleme und Techniken zur Selbstbeobachtung (► Kap. 49, Kap. 65 und Kap. 69) und
- Selbstinstruktion (► Kap. 51; Baving, 2008).

Insbesondere multimodale Verhaltenstrainings, die unterschiedliche Settings (Zuhause, Schule), Personen (Eltern, Kind) und Interventionsebenen (Eltern-, Kind-, Problemlöse-, soziale Fertigkeitstrainings) berücksichtigen, erweisen sich als sinnvoll; dies gilt insbesondere bei sehr ausgeprägten Formen des aggressiv-dissozialen Verhaltens. Ein Beispiel stellt das Training mit aggressiven Kindern (Petermann & Petermann, 2008) dar, das sowohl ein Einzeltraining mit dem Kind als auch ein Gruppentraining mit mehreren Kindern und Beratungsgespräche mit den Eltern umfasst (s. unten).

93.3 Behandlungsplan und Einzelschritte

Zu Beginn des diagnostisch-therapeutischen Prozesses ist es unerlässlich, eine genaue funktionale Problemanalyse (► Kap. 41) des kindlichen Verhaltens vorzunehmen sowie mögliche Ressourcen des Kindes und seiner Familie zu ermitteln. Eine Intervention sollte möglichst früh im Entwicklungsverlauf erfolgen, wenn erst wenige, ausgeprägte aggressive Verhaltensweisen vorliegen. Somit stellen das Vorschulalter und die ersten Schuljahre wichtige Interventionszeitpunkte dar. Die Ressourcen des Kindes und der Familie müssen gestärkt sowie das soziale und schulische Umfeld des Kindes im therapeutischen Vorgehen berücksichtigt werden; ein Ziel der Intervention stellt somit eine Zunahme sozial angemessener Verhaltensweisen beim Kind dar (Baving, 2008).

Das Training mit aggressiven Kinder (Petermann & Petermann, 2008) umfasst neben fünf Modulen für die Therapie mit dem Kind (= Einzeltraining) sechs Module für eine Gruppentherapie, an der jeweils drei oder vier Kinder teilnehmen. Bei dem Training mit aggressiven Kindern erfolgt eine Förderung des Kindes in folgenden sechs Bereichen:

1. motorische Ruhe und Entspannung (durch kindgemäße Entspannungsverfahren – ► Kap. 25);

2. differenzierte Wahrnehmung (vermittelt durch Videofilme mit Konfliktsituationen, Wahrnehmungsspiele etc.);
3. angemessene Selbstbehauptung (durch strukturierte Rollenspiele – ▶ Kap. 65 und Kap. 84);
4. Kooperation und Hilfeverhalten (durch strukturierte Rollenspiele);
5. Selbstkontrolle (durch Selbstbeobachtung und Selbstinstruktion – ▶ Kap. 49 und Kap. 51) sowie
6. Einfühlungsvermögen (durch strukturierte Rollenspiele).

Im Rahmen der Eltern- und Familienberatung wird die Erziehungskompetenz im Umgang mit dem aggressiven Kind verbessert (Petermann & Petermann, 2006). Folgende Ziele werden dabei u. a. verfolgt:
- Informationen über das aggressive Verhalten des Kindes liefern,
- ursächliche und aufrechterhaltende Bedingungen aggressiven Verhaltens verdeutlichen,
- Beziehung zwischen dem aggressiven Verhalten des Kindes zum bisherigen Erziehungsverhalten herstellen,
- unangemessene familiäre Interaktionsmuster verändern,
- irrationale Erziehungshaltungen der Eltern bewusst machen und korrigieren.

Die Eltern werden gezielt in Techniken der systematischen Verhaltensbeobachtung (▶ Kap. 63) und Verhaltensverstärkung (▶ Kap. 67) eingeführt. Sie werden aufgefordert, ihr Kind für gewünschte Verhaltensweisen konsequent zu loben und bei unerwünschtem Verhalten eindeutig Grenzen zu setzen. Die Therapieziele werden durch Hausaufgaben für die Eltern bzw. Familie vertieft, da das vermittelte Wissen auf diese Weise besser auf den familiären Alltag übertragen werden kann (vgl. Petermann & Petermann, 2008).

Ein multimodales Behandlungspaket speziell für Jugendliche entwickelten Petermann und Petermann (2010). Dissoziale Jugendliche sollen lernen mit Problemen in verschiedenen Lebensbereichen (Ausbildung, Beruf, Freizeit, Partnerschaft) angemessen umzugehen. Folgende Ziele sollen die Jugendlichen innerhalb der Einzel- und Gruppensitzungen erreichen:
- verbesserte Selbstwahrnehmung,
- Selbstkontrolle und Ausdauer,
- Einfühlungsvermögen in andere Personen,
- angemessener Umgang mit dem eigenen Körper und Gefühlen,
- stabiles Selbstbild,
- angemessenes Umgehen mit Kritik und Misserfolg sowie mit Lob.

Das Training ist so aufgebaut, dass dem Gruppentraining (mit 5 Jugendlichen) mindestens 5 Einzelsitzungen mit jedem Jugendlichen vorangehen. Im Einzeltraining werden vor allem Probleme im Kontext einer ungünstigen Selbstwahrnehmung und Selbstkontrolle bearbeitet.

In 10 Sitzungen in der Jugendlichengruppe werden vor allem soziale Fertigkeiten (▶ Kap. 65 und Kap. 84) vermittelt, die mit unangemessenen sozialen Verhaltensweisen inkompatibel sind und/oder diese überflüssig machen. Die Verhaltensweisen werden in erster Linie mit Rollenspielen eingeübt, um die Übertragung auf den Alltag der Jugendlichen zu erleichtern.

93.4 Schwierigkeiten und Probleme

Die Wirksamkeit psychotherapeutischer Interventionen wird insbesondere durch das Ausmaß der Kooperation der Eltern und ihrer Mitarbeit beeinflusst. Eine Therapiemitarbeit der betroffenen Kinder und Jugendlichen wird unter Umständen durch fehlende Einsicht in die eigene Problematik behindert. Therapieabbrecher sind in einem stärkeren Maße aggressiver, weisen vermehrt dissoziales Verhalten auf und stammen aus sozial benachteiligten Familien, während ihre Eltern in stärkerem Maße von psychischen Störungen und psychosozialen Belastungen berichten. Für solche Risikogruppen müssen gezieltere (umfassendere) Therapieangebote ausgearbeitet werden, wie z. B. eine zusätzliche Paar- oder Familientherapie zur Förderung der gegenseitigen Unterstützung.

Aggressive Kinder mit komorbiden Störungen weisen einen negativeren Therapieverlauf, schlechtere Therapieeffekte und eine höhere Therapieabbruchrate auf. In der Therapie sollten deshalb multimodale und multimethodale Interventionen eingesetzt werden. Die psychosozialen Bereiche, in denen sich die größten Defizite zeigen, sollten vorrangig in die Behandlungsmaßnahmen integriert werden.

93.5 Begleit- oder Alternativbehandlungen

Zu den wirksamen alternativen Behandlungen zählen Programme, die nicht nur kognitive, sondern auch emotionale Prozesse und sozial-emotionale Kompetenzen berücksichtigen. Diese Programme zielen ebenfalls darauf ab, Kindern und Jugendlichen Techniken zum Erkennen und zur Kontrolle der eigenen Emotionen, neue Handlungsstrategien und soziale Fertigkeiten zu vermitteln (z. B. Petermann & Wiedebusch, 2008). Ebenso kann die funktionale Familientherapie angeführt werden, die auf der Basis einer systemischen Sichtweise versucht, die Funktion und die Bedeutung des aggressiven Verhaltens innerhalb einer Familie und für die Familie zu bestimmen und problematische Interaktionsmuster zu modifizieren.

93.6 Wirksamkeit und Erfolgsbeurteilung

Verhaltenstherapeutische Ansätze, allein oder in Kombination mit Elterntrainings, gelten als besonders wirksame Therapieverfahren; sie sind zudem am besten evaluiert (Brestan & Eyberg, 1998). In Abhängigkeit vom Alter und Entwicklungsstand des Kindes sind unterschiedliche Interventionsebenen angezeigt: Bei jüngeren Kindern erweisen sich insbesondere verhaltenseinübende Therapiemaßnahmen sowie Elterntrainings als sinnvoll, mit zunehmenden Alter des Kindes kognitive Interventionen, unter Einbezug des familiären und schulischen Umfeldes des Kindes. Gelingt es, das Erziehungsverhalten der Eltern gegenüber ihrem Kind dauerhaft zu modifizieren, ist von langfristigen positiven Effekten auszugehen. Für den Erfolg einer Therapie sind insbesondere Verhaltensänderungen der Eltern und des Kindes im Alltag von Bedeutung, sodass wirksame Interventionen Alltagserfahrungen des Kindes integrieren (vgl. Nitkowski et al., 2009). Die Wirksamkeit wird unterstützt durch den Einsatz altersgruppenspezifischer Therapiemanuale sowie kind- und zeitgemäß gestalteter Therapiematerialien.

Literatur

AACAP (American Academy of Child and Adolescent Psychiatry) Practice Parameters. (1997). Practice parameters for the assessment and treatment of children and adolescents with conduct disorder. *J Am Acad Child Adolesc Psychiatry, 36*, 122–139.

Baving, L. (2008). Aggressiv-dissoziales Verhalten. In F. Petermann (Hrsg.), *Lehrbuch der Klinischen Kinderpsychologie und -psychotherapie* (6. völlig veränd. Aufl.; S. 295–310). Göttingen: Hogrefe.

Brestan, E. V. & Eyberg, S. M. (1998). Effective psychosocial treatments of conduct-disordered children and adolescents: 29 years, 82 studies, and 5.272 kids. *J Clin Child Psychol, 27*, 180–189.

Döpfner, M., Banaschewski, T. & Sonuga-Barke, E. (2008). Aufmerksamkeitsdefizit-Hyperaktivitätsstörungen (ADHS). In F. Petermann (Hrsg.), *Lehrbuch der Klinischen Kinderpsychologie und -psychotherapie* (6. völlig veränd. Aufl.; S. 257–276). Göttingen: Hogrefe.

Frick, P. J. (2006). Developmental pathways to conduct disorder. *Child Adolesc Psychiatr Clin N Am, 15*, 311–332.

Henggeler, S. W., Schoenwald, S. K., Borduin, C. M., Rowland, M. D. & Cunningham, P. B. (1998). *Multisystemic treatment of antisocial behavior in children and adolescents.* New York: Guilford.

Petermann, F. & Petermann, U. (2008). *Training mit aggressiven Kindern* (12. Aufl.). Weinheim: Beltz/PVU.

Petermann, F. & Petermann, U. (2010). *Training mit Jugendlichen, Förderung von Arbeits- und Sozialverhalten* (9. völlig veränd. Aufl.). Göttingen: Hogrefe.

Petermann, F. & Wiedebusch, S. (2008). *Emotionale Kompetenz bei Kindern* (2. veränd. Aufl.). Göttingen: Hogrefe.

Petermann, U. & Petermann, F. (2006). Erziehungskompetenz. *Kind Entw, 15*, 1–8.

Alkoholismus

J. Petry

94.1 Symptomatik und Epidemiologie

Auf dem Hintergrund des aus dem 19. Jahrhundert stammenden Krankheitskonzeptes des Alkoholismus wird das Phänomen aktuell als Abhängigkeitssyndrom beschrieben. Dabei handelt es sich um eine Merkmalskonfiguration, welche die Schwere des psychophysiologischen Abhängigkeitsbildes unabhängig von den körperlichen, persönlichen und sozialen Beeinträchtigungen der Suchtentwicklung charakterisieren will. Das Abhängigkeitssyndrom besteht aus 7 kovariierenden Merkmalen, die nicht als eine nosologische Krankheitsidentität, sondern als deskriptive Bestandteile eines Störungsbildes begriffen werden. Danach zeigt sich mit zunehmender Suchtentwicklung

- eine Einengung des Trinkmusters,
- das Vorherrschen alkoholbezogener Verhaltensweisen,
- eine Erhöhung der Alkoholtoleranz,
- wiederholt auftretende Entzugserscheinungen,
- das Trinken zur Entzugsvermeidung,
- die zunehmende Bewusstwerdung der Zwanghaftigkeit des Trinkverhaltens und
- das Wiederauftreten der beschriebenen Merkmale nach vorübergehender Abstinenz.

Diese Form des Alkoholismus stellt eine der häufigsten psychiatrischen Erkrankungen dar (vgl. Soyka & Küfner, 2008). Epidemiologische Studien ergaben in einer für die Bundesrepublik Deutschland repräsentativen Stichprobe einen behandlungsbedürftigen Alkoholmissbrauch oder eine Alkoholabhängigkeit bei 9% der Männer und knapp 1% der Frauen. Neben dem deutlichen Geschlechtsunterschied gibt es eine Überrepräsentation der mittleren Altersgruppe und eine größere Verbreitung der Alkoholproblematik in den unteren sozialen Schichten. Darüber hinaus sind die gewohnheitsmäßigen Erscheinungsformen des Alkoholismus am häufigsten. Nach einer Repräsentativerhebung (18- bis 69-Jährige) besteht bei 9 Mio ein riskanter Alkoholkonsum, davon bei 3 Mio ein Alkoholmissbrauch und bei 2 Mio eine Alkoholabhängigkeit.

Die Frage nach dem gemeinsamen Auftreten des Alkoholismus mit anderen psychiatrischen Erkrankungen lässt sich nicht so eindeutig beantworten. Zwar werden im Rahmen der stationären Behandlung von Alkoholikern bei ca. 1/3 der Patienten zusätzliche Persönlichkeitsstörungen diagnostiziert, wobei jedoch zweifelhaft ist, ob es sich dabei um reliable und valide Aussagen handelt. In der psychiatrischen Diskussion wird vor allem die Beziehung zwischen Depression und einer Alkoholproblematik diskutiert. Dabei finden sich jedoch keine hinreichenden Belege für eine generelle psychiatrische Grunderkrankung bei Alkoholikern, sondern eher für ein sehr unterschiedliches Bedingungsgefüge. Weiterhin ergeben sich differenzialdiagnostische Fragestellungen insbesondere bei der Abgrenzung der nicht seltenen (über 5% des stationär behandelten Klientels) Alkoholpsychosen von anderen psychotischen Erkrankungen. Etwas zuverlässigeres Zahlenmaterial liegt zu dem gleichzeitigen Auftreten von Medikamenten- und Drogenproblemen vor. Es ist von einer Häufigkeit bis zu 20% bei stationär behandelten Alkoholikern auszugehen. Die Tatsache, dass bei Alkoholikern ein überdurchschnittlicher Nikotinmissbrauch vorliegt, kann als bekannt angesehen werden, wo-

Tab. 94.1 Die Entwicklungsstufen der Alkoholabhängigkeit nach Jellinek. (Aus Petry, 1996, S. 116)

Entwicklungsstufe	Merkmale der Alkoholabhängigkeit
1. Stufe	Gezieltes Trinken auf Wirkung oder Suche nach Anlässen Leichtere Belastbarkeit bei Alltagsproblemen Zunahme der Verträglichkeit für Alkohol
2. Stufe	Rauschtrinken mit Erinnerungslücken oder regelmäßiges Gelegenheitstrinken Veränderungen der Art und Weise des Trinkens Erleben und Denken zeigen Veränderungen
3. Stufe	Kontrollverlust oder regelmäßiges Trinken tagsüber Trinksysteme und Ausreden für das Trinken Wechselhaftes Verhalten, soziale Konflikte und körperliche Beschwerden
4. Stufe	Regelmäßiges morgendliches Trinken und Entzugsbeschwerden Körperlicher, persönlicher und sozialer Abbau Körperlicher und seelischer Zusammenbruch

bei dieses Phänomen nach wie vor trotz der starken Gesundheitsgefährdung stark unterdiagnostiziert wird.

94.2 Verhaltenstherapeutische Ansatzpunkte und Ziele

Das noch heute vertretene Krankheitsmodell betrachtet den Alkoholismus als Krankheitseinheit, die zwar verschiedene Erscheinungsformen aufweist, sich jedoch durch eine gemeinsame, verschiedene Phasen durchlaufende Entwicklung auszeichnet. Dabei gilt das sog. Problemtrinken mit Kontrollverlust, als Musterbeispiel für den Verlauf von einer zunächst psychischen zur später körperlichen Abhängigkeit. Die zentralen Entstehungsbedingungen dieser Erkrankung sind:

- Toleranzerwerb mit kompensierender Steigerung der Trinkmenge,
- Alkoholverlangen aufgrund vegetativer Unruhezustände und
- Kontrollverlust mit kaum steuerbaren Trinkexzessen.

94

Wie aus Tab. 94.1 zu ersehen ist, wird die erste Entwicklungsstufe durch Erleichterungs- und Wirkungstrinken charakterisiert, was zu einer zunehmenden Verträglichkeit des Alkohols bei gleichzeitig abnehmender Belastbarkeit für Alltagsprobleme führt. Der zweite Entwicklungsabschnitt zeichnet sich durch Vorboten der späteren Abhängigkeit aus, indem zunehmend häufiger Erinnerungslücken nach Rauscherlebnissen mit anschließenden Schuldgefühlen auftreten. Darüber hinaus zeigen sich typische Veränderungen des Trinkverhaltens, wie z. B. das heimliche und schnelle Trinken, während gleichzeitig das Thema Alkohol und die eigenen Trinkmengen heruntergespielt werden. In dieser Zeit können dann erste gravierendere negative Ereignisse, wie z. B. der Entzug des Führerscheins, auftreten. In der dritten Entwicklungsstufe entsteht der sog. Kontrollverlust (besser: Kontrollminderung) bezogen auf den eher periodisch trinkenden Rauschtrinker und die Abstinenzunfähigkeit bei den eher regelmäßig konsumierenden Gewohnheitstrinkern als Merkmale einer als Krankheit aufgefassten Drogenabhängigkeit. In diese Zeit fallen die verstärkten Versuche, das Trinkverhalten zu kontrollieren, wobei die dabei erfolgten Misserfolgserlebnisse verleugnet werden und verstärkte Selbstrechtfertigungen und Ausreden die Kommunikation mit der unmittelbaren sozialen Umgebung bestimmen. Die daraus resultierenden Probleme werden durch aggressives Auftreten überspielt, und es treten im Wechsel verstärkt Zeiten innerer Niedergeschlagenheit auf. Die sozialen Konflikte in der Familie und im Berufsleben verschärfen sich, und es ergeben sich erste dauerhafte alkoholtoxische körperliche Beschwerden. In der letzten Entwicklungsphase besteht eine ausgeprägte körperliche Entzugssymptomatik mit morgendlichem Trinken. Es folgt ein zunehmender körperlicher, persönlicher und sozialer Niedergang, sodass die bestehenden Rationalisierungen zur Aufrechterhaltung eines positiven Selbstwertes zunehmend versagen. Dabei droht der körperliche Zusammenbruch, z. B. in Form von epileptischen Entzugsanfällen, und die persönliche Kapitulation durch Selbstmordversuche.

Inzwischen unterliegt dieses klassische Krankheitsmodell des Alkoholismus einer zunehmenden Kritik, da es zu einseitig von organischen Ursachen der Erkrankung ausgeht, indem von dem Primat der neurobiologischen Ausstattung ausgegangen wird und soziale Einflussgrößen vernachlässigt werden. So können bestimmte Erscheinungsformen des Alkoholismus, wie z. B. nichtabhängige Trinkformen in Kleingruppen von Nichtsesshaften (»bottle gang«), nicht adäquat begriffen werden. Weiterhin ist die Generalisierbarkeit der empirischen Befunde von Jellinek insgesamt zweifelhaft (Petry, 1996). Für die klinische Praxis hat sich dieses Krankheitsmodell dennoch bewährt, da es auf dem Hintergrund seiner sozialpolitischen Anerkennung und der zunehmenden Popularisierung in der Öffentlichkeit von dem Betroffenen als Erklärungsrahmen für sein Alkoholproblem akzeptiert wird. Das Krankheitskonzept kann deshalb im Einzelfall zu einer Entlastung der am Ende der Suchtentwicklung im Vordergrund stehenden Schuldgefühle führen. Es besteht jedoch die Gefahr, dass der Betroffene in eine passive Krankenrolle gerät, d. h. nicht in der Lage ist, die Bewältigung seiner Suchtproblematik und der damit verbundenen Folgen aktiv zu steuern. Dies wird inzwischen als Kontrollparadoxon bezeichnet, worunter man den Widerspruch versteht, dass das Krankheitsmodell ätiologisch von einem völligen Kontrollverlust ausgeht, während es im Rahmen der Behandlung eine strikte Selbstkontrolle (zur Abstinenz) fordert.

Die herkömmliche Psychodiagnostik des Alkoholismus versucht auf dem Hintergrund des charakterisierten Krankheitskonzeptes den Entwicklungsstand und die Schwere der bestehenden Abhängigkeit sowie die Erscheinungsform der Suchtproblematik zu erfassen. Dabei sind sog. Screening-Verfahren verbreitet, mit denen zwischen einem normalen Alkoholkonsum und einer ausgebildeten Alkoholabhängigkeit unterschieden werden soll.

Ein sehr ökonomisches und dennoch für diesen Zweck brauchbares Verfahren stellt der CAGE-Fragebogen (s. folgende Übersicht) dar, der sich lediglich auf 4 Items erstreckt, die den Versuch der Reduzierung des Trinkverhaltens, den Ärger über die Kritik am eigenen Trinkverhalten, auftretende Schuldgefühle und morgendliches Trinken erfragt.

Der CAGE-Fragebogen (wird mehr als eine Frage bejaht, dann besteht dringender Verdacht auf Alkoholabhängigkeit)

- Haben sie jemals das Gefühl gehabt, Sie müssten Ihren Alkoholkonsum vermindern?
- Haben andere Personen Sie dadurch geärgert, dass diese Ihr Trinkverhalten kritisiert haben?
- Haben sie jemals Schuldgefühle wegen Ihres Alkoholkonsums gehabt?
- Haben Sie jemals als erstes am Morgen ein alkoholhaltiges Getränk getrunken, um Ihre Nerven zu beruhigen?

Untersuchungen zeigen, dass mittels subjektiver Aussagen, vor allem zur Alkoholtoleranz, und der Einbeziehung objektiver, insbesondere laborchemischer Indikatoren, eine treffsichere Unterscheidung zwischen Normalkonsumenten, nicht abhängigen Alkoholmissbrauchern und Alkoholikern möglich ist.

Für eine gezielte, d. h. auf den einzelnen Patienten bezogene Therapie sind solche eindimensionalen Instrumente jedoch wenig brauchbar, sodass inzwischen faktorenanalytisch gewonnene mehrdimensionale Diagnostikinstrumente bestehen, die neben dem eigentlichen Trinkverhalten auch damit zusammenhängende persönliche und familiäre Problembereiche miterfassen (Lindenmeyer, 2005; Wetterling & Velturp, 1997).

Innerhalb der verhaltenstherapeutisch orientierten Suchttherapie steht die genaue Erfassung der Genese und Topographie des abhängigen Verhaltens einschließlich seiner vorausgehenden und nachfolgenden Bedingungen und bisher gescheiterter Selbstkontrollversuche im Mittelpunkt.

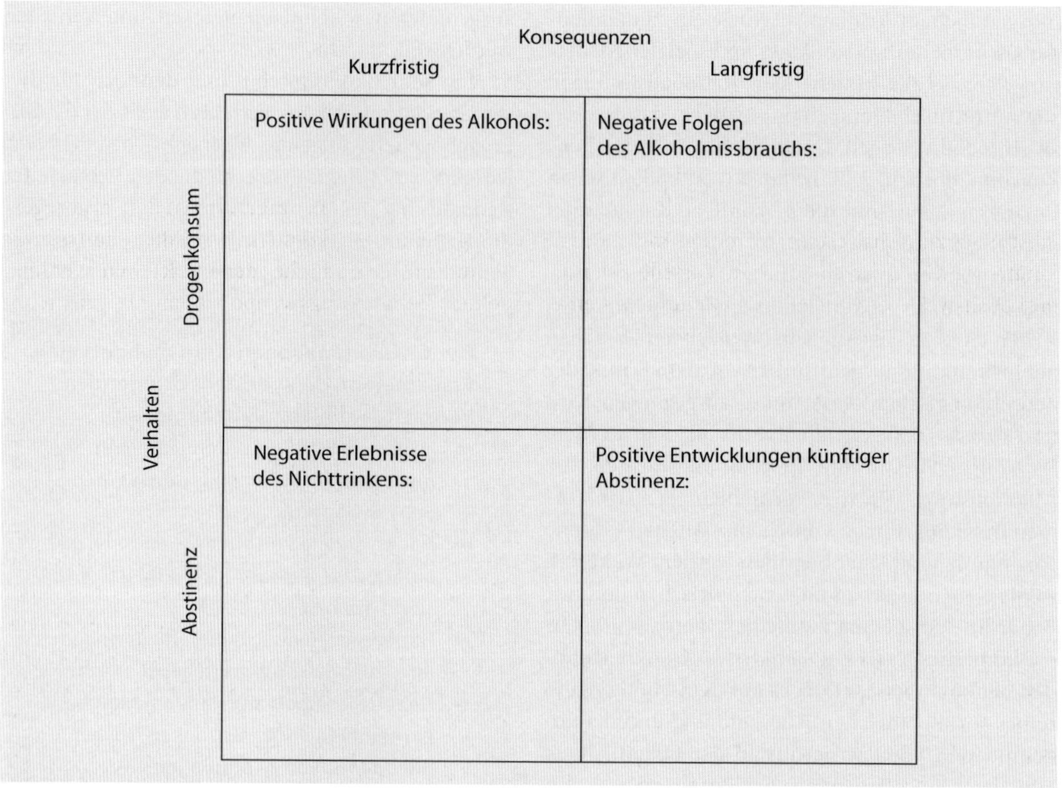

Abb. 94.1 Unmittelbare und verzögerte Konsequenzen des Alkoholkonsums gegenüber der Abstinenz. (Aus Petry, 1996, S. 132)

Dazu liegen inzwischen verschiedene verhaltensanalytische Fragebögen, u. a. von Petry (1996) bzw. Lindenmeyer (2005) vor. Als ein Bestandteil dieses Vorgehens wird immer wieder auf die sog. Entscheidungsmatrix zurückgegriffen, die sowohl diagnostischen als auch therapeutischen Wert besitzt. Dabei hat der Patient im Rahmen eines Mehrfelderschemas die unmittelbaren und verzögernden positiven und negativen Konsequenzen eines fortgesetzten oder wiederaufgenommenen Drogenkonsums und die entsprechenden Konsequenzen einer beginnenden oder fortgesetzten Abstinenz zu erfassen (Tab. 94.1).

Ziel der Behandlung ist der dauerhafte Verzicht auf den Konsum des Suchtmittels Alkohol (Abstinenzprinzip). Dabei handelt es sich jedoch nicht um das eigentliche Ziel der Behandlung, sondern lediglich um die Sicherstellung einer zentralen Rahmenbedingung, die Möglichkeiten zur Überwindung suchtbedingter Defizite schafft und den Aufbau neuer Verhaltensweisen sicherstellt. Damit im Zusammenhang steht die immer noch kontrovers geführte Diskussion um das sog. kontrollierte Trinken (besser: reduziertes Trinken), d. h. die Rückkehr von Personen mit Alkoholproblemen zu sozial und körperlich unauffälligen, selbstkontrollierten Trinkformen. Dabei bleibt oft unbeachtet, dass sich dieser Ansatz im angloamerikanischen Bereich vor allem auf die sekundäre Prävention bei Problemtrinkern bezieht, d. h. auf die im bundesrepublikanischen Versorgungssystem im Mittelpunkt stehenden abhängiger Trinker nicht anwendbar ist. Es besteht also dafür nur eine Indikation, wenn es sich um eine noch sehr frühe Entwicklungsphase eines Alkoholproblems handelt, die betroffene Person körperlich und sozial keine Schädigungen durch den Alkohol aufweist und ein passendes implizites Krankheitskonzept vorliegt (Petry, 2000).

Wie aus Abb. 94.1 ersichtlich ist, stellt der Suchtmittelabhängige im Rahmen eines abstinenzorientierten Selbstheilungs- oder Behandlungsprozesses vor einem doppelten Dilemma, das den beiden Konfliktmustern selbstkontrollierten Verhaltens entspricht. Es handelt sich um das sog. heldenhafte Verhalten, da die unangenehmen Konsequenzen des Drogenentzugs und mögliche negative soziale Reaktionen auf die selbstauferlegte Abstinenz zunächst ertragen werden müssen, um langfristig die unterschiedlichen Vorteile der neuen Lebensweise zu erzielen. Als zweites muss einer »Versuchung widerstanden werden«, indem die Verlockungen des Suchtmittels und verbreitete soziale Trinkaufforderungen zurückgewiesen werden müssen, um die langfristigen Nachteile des Alkoholmissbrauchs zu vermeiden. Die Arbeit mit der Entscheidungsmatrix hat sich als besonders wirksam erwiesen, da sie sowohl zur Stärkung der Behandlungsmotivation führt als auch vielfältige Anregungen zum Aufbau alternativer Verhaltensweisen gibt. Bei dem therapeutischen Einsatz dieses Verfahrens ist darauf zu achten, dass es in dem für die Suchttherapie übliche mehrstufigen Behandlungsprozess immer wieder aufs neue eingesetzt werde sollte, da sich nicht nur das Gleichgewicht von veränderungsfördernden und hemmenden Motiven verschiebt, sondern auch das Bedingungsgefüge des Problemverhaltens selbst einem ständigen Wandel unterliegt, d. h. die Gefährdung durch rückfallfördernde Risikosituationen auch intraindividuell sehr variieren kann.

94.3 Behandlungsplan und Einzelschritte

Charakteristisch für die ambulante und vor allem stationäre Suchttherapie ist die als Breitbandtherapie bezeichnete Strategie, verschiedene Behandlungsmethoden zu einem Paket zusammenzuführen. Der Vorteil dieser in die Verhaltenstherapie des Alkoholismus eingeführten Methode besteht in der Überwindung der bis dahin vorherrschenden Symptomzentriertheit der klassisch-verhaltenstherapeutischen Suchttherapie mit der Anwendung isolierter Einzeltechniken, insbesondere aversiver Verfahren. Die Breitbandtherapie wird jedoch bis heute hinsichtlich ihrer Effektivität eher skeptisch beurteilt, da ein Mehr an Behandlungen nicht unbedingt auch eine bessere Behandlung darstellen muss. So kann man die gleichzeitige Anwendung vielfältiger Verfahren der Gestaltungs-, Psycho- und Soziotherapie auch als eklektische Polypragmasie ansehen, da es immer noch an ätiologischem Wissen fehlt und die gleichzeitig angewandten therapeutischen Maßnahmen sich teilweise gegenseitig behindern können. Es besteht deshalb die Forderung, noch stärker den indikativen Wert einzelner Behandlungskomponenten zu erforschen und auf dem Hintergrund einer ausführlichen Verhaltensanalyse zu individuelleren Behandlungsangeboten zu gelangen.

Als therapeutische Grundstrategie bleibt jedoch festzuhalten, dass innerhalb der Suchttherapie immer Maßnahmen, die sich auf die Einschränkung des Drogenverhaltens richten, mit solchen Angeboten verknüpft sein müssen, die zum Aufbau alternativer Stressbewältigungsfähigkeiten führen. Dazu lässt sich auf die Staudammmetapher verweisen, die sich auch besonders zur Vermittlung an den Patienten eignet. Der suchtkranke Mensch wird dabei mit dem komplexen homöostatischen System eines Staudammes verglichen, wobei Analogien zwischen den Eigenschaften und Funktionen einzelner Teile eines Staudammsystems und dem komplexen Bedingungsgefüge des Suchtprozesses gebildet werden. So lässt sich das Individuum mit der Staumauer vergleichen, die Schwachstellen aufweist, die beim Versagen ihrer üblichen Entlastungsmechanismen der Gefahr des Zusammenbruchs unterliegt. Das Wasser des Stausees lässt sich mit dem Suchtmittel Alkohol vergleichen, das bei normaler Funktion einen positiven Stellenwert besitzt, gleichzeitig jedoch bei außergewöhnlichen Umwelteinflüssen, die sich mit dem Alltagsstress vergleichen lassen, zu einer dauerhaften Überlastung und Schädigung des Gesamtsystems führen können.

Vor dem Hintergrund eines solchen therapeutischen Bildes lassen sich dann 5 Stufen im Ablauf des Therapieprozesses unterscheiden.

- In der ersten Stufe geht es bei Suchtkranken immer um die Einbeziehung des Betroffenen in den therapeutischen Prozess, wozu weiter unten, bezogen auf die Motivationsproblematik (▶ Kap. 39 und Kap. 44), noch Aussagen gemacht werden.

- Der zweite Behandlungsabschnitt umschließt die Problemdefinition und Bedingungsanalyse (▶ Kap. 41), wobei vor allem verhaltensanalytische Methoden einschließlich der beschriebenen Entscheidungsmatrix eingesetzt werden können.
- Im fortgeschrittenen Therapieprozess folgt dann die Stufe der Problemlösung (▶ Kap. 46) und Reizmodifikation. In diesem Abschnitt werden die unterschiedlichsten verhaltenstherapeutischen Maßnahmen zur Einschränkung des Suchtverhaltens und zum Aufbau alternativer Fähigkeiten eingesetzt. Im Zentrum stehen dabei komplexe Methoden des Kompetenztrainings (▶ Kap. 24, Kap. 69, Kap. 76 und Kap. 85).
- In einem vierten Behandlungsabschnitt kommen vor allem Methoden der kognitiven Verhaltenstherapie zur Anwendung, da für eine erfolgreiche Suchttherapie postuliert wird, dass grundlegende kognitive Denkfehler, irrationale Lebenseinstellungen und übergeordnete Verhaltenspläne modifiziert werden müssen (▶ Kap. 37, Kap. 38 und Kap. 60). Dabei können zunächst suchtspezifische Mythen in Frage gestellt werden, wenn dem Suchtmittel aufgrund bestehender positiver Alkoholwirkungserwartungen Eigenschaften wie z. B. gesundheitsfördernde Wirkungen zugeschrieben werden, die diesem nicht zukommen, oder das Selbstbild als Konsument sehr stark an die Droge gekoppelt ist. Darüber hinaus sollten im Sinne der kognitiven Therapie noch typische selbstschädigende Einstellungen berücksichtigt und bearbeitet werden, die sich bei Suchtpatienten vor allem auf eine verringerte Frustrationstoleranz beziehen, da der Betroffene annimmt, dass er ohne Alkoholkonsum bestimmte Lebensprobleme nicht bewältigen kann bzw. den unangenehmen emotionalen Zustand fürchtet, den er nach Absetzen seines Suchtmittels erwartet.
- Im letzten Behandlungsabschnitt konzentriert sich die Behandlung auf die Stabilisierung des neuen Selbstkonzeptes als Abstinenter und die damit verbundenen neuen Lebensperspektiven (▶ Kap. 68). Ein wesentlicher Ansatz besteht dabei in der Entwicklung sog. positiver Abhängigkeiten, d. h. Ersatzaktivitäten (▶ Kap. 11 und Kap. 69), die an Stelle des früheren Suchtmittelkonsums und der damit verbundenen Verhaltensweisen treten, da sich gezeigt hat, dass davon die dauerhafte Abstinenz wesentlich bestimmt wird. Eine Brücke bildet dazu das Engagement in den verbreiteten Selbsthilfegruppen für Suchtkranke.

94.4 Schwierigkeiten und Probleme

Als ein Kernproblem der Suchttherapie wird immer wieder auf die Motivationsfrage und die starken Verleugnungsmechanismen bei Suchtkranken hingewiesen. Diesbezüglich finden sich jedoch erhebliche Verzerrungen auf Seiten der Öffentlichkeit und der Suchttherapeuten selbst, die von einem statischen Motivationsbegriff ausgehen, der häufig zur Ausgrenzung von Suchtkranken führt. Es hat sich z. B. gezeigt, dass Suchtkranke lediglich in der sog. Kontaktphase, d. h. in der ersten Konfrontation mit Behandlungsangeboten, zum Bagatellisieren neigen, während sie im Rahmen der Therapie überdurchschnittlich offen sind und relativ zuverlässige Angaben zu ihrem Suchtverhalten machen. Vor diesem Hintergrund wurde durch Miller und Rollnick (2004) eine »motivierende Gesprächsführung« für Suchtkranke entwickelt (▶ Kap. 44). Miller erläutert dies gegenüber seinen Patienten mit der Waagemetapher, d. h. der Aufforderung, sich die Kräfte für und gegen die Fortsetzung des Suchtmittelkonsums bzw. für und gegen ein spezielles Angebot oder die Vor- und Nachteile einer langfristigen Verhaltensänderung in Form einer Waage mit den beiden im Gleichgewicht oder Ungleichgewicht befindlichen Teilen vorzustellen. In der therapeutischen Praxis lässt sich dies auch ganz real durch die Methode der Vergegenständlichung praktizieren, indem der Patient z. B. gebeten wird, die positiven Auswirkungen des Drogenkonsums in Form von Gegenständen, die eine bestimmte Symbolik, Größe oder ein korrespondierendes Gewicht haben, räumlich aufzubauen und dem die entsprechenden Gründe für ein drogenfreies Leben entgegenzusetzen, um dann daraus vergleichend Konsequenzen zu ziehen. Ein weitergehender Ansatz zur motivierenden Beratung (Cox & Klinger, 2004) versucht zugrunde liegende Lebensproblematiken, die in Verbindung

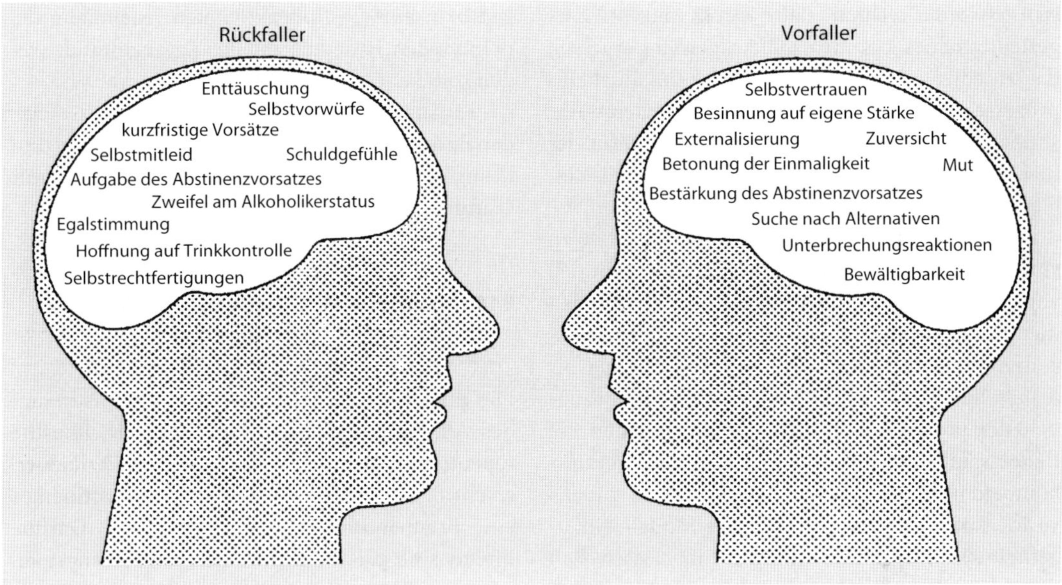

Abb. 94.2 Der Abstinenzverletzungseffekt und seine Überwindung. (Aus Petry, 1996, S. 164)

mit dem Suchtverhalten stehen in Form sog. aktueller Anliegen (»current concern«) zu verändern.

Eine weitere wesentliche Problematik der Suchttherapie bezieht sich auf die Rückfallgefährdung von Suchtmittelabhängigen. Wiederum im Gegensatz zu üblichen Annahmen handelt es sich bei Alkoholkranken um eine prognostisch eher günstige Gruppe, wenn man sie anderen chronischen Erkrankungen gegenüberstellt. Das Problem bezieht sich also auf die zunehmende Stabilisierung der Abstinenz durch wiederholte Rückfallerfahrungen, sodass langfristig meist in einem mittleren Altersabschnitt die Alkoholproblematik mit und ohne therapeutische Hilfe überwunden werden kann. Einen wesentlichen Beitrag zum Verständnis und zur Bewältigung von Rückfallprozessen wurde durch die sozialkognitive Lerntheorie von Marlatt (Marlatt & Gordon, 1985) geleistet. Nach diesem Konzept resultiert der Rückfall bei Alkoholkranken aus einem Ungleichgewicht der Lebensgestaltung, d. h. dem Überwiegen von unangenehmen Belastungen über befriedigende Erfahrungen. Daraus ergeben sich kognitive Rückfallvorläufer in Form von Rationalisierungen, dem Auftreten eines körperlichen Verlangens nach Alkohol und nichtbewusster Vorentscheidungen, die auf suchtspezifische Risikosituationen hinauslaufen. Aus vergleichenden Untersuchungen hat man erkannt, dass es typische Situationen gibt, in denen Patienten mit verschiedensten Suchtproblemen rückfällig werden. Es handelt sich vor allem um unangenehme emotionale Zustände, soziale Konflikte und drogenspezifische Hinweisreize. Beim Fehlen geeigneter Bewältigungsreaktionen für solche Risikosituationen besteht die Gefahr einer verminderten Selbstwirksamkeit, welche, verbunden mit positiven Alkoholwirkungserwartungen, zu einem beginnenden Alkoholkonsum führen kann. Aus diesem erneuten Suchtmittelkonsum nach längerer selbstgewählter Abstinenz ergibt sich der sog. Abstinenzverletzungseffekt, da eine Dissonanz zwischen eigenem Verhalten und bestehendem Selbstkonzept auftritt und eine schuldhafte Selbstattribution erfolgt.

Die vielfältigen und teilweise widersprüchlichen kognitiven Prozesse des Abstinenzverletzungssyndroms sind in der linken Hälfte von Abb. 94.2 dargestellt. Im Rahmen der Behandlung besteht die Möglichkeit, durch Erläuterung dissonanztheoretischer Grundannahmen anhand von Beispielen zur Dissonanzreduktion (z. B. nach Kaufentscheidungen) gezielte Reattributionen (▶ Kap. 38) anzuregen und mittels Methoden der Selbstinstruktion (▶ Kap. 52 und Kap. 85) einzuüben. Daraus kann sich ein in der rechten Hälfte von ◘ Abb. 94.2 dargestelltes neues kognitives Gleichgewicht ergeben, das zu einer positiven Verarbeitung des Rückfallprozesses mit einer daraus folgenden stabileren Abstinenz führen kann. Von Marlatt wurde dafür der hier ebenfalls verwendete Begriff des »Vorfalls« im Gegensatz zum »Rückfall« verwendet.

Inzwischen liegt eine Revision des Ansatzes zu einem dynamischen Rückfallpräventionsmodell vor (Marlatt & Witkiewitz, 2005). Danach werden die Störungsdauer, das Ausmaß sozialer Unterstützung und bestehende komorbide Störungen als distale Rückfalldeterminanten einbezogen. Bezüglich der proximalen Einflussfaktoren werden die Bedeutsamkeit der Motivation, der Bewältigungskompetenzen für negative Gefühle sowie situative Merkmale dem ursprünglichen Modell hinzugefügt. Mit dieser Weiterentwicklung lassen sich die auslösenden Bedingungen eines Rückfalls bei einem komplexen Krankheitsbild wie dem Alkoholismus noch besser vorhersagen.

Aufgrund der Kritik, dass unser suchtspezifisches Versorgungssystem nur bis zu 20% aller Suchtkranken erreicht, hat ein Umdenken eingesetzt. Dazu gehört die Entwicklung von Methoden zur Früherkennung, Kurzintervention, Beratung und Motivierung bei allen Ausprägungsformen alkoholbezogener Störungen (Rumpf & Hüllinghorst, 2003).

94.5 Begleit- oder Alternativbehandlungen

Ausgehend von biochemischen Suchtmodellen wurden inzwischen eine Reihe von sog. »Anti-craving«-Substanzen entwickelt und mit unterschiedlichem Erfolg als Alternative, doch meist in Ergänzung zu den psychotherapeutischen Methoden vorgeschlagen. Diese Substanzen (z. B. Acamprosat oder Naltrexon, doch auch SSRIs) sollen das Verlangen nach Alkohol reduzieren und somit zur Abstinenzsicherung vor allem in den kritischen Monaten nach Entgiftung und Entwöhnung beitragen. Einhellig betonen die Autoren, dass diese medikamentöse Behandlung nur bei motivierten, durch klares »Craving« rückfällig gewordene und kooperative, an den psychotherapeutischen Sitzungen bzw. an Selbsthilfeaktivitäten regelmäßig teilnehmenden Patienten mit Erfolg angewandt werden sollte.

Ergänzende Behandlungsmaßnahmen stellen der Besuch von Selbsthilfegruppen sowie der Einbezug des Ehepartners (► Kap. 76) und der Familie (Familiensitzungen) dar.

94.6 Wirksamkeit und Erfolgsbeurteilung

Die Effektivitätsbewertung der Verhaltenstherapie des Alkoholismus sowie spezieller verhaltenstherapeutischer Verfahren wird insgesamt dadurch erschwert, dass meist innerhalb der Suchttherapie eine Breitbandtherapie praktiziert wird. Darüber hinaus sind die medizinischen Behandlungsmaßnahmen (Entzugsbehandlung) untrennbar mit der psychotherapeutischen Behandlung (Entwöhnung) verbunden. Gleichzeitig impliziert die Suchttherapie immer auch umfangreiche soziotherapeutische Maßnahmen, um die entsprechenden negativen Folgen einer fortgeschrittenen Abhängigkeit aufzuarbeiten, da sich die sozialen Bedingungen als wesentliche Determinanten für eine dauerhafte Abstinenz erwiesen haben.

Es gibt dennoch inzwischen mehrere Metaanalysen zur Bewertung einzelner therapeutischer Maßnahmen, wobei neuerdings neben der therapeutischen Effektivität auch ökonomische Gesichtspunkte einbezogen werden, um die Effizienz suchttherapeutischer Maßnahmen zu beurteilen (Soyka & Küfner, 2008). Danach erweisen sich verhaltenstherapeutische Maßnahmen normalerweise anderen psychotherapeutischen Ansätzen als überlegen. Weiterhin erscheinen komplexere verhaltenstherapeutische Angebote wie Kompetenztraining, Selbstkontrollverfahren, Stressmanagementmethoden, aber auch die verhaltenstherapeutisch orientierte Familientherapie und Kurzinterventionen zur Motivationsstärkung als effektiv. Dagegen weisen klassische und einfachere Verfahren wie die elektrische und chemische Aversionstherapie (► Kap. 13), die im Übrigen nur im angloamerikanischen Bereich angewandt wird, oder die Selbstkonfrontation mittels Videoaufnahmen sowie unspezifische einzel- und gruppentherapeutische

Methoden eine geringere bis negative Effizienz auf. Für die Methoden der kognitiven Verhaltenstherapie konnte eine allgemeine Wirksamkeit noch nicht ausreichend belegt werden. Das hängt vor allem damit zusammen, dass noch keine ausreichende Anzahl von kontrollierten Studien vorliegt, um im Rahmen von Metaanalysen zu stabilen Ergebnissen zu kommen. Insgesamt scheinen jedoch die Methoden der kognitiven Umstrukturierung den behavioralen Verfahren teilweise überlegen zu sein, wobei die Kombination beider Ansätze bisher zu den besten Ergebnissen geführt hat. Es konnte jedoch noch nicht schlüssig belegt werden, dass den dabei erfassten positiven Veränderungen auch entsprechende Veränderungsprozesse des kognitiven Systems vorausgehen (Oei, Lim & Young, 1991).

Literatur

Cox, W. M. & Klinger, E. (2004). *Handbook of motivational counseling*. Chichester: Wiley.

Lindenmeyer, J. (2005). *Alkoholabhängigkeit* (2. Aufl.). Göttingen: Hogrefe.

Marlatt, G. A. & Gordon, J. R. (Eds.). (1985). *Relapse prevention: Maintenance strategies in the treatment of addictive behaviors*. New York: Guilford.

Marlatt, G. A. & Wietkiewitz, K. (2005). Relapse Prevention for Alcohol and Drug Problems. In G. A. Marlatt & D. M. Donovan (Eds.), *Relapse Prevention* (pp. 1–44). New York: Guilford.

Miller, W. R. & Rollnick, S. (2004). *Motivierende Gesprächsführung* (2. Aufl.). Freiburg im Breisgau: Lambertus.

Oei, T. P. S., Lim, B. & Young, R. U. (1991). Cognitive processes and cognitive behavior therapy in the treatment of problem drinking. *J Add Dis, 10*, 63–80.

Petry, J. (1996). Alkoholismustherapie: *Gruppentherapeutische Motivierungsprogramme* (3. Aufl.). Weinheim: Beltz/PVU.

Petry, J. (2000). Trinkkontrolle: Ideengeschichte und aktuelle Debatte. *Verh Psychosoz Prax, 32*, 253–269.

Rumpf, H. J. & Hüllinghorst, R. (2003). *Alkohol und Nikotin: Frühintervention, Akutbehandlung und politische Maßnahmen*. Freiburg im Breisgau: Lambertus.

Soyka, M. & Küfner, H. (2008). *Alkoholismus – Missbrauch und Abhängigkeit* (6. Aufl.). Stuttgart: Thieme.

Wetterling, T. & Veltrup, C. (1997). *Diagnostik und Therapie von Alkoholproblemen*. Berlin: Springer.

Anorexie und Bulimie

R. Meermann und E.-J. Borgart

95.1 Symptomatik, Häufigkeit

Ess- und Gewichtsstörungen im Sinne von Anorexia nervosa (Magersucht) und Bulimia nervosa (Ess-Brech-Sucht) gehören zu den häufigen Erkrankungen vor allem bei Jugendlichen und jungen Erwachsenen. Ergebnisse epidemiologischer Studien lassen vermuten, dass in den westlichen zivilisierten Ländern zurzeit ca. 2–4% der Frauen im Alter zwischen 18 und 35 Jahren an einer Bulimia nervosa erkrankt sind. Bei der Magersucht wird für die Altersgruppe der 12- bis 18-Jährigen mit einer Erkrankungshäufigkeit von 0,8–1% zu rechnen sein. Der Anteil männlicher Anorexiepatienten wird mit ca. 5% angegeben, der Anteil männlicher Bulimia-nervosa-Patienten liegt leicht darüber.

Die Anorexia nervosa erscheint klinisch zumindest in zwei Unterformen: zum einen als reine diäthaltende, abstinente Magersucht (restriktive Anorexia nervosa) und als Magersucht mit Erbrechen und Laxanzienmissbrauch (bulimische Verlaufsform der Anorexia nervosa).

Die Bulimia nervosa ist primär charakterisiert durch anfallartige Essattacken und anschließende gewichtsregulierende Maßnahmen (wie Fasten, Laxanzienmissbrauch oder Erbrechen). Im Gegensatz zur Magersucht sind die Bulimia-nervosa-Patientinnen mehr oder weniger normalgewichtig.

Die klinische Diagnose der Anorexia nervosa dürfte in aller Regel kein allzu großes Problem darstellen. Neben dem kachektischen Gesamtzustand ist insbesondere das subjektive Erleben (die Einstellung der Patientin zu Körpergewicht und ihrer äußeren Erscheinungsform) richtungsweisend. Fremdanamnestische Angaben in Bezug auf das Essverhalten sind hilfreich.

Die Bulimia nervosa kann als ein regelmäßig wiederkehrender Kontrollverlust über das Essverhalten beschrieben werden, der häufige Episoden anfallartigen Essens und gestörte Essgewohnheiten zur Folge hat.

Während das Körpergewicht mehr oder weniger in normalen Grenzen liegt, existiert eine krankhafte Besorgnis um die eigene Figur und das Körpergewicht. Dabei steht die Furcht vor dem Verlust der Kontrolle über das Essverhalten und der sich daraus ergebenen Gewichtszunahme im Mittelpunkt der Befürchtungen. Die Patientin ist sich dabei der Anomalität ihres Essverhaltens durchaus bewusst, und den Phasen anfallartigen Essens folgen häufig depressive Gefühle und Gedanken (Scham und Schuld).

95.2 Verhaltenstherapeutische Behandlungsziele

Kurzfristige Ziele Wiederherstellung des prämorbiden Körpergewichts bzw. eines Mindestzielgewichts als notwendige Voraussetzung für die psychotherapeutische Arbeit im engeren Sinne und die Wiederherstellung eines normalen Essverhaltens.

Beispiel eines stationären Behandlungsprogramms

- *Behandlungsziel*: Essgewohnheiten normalisieren
- *Kurzfristige Ziele*:

  - 5 Mahlzeiten (3 Haupt-, 2 Zwischenmahlzeiten) pro Tag essen; Nahrungsaufnahme notieren
  - Vergrößere die Flexibilität durch Hinzufügen einer neuen Speise pro Tag; führe Protokoll
  - Bleib nach dem Essen für mindestens eine Stunde mit den anderen zusammen im Wohnraum; Erbrechen niederschreiben
  - Geh und sprich mit anderen Mitgliedern der Gruppe oder des Personals, falls bulimische Tendenzen auftauchen
- *Behandlungsziel*: Verbessere dein Körperbild
- *Kurzfristige Ziele*:
  - Jeden Tag Entspannungsübungen machen, alles notieren
  - Kleidung tragen, die meine Körperform zeigt
  - Körperwahrnehmungen mit anderen diskutieren
  - Meine eigenen Ideen darüber, was ich unter »dick fühlen« verstehe, in Frage stellen; niederschreiben
- *Behandlungsziel*: Selbstwertgefühl verbessern
- *Kurzfristige Ziele*:
  - Jeden Tag mindestens eine positive Erfahrung niederschreiben
  - Realitätstest machen, wenn ich mich hilflos oder anderen unterlegen fühle, mit den Gruppenmitgliedern und dem Personal besprechen
  - Andere fragen, was sie von mir halten; aufschreiben
- *Behandlungsziel*: Verhältnis zu Eltern verbessern
- *Kurzfristige Ziele*:
  - Mich meinen Eltern gegenüber bei jedem Besuch durchsetzen
  - Gefühle der Schuld oder Verantwortung meinen Eltern gegenüber in Frage stellen
  - Meine Unsicherheit darüber, in der Zukunft auszuziehen, erklären

95

Langfristige Ziele Die Schaffung von einigen Hauptquellen positiver Befriedigung oder Verstärkung, d. h. die Entwicklung von alternativen Interessen (andere als Diät halten) und einem vollständig neuen Verhaltensrepertoire, das das ausschließlich anorektische Verhalten ersetzt. Behandlung der Gewichtsphobie oder der Angst davor, die Kontrolle über die Nahrungsaufnahme zu verlieren, Behandlung der Körperschemastörungen (Unfähigkeit, die Signale und Bedürfnisse des eigenen Körpers zu erkennen), das überwältigende Gefühl der Unfähigkeit und Hilflosigkeit beseitigen, Unsicherheiten in Bezug auf Sexualität und zwischenmenschliche Beziehungen sowie Probleme, die durch das Verlassen des Elternhauses (unabhängig zu werden) und durch das Annehmen der Erwachsenenrolle entstehen. Dies sind die Brennpunkte einer Psychotherapie, die vom grundlegenden Prinzip geleitet wird, dass die Gewichtsveränderungen und die Lösung psychologischer Probleme eng zusammenhängen und eine überdauernde Genesung des inneren Selbstbildes der Patientin bedingt.

95.3 Behandlungsplan

Im Rahmen eines multimodalen kognitiv-verhaltenstherapeutischen Therapieprogramms (Meermann & Borgart, 2006) umfasst die Behandlung der Essstörungen folgende Elemente:

- Kognitiv-behavioral orientierte Einzeltherapie inkl. Selbstkontrolltechniken (Kap. 82),
- Zielerreichungsskalierung,
- Kontingenzmanagement und Verhaltensverträge (Kap. 66) zur Gewichtsrestitution,
- verhaltenstherapeutische Problemlösegruppen, möglichst als indikative Gruppe (Patientinnen mit Anorexia und Bulimia nervosa),
- Entspannungstraining (Kap. 25) nach Jacobson bzw. imaginative Tiefenentspannung/Entspannungshypnose,
- Selbstsicherheitstraining bzw. Training sozialer Fertigkeiten (Kap. 69),
- spezielle Körpertherapie (psychomotorische Therapie unter Einsatz von Videofeedback),
- Kochgruppe,
- berufliche Belastungserprobung,
- Familien- und Partnergespräche,
- intensives Nachsorgeprogramm, ggf. unter Einschluss von Selbsthilfegruppen.

■ **Tab. 95.1** Elemente stationärer Verhaltenstherapie von Anorexia nervosa und Bulimia nervosa. (Nach Meermann & Borgart, 2006)

Behandlungselemente	Ziele
1. Einzelgespräche	Individuelle Verhaltensanalyse
2. Essgestörten-Problemlösegruppe (PLG)	Informationen, Strategien erarbeiten
3. Psychomotorische Therapie	Therapie der Körperschemastörung, verbesserte Körperwahrnehmung
4. »Goal Attainment Scaling« (GAS)	Individuelle Problemlösungen erarbeiten, Verhaltenserprobung
5. Training sozialer Fertigkeiten	Erhöhung der sozialen Kompetenz
6. Operantes Gewichtsprogramm	Normalisierung von Essverhalten und Körpergewicht
7. Familien- und Partnergespräch Angehörigengruppe	Erarbeitung von Problemlösungen im sozial-kommunikativen Bereich
8. Häusliche und berufliche Belastungserprobung	Realitätstestung der neu gewonnenen Fertigkeiten
9. Kochgruppe	Planung und Zubereitung von Mahlzeiten
10. Progressive Muskelrelaxation nach Jacobson	Körperliche Entspannung
11. Imaginative Tiefenentspannung/Trancearbeit	Körperliche Entspannung, verbesserte Körper- und Gefühlswahrnehmung

Das Vollbild der Anorexia nervosa muss initial oft stationär in spezialisierten Fachkliniken mit einem multimodalen Behandlungskonzept (Borgart & Meermann, 2004) behandelt werden (■ Tab. 95.1).

95.4 Behandlungsablauf

Im Rahmen der **Einzeltherapie** wird eine ausführliche Verhaltensanalyse erstellt und es werden individuelle Therapieziele in dem oben beschriebenen Sinne erarbeitet sowie aufbauend darauf entsprechende konkrete Verhaltensaufgaben festgelegt. Ein wesentlicher Bestandteil der Einzeltherapie ist die Besprechung detaillierter Essprotokolle, die die Patientinnen zur Realitätsprüfung des Essverhaltens und zur Unterstützung und Stabilisierung der Gewichtszunahme führen. Weiteres Ziel der Essprotokolle ist das Training der Patientinnen in der Fähigkeit zur Verhaltensanalyse ihrer eigenen Problematik. Weiterer wichtiger Aspekt der Einzelgespräche sind die Auseinandersetzung mit Leidensdruck, Veränderungsbereitschaft und Therapiemotivation.

Die **indikative Essgestörtengruppe** stellt eine hinsichtlich des Störungsbildes homogene Gruppe dar. Ein Vorteil liegt darin, dass von der Bearbeitung eines individuellen Problembereiches auch andere Gruppenmitglieder besonders profitieren können (Modelllernen). Die Patientinnen fühlen sich in einer Gruppe gleichbetroffener Patientinnen häufig schneller angenommen und zeigen mehr Offenheit bezüglich ihrer Symptomatik. Einer der wöchentlichen Gruppentermine steht unter der Überschrift »Essen und Gewicht« und dient der Reflektion der bisherigen Veränderungen bzgl. des Essverhaltens und der Einstellung zum eigenen Körper. Außerdem stellt die Gruppe ein reichhaltiges Übungsfeld für soziale Interaktionen dar. Darüber hinaus stellt die Rückmeldung der Mitpatientinnen zu den vorgestellten Problembereichen, aber auch zum berichteten Essverhalten und Gewicht, eine wichtige Förderung von Therapiemotivation und Veränderungsbereitschaft dar.

Im Rahmen der **psychomotorischen Therapie** können die Patientinnen neue Erfahrungen im Umgang mit dem eigenen Körper gewinnen, Akzeptanz für Veränderungen des Körpers entwickeln, leistungsbetonte, selbstschädigende Lebensgewohnheiten abbauen und soziale Kompetenzen in einer Gruppe aufbauen (Meermann, 1991). In diesem Rahmen wird u. a. von jeder Patientin bei Therapiebeginn sowie nach Erreichen des Mindestzielgewichtes bzw. gegen Therapieende eine Videoaufnahme in Badekleidung gemacht. Die Videoaufnahmen werden mit der gesamten Gruppe angesehen, wobei die jeweilige Patientin ihre Wahrnehmung des Körpers und damit verbundene Gefühle äußert und anschließend von den anderen Gruppenmitgliedern diesbezüglich Rückmeldungen erhält. Ziel ist die Realitätsüberprüfung der eigenen Einschätzung und die Förderung einer realistischen Körperwahrnehmung.

Beim **Training sozialer Fertigkeiten** geht es darum, soziale Fertigkeiten in folgenden Bereichen aufzubauen oder zu verfeinern: Kontakte knüpfen, Wünsche und Forderungen stellen, Nein-sagen-können, positive und negative Gefühle äußern sowie Kritik geben und annehmen. Wichtiger Bestandteil dieser Gruppentherapie sind Rollenspiele mit Rückmeldungen der Gruppenmitglieder und Videofeedback. Somit wird das Verhaltensrepertoire der Patientinnen erweitert und sie bekommen alternative Konfliktbewältigungsmöglichkeiten an die Hand.

Grundsätzlich hat es sich bewährt, dass die Patientinnen zuerst selbstkontrolliert ihr Essverhalten zu stabilisieren versuchen. Dabei wird in einem **operanten Gewichtszunahmeprogramm** nach folgenden Vorgaben verfahren: Die wöchentliche Gewichtszunahme muss mindestens 700 g betragen, sollte jedoch nicht höher als 3 kg pro Woche sein. Nahrungsmittel werden nicht auf den Zimmern gehortet. Erst wenn die Patientinnen nicht in der Lage sein sollten, ihr Essverhalten und die Gewichtszunahme selbstkontrolliert zu steuern, wird durch die Therapeuten die Kontrolle über die Tages- und Wochenstruktur der Patientin übernommen und es treten bestimmte (und im Vorfeld mit der Patientin besprochene!) Konsequenzen in Kraft. Grundsätzlich ist dabei wichtig, dass diese Bedingungen für alle essgestörten Patientinnen bereits vor Aufnahme transparent gemacht werden.

Es hat sich bewährt, während der Therapie ein **Familien- oder Partnergespräch** zu führen, in dem die Patientin die Möglichkeit hat, eigene Wünsche und Vorstellungen an die Familie und den Partner in geschützter Atmosphäre zu äußern. Zusätzlich wird mit der **Angehörigengruppe** den Familienmitgliedern ein offenes Angebot gemacht, sich mit anderen Betroffenen auszutauschen, Meinungen und Einstellungen zum Thema Essstörung zu hinterfragen sowie sich mit eigenen Gefühlen auseinanderzusetzen.

In einer selbstverantwortlich gestalteten **indikativen Kochgruppe** haben Patientinnen die Möglichkeit, wieder zu lernen, Mahlzeiten selbständig zu planen, die benötigten adäquaten Mengen festzulegen, in der Stadt selbständig einzukaufen und mit entsprechenden Versuchungssituationen umzugehen sowie die zubereiteten Mahlzeiten dann in einer Gemeinschaft zu sich zu nehmen. Die Kochgruppe wird unterstützt durch die Diätassistentin, die die Kochgruppe an jedem zweiten Termin anleitet.

Gegen Ende der stationären Behandlung geht es darum, die erreichten Therapieveränderungen auch auf das reale Umfeld der Patientin zu übertragen. Im Rahmen **häuslicher Belastungserprobungen** können die Patientinnen überprüfen, ob sie ihr Essverhalten und ihr Gewicht auch unter realen häuslichen Bedingungen stabil halten und die erlernten Verhaltensänderungen auch umsetzen können.

Für eine längerfristige Stabilisierung des Therapieerfolges ist es oft auch notwendig, eine berufliche Reintegration vorzubereiten. Hier bieten sich **berufliche Belastungserprobungen** zur Überprüfung der Therapiefortschritte unter realen Belastungen an. Solche Maßnahmen können Probearbeitsverhältnisse in fremden Betrieben sein oder aber auch vorübergehendes Arbeiten in der Klinik als hausinterne Belastungserprobung.

Mit der **Progressiven Muskelentspannung nach Jacobson** soll eine unspezifische Bewältigungsstrategie erlernt werden, die vor allem in belastenden Situationen zur Reduzierung von Anspannung und innerer Unruhe eingesetzt werden kann. Die **Imaginative Tiefenentspannung** stellt eine Alternative zur Progressiven Muskelrelaxation dar. Ziel dieser Techniken ist eine verbesserte Entspannungsfähigkeit, ein besserer Zugang zu Emotionen und eine veränderte Körperwahrnehmung.

95.5 Besonderheiten der ambulanten Behandlung

In Übereinstimmung mit der »Behandlungsleitlinie Essstörungen« der Deutschen Gesellschaft für Psychiatrie, Psychotherapie und Nervenheilkunde (DGPPN, 2000) lassen sich folgende Behandlungsempfehlungen geben:

Die Behandlung der **Anorexia nervosa** erfordert einen Gesamtbehandlungsplan, der medizinische Behandlung, individuelle Psychotherapie und ggf. Familientherapie umfasst. Grundsätzlich erscheinen ambulante Behandlungsversuche bei Patientinnen mit Essstörungen aus verschiedenen Gründen immer indiziert. So gilt es, die Autonomie der Patientin und den sozialen Bezug zur Ursprungsfamilie oder zum Partner möglichst zu wahren. Prognostisch günstig sind ambulante Therapieversuche bei jungen Patientinnen mit guter familiärer Integration und bisher eher kurzer Krankheitsdauer. In anderen Fällen schafft die ambulante Therapie erst die notwendige Krankheitseinsicht und Therapiemotivation für eine stationäre Behandlung. Gute Erfahrungen wurden bei der Behandlung von Anorexia nervosa mit ambulanter Gruppentherapie gemacht. Gewichtszunahme und Erreichen eines prämorbiden oder dem Alter und der Körpergröße entsprechenden Mindestgewichts sollten auch im ambulanten Rahmen immer erklärtes Behandlungsziel sein. Eine stationäre Therapie ist zumeist dann unumgänglich, wenn das Körpergewicht unter einem BMI von 15 liegt und wenn eine ernsthafte komorbide Störung oder medizinische Komplikationen vorhanden sind (DGPPN, 2000).

Bei der **Bulimia nervosa** sollten die Behandlungsstrategien Ernährungsberatung und -rehabilitation, Einzel- oder Gruppenpsychotherapie nach kognitiv-verhaltenstherapeutischen oder tiefenpsychologischen Prinzipien sowie bei spezieller Indikation familien- oder paartherapeutische Interventionen umfassen. Auch bei der Bulimia nervosa scheint die ambulante Gruppentherapie zunächst die Methode der Wahl. Dabei können im Rahmen einer verhaltenstherapeutisch orientierten Gruppentherapie u. a. folgende spezifisch verhaltenstherapeutische Strategien vermittelt werden:

- Selbstbeobachtung zur Analyse der auslösenden und aufrechterhaltenden Bedingungen der Essstörung,
- Erlernen von Selbstkontrolltechniken zur Reduzierung von Essattacken und selbstinduziertem Erbrechen sowie
- Hilfestellung bei der Veränderung krankheitsrelevanter Kognitionen.

Eine stationäre Therapie sollte erwogen werden bei medizinischen Komplikationen, Suizidalität, höhergradigen depressiven oder Persönlichkeitsstörungen, Substanzmissbrauch oder abhängigkeit, ausbleibendem Erfolg ambulanter Therapie oder schlechter regionaler Verfügbarkeit von Psychotherapeuten (DGPPN, 2000).

95.6 Typische Probleme in der Behandlung

Typische Probleme stellen u. a. die Krankheitsverleugnungstendenz vieler anorektischer Patienten dar, ferner Spaltungstendenzen und die Gefahr des Nachspielens der intrafamiliären Konflikte auf der Station oder in der Interaktion mit dem Therapeuten. Der Therapeut muss ein stillschweigendes Einhergehen mit der Realitätsverleugnung seiner Patientin vermeiden. In Anbetracht der Vielfalt der Einschätzungsverfahren und der benutzten Outcome-Kriterien ist es nicht verwunderlich, dass die veröffentlichten Heilungsraten für Magersucht zwischen 10 und 86% schwanken, von denen die Mehrheit jedoch zwischen 30 und 50% liegt. Trotz der großen Unterschiede zwischen den Untersuchungen zeigen die Studien mit lang andauernden Nachuntersuchungen, die sich nicht nur auf junge Populationen beschränken, ähnliche Ergebnisse: Ungefähr 40% aller Patientinnen werden vollständig geheilt, 30% erholen sich beträchtlich, mindestens 20% zeigen keine Veränderung oder aber eine Verschlechterung und ca. 9% sterben an Anorexia nervosa. Erfolgskriterien sollten neben Körpergewicht auch Essverhalten, gedankliche Beschäftigung mit Nahrung, Einstellung zur Sexualität, soziale Anpassung und mentaler Zustand sein.

95.7 Begleitbehandlungen

Sowohl bei der Anorexia als auch bei der Bulimia nervosa ist eine allgemeinärztliche und klinisch-neurologische Untersuchung vor Behandlungsbeginn unverzichtbar. Begleitende ärztliche Kontrolle ist ebenfalls erforderlich (z. B. Elektrolytwerte, Hypokaliämie). Gehirntumore und andere verzehrende Erkrankungen müssen durch ärztliche Untersuchung sicher ausgeschlossen sein. Psychiatrische Differenzialdiagnosen wie Schizophrenie, Borderline-Persönlichkeitsstörungen müssen ebenfalls durch fachärztliche Untersuchung objektiviert und berücksichtigt werden. Ab einem bestimmten (durch fachinternistische Untersuchung festzustellenden) Untergewicht ist internistische Intensivüberwachung erforderlich und Psychotherapie kontraindiziert.

95.8 Wirksamkeit und Erfolgsbeurteilung

Zur Wirksamkeit kognitiv-verhaltenstherapeutischer Interventionen bei Essstörungen liegen inzwischen einige gut kontrollierte Studien und Metaanalysen vor (Fairburn, Norman, Welch, O'Connor, Doll & Peveler, 1995; Jacobi, 1994; Jacobi, Dahme & Rustenbach, 1997), die einhellig die Effizienz der hier dargestellten Vorgehensweisen belegen. Dabei schneidet die Verhaltenstherapie bzw. die interpersonelle Psychotherapie deutlich erfolgreicher ab als die psychiatrisch-medikamentöse Therapie bzw. andere psychotherapeutische Vergleichsbehandlungen. Über die Kombination von Pharmakotherapie und Psychotherapie (kognitive Verhaltenstherapie bzw. interpersonelle Psychotherapie) kann bislang wenig gesagt werden. Die vorliegenden Studien erlauben bislang keine gut begründeten Schlussfolgerungen.

Literatur

Borgart, E.-J. & Meermann, R. (2004). *Stationäre Verhaltenstherapie. Behandlungskonzepte und Therapiemanuale*. Bern: Huber.

DGPPN – Deutsche Gesellschaft für Psychiatrie, Psychotherapie und Nervenheilkunde. (Hrsg.). (2000). *Praxisleitlinien in Psychiatrie und Psychotherapie* (Bd. 4: Behandlungsleitlinie Essstörungen). Darmstadt: Steinkopff.

Fairburn, C. G. (2008). *Cognitive Behavior Therapy and Eating Disorders*. New York: Guilford Press.

Fairburn, C. G., Norman, P. A., Welch, S. L., O'Connor, M. E., Doll, H. A. & Peveler, R. C. (1995). A prospective study of outcome in bulimia nervosa and the long-term effects of three psychological treatments. *Arch Gen Psychiatry, 52*, 304–312.

Jacobi, C. (1994). Pharmakotherapie und Verhaltenstherapie bei Anorexia und Bulimia nervosa. *Verhaltenstherapie, 4*, 162–171.

Jacobi, C., Dahme, B. & Rustenbach, S. (1997). Vergleich kontrollierter Psycho- und Pharmakotherapiestudien bei Bulimia und Anorexia nervosa. *Psychother Psychosom Med Psychol, 47*, 346–364.

Meermann, R. (1991). Body-image-Störungen bei Anorexia und Bulimia nervosa und ihre Relevanz für die Therapie. In C. Jacobi & T. Paul (Hrsg.), *Bulimia und Anorexia nervosa* (S. 69–85). Heidelberg: Springer.

Meermann, R. & Borgart, E.-J. (2006). *Essstörungen: Anorexie und Bulimie. Ein kognitiv-verhaltenstherapeutischer Leitfaden für Therapeuten*. Stuttgart: Kohlhammer.

Vandereycken, W. & Meermann, R. (2003). *Magersucht und Bulimie. Ein Ratgeber für Betroffene und Angehörige* (2. Aufl.). Bern: Huber.

Bipolar affektive Störungen

T. D. Meyer

96.1 Symptomatik und Epidemiologie

Anstelle des älteren Begriffs »manisch-depressiv« wird heute von »bipolar affektiven Störungen« gesprochen. Das Hauptproblem mit dem Begriff »manisch-depressiv« ist, dass er impliziert, dass die maniforme Symptomatik immer den Schweregrad einer Manie mit oder ohne psychotische Symptome erreicht und quasi per definitionem fast immer zu einem stationären Aufenthalt in einer Klinik führen müsse. Inzwischen ist aber die von Dunner, Gershon & Goodwin (1976) eingeführte Unterscheidung in Bipolar I und II offiziell in das DSM-IV aufgenommen worden und taucht als Begriff auch im ICD-10 unter F31.8 »andere bipolare Störung« auf. Auch leichte Manien – sog. hypomanische bzw. hypomane Episoden – rechtfertigen somit die Diagnose einer bipolaren Störung, und zwar einer sog. Bipolar-II-Störung. Wenn voll ausgeprägte Manien mit oder ohne psychotische Symptome auftreten, spricht man von einer Bipolar-I-Störung. Am Rande sei auch erwähnt, dass, obwohl die meisten Patienten von depressiven Phasen berichten, diese für die Diagnosestellung nicht erforderlich sind. Das Auftreten wiederholter manischer Episoden reicht aus. In beiden Klassifikationssystemen findet sich zusätzlich die Diagnose zyklothyme Störung: Es handelt sich um eine chronische Problematik, bei der sich depressive und hypomanische Symptome über einen langen Zeitraum von mindestens zwei Jahren fast kontinuierlich zeigen. Die Symptome dürfen jedoch nie so schwerwiegend werden, dass sie die Diagnose einer depressiven oder manischen Episode rechtfertigen würden (Hautzinger & Meyer, 2002; Meyer, 2008).

Maniforme Episoden erscheinen in vielerlei Hinsicht als das Gegenteil von depressiven Phasen. Laut DSM-IV sind sie durch eine deutlich veränderte Stimmung gekennzeichnet, die entweder übertrieben gehoben, euphorisch, expansiv oder gereizt ist. Diese veränderte Stimmung geht einher mit

- gesteigertem Selbstvertrauen, Selbstüberschätzung oder Größenideen,
- vermindertem Schlafbedürfnis,
- gesteigertem Aktivitätsniveau oder motorische Unruhe,
- gesteigerter Gesprächigkeit oder Rededrang,
- subjektivem Gefühl des Gedankenrasens oder Ideenflucht,
- leichter Ablenkbarkeit durch irrelevante Reize,
- übermäßiger Beschäftigung mit angenehmen Dingen, die mit hoher Wahrscheinlichkeit negative Konsequenzen nach sich ziehen (z. B. ungezügeltes Einkaufen, sexuelle Eskapaden).

Wenn die Stimmung euphorisch-expansiv ist, müssen zusätzlich mindestens drei der vorgenannten Symptome vorhanden sein; bei ausschließlich reizbarer Stimmung hingegen vier. Entscheidend ist zudem, dass diese Veränderungen in der Stimmung, im Denken und Verhalten der Betroffenen eine deutliche Veränderung vom normalen Selbst der Person darstellen. Die Mindestdauer der Symptome für eine hypomane Episode beträgt vier Tage und für die Diagnose einer Manie eine Woche (sofern es nicht zuvor zu einem stationären Aufenthalt in einer Klinik kommt). Meist ist allerdings nicht das Zeitkriterium entscheidend zur Differenzierung, sondern die durch die Symptome verursachte

Beeinträchtigung: Wenn die Symptome deutlich mit dem beruflichen und sozialen Alltag interferieren oder psychotische Symptome auftreten oder ein Klinikaufenthalt erforderlich wird, handelt es sich um eine manische Episode. Stellt die Symptomatik lediglich eine Änderung in der normalen Lebensführung einer Person dar, die jedoch von Dritten als solche bemerkt wird, und führt sie nur zu leichten Beeinträchtigungen im Alltag (z. B. kleineren Streitigkeiten mit Freunden oder Arbeitskollegen; Überziehen des Dispositionskredits), dann spricht man von einer Hypomanie.

Im Gegensatz zur unipolaren Depression treten bipolare Störungen bei Frauen und Männern gleich häufig auf. Was das Erkrankungsrisiko für bipolare Störungen betrifft, hängen die Schätzungen sehr stark davon ab, welche spezifischen Störungen unter dem Begriff subsumiert werden. Als Prävalenzschätzung für die klassische Form der manisch-depressiven Störung findet man meistens Zahlen um ca. 1% und für die Bipolar-II-Störung um 0,5%, aber neuere Studien gehen von insgesamt ca. 5% für das bipolare Spektrum aus (Angst, 1998; Judd & Akiskal, 2003; Lewinsohn, Klein & Seeley, 1995; ten Have, Vollebergh, Bijl & Nolen, 2002). Bedacht werden muss hierbei, dass die Eingangsdiagnose »unipolare Depression« in 27–45% der Fälle im Längsschnitt in »bipolar« geändert werden (Benazzi, 1997; Goldberg, Harrow & Whiteside, 2001; Manning, Haykal, Connor & Akiskal, 1997). Das zeigt, dass bipolare Störungen oft lange Zeit unerkannt bleiben oder nicht richtig diagnostiziert werden (zu den Gründen: Hautzinger & Meyer, 2002; Meyer, 2008).

Was das Ersterkrankungsalter betrifft, so liegt es typischerweise im frühen Erwachsenenalter bei etwa Anfang 20 mit einer Spanne von 18–26 Jahren, aber die Diagnose wird oft erst im Alter von ca. 30 Jahren gestellt (Goodwin & Jamison, 2007). Die durchschnittliche Dauer der Episoden liegt bei 8–10 Wochen, wobei vor allem gemischte Episoden, bei denen maniforme und depressive Symptome zeitgleich oder in schnellem Wechsel auftreten, dazu tendieren, länger anzuhalten als rein depressive oder rein manische Phasen. Was den Verlauf betrifft, so liegt das Risiko für ein Rezidiv in den Jahren nach einer Episode mit 80–90% sehr hoch, wobei nur etwa 50% ein unmittelbares Kippen von einer maniformen Phase in eine depressive Phase (oder umgekehrt) zeigen (Goldberg & Harrow, 1999; Goodwin & Jamison, 2007). Etwa 25% der Patienten zeigen im Verlauf der Erkrankung ein Muster, das als »Rapid Cycling« bezeichnet wird und dadurch charakterisiert ist, dass die Betroffenen innerhalb eines Jahres mindestens vier affektive Episoden durchleben. Der Verlauf ist weniger ungünstig als lange angenommen. Abgesehen davon, dass viele mindestens einen Suizidversuch unternehmen, berichtet ein Großteil der Betroffenen auch zwischen den voll ausgeprägten affektiven Episoden über Schwierigkeiten z. B. bei der Arbeit oder im zwischenmenschlichen Bereich, und insbesondere über dysphorische bzw. depressive Verstimmungen (Gitlin, Swendsen, Heller & Hammen, 1995; Goldberg & Harrow, 1999; Jamison, 2000; Judd et al., 2002, 2003; Paykel, Abbott, Morriss, Hayhurst & Scott, 2006).

96.2 Verhaltenstherapeutische Ansatzpunkte und Ziele

Alle theoretischen Modelle gehen davon aus, dass eine biologisch verankerte Vulnerabilität vorliegt, die in Wechselwirkung mit belastenden Ereignissen, psychologischen und sozialen Faktoren das Risiko erhöht, depressive und manische Symptome zu entwickeln (Alloy, Abramson, Urosevic, Walshaw, Nusslock & Neeren, 2006; Johnson & Roberts, 1995; Meyer & Hautzinger, 2004). Die biologisch verankerte Vulnerabilität bipolar affektiver Störungen wird in einer **Instabilität oder Dysregulation biologischer Prozesse** (z. B. Schlaf-Wach-Zyklus, Verhaltensaktivierungssystem, zirkadiane Rhythmen) gesehen. Es wird angenommen, dass diese Prozesse bei vulnerablen Personen durch interne und externe Auslöser, z. B. Prüfungssituationen, Scheidung, Geburt eines Kindes, Jetlag, leichter aus der Balance geraten, sodass es zu den typischen Symptomen einer Depression oder (Hypo-) Manie kommt (Meyer, 2008; Goodwin & Jamison, 2007).

Konkret bedeutet dies z. B., dass ein Schlafdefizit nicht mit einem gesteigerten Bedürfnis nach Schlaf einhergeht, sondern mit einem geringeren Schlafbedürfnis, wobei hier kognitive Prozesse eine vermittelnde Rolle spielen. Die trotz des kurzfristigen Schlafmangels bestehende Leistungsfähigkeit wird z. B. als Indiz gewertet, generell nicht so viel Schlaf zu benötigen (= internal-stabil-globale Attribution) und deswegen auch mehr Termine, Pläne etc. machen zu können und weniger Pausen zu brauchen (u. a. auch Schlaf = dysfunktionale Gedanken). Diese Bewertungen steigern mit hoher Wahrscheinlichkeit das Selbstvertrauen und beeinflussen die Gefühle in Richtung gehobene Stimmung und Euphorie (Meyer, 2008). So kann – wie im Fall von Depressionen – ein Teufelskreis entstehen, in dem sich das Verhalten, die Gedanken und die Gefühle wechselseitig verstärken, bis ein Ausmaß erreicht ist, dass aus klinischer Sicht als Hypomanie oder Manie bezeichnet werden würde (Meyer & Hautzinger, 2004).

Wenn keine besonderen medizinischen Kontraindikationen bestehen, ist Psychotherapie bei bipolaren Störungen immer als eine die medikamentöse Behandlung ergänzende Intervention konzipiert. Daraus ergeben sich auch bereits die ersten Ziele für die Therapie:

- Aufbau eines realistischen Bilds der eigenen Erkrankung,
- Aufbau der Einsicht in die Notwendigkeit einer dauerhaften Medikation,
- Vermitteln des adäquaten Umgangs mit den Medikamenten und ärztlichen Anweisungen (Compliance) sowie
- Abbau irrationaler Überzeugungen hinsichtlich der Medikamente.

Zentral sind zudem folgende Ziele:

- Lernen, individuelle Prodromalsymptome manischer und depressiver Episoden zu identifizieren;
- Differenzierung zwischen Prodromalsymptomen und normalen Stimmungsschwankungen;
- Erlernen von Strategien, mit solchen Prodromalsymptomen depressiver oder maniformer Natur umzugehen;
- Abbau dysfunktionaler depressiogener und »Manie-fördernder« Einstellungen bzw. Aufbau realistischer und differenzierterer Vorstellungen;
- Abbau von Verhaltensweisen und Bedingungen, die das Auftreten affektiver Symptome beider Polaritäten wahrscheinlich machen;
- Stärkung von Kompetenzen und Fertigkeiten, die im individuellen Fall das Rezidivrisiko senken (z. B. Problemlösefertigkeiten, soziale Kompetenzen).

Wenn deutliche Beeinträchtigungen in unterschiedlichen Rollen und Lebensbereichen vorliegen (z. B. Erwerbsunfähigkeit; konfliktbehaftete Partnerschaft; Arbeitslosigkeit), muss im Einzelfall sorgfältig abgewogen werden, ob eher Strategien angezeigt sind, die auf eine Veränderung dieser Gesamtsituation ausgerichtet sind (z. B. berufliche Wiedereingliederung), oder es eher indiziert ist, eine Auseinandersetzung im Hinblick auf Akzeptanz und Umgang mit dieser Situation zu fördern.

96.3 Behandlungsplan und Einzelschritte

Idealerweise sollte – sofern keine akuten Krisen wie z. B. Suizidalität vorliegen – die Behandlung mit Psychoedukation (► Kap. 79) beginnen, also die gemeinsame Erarbeitung der wesentlichen Informationen über bipolare Störungen mit den Betroffenen anhand der individuellen Biographie. Hierzu gehört, das Rational der aktuellen Behandlung als das einer Rezidivprophylaxe zu vermitteln. Primäres Ziel ist somit das gemeinsame Arbeiten an der Verringerung des Risikos, dass es wieder zu affektiven Episoden kommt. Deshalb wird der Störungsverlauf genau analysiert, um individuelle Prodromalsymptome rechtzeitig zu erkennen und zu lernen, mit diesen angemessen umzugehen, damit das Abgleiten in voll ausgeprägte affektive Episoden möglichst verhindert werden kann. Auch akute Symptome stellen eine Indikation für Psychotherapie dar, v. a. wenn es sich um depressive Symptome handelt.

Die Psychoedukation sollte einerseits alle für den jeweiligen Patienten wichtigen Fragen beantworten, aber als Minimum folgende Aspekte umfassen: Störungsbild, Symptomatik, Ursachen (u. a. genetische Anteile) bzw. das allgemeine Vulnerabilitäts-Stress-Modell auf der Makroebene und in Anlehnung an das kognitive Modell die Wechselwirkungen zwischen Gedanken, Verhalten und Gefühlen auf der Mikroebene (Meyer, 2005; Meyer

& Hautzinger, 2004). Nicht zuletzt muss auch das Thema »Medikamente« besprochen werden. Hier ist vor allem auf irrationale Überzeugungen und auf Wünsche hinsichtlich des Absetzens der Medikamente zu achten, auf die entsprechend mit kognitiven Techniken wie z. B. Pro-Kontra-Liste, sokratischer Dialog eingegangen werden muss. Wichtig ist dabei, dass den Betroffenen deutlich wird, dass es zwar ihre eigene Entscheidung ist (= Autonomieerleben erhöhen), ob sie Medikamente nehmen, aber welche potenziellen Kosten neben dem vermeintlich subjektiven Nutzen sie auf sich nehmen, wenn sie sich dagegen entscheiden.

Von Anfang an sollte ein Stimmungstagebuch (STB; ► Kap. 49) eingeführt werden, in dem täglich die Stimmung auf verschiedenen Dimensionen protokolliert wird, die zumindest die zentralen Aspekte bipolarer Symptomatik umfassen sollte (z. B. gereizt, voller Energie, lustlos, niedergeschlagen). Das STB sollte zudem für genauere Bedingungsanalysen auch Fragen z. B. zu den Schlafenszeiten (Ins-Bett-gehen, Einschlafen, Aufwachen, Aufstehen), Arbeitszeiten, Einnahme der Medikamente beinhalten. Ein solches STB hilft den Therapeuten und Betroffenen sich zu Beginn der Sitzungen schnell einen Überblick über die Stimmung und damit möglicherweise assoziierte Faktoren (z. B. Schlaf, Medikamentencompliance) zu verschaffen, Veränderungen in der Stimmung rechtzeitig zu registrieren und auch potenzielle Zusammenhänge zwischen solchen Veränderungen und anderen Faktoren erkennbar zu machen. Außerdem unterstützt ein solches STB die regelmäßige Selbstbeobachtung der Betroffenen sowie den Prozess, zwischen normalen Stimmungsschwankungen und Symptomen der bipolaren Störung differenzieren zu lernen.

Im Hinblick auf die Psychoedukation kann sowohl aufgrund des STB als auch anhand der im Rahmen der Anamnese berichteten Symptome herausgearbeitet werden, was generell unter Depression, Hypomanie, Manie und gemischter Episode verstanden wird. Um einerseits das Vulnerabilitäts-Stress-Modell subjektiv erlebbar zu machen und andererseits individuelle Risikosituationen als mögliche therapeutische Ansatzpunkte zu identifizieren, wird ein »Lifechart« erstellt. Hier werden für die letzten Jahre (wenn möglich für die gesamte Krankengeschichte) sowohl der Verlauf der affektiven Symptomatik als auch damit einhergegangene Erlebnisse und Belastungen eingetragen (z. B. Medikamentenumstellung, Veränderungen am Arbeitsplatz, neue Beziehung, Fernreisen). Anhand des »Lifechart« kann aufgezeigt werden, wie im individuellen Fall Belastungen im Alltag oder kritische Lebensereignisse das Auftreten manischer und depressiver Symptome begünstigen und beschleunigen.

Übergeordnetes Ziel der Psychoedukation ist, dass die Betroffenen verstehen lernen, was das Vulnerabilitäts-Stress-Modell für sie konkret bedeutet, sodass herausgearbeitet wird, dass sowohl die Medikation als auch die Psychotherapie als zwei zentrale Säulen der Behandlung bipolarer Störungen angesehen werden können. Die Patienten sollen verstehen, dass sie sowohl durch die verantwortungsbewusste Einnahme der Medikamente als auch durch Veränderungen in ihrem Verhalten und Denken Einfluss auf den Verlauf ihrer eigenen Erkrankung nehmen können (= Selbstwirksamkeit).

Hierauf aufbauend wird ein Katalog individueller Frühwarn- bzw. Prodromalsymptome manischer und depressiver Episoden erarbeitet. Um ein »Frühwarnsystem« aufzubauen, ist eine genaue Verhaltens- und Bedingungsanalyse wichtig, die primär in der Selbstbeobachtung und der Analyse des Beginns früherer manischer, depressiver und gemischter Episoden besteht. Diese Analyse dient auch der Identifikation zusätzlicher individueller Therapieziele (z. B. Probleme in der Strukturierung des Tagesablaufs, Umgang mit Stress oder Konflikten etc.). Alle möglichen Informationsquellen sollen hier berücksichtigt werden. Partner bzw. wichtige Bezugspersonen liefern hier oft sehr wichtige zusätzliche Anhaltspunkte für den Beginn affektiver Episoden. Der Therapeut muss darauf achten, dass nicht primär Symptome voll ausgeprägter Manien oder Depressionen notiert werden, sondern tatsächliche Frühwarnsymptome (z. B. Aufwachen vor dem Weckerklingeln; das Zu-Bett-Gehen verschiebt sich nach hinten). Der Therapeut legt mit den Betroffenen gemeinsam fest, wie viele Frühwarnsymptome wie lange vorliegen müssen, um bestimmte Schritte (z. B. Einnahme der Bedarfsmedikamente, Arztbesuch) einzuleiten. Die Differenzierungsfähigkeit zwischen solchen

Prodromalsymptomen und normalen Stimmungsschwankungen wird geschult u. a. durch das regelmäßige Besprechen des STB sowie das Erarbeiten von Kriterien zur Differenzierung (z. B. Reaktivität der Stimmung, Dauer und Anzahl der Symptome).

Da viele Betroffene nach Ausbruch eine massive Verunsicherung in ihrem Selbstkonzept zeigen und dazu neigen, die »normalen« Phasen nur als nichtdepressiv und nichtmanisch zu kennzeichnen, ist es indiziert, festzuhalten, was typisch für das Denken, Gefühlsleben und Verhalten in der Manie, Depression und in gesunden Zeiten ist und dies einander gegenüberzustellen. Es sollte bei dieser Analyse deutlich werden, dass das Verhalten, die Gefühle und die Gedanken in gesunden Phasen im Gegensatz zu den affektiven Episoden wesentlich durch die jeweilige Situation bedingt sind und durch eine größere Flexibilität und Situationsangemessenheit charakterisiert sind. Immer wieder soll der Therapeut die Patienten dabei unterstützen, per Selbstbeobachtung eigenständig einzuschätzen, wie der eigene Zustand ist. Hierzu kann z. B. das STB und die aufgelisteten Frühwarnsymptome eingesetzt werden.

Die zuvor erwähnte Verunsicherung hinsichtlich der Beurteilung des Verhaltens der Betroffenen ist auch bei den wichtigen Bezugspersonen oft sehr deutlich, die ebenfalls mit der Angst kämpfen, ob und wann sich solche Phasen wiederholen und was als Anzeichen für erneute Manien oder Depressionen zu werten ist. Wenn möglich, sollte hier mit allen Beteiligten ein Kommunikationstraining erfolgen, um potenziellen Konfliktsituationen vorzubeugen und gemeinsam Lösungen erarbeiten zu können, wie man gemeinsam mit kritischen Situationen umgeht (z. B. Idee des Partners, einen Wochenendurlaub einzulegen = Manie?).

Wenn es um die Auflistung und Einübung von Strategien geht, mit solchen Prodromalsymptomen depressiver oder maniformer Natur umzugehen, so gilt: Alles, was die Patienten in der Vergangenheit bereits erfolgreich versucht haben, sollte gefördert werden (Ressourcenaktivierung), und alles, was im individuellen Fall Aussicht auf Erfolg hat, die Spirale in Richtung Depression oder Manie zu unterbrechen, sollte hinzugefügt und ausprobiert werden. Das heißt, Telefonate mit Freunden, Spaziergänge, ein warmes Bad, Entspannungsübungen etc. könnten Strategien zum Umgang mit Frühwarnsymptomen sein. Ähnlich wie in der Behandlung unipolarer Depressionen kommen auch hier Techniken zum Einsatz, bei denen der Fokus auf der Identifikation und Modifikation von automatischen und irrationalen Gedanken liegt: Protokoll automatischer Gedanken, Spaltentechnik, Realitätstestung, sokratischer Dialog (▶ Kap. 38, Kap. 47, Kap. 56). Im Unterschied zur Depressionsbehandlung handelt es sich aber bei den automatischen Gedanken nicht nur um dysfunktionale negative Kognitionen, sondern auch um dysfunktionale positive Gedanken, die kennzeichnend für hypomane Zustände sind, z. B. »Meine kreativen Ideen werden mich reich machen« oder »Die anderen bezeichnen mich als ‚manisch', weil sie neidisch sind«. Hierunter fallen verschiedene Aspekte wie Interesse an vielen verschiedenen Aktivitäten und erhöhtes Selbstvertrauen bis hin zu Größenideen, aber auch paranoide Ideen. Diese Veränderungen im Denken sind – insbesondere in rein hypomanen Episoden – subtiler Natur und werden sehr leicht übersehen. Auch bei Patienten mit bipolaren Störungen geht es darum aufzeigen, wie verzerrtes (negatives und positives) Denken die Interpretation von Ereignissen und Handlungen beeinflussen kann. Die Erfahrung zeigt, dass das Arbeiten an Kognitionen leichter am Beispiel depressiver Inhalte eingeführt und eingeübt werden kann, bevor man sich den dysfunktionalen ‚positiven' Gedanken zuwendet.

Wenn es um stärker verhaltensbezogene Interventionen geht, ist es ebenfalls von Vorteil, den Patienten zunächst Strategien an die Hand zu geben, mit denen typische Probleme, die während depressiver Phasen auftreten, angegangen werden können. Wie in der Depressionsbehandlung kommen sowohl zur Linderung von akuten Überforderungsgefühlen oder Antriebsproblemen als auch prophylaktisch als Strategie zum Umgang mit Frühwarnsymptomen Techniken wie z. B. Tages-/Wochenplan (▶ Kap. 60), »schrittweise Aufgabenbewältigung« oder »Aktivitätsaufbau«(▶ Kap. 11), v. a. angenehmer Dinge, zum Einsatz. Als Faustregel gilt jedoch bei bipolar affektiven Patienten, dass es immer um Balance geht bzw. darum, ein Zuviel und ein Zuwenig zu verhindern. Konkret bedeutet dies, dass der »Aktivitätsaufbau« umsichtig erfolgt und ggf. auch in einen »Aktivitätsabbau« münden muss. Eine nützliche Methode ist, sich »Ziele zu setzen« und diese sequenziell und konsequent zu verfolgen, anstatt impulsiv viele Aktivitäten zu initiieren und nicht zu vollenden und dabei Pflichten zu ignorieren. Im Unterschied zur Technik der schrittweisen Aufgabenbewältigung, die zur Überwindung von Überforderungsgefühlen sinnvoll ist, geht es hier nicht um das Aufzeigen, dass ein immens erscheinendes Arbeitsvolumen bewältigbar ist, sondern im Grunde genommen um das Gegenteil: Das Bewusstmachen, wie viele Arbeitsschritte für die Umsetzung der einzelnen Projekte vonnöten sind.

Je nach individuellen Ressourcen oder Problembereichen können zusätzlich auch kommunikative Fertigkeiten (▶ Kap. 76) im Rollenspiel (▶ Kap. 65) oder Problemlösestrategien (▶ Kap. 46; z. B. Pro-Kontra-Karte bei Entscheidungsschwierigkeiten) eingeübt werden. Typische Themen, die hier oft von Relevanz sind und bei denen im Einzelfall Lösungen gefunden werden müssen, sind:

- »Was sage ich, wenn andere mich nach der Zeit fragen, in der ich krank geschrieben war?«,
- »Was tue ich, wenn andere mitbekommen, dass ich Medikamente nehme?« oder
- »Was tue ich, wenn meine Partnerin/mein Partner mir vorwirft, ich sei schon wieder so reizbar/überdreht?«.

Generell geht es darum, den Patienten dabei zu helfen, eigenständig mit solchen Strategien anstehende Probleme zu bewältigen und Lösungsmöglichkeiten zu finden, um dadurch das Rückfallrisiko zu reduzieren.

Ein Patient wollte mit seiner Familie einen Karibik-Urlaub machen und war in der Vergangenheit bei Transatlantikflügen bereits zweimal manisch dekompensiert. Mit ihm wurde ein Plan erarbeitet, der beinhaltete: langsame Verschiebung der Schlafenszeiten vor Abflug; Reduktion der Stimulation während des Flugs; erhöhte Selbstbeobachtung unter Einbeziehung der Ehefrau; Planung spezifischer Maßnahmen je nach Zustand (z. B. Auszeit im Hotel; »Nickerchen«, Einnahme der Bedarfsmedikation). Dieser Plan war spezifisch auf die Situation des Patienten angepasst. Die Erstellung eines entsprechenden Notfallplans muss Bestandteil jeder Behandlung bipolarer Störungen sein, wobei er nicht mehr als sechs bis sieben Einzelschritte umfassen sollte. Die ersten Schritte eines solchen Notfallplans sollten konkrete Strategien und Techniken beinhalten, die unter dem Stichwort Aktivierung persönlicher Ressourcen subsumiert werden können (z. B. verstärkte Selbstbeobachtung anhand des STB und den Listen mit den Frühsymptomen, Einsatz von Entspannungsübungen, Spaziergang, Festlegung einer Tagesstruktur). Je weiter man im Notfallplan voranschreitet, desto stärker stellen die geplanten Maßnahmen eine Aktivierung externer Ressourcen dar (z. B. Rückmeldung von Freunden/Partnern, Einsatz Bedarfsmedikamente, Arztbesuch, Klinikeinweisung).

96.4 Schwierigkeiten und Probleme

Kognitive Verhaltenstherapie bei bipolaren Störungen versteht sich primär als eine die medikamentöse Behandlung ergänzende »Rezidivprophylaktische Maßnahme«, die idealerweise post-stationär den Betroffenen hilft, sich im Alltag wieder zu recht zu finden und möglichen Rezidiven vorzubeugen oder helfen kann, akute depressive Symptome zu bewältigen. Wenn bereits eine gute therapeutische Beziehung aufgebaut wurde, kommen die Patienten auch in maniformen Zuständen in die Sitzungen und in vielen Fällen kann man mit ihnen arbeiten. Entscheidend ist dabei, sich Zeit zu nehmen und sehr umsichtig mit dem Gegenüber umzugehen. Zuhören ist oft hilfreicher als Aktionismus aus einer Angst heraus, dass der oder die Betroffene manisch ist. Ein regelmäßiges Ansprechen möglicher Suizidtendenzen ist aufgrund der Häufigkeiten von Selbstmordversuchen indiziert, v. a. wenn gemischte Symptome oder komorbid Substanzprobleme vorliegen.

Einige Patienten sehen den Sinn einer psychotherapeutischen Behandlung nicht unbedingt und kommen auf Anraten Dritter. In solchen Fällen sollte die Behandlung als eine Art »zusätzliches Angebot« und »Experiment« dargestellt werden, das er bzw. sie im Hinblick auf den Nutzen für die eigene Person erst einmal prüfen kann. Insbesondere wenn auch Angehörige oder Partner in die Therapie eingebunden werden, ist es günstiger, von einem »Behandlungs- oder Beratungsangebot« statt von »Psychotherapie« zu sprechen. Wie bei vielen chronischen Erkrankungen kann die aktive Mitarbeit bzw. Compliance im Verlauf nachlassen. Hier gilt, je länger die akuten Krankheitsphasen zurückliegen, desto eher stellt sich dieses Problem. Es ist dabei generell wichtig, die Patienten (ggf. immer wieder) dazu zu ermutigen, über Probleme und Schwierigkeiten zu sprechen, die bei der Umsetzung des Behandlungsplans auftauchen. Dadurch wird es möglich, gegenwärtige oder auch zukünftig zu erwartende Probleme, die in diesem Zusammenhang auftauchen können, einschätzen und lösen zu können. Eine genaue Analyse bisheriger, aktueller oder möglicher Hindernisse bei der Umsetzung von Behandlungszielen (wie z. B. Hausaufgaben) kann dabei sehr hilfreich sein, um zukünftige Hindernisse zu identifizieren und gemeinsam einen Plan zu erarbeiten, wie man mit diesem umgehen kann.

96.5 Begleit- oder Alternativbehandlungen

Eine medikamentöse Therapie mit einem stimmungsstabilisierenden Medikament oder einer Kombination entsprechender Präparate (z. B. Lithium, Cabarmazepin, Valproat, Lamotrigin) wird als notwendig erachtet, wobei in manchen Fällen zusätzlich auch Antidepressiva oder Neuroleptika zur zusätzlichen Stabilisierung verschrieben werden (Grunze et al., 2002).

Was mögliche psychologische Alternativbehandlungen betrifft, so werden zum Teil psychoedukative Gruppenprogramme angeboten. In den USA sind zur Behandlung bipolarer Störungen zwei weitere Behandlungskonzepte weit verbreitet (Bernhard & Meyer, 2008):

- Zum einen eine spezielle entwickelte Variante der Interpersonellen Psychotherapie – die interpersonelle und soziale Rhythmus-Therapie (IPSRT) –, die den Fokus auf zwischenmenschliche Probleme als Trigger für affektive Episoden legt und die Bedeutung eines stabilen Tagesrhythmus betont.
- Zum anderen das »Family Focused Treatment« (FFT), das ein auf Betroffene mit ihren Angehörigen ausgerichtetes psychoedukatives Programm ist, das sehr viel Wert auf die kommunikativen und Problemlösefertigkeiten der Beteiligten legt (Meyer, 2005).

96.6 Wirksamkeit und Erfolgsbeurteilung

Es gibt sowohl unkontrollierte als auch kontrollierte Studien, die die Wirksamkeit psychotherapeutischer Maßnahmen und speziell kognitiv-verhaltenstherapeutischer Interventionen hinsichtlich Rezidivraten und anderer Indices einer Stabilisierung demonstrieren (Hautzinger & Meyer, 2007; Jones, Sellwood & McGovern, 2005; Meyer & Hautzinger, 2003, 2007; Miklowitz, 2006).

96.7 Grad der empirischen Absicherung und persönliche Bewertung

Obwohl sich die Effekte entsprechender psychotherapeutischer Behandlungen mittelfristig bislang als stabil erweisen (Lam et al., 2003; Rea, Tompson, Miklowitz, Goldstein, Hwang & Mintz, 2003), gibt es erste Hinweise, dass die Wirkung kurzer Therapien nach zwei Jahren wieder nachlässt (Lam, Hayward, Watkins, Wright & Sham, 2005). Außerdem scheinen Patienten mit weniger affektiven Episoden mehr von Psychotherapie zu profitieren als wenn schon sehr viele Phasen durchlebt wurden (Scott et al., 2006). Weitere Hinweise für eine differenzielle Indikation liegen aber bislang nicht vor (Hautzinger & Meyer, 2007). Aus klinischer Sicht bedeutsam erscheint folgendes: Die klinische Erfahrung zeigte, dass ein umrissenes, 20 Sitzungen umfassendes Rezidivprophylaktisches Programm für manche Patienten hinreichend ist, aber bei anderen Patienten (z. B. mit »Rapid Cycling«, mit komorbiden psychischen Erkrankungen) nicht ausreicht. Langfristig könnte sich auch unter Kostengesichtspunkten ein stufenförmiges Behandlungskonzept als günstig erweisen. In Abhängigkeit vom Bedarf der einzelnen Patienten reicht dies von psychoedukativen

Gruppen über eine zeitlich und inhaltlich umrissene Rezidivprophylaxe hin zu einer umfassenderen speziellen Psychotherapie (Meyer, 2005).

Literatur

Alloy, L. B., Abramson, L. Y., Urosevic, S., Walshaw, P. D., Nusslock, R. & Neeren, A. M. (2005). The psychosocial context of bipolar disorder: environmental, cognitive, and developmental risk factors. *Clinical Psychology Review, 25*, 1043–1075.

Angst, J. (1998). The emerging epidemiology of hypomania and bipolar II disorders. *Journal of Affective Disorders, 50*, 145–151.

Benazzi, F. (1997). Prevalence of bipolar II disorder in outpatient depression: a 203-case study in private practice. *Journal of Affective Disorders, 43*, 163–166.

Bernhard, B. & Meyer, T. D. (2008). Psychotherapie für Betroffene mit bipolar affektiven Störungen. *Psychotherapeutenjournal, 7*, 134–139.

Dunner, D. L., Gershon, E. S. & Goodwin, F. K. (1976). Heritable factors in the severity of affective illness. *Biological Psychiatry, 11*, 31–42.

Faravelli, C., Guerrini-Degl'Innocenti, B., Aiazzi, L., Incerpi, G. & Pallani, S. (1990). Epidemiology of mood disorders: a community survey in Florence. *Journal of Affective Disorders, 20*, 135–141.

Gitlin, M. J., Swendsen, J., Heller, T. J. & Hammen, C. (1995). Relapse and impairment in bipolar disorder. *American Journal of Psychiatry, 152*, 1635–1640.

Goldberg, J. F. & Harrow, M. (1999). *Bipolar disorder – Clinical course and outcome*. Washington, DC: American Psychiatric Press.

Goldberg, J. F., Harrow, M. & Whiteside, J. E. (2001). Risk for bipolar illness in patients initially hospitalized for unipolar depression. *American Journal of Psychiatry, 158*, 1265–1270.

Goodwin, F. K. & Jamison, K. R. (2007). *Manic-depressive illness. Bipolar disorders and recurrent depression* (2nd edn.). New York: Oxford University Press.

Hautzinger, M. & Meyer, T. D. (2002). *Diagnostik affektiver Störungen* (Kompendium Psychologische Diagnostik, Bd. 3). Göttingen: Hogrefe.

Hautzinger, M. & Meyer, T. D. (2007). Psychotherapie bei bipolaren affektiven Störungen – Ein systematischer Überblick kontrollierter Interventionsstudien. *Nervenarzt, 78*, 1248–1260.

Howland, R. H. & Thase, M. E. (1993). A comprehensive review of cyclothmyic disorder. *Journal of Nervous and Mental Disease, 181*, 485–493.

Jamison, K. R. (2000). Suicide and bipolar disorder. *Journal of Clinical Psychiatry, 61 (Suppl. 9)*, 47–51.

Johnson, S. L. & Roberts, J. E. (1995). Life events and bipolar disorder: Implications from biological theories. *Psychological Bulletin, 117*, 434–449.

Jones, S. H., Sellwood, W. & McGovern, J. (2005). Psychological therapies for bipolar disorder: the role of model-driven approaches to therapy integration. *Bipolar Disorders, 7*, 22–32.

Judd, L. L. & Akiskal, H. S. (2003). The prevalence and disability of bipolar spectrum disorders in the US population: re-analysis of the ECA database taking into account subthreshold cases. *Journal of Affective Disorders, 73*, 123–131.

Judd, L. L., Akiskal, H. S., Schettler, P. J., Endicott, J., Maser, J. D., Solomon, D. A., Leon, A. C., Rice, J. A. & Keller, M. B. (2002). The long-term natural history of the weekly symptomatic status of bipolar I disorder. *Archives of General Psychiatry, 59*, 530–537.

Judd, L. L., Akiskal, H. S., Schettler, P. J., Coryell, W., Endicott, J., Maser, J. D., Solomon, D. A., Leon, A. C. & Keller, M. B. (2003). A prospective investigation of the natural history of the long term weekly symptomatic status of bipolar II disorder. *Archives of General Psychiatry, 60*, 261–269.

Lam, D., Watkins, E. R., Hayward, P., Bright, J., Wright, K., Kerr, N., Parr-Davis, G. & Sham, P. (2003). A randomized controlled study of cognitive therapy for relapse prevention for bipolar affective disorder. *Archives of General Psychiatry, 60*, 145–152.

Lam, D., Hayward, P., Watkins, E. R., Wright, K. & Sham, P. (2005). Relapse prevention in patients with bipolar disorder: cognitive therapy outcome after 2 years. *American Journal of Psychiatry, 162*, 324–329.

Lewinsohn, P. M., Klein, D. N. & Seeley, J. R. (1995). Bipolar disorders in a community sample of older adolescents: Prevalence, phenomenology, comorbidity, and course. *Journal of the American Academy of Child and Adolescent Psychiatry, 34*, 454–463.

Manning, J. S., Haykal, R. F., Connor, P. D. & Akiskal, H. S. (1997). On the nature of depressive and anxious states in a family practice setting: the high prevalence of bipolar II and related disorders in a cohort followed longitudinally. *Comprehensive Psychiatry, 38*, 102–108.

Meyer, T. D. (2001). Das Spektrum manisch-depressiver Störungen in den Zeitschriftenpublikationen der letzten 20 Jahre. *Zeitschrift für Klinische Psychologie und Psychotherapie, 30*, 42–44.

Meyer, T. D. (2005). *Manisch-depressiv? Was Betroffene und Angehörige wissen sollten?* Weinheim: Beltz.

Meyer, T. D. (2005). Psychoedukation und Selbstmanagement bei bipolar affektiven Störungen. In B. Behrendt & A. Schaub (Hrsg.), *Psychoedukation und Selbstmanagement. Verhaltenstherapeutische Ansätze zur Krankheitsbewältigung für die klinische Praxis* (Kap. 8, S. 209–246). Tübingen: DGVT-Verlag.

Meyer, T. D. (2008). Hypomanie und Manie. In B. Röhrle, F. Caspar & P. F. Schlottke (Hrsg.), *Lehrbuch der klinisch-psychologischen Diagnostik* (Kap. 18, S. 433–474). Stuttgart: Kohlhammer.

Meyer, T. D. & Hautzinger, M. (2000). Psychotherapie bei bipolaren affektiven Störungen – Ein Überblick über den Stand der Forschung. *Verhaltenstherapie, 10*, 177–185.

Meyer, T. D. & Hautzinger, M. (2002). Kognitive Verhaltenstherapie als Ergänzung der medikamentösen Behandlung manisch-depressiver Störungen – Wie sieht die Empirie aus? *Nervenarzt, 73*, 620–628.

Meyer, T. D. & Hautzinger, M. (2004). *Manisch depressive Störungen – Kognitive Verhaltenstherapie zur Rückfallprophylaxe*. Weinheim: Beltz.

Meyer, T. D. & Hautzinger, M. (2007). Psychotherapie und Psychoedukation. In DGBS (Hrsg.), *Weissbuch Bipolare Störungen in Deutschland. Der Stand der Evidenz im Jahr 2005*. Norderstedt: Books on Demand GmbH.

Miklowitz, D. J. (2006). An update on the role of psychotherapy in the management of bipolar disorder. *Current Psychiatry Reports, 8*, 498–503.

Paykel, E. S., Abbott, R., Morriss, R., Hayhurst, H. & Scott, J. (2006). Sub-syndromal and syndromal symptoms in the longitudinal course of bipolar disorder. *British Journal of Psychiatry, 189*, 118–123.

Rea, M. M., Tompson, M. C., Miklowitz, D. J., Goldstein, M. J., Hwang, S. & Mintz, J. (2003). Family focused treatment versus individual treatment for bipolar disorder: results of a randomized clinical trial. *Journal of Consulting and Clinical Psychology, 71*, 482–492.

Scott, J., Paykel, E., Morriss, R., Bentall, R., Kinderman, P., Johnson, T., Abbott, R. & Hayhurst, H. (2006). Cognitive behaviour therapy for severe and recurrent bipolar disorders: A randomized controlled trial. *British Journal of Psychiatry, 188*, 313–320.

ten Have, M., Vollebergh, W., Bijl, R. & Nolen, W. A. (2002). Bipolar disorder in the general population in the Netherlands (prevalence, consequences and care utilisation): results from the Netherlands Mental Health Survey and Incidence Study (NEMESIS). *Journal of Affective Disorders, 68*, 203–213.

Borderlinestörung

C. Stiglmayr

97.1 Symptomatik und Epidemiologie

Die Borderlinestörung ist eine schwere, chronische psychische Erkrankung, welche zu den Persönlichkeitsstörungen (▶ Kap. 106) gezählt wird. Als zentrales Merkmal gilt ein durchgängiges Muster von Instabilität im Bereich der Affekte i. S. einer »Affektlabilität«. Die Affekte können sich innerhalb von Sekunden verändern, was von den Betroffenen als nur schwer kontrollierbar erlebt wird. Die zugrunde liegenden Emotionen können in der Regel nicht differenziert wahrgenommen werden. Stattdessen wird auf Nachfrage häufig von unangenehmen Spannungszuständen berichtet. Ein Gefühl chronischer innerer Leere wird häufig mit impulsiven Handlungen wie z. B. Drogen- oder Alkoholkonsum, unkontrolliertes Einkaufen, willkürlich herbeigeführtes Erbrechen, aber auch Hochrisikoverhalten wie z. B. auf Bahngleisen spazieren gehen oder auf Hochhäusern balancieren zu kompensieren versucht. In vielen Fällen berichten die Betroffenen zusätzlich von einem Gefühl der Einsamkeit und des Verlassenseins. Heftige Wutausbrüche sind bei manchen Betroffenen häufig; anderen hingegen ist ein Gefühl von Wut auf andere Personen völlig fremd. Letztere richten diese stattdessen in vielen Fällen gegen sich selbst. Häufig sind selbstverletzende Handlungen (70–80% der Fälle) und in 7–10% vollendete Suizide (Skodol, Gunderson, Pfohl, Widiger, Livesley & Siever, 2002). Diese Verhaltensweisen dienen meist dazu, die als aversiv erlebten Spannungszustände zu beenden (Kleindienst & Bohus, 2009). Dissoziative Phänomene und pseudopsychotisches Erleben können ebenfalls in Begleitung von aversiven Spannungszuständen auftreten (Stiglmayr, 2003). Als Folge sind regelhaft auch die zwischenmenschlichen Beziehungen und das Selbstbild gestört.

In der Allgemeinbevölkerung wird eine Punktprävalenzrate von 1–1,5%, eine Lebenszeitprävalenzrate von 6% angenommen (Grant et al., 2008). Ca. 10% aller ambulanten sowie ca. 20% aller stationären psychiatrischen Patienten sowie 30% aller männlichen Gefängnisinsassen erfüllen die Kriterien einer BPS. Etwa 50% der Betroffenen sind Frauen. Ca. 50–80% der Betroffenen befinden sich in psychotherapeutisch/psychiatrischer Behandlung, was für Deutschland bis zu 700.000 erwachsenen Borderline-Patienten entspricht.

In den meisten Fällen besteht neben der Diagnose einer BPS mindestens jeweils eine weitere Achse-I- und Achse-II-Störung. Bezogen auf die Lebenszeitkomorbidität findet sich am häufigsten (Überblick: Sipos & Schweiger, 2003; zur Problematik der hohen Komorbiditätsraten zwischen den Persönlichkeitsstörungen):
- affektive Störung (80%),
- Angststörung (80%),
- Essstörung (70%),
- Substanzmissbrauch (60%),
- posttraumatische Belastungsstörung (60%) und
- bei ca. 80% eine weitere Persönlichkeitsstörung.

Seit den Ergebnissen der Studie von Zanarini, Frankenburg, Hennen und Silk (2003) muss der bislang als sehr ungünstig beschriebene Verlauf der BPS mit neuen Augen betrachtet werden: Ca. 75% aller untersuchten Borderline-Patienten erfüllten nach sechs Jahren nicht mehr die Kriterien einer BPS. Dabei zeigte sich die Remissionsrate als bemerkenswert stabil: nur 6% der Patienten erlebten einen Rückfall.

Negative prognostische Prädiktoren sind neben zusätzlichen psychiatrischen Diagnosen, allen voran eine Abhängigkeitserkrankung (Zanarini, Frankenburg, Hennen, Reich & Silk, 2004), eine ausgeprägte Neigung zur Impulsivität wie z. B. wiederholte Suizidversuche oder häufiges selbstverletzendes Verhalten sowie körperliche Gewalt und Vernachlässigung in der Kindheit.

97.2 Verhaltenstherapeutische Ansatzpunkte und Ziele

Für die Behandlung der BPS existiert seit den 80er-Jahren eine manualgestützte kognitiv-verhaltenstherapeutisch orientierte Therapie, die dialektisch-behaviorale Therapie (DBT; Linehan, 1996a, b). Neben den etablierten kognitiv-behavioralen Methoden integriert die DBT jedoch eine Vielzahl weiterer Strategien und Techniken vor allem aus der Gesprächspsychotherapie und dem Zen-Buddhismus.

Der therapeutische Ansatzpunkt der DBT ist das jeweils für die Patientin[1] oder die Therapie objektiv gefährlichste Verhalten. Damit orientiert sich die DBT im Unterschied zu den meisten anderen Manualen zur Behandlung spezifischer Störungsbilder nicht an einer festgelegten Reihenfolge von Sitzungen und Inhalten, sondern an den von den Patientinnen gezeigten Verhaltensmustern. Die im ► Kap. 106 angesprochenen Diskrepanzen zwischen Problem- und Therapiezieldefinitionen von Therapeut und Patient treten aufgrund dieser klaren Definition nur selten auf. Zu Beginn einer jeden Sitzung hat der Therapeut demnach in Abhängigkeit von dem im Vorfeld gezeigten Verhalten der Patientin zu entscheiden, welche therapeutischen Strategien er anzuwenden hat. Hierzu zählt auch der Einsatz von weiteren manualisierten Therapieverfahren zur Behandlung komorbider Störungen.

1 Im Folgenden wird die weibliche Schreibform verwendet, da sich die meisten in diesem Kapitel dargestellten Ausführungen und Erfahrungen auf weibliche Patienten beziehen.

Es wird angenommen, dass der BPS und der für die Störung als zentral angesehenen Affektregulationsstörung die Wechselwirkung zweier Faktoren während der kindlichen Entwicklung zugrunde liegen: eine biologische Disposition einerseits sowie ein invalidierendes soziales Umfeld andererseits. Dieses sog. biosoziale Ätiologiemodell entstand in Folge der Forderung nach multidimensionalen Erklärungsmodellen zu Beginn der 90er-Jahre. Auf der biologischen Ebene wird derzeit von einer Dysregulation im limbischen System – insbesondere beim Hippokampus und bei der Amygdala – ausgegangen (Bohus, 2002; Schmahl, 2003). Dabei wird kontrovers diskutiert, inwieweit diese biologische Disposition genetisch bedingt ist oder neuronale Strukturen erst während der ersten Lebensjahre durch bestimmte traumatische Erfahrungen, wie z. B. Missbrauch, verändert werden. Als Folge dieser biologischen Disposition wird angenommen, dass die Emotionen sich zum einen deutlich stärker präsentieren und zum anderen kognitiv deutlich schwerer kontrolliert werden können. Außerdem wird von einer verstärkten Dissoziationsneigung ausgegangen.

Ein invalidierendes soziales Umfeld ist durch die Tendenz gekennzeichnet, unangemessen und unberechenbar auf persönliche Erfahrungen des Kindes (und deren Ausdruck) zu reagieren oder diese zu negieren. Dem Kind wird vermittelt, dass es das, was es angibt zu fühlen, gar nicht fühle (z. B. »wenn sie nein sagt, meint sie eigentlich ja«) oder dass es dieses Gefühl nur deshalb habe, weil es überempfindlich, undiszipliniert, nicht positiv eingestellt oder ähnliches sei. Häufig wird in diesen Familien die Notwendigkeit der Kontrolle von Emotionen betont, und negative Emotionen werden nicht akzeptiert. Die fehlende Validierung emotionaler Erfahrungen führt zu einer wachsenden Diskrepanz zwischen den Erlebnissen des Kindes und dem, was durch die Umwelt bestätigt wird. Das Kind lernt darüber nicht, seine Gefühle zu benennen und seine emotionale Erregung zu regulieren. Äußert sich dieser Umstand besonders negativ, wird davon ausgegangen, dass die Betroffenen biologisch bedingt ohnehin an einer Affektregulationsstörung leiden.

Primäres Ziel der Behandlung ist demnach eine emotionale Stabilisierung der Patientin und darüber hinaus die Verbesserung schwerer Probleme auf der Verhaltensebene, wie z. B. suizidales oder selbstschädigendes Verhalten. Können die Betroffenen ihr emotionales Erleben kontrollieren, kann anschließend gegebenenfalls mit der Integration traumatischer Erlebnisse begonnen werden.

97.3 Behandlungsplan und Einzelschritte

Die ambulante Therapie ist auf ein bis drei Jahre angelegt. Der Ablauf der Therapie ist klar strukturiert und lässt sich in eine Vorbereitungsphase und drei sich daran unmittelbar anschließende Therapieabschnitte unterteilen.

Die **Vorbereitungsphase** dient der Diagnostik und Informationsvermittlung über das Krankheitsbild, der Darstellung des biosozialen Ätiologiemodells und der Ziel- und Motivationsanalyse (▶ Kap. 41, Kap. 44 und Kap. 79). Anhand von detaillierten Verhaltens- und Bedingungsanalysen werden die entscheidenden Problembereiche wie z. B. Suizidversuche, Selbstverletzungen oder fortwährende stationäre Aufenthalte, welche eine Zielerreichung bis dato unmöglich machten, eruiert. Auch wird ein Therapievertrag unterzeichnet, welcher die wichtigsten Therapieziele und die Einhaltung bestimmter Therapievereinbarungen zum Inhalt hat. Unter anderem verpflichtet sich die Patientin, während der gesamten Therapiedauer keinen Suizidversuch zu unternehmen. Die Therapievereinbarungen gelten zunächst für die Dauer eines Jahres (ggf. auch kürzer). Die Fortsetzung der Behandlung wird vom erfolgreichen Verlauf der Behandlung abhängig gemacht.

In der ersten **Therapiephase** werden die in der Vorbereitungsphase definierten Problembereiche bearbeitet. Gleichzeitig werden die für die Zielerreichung notwendigen Verhaltensfertigkeiten vermittelt. Die Problembereiche sind hierarchisch geordnet (▶ Therapiephasen und die Hierarchie der jeweiligen Problembereiche): Wann immer ein höher geordneter Problembereich auftritt, z. B. selbstschädigendes Verhalten, muss dieser unmittelbar behandelt werden.

Das parallel verlaufende Fertigkeitentraining wird nur während des ersten Therapiejahres angeboten. Das Training findet in einer Gruppe von maximal sieben bis acht Patientinnen statt und dient ausschließlich dem Vermitteln von spezifischen Fertigkeiten, welche für ein therapeutisches Fortkommen als unverzichtbar definiert wurden. Unter Fertigkeiten werden kognitive, emotionale und handlungsbezogene Reaktionen verstanden, die sowohl kurz- als auch langfristig zu einem Maximum an positiven und einem Minimum an negativen Ergebnissen führen. Die Fertigkeiten sind in vier Module unterteilt:

- Fertigkeiten zur Steigerung der inneren Achtsamkeit,
- zwischenmenschliche Fertigkeiten,
- Fertigkeiten zum bewussten Umgang mit Gefühlen (▶ Kap. 24) und
- Fertigkeiten zur Stresstoleranz.

In dem vor kurzem erschienen Manual von Bohus und Wolf (2009) gibt es ein fünftes Modul zum Ausbau des Selbstwertgefühls. Zu jedem Modul existieren spezifische Arbeits- und Übungsblätter. Die Länge eines Moduls beträgt sechs Wochen. Innerhalb eines Jahres wird jedes Modul zweimal vermittelt.

Zentral für die erste Therapiephase ist die Erhöhung der emotionalen Belastbarkeit der Patientinnen; sie stellt damit die Vorbereitung für die zweite Therapiephase dar. In dieser geht es vorrangig um die Bearbeitung traumatischer Erfahrungen. Die abschließende dritte Therapiephase dient der Integration des Erlernten in den Alltag. Die Übersicht gibt nochmals einen Überblick über die einzelnen ▶ Therapiephasen und die Hierarchie der jeweiligen Problembereiche.

Die DBT bewegt sich zwischen zwei – sich auf dem ersten Blick – widersprechenden therapeutischen Strategien: zum einen veränderungsorientierte und zum anderen akzeptierende Strategien. Mit dieser dialektischen Sichtweise soll betont werden, dass Spannungen, die sich zwischen solchen Widersprüchen generieren, für die therapeutische Entwicklung genutzt werden. Zum Beispiel haben Borderline-Patientinnen zwar ihr Leid häufig nicht selbst verschuldet (Akzeptanz), aber sie sind die einzigen, die dieses Leid beenden können (Veränderung). Erfahrene DBT-Therapeuten zeichnen sich durch einen raschen, spielerisch wirkenden

Therapiephasen und die Hierarchie der jeweiligen Problembereiche

Vorbereitungsphase
- Aufklärung über die Behandlung
- Zustimmung zu den Behandlungszielen
- Motivations- und Zielanalyse

Erste Therapiephase
- Suizidales und selbstschädigendes Verhalten
- Therapiegefährdendes Verhalten
- Verhalten, das die Lebensqualität beeinträchtigt
- Verbesserung der Verhaltensfertigkeiten
  - Innere Achtsamkeit
  - Zwischenmenschliche Fertigkeiten
  - Bewusster Umgang mit Gefühlen
  - Stresstoleranz

Zweite Therapiephase
- Bearbeitung des posttraumatischen Stresssyndroms

Dritte Therapiephase
- Steigerung der Selbstachtung
- Entwickeln und Umsetzen individueller Ziele

Wechsel zwischen diesen beiden Polen aus, sodass die gegebenen Dichotomisierungstendenzen von Borderline-Patientinnen aufgefangen werden und die Patientinnen lernen, ihre Probleme dialektisch zu betrachten. Beiden Strategien werden bestimmte Techniken zugeordnet: zu den veränderungsorientierten Techniken zählen Kontingenzmanagement (► Kap. 67), Emotions-Exposition, kognitive Umstrukturierung (► Kap. 29 und Kap. 38) sowie die Vermittlung von Fertigkeiten (► Kap. 69). Diese Techniken werden ausbalanciert durch akzeptierende Techniken wie Akzeptanz, Empathie, Wertschätzung und Reflexion (► Kap. 23 und Kap. 61) – zusammengefasst unter dem Überbegriff Validierungsstrategien. Durch diese soll der jeweilige Sinn im Erleben und Verhalten herausgearbeitet werden, um der Patientin zu vermitteln, dass ihre Reaktionen auch zum gegenwärtigen Zeitpunkt nachvollziehbar sind.

Die Einzeltherapie findet in der Regel einmal wöchentlich statt, das Gruppentraining einmal in der Woche für zwei Stunden. Weitere Bestandteile der DBT neben der Einzel- und Gruppentherapie sind Telefonkontakte zwischen Therapeut und Patientin sowie ein sich wöchentlich treffendes Konsultationsteam. Dort werden nach festen Regeln die Patientinnen eines jeden Einzeltherapeuten besprochen und das weitere therapeutische Vorgehen festgelegt. Die Telefonkontakte finden zwischen den einzeltherapeutischen Sitzungen statt und dienen vor allem der konkreten Anleitung und Hilfe in akuten Krisensituationen. Damit soll der Transfer des in der Therapie Erlernten in den Alltag gewährleistet werden.

97.4 Schwierigkeiten und Probleme

Die Arbeit mit Patientinnen mit einer BPS verlangt von dem Therapeuten ein hohes Maß an Kompetenz, Strukturiertheit und Geduld sowie Einfühlungsvermögen. Eine Abbrecherquote von nahezu 75% bei herkömmlichen ambulanten Therapien belegt eindrucksvoll, mit welchen Schwierigkeiten eine Therapie mit BPS-Patientinnen behaftet sein kann. Viele Therapeuten erleben im Rahmen der Therapie ein Burn-out-Syndrom und brechen bei nicht ausreichender supervisorischer und kollegialer Unterstützung die Therapie vorzeitig ab. Den Patientinnen wird häufig vorgeworfen, sich manipulativ zu verhalten, sich nicht ausreichend anzustrengen oder sich nicht verändern zu wollen (► Kap. 106). Beispielsweise wird akute Suizidalität unmittelbar vor dem Urlaub des Therapeuten lediglich als Erpressungsversuch gewertet, womit der Patientin unterstellt wird, dass sie doch eigentlich gar nicht suizidal sei. All diese sehr häufig zu beobachtenden Probleme können ein zufriedenstellendes Behandlungsergebnis ernsthaft gefährden. Aus diesem Grund wurden im Rahmen der DBT therapeutische Grundannahmen formuliert, die vor dieser Art von Problemen Therapeut wie auch Patientin schützen sollen (► Übersicht).

Therapeutische Grundannahmen (Auszug)
- Borderline-Patientinnen geben sich wirklich Mühe. Das heißt, sie versuchen, das Beste aus ihren gegenwärtigen Situationen zu machen.
- Borderline-Patientinnen wollen sich verändern.
- Borderline-Patientinnen haben von ihren Problemen in der Regel nicht alle selbst

verursacht, sie müssen sie aber selbst lösen.
- Das Leben suizidaler Borderline-Patientinnen ist so, wie es gegenwärtig ist, unerträglich.
- Patientinnen können in der Therapie nicht versagen.
- Therapeuten, die mit Borderline-Patientinnen arbeiten, brauchen Unterstützung.

Grundvoraussetzung für eine erfolgreiche Therapie ist die Annahme, dass alles von den Patientinnen gezeigte Verhalten ausschließlich dem Zweck dient, ihre Situation erträglicher zu gestalten. Als zweite Voraussetzung ist zu nennen, dass das Leben der Patientinnen aufgrund der bestehenden Affektregulationsstörung und den damit einhergehenden Spannungszuständen in der Tat unerträglich ist – daraus folgt, dass sie sich tatsächlich verändern wollen, auch wenn manchmal ein gegenteiliger Eindruck vorherrschen mag. Untersuchungen haben ergeben, dass Borderline-Patientinnen ihre Spannungszustände im Vergleich zu psychisch gesunden Kontrollprobandinnen subjektiv bis zu neunmal höher erleben (Stiglmayr, 2003). Die Ergebnisse legen nahe, dass Borderline-Patientinnen sich häufig in emotionalen Zuständen befinden, wie sie andere nur in lebensbedrohlichen Situationen erleben. Die Mitteilung eines Therapeuten an seine Borderline-Patientin, sie würde sich nicht ausreichend anstrengen, kann vor diesem Hintergrund nicht anders als therapiegefährdend wirken.

Erst diese Grundhaltungen ermöglichen es dem Therapeuten, empathisch und wertschätzend auf die Patientin einzugehen und sie zu validieren. Damit dies dem Therapeuten immer möglich ist, benötigt er kollegiale und supervisorische Unterstützung.

Weiterhin ist auf Seiten des Therapeuten eine dialektische Haltung und das Schaffen eines Gleichgewichts zwischen zwei auf den ersten Blick unvereinbaren Polen, unverzichtbarer Bestandteil einer erfolgreichen Therapie. Er hat hierbei die Fähigkeiten wie auch die Defizite der Patientin gleichermaßen zu berücksichtigen. Als übergeordnete Dimension ist die Balance zwischen einer annehmenden Haltung und einer, welche Veränderung fordert, zu nennen. Häufig ist zu beobachten, dass Therapeuten zu sehr die Veränderungsseite betonen, z. B. auf das Aufgeben von selbstschädigendem Verhalten drängen, ohne dass sie gleichzeitig die Not der Patientin, die zu diesem dysfunktionalen Verhalten führt, ausreichend validieren. Weiterhin neigen gerade unerfahrene Therapeuten entweder dazu, sich innerhalb der vorgegebenen Strukturen zu unflexibel zu verhalten (z. B. dass der Patientin Hilfe in Form einer zusätzlichen Stunde verweigert wird, wenn es notwendig wäre), andere hingegen geben den Strukturen zu wenig Aufmerksamkeit. Aufgrund der häufigen Krisen und dem damit einhergehenden emotionalen Leid von Borderline-Patientinnen ist die Versuchung groß, den Krisen anstatt der Struktur zu folgen. Besonders häufig und gleichzeitig besonders gefährlich ist, den Patientinnen bei jeder Krise verstärkt Zuwendung zukommen zu lassen und hierüber das dysfunktionale Verhalten zu verstärken (z. B. Therapiestunden über Gebühr ausdehnen, zusätzliche Termine anbieten oder lange Telefonate führen). Entscheidend ist, dass gerade Borderline-Patientinnen in einem Leben, welches sie als chaotisch und unkontrollierbar erleben, äußere Stabilität und Orientierung benötigen.

Grundvoraussetzung für eine erfolgreiche Therapie ist schließlich, dass der Therapievertrag zu Beginn ernsthaft und verpflichtend miteinander abgeschlossen wird. Hierbei ist wichtig, dass der Therapeut am Ende der Verhandlungen das Gefühl haben muss, seiner Patientin vertrauen zu können – dies gilt besonders für Patientinnen mit Suizidversuchen in der Vergangenheit.

Von Seiten der Patientin können vor allem zeitgleich bestehende komorbide Störungen den Therapieerfolg gefährden. Wann immer eine zusätzliche psychische Störung ein wie beschrieben strukturiertes Vorgehen verhindert, sollte diese zuerst behandelt werden (z. B. wenn bei einer bestehenden Anorexie der BMI einen Wert von ca. 15 unterschreitet; eine bestehende akute Alkohol- oder Drogenabhängigkeit; eine schwere Phase einer Major Depression).

97.5 Begleit- oder Alternativbehandlungen

Eine spezifische medikamentöse Therapie zur Behandlung der BPS als Ganzes ist nicht verfügbar. Auch gelten Bestrebungen zur Entwicklung einer solchen pharmakologischen Behandlung aufgrund der vielfältigen Symptomatik zunehmend als überholt. Stattdessen zielt der Einsatz von Psychopharmaka auf die Besserung klar umgrenzter Symptombilder, wie z. B. zur Behandlung einer manifesten depressiven Symptomatik die Vergabe von selektiven Serotonin-Wiederaufnahme-Hemmern (SSRI) oder bei psychotischen Symptomen die Verabreichung von atypischen Neuroleptika. Unkontrollierten Studien zufolge hat sich außerdem zur Behandlung einer dissoziativen Symptomatik der Einsatz von Naltrexon und zur Akutbehandlung von Spannungszuständen Clonidin bewährt. In vielen Fällen erscheint vor diesem Hintergrund bei ambulanter Psychotherapie eine nervenärztliche Begleitung dringend indiziert. Generell muss jedoch bisherigen Erfahrungen zufolge eher vor einem Zuviel an psychopharmakologischer Behandlung gewarnt werden. Einer Überblicksarbeit von Zanarini et al. (2004) zu Folge gibt es für die Wirksamkeit einer polypharmakologischen Behandlung keine empirischen Hinweise. Insbesondere vor der Vergabe von Benzodiazepinen muss aufgrund des beträchtlichen Suchtpotenzials von Borderline-Patientinnen gewarnt werden.

97.6 Wirksamkeit und Erfolgsbeurteilung

Die DBT gilt als erste Psychotherapie zur Behandlung einer BPS, deren Wirksamkeit und Überlegenheit gegenüber unspezifischer Psychotherapie durch randomisiert kontrollierte klinische Studien belegt werden konnte (Linehan, Armstrong, Suarez, Allmon & Heard, 1991; Koons et al., 2001; Verheul, Van Den Bosch, Koeter, De Ridder, Stijnen & Van Den Brink, 2003; Linehan et al., 2006).

In der Studie von Linehan et al. (2001) ergab der Prä-Post-Vergleich über ein Jahr, dass die mit DBT behandelten Patientinnen bereits nach vier Monaten eine signifikant geringere Anzahl an Selbstverletzungen aufwiesen. Die Wahrscheinlichkeit des Auftretens selbstschädigenden Verhaltens betrug bei den mit DBT behandelten Patientinnen innerhalb eines Jahres 63,3%, bei den mit unspezifischer Psychotherapie behandelten Patientinnen 95,5%. Darüber hinaus fielen im DBT-Zweig die Selbstverletzungen medizinisch weniger schwerwiegend aus. Die Wahrscheinlichkeit, dass sich die Patientinnen am Ende des Behandlungsjahres noch in Therapie befanden, war bei den mit DBT behandelten Patientinnen signifikant größer: die »Drop-out«-Rate für die DBT-Gruppe betrug 16%, für die Kontrollgruppe 50%. Stationäre Aufenthalte waren in der DBT-Gruppe deutlich seltener. Auch die stationäre Verweildauer erwies sich als bedeutsam kürzer (DBT: 8,46 Tage; unspezifische Psychotherapie: 38,86 Tage im Behandlungsjahr). Die beiden Gruppen unterschieden sich jedoch zu keinem Zeitpunkt hinsichtlich ihres Ausmaßes an Depressivität, Hoffnungslosigkeit, Suizidgedanken und Nennen von Gründen, weiter am Leben teilzunehmen. Diese Ergebnisse konnten von Koons et al. (2001), Verheul et al. (2003) sowie Linehan et al. (2006) bestätigt werden.

Im bislang jüngsten, und wohl rigidesten RCT verglichen McMain und Kollegen (2009) Standard-DBT mit einer an die APA-Richtlinien angelehnten, vorwiegend psychodynamisch orientierten Psychotherapie. Die Studie wurde in Kanada unter versorgungsnahen Bedingungen durchgeführt. Die Stichprobe bestand aus 180 Patientinnen mit BPS. Alle teilnehmenden Patientinnen profitierten nach einem Jahr Behandlung, einschließlich einer deutlichen Reduktion der Schwere und der Häufigkeit von selbstverletzendem Verhalten. Auch nicht-borderlinespezifische Symptome wie Depressivität, Ärger und interpersonelle Funktionen konnten verbessert werden. Zu keinem Zeitpunkt fand sich ein Unterschied zwischen den Vergleichsgruppen. Bemerkenswert ist die hohe Abbruchquote von 38 bzw. 39%. Dies ist die erste Studie, die ein gleichwertig gutes Abschneiden eines anderen Verfahrens zeigen konnte.

Die Wirksamkeit der DBT im stationären Setting konnte in Studien von der Arbeitsgruppe um Bohus (Bohus, Haaf, Stiglmayr, Pohl, Bohme & Linehan, 2000; Bohus, Haaf, Simms, Schmahl, Unckel & Linehan, 2004) belegt werden. Die Ergebnisse sind mit denen von Linehan, Koons und Verheul für den ambulanten Bereich vergleichbar.

97.7 Grad der empirischen Absicherung und persönliche Bewertung

Die Behandlung der BPS galt lange Zeit als ausgesprochen schwieriges, mitunter gar hoffnungsloses Unterfangen. Die Einführung eines manualgestützen kognitiv-verhaltenstherapeutischen Verfahrens zur Behandlung von Patientinnen mit einer BPS sorgte entsprechend für viel Aufsehen. Erste Belege der Wirksamkeit der Behandlung trugen maßgeblich zur raschen Verbreitung der DBT bei. Seit 1995 ist auch im deutschsprachigen die DBT das Verfahren der Wahl zur Behandlung einer BPS. Stationäre Einrichtungen gründen DBT-Stationen zur ausschließlichen Behandlung von Patientinnen mit einer BPS. Ambulante Therapeuten bilden sich in DBT fort und gründen Netzwerke zur gegenseitigen Unterstützung. In den VT-Ausbildungsinstituten ist die DBT mittlerweile fester Bestandteil des Curriculums.

Die Datenlage muss jedoch trotz erster Studien als noch bescheiden eingestuft werden. Vor allem fehlen Daten, wer unter welchen Bedingungen am besten von DBT bzw. von bestimmten Elementen der DBT profitiert. Derzeit finden international umfangreiche Forschungsbemühungen zu einer weiteren Überprüfung der Wirksamkeit der DBT statt. Auch sind spezifische Modifikationen zur Behandlung angrenzender Störungen entwickelt worden, z. B. DBT bei Suchterkrankungen, DBT bei Essstörungen, DBT bei Störungen im Jugendalter, DBT in der Forensik, DBT bei Depressionen. Spezifische Modifikationen für die Behandlung von Borderline-Männern befinden sich in der Erprobungsphase.

Zusammenfassend existiert mit der DBT erstmals ein verhaltenstherapeutisch orientiertes Verfahren zur Behandlung von Patientinnen mit einer BPS. Erste Erfahrungen zeigen, dass jenseits der bestehenden Wirksamkeitsnachweise sich Therapeuten wie auch Patientinnen nicht zuletzt aufgrund der klaren Struktur der DBT wie auch der therapeutischen Haltungen deutlich entlastet und entsprechend weniger hilflos fühlen. Diese Beobachtungen werden durch eine signifikant verringerte Abbrecherquote eindrucksvoll belegt.

Literatur

Bohus, M. (2002). *Borderline-Störung*. Göttingen: Hogrefe.

Bohus, M., Haaf, B., Stiglmayr, C., Pohl, U., Bohme, R. & Linehan, M. (2000). Evaluation of inpatient dialectical-behavioral therapy for borderline personality disorder – a prospective study. *Behaviour Research and Therapy, 38*, 875–887.

Bohus, M., Haaf, B., Simms, T., Schmahl, C., Unckel, C. & Linehan, M. (2004). Effectiveness of inpatient dialectical behavioral therapy for borderline personality disorder: a controlled trial. *Behaviour Research and Therapy, 42*, 487–499.

Bohus, M. & Wolf, M. (2009). *Interaktives SkillsTraining für Borderline-Patienten*. Stuttgart: Schattauer.

Grant, B. F., Chou, S. P., Goldstein, R. B., Huang, B., Stinson, F. S., Saha, T. D., Smith, S. M., Dawson, D. A., Pulay, A. J., Pickering, R. P. & Ruan, W. J. (2008). Prevalence, correlates, disability, and comorbidity of DSM-IV borderline personality disorder: results from the Wave 2 National Epidemiologic Survey on Alcohol and Related Conditions. *Journal of Clinical Psychiatry, 69*, 533–545.

Kleindienst, N. & Bohus, M. (2009). Borderline-Persönlichkeitsstörung. In C. Schmahl & C. Stiglmayr (Hrsg.), *Selbstverletzendes Verhalten bei stressassoziierten Erkrankungen* (S. 95–105). Stuttgart: Kohlhammer.

Koons, C. R., Robins, C. J., Tweed, J. L., Lynch, T. R., Gonzalez, A. M., Morse, J. Q., Bishop, G. K., Butterfield, M. I. & Bastian, L. A. (2001). Efficacy of dialectical behavior therapy in women veterans with borderline personality disorder. *Behavior Therapy, 32*, 371–390.

Linehan, M. M. (1996a). *Dialektisch-Behaviorale Therapie der BPS. München*: CIP-Medien.

Linehan, M. M. (1996b). *Trainingsmanual der Dialektisch-Behavioralen Therapie der BPS*. München: CIP-Medien.

Linehan, M. M., Armstrong, H. E., Suarez, A., Allmon, D. & Heard, H. L. (1991). Cognitive-behavioral treatment of chronically parasuicidal borderline patients. *Archives of General Psychiatry, 48*, 1060–1064.

Linehan, M. M., Comtois, K. A., Murray, A. M., Brown, M. Z., Gallop, R. J., Heard, H. L., Korslund, K. E., Tutel, D. A., Reynolds, S. K. & Lindenboim, N. (2006). Two-year randomized controlled trial and follow-up of dialectical bevavior therapy vs. Therapy by experts for suicidal behaviors and borderline personality disorder. *Archives of General Psychiatry, 63*, 757–766.

McMain, S. F., Links, P. S., Gnam, W. H., Guimond, T., Cardish, R. J., Korman, L. & Streiner, D. L. (2009). A randomized trial of Dialectical Behavior Therapy versus general psychiatric management for borderline personality disorder. *American Journal of Psychiatry in Advance, 10,* 1176, 1–10.

Schmahl, C. G., Vermetten, E., Elzinga, B. M. & Bremner, J. D. (2003). Magnetic resonance imaging of hippocampal and amygdala volume in women with childhood abuse and borderline personality disorder. *Psychiatry Research Neuroimaging, 122,* 193–198.

Sipos, V. & Schweiger, U. (2003). Stationäre Behandlung von Frauen und Männern mit Borderline-Persönlichkeitsstörung und weiterer Komorbidität. In B. *Renneberg (Hrsg.), Borderline-Persönlichkeitsstörung* (S. 269–287). Lengerich: Pabst Science Publishers.

Skodol, A. E., Gunderson, J. G., Pfohl, B., Widiger, T. A., Livesley, W. J. & Siever, L. J. (2002). The borderline diagnosis I: psychopathology, comorbidity, and personality structure. *Biological Psychiatry, 51,* 936–950.

Stiglmayr, C. (2003). *Spannung und Dissoziation bei der BPS.* Frankfurt: Peter-Lang.

Verheul, R., Van Den Bosch, L. M., Koeter, M. W., De Ridder, M. A., Stijnen, T. & Van Den Brink, W. (2003). Dialectical behaviour therapy for women with borderline personality disorder: 12-month, randomised clinical trial in the netherlands. *British Journal of Psychiatry, 182,* 135–140.

Zanarini, M. C. (2004). Update on pharmacotherapy of borderline personality disorder. *Current Psychiatry Reports, 6,* 66–70.

Zanarini, M. C., Frankenburg, F. R., Hennen, J. & Silk, K. R. (2003). The longitudinal course of borderline psychopathology: 6-year follow-up of the phenomenology of borderline personality disorder. *American Journal of Psychiatry, 160,* 274–283.

Zanarini, M. C., Frankenburg, F. R., Hennen, J., Reich, D. B. & Silk, K. R. (2004). Axis I comorbidity in patients with borderline personality disorder: 6 year follow-up and prediction of time to remission. *American Journal of Psychiatry, 161,* 2108–2114.

Chronische Krankheiten im Kindesalter

M. von Aster und W. Burger

98.1 Charakteristika chronischer Erkrankungen

▪ Definition

Chronische Krankheiten zeichnen sich durch ihre Nichtheilbarkeit oder ihren langwierigen, unberechenbaren Verlauf aus und haben tiefgreifende Veränderungen des Lebens der Betroffenen zur Folge. Nach dem Sozialgesetzbuch IX werden sie heute den Behinderungen gleichgesetzt. Das Kranksein oder die Bemühungen zu seiner Abwehr sind immer gegenwärtig. Bei erfolgreicher Therapie empfindet sich der Betroffene aber auch weitgehend als Gesunder. Anhand einfacher, willkürlich gewählter phänomenologischer Charakteristika, wie sie in ◘ Tab. 98.1 aufgeführt sind, wird die Spannweite der unterschiedlichen Problemkreise deutlich.

Je nachdem, ob erworbene Erkrankungen, angeborene Fehlbildungen, länger dauernde, aber grundsätzlich heilbare oder nur als unheilbar geltende Erkrankungen unter diesem Begriff subsummiert werden, ergeben sich unterschiedliche epidemiologische Daten. Danach kann bei ca. 10% aller Kinder und Jugendlichen eine chronische somatische oder psychische Störung angenommen werden. Angesichts der Zunahme einzelner Erkrankungen (z. B. Diabetes mellitus, Erkrankungen des allergischen Formenkreises) wird sich dieser Prozentsatz weiter erhöhen.

Chronische Erkrankungen erfordern schon wegen ihrer langen Dauer eine Integration in das Lebensgefüge des Patienten und seiner Familie. Der Erfolg dieser Integration bestimmt nicht nur, in welchem Ausmaß die Erkrankung als Belastung empfunden wird, sondern hat auch wesentlichen Einfluss auf die medizinische Prognose. Im Unterschied zu akuten Gesundheitsstörungen erfordern chronische Erkrankungen eine stärkere Eigeninitiative und Eigenverantwortung des Betroffenen. Die Durchführung der empfohlenen therapeutischen Maßnahmen obliegt dem Patienten und seiner Familie, die damit einen erheblichen Einfluss auf den Verlauf der Erkrankung nehmen.

▪ Psychosoziale Belastungen infolge chronischer Erkrankungen

Die vielfältigen psychosozialen Belastungen drücken sich zunächst in den veränderten Alltagserwartungen an das Kind aus. Bestimmte Risiken sollen vermieden werden, Diäten eingehalten, notwendige Behandlungspläne verstanden, akzeptiert und eingehalten werden. Bindungen, soziale Rollen und Gewohnheiten in der Familie und der sozialen Umwelt ändern sich. Es entstehen verstärkte Abhängigkeiten, die das Beziehungsgefüge belasten und alterstypische Entwicklungsvorgänge erschweren.

Je nach der Art der Erkrankung wird das Kind mit vitalen Beeinträchtigungen seiner körperlichen Unversehrtheit konfrontiert. Medizinische Untersuchungen und Verlaufskontrollen, schmerzhafte Eingriffe, Behandlungsprozeduren und mögliche Nebenwirkungen diagnostischer oder therapeutischer Maßnahmen wie etwa Übelkeit, Kraftlosigkeit oder im Einzelfall bleibende äußere Veränderungen durch operative Eingriffe sind grundlegende existenzielle Erfahrungen chronisch kranker Kinder.

Tab. 98.1 Charakteristika ausgewählter chronischer Erkrankungen

	Mit	Ohne
Sichtbarkeit	Spina bifida	Diabetes mellitus
Kognitive Beeinträchtigung	Hirnschädigung	Asthma
Direkte Todesbedrohung	Leukämie	Rheumatische Erkrankungen
Vorhersehbare Progredienz	Zystische Fibrose	Hypothyreose
Gefahr akuter medizinischer Notfallsituationen	Epilepsie	Chronische Niereninsuffizienz

Mit der Erkrankung verbundene Trennungen durch Krankenhausaufenthalte stellen für Kinder in aller Regel erhebliche emotionale Belastungen dar, können aber mit dem Älterwerden auch verwöhnende Aspekte bekommen und zu einer Etablierung instrumentellen Krankheitsverhaltens beitragen.

Das Sich-Vergleichen mit gesunden Kindern, auch Geschwistern, kann zu erheblichen Beeinträchtigungen im Selbstwertgefühl führen. Mit dem Beginn der Adoleszenz werden verstärkt krankheitsbedingte Begrenzungen im Lebensentwurf und in der Zukunftsplanung deutlich. Die chronische Krankheit kann zur subjektiv oder objektiv erlebten Behinderung beruflicher Entfaltungsmöglichkeiten oder zum Handicap auf der Suche nach einem geeigneten Lebenspartner werden. Die mit der Erkrankung verbundenen emotionalen Belastungen werden auch durch die Erwartung gesellschaftlicher Reaktionen und die eigene Verwurzelung in sozialen Vorurteilen mitbestimmt. Sichtbare Beeinträchtigungen (z. B. Bewegungsstörungen) oder mit plötzlichen bedrohlichen Symptomen einhergehende Erkrankungen (z. B. Epilepsie) führen besonders häufig zur Ausgrenzung des Betroffenen.

Schließlich stellen sich die für die mittlere bis spätere Kindheit typischen ersten existenziellen Fragen nach der eigenen Herkunft, nach Tod und Sinngehalt des Lebens dem chronisch kranken Kind unter dem zusätzlich ängstigenden Aspekt aktueller Krankheitserfahrung.

Globale Ziele der Krankheitsbewältigung liegen in der Begrenzung der Belastungen auf ein bewältigbares Maß, dem Erwerb krankheitsbezogenen Wissens und praktischer Fertigkeiten, der Bewahrung individueller Entwicklungsmöglichkeiten, der Aufrechterhaltung sozialer und familiärer Beziehungen und einer positiven Zukunftssicht.

■ Bewältigung chronischer Erkrankungen

Zu den individuellen Möglichkeiten und Voraussetzungen, den vorgenannten Belastungsmomenten problem- oder erlebnisorientiert zu begegnen, hat die Copingforschung wesentliche Erkenntnisse beigetragen. So hängt die individuelle Zufriedenheit als Bewältigungsergebnis wesentlich von den im Lauf der Lebensgeschichte erworbenen Kontrollüberzeugungen ab. Wenn ein Mensch sich hinsichtlich seiner Emotionen, Absichten und Handlungen als selbstbestimmt und wirksam erlebt, wird er angesichts einer chronischen Erkrankung und ihren Belastungen handelnd oder emotionskontrollierend mit den vermeintlich unveränderlichen Gegebenheiten umgehen, um zu subjektiver Zufriedenheit zu gelangen.

Das Fehlen innerer Kontrollüberzeugungen führt zu verstärkter Abhängigkeit und Delegation der Verantwortung an außenstehende Bezugspersonen oder behandelnde Ärzte, nicht selten auch zu klagsam-pessimistischer Vorwurfs- und Erwartungshaltung oder passiver Hinnahme der Erkrankung und ihres Verlaufs. Kontrollüberzeugungen und kognitive Bewältigungsstile scheinen wesentliche Determinanten des Krankheitsverhaltens zu sein (Antonovsky, 1988). Sie stehen in enger Beziehung zu Aspekten der Persönlichkeitsentwicklung und sind damit abhängig von konstitutionellen Gegebenheiten und moderierenden Umwelteinflüssen. Vor allem der Begriff der Überzeugung impliziert dabei im Unterschied zu psychoanalytisch Ich-strukturellen Konzepten die Möglichkeit der Veränderung im Rahmen der persönlichen, in die Zukunft hinein offenen, lerngeschichtlichen Biographie. Dies gilt in besonderem Maße für die Kindheit und Jugend, in deren Verlauf sich der dispositionelle Entwicklungsrahmen erst ausformt und somit auch noch keine stabilen Copingstrategien ausgebildet sind (Schmidt, Petersen & Bullinger, 2003). Überzeugungen werden durch Anschauungen und Vorstellungsinhalte, Handlungserprobung und Erfahrungen erworben. Inhaltsprägend sind in erster Linie die handlungsleitenden Einstellungen und Modelle der Eltern. »Soziale Unterstützung« in diesem Zusammenhang bedeutet in der Betreuung des chronisch kranken Kindes zunächst die Übernahme, danach aber auch die behutsam anleitende, entwicklungsangemessene Übergabe von Verantwortung für krankheitsbezogene Aufgaben an das Kind.

Trotz der erheblichen mit chronischer Erkrankung verbundenen Belastungen kann natürlich die familiäre und individuelle Bewältigung gelingen, ohne dass es zu therapiebedürftigen psychosozialen Problemen und psychotherapeutischer Inanspruchnahme kommt. Dies hängt auch von dem Vorhandensein und der Qualität flankierender Betreuungseinrichtungen ab. Für die meisten chronischen Erkrankungen gibt es Zentren oder Spezialsprechstunden in pädiatrischen Kliniken und Polikliniken. Dort sind in vielen Fällen interdisziplinäre Behandlungsteams tätig, die, je nach aktuellem Bedarf, die Familie und das Kind oft über Jahre mit ärztlicher Behandlung und psychosozialer Beratung begleiten.

Wesentlicher Bestandteil dieser Betreuung ist die Vermittlung von krankheitsbezogenem Wissen (► Kap. 79) und Fertigkeiten in einer dem Entwicklungsstand des Kindes und der emotionalen Situation der Familie angemessenen Form. Leider liegen bis jetzt nur für wenige Erkrankungen geeignete, altersangemessene Schulungsprogramme und -materialien vor (z. B. Lange, Burger, Haller et al., 1995). Bewährt haben sich außerdem Selbsthilfegruppen, sowohl für die Kinder und Jugendlichen, als auch für die Eltern und Angehörigen. Sie geben sozialen Rückhalt in der Gemeinschaft Gleichbetroffener und bieten praktischen Erfahrungsaustausch und Nachbarschaftshilfe.

Im Spannungsfeld zwischen kindlichen Alltagsinteressen und einschränkenden Anforderungen des Krankheitsmanagements kann es aber auch zum Scheitern der täglichen Bewältigungs- und Ausgleichsbemühungen um den Erhalt der ohnehin reduzierten psychischen und körperlichen Gesundheit kommen. Dieses Scheitern kann sich in vermeidbarer körperlicher Symptomatik und Dekompensation, als auch in emotionalen Störungen, Verhaltensauffälligkeiten und familiären Beziehungsproblemen manifestieren und schließlich professionelle therapeutische Hilfe erfordern. Globales Behandlungsziel ist die Stärkung der individuellen Bewältigungsanstrengungen, die Wiederherstellung und Erweiterung der durch Krankheit eingeengten Erlebnis-, Verhaltens- und Entwicklungsmöglichkeiten.

98.2 Verhaltenstherapeutische Behandlungsziele

▪ Inadäquate Belastungs- und Anpassungsreaktionen

Emotionale Störungen mit Depressivität, stuporöser Einengung der Handlungs- und Ausdrucksmöglichkeiten, sozialem Rückzug, Interesselosigkeit oder Leistungsabfall können unmittelbare Folge des Erlebens von Verlust oder Bedrohung durch Krankheit sein. Je nach Entwicklungsstand, Persönlichkeit, sozialen und situativen Bedingungen kann die kindliche Trauer von unterschiedlichen Vorstellungen über Ursache und Sinn der Krankheit bis hin zu Selbstbezichtigungen (»Ich war unartig«, »Ich falle anderen zur Last«) begleitet sein. Schlafstörungen und Bettnässen können ebenso wie externale Verhaltensstörungen (trotzige Verweigerung, Aggressivität, Ungehorsam) Ausdruck depressiven Erlebens sein. Fehldeutungen und unangemessene pädagogische Reaktionen (harte Bestrafung, mangelnde Grenzsetzung aus Mitleid) im familiären und sozialen Umfeld führen häufig zur Symptomstabilisierung.

Auch bei Eltern oder Geschwistern können anhaltende emotionale Belastungs- und Anpassungsreaktionen die individuelle Befindlichkeit beeinträchtigen und die familiären Beziehungen belasten. Hier ist behutsam nach kompensatorischen Funktionen zu suchen, die das kranke Kind als »gesunder« Hoffnungsträger im Lebensentwurf der Eltern innehatte und nun nicht mehr erfüllen kann. Häufig kennzeichnen auch Schuldgefühle unterschiedlicher Herkunft solche Beeinträchtigungen und führen entweder zu übermäßig permissiver oder einengend-kontrollierender Erziehungshaltung.

▪ »Non-Compliance«

Häufigster Hintergrund für die Inanspruchnahme psychotherapeutischer Hilfen sind Defizite im krankheitsbezogenen Verhalten. Dabei handelt es sich meist um solche Krankheitssymptome oder verschlechterungen, die von behandelnden Ärzten durch die Einhaltung bestimmter Verhaltens- und Behandlungsempfehlungen als vermeidbar angesehen werden. Bei der Analyse der häufig divergierenden Verhaltensbewertungen (aus Sicht des Arztes, der Eltern, des Kindes), dem Verhältnis zwischen ärztlichen Verhaltensanforderungen und kindlich-familiären Verhaltensmöglichkeiten und schließlich den tatsächlichen Verhaltensweisen selbst, ist nämlich eine Vielzahl von Moderatorvariablen zu berücksichtigen, deren Bewertung stark vom jeweils eingenommen Blickwinkel bestimmt wird. Eine Übersicht über häufig zu beobachtende Störungsquellen gibt ◘ Tab. 98.2.

Wesentliches Behandlungsziel, gleichzeitig aber auch Voraussetzung für die Bearbeitung umschriebener Störungsursachen ist die sorgfältige Abstimmung der ärztlichen Behandlungsmaßnahmen und Verhaltensanforderungen auf die individuellen Gegebenheiten des Patienten. Dabei ist zu berücksichtigen, dass die aus Angst vor Krankheitsfolgen und Respekt vor medizinischen Positionen oft erklärten Einwilligungen und Verhaltensabsichten nicht immer den tatsächlichen Verhaltensmöglichkeiten und Ressourcen des Patienten und seiner Familie entsprechen. Auf ärztlicher Seite sind solche Überforderungen häufig Folge des »Nichtbewältigens« der eigenen Hilflosigkeit und Rollenkonfusion. Eine die kindliche, elterliche und ärztliche Sichtweise zusammenführende Betrachtungsebene ist Voraussetzung für einen Behandlungsvertrag, in den weiterführende Behandlungsziele eingebracht werden können.

Die Verfestigung pathologischer familiärer Interaktionsmuster ist häufig Folge divergierender Erziehungshaltungen oder Bewältigungsstile der Eltern. Wechselseitige Schuldzuweisungen, Kränkungen und Vorwurfshaltungen verweisen nicht selten auf latent schon vor Ausbruch der Erkrankung präexistente Beziehungsschwierigkeiten.

Weitere umschriebene Störungsbedingungen bei »Non-Compliance« (► Kap. 39) sind Probleme der sozialen Kompetenz. Das häufig durch Stigmatisierungsvorgänge beeinträchtigte Selbstwertgefühl macht die Durchsetzung krankheitsbezogenen Verhaltens (Diät, Risikovermeidung, körperliche Schonung etc.) in der Gruppe Gleichaltriger besonders schwer und führt oft zu einer aus medizinischer Sicht körperlich selbstschädigenden Krankheitsverleugnung. Diese aus Sicht des Kindes sozialadaptative Verhaltensweise basiert meist auf pessimistischen Erwartungen und Selbstattributionen, die über Vermeidungslernen positive Erfahrungen sozialer Anerkennung und Unterstützung verhindern können.

Als Ursache für unzureichend selbstschützendes und gegenregulierendes Verhalten bei Erkrankungen mit raschen und dynamischen inneren Zustandsveränderungen und Kontrollverlusten (z. B. Diabetes mellitus, Epilepsie) kommen Störungen der körperbezogenen Selbstwahrnehmung in Betracht. Sowohl Hyper- als auch Hyposensibilität können zu gravierenden Beeinträchtigungen führen und somit Ziel therapeutischer Veränderungsbemühungen werden.

Nicht selten beziehen sich die dem Kind gestellten Behandlungsanforderungen nicht nur auf die Vermeidung aktueller Krankheitsbedrohung, sondern auch auf die Abwehr weit in der Zukunft liegender Gefahren von Folgeschäden oder reduzierter Lebenserwartung. Es ist leicht vorstellbar, dass die sich daraus ergebende Behandlungsmotivation der Erwachsenen von der gegenwartsbezogenen Sichtweise eines Kindes erheblich abweicht. Bei der Analyse und Therapie unzureichender Behandlungscompliance ist daher zunächst das medizinisch Notwendige auf das in der jeweiligen subjektiven Lebenswirklichkeit des Kindes Machbare hin zu prüfen. Erst dann können zur Verbesserung der Behandlungsfertigkeiten strukturierende Erinnerungshilfen, gezielte Verstärkerprogramme, das Einüben von Selbstkontrolltechniken oder wiederholte Individualschulungen akzeptiert werden und hilfreich sein.

Tab. 98.2 Mögliche Ursachen von »Non-Compliance«

	Ursachen
Seitens des Arztes	Überhöhte, unrealistische Behandlungsanforderungen Unangemessene Informationsvermittlung, Schulung und Anleitung Wechselnde Betreuungspersonen
Seitens der Eltern	Unangemessene Verwöhnung, mangelnde Selbstständigkeitsförderung Übermäßige Überwachung und Kontrolle aus Angst vor Komplikationen Ablehnung des Kindes, mangelnde Unterstützung Unangemessenes Bewältigungsverhalten (»Das schaffen wir nie«, aber auch »Alles kein Problem«)
Seitens des Kindes	Mangelnde Motivation (andere Alltagsprioritäten, entwicklungsbedingte Gegenwartsbezogenheit) Autonomiekonflikt (Zurückweisung elterlicher Versorgungshaltung bei mangelnder Selbstständigkeit) Selbstwertproblematik, mangelnde soziale Kompetenz und Durchsetzung Störungen der Selbstwahrnehmung Unangemessener Bewältigungsstil (»Macht ihr mal«) Mangelndes Wissen und Fertigkeiten
Seitens des sozialen Umfeldes	Ausgrenzung und Vorurteile Anpassungsdruck in Richtung gesundheitsgefährdenden Verhaltens

■ Spezifische Angststörungen

Ein weiteres Behandlungsziel stellen phobische Reaktionen auf medizinische Eingriffe in die körperliche Unversehrtheit dar. Je jünger das Kind und je drängender der Eingriff, desto weniger Möglichkeiten bestehen zu vorbereitenden kognitiven Bewältigungsanstrengungen. Eine verständnisvolle, ruhige, das Geschehen sprachlich kommentierende und erklärende Begleitung des Kindes ist präventiv ebenso wichtig wie die Bekräftigung selbstregulierender Verhaltensansätze. Die wiederholte Erfahrung von Zwang, Schmerz und zögernd aufschiebendem Verhalten bei kindlicher Gegenwehr (z. B. bei notwendigen Spritzen, Blutabnahmen oder diätetischen Verordnungen) führt nicht selten zu manifesten Phobien mit der Tendenz zu rasch generalisierender Vermeidungshaltung.

■ Instrumentelles Krankheitsverhalten

Das instrumentelle Krankheitsverhalten ist ein nicht nur bei chronischen Erkrankungen weitverbreitetes Phänomen, das sich aus den verwöhnenden und entlastenden Aspekten der Krankenrolle, dem primären und sekundären Krankheitsgewinn ergibt. Das Erkennen der eigentlichen Verhaltensabsicht, die u. a. in dem Wunsch nach Zuwendung und Anerkennung, der Entlastung von aktuellen Anforderungen, der Vermeidung subjektiv empfundener Überforderung oder der Opposition gegenüber den Eltern in der pubertären Schwellensituation bestehen kann, ist im Rahmen der individuellen Verhaltensanalyse ebenso wichtig, wie die bloße Deutung und Aufdeckung dieser Motive gegenüber dem Patienten schädlich sein kann. Hier ist eine behutsame Beratung der Bezugspersonen erforderlich, mit dem Ziel Entlastung und Hilfe dort anzubieten, wo sie der Patient eigentlich benötigt, und Konflikte auf Schauplätze des alltäglichen Lebens zu verlagern, die nichts mit der Erkrankung selbst zu tun haben.

98.3 Behandlungsgrundsätze

■ Verhaltensanalyse

Die meist sehr komplexen Vorgänge machen in aller Regel eine eingehende Verhaltensanalyse (► Kap. 41) unter Einbeziehung insbesondere verdeckter Einstellungen (z. B. Krankeitsverursachungstheorien) und krankheitsbedingt veränderter psychovegetativer Reaktionsweisen mit Auswirkungen auf das offene Verhalten erforderlich. Die Behandlungsziele und die ihnen zugeordneten Methoden sind nach der subjektiven Gewichtung in eine Abfolgeplanung zu bringen und auf ihre Machbarkeit hin zu prüfen.

▪ Methoden

Grundsätzlich sind bei kindbezogenen Therapiemaßnahmen die Eltern einzubeziehen (▶ Kap. 73) und regelmäßig zu beraten. Dabei sollten auch vorhandene Geschwister, die als »Schattenkinder« unbemerkt oft erheblich unter den Krankheitsauswirkungen ihres Geschwisters leiden und nicht selten durch Reaktionsbildung das Familiengefüge zusätzlich belasten (Sharpe & Rossiter, 2002), beachtet und ggf. einbezogen werden. Das Gebot der Transparenz therapeutischer Entscheidungen und Abläufe ist in angemessener Weise auf die kognitive Reife des Kindes zu beziehen. Zum Aufbau angemessenen Krankheits- oder Gesundheitsverhaltens sind vor allem bei jüngeren Kindern externe Verstärkerprogramme (▶ Kap. 45) hilfreich. Die Anwendung operanter Verfahren in der natürlichen Lebenswelt des Kindes macht die Anleitung von Bezugspersonen (Eltern, Erzieher, Pflegepersonal) erforderlich (▶ Kap. 78). Bei depressiven Reaktionen sind klientzentriert-spieltherapeutische und kreativitätsfördernde Ansätze am ehesten geeignet, emotionale Blockierungen aufzuheben, die Mitteilungsfähigkeit wiederherzustellen, Überforderungen und Fehleinstellungen sichtbar zu machen und zu korrigieren. Gelegentlich können symptombezogene Maßnahmen, etwa zur Behandlung einer sekundären Enuresis, Anwendung finden. Zur Verbesserung der sozialen Kompetenz haben sich Gruppenbehandlungen meist in Form von Rollenspielübungen (▶ Kap. 65) bewährt, die mehr oder weniger standardisiert bestimmte Probleme der sozialen Durchsetzung spezifischer Krankheitsaspekte zum Inhalt haben. Bei der Bearbeitung von Selbstwertproblemen sollte neben dem Einsatz altersadaptierter kognitiver Methoden stets die Förderung kompensatorischer Interessen, Neigungen und Stärken stehen. Zur Behandlung von körperinneren Wahrnehmungsstörungen liegen für einige Krankheitsbilder strukturierte Übungsprogramme vor (Fröhlich et al., 1992; Reiter, Andrews & Janis, 1987). Bei manifesten Phobien sind systematische Desensibilisierung (▶ Kap. 59) in Verbindung mit Entspannung (▶ Kap. 25) und bei Kindern vor allem auch Modellvorgaben Mittel der Wahl. Instrumentelles Krankheitsverhalten ist durch Minimierung des Krankheitsgewinns nach den Prinzipien der Löschung (▶ Kap. 40) bei gleichzeitiger Aufhebung von Überforderungsbedingungen und Aufbau leistungsangemessener und krankheitsabgewandter Interessen und Aktivitäten im Alltagsleben zu behandeln.

▪ Behandlung von Bezugspersonen

Die begleitende Behandlung von erwachsenen Bezugspersonen mit schweren depressiven Reaktionen (▶ Kap. 100) kann ebenso wie die gezielte Bearbeitung familiärer Interaktionsstörungen Bestandteil des Gesamttherapieplans sein.

98.4 Probleme in der Behandlung

Lange und mit vielen Enttäuschungen verbundene Krankheits- und Behandlungsverläufe machen es den betroffenen Familien oftmals schwer, einen weiteren Helfer zu akzeptieren. Neben dieser geringen Hilfeerwartung zeigt sich zuweilen aber auch ein starkes Festhalten an problematischen Gewohnheiten und Konfliktlagen. Ursache ist meist die Instrumentalisierung der Erkrankung. Für die Eltern kann sie nach anfänglichen Verzichtleistungen zum neuen Sinngehalt des Lebens geworden sein und für den Arzt zur bleibenden Herausforderung an einseitiges organmedizinisches Handeln. Das Kind mag dabei gelernt haben, den vielfältigen Gewinn der Krankenrolle zum Trost für die erlittene Qual zu nehmen. Leidensdruck und Therapiewunsch bleiben in solchermaßen festgefügten Beziehungsstrukturen oft ohne ausreichende Veränderungsbereitschaft. Erst entwicklungsbedingt eintretende, aber erschwert und eruptiv ablaufende Ablösungsprozesse in der pubertären Entwicklungsphase zwingen dann oftmals zu Neuorientierung und Bewältigungsanpassung.

Literatur

Antonovsky, A. (1988). *Unraveling the mystery of health*. San Francisco: Jossey-Bass.

Fröhlich, C., Zettler, A., Reinecker, H., Kulzer, B., Imhof, P., Cebulla, U. & Bergis, K. H. (1992). Evaluation eines Gruppentrainings zur Verbesserung der Hypoglykämiewahrnehmung (WT) und Angstbewältigung (AT). *Prax Klin Verhalt Rehabil, 17*, 30–34.

Lange, K., Burger, W., Haller, R. et al. (1995). *Jugendliche mit Diabetes: Ein Schulungsprogramm*. Mainz: Kirchheim.

Reiter, J., Andrews, D. & Janis, C. (1987). *Taking control of your Epilepsy. A workbook for patients and professionals*. Santa Rosa: Basics.

Scheibler, F. (2004). *Shared decision-Making. Von der Compliance zur partnerschaftlichen Entscheidungsfindung*. Bern: Huber.

Schmidt, S., Petersen, C. & Bullinger, M. (2003). Coping with chronic disease from the perspective of children and adolescents – a conceptual framework and its implications for participation. *Child Care Health Dev, 29*, 63–75.

Sharpe, D. & Rossiter, L. (2002). Siblings of children with a chronic illness: A meta-analysis. *J Ped Psychol, 27*, 699–710.

Demenz

B. Romero und M. Wenz

99.1 Symptomatik und Epidemiologie

Eine **Demenz** ist nach ICD-10 als ein Syndrom definiert bei dem folgende Merkmale vorliegen:

1. a. Abnahme des Gedächtnisses
   b. Abnahme anderer kognitiver Fähigkeiten (z. B. Urteilsfähigkeit, Denkvermögen, Planen, Informationsverarbeitung);
2. Kein Hinweis auf eine delirante Episode;
3. Veränderung der Affektkontrolle oder des Antriebs oder eine Veränderung des Sozialverhaltens, wobei mindestens eines der folgenden Merkmale vorhanden sein muss:
   a. emotionale Labilität,
   b. Reizbarkeit,
   c. Apathie,
   d. Vergröberung des Sozialverhaltens;
4. Die unter 1. beschriebenen kognitiven Veränderungen müssen seit mindesten 6 Monaten bestehen und alltägliche Aktivitäten beeinträchtigen.

Die Prävalenz demenzieller Syndrome liegt bei den über 65-Jährigen in verschiedenen Studien zwischen 5 und 8%. Das Alter ist der größte Risikofaktor für das Auftreten einer Demenz. Die Anzahl der Demenzkranken in der Bundesrepublik liegt bei ca. 1 Mio. Die Inzidenz beträgt mehr als 200.000 Neuerkrankungen pro Jahr. Aufgrund der demographischen Entwicklung wird sich, vorausgesetzt kausale biologische Behandlungen bleiben weiter aus, die Anzahl Demenzkranker bis zum Jahr 2050 auf ca. 2,3 Mio erhöhen (Weyerer & Bickel, 2007).

Die am häufigsten vorkommende Form einer Demenz ist die Alzheimer-Krankheit. Weitere oft anzutreffende Demenzerkrankungen sind die

- frontotemporalen Degenerationen,
- vaskuläre Demenzen und die
- Lewy-Körperchen-Demenz.

Demenzerkrankungen sind vorwiegend durch einen irreversiblen und fortschreitenden Verlauf gekennzeichnet. Zu Beginn der Alzheimer-Krankheit und der meisten anderen Demenzformen ist vor allem die Fähigkeit, neue Informationen ins Gedächtnis einzuspeichern, beeinträchtigt. Frontotemporale Degenerationen manifestieren sich hingegen in den Frühstadien durch herausragende Störungen des sozialen Verhaltens und/oder der Sprache. Mit Fortschreiten der demenziellen Pathologie kommen weitere kognitive und psychopathologische Störungen hinzu. Als Folge der Kompetenzverluste verlieren die Betroffenen ihre Selbstständigkeit und sind zunehmend auf die Hilfe anderer angewiesen. In Deutschland werden ca. 80% der Demenzkranken zu Hause, meist von einem Angehörigen betreut. Die Überforderung der Angehörigen durch diese Aufgabe und die Trauer (▶ Kap. 88), die mit dem langsamen Verlust des vertrauten Partners einhergeht, führen häufig zu depressiven Reaktionen (▶ Kap. 100), erhöhter Vulnerabilität für Krankheiten und tragen zu einer vorzeitigen Heimverlegung der Demenzkranken bei.

99.2 Verhaltenstherapeutische Ansatzpunkte und Ziele

Die Hauptziele psychosozialer Therapieansätze bei Demenz beziehen sich auf die Reduktion neuropsychiatrischer Symptome wie Angst und Depression, die Stärkung des Selbstwertgefühls und auf die Erhaltung der kognitiven, sozialen und alltagspraktischen Kompetenzen – soweit dies bei dem meist progredienten Krankheitsverlauf möglich ist.

Verhaltenstherapeutische Verfahren finden in allen diesen Bereichen Anwendung. Zu den Ansätzen (Modulen), mit denen diese allgemeinen Ziele verfolgt werden, gehören vor allem:

- kognitive Stimulation und direktes Üben (► Kap. 65),
- Aufbau von geeigneten Beschäftigungen (► Kap. 11),
- Interventionen zur Unterstützung einer besseren Krankheitsbewältigung, insbesondere Modifikation dysfunktionaler Kognitionen und Stabilisierung eines positiven Selbstkonzeptes und
- Modifikation von speziellen Verhaltensproblemen, wie z. B. Schlafstörungen oder Aggressivität.

Einzelne Module können auf der Basis einer individuellen Verhaltens- und Problemanalyse (► Kap. 41) kombiniert werden.

▪ Kognitive Stimulation

Kognitiv stimulierende Gruppenprogramme können gezielt themenorientiert gestaltet werden (z. B. Themen: Urlaubsreisen, Erinnerungen an Weihnachten) und neben Gesprächen Aktivitäten wie Singen, Musizieren, Tanzen, Gesellschaftsspiele, Gymnastik, Haushaltstätigkeiten sowie künstlerische Aktivitäten mit einbeziehen.

Spector, Orrell, Davies und Woods (2001) formulieren folgende Empfehlungen zur Planung von kognitiv stimulierenden Gruppenprogrammen für Demenzkranke:

1. Das Programm sollte eine persönliche Relevanz haben, nicht rigide durchgeführt werden, sondern den wahrgenommenen Gefühlen, Interessen und der Leistungsfähigkeit der Teilnehmer angepasst werden. So können sich z. B. einige Teilnehmer gerne an alte Zeiten erinnern, während andere mehr Interesse für aktuelle Ereignisse zeigen.
2. Ein übender, belehrender Charakter der Aktivitäten ist zu vermeiden. In einer Gruppe wurde z. B. das Namenlernen mit Hilfe von Namenschildern und Wiederholungen wegen des belehrenden Charakters abgelehnt.
3. Ein spielerischer Ansatz (z. B. ein Quiz über Preise von Alltagsartikeln) hilft, therapeutische Ziele (kognitive Stimulation) ohne Konfrontation mit eigenen Leistungsmängeln zu verfolgen.
4. Implizites Lernen durch eine vielseitige Beschäftigung mit konkretem Material (z. B. gemeinsame Erstellung eines Plans von bekannten Räumlichkeiten) entspricht den emotionalen Bedürfnissen und kognitiven Fähigkeiten von Menschen mit Demenz besser als explizites Lernen (z. B. direktes Üben der räumlichen Orientierung).

▪ Direktes Üben

Während Gruppenaktivitäten kognitive Funktionen unspezifisch stimulieren sollen, wird direktes Üben zur Verbesserung der Leistungsfähigkeit in bestimmten funktionellen Bereichen angewandt. Zumindest in den frühen Demenzstadien kann direktes Üben (► Kap. 65 und Kap. 80) zum Lernerfolg führen. Die persönliche Bedeutung ist dann zu erkennen, wenn das geübte Material direkt und kontinuierlich im Alltag angewandt werden kann. Gute Beispiele hierzu sind das Erlernen von Namen der Personen, mit denen man im Alltag kommuniziert (Clare, 2003) oder ein Blasenkontrolltraining (Doody, Stevens, Beck et al., 2001; Gräsel, Wiltfang & Kornhuber, 2003).

Der Einsatz von geeigneten Lernstrategien, wie z. B. das fehlervermeidende Lernen mit Hilfe der »Spaced-retrieval«- oder »Vanishing-cues«-Techniken (Clare, Wilson, Breen & Hodges, 1999; Werheid & Thöne-Otto, 2006; Buschert et al., 2009) kann den Lernprozess unterstützen und gleichzeitig dem Betroffenen frustrierende Misserfolge beim Lernen ersparen. Diese Techniken können auch beim Erlernen von kompensatorischen Strategien, wie z. B. dem Benutzen eines Notizblocks, um die

Planung der Alltagsaktivitäten zu unterstützen, angewandt werden (Quittre, Olivier & Salmon, 2005).

Ungünstigerweise neigen Betroffene und Betreuer oft dazu, die besonders gestörten Fähigkeiten (z. B. Schreiben oder Uhr lesen) durch Lernansätze verbessern zu wollen. Es ist jeweils individuell kritisch zu überprüfen, ob direktes Üben Erfolg versprechend sein kann oder eher Insuffizienzgefühle verstärkt.

Insgesamt werten Sitzer, Twamley und Jeste (2006), anhand einer Metaanalyse der Literatur, die kognitiv-stimulierenden Verfahren als wirksamer im Vergleich mit den direkt-übenden Verfahren und kompensatorischen Strategien. Studienergebnisse von Knapp et al. (2006) zeigen, dass kognitiv-stimulierende Gruppen bei Heimbewohnern mit Demenz mehr zur Verbesserung kognitiver Leistungsfähigkeit und zur Lebensqualität beitragen und kosteneffektiver sind als Standardprogramme.

■ Aufbau geeigneter Beschäftigungen

Der Aufbau von geeigneten Beschäftigungen stellt einen wichtigen Bestandteil der meisten Therapieprogramme für Demenzkranke dar und ist eine Voraussetzung für die Optimierung der Leistungsfähigkeit (Burns, McCarten, Adler, Bauer & Kuskowski, 2004) und Stabilisierung der Stimmung (Teri & Wagner, 1992; Woodhead, Zarit, Braungart, Rovine & Femia, 2005). Sowohl dauerhafte Unter- als auch Überforderung wirken als chronische Stressfaktoren.

Bei der Planung von geeigneten Beschäftigungen ist eine professionelle Unterstützung hilfreich, um Beschäftigungsprogramme den individuellen Bedürfnissen und Ressourcen der Kranken und Betreuer anzupassen. Besondere Bedeutung haben eine **lebensgeschichtliche Verankerung** der Aktivitäten (▶ Kap. 11), die Berücksichtigung der aktuellen Interessen und neuropsychologische Leistungsprofile wie auch eine kontinuierliche Überprüfung, ob sich der Kranke (noch) adäquat beschäftigt fühlt (Verhaltensbeobachtung – ▶ Kap. 63). Konfrontation mit Defiziten durch die Wahl der Aktivitäten ist genauso zu vermeiden, wie eine Befremdung durch Infantilisierung oder durch ungewohnte Hilfen. Als besonders geeignete Beschäftigungen, die nicht leistungsorientiert sind und sich gut in den Alltag integrieren lassen, haben sich künstlerische und musikalische Aktivitäten erwiesen (Livingston, Johnston, Katona, Paton & Lyketsos, 2005).

Bei der Durchführung der Beschäftigungen ist zu beachten, dass eine helfende Begleitung nicht alleine von den betreuenden Angehörigen geleistet werden kann, sondern von anderen Personen bzw. Institutionen (z. B. im Rahmen von Betreuungsgruppen) mitgetragen werden sollte.

■ Krankheitsbewältigung: Modifikation von dysfunktionalen Überzeugungen und Denkinhalten

Zu Beginn der Erkrankung reagieren viele Betroffene auf krankheitsbedingte Kompetenzeinschränkungen mit depressiven Denkinhalten, mit Vermeidung von (sozialen) Problemsituationen wie auch mit Angst vor weiterem Verlust der Selbstständigkeit. Die Diagnose kann als beschämend erlebt und geheim gehalten werden, die Zukunft als nicht lebenswert erscheinen. Menschen mit Demenz setzen sich dabei oft aktiv mit ihrer Erkrankung auseinander und versuchen Copingstrategien zur Bewältigung der Erkrankung zu entwickeln (de Boer, Hertogh, Dröes, Riphagen, Jonker & Eefsting, 2007). Das Ziel der psychotherapeutischen Behandlung besteht in dieser frühen Phase der Erkrankung darin, eine bessere Krankheitsbewältigung zu ermöglichen im Sinne einer Modifikation dysfunktionaler Überzeugungen und Denkinhalte (▶ Kap. 38) und der Stärkung des Selbstwertgefühls (Stechl, Steinhagen-Thiessen & Mix, 2009).

Als mögliche Interventionen werden von Werheid und Baron (2009) neben einer auf nur einen Problembereich fokussierten Verhaltensanalyse die Anwendung des ABC-Modells sowie die sokratische Gesprächsführung vorgeschlagen. Diese Methoden müssen jedoch entsprechend der kognitiven Fähigkeiten und individuellen Bedürfnisse der Betroffenen angepasst werden. Erarbeitete Therapieinhalte sollten daher visualisiert und häufig wiederholt werden. Die Modifikation dysfunktionaler Kognitionen stellt allerdings auch bei einer Vereinfachung der Vorgehensweise noch hohe Anforderungen an das explizite Lernen und ist bei vielen Betroffenen nicht das geeignete Vorgehen. Oft sind indirekte Möglichkeiten, dysfunktionale Kognitionen positiv zu beeinflussen, empfehlenswerter. Der Aufbau von geeigneten Aktivitäten, soziale

Kontakte, hilfreiche Milieugestaltung und bestätigende, wertschätzende Umgangsformen können positive Erfahrungen trotz der Kompetenzverluste vermitteln und indirekt zur Stabilisierung des Selbstwertgefühls beitragen. Auch eine gruppentherapeutische Behandlung, z. B. im Rahmen einer Selbsthilfegruppe, kann dazu beitragen, das Selbstvertrauen zu stärken und die Erkrankung besser zu akzeptieren. Als Wirkfaktoren von Gruppen können die Ermöglichung sozialer Interaktionen und die Relativierung des Leidens durch den Kontakt mit anderen Betroffenen angenommen werden (Scheurich & Fellgiebel, 2009).

■ Modifikation von speziellen Verhaltensproblemen

Schlafstörungen, die zu den für die Betreuer besonders belastenden Krankheitsfolgen gehören, können durch eine Modifikation des Verhaltens am Tag positiv beeinflusst werden. Entsprechende Empfehlungen zur Schlafhygiene, formuliert anhand einer individuellen Verhaltensanalyse, sollten den Betreuern zur Umsetzung vermittelt werden. Zu den schlaffördernden Maßnahmen gehören u. a. geregelte Schlafzeiten, gewohnte Verhaltensrituale am Abend, eine ausreichende Lichtexposition und physische Aktivitäten am Tag (► Kap. 109).

Aggressives Verhalten kann am besten indirekt, durch Gestaltung der Umgebung, Vermittlung von entspannenden Erlebnissen (z. B. Handmassage, angenehme Düfte, Hintergrundmusik) und durch geeignete Umgangsformen vermieden bzw. reduziert werden. Individuelle Empfehlungen hierzu können anhand der Analyse von Situationen, in denen ein Kranker aggressiv reagiert, formuliert und den Betreuern vermittelt werden. Im Umgang mit aggressiven Kranken empfiehlt es sich im Allgemeinen eine Konfrontation bzw. Diskussion zu vermeiden und viel mehr eine Veränderung der Situation (► Kap. 21), z. B. ein Verlassen des Raumes für eine Weile oder die Ablenkung des Kranken durch andere Themen oder Aktivitäten, anzustreben.

99.3 Behandlungsplan

Im Hinblick auf den fortschreitenden Charakter der komplexen demenziellen Störungsbilder bieten sich Behandlungspläne an, die in einem interdisziplinären Ansatz kognitive, neuropsychiatrische und psychosoziale Aspekte der Erkrankung ausreichend berücksichtigen. Integrative Ansätze wie das Konzept der kognitiven Rehabilitation und der Selbsterhaltungstherapie können individueller Therapieplanung zu Grunde gelegt werden. Im Rahmen einer kognitiven Rehabilitation (Clare, 2003; Werheid & Thöne-Otto, 2006) werden oben genannte Therapiebausteine individuell kombiniert, wobei kognitive Leistungen Schwerpunkt des Interesses bleiben.

Das Konzept der Selbsterhaltungstherapie (SET) stellt nicht einzelne kognitive oder affektive Störungen ins Zentrum therapeutischer Interventionen, sondern ein übergeordnetes System »Selbst«, das eine zentrale Rolle bei der Steuerung von kognitiven und emotionalen Prozessen spielt (Romero, 2004; Romero & Eder, 1992). Das Selbst wird dabei im sozialpsychologischen Sinne als zentrales kognitives Schema verstanden, das auf aktive Weise Wissen über die eigene Person und die eigene Umgebung aufnimmt und erhält.

Zur Stabilisierung des Selbst sind folgende Bausteine bei der Erstellung von Behandlungsplänen zu berücksichtigen:

1. Aufbau von Beschäftigungen, die den Kranken nicht unter- oder überfordern und nicht befremden.
2. Eine kontinuierliche, in den Alltag integrierte Beschäftigung mit den noch erhaltenen und aktuell bedeutenden (identitäts- und kontinuitätsstiftenden) persönlichen Erinnerungen.
3. Vermittlung von geeigneten Umgangs- und Kommunikationsformen an die Betreuer wie auch Aufbau von Milieubedingungen, die weitestgehend mit den in den Selbststrukturen verankerten Vorstellungen und Erwartungen des Kranken (zum jeweiligen Zeitpunkt im Krankheitsverlauf) übereinstimmen.

99.4 Verhaltenstherapie bei Angehörigen von Demenzkranken

Ziele der Arbeit mit Angehörigen sind vor allem:

1. Unterstützung bei der Alltagsgestaltung und Auswahl geeigneter Aktivitäten mit dem Kranken.
2. Erhöhung der Kompetenz den Kranken so zu begleiten, dass Konflikte reduziert werden.
3. Für regelmäßige eigene Entlastung zu sorgen.

Die im Folgenden aufgeführten Therapieelemente können zur Realisierung dieser Ziele beitragen.

■ Psychoedukation

Unvorbereiteten Angehörigen fällt es schwer, die Folgen der kognitiven Defizite und veränderten Verhaltensweisen der Kranken zu verstehen und unterstützend auf sie zu reagieren. Häufige Konflikte bedeuten chronischen Stress, sowohl für Betroffene als auch für Betreuer, belasten die Beziehung, verstärken aggressive Reaktionen auf beiden Seiten, begünstigen Resignation (Rückzug in Apathie und Depression) und Katastrophenreaktionen.

Psychoedukative Programme (► Kap. 79) beinhalten die Vermittlung von Wissen über demenzielle Krankheiten und über den Umgang mit kognitiven Defiziten und Verhaltensproblemen. Als allgemeine Lernziele für Angehörige sind vor allem zu nennen:

- von trainierenden Ansätzen im Alltag Abstand zu nehmen,
- durch eigenes Kommunikationsverhalten Defizite soweit wie möglich zu kompensieren und Konflikte zu vermeiden (z. B. Sichtweisen des Kranken nicht in Frage stellen und ihn nicht auf Fehler hinweisen) sowie
- dem Kranken ein Gefühl von Kompetenz zu vermitteln, z. B. wo immer es möglich ist den Kranken bestätigen und loben (Müller, Romero & Wenz, 2010).

■ Kognitive Interventionen und Problemlösen

Im Rahmen individueller psychotherapeutischer Hilfen können anhand der Verhaltensanalyse problematische Reaktionen, Kognitionen und Erwartungen der Angehörigen identifiziert werden. Daraus abgeleitet werden Problemlösungsstrategien (► Kap. 46) für schwierige Situationen, die in Rollenspielen (► Kap. 65), Imaginationsübungen (► Kap. 35) und natürlich im Alltag geübt und vertieft werden können (Wenz, 2007). Dysfunktionale Kognitionen und Erwartungen können unter Anwendung bekannter Techniken (z. B. 5-Spalten-Technik, ► Kap. 38 und Kap. 47) im Laufe der Zeit durch hilfreichere Selbstinstruktionen (► Kap. 52) und realistische Erwartungen ersetzt werden.

Angehörige reagieren häufig auf Fehlleistungen oder unkooperatives Verhalten des Demenzkranken emotional mit Ärger, den sie die Betroffenen durch Kritik und Vorwürfe auch spüren lassen. Kritik im Umgang mit Demenzkranken fällt jedoch nicht mehr auf einen fruchtbaren Boden, da ein Lernen aus der Kritik aufgrund der kognitiven Defizite nur beschränkt zu erwarten ist. Aus der klinischen Erfahrung lassen sich zwei typische Reaktionen von Menschen mit Demenz auf für sie meist als ungerechtfertigt empfundene Kritik zusammenfassen: zum einen eine gereizte oder aggressive Reaktion als »Flucht nach vorn« oder zum anderen eine depressive Reaktion und ein zunehmender Rückzug.

Besonderes Augenmerk der therapeutischen Arbeit im Umgang mit Ärger sollte in der Erarbeitung konkreter Problemlösestrategien auf der Grundlage einer genauen Verhaltensanalyse liegen (Wenz, 2007). Zur Beherrschung bzw. Abmilderung des Ärgers ist folgende Strategie oft hilfreich: beim Aufkommen des Ärgers kurz den Raum verlassen, die physiologische Ärgerkomponente der Anspannung mit einer kurzen Entspannungsübung (z. B. dreimal tief durchatmen, Hände zu Fäusten ballen und wieder entspannen) abzuschwächen und sich gedanklich klar zu machen, dass die Krankheit für das Verhalten des Demenzkranken verantwortlich ist und nicht böse Absichten oder mangelnde Anstrengung. Da die Ärgerreaktion umso größer ist, je mehr das Verhalten des Demenzkranken auf sein eigenes Verschulden attribuiert wird (Martin-Cook, Remakel-Davis, Svetlik, Hynan & Weiner, 2003), sollte mittels psychoedukativer und kognitiver Techniken (z. B. sokratischer Dialog) daran gearbeitet werden, ein besseres Krankheitsverständnis bei Angehörigen zu erreichen. Mit Hilfe der psychoedukativen und kognitiven Arbeit

(▶ Kap. 79) kann es gelingen, den Blickwinkel der Angehörigen zu verschieben – von der ausschließlichen Wahrnehmung der Defizite, Verluste und Missgeschicke auf ebenso erhaltene Fähigkeiten und Ressourcen der Kranken.

Im Rahmen der kognitiven Interventionen kann die Aufmerksamkeit weiterhin auch auf positive Aspekte der eigenen Entwicklung und auf erfolgreich bewältigte neue Probleme gelenkt werden, um so die Selbstwirksamkeit der Angehörigen zu erhöhen.

■ **Aktivitätenaufbau**

Das Vorgehen entspricht dem Aktivitätenaufbau in der klassischen Depressionsbehandlung (▶ Kap. 11). Positive Aktivitäten können sowohl für den Angehörigen alleine wie auch für die gemeinsame Zeitgestaltung mit dem Kranken erarbeitet werden.

■ **Entspannung**

Zum Abbau des chronischen Stresses können Techniken wie progressive Muskelrelaxation, autogenes Training und Imaginationsübungen (▶ Kap. 25 und Kap. 35) den Angehörigen vermittelt werden. Eine Integration der Entspannungsübungen in den Alltag erhöht auch die Selbstwirksamkeit der Angehörigen.

■ **Motivation zur Inanspruchnahme von Hilfen**

Angehörige zeigen oft eine mangelnde Bereitschaft, externe Hilfen von der Familie, professionellen Helfern oder Laien anzunehmen bzw. einzufordern. Dabei schätzen sie häufig die Auswirkung der Inanspruchnahme der Hilfe sowohl auf den Helfenden als auch auf die Betroffenen falsch ein. So lässt sich z. B. Trennungsangst bei Kranken oft besser überwinden als Angehörige es befürchten und Kranke können häufig von einer Teilnahme an Betreuungsgruppen profitieren. Eine Überschätzung eigener Belastbarkeit durch betreuende Angehörige führt meist zu vermeidbaren gesundheitlichen Komplikationen und Stress, und letztlich oft zu einem vorzeitigen Zusammenbruch der häuslichen Versorgung.

Um Angehörige zur Inanspruchnahme von Hilfen zu motivieren können diese Gesichtspunkte reflektiert werden. Dabei ist es wichtig, dass im therapeutischen Prozess Argumente gemeinsam im Sinne der sokratischen Gesprächsführung erarbeitet und abgewägt werden, ohne den Angehörigen zu einer Entscheidung zu drängen.

■ **Behandlung von Schlafstörungen**

Schlafstörungen treten bei ca. zwei Drittel der Angehörigen von Menschen mit Demenz auf. Oft stehen sie in engem Zusammenhang mit dem nächtlichen Verhalten des erkrankten Partners. Daher kommt der Behandlung der Schlafstörung des Demenzkranken eine besondere Rolle zu. Darüber hinaus empfehlen sich bereits etablierte verhaltenstherapeutische Interventionen (Schlaftagebuch, Maßnahme zur Schlafhygiene, Entspannung, kognitive Interventionen) auch in der Behandlung von Schlafstörungen (▶ Kap. 109) bei Angehörigen (Mc Curry, Logsdon, Teri & Vitiello, 2007).

■ **Trauerarbeit**

Krankheitsbedingte Veränderungen der nahestehenden Person werden von Angehörigen als schmerzhafter Verlust erlebt. Bei der Trauerarbeit kann geholfen werden, diesen unvermeidlichen Verlust hinzunehmen. Die emotionale Integration der gemeinsamen Lebensgeschichte kann dazu beitragen, dass sich Angehörige trotz der Trauergefühle immer wieder auf neue und realistische Ziele im Leben orientieren können (▶ Kap. 88).

Eine Intervention im Bereich der Trauerarbeit kann darin bestehen, die Angehörigen Briefe an den Patienten schreiben zu lassen, in denen sie ihre Gefühle in der gemeinsamen Vergangenheit und Beziehung sowie während des bisherigen Krankheitsprozesses reflektieren. Das Ausdrücken von Gefühlen in Briefen kann u. a. beim Bewältigen von Ärger und Wut im Alltag nützlich sein, da es hilft diesen Gefühlen Ausdruck zu geben ohne den Kranken zu belasten.

99.5 Typische Schwierigkeiten und Probleme

■ **Umgang mit der Diagnose und mangelnder Krankheitseinsicht**

Die Diagnose Demenz bzw. Alzheimer-Krankheit ist nach wie vor sehr stark stigmatisiert, was den betroffenen Familien einen offenen Umgang mit der Diagnose erschwert. Betreuende Angehörige brauchen meist Unterstützung, um das soziale Umfeld nicht nur rasch über die Diagnose selbst, sondern auch über geeignete Hilfestellungen und Umgangsformen mit dem Kranken zu informieren. Dies ist eine Voraussetzung für eine tragende soziale Anbindung der Betroffenen und für die Inanspruchnahme von familiären, nachbarschaftlichen und anderen Hilfen.

Bei der Mitteilung der Diagnose dem Betroffenen gegenüber sind seine individuellen kognitiven und emotionalen Defizite und Ressourcen einerseits und das individuelle Informationsbedürfnis anderseits zu berücksichtigen. Durch die Wortwahl (z. B. Vermeidung von angstbesetzten Fachbegriffen bei nicht vorbereiteten Personen) und ein stufenweises Vorgehen (z. B. Vermittlung der Ergebnisse von diagnostischen Untersuchungen in mehreren Sitzungen) kann die Aufklärung den Bedürfnissen und der Belastbarkeit des Kranken angepasst werden (Kurz, Gertz, Monsch & Adler, 2004).

Für den Kranken und für seine Familie ist es sehr wichtig, dass Aufklärungsgespräche auch Auskünfte zum weiteren Verlauf und zu Behandlungsmöglichkeiten beinhalten, die keine unrealistische Hoffnungen wecken, aber auch unbegründeten Ängsten entgegenwirken und auf die erhaltenen Möglichkeiten, noch über Jahre ein gemeinsames Leben zu führen, hinweisen.

Viele Kranke nehmen weder die Diagnose noch eigene Kompetenzverluste vollständig wahr. Defizite werden dann bagatellisiert oder bestritten, Schuld für Misserfolge den Anderen zugeschrieben. Die mangelnde Krankheitseinsicht kann zum Teil im Sinne einer Anosognosie direkt auf die Hirnschädigung zurückzuführen sein und zum Teil als psychologischer Schutzmechanismus verstanden werden (Clare et al., 2006; Stechl, Lämmler, Steinhagen-Thiessen & Flick, 2007). Eine Erweiterung der Krankheitseinsicht erscheint bei Demenz in der Regel weder Erfolg versprechend noch für den Kranken wünschenswert. Die Verleugnung der schwerwiegenden und irreversiblen Probleme kann die Funktion einer hilfreichen Bewältigungsstrategie haben, die akzeptiert und verstärkt werden sollte, weil sie die Betroffenen vor stark belastenden Verlusterfahrungen und depressiven Reaktionen schützt. Bei teilweise erhaltener Krankheitseinsicht im Sinne eines situativen Bewusstwerdens der Defizite kann möglicherweise eine dosierte Konfrontation mit Misserfolgserlebnissen Sinn machen, um die Motivation für den Einsatz von Kompensationsstrategien zu erhöhen (Thöne-Otto, 2009). Allerdings sind solche Interventionen bisher nicht empirisch überprüft worden. Für Patienten, die ihre Defizite wahrnehmen und über die Verluste trauern ist eine entsprechende verständnisvolle Begleitung (Trost, aber keine Verleugnung und Bagatellisierung der Krankheitsfolgen) und bei Bedarf eine psychotherapeutische Einzelbehandlung (▶ Kap. 88 und Kap. 100) zu empfehlen (vgl. Krankheitsbewältigung: Modifikation von dysfunktionalen Überzeugungen und Denkinhalten).

▪ Verlagerung der Behandlungsschwerpunkte im Demenzverlauf

Im frühen Stadium kann bei erhaltener Krankheitseinsicht das Erleben und Verarbeiten der Krankheit zum therapieleitenden Thema werden. Der Aufbau geeigneter Beschäftigungen, der Einsatz externer Gedächtnishilfen, Erinnerungsarbeit und Milieugestaltung (▶ Kap. 80) stellen Therapieelemente dar, die vom Beginn bis in mittlere und fortgeschrittene Demenzstadien, in jeweils angepasster Form, ihre Anwendung finden. Mit fortschreitender Erkrankung verlagern sich Ziele und Interventionen auf alltagspraktische und pflegerische Bereiche (z. B. Inkontinenztraining, Stressvermeidung bei der Pflege). Das Wohlbefinden der Kranken und das Erhalten – soweit wie möglich – von funktionellen und sozialen Kompetenzen gehören auch in fortgeschrittenen Krankheitsphasen zu den wichtigen Therapiezielen. Bei der Planung von Interventionen ist die Anwendung von neuropsychologisch fundierten Prinzipien, wie z. B.: »komplexe Aufgaben in einfache Schritte aufteilen« oder »implizites Wissen fördern« hilfreich (Boccardi & Frisoni, 2006).

▪ Probleme bei Angehörigeninterventionen

Meist fällt es Angehörigen leichter, ihr Wissen über geeignete Umgangs- und Kommunikationsformen zu erweitern als dieses Wissen in der alltäglichen Praxis, insbesondere in Konfliktsituationen, umzusetzen. Da die Angehörigen dann oft ihr Fehlverhalten gegenüber dem Kranken erkennen, reagieren sie mit Selbstvorwürfen und Schuldgefühlen. Zur Unterstützung des Transfers des neuen Wissens in alltägliches Verhalten ist die individuelle Erarbeitung konkreter Handlungs- und Kommunikationsstrategien als Ergänzung zur Wissensvermittlung (Psychoedukation) dringend zu empfehlen.

Betreuende Angehörige verfügen über individuell unterschiedliche Fähigkeiten und Bereitschaften, den Kranken auf eine für beide Seiten zumutbare Weise zu begleiten. Bei schwer überwindbaren Problemen empfiehlt es sich, eine möglichst umfassende externe Betreuung des Patienten zu sichern, um Kontakte und somit Konflikte zu reduzieren.

99.6 Begleitende Behandlungen

Die medikamentöse Therapie besteht aus Antidementiva und Nootropika wie auch – bei Bedarf – aus anderen Psychopharmaka zur Behandlung neuropsychiatrischer Symptome wie Depression, Schlafstörungen, Wahn und Halluzinationen. Zu den Antidementiva, deren Wirksamkeit bei Alzheimer-Krankheit belegt ist, gehören derzeit die Cholinesterasehemmer und Memantine. Nootropika und Antidementiva werden mit dem Ziel eingesetzt, kognitive Störungen zu reduzieren. Die pharmakologische Behandlung von neuropsychiatrischen Symptomen zeigt begrenzte Wirkung und ist im Fall von Antipsychotika mit belastenden Nebenwirkungen und erhöhter Mortalität verbunden (Schneider, Dagerman & Insel, 2006). Deswegen sind psychosoziale Interventionen soweit möglich vorzuziehen.

99.7 Wirksamkeit und Erfolgsbeurteilung

Zur Wirksamkeit nichtmedikamentöser Interventionen für Demenzkranke und deren Angehörige liegen viele Studien vor, die allerdings vorwiegend nicht adäquat kontrolliert und randomisiert sind. Einen umfassenden Überblick zur Wirksamkeit nichtmedikamentöser Behandlungsansätze bei Demenzpatienten geben Doody et al. (2001), Gräsel et al. (2003), Livingston et al. (2005), Romero (2005) und O'Connor, Ames Gardner und King (2009). Als besonders wirksam haben sich multimodale Therapieprogramme erwiesen, die eine medikamentöse Behandlung mit psychologisch fundierten Ansätzen für Demenzkranke und für betreuende Angehörige integrieren (Brodaty, Green & Koschera, 2003; Mittelman, 2002).

Die positive Wirkung von Gruppenaktivitäten auf die kognitive Leistungsfähigkeit, Verhaltensauffälligkeiten und Lebensqualität wurde in mehreren Studien gezeigt (für Übersicht s. Scott & Clare, 2003). Die Interpretation der bisher ermutigenden Ergebnisse lässt Fragen offen und erfordert weitere Studien. Untersuchungen zur Wirkung von Musiktherapie, Kunsttherapie und Erinnerungstherapie ergaben zwar Hinweise auf eine positive Wirkung bei Demenzkranken, diese Ergebnisse können aber noch nicht als gesichert gelten (Spector, Orrell, Davies & Woods, 1998; Livingston et al., 2005). Die von der deutschen Gesellschaft für Psychiatrie, Psychotherapie und Nervenheilkunde und der Deutschen Gesellschaft für Neurologie herausgegebenen S3-Leitlinien empfehlen den Einsatz von Musiktherapie, Kunsttherapie und körperlichen Aktivitäten mit dem Vorbehalt, dass die Wirkung der Verfahren noch nicht ausreichend untersucht wurde. Eine neue randomisierte und kontrollierte Studie (Kemoun et al., 2010) zeigte positive Effekte eines körperlichen Trainings auf die kognitive Leistungsfähigkeit und auf die Beweglichkeit (relevant auch als Sturzprophylaxe). In Bezug auf die Reduktion neuropsychiatrischer Symptome sind Interventionen, die mit den Betreuern Techniken zum Umgang mit den Verhaltensstörungen erarbeiten, besonders wirksam (Livingston et al., 2005).

Hinsichtlich kognitionsbezogener Interventionen zeigen sich zwar Effekte auf kognitive und nichtkognitive Bereiche. Jedoch sind die bisher veröffentlichten Studien methodisch nicht ausreichend und es ist noch nicht geklärt, welche Interventionen für welche Zielgruppe ideal sind (Buschert et al., 2009).

Die S3-Leitlinien »Demenzen« empfehlen die Teilnahme an strukturierten kognitiv-stimulierenden Verfahren mit dem Vorbehalt, dass direkt anwendbare klinische Studien von guter Qualität zur

Wirkung des Ansatzes derzeit noch fehlen. Eine neue kontrollierte und randomisierte Studie zeigt eine positive Wirkung kognitiver Stimulationstherapie auf Sprachfunktionen (Spector, Orrell & Woods, 2010). Eine überdauernde Wirkung bei fortschreitenden Störungen ist nach Beendigung der Interventionen nur dann zu erwarten, wenn die Aktivierung von kognitiven, sozialen und emotionalen Ressourcen in den Alltag dauerhaft integriert wird (▶ Aufbau geeigneter Beschäftigungen).

Konzepte für die psychotherapeutische Behandlung im frühen Stadium einer Demenz wurden in den letzten Jahren weiterentwickelt, Ergebnisse von kontrollierten Studien liegen derzeit noch nicht vor (Kurz et al., 2009a; Stechl et al., 2009).

Zu den methodisch am besten gesicherten Studien gehören Untersuchungen von Mittelman, Ferris, Shulman, Steinberg und Levin (1996), die belegten, dass ein psychosoziales Programm für Angehörige eine Heimaufnahme von Demenzkranken um etwa ein Jahr verzögert hat.

Eine Metaanalyse von Studien zur Wirkung psychosozialer Interventionen bei nichtprofessionellen Betreuern (meist Angehörigen) Demenzkranker zeigte, dass von einem Hilfsprogramm für Betreuer sowohl die Betreuer selbst als auch die Kranken profitieren können (Brodaty et al., 2003). Weiterhin ergab die Metaanalyse, dass eine Integration der Kranken in das Interventionsprogramm die Wirksamkeit begünstigt. In Bezug auf Angehörigeninterventionen zeigen zwei Übersichtsarbeiten (Selwood, Johnston, Katona, Lyketsos & Livingston, 2007; Pinquart & Sörensen, 2006), dass psychotherapeutische Interventionen bei Angehörigen zur Reduktion der Belastung und der Depressivität wie auch zur Erweiterung des Wissens wirksam beitragen. Beide Studien sowie eine neuere empirische Arbeit (Kurz, Wagenpfeil, Hallauer, Schneider-Schelte & Jansen, 2009b) kommen außerdem zu dem Ergebnis, dass rein psychoedukative Ansätze nicht ausreichend sind, sondern mit lösungsorientierten und verhaltensnahen Interventionen kombiniert werden müssen. Individuelle Interventionen waren dabei effektiver als Interventionen im Rahmen einer Gruppe.

Die S3-Leitlinien (2009) betonen insgesamt die zentrale Bedeutung psychosozialer Interventionen für Menschen mit Demenz und deren betreuende Angehörige. Ein breites Spektrum an Verfahren wird zur Anwendung empfohlen, u. a. kognitive Verfahren, Ergo-, Kunst- und Musiktherapie wie auch Angehörigenarbeit. Gleichzeitig weisen die S3-Leitlinien auf die nicht ausreichende methodische Qualität der Studien zur Wirkung der Interventionen hin und ordnen alle Empfehlungen, die Menschen mit Demenz betreffen, der Kategorie »C« zu (ein bestimmtes Verfahren kann angeboten werden). Die positive Wirkung der Angehörigen-Interventionen sowohl für die Gesundheit der Angehörigen als auch für neuropsychiatrische Symptome der Demenzkranken ist besser belegt, sodass die Empfehlungen zu psychoedukativer Angehörigenarbeit und zur Integration der Angehörigen in die Behandlung von Betroffenen der Kategorie »B« zugeordnet werden konnte (die Verfahren sollten angeboten werden).

Literatur

Boccardi, M. & Frisoni, G. B. (2006). Cognitive rehabilitation for severe dementia: Critical observations for better use of existing knowledge. *Mechanisms of Aging and Development, 127*, 166–172.

Brodaty, H., Green, A. & Koschera, A. (2003). Meta-analysis of psychosocial interventions for caregivers of people with dementia. *J Am Ger Soc, 51*, 657–664.

Burns, T., McCarten, J. R., Adler, G., Bauer, M. & Kuskowski, M. A. (2004). Effects of repetitive work on maintaining function in Alzheimer's disease patients. *Am J Alzheimer's Dis Other Dement, 19*, 39–44.

Clare, L. (2003). Rehabilitation for people with dementia. In B. A. Wilson (Ed.), *Neuropsychological rehabilitation: Theory and practice* (pp. 195–215). Lisse, NL: Swets & Zeitlinger.

Clare, L., Wilson, B. A., Breen, K. & Hodges, J. R. (1999). Errorless learning of face-name associations in early Alzheimer's disease. *Neurocase, 5*, 37–46.

Clare, L., Markova, I. S., Romero, B., Verhey, F., Wang, M., Woods, R. T. & Keady, J. (2006). Awareness and people with early-stage dementia. In B. Miesen & G. M. M. Jones (Eds.), *Care-giving in dementia. Research and applications*, Vol. 4 (pp. 133–151). London, New York: Routledge.

De Boer, M. E., Hertogh, C. M. P. M., Dröes, R. M., Riphagen, I. I., Jonker, C. & Eefsting, J. A. (2007). Suffering from dementia – The patient`s perspective: A review of the literature. *Int Psychogeriatr, 19*, 1021–1039.

Doody, R. S., Stevens, J. C., Beck, C. et al. (2001). Practice parameter: management of dementia (an evidence-based review). Report of the Quality Standards Subcommittee of the American Academy of Neurology. *Neurology, 56*, 1154–1166.

Gräsel, E., Wiltfang, J. & Kornhuber, J. (2003). Non-drug therapies for dementia: an overview of the current situation with regard to proof of effectiveness. *Dementia Geriatr Cogn Disord, 15*, 115–125.

Kemoun, G., Thibaud, M., Roumagne, N., Carette, P., Albinet, C., Toussaint, L., Paccalin, M. & Dugue, B. (2010). Effects of Physical Training Programme on Cognitive Function and Walking Efficancy in Elderly Persons with Dementia. *Dement Geriatr Cogn Disord, 29*, 109–114.

Knapp, M., Thorgrimsen, L., Patel, A., Spector, A., Hallam, A., Woods, B. & Orrell, M. (2006). Cognitive stimulation therapy for people with dementia: cost-effectiveness analysis. *Br J Psychiatr, 188*, 574–580.

Kurz, A., Gertz, H. J., Monsch, A. & Adler, G. (2004). Demenzerkrankungen: Kommunikation zwischen Arzt, Patient und Angehörigen. *Dtsch Med Wochenschr, 129*, 199–203.

Kurz, A., Cramer, B., Egert, S., Frölich, L., Gertz, H. J., Knorr, C., Thöne-Otto, A., Wagenpfeil, S. & Werheid, K. (2009a). Neuropsychologisch fundierte kognitive Verhaltenstherapie für Patienten mit Alzheimer-Krankheit im Frühstadium. Die KORDIAL-Studie. *Z Gerontopsychol Psychiatr, 21*, 157–161.

Kurz, A., Wagenpfeil, S., Hallauer, J., Schneider-Schelte, H. & Jansen, S. (2009b). Evaluation of a brief educational program for dementia carers: The AENEAS Study. *Int J Geriatr. Psychiatry, Online Publication* Nov 27, 2009, DOI: 10.1002/gps.2428.

Livingston, G., Johnston, M., Katona, C., Paton, J. & Lyketsos, C. (2005). Systematic review of psychological approaches to the management of neuropsychiatric symtoms of dementia. *Am J Psychiatry, 162*, 1996–2021.

Martin-Cook, K., Remakel-Davis, B., Svetlik, D., Hynan, L. S. & Weiner, M. F. (2003). Caregiver attribution and resentment in dementia care. *Am J Alzheimers Dis Other Dement, 18*, 366–374.

Mc Curry, S. M., Logsdon, R. G., Teri, L. & Vitiello, M. V. (2007). Sleep disturbances in caregivers of persons with dementia: contributing factors und treatment implications. *Sleep Med Rev, 11*, 143–153.

Mittelmann, M. S. (2002). Randomized trials of psychosocial interventions for Alzheimer's Disease cargivers. *Neurobiol Aging, 23 (Suppl. 1A)*, 5.

Mittelmann, M. S., Ferris, S. H., Shulman, E., Steinberg, G. & Levin, B. (1996). A family intervention to delay nursing home placement of patients with Alzheimer's disease. A randomized controlled trial. *JAMA, 276*, 1725–1731.

Müller, F., Romero, B. & Wenz, M. (2010). *Alzheimer und andere Demenzformen. Ratgeber für Angehörige*. Heel Verlag (im Druck).

O'Connor, D. W., Ames, D., Gardner, B. & King, M. (2009). Psychosocial treatments of psychological symptoms in dementia: a systematic review of reports meeting quality standards. *Int Psychogeriatr, 21*, 241–251.

Pinquart, M. & Sörensen, S. (2006). Helping caregivers of persons with dementia: which interventions work and how large are their effects? *Int Psychogeriatr, 18*, 577–595.

Quittre, A., Olivier, C. & Salmon, E. (2005). Compensating strategies for impaired episodic memory and time orientation in patients with Alzheimer's disease. *Acta Neurol Belg, 105*, 30–38.

Romero, B. (2004). Selbst-Erhaltungs-Therapie: Konzept, klinische Praxis und bisherige Ergebnisse. *Z Gerontopsychol Psychiatrie, 17*, 119–134.

Romero, B. (2005). Nichtmedikamentöse Therapie. In C.-W. Wallesch & H. Förstl (Hrsg.), *Demenzen* (S. 291–302). Stuttgart: Thieme.

Romero, B. & Eder, G. (1992). Selbst-Erhaltungs-Therapie (SET): Konzept einer neuropsychologischen Therapie bei Alzheimer-Kranken. *Z Gerontopsychol Psychiatrie, 5*, 267–282.

S3-Leitlinien »*Demenzen*«. (2009). http://www.dgn.org/images/stories/dgn/pdf/s3_leitlinie_demenzen.pdf.

Scheurich, A. & Fellgiebel, A. (2009). Gruppentherapeutische Behandlung bei beginnender demenzieller Erkrankung. *Z Neuropsychol, 20*, 21–29.

Schneider, L. S., Dagerman, K. & Insel, P. S. (2006). Efficacy and adverse effects of atypical antipsychotics for dementia: meta-analysis of randomized, placebo-controlled trials. *Am J Geriatr Psychiatry, 14*, 191–210.

Scott, J. & Clare, L. (2003). Do people with dementia benefit from psychological interventions offered on a group basis? *Clin Psychol Psychother, 10*, 186–196.

Selwood, A., Johnston, K., Katona, C., Lyketsos, C. & Livingston, G. (2007). Systematic review of the effect of psychological interventions on family caregivers of people with dementia. *J Affect Disord*.

Sitzer, D. I., Twamley, E. W. & Jeste, D. V. (2006). Cognitive training in Alzheimer's disease: a metha-analysis of the literature. *Acta Psychiatr Scand, 114*, 75–90.

Spector, A., Orrell, M., Davies, S. & Woods, R. T. (1998). *Reminiscence therapy for dementia* (Cochrane Review). In The Cochrane Library, Issue 4. Oxford: Update Software.

Spector, A., Orrell, M., Davies, S. & Woods, R. T. (2001). Can reality orientation be rehabilitated? Development and piloting of an evidence-based programme of cognition-based therapies for people with dementia. Neuropsychol Rehabil Special Issue: *Cogn Rehabil Dementia, 11*, 377–397.

Spector, A., Orrell, M. & Woods, B. (2010). Cognitive Stimulation Therapie (CST): effects on different areas of cognitive function for people with dementia. *Int J Geriatr Psychiatry*, Jan 12., Epub ahead of print.

Stechl, E., Lämmler, G., Steinhagen-Thiessen, E. & Flick, U. (2007). Subjektive Wahrnehmung und Bewältigung der Demenz im Frühstadium. *Z Gerontol Geriatr, 40*, 71–80.

Stechl, E., Steinhagen-Thiessen, E. & Mix, S. (2009). Psychotherapeutische und psychosoziale Interventionen zur Unterstützung der Krankheitsbewältigung für Menschen mit Demenz im Frühstadium. *Z Gerontopsychol psychiatr, 22*, 205–218.

Teri, L. & Wagner, A. (1992). Alzheimer's disease and depression. *J Consult Clin Psychol, 60*, 379–391.

Thöne-Otto, A. I. T. (2009). Psychotherapie bei Alzheimerpatienten: Eine neuropsychologische Aufgabe. *Z Neuropsychol, 20*, 9–20.

Wenz, M. (2007). Verhaltensanalyse und Problemlösen als psychotherapeutische Interventionen für Angehörige von Demenzkranken. In *Demenz – eine Herausforderung für das 21. Jahrhundert*. Tagungsreihe der Deutschen Alzheimer Gesellschaft e. V., Bd. 6, S. 267–273.

Werheid, K. & Thöne-Otto, A. (2006). Kognitives Training bei Alzheimer-Demenz. Aktuelle Entwicklungen, Chancen und Grenzen gerontologischer Gedächtnisrehabilitation. *Nervenarzt, 77*, 549–557.

Werheid, K. & Baron, S. (2009). Depressionstherapie bei früher Alzheimerdemenz: Modifikation kognitiv-verhaltenstherapeutischer Techniken. *Z Neuropsychol, 20*, 39–46.

Weyerer, S. & Bickel, H. (2007). *Epidemiologie psychischer Erkrankungen im höheren Lebensalter*. Stuttgart: Kohlhammer.

Woodhead, E. L., Zarit, S. H., Braungart, E. R., Rovine, M. R. & Femia, E. E. (2005). Behavioral and psychological symptoms of dementia: The effects of physical activity at adult day service centers. *Am J Alzheimer's Dis Other Dement, 20*, 171–179.

Depressionen

M. Hautzinger

100.1 Symptomatik und Epidemiologie

Depressionen zählen zu den affektiven Störungen. Niedergeschlagenheit, Freudlosigkeit, Interesseverlust, Hoffnungslosigkeit, Antriebsmangel, häufig begleitet von Ängstlichkeit und erhöhter Ermüdbarkeit gelten als zentrale Symptome des depressiven Syndroms. Diese typischen Beschwerden zeigen jedoch eine beträchtliche individuelle Variation. Üblicherweise diagnostiziert man heute dann eine typische depressive Episode (ICD-10) oder eine »Major-Depression« (DSM-IV), wenn über einen Zeitraum von mindestens zwei Wochen fünf zentrale depressive Symptome (darunter muss entweder »depressive Stimmung« oder »Interesseverlust« als Symptom sein) gleichzeitig vorhanden sind und damit eine Änderung der vorher bestehenden Leistungsfähigkeit einhergeht.

Diagnostische Kriterien für eine depressive Episode (nach ICD-10) bzw. eine »Major-Depression« (nach DSM-IV):

- depressive Stimmung oder Verlust an Interesse oder Freude;
- verminderte Konzentration und Aufmerksamkeit;
- vermindertes Selbstwertgefühl und Selbstvertrauen;
- Schuldgefühle und Gefühle der Wertlosigkeit;
- negative und pessimistische Zukunftsperspektiven;
- Schlafstörungen, Früherwachen;
- Morgentief, Tagesschwankungen der Symptome;
- psychomotorische Hemmung oder Unruhse;
- verminderter Appetit, Gewichtsverlust;
- Libidoverlust, sexuelle Interesselosigkeit;
- mangelnde/fehlende Reagibilität auf Erfreuliches;
- Gedanken oder erfolgte Selbstverletzungen oder Suizidhandlungen;
- Mindestdauer 2 Wochen;
- Ergänzend kann das vorherrschende Krankheitsbild durch die Beurteilung des Schweregrads (leicht, mittel, schwer), des Vorhandenseins psychotischer oder somatischer Symptome, von Melancholie, von rezidivierenden, chronischen oder saisonal abhängigen Verlaufen beschrieben werden;
- bipolare affektive Störungen und Zyklothymie sind abzugrenzen, auch wenn die depressiven Episoden bei diesen Erkrankungen ein weitgehend identisches Bild zeigen (▶ Kap. 96).

Depressive Erkrankungen mit episodischem Verlauf werden von chronischen affektiven Störungen bzw. von Dysthymie abgegrenzt. Bei der Dysthymie findet man nicht das volle Bild einer depressiven Episode, doch einen chronischen Verlauf der depressiven Störung. Die betroffenen Personen fühlen sich oft monatelang müde und depressiv, alles ist anstrengend und nichts bereitet Genuss, sie grübeln und klagen, schlafen schlecht und fühlen sich unzulänglich. Meist werden sie noch mit den Anforderungen des Alltags fertig. Die Betroffenen haben jedoch auch Perioden von Tagen oder Wochen, in denen sie ein eher gutes Befinden beschreiben. Typischerweise dauern derartige depressive Verstimmungen mehrere Jahre bevor diese Diagnose gestellt werden kann.

Die Wahrscheinlichkeit, an einer unipolar verlaufenden Depression zu erkranken, ist bei einem Lebenszeitrisiko von 12% für Männer und 23% für Frauen als hoch einzuschätzen. Verschiedene Prävalenzschätzungen stimmen darin überein, dass 2–3% der Männer und 4–7% der Frauen aktuell an einer Depression leiden. Der Median des Ersterkrankungsalters an unipolaren Depressionen liegt zwischen 20 und 30 Jahren, bei einer beträchtlichen Streuung von der Kindheit bis ins hohe Alter.

Etwa ein Viertel aller depressiven Störungen verlaufen chronisch, d. h. dauern über mehr als zwei Jahre an. Sie sprechen kaum bzw. unzureichend auf eine (alleinige) Pharmakotherapie oder andere übliche Therapiemaßnahmen an (behandlungsrefraktäre Depressionen).

Depressive Syndrome treten in Verbindung mit vielfältigen anderen psychischen Erkrankungen wie Persönlichkeitsstörungen, Angststörungen, Zwängen, Essstörungen, Süchten, psychophysiologischen Erkrankungen, somatoformen Störungen, Schizophrenien und schizophrenoformen Störungen, Demenzerkrankungen und chronischen (körperlichen) Krankheiten auf. Häufig sind Belastungen und Lebenskrisen als Auslöser und eine Häufung typischer Risikofaktoren (z. B. frühere Depressionen, Neurotizismus, unharmonische oder fehlende Beziehungen usw.) sowie ein Mangel an Bewältigungsstrategien (instrumentelle, personelle und soziale Ressourcen) im Vorfeld einer depressiven Entwicklung bzw. Episode festzustellen.

100.2 Verhaltenstherapeutische Ansatzpunkte und Ziele

Das hierfür zugrunde liegende psychologische (kognitiv-verhaltenstheoretische) Modell besagt, dass unipolare Depressionen sich in der Folge von aktuellen oder chronischen Belastungen (Auslöser) dann entwickeln, wenn realitätsfremde, verzerrte, negative kognitive Strukturen, Verhaltensdefizite und ein Mangel an positiv verstärkenden Aktivitäten bestehen. Typische, doch von Fall zu Fall unterschiedliche Probleme akut depressiver Patienten sind:

- geringe Rate positiv verstärkender Aktivitäten und Erfahrungen,
- hohe Rate aversiver, belastender Ereignisse und Aktivitäten,
- Defizite bei den Sozialkontakten, im Interaktions- und Sozialverhalten,
- fehlende oder ungünstige Bewältigungsstrategien,
- zu hohe bzw. zu extreme Anspruchshaltungen,
- gedankliche Verzerrungen und Fehleinschätzungen bei der Wahrnehmung und Verarbeitung von Erfahrungen,
- absolutistische und negative selbstbezogene Überzeugungen.

Daneben können entwicklungsgeschichtliche Traumatisierungen (z. B. Verluste, Misshandlungen), reale Schwierigkeiten (z. B. beruflicher, sozialer, materieller Art) oder biologische (z. B. genetische, entwicklungsneurologische Veränderungen) Empfänglichkeiten bestehen, die Gegenstand der verhaltenstherapeutischen, problembezogenen, individuellen Behandlung sein müssen.

Insbesondere bei chronifizierten Depressionen finden sich gehäuft frühe Traumatisierungen, meist verbunden mit einem frühen Erkrankungsbeginn (bereits im Jugendalter), die dann zu kognitiven, affektiven und sozialen Entwicklungsblockaden und einem kumulativen Defizit auf der Erfahrungs- und Handlungsebene beitragen (Brakemeier, Schramm & Hautzinger, 2011).

Abhängig vom Einzelfall lassen sich daher als Ziele der Behandlung formulieren:

- Psychoedukation,
- Schaffung einer Balance von angenehmen, verstärkenden Aktivitäten und Pflichten bzw. unangenehmen aversiven Aktivitäten,
- Steigerung positiv erlebter Erfahrungen,
- Überwindung der sozialen Defizite durch Verbesserung der interaktionellen, kommunikativen Kompetenz,
- Korrektur überzogener Ansprüche und Einstellungen,
- Aufbau differenzierenden, relativierenden, auf das konkrete Verhalten bzw. die konkrete Erfahrung und Situation bezogenen Denkens,
- Überwindung von egozentrischer Erfahrungsverarbeitung,

- Übernahme der Verantwortung für eigenes Verhalten und dessen Wirkung auf die Umwelt,
- detaillierte (Situations-) Analysen von Alltagserfahrungen und Abläufen sowie
- interpersonelle Diskrimination.

100.3 Behandlungsplan und Einzelschritte

In krisenhaften, akuten (Anfangs-) Phasen der Therapie stehen der rasche Beziehungsaufbau, die kurzfristige Problemlösung bzw. Entlastung, Unterstützung und Anleitung, oft in Verbindung mit medikamentösen Maßnahmen, im Vordergrund. Wichtige Elemente der Interaktion sind beruhigende Versicherungen, Empathie (▶ Kap. 23), Strukturierung (▶ Kap. 6), sokratische Gesprächsführung (▶ Kap. 56) und Zeitprojektion (▶ Kap. 68). Daran schließt sich als mittelfristige Maßnahme der Aktivitätsaufbau (▶ Kap. 11), die Erhöhung angenehmer und der Abbau belastender, aversiver Aktivitäten an. Meist werden dabei Tages- oder Wochenprotokolle (▶ Kap. 60) eingesetzt. Bereits während des Aktivitätsaufbaus kommt es üblicherweise zum Erkennen und Benennen automatisch ablaufender Gedanken (▶ Kap. 37), die dann unmittelbar anschließend oder parallel durch systematische Erfassung, z. B. mittels des Tagesprotokolls negativer Gedanken (▶ Kap. 47), vertieft werden und für Maßnahmen des kognitiven Neubenennens und der Einstellungsänderung (▶ Kap. 38 und Kap. 72) Voraussetzungen und Schritte bei der Veränderung von sog. Grundannahmen (▶ Kap. 29 und Kap. 90) sind. Weitere Schritte der Behandlung stellen der Aufbau sozialer Kompetenz (▶ Kap. 69), die Entwicklung von Genussfähigkeit (▶ Kap. 74) sowie von Problemlösefertigkeiten (▶ Kap. 46) und das Kommunikationstraining (▶ Kap. 76) dar. Es hängt vom Einzelfall ab, ob diese wieder stärker verhaltensbezogenen Teile nach der Bearbeitung dysfunktionaler Überzeugungen folgen oder parallel bereits zu den anderen Maßnahmen eingeleitet werden. Gegen Ende der Behandlung geht es um die Vorbereitung auf zukünftige Schwierigkeiten und Krisen, der Vorbeugung weiterer depressiver Episoden und deren Kontrolle bzw. Bewältigung durch das in den davor liegenden Sitzungen Gelernte.

Grundlage für die Anwendung dieser Behandlungselemente ist ein strukturiertes, problemzentriertes und lösungsorientiertes Vorgehen eines freundlichen, unterstützenden, erklärenden, didaktisch geschickten, bemühten, aktiven und direktiven Therapeuten. Die Beziehung lässt sich als »aktives Arbeitsbündnis« beschreiben. Dabei geht es nicht darum, den depressiven Patienten von irgendetwas zu überzeugen. Vielmehr muss durch geleitetes Fragen (sog. sokratische Gesprächsführung – ▶ Kap. 56) der Patient selbst auf Widersprüche, ungeschicktes Verhalten, Handlungsdefizite, Fehlannahmen, voreilige Schlussfolgerungen, unberechtigt negative Erwartungen usw. stoßen. Die daraus resultierende kognitive Dissonanz ist dann die motivationale Grundlage für Veränderungsbereitschaft und die Kooperation bei den Übungen, dem Realitätstesten und der Verhaltenskontrolle. Durch die Therapie sollen neue Erfahrungen gemacht werden und ein Lernen neuer, hilfreicher Strategien stattfinden. Die daraus resultierende vermehrte Selbstkontrolle wirkt prophylaktisch (verhindernd bzw. mildernd) bezüglich neuer depressiver Episoden und Krisen.

Die folgende ◘ Tab. 100.1 stellt mögliche Behandlungspläne für Einzel- und Gruppenbehandlungen akut depressiver Patienten im ambulanten bzw. stationären Rahmen vor, wie sie sich bewährt und als effizient erwiesen haben.

Zur Behandlung chronifizierter Depressionen wurde von McCullough (2007) eine Erweiterung der kognitiven Verhaltenstherapie vorgeschlagen (▶ Kap. 71). Er sieht ein Hauptproblem bei der Behandlung dieser Patientengruppe in deren kognitivem Blockiertsein (befinden sich auf einer präoperationalen Stufe) und in deren emotionaler Abkapselung. Mit den üblichen kognitiven und verhaltenstherapeutischen Methoden (◘ Tab. 100.1) gelingt es kaum, an diese Patienten heranzukommen. CBASP (▶ Kap. 71) fokussiert daher verstärkt auf die Beziehungs- und Übertragungsprozesse zwischen Patient und Therapeut sowie auf akribische Situationsanalysen, um darüber die Wahrnehmungsblockaden bzw. die mangelhafte Erfahrungsverarbeitung zu durchbrechen und Veränderungen auf kognitiver und auf behavioraler Ebene zu er-

Tab. 100.1 Behandlungspläne einer kognitiven Verhaltenstherapie bei akuten Depressionen

Phasen	Einzeltherapie (50 min)	Gruppentherapie (100 min)
I	Sitzungen 1–2	Sitzung 1
	Beziehungsaufbau, Anamnese	Beziehungsaufbau, Einführung, Erklärung
II	Sitzungen 3–4	Sitzung 2
	Erklärung, Psychoedukation, Problem- und Zielanalyse, Depressionsspirale, Modell	Kognitiv-verhaltenstheoretisches Modell, Depressionsspirale, Problem- und Zielanalyse
III	Sitzungen 4–8	Sitzungen 3–7
	Aktivierung, Alltagsstrukturierung, Wochenplan, Abbau belastender und Aufbau angenehmer Aktivitäten, Erkennen des Zusammenhanges von angenehmen Erfahrungen und Befinden	Alltagsstruktur, Steigerung angenehmer Aktivitäten, Tages- und Wochenplan, Balance von Pflichten und angenehmen Tätigkeiten, Tätigkeitsprotokollierung
IV	Sitzungen 7–14	Sitzungen 7–11
	Erkennen von Kognitionen, automatisch negative Gedanken identifizieren, Tagesprotokoll negativer Gedanken (zunächst mit 3, dann mit 5 Spalten) kognitives Neubenennen, Grundüberzeugungen erkennen und verändern	Negative und positive Gedanken beeinflussen das Befinden, Gedankenkontrolltechniken, Aufbau positiver, konstruktiver Gedanken, Spaltenprotokoll, Analyse von automatischen Gedanken und Erarbeiten von alternativen Kognitionen
V	Sitzungen 14–18	Sitzungen 11–14
	Überwindung von Verhaltensproblemen (soziales, interaktionelles, problemlösendes), Rollenspiele, Verhaltensübungen, Beziehungen gestalten (Einbezug des Partners, der Familie)	Soziales Verhalten und Befinden, soziale Kompetenz im Alltag, Übungen zur Selbstsicherheit, Überwindung von sozialen Hemmungen, Kontaktübungen, Rollenspiele
VI	Sitzungen 19–20	Sitzung 15
	Beibehaltung des Erreichten durch Weiterführung der Übungen und Nutzung der Materialien, Erkennen von Krisen, Rückschlägen und neuen Episoden, Frühsymptome und Kontrollmöglichkeiten, Notfallplan	Erfolgssicherung, Beibehaltung der Fortschritte, Auswahl und Planung der erfolgreichen Techniken für den Alltag, Erkennen von Krisen und neuen Episoden, Liste von Frühsymptomen, Notfallplanung, Auffrischungssitzung planen
VII	Sitzungen 21–30	Sitzungen 16–20
	Stabilisierung, Auffrischung, Fortführung, Kriseninterventionen bis zu 2 Jahren	Auffrischungssitzungen, Krisenintervention über mehrere Monate

möglichen. Neue bzw. erweiterte therapeutische Methoden sind dabei die »interpersonelle Diskrimination« (▶ Kap. 36) und die Situationsanalysen (▶ Kap. 55).

100.4 Schwierigkeiten und Probleme

Das größte Hindernis für eine erfolgreiche Verhaltenstherapie depressiver Patienten ist die Ungeduld der Therapeuten. Depressive Patienten sind mutlos, negativ, verlangsamt und belasten damit ihre Interaktionspartner. Motivation muss erst durch den Therapeuten aufgebaut werden und ist zunächst meist kurzlebig. Entsprechend ist das Lernen verzögert, durch vielfaches Erkennen, Erproben und Üben gekennzeichnet, Schwierigkeiten bei der Bewältigung von Übungen und Hausaufgaben sind ebenso typisch wie wiederholte Rückschläge. Unkonditionale Verstärkung, Geduld, Frustrationsbereitschaft, graduelles Vorgehen oft in kleinsten Schritten und die Anerkennung kleiner bzw. kleinster Veränderungen (trotz Negation durch die Patienten) werden hier erwartet. Häufig bieten gerade diese Negationen und Abwertungen der Patienten einen Einstieg in das Erkennen und Bearbeiten von automatischen Gedanken und Grundüberzeugungen (z. B. Selbstkritik, Selbstzweifel, Ansprüche usw.).

Im Behandlungsverlauf, besonders jedoch zu Anfang ist es wichtig, dass den Patienten individuell überzeugende Erklärungen und Begründungen für ihre depressive Erkrankung gegeben werden. Dabei kann und sollte man jedoch nicht im Sinne einer psychoedukativen Unterweisung vorgehen, sondern von den Überlegungen und Erfahrungen der Patienten ausgehend schrittweise die Symptomatik bzw. den Verlauf von Depressionen, die Relevanz kognitiver und verhaltensbezogener Faktoren, von Lebenserfahrungen und von Belastungen, doch auch von biologischen Anfälligkeiten einführen. Typische Schwierigkeiten dabei sind, dass diese Psychoedukation Zeit braucht, die Krankheitskonzepte der Patienten als Ausgangspunkt genommen werden und damit die Erarbeitung eines Modells als Grundlage für die Verhaltenstherapie kein »geradliniger« Prozess darstellt. Selbst zu späteren Zeitpunkten einer Behandlung kommt es immer wieder zur Infragestellung des therapeutischen Modells und zum Rückfall in alte Krankheitskonzepte.

Eine häufige Gefahr besteht darin, dass versucht wird, mit dem depressiven Patienten seine Grundannahmen und negativen Überzeugungen zu diskutieren, um sie mit Gegenargumenten zu widerlegen und dem Patienten auszureden. Dieser Versuch scheitert meist, führt zu einer Belastung der Beziehung und (vor allem bei wiederholtem therapeutischem Fehlverhalten) zur Verschlechterung der Symptomatik. So schwierig und langwierig es oft ist, bleibt der sokratische Dialog oder das gelenkte Fragen doch der einzige und richtige Weg, Patienten allmählich zu Änderungen, d. h. zu differenzierterer kognitiver Verarbeitung, und in der Folge zu anderem Verhalten und Empfinden zu bringen.

Bei chronisch depressiven Patienten haben wir es, wie McCullough (2007) schreibt, psychologisch mit einem »adult child« zu tun, dem wir helfen müssen durch die geduldige therapeutische Arbeit »to mature developmentally«. Diese störungsbedingte Schwierigkeit erfordert von den Therapeuten immer wieder, sich als Person mit seinem Erleben des Patienten einzubringen, ohne dass rasche Fortschritte zu erwarten sind.

100.5 Begleit- oder Alternativbehandlungen

Die Behandlung mit Antidepressiva (Trizyklika, doch heute vor allem sog. SSRI) ist kurzfristig bezogen auf die Symptomreduktion eine wirksame Behandlungsalternative. Es liegen außerdem Erfahrungen mit antidepressiver Dauermedikation (sog. »mood stabilizer«) zur erfolgreichen Prophylaxe von erneuten depressiven Episoden im Rahmen rezidivierender Depressionen vor. Dabei wird die Pharmakotherapie ergänzt durch regelmäßige, unterstützende, erklärende und beratende ärztliche (psychiatrische) Gespräche. Wie bereits betont, ist die begleitende Behandlung mit Medikamenten (Kombinationstherapie) vor allem bei schweren, sich vegetativ ausdrückenden und auch bei chronischen Depressionen angezeigt.

Die interpersonelle Psychotherapie stellt eine gut untersuchte, gleichwirksame psychotherapeutische Alternative zur Verhaltenstherapie dar. Die Ergänzung antidepressiver Dauermedikation durch interpersonelle Psychotherapie bzw. kognitive Verhaltenstherapie führt zu deutlich weniger Rezidiven als die Medikamente allein.

100.6 Wirksamkeit und Erfolgsbeurteilung

Aufgrund zahlreicher Therapievergleichsstudien wurde gezeigt (deJong-Meyer, Hautzinger, Kühner & Schramm, 2007), dass Verhaltenstherapie bei der Behandlung unipolar depressiver Patienten verschiedenen Lebensalters wirksam und bzgl. der Symptomreduktion und des Anteils damit klinisch gebesserter Patienten, bewährten Antidepressiva zumindest vergleichbar ist. Berücksichtigt man die Anteile der Verweigerer und Abbrecher oder die Dauer der erreichten Effekte, dann erweist sich die Verhaltenstherapie der Pharmakotherapie sogar überlegen. Dabei angelegte Kriterien sind: Rückfall anhand der berichteten Symptomatik, fortgesetzte bzw. wieder erforderliche Behandlungen, Klinikaufnahmen wegen Depressionen. Für die Untergruppe der schweren, endogenen Depressionen ist dieser Wirksamkeitsnachweis noch nicht zweifelsfrei erbracht. Voraussetzung für jegliche psychotherapeutische Intervention ist die Zugänglichkeit und minimale Interaktionsfähigkeit, sodass sich die Anwendung von Verhaltenstherapie bei psychotischen, stuporösen oder auch schwer suizidalen Depressionen verbietet. Die Kombination aus Pharmakotherapie und Verhaltenstherapie zeigt kurzfristig keine, doch längerfristig meist Vorteile gegenüber den Monotherapien. Diese Erfolgsbeurteilung gilt für ambulante und stationäre Patienten sowie für Einzel- und Gruppenbehandlungen gleichermaßen. Eine Verkürzung der Behandlung auf unter 12 Wochen geht zu Lasten der erreichbaren Besserung. Empfohlen wird eine Dauer zwischen 12 und 20 Wochen, wobei anfänglich 2-mal pro Woche, später wöchentlich und dann mit größeren Abständen Therapiesitzungen durchzuführen sind.

Obgleich die Wirkmechanismen noch der weiteren Aufhellung bedürfen, scheinen folgende Merkmale eine wirksame psychotherapeutische Depressionsbehandlung zu kennzeichnen: Der Therapeut gibt

- wiederholt Begründungen und Erklärungen für das Krankheitsgeschehen;
- das Vorgehen ist strukturiert und problemlöseorientiert;
- Fokus auf Übungen und Fertigkeiten zur Überwindung von Problemen;
- Kooperation des Patienten bei Übungen zwischen den Sitzungen; Attributionen auf eigenes Tun und Selbstwirksamkeitserfahrungen des Patienten;
- Einbezug des Lebenspartners und der Familie; Vorbereitung auf Krisen und Verschlechterungen.

100.7 Grad der empirischen Absicherung und persönliche Bewertung

Die Effizienz der (kognitiven) Verhaltenstherapie bei Depressionen steht außer Frage. Es liegen zahlreiche gut kontrollierte, übereinstimmende Wirknachweise von unabhängigen Arbeitsgruppen weltweit dazu vor. Der besondere Wert dieser Therapie liegt dabei jedoch nicht nur in der Symptomreduktion während einer akuten depressiven Phase, sondern in der Dauerhaftigkeit der Symptomreduktion und in der Verhinderung bzw. Minderung von Rückfällen (sog. Prophylaxeeffekt). Daher sollte selbst nach einer anfänglichen und erfolgreichen Therapie mit Antidepressiva in jedem Fall eine Verhaltenstherapie (oder eine interpersonelle Psychotherapie) folgen, um damit die Erfolge dauerhafter zu sichern und die Rückfallneigung (Symptomverschlechterung, erneute depressive Episoden) zu reduzieren.

Affektive Erkrankungen mit depressiven und manischen (bzw. hypomanischen) Episoden sind deutlich seltener als die unipolar verlaufenden Depressionen. Vor allem bei jüngeren Patienten mit einer ersten oder erst wenigen depressiven Episoden muss jedoch das Risiko einer bipolaren affektiven Erkrankung stets mit bedacht werden. Inzwischen gibt es kontrollierte Untersuchungen zur Relevanz der kognitiven Verhaltenstherapie bei Patienten mit bipolaren affektiven Erkrankungen (► Kap. 96).

Literatur

Beck, A. T., Rush, A. J., Shaw, B. F. & Emery, G. (1996). *Kognitive Therapie der Depression*. Weinheim: Beltz/PVU.

Brakemeier, E. L., Schramm, E. & Hautzinger, M. (2011). *Chronische Depression. Reihe Fortschritte der Psychotherapie*. Göttingen: Hogrefe.

DeJong-Meyer, R., Hautzinger, M., Kühner, C. & Schramm, E. (2007). *Psychotherapie bei affektiven Störungen. Evidenzbasierte Behandlungsempfehlungen*. Göttingen: Hogrefe.

Härter, M., Klesse, C., Bermejo, I., Bschor, T., Gensichen, J., Harfst, T. & Hautzinger, M. (2010). S3-Leitlinien unipolare Depression. *Nervenarzt*.

Hautzinger, M. (2003). *Kognitive Verhaltenstherapie bei Depressionen* (6. Aufl.). Weinheim: Beltz/PVU.
Hautzinger, M. (2010). *Akute Depression. Reihe: Fortschritte der Psychotherapie*. Göttingen: Hogrefe.
McCullough, J. (2007). *Psychotherapie der chronischen Depression*. München: Elsevier.

Entwicklungsstörungen und Intelligenzminderungen

M. von Aster

101.1 Symptomatik und Epidemiologie

Die Begriffe Entwicklungsstörung und Intelligenzminderung bezeichnen gleichermaßen Reifungs- und Lernbeeinträchtigungen hirnorganischen Ursprunges. Ihnen liegen strukturelle Funktionsdefizite zugrunde, die die Bedingungen für adaptives Lernen in vielfältiger Weise erschweren.

Obgleich die Intelligenzminderungen im ICD-10 gesondert abgehandelt werden, so stellen sie dennoch in einem umfassenderen Sinne Störungen der Entwicklung dar, wenngleich im Verlauf mehr oder weniger ausgeprägte bleibende Behinderungen resultieren. Die Klassifikation erfolgt hier in erster Linie über das Kriterium des Intelligenzniveaus, während die Entwicklungsstörungen im Hinblick auf die jeweils betroffenen Teilfertigkeiten (Sprache, Motorik, schulische Fertigkeiten) und nach syndromatischen Aspekten (z. B. Autismus) klassifiziert werden. Überschneidungen ergeben sich dort, wo einerseits z. B. Kinder mit leichten Intelligenzminderungen zusätzlich in bestimmten Teilfunktionen noch deutlich unter ihrem durchschnittlichen Leistungsniveau liegen, und andererseits dort, wo unter den Entwicklungsstörungen Krankheitsbilder abgehandelt werden, die mehrheitlich mit Intelligenzdefekten einhergehen (z. B. Autismus).

Im Bereich der Intelligenzminderung unterscheidet die ICD-10 vier Schweregradstufen. ◘ Tab. 101.1 enthält grobe Anhaltspunkte für die intellektuellen und sozialadaptiven Entwicklungschancen innerhalb dieser vier Gruppen.

Die Entwicklungsstörungen gliedern sich gemäß ICD-10 im Wesentlichen in

- umschriebene Entwicklungsstörungen des Sprechens und der Sprache (Artikulationsstörungen, expressive und rezeptive Sprachstörungen, Landau-Kleffner-Syndrom),
- umschriebene Entwicklungsstörungen schulischer Fertigkeiten (Lese- und Rechtschreibstörung, isolierte Rechtschreibstörung, Rechenstörung, kombinierte Störung schulischer Fertigkeiten),
- umschriebene Entwicklungsstörungen der motorischen Funktionen,
- kombinierte umschriebene Entwicklungsstörungen und schließlich
- tiefgreifende Entwicklungsstörungen (atypischer Autismus, Rett-Syndrom, andere desintegrative Störung des Kindesalters, hyperkinetische Störung mit Intelligenzminderung und Bewegungsstereotypien, Asperger-Syndrom).

Bei den Entwicklungsstörungen und Intelligenzminderungen besteht ein beträchtlich erhöhtes Risiko für die Entwicklung zusätzlicher psychiatrisch relevanter Störungen. Dieses Risiko ergibt sich zum einen aus einer erhöhten biologischen Vulnerabilität (bei anlagebedingten und erworbenen Hirnfunktionsstörungen), die in einer erhöhten Prävalenz für verschiedene psychiatrisch-neurologische Erkrankungen mündet (Psychosen, Anfallsleiden, Antriebs- und Affektstörungen, Stereotypien und autoaggressive Verhaltensweisen) und zum anderen aus den besonderen, mit Behinderung einhergehenden psychosozialen und emotionalen Belastungen sowie eingeschränkten Möglichkeiten zu deren Bewältigung. Das erhöhte Risiko ergibt sich also nicht direkt und allein aus der Tatsache

Tab. 101.1 Klassifikation der geistigen Behinderung nach der Intelligenz und adaptivem Verhalten

Grad der Behinderung/IQ gemäß ICD-10	Sozial adaptives Verhalten	
	Vorschulalter (0–5 Jahre)	Schulalter (6–18 Jahre)
Leicht (50–69)	Entwickelt wenn auch verzögert soziale und kommunikative Fertigkeiten. Diskrete Defizite im Bereich von Wahrnehmung und Motorik, die oftmals erst spät bemerkt werden	Kann Schulstoff bis etwa zum Niveau der 6. Klasse meistern. Kann weitgehende soziale Anpassung und Eigenständigkeit in der Lebensführung erreichen
Mittel (35–49)	Erreicht begrenzte aktive Fertigkeiten. Geringe soziale Kompetenz, ausreichende motorische Fähigkeiten. Kann Selbsthilfe (ankleiden, essen, Toilettenverhalten) erlernen. Benötigt einige Betreuung und Aufsicht	Strukturiertes Üben einfacher sozialer und lebenspraktischer Fertigkeiten ist möglich, kann zu einfachen beruflichen Tätigkeiten angelernt werden. Erreicht im schulischen Bereich etwa das Niveau der 2. Klasse. Begrenzte Eigenständigkeit in vertrauter Umgebung
Schwer (20–34)	Stark verzögerte motorische Entwicklung, äußerst spärliche sprachliche und kommunikative Fertigkeiten. Kann im Allgemeinen kaum Fertigkeiten zur Selbsthilfe erlernen. Braucht entsprechende Pflege und Betreuung	Erlernt begrenzte sprachliche und lebenspraktische Fertigkeiten sowie elementare Fertigkeiten zur Selbstversorgung (essen, Körperhygiene). Systematisches Üben einfacher motorischer Handlungsabläufe möglich
Schwerst (unter 20)	Schwerste Retardierung mit minimalen Funktionen im Bereich von Wahrnehmung und Motorik. Benötigt intensive Pflege	Einige motorische Fertigkeiten können sich entwickeln. Kann evtl. minimale Fertigkeiten zur Selbsthilfe erlernen. Benötigt umfassende Fürsorge

der hirnorganischen Schädigung selbst, sondern aus dem komplexen Wechselspiel zwischen den biologisch determinierten Grenzen im kognitiven Leistungsbereich und den aus der realen Lebenssituation erwachsenden sozialen Erwartungen der Umwelt. Intelligenzgeminderte Menschen entwickeln häufig nur begrenzte Möglichkeiten, komplizierte soziale Beziehungen zu verstehen, weil sie die Folgen des eigenen Verhaltens oder des Verhaltens anderer nur unzureichend voraussehen oder sich nachträglich erklären können. So bleibt auch die Fähigkeit, vom eigenen Erleben auf das Erleben und Verhalten anderer zu schließen, wegen der eingeschränkten Fähigkeit zur Bildung vorstellungsmäßiger Repräsentationen unterentwickelt. Gerade diese Fähigkeiten verhelfen aber normalbegabten Menschen im Allgemeinen zur Angst- und Stressreduktion. Kinder mit Intelligenzminderungen und tiefgreifenden Entwicklungsstörungen entwickeln auch häufig nur sehr begrenzte sprachliche Fertigkeiten. Die Möglichkeit, Wünsche und Befindlichkeiten verständlich zu machen, ist daher eingeschränkt und es fällt Eltern, Betreuern und Therapeuten oftmals schwer, Gefühle von Angst, Wut oder Trauer zu verstehen und auf konkrete Erlebnisinhalte zu beziehen.

▪ Zur Dynamik von Reifung und Entwicklung

Insbesondere bei schweren Beeinträchtigungen der geistigen Entwicklung sind schon zu einem frühen Zeitpunkt Auffälligkeiten im Verhalten feststellbar, die das Lernen erschweren. Die Orientierungs- und Habituierungsreaktionen des Säuglings auf äußere Reize erfolgen verlangsamt, die Fähigkeit, visuelle und akustische Umweltreize zu diskriminieren, entwickelt sich demzufolge unzureichend. Zusammen mit den häufig vorhandenen Störungen im Bereich von Motorik, Antrieb und Wahrnehmung führt dies zu eingeschränkten Möglichkeiten, die Umwelt aktiv zu erkunden, mentale Modelle über ihre spezifische Beschaffenheit und Organisation zu bilden sowie andere Menschen zu beobachten und zu imitieren. So wie die höheren kognitiven Lernprozesse (z. B. der Erwerb der Kulturtechniken) ganz entscheidend auf Sprache angewiesen sind, so bilden die genannten frühen kognitiven Entwicklungsschritte ihrerseits eine wichtige Voraussetzung für den Erwerb der Sprache. Ein Kind, das räumliche, mengen- und ausdehnungsmäßige Unterschiede sensorisch nur unzureichend erfassen und differenzieren kann, wird auch die Vielfalt von Eigenschafts-, Umstands- und Verhältniswörtern nur schwer in ihren spezifischen Sinnstrukturen gebrauchen lernen. Zusätzlich zu diesen grundlegenden Schwierigkeiten der Sinnerfassung können aufgrund von Störungen der Aufmerksamkeit und der akustischen Wahrnehmung die vielfältigen phonematischen Elemente der Sprache (z. B. Flexionen) nicht genügend unterschieden werden, was aber eine Voraussetzung für das Erlernen grammatikalischer Strukturen bildet. Hieraus können substanzielle Defizite in der sprachgebundenen intellektuellen Aktivität resultieren: Das vorausschauende Entwerfen von Handlung und die Fähigkeit zur Kontrolle der eigenen Aktivität bleibt durch die unterentwickelte »innere Sprache« begrenzt. Das Erlernen von Sauberkeit (Blasen- und Darmkontrolle, Toilettenverhalten) erfolgt meist ebenfalls verspätet und nur unter gezielter Hilfestellung. Das gleiche gilt auch für den Erwerb einfacher lebenspraktischer Fertigkeiten wie An- und Ausziehen, selbstständiges Essen, Körperpflege usw.

Bei Kindern mit leichteren Formen von Intelligenzminderungen (Lernbehinderungen) und bei Kindern mit umschriebenen Entwicklungsstörungen der sprachlichen, motorischen und/oder schulischen Fertigkeiten (bei normaler Intelligenz) sind solche frühen Reifungsanomalien von eher diskreter Ausprägung, die sog. Entwicklungsmeilensteine (Motorik, Sprache, Sauberkeit) werden annähernd altersgerecht erreicht. Auffälligkeiten werden oftmals erst im Kindergarten oder im Einschulungsalter erkannt und liegen insbesondere im Bereich von Aktivität, Aufmerksamkeit und Konzentration, in der visuellen, akustischen und taktil-kinästhetischen Wahrnehmung sowie in der fein- und grobmotorischen Adaptation.

Reifungs- und Lernrückstände können sich natürlich erheblich auf die Entwicklung der gesamten Persönlichkeit, auf die sozialen Beziehungen und Bindungen sowie auf die Familie auswirken.

Bei Kindern mit schweren Behinderungen und bei frühkindlichem Autismus können schon früh Störungen in der Mutter-Kind-Interaktion dadurch entstehen, dass der intuitive mimische, gestische und lautliche Dialog zwischen Mutter und Kind wegen schwächerer oder fehlender Signalreize des Kindes (Lächeln, Lallen, Kopfwenden usw.) gestört ist und es dadurch zu Frustrationen und Verunsicherung kommt. Im Kleinkind- und Vorschulalter kann hyperaktives und ungesteuertes Verhalten zu erheblichen Belastungen bei Eltern und Erziehern führen; sie probieren alle möglichen Erziehungsmaßnahmen, oft ohne Erfolg, aus und fühlen sich hilflos. Überschießendes Verhalten gegenüber anderen Kindern wird auch häufig als aggressives Verhalten fehlgedeutet, es kommt zu Schuld- und Versagensgefühlen bei Kind und Eltern und obendrein oftmals zu sozialer Isolation. Ständige Sorge und hoher Aufwand für Pflege und Beaufsichtigung erzeugen Dauerstress in der Familie.

Leicht behinderte Kinder und Kinder mit umschriebenen Entwicklungsstörungen registrieren ihre eigenen Schwächen auch im Vergleich mit den Gleichaltrigen in der Schule durchaus schmerzlich. Sie fühlen sich minderwertig, erleben Stigmatisierung, werden den elterlichen Erwartungen nicht gerecht und haben weniger Möglichkeiten, diesen Belastungen des Selbstwertgefühls zu begegnen.

101.2 Verhaltenstherapeutische Ansatzpunkte und Ziele

Ziele für lernpsychologisch begründete Interventionen ergeben sich in zweierlei Hinsicht: Zum einen geht es um die Erweiterung des Verhaltens- und Fertigkeitenrepertoires mit dem Ziel wachsender sozialer und intellektueller Kompetenz (Neulernen), zum anderen geht es um die Behandlung primär bestehender oder aus der Lerngeschichte resultierender sekundärer Verhaltens- und Emotionsstörungen (Verlernen, Umlernen).

Beim Neulernen handelt es sich im Wesentlichen um spezielle, auf die individuellen Lernvoraussetzungen sorgfältig abgestimmte Sondererziehungs- bzw. Bildungsmaßnahmen. Die Diagnostik des vorhandenen Verhaltens- und Fertigkeitenrepertoires bildet die Basis für den Entwurf eines didaktischen Konzeptes für den Aufbau neuer Fertigkeiten, die das Kind ohne Anleitung und Hilfestellung nicht erwerben kann. Eine umfangreiche Literatur beschäftigt sich mit Lernprogrammen für geistig behinderte und autistische Kinder zum Aufbau von eigenständigem Toiletten- und Sauberkeitsverhalten, Fertigkeiten zur Körperpflege, selbstständigem An- und Auskleiden, angemessenem Essverhalten und anderen lebenspraktischen Fertigkeiten; darüber hinaus mit Techniken zum Aufbau von Aufmerksamkeits- und Imitationsverhalten sowie sprachlicher und nichtsprachlicher sozialer Interaktion.

Bei schulischen Teilleistungsstörungen und leichten Intelligenzminderungen kommt es neben der individuellen gezielten schulbezogenen Förderung auf den Aufbau motivierter und effektiver Arbeitshaltungen an. Die Ziele liegen hier vor allem in der Verbesserung von Konzentration und Ausdauer. Die Auswahl der pädagogisch-therapeutischen Instrumente muss dabei die unterschiedlichen Bedingungsfaktoren für diesbezügliche Defizite berücksichtigen: Die primär organisch-funktionellen Bedingungen (Reizoffenheit, leichte Ermüdbarkeit, motorische Unruhe) und die im Laufe der Lerngeschichte hinzutretenden reaktiven Bedingungen im Sinne eines Vermeidens erwarteter Misserfolge.

Bei geistig behinderten und autistischen Kindern ist das Herstellen einer geeigneten Lernstruktur und Lernatmosphäre häufig wegen schwerer wiegender Verhaltensstörungen nicht ohne weiteres möglich. Dies sind vor allen Dingen exzessive motorische Stereotypien, überschießendes, hyperaktives und erethisches Verhalten sowie selbstverletzendes, aggressives und destruktives Verhalten. Die verhaltenstherapeutische Behandlung solcher Störungen kann mittels verschiedener Techniken erfolgen, die in Abhängigkeit vom ätiologischen Verständnis (▶ Kap. 79) differenziell eingesetzt werden. Wenn eine Verhaltensstörung als unmittelbare Folge eines Verhaltensdefizites verstanden wird (z. B.: Ein Bedürfnis wird wegen fehlender Sprache mittels eines »störenden« Verhaltens ausgedrückt), so sollte das gezielte Neulernen alternativer Fertigkeiten (z. B. Kommunikationsfertigkeiten; ▶ Kap. 65, Kap. 69 und Kap. 76) zu einer Reduktion des Problemverhaltens führen. Hier stellt dann gezieltes pädagogisches Handeln eine therapeutische Strategie dar.

101.3 Behandlungsplan und Einzelschritte

Die Behandlung geistig behinderter und entwicklungsretardierter Kinder erfordert immer eine auf das Behandlungsziel hin bezogene Analyse des vorhandenen Fertigkeitenrepertoires unter Einschluss sorgfältiger Verhaltensbeobachtung und neuropsychologischer Diagnostik. Entscheidend ist ferner eine auf das Zielverhalten bezogene Aufgabenanalyse mit entsprechender Hierarchisierung von Teillernschritten sowie ein frühzeitiges Training von Eltern und Erziehern. Ein solches Mediatorentraining trägt entscheidend zur Aufrechterhaltung und Generalisierung neu erworbener Verhaltenskompetenzen im Lebensalltag bei.

Programme zum Aufbau lebenspraktischer Fertigkeiten bedienen sich meist einfacher operanter Konditionierungstechniken. Die Formung motorischer Schemata erfolgt durch das sog. »Shaping«: Hier werden schrittweise kleine Segmente oder Annäherungen an das gewünschte Zielverhalten differenziell verstärkt (▶ Kap. 21 und Kap. 67), sodass bei ansteigender Frequenz dieser Verhaltensteile im nächsten Schritt nur noch solches Verhalten verstärkt wird, das dem Zielverhalten noch näher kommt. Dies geschieht so lange, bis die angestrebte motorische Reaktion vollständig entwickelt ist und als Ganzes verstärkt werden kann. Das Führen des Kindes beim Ausführen der angestrebten motorischen Reaktionen kann eine Hilfe darstellen, die den Lernprozess beschleunigt (»prompting«). Die Verstärkung erfolgt dann zunächst auf die geführte Ausführung und später auf die nach und nach eigenständigere Wiederholung der Reaktion (z. B. Löffel waagerecht in den Mund führen). Das Zusammensetzen einzelner gelernter Teilabläufe zu einer komplexeren Handlung geschieht durch das sukzessive Weglassen der Verstärkungen von Einzelschritten. Die Verstärkung erfolgt dann erst nach einer Folge von aufeinander bezogenen Verhaltensschritten. Man bezeichnet dies als Verhaltensverkettung oder »chaining« (► Kap. 21 und Kap. 67).

Der Aufbau von Sprache setzt in einem sehr frühen Stadium zunächst einmal den Aufbau von Imitationsverhalten voraus (Formung von Blickkontakt, Nachahmung von einfachen motorischen Schemata und Vokalisationen; ► Kap. 43). In einem späteren Stadium sollte sich der Sprachaufbau an den Schritten der normalen Sprach- und Kommunikationsentwicklung orientieren, d. h. lernen sollte primär im natürlichen Lebensumfeld und nicht im Sprachlabor stattfinden und sich in erster Linie auf die interaktiven und handlungsorganisierenden Funktionen der Sprache beziehen: Spracherwerb in diesem Sinne dient dem Verstehen sozialer Sinnbedeutungen und dem Erlernen interaktiver Handlungsmuster.

Der Behandlung von stereotypen und selbstverletzenden Verhaltensweisen wird verständlicherweise meist hohe Priorität eingeräumt, da sie die gezielte pädagogische Förderung erheblich stören können und das Auftreten von z. T. dramatischen Verletzungen (bzw. die dauernden diesbezüglichen Befürchtungen) den Kontakt zu Eltern und Betreuern außerordentlich belasten kann. Ein solches Verhalten kann bei ein und derselben Person in verschiedenen Situationen durchaus unterschiedlichen Zwecken dienen. Ein Kopfschlagen z. B. kann initial selbststimulierenden Charakter haben, im Verlauf kann sich aber herausstellen, dass das Verhalten auch durch positive oder negative Verstärkung aufrechterhalten wird und/oder dass das Kind auf diese Weise einen Kontakt mit seiner Umwelt intendiert. Es ist deshalb meist ein differenzieller Einsatz mehrerer Techniken nötig. Der Einsatz direkter physischer Strafreize, z. B. in Form von dosierten elektrischen Schlägen oder aversiven Gerüchen, wird insbesondere aus ethischen Gründen zunehmend kritisch kommentiert, zumal der langfristige Nutzen solcher Bestrafungsprozeduren sich als äußerst fragwürdig herausgestellt hat. Allein die Erkenntnis, dass solche Verfahren einen sehr raschen und unmittelbaren Effekt herbeiführen können, rechtfertigt deren streng kontrollierten Einsatz bei extrem selbst- oder fremdgefährlichem Verhalten. Weitere aversive Techniken stellen die sog. Korrektur- und Ausschlussverfahren dar (»overcorrection«, »Time-out«, »facial screening«). »Time-out« (► Kap. 16) und Nichtbeachtung (Löschung, ► Kap. 40) wird nur dann eingesetzt, wenn das Verhalten primär in Hinblick auf eine erwartete Zuwendung oder Aufmerksamkeit gezeigt wird. Dabei ist entscheidend für längerfristige Effekte, dass genügend Beachtung und Aufmerksamkeit für alternatives und sozial erwünschtes Verhalten erfolgen kann. Der wohl wichtigste Ansatz in der Behandlung solcher schweren Verhaltensstörungen erfolgt nach dem Prinzip des Aufbaus und der positiven Verstärkung von alternativen oder mit dem Problemverhalten unvereinbaren Verhaltensweisen (»Differential Reinforcement of Other or Incompatible Behavior«, DRO-DRI). Dies reicht vom Einüben einfacher motorischer Alternativreaktionen (z. B. Schlagen auf ein mitgeführtes Kissen anstatt in das eigene Gesicht) bis hin zu strukturierter körperlicher Aktivität, z. B. in Form von sportlicher Betätigung. In diesem Sinne lassen sich auch durch sinnvolle Spiel-, Beschäftigungs- und Kontaktangebote solche Verhaltensstörungen reduzieren, insbesondere dann, wenn sie als Bedürfnis nach Zuwendung und Beteiligung aufgefasst werden können, also das Ergebnis von Unterstimulation darstellen. Dies ist im institutionellen Betreuungsrahmen durchaus häufig. Wenn irgend möglich sollte versucht werden, das Motiv der Verhaltensäußerung zu verstehen und dem geistig behinderten Kind im Sinne eines pädagogisch-therapeutischen Ansatzes andere verbale oder nonverbale Ausdrucksformen für zugrunde liegende konkrete Bedürfnisse und Wünsche zu ermöglichen. Mit diesem Ansatz des funktionellen Kommunikationstrainings wird eine Verbesserung der Verständigung mit dem Behinderten angestrebt, auch um Anlässe oder Auslöser für aggressives und autoaggressives Verhalten besser kontrollieren zu können (► Kap. 57 und Kap. 93).

Das Einüben alternativer Verhaltensweisen (DRO-DRI, funktionelles Kommunikationstraining) in Kombination mit Techniken der Reaktionsverhinderung, Korrekturverfahren oder auch mit Ausschlussverfahren ist häufig als effektiv beschrieben worden.

Bei Kindern mit leichteren Entwicklungsbehinderungen und bei Kindern mit Teilleistungsschwächen sind sowohl in Bezug auf den Aufbau günstiger Arbeitshaltungen (Konzentration und Aufmerksamkeit) als auch in Bezug auf die Behandlung sekundärer Verhaltens- und Emotionsprobleme kognitiv-verhaltenstherapeutische Elemente stärker zu berücksichtigen. Defizite in der Verhaltenssteuerung sowie der Impuls- und Affektkontrolle gehen häufig mit einem Mangel an vorstellungsbildenden (vorausschauenden) und selbstverbalisierenden Fertigkeiten einher. Für den Therapeuten ergeben sich dabei nicht nur Aufgaben im Rahmen eines einzel- oder gruppentherapeutischen »Settings«, er sollte außerdem den pädagogischen Alltag mitgestalten. Lehrer und Erzieher können dem Kind helfen, indem sie das Handeln des Kindes und ihr eigenes Handeln begleitend verbalisieren, soziale Abläufe erklären und auch Modelle geben durch lautes Denken (Vorsatzbildung, Selbstinstruktion und Selbstbewertung/Verstärkung). Der Therapeut kann außerdem Hilfen geben beim Strukturieren sozialer Lern- und Spielsituationen, beim Einüben kontingenter Grenzsetzung, beim schrittweisen Aufbau von Regelsystemen und beim Durchführen gezielter Verstärkungsprogramme (▶ Kap. 45).

Häufig zeigen Kinder mit Lernstörungen in schulischen Anforderungssituationen Meideverhalten (angefangen bei Tagträumerei, Clownerien bis hin zu Schulverweigerung). Auf kognitiver Ebene finden sich meist global selbstentwertende Einstellungen (»Ich kann das sowieso nicht«), die nur im Rahmen konkreter, erfolgreicher Lernschritte durch das parallele Einüben positiver Selbstaussagen behutsam in Richtung einer realistischen Einschätzung und Bewertung eigener Stärken und Schwächen korrigiert werden können.

Auch bei schwereren Störungen des Sozialverhaltens, Angststörungen und psychosomatischen Reaktionsbildungen, die mit Lernstörungen einhergehen, ist die Bedeutung der schulischen Lebenswirklichkeit in der Therapieplanung zu berücksichtigen. Eine Schulangst lässt sich nicht desensibilisieren, wenn die Quelle ein chronisches Misserfolgserleben ist, für das dem Kind nicht genügend konkrete Bewältigungsmöglichkeiten zur Verfügung stehen. Trainingsprogramme zum Aufbau sozialer Kompetenz, zum Abbau von aggressiven Verhaltensweisen oder zur Angstbewältigung müssen daher eingebettet sein in individuelle schulische Rehabilitations- und Integrationsbemühungen, die dem Kind Möglichkeiten zum Lernerfolg eröffnen.

101.4 Schwierigkeiten und Probleme

Schwierig gestaltet sich häufig die Verhaltensanalyse stereotyper und selbstverletzender Verhaltensweisen bei geistig behinderten und autistischen Kindern. Ein autoaggressives Kopfschlagen oder Armbeißen oder ein stereotypes Rumpfschaukeln kann völlig unabhängig von umgebungs- und interaktiven Verstärkerbedingungen auftreten und eigenstimulativen Charakter haben, es kann der Beendigung einer als unangenehm erlebten Situation dienen (Überforderung), also durch negative Verstärkung aufrechterhalten werden, es kann aber in anderen situativen Zusammenhängen auch Zuwendung hervorrufen (Betreuer hält das Kind fest, gibt verbale Kommandos, lenkt es durch Essen ab usw.). Kurz, ein solches Verhalten kann als sehr einfache Reaktionsform bei sehr unterschiedlichen Bedürfniszuständen auftreten. Ein sorgfältiges diagnostisches Verstehen erfordert aber ebenso wie ein entsprechend differenzielles therapeutisches Vorgehen einen sehr hohen professionellen Aufwand. Die Verführung zu einem unkontrollierten und auch missbräuchlichen Einsatz von Bestrafungsverfahren außerhalb des äußerst schmalen Indikationsrahmens ist insbesondere dort groß, wo Personalmangel, ungenügende Ausbildung und Anleitung von Betreuern sowie unzureichende räumliche und materielle Bedingungen zu Überforderung und Hilflosigkeit bei Betreuern im Umgang mit diesen schweren Verhaltensproblemen führt.

101.5 Begleit- oder Alternativbehandlungen

Konzepte und Einrichtungen der Früherkennung und Frühförderung tragen dem Umstand Rechnung, dass ein möglichst frühes Einsetzen von Übungsbehandlungen im motorischen, sprachlichen und Wahrnehmungsbereich die spätere Entwicklungsprognose verbessert und sekundären

Störungen im Verhalten und Erleben vorbeugt. Sinnvollerweise sollten Elemente aus psychomotorischer, logopädischer und sensorisch-integrativer Behandlung durch Anleitung und Beratung von Eltern und Erziehern in den Alltag integriert werden. Bei Lese-, Rechtschreib- und Rechenstörungen nehmen spezielle und unterrichtsbezogene Übungsprogramme eine zentrale Stellung ein.

In der Behandlung selbstverletzender Verhaltensweisen bei geistig Behinderten hat der Einsatz von Morphinantagonisten und Opioidrezeptorblockern einen gewissen Stellenwert. Neuroleptika und Antikonvulsiva werden eingesetzt, sofern psychiatrisch-neurologische Störungsbilder bestehen, die eine entsprechende Indikation zulassen. Bei leicht entwicklungsgestörten Kindern mit gleichzeitig bestehendem hyperkinetischen Syndrom (▶ Kap. 104) und Aufmerksamkeitsstörungen ist gelegentlich eine Behandlung mit Psychostimulanzien hilfreich.

Die Kindertherapie stellt immer besondere Anforderungen im Bereich der Kontakt-, Beziehungs- und Spielgestaltung. Hierfür bildet der Kanon patientzentriert-spieltherapeutischer Handlungsstrategien eine unverzichtbare Grundlage.

101.6 Wirksamkeit und Erfolgsbeurteilung

In der pädagogisch-therapeutischen Behandlung von Kindern mit geistigen Behinderungen und Entwicklungsstörungen haben klassische verhaltenstherapeutische Ansätze seit jeher einen besonderen Stellenwert, insbesondere bei sog. Defizitstörungen und bei schweren Verhaltensstörungen. Auf diesem Gebiet gibt es zu lerntheoretisch begründeten Vorgehensweisen keine ernst zu nehmenden Alternativen. In Teilbereichen haben Entwicklungen aus der Entwicklungs- und kognitiven Psychologie sowie aus der Psycholinguistik zu sehr fruchtbaren Erweiterungen klassischer verhaltensformender Programme geführt (z. B. Sprachaufbau, kognitive Ansätze, ▶ Kap. 77).

Die Behandlungseffekte hängen entscheidend von einer erfolgreichen Eltern-, Lehrer- und Erzieherberatung bzw. anleitung (▶ Kap. 73 und Kap. 78) ab. Die Dauer einer Behandlung kann sich über wenige Monate bis über mehrere Jahre erstrecken und hängt vom jeweiligen definierten Behandlungsziel, dem Schweregrad der Störung und der Kooperationsbereitschaft von Eltern, Lehrern und Erziehern ab. Therapeutische Interventionen beziehen sich dabei oftmals zunächst auf sehr umgrenzte Problembereiche und entfalten ihre weitere Wirksamkeit über den Transport von lernpsychologischem Know-how in den pädagogischen Lebensalltag.

Literatur

Aster von, M. (1996). Psychopathologische Risiken bei Kindern mit umschriebenen schulischen Teilleistungsstörungen. *Kindheit und Entwicklung, 5*, 53–60.

Kane, J. F. & Kane, G. (1976). *Geistig schwer Behinderte lernen lebenspraktische Fertigkeiten*. Bern: Huber.

Neuhäuser, G. & Steinhausen, H. C. H. (Hrsg.). (1999). *Geistige Behinderung*. Stuttgart: Kohlhammer.

Schmidtchen, S. (1999). *Klientzentrierte Spiel- und Familientherapie*. Weinheim: Beltz.

Steinhausen, H. C. H. & Aster von, M. (Hrsg.). (1999). *Verhaltenstherapie und Verhaltensmedizin bei Kindern und Jugendlichen*. Weinheim: PVU.

Enuresis

S. Grosse

102.1 Symptomatologie und Epidemiologie

Beim Einnässen unterscheidet man zwischen dem sog. **Bettnässen** (Enuresis nocturna) und dem **Tagnässen** (Enuresis diurna), wobei in der Literatur Übereinstimmung dahingehend besteht, dass das Bettnässen die häufigste Form darstellt (ca. 70–80% der Kinder). Das Tagnässen ist bei ca. 25–30% der Fälle vorhanden mit deutlicher Mädchenlastigkeit. Ferner findet man sog. kombiniertes Einnässen (Vorkommen bei ca. 15%), was als Hinweis auf ein stärkeres allgemeines Gestörtheitsniveau des Kindes verstanden werden kann (d. h. Enuresis ist Teil innerhalb einer Polysymptomatik). Das Bettnässen ist definiert als »das wiederholte und nicht bemerkte nächtliche Einnässen in einem Alter von mehr als drei Jahren«, wobei von einer Enuresis nur dann gesprochen werden sollte, wenn keine körperlichen Störungen oder Defekte zugrunde liegen.

Einnässende Kinder zeichnen sich lerntheoretisch gesehen dadurch aus, dass sie Kontroll- und/oder Verhaltensdefizite im Bereich der Ausscheidungsfunktion in einem Alter aufweisen, in dem die meisten Kinder diese Entwicklungsschritte erfolgreich vollzogen haben (Largo & Stutzle, 1977). Der reguläre Erwerb der Blasenkontrolle erfolgt dabei durch das komplizierte Zusammenspiel organischer, reifungsbedingter, psychischer und sozialer Faktoren, wobei eine Störanfälligkeit innerhalb dieses Aneignungsprozesses anzunehmen ist (u. a. durch falsche erzieherische Maßnahmen innerhalb der sog. Sauberkeitsentwicklung; Grosse, 1991b). Erfolgt die Blasenentleerung beim Säugling noch reflektorisch, so wird das Kind in der Folgezeit zunehmend in die Lage versetzt, den Entleerungsprozess unter willentliche Kontrolle zu bekommen. Es lernt, den Harndrang gezielter wahrzunehmen, ihn von anderen Körpersignalen zu unterscheiden und entweder eine Entleerung zu initiieren oder sie noch aufzuschieben (Beherrschung des Schließmuskels).

Man unterscheidet folgende Erscheinungsbilder der Enuresis:

- Von **primärer Enuresis** spricht man, wenn das Kind seit Geburt einnässt und noch nie länger als sechs Monate hintereinander trocken war.
- Nässt ein Kind nach bereits erfolgtem Erwerb der Blasenkontrolle wieder ein, liegt eine **sekundäre Enuresis** vor.
- Bei der Kennzeichnung der Häufigkeit des symptomatischen Verhaltens unterteilt man in **permanentes** (tagtägliches/allnächtliches) und **sporadisches** (gelegentliches) **Einnässen**.

Noch ca. 8% der Schulanfänger sind vom Einnässen betroffen. Bezüglich der Geschlechterverteilung wird ab dem 6. Lebensjahr oft eine Jungenlastigkeit (im Verhältnis 2:1) beobachtet und ferner insgesamt ein häufigeres Auftreten der primären im Vergleich zur sekundären Enuresis (Verhältnis 5:1).

Ab dem 6. Lebensjahr ist eine hohe Spontanremissionsrate zu verzeichnen, wonach pro Jahr ca. 15% der Enuretiker symptomfrei werden, sodass im Jugend- und Erwachsenalter nur selten eine Einnässproblematik anzutreffen ist.

102.2 Verhaltenstherapeutische Ansatzpunkte und Ziele

Die Enuresis tritt als Leitsymptom oder innerhalb eines Bündels von Verhaltensauffälligkeiten auf, wobei sie selbst im letzteren Fall isoliert behandelt werden kann. Grundsätzlich wird eine Therapie erst begonnen, wenn davon ausgegangen werden kann, dass die im Rahmen der Blasenfunktion notwendige physiologische Entwicklung abgeschlossen ist (ca. ab dem 6. Lebensjahr). Ferner soll das Kind ein geistiges Niveau aufweisen, das Raum lässt für den Einsatz und die konsequente Durchführung spezifischer verhaltenstherapeutischer Methoden, ist das Kind doch neben den (elterlichen) Bezugspersonen von Beginn an aktiv an der Therapie beteiligt. Die verhaltenstherapeutischen Interventionen erfolgen vor dem Hintergrund der Annahme einer multifaktoriellen Bedingtheit des Einnässens. Im Mittelpunkt einer am Kind, seiner Familie, den jeweiligen Lebensumständen und den symptomatischen Charakteristiken orientierten mehrdimensionalen Vorgehensweise steht die Schulung und Förderung der Wahrnehmungs-, Unterscheidungs- und Handlungsfähigkeit des Kindes bzgl. der funktionsrelevanten Vorgänge bei der Harnentleerung. Bei diesen Fähigkeiten lassen sich verschiedene Stufen unterscheiden, die das Kind bereits vor der Therapie durchlaufen haben kann bzw. innerhalb der Therapie durchlaufen soll:

- Rechtzeitiges und zuverlässiges Erkennen des Harndranges,
- willentliches Zurückhalten der Ausscheidung durch gezielten Einsatz der Schließmuskulatur sowie
- Einleiten und Durchführen angemessener Handlungen bei der Blasenentleerung.

Beim Bettnässen heißt das **quantitative Therapieziel**: »14 Nächte hintereinander trocken bleiben«, das **qualitative Therapieziel**: »trocken durchschlafen, d. h. ohne nächtliche Entleerung sein« (dies wirkt sich prognostisch positiv aus). Als **Rückfall** ist ein »zweites Wiedereinnässen innerhalb von 7 Tagen/Nächten« definiert. Beim Tagnässen sind es 14 trockene Tage in Folge, die durch eigenverantwortlichen Umgang des Kindes mit seiner Entleerung zustande kamen (also ohne dass eine Bezugsperson kontrollierend eingriff, z. B. regelmäßig auf die Toilette schickte), wobei sich die Anzahl der Entleerungen innerhalb einer akzeptablen Spanne bewegen sollte (weniger als 10 Entleerungen täglich).

Da davon auszugehen ist, dass bei der Entstehung der Symptomatik sowohl klassisch als auch operant konditionierte Prozesse eine Rolle spielen, bieten sich für das verhaltenstherapeutische Vorgehen folgende allgemeine Ansatzpunkte an: Psychoedukation der Eltern und des Kindes (► Kap. 79) bzgl. Aufbau und zur Funktion der Blase (Abbau von Wissens- und/oder Verhaltensdefiziten), Aufklärung zum erzieherischen Umgang mit dem Symptom unter Hinweis auf falsche (leider immer wieder eingesetzte und fälschlicherweise auch empfohlene) Vorgehensweisen (insb. Flüssigkeitsreduktion, nächtliches Wecken, Anlegen von Windeln, inadäquate Bestrafungen/Belohnungen; Grosse, 1980b), gezielter Verhaltensaufbau (► Kap. 19), operante Methoden (Einsatz materieller, emotionaler, sozialer und Handlungsverstärker, Verstärkerpläne – ► Kap. 67) und Löschung (► Kap. 40).

Als übergeordnete Ansatzpunkte/Maßnahmen haben dabei Priorität:

- Förderung der Compliance des Kindes und seiner Bezugspersonen.
- Herstellen von Transparenz hinsichtlich der eingesetzten Methoden/Vorgehensweisen und permanentes gezieltes Feedback zum Therapieverlauf (Effekte) und zur sequenziellen Indikation und Modifikation von Maßnahmen.
- Dem Kind selbst wird möglichst viel Verantwortung für die Blasenkontrolle und die Mitarbeit innerhalb der Therapie (► Kap. 82) übertragen.

102.3 Behandlungsplan und Einzelschritte

Vor Beginn der Therapie sollte eine organische Verursachung ausgeschlossen sein: Hinweise sind z. B. häufige Harnwegsinfekte oder eine hochfrequente Entleerung. Dem therapeutischen Vorgehen liegt die Annahme zugrunde, dass jede Maßnahme vom einfachen, suggestiven bis hin zum aufwändigen Verfahren zum Erfolg führen kann, wenn die

Compliance der Familie sicher gestellt ist, und der Einsatz einer Methode plausibel und gezielt erfolgt.

Phase 1 der Therapie Im Rahmen der Diagnostik steht zunächst die ausführliche verhaltensanalytische Abklärung bzgl. der relevanten symptomatischen seelischen, sozialen und reifungsspezifischen (kognitiven und physiologischen) Variablen im Vordergrund (► Kap. 41). Insgesamt haben diese eingangsdiagnostischen Abklärungen das Ziel, die auslösenden und aufrechterhaltenden Bedingungen einzugrenzen und aufgrund der Kenntnis der individuellen Bedingungen geeignete Behandlungsmaßnahmen einzuleiten. Dies heißt, dass man die lerntheoretisch relevanten Bedingungen und Einflüsse innerhalb des Lebensumfeldes des Kindes (Qualität der intra- und extrafamiliären Beziehungen, elterliches Erziehungsverhalten) sowie seines psychosozialen Status und Werdeganges (Entwicklungsstand, Persönlichkeit, Ressourcen!) daraufhin absucht, inwieweit sie sich störend/hindernd, aber auch fördernd (aber bisher ungenutzt!) auf den Erwerb der Blasenkontrolle auswirken können. Es gibt Hinweise darauf, dass latent vorhandene psychosoziale Konflikte (z. B. Geschwisterrivalität, Trennungsangst, Scheidungsproblematik, Überforderungen) bei psychisch labilen Kindern das enuretische Verhalten auslösen bzw. aufrechterhalten können. Es existieren hierzu verschiedene Erhebungsinstrumente, die es erlauben, die Kooperationsmöglichkeit der Familie einschätzen und die Indikationen für einzelne Therapieverfahren gezielter stellen zu können. Man kann auf bewährte praxisnahe Vorgaben sowohl für den chronologischen Ablauf als auch für die inhaltlichen Schritte innerhalb dieses diagnostischen Vorgehens zurückgreifen (Grosse, 1991a). Primär handelt es sich um spezifische Fragebögen und Explorationshinweise (zur Biographie, zum Einnässen, zu Einstellungen der Eltern zum Einnässen).

Besonderer Wert wird auf die Diskussion des Verlaufs möglicher vorangegangener Therapien gelegt, um Widerstände und Antipathien der Eltern und/oder des Kindes (und des engeren familiären Umfeldes) gegenüber spezifischen Methoden oder Vorgehensweisen erfassen zu können. Es geht um das Aufdecken und Verstehen der allgemeinen und speziellen symptombezogenen Erklärungs- und Veränderungsideologie der Familie sowie um das Auffinden ungenutzter Ressourcen (Erfahrungsgemäß bestehen z. B. oft aufgrund falscher Vorannahmen oder fehlerhafter Vorbehandlungen ablehnende Haltungen gegenüber der apparativen Therapie!). Ausführlich werden ferner die Vorgehensweisen besprochen, mit denen die Eltern bislang eigeninitiativ oder auf (oft ärztliches) Anraten hin versuchten, die Problematik anzugehen: Insbesondere das abendliche/nächtliche Wecken (nochmals Auf-die-Toilette-Schicken des Kindes), das Einschränken der vornehmlich abendlichen Flüssigkeitsaufnahme und das Windeln des Kindes. Diese Maßnahmen schaffen allein und in Kombination ungünstige Lernbedingungen für den Erwerb der Blasenkontrolle, da sie verhindern, dass dem Kind die natürlichen Bedingungen und Gelegenheiten zur Verfügung gestellt werden, die nötig sind, um die Organfunktion verstehen/nutzen und die Verhaltensabläufe trainieren zu können. Es ist ein wichtiger, unabdingbarer Baustein innerhalb der Therapie, Eltern und Kind ausführlich über diese Zusammenhänge aufzuklären, und das sofortige Unterlassen dieser Maßnahmen plausibel begründen und einvernehmlich einleiten zu können.

Besondere Beachtung erfährt das Kind, das explizit zu seinen Erfahrungen, Einstellungen und Ideen bzgl. der Symptomatik exploriert wird. Bei älteren Kindern ist es manchmal vorteilhaft, sie in Abwesenheit der Bezugspersonen zu befragen. Im Gespräch wird darauf geachtet, dass das Kind eine positive Beziehung zum Therapeuten (► Kap. 8) aufbaut: Es soll sich akzeptiert, entlastet und beruhigt fühlen und vor allem zur aktiven Mitarbeit motiviert werden (Förderung der Selbstwirksamkeitsüberzeugungen, Abbau von Hilflosigkeitsdenken).

Ein weiterer elementarer diagnostischer Baustein ist das Erheben der symptomatischen Ausgangsbedingungen. Die Eltern führen einen Protokollbogen (► Kap. 63), auf dem über 7 Tage/Nächte hinweg aktuelle, verlässliche Daten vor allem zur Frequenz, Intensität und Uhrzeit des Einnässens sowie zum Tagesgeschehen vermerkt werden. Auch Tagesgeschehnisse sind zu berücksichtigen, da wohl sowohl positive als auch negative Emotionen Einfluss auf das Einnässen haben können (Haug-Schnabel, 1994, beobachtete sog. Belastungstage).

Die Eltern unterlassen in dieser Zeit explizit alle bis dato praktizierten Methoden (s. oben; Medikamente sollen ebenfalls weggelassen werden) und schätzen z. B. mittels eines Wecktests die Schlaftiefe des Kindes ein (Grosse, 1991a). Hiermit ist die diagnostische Phase abgeschlossen (Fragebögen, Explorationen und Daten zum aktuellen symptomatischen Verhalten). Diese vielfältigen Ausgangsdaten bilden die Grundlage für die Auswahl erster verhaltenstherapeutischer Maßnahmen (**Phase 2 der Therapie**).

Phase 2 der Therapie Die therapeutische Strategie kann im Sinne eines Stufenplans verstanden werden, bei dem man mit einfachen, wenig aufwändigen Methoden beginnt (Prinzip der »minimalen Intervention«). Grundsätzlich steht neben dem Aufbau eines vertrauensvollen Arbeitsbündnisses das Verschaffen kleiner benennbarer Anfangserfolge im Vordergrund. Zunächst geht es um das Schaffen von günstigen, patientzentrierten Bedingungen im therapeutischen und häuslichen Umfeld (s. oben Weglassen ungünstiger erzieherischer Praktiken). Im nächsten Schritt kommen primäre soziale und symbolische Verstärker zum Einsatz (z. B. im Rahmen eines Belohnungsplans – ► Kap. 45 und Kap. 67). Manchmal lassen sich bereits hierdurch erste Verbesserungen der Symptomatik bis hin zu Heilungserfolgen beobachten. Diese bedürfen aber der besonderen Beobachtung, da sie manchmal von den Eltern negativ erlebt werden (sie sehen sich z. B. in ihrer Auffassung gestärkt, dass das Kind bewusst einnässt und das Problem bei gutem Willen bereits früher hätte abstellen können!).

Phase 3 der Therapie Sollten diese Maßnahmen nicht zum Erfolg führen, werden in der dritten Phase symptomspezifische Verfahren eingesetzt (z. B. apparative Techniken – ► Kap. 12, Blasenkontrolltraining – ► Kap. 19), wobei man hinsichtlich der gängigen lerntheoretisch begründeten Behandlungsverfahren einfache und komplexe (besonders für die Familie aufwändigere) Techniken unterscheidet. Die einfachen Techniken lassen sich isoliert aber auch eingebaut innerhalb eines weitreichenderen Therapieplans einsetzen. Hierzu zählen:

- suggestive Verfahren (z. B. symbolisch einen Nachttopf ins Zimmer stellen, ein Lieblingstier als Wächter mit ins Bett nehmen – ► Kap. 33 und Kap. 35),
- operante Ansätze (besonders gezielte, positive Verstärkung für harnkontrollierendes Verhalten – ► Kap. 21) sowie
- der Einsatz von Verfahren, die vor allem die Funktionstüchtigkeit der Blase fördern sollen (Einhaltetraining/Blasentraining – ► Kap. 19, Weckpläne, Variation der Flüssigkeitsaufnahme).

Trotz widersprüchlicher Erfolgsberichte in der Literatur haben die letztgenannten Verfahren eine auch für die Betroffenen innere Logik und Plausibilität. Beim Einhaltetraining steigert das Kind in Absprache mit dem Therapeuten sukzessive die Zeit zwischen dem Wahrnehmen des Harndranges und der Entleerung auf der Toilette, wobei je nach Alter des Kindes der Zeitraum in Abhängigkeit vom bereits erzielten Level stufenweise um 5–10 min verlängert wird (bis hin zu 30–45 min Einhaltespanne). Es wird davon ausgegangen, dass eine Verbesserung der Wahrnehmung und Unterscheidung von Blasensignalen ermöglicht und der Verhaltensaufbau (Vorbereitung und Durchführen der Entleerung) gefördert wird. Diese Methode kann als eine der ersten »gezielten« Interventionen zum Einsatz kommen. Das gleiche gilt für die dosierte Erhöhung der täglichen Trinkmenge, wodurch provoziert werden soll, dass das Kind genügend Entleerungsvorgänge/Trainingsdurchgänge erfährt. Das Vorgehen kann durch einen Belohnungsplan ergänzt werden. Bei Kindern, die das Behandlungsziel erreicht haben, kann das systematische Erhöhen der Flüssigkeitszufuhr im Einzelfall das Vertrauen in die erworbene Kompetenz erhöhen, d. h. Sicherheit geben, dass auch unter verschärften Bedingungen Blasenkontrolle stabilisiert wird (dies gilt für Tag- und Nachtnässer). Der ideologische Hintergrund von Weckplänen ist darin zu sehen, dass mittels ausschleichenden Abend- und/oder Morgenweckens für das zum Zeitpunkt der Maßnahme noch trockene Kind absehbare inadäquate Blasenentleerungen vermieden und somit Erfolgserlebnisse vermittelt werden können (aus einem trockenen Bett aufstehen und eine Entleerung einleiten). Das Verfahren hat eine begrenzte Indikation, da Eltern unter Umständen in ihrer Ideologie bzgl. eines evtl. vorab selbst praktizierten Weckvorgehens unterstützt werden könnten (Grosse, 1980).

Sollten diese einfachen Methoden nicht zum Erfolg führen, ist der Einsatz komplexer Verfahren indiziert (bes. apparative Technik – ► Kap. 12) und Einsatz von Blasenkontrolle (► Kap. 19). Für beide Verfahren ist angesichts des z. T. aufwändigen Vorgehens die konsequente Mitarbeit der Betroffenen unabdingbare Voraussetzung. Beiden Ansätzen liegen Wirkkomponenten aus der klassischen und operanten Konditionierung zugrunde.

Für das gesamte therapeutische Vorgehen gilt, dass Eltern und Kind detailliert in das jeweilige Behandlungsvorgehen eingeführt (Transparenz hinsichtlich Ideologie/Ansatzpunkt der Methode und Hinweise zur exakten Durchführung, Aufklärung über Fehler in der Anwendung) und Einwände, Missverständnisse und Bedenken ernst genommen werden. Während der gesamten Therapie wird auf eine enge Zusammenarbeit mit der Familie geachtet, besonders auf die permanente, wechselseitige Rückmeldung zum Behandlungsverlauf (z. B. mittels Telefonaten und/oder sog. Behandlungsbriefen, die oft von den Herstellern von Weckgeräten verschickt werden). Hierdurch ist es möglich, neue Anweisungen, etwaige Schwierigkeiten, positives Feedback etc. unmittelbar vermitteln zu können. Als unabdingbar ist das Führen und regelmäßige Zuschicken eines differenzierten Behandlungsprotokolls (seitens der Eltern), in dem therapiebegleitend fortlaufend spezifische Merkmale zum Einnässverhalten vermerkt werden (s. oben). Es ermöglicht ein rasches Feedback durch die Therapeuten zum jeweiligen therapeutischen Status und Vorgehen (Einführen neuer Methoden, Veränderungen aktuell eingesetzter Verfahren) sowie eine unmittelbare Ansprache des weiteren Therapieverlaufes. Für Compliance-Erfolgschancen wirkt sich ferner der regelmäßige, persönliche Kontakt zum Bettnässer selbst aus, um Motivation aufzubauen, kindgerecht den Verlauf zu beschreiben und systematisch positive Verstärkungen abzusprechen und einzusetzen. Wenn das Behandlungsziel erreicht ist, werden Eltern und Kind ermutigt, die neue Kompetenz (nachts/tagsüber trocken bleiben) im gewohnten Alltag einzusetzen (z. B. auswärtige Übernachtung; Teilnahme an einem Gruppenausflug). Besonders das Kind wird darin unterstützt, intrinsische Motivation aufzubauen und Transfers in andere Lebensbereiche herzustellen. Bei erfolgreich behandelten Kindern sind häufig Steigerungen des Selbstwertes und vertrauens zu beobachten.

Sollte ein Rückfall auftreten (erfahrungsgemäß bei ca. 50% der Fälle), ist eine zeitnahe Fortsetzung/Wiederaufnahme der Therapie günstig. Zum einen können selektiv Nachbesserungen vorgenommen werden, zum anderen soll verhindert werden, dass erworbene (Teil-) Kompetenzen im Sinne eines »Alles-Oder-Nichts-Denkens« wieder aufgegeben werden. Oft sehen sich nämlich Eltern und/oder Kind in einer destruktiven Voreinstellung bestätigt (im Sinne einer Sich-selbst-erfüllenden Prophezeiung: »Es bringt alles nichts!«) und neigen leicht zur Aufgabe eines neuen Versuches. Es ist deshalb wichtig, den Status quo unter funktionalanalytischen Aspekten/Zielsetzungen mit der Familie erneut zu diskutieren, plausible Erklärungen für das »Versagen« zu finden und Schlussfolgerungen für das weitere therapeutische Vorgehen abzuleiten.

Als hilfreich hat sich erwiesen, wenn die Eltern den therapiebegleitenden Protokollbogen über das Behandlungsende hinaus weitere 6 Monate weiterführen (das Kind sollte hiervon nur im Ausnahmefall Kenntnis haben, um nicht Misstrauen in seine neue Kompetenz zu suggerieren) und so mit dem Therapeuten weiterhin in Kontakt bleiben. Es lassen sich mittels der Protokollierung Überzufälligkeiten zwischen z. B. Lebensumständen/Tagesereignissen und Einnässverhalten feststellen.

102.4 Schwierigkeiten und Probleme

Beim Einnässen handelt es sich um ein Problemverhalten, das vom Betroffenen selbst und seiner Umwelt als belastend erlebt wird. Mit zunehmendem Alter werden auch die psychosozialen Restriktionen und Nachteile deutlicher (z. B. in Schule und Freizeit). Häufig entwickeln sich früh Scham- und Schuldgefühle, das (familiäre und individuelle) Selbstwertgefühl leidet und die Gefahr von Überreaktionen entsteht (z. B. aversive Erziehungsmaßnahmen; destruktiver interpersonaler Umgang). Oft wird das Symptom innerhalb der Familie (z. B.

Geschwistern und Großeltern gegenüber) verheimlicht. Das Entstehen dysfunktionaler Gedanken (wie z. B. »Wer einen Bettnässer in der Familie hat, ist ein Versager!«) und destruktiver Reaktionen wird begünstigt. Häufig entstehen hieraus Probleme in der Therapie hinsichtlich der Compliance sowie Schwierigkeiten in der Bereitschaft zur erzieherischen Neuorientierung (z. B. Aufgeben von Strafmaßnahmen, Änderung der Einstellung zum Einnässen). Ferner erschweren zu hohe Erwartungen an die Therapie die vorbehaltlose Mitarbeit. Neben Ungeduld, Unzufriedenheit, Wissensdefiziten und Vorurteilen belasten einseitige Schuldzuschreibungen an das Kind und damit das einhergehende zwiespältige Engagement der Bezugspersonen die kontinuierliche Zusammenarbeit. Sowohl die Mitarbeit als auch die Motivation (Erfolgserwartung) leiden dann besonders, wenn die Betroffenen mit negativen therapeutischen Vorerfahrungen einen erneuten Versuch starten. Sie stehen diesen Anläufen mitunter deutlich skeptisch und misserfolgsorientiert gegenüber. Meist zeigt sich allerdings bei genauer Betrachtung, dass bewährte Methoden in der Vergangenheit falsch und inkonsequent angewendet wurden. Man sollte in solchen Fällen deshalb nicht gleich die Segel streichen, sondern die Situation im Sinne einer Fehleranalyse mit den Betroffenen diskutieren. Das familiäre Stimmungsbarometer bedarf in allen Phasen der Therapie der steten Beobachtung und Bearbeitung, um von Beginn an unnötige Missverständnisse und Schwierigkeiten zu vermeiden. Es lohnt sich, exakt über den Einsatz und die Durchführung der anstehenden Maßnahme aufzuklären und die symptombezogenen Ansatzpunkte und prognostischen Überlegungen beim geplanten Einsatz einer Methode zu benennen. Im Zweifelsfall sollte lieber auf den zu frühen Einsatz einer Methode verzichtet werden als sie gegen den Willen und die Überzeugung des Kindes/der Eltern durchzusetzen. Dabei heißt es auch, die häuslichen Rahmenbedingungen zu berücksichtigen (z. B. Geschwister schläft im Zimmer; andere Bezugspersonen nehmen neben den Eltern Einfluss; Alltagsrhythmus der Familie, Betreuungssituation). Lerntheoretisch zu reflektieren ist ferner, inwieweit man dem Kind innerhalb eines Behandlungssettings einen Sonderstatus einräumt, der sich im Sinne eines sekundären Krankheitsgewinns störend auswirken kann, z. B. die Aufrechterhaltung des Symptoms begünstigt. Hierzu zählt z. B., dass das Kind im Zimmer der Eltern schlafen darf, um bestimmte Maßnahmen in der Nacht bequemer durchführen zu können, oder dass ein Elternteil im Zimmer des Kindes nächtigt.

Schließlich ist es behandlungsstrategisch eher ungünstig, wenn man Erstmaßnahmen ergreift, die zu keinen rasch sichtbaren positiven Veränderungen führen. Anfangserfolge begünstigen das Entwickeln einer tragfähigen therapeutischen Arbeitsbasis und steigern die Motivation von Kind und Eltern. Sie sorgen ferner dafür, dass Selbstwirksamkeitsüberzeugungen gesteigert werden, und helfen, gegen Motivationseinbrüche zu immunisieren, wenn die Therapie stagniert oder Rückfalle auftreten. Da die eigentliche Therapie innerhalb des familiären Rahmens stattfindet und die besprochenen Maßnahmen oft zu einem Zeitpunkt erfolgen müssen (in der Nacht; Familie wird im Schlaf gestört), der für alle Beteiligten belastend ist, bedarf es grundlegend neben der ausführlichen Aufklärung hinsichtlich der Maßnahmen einer engen fachlichen Begleitung: tägliche Rückmeldungen und problemnahe Kontaktierungen sind hilfreich (s. oben).

102.5 Begleit- und Alternativtherapie

Beim Vorliegen einer psychosozialen Mehrfachbelastung des Kindes (besonders höhere emotionale Gestörtheit; kombiniertes Einnässen) kann eine nichtsymptomatische Therapie indiziert sein (Steinhausen, 1988), um angesichts des zu postulierenden Faktorenbündels, das für die Verursachung und/oder Aufrechterhaltung der Symptomatik verantwortlich zeichnet (Gontard & Lehmkuhl, 2002), einen wirksamen therapeutischen Zugang (Anfangserfolg) zu finden. Im Rahmen flankierender Maßnahmen gehört hierzu die gezielte Beratung und Betreuung der Bezugspersonen (bis hin zur Paartherapie – ► Kap. 76), die dazu beitragen kann, dass sich das emotionale häusliche Klima verbessert (neue positive Rahmenbedingungen schaffen!). Oft kommen Ratschläge und Ideen aus dem Laienumfeld der Familie, die durchaus Wirkung zeigen können. Sie sollten als unspezifische Verfahren angesehen und in den Bereich der suggestiven Ansätze eingeordnet werden (wie z. B. symbolische Ansätze mit Gegenständen, Beschwörungsformeln).

Im Einzelfall kann eine medikamentöse Therapie hilfreich sein, die mittlerweile einige auch kurzfristig wirksame Präparate zur Verfügung stellt. Sie können im Einzelfall in einer spezifischen Herausforderungssituation für eine momentane Entlastung sorgen (z. B. um das Symptom während einer auswärtigen Übernachtung unter Kontrolle halten zu können) oder als Kombination zur apparativen Therapie.

102.6 Wirksamkeit und Erfolgsbeurteilung

Zahlreiche wissenschaftliche Veröffentlichungen zeigen auf, dass die gängigen verhaltenstherapeutischen Maßnahmen sich sowohl in der ambulanten als auch stationären Therapie und auch bei schwierigen Patienten (Behinderten) effektiv einsetzen lassen. Grundsätzlich spricht auch nichts gegen den Einsatz der verhaltenstherapeutischen Verfahren bei Jugendlichen und Erwachsenen. Im Einzelfall muss das therapeutische Vorgehen natürlich den aktuell vorliegenden Bedingungen angepasst und in Teilbereichen modifiziert werden. Die Untersuchungen legen nahe, dass mit gezielten verhaltenstherapeutischen Methoden in durchschnittlich 75% der Fälle ein Erfolg erzielt werden kann, wobei die Behandlungsdauer zwischen 5 und 12 Wochen liegt. Die durchschnittliche Rückfallquote bewegt sich im Bereich um 50%, wobei eine sofortige/rechtzeitige Wiederbehandlung erneut wirksam sein kann. Durch die gezielte Hinzunahme anderer (z. B. unspezifischer und im engeren Sinne nicht verhaltenstherapeutischer) Therapiemethoden können Verbesserungen des Behandlungsverlaufs und ergebnisses erzielt werden.

Aufgrund wiederkehrender Bestätigungen hat sich die apparative Therapie anderen Methoden als überlegen gezeigt. Sie bedarf allerdings bzgl. der Akzeptanz seitens Kind und Eltern besonderer flankierender therapeutischer Maßnahmen und Rahmenbedingungen (besonders positive therapeutische Arbeitsbeziehung), weil sie oft zunächst auf Skepsis und Ablehnung stößt.

102.7 Grad der empirischen Absicherung und persönliche Beurteilung

In den zurückliegenden 40 Jahren gab es viele Untersuchungen zur Therapie des Einnässens. Neben Arbeiten, die sich mit den zugrunde liegenden Bedingungen der Symptomatik befassten (verschiedene Erklärungsansätze innerhalb der Lerntheorie zum Entstehen und Beseitigen der Enuresis), gibt es solche, die sich den Fragen der Indikation und Wirksamkeit spezifischer Methoden widmen. Seither hat es keine grundlegend neuen Erkenntnisse gegeben, sodass eher davon auszugehen ist, dass in der gezielten Indikation und Modifikation der bewährten Verfahren (z. B. Vereinfachung der Handhabung der Weckapparate; differenzielle Nutzung lerntheoretischer Aspekte von Belohnung und Bestrafung) eine realistische Chance liegt, Behandlungsergebnisse zu verbessern.

Allerdings soll erwähnt werden, dass in den letzten Jahren eine genetische Komponente diskutiert wird, wonach ein Kind mit einer größeren Ablenkbarkeit des Gehirnes (z. B. ein Kind mit ADHS) Probleme beim Erwerb der Blasenkontrolle entwickeln könnte. Die Bestätigung dieser Hypothese hätte Auswirkungen auf das lerntheoretische Vorgehen. Gesicherte Untersuchungsergebnisse liegen aber noch nicht vor. Deshalb sollten die in der Literatur berichteten Komponenten im Vordergrund stehen. Ein wichtiger unspezifischer Wirkfaktor ist mit Sicherheit die Person des Therapeuten, der nicht nur die Methoden kennen sollte, sondern in der Lage sein muss, diese für die betroffene Familie kompatibel zum Einsatz zu bringen. Dies bei einer Problematik, die für alle Beteiligten mit Schuld- und Schamgefühlen verbunden ist. Daneben werden angesichts mitunter schwankender und/oder schwieriger und langwieriger Behandlungsverläufe hohe Anforderungen an den Therapeuten gestellt (bes. Glaubwürdigkeit, fachliche Kompetenz und taktische Flexibilität). Einerseits besteht besonders bei fehlender Vertrauensbasis, ideologischer Nichtübereinstimmung zwischen Therapeut und Familie und dem Ausbleiben von Anfangserfolgen die Gefahr eines frühen Behandlungsabbruchs, andererseits wird durch ein von Beginn an stimmiges, konsequentes gemeinsames Vorgehen ein Erfolg wahrscheinlicher und ein Rückfall eher vermieden. Der Therapeut sollte Behandlungsverläufe richtig einschätzen, dabei spezielle Charakteristika/Verläufe prognostizieren und somit die gezielte Indikation von Methoden stimmig ableiten können.

Literatur

Azrin, N. H., Sneed, T. J. & Foxx, R. M. (1974). Dry-Bed-Training: Rapid elimination of childhood enuresis. *Behav Res Ther, 19*, 147–156.

Doleys, D. M. (1977). Behavior treatments for nocturnal enuresis in children: A review of the recent literature. *Psychol Bull, 84*, 30–54.

Gontard, von A. & Lehmkuhl, G. (2002). *Enuresis*. Göttingen: Hogrefe.

Grosse, S. (1980). Die Indikation von Wecken und Flüssigkeitseinschränkung als therapeutische Maßnahmen bei Enuresis nocturna. *Kinderarzt, 11*, 1426–1427.

Grosse, S. (1991a). *Bettnässen. Diagnostik und Therapie*. Weinheim: Psychologie.

Grosse, S. (1991b). *Praktische Sauberkeitserziehung. Wie Kinder sauber und trocken werden*. München: Quintessenz.

Haug-Schnabel, G. (1994). *Enuresis. Diagnose, Beratung und Behandlung bei kindlichem Einnässen*. München: Reinhard.

Largo, R. H. & Stutzle, W. (1977). Longitudinal study of bowel and bladder control by day and at night in the first six years of life. I: Epidemiology and intercorrelations between bowel and bladder control. *Dev Med Child Neurol, 19*, 598–606.

Stegat, H. (1973). *Enuresis*. Berlin: Springer.

Steinhausen, H. C. (1988). *Psychische Störungen bei Kindern und Jugendlichen*. München: Urban & Schwarzenberg.

Generalisierte Angststörung

D. Zubrägel und M. Linden

103.1 Symptomatologie und Epidemiologie

Generalisierte Angststörungen sind gekennzeichnet durch ständige, übertriebene und schwer kontrollierbare Sorgen, Befürchtungen oder Ängste bzgl. mehrerer Lebensbereiche (z. B. Familie, Gesundheit, Finanzen, Arbeit). Es handelt sich um eine Störung, die mindestens mehrere Wochen, in der Regel jedoch seit Jahren besteht. Unspezifische Zusatzsymptome sind Muskelanspannung, innere Unruhe, leichte Ermüdbarkeit, Konzentrationsstörungen, Schlafstörungen, Reizbarkeit oder auch eine vegetative Übererregbarkeit.

Das Lebenszeitrisiko für GAD liegt bei etwa 5%. Zwei Drittel der Patienten sind weiblich. Angaben über die Monatsprävalenzen von GAD schwanken zwischen 1,6 und 9% je nach Untersuchungsinstrument, Diagnosegrundlage und institutionellem Rahmen (Linden & Zubrägel, 2000; Angst, Gamma, Baldwin, Ajdacic-Gross & Rössler, 2009). Damit treten generalisierte Angststörungen etwa ebenso häufig auf wie depressive Störungen. Das Ersterkrankungsalter liegt typischerweise am Anfang des Erwachsenenalters, wobei Patienten mit GAD oftmals berichten, auch schon in der Kindheit und Jugend sehr ängstlich und nervös gewesen zu sein. Ätiologisch werden sowohl genetische wie psychologische Bedingungen diskutiert.

Obwohl der Verlauf der GAD gemäß der Definition chronisch-persistent ist, kann es zu ausgeprägten Fluktuationen und Exazerbationen unter Belastung kommen. Bei längerem Verlauf findet sich ein deutlich erhöhtes Risiko zur Entwicklung sekundärer Erkrankungen wie Alkoholabusus oder Depression, was ein zusätzliches Verlaufsrisiko darstellt. Da es sich bei der GAD um eine chronische Störung handelt und Patienten mit GAD im Vergleich zu Patienten mit anderen psychischen Störungen seltener und erst recht spät professionelle Hilfe suchen, kommt es im Verlauf der Erkrankung meist zu deutlichen Einschränkungen in der Lebensqualität und der sozialen Adaptation bis hin zur Erwerbsunfähigkeit.

Die Behandlung der generalisierten Angststörung setzt ein präzises Verständnis der Psychologie dieser Störung voraus. »Sich-Sorgen (Worrying)« ist nicht nur das Leitsymptom sondern auch ein zentraler pathogenetischer Mechanismus der generalisierten Angststörung. Sorgen sind vorwiegend verbal-gedanklich. GAD-Patienten machen sich über die gleichen Themen Sorgen wie gesunde Kontrollen. Sie unterscheiden sich von Normalpersonen in mehreren psychologischen Aspekten:

a. Sie machen sich aber über mehr Themenbereiche Sorgen und dabei vor allem über alltägliche Kleinigkeiten (»minor hassles«).
b. Von zentraler Bedeutung sind formale Aspekte des Denkens bzw. des Sich-Sorgens i. S. von Häufigkeit, Dauer und Kontrollierbarkeit des Sorgenprozesses.
c. Hinzu kommt ein Aufmerksamkeitsbias für bedrohliche Informationen bzw. unsichere und/oder nicht eindeutige Situationen. GAD-Patienten laufen wie Sicherheitsingenieure durch die Welt, stets auf der Suche nach potenziellen Problemen und Gefahren, denen sie dann vorzubeugen oder zu begegnen suchen.
d. Die Art, wie sie versuchen Gefahren vorzubeugen ist oft nicht wirklich problemlösend

sondern eher ein Monitoring der Situation, was die Angst letztlich verstärkt. Beispiele für Sorgenverhalten sind häufige Anrufe bei der Familie, um sich nach deren Wohlbefinden zu erkundigen, sorgfältiges vorausschauendes Planen oder das Vermeiden von Zeitungslektüre oder Nachrichtensendungen im Fernsehen, um einer Beunruhigung durch unangenehme Neuigkeiten vorzubeugen. Da Sorgen bei GAD-Patienten unkonkreter sind als wirkliche Problemlösungen, können über exzessives Sorgen als Bewältigungsstrategie konstruktivere Problemlösungen verhindert werden, was wiederum zur Aufrechterhaltung der Sorgen beiträgt (Wells & Carter, 1999).

e. Sich-Sorgen kann als Versuch einer antizipatorischen Bewältigung einer wahrgenommenen Bedrohung verstanden werden. Im Falle des Erlebens einer Bedrohung wird durch die Beschäftigung mit der »Bedrohung«, d. h. sorgenvolle Gedanken, ein Gefühl der Kontrolle erzeugt mit einer Reduktion von Erregung und Angst, was im Sinne einer negativen Verstärkung zur Aufrechterhaltung des Sich-Sorgens führt (Borcovec, Hazlett-Stevens & Dia, 1999). GAD-Patienten sind überzeugt, dass Sich-Sorgen als Bewältigungsstrategie helfen kann, negative Konsequenzen zu vermeiden bzw. sich auf negative Konsequenzen vorzubereiten.

f. Aufgrund der ständigen Befassung mit antizipierten potenziellen Gefahren entwickeln die Patienten eine hohe Frequenz für Negativassoziationen bzw. antizipatorisches Katastrophisieren. In alltäglichen Situationen, z. B. bei verspäteter Rückkehr der Tochter aus der Schule, können die Patienten in kürzester Zeit eine lange Liste an Negativerklärungen produzieren, wohingegen die Bereitschaft für Positivassoziationen deutlich reduziert ist, d. h. es fällt ihnen nicht ein, dass das Kind nur Eis essen gegangen sein könnte. Sie haben also eine hohe »Fluency« für Negativ-Assoziationen und eine geringe für Positiv-Assoziationen.

103.2 Verhaltenstherapeutische Ansatzpunkte und Ziele

Für ein kognitiv-verhaltenstherapeutisches Vorgehen ergeben sich die folgenden allgemeinen Ansatzpunkte:

- Konkretisierung der Sorgen und Änderung der kognitiven Verzerrungen,
- Abbau des Vermeidungs- und Rückversicherungsverhaltens,
- Änderung der Aufmerksamkeitsfokussierung auf potenziell bedrohliche Reize,
- Reduktion des assoziativen Katastrophisierens,
- Einüben von Positivassoziationen und eines balancierten Denkens,
- Reduktion der vegetativen Übererregung,
- Aufbau von Problemlösefertigkeiten und Erwerb von Verhaltensfertigkeiten für problematische Interaktionen sowie
- Aufbau von mit Angst inkompatiblen Aktivitäten.

Bei Vorliegen von stärkeren Behinderungen in täglichen Rollen- und Lebensbezügen durch die Erkrankung sollte im Rahmen des therapeutischen Vorgehens auch eine Veränderung der Lebenssituation der Patienten angestrebt werden, d. h. z. B. Einleitung eines Wiedereinstiegs in das Berufsleben beim Vorliegen von Erwerbsunfähigkeit.

103.3 Behandlungsplan

Am Beginn der Behandlung steht eine sorgfältige Verhaltensanalyse (► Kap. 41) analog zum SORCK-Modell. Hierbei sollte besonderer Wert darauf gelegt werden, die GAD-typischen Problemverhaltensweisen (u. a. Sich-Sorgen, vegetative Reaktionen, Vermeidungs- und Rückversicherungsverhalten), die vorauslaufenden Bedingungen (u. a. Alltagsbelastungen, Angst auslösende Kognitionen), die Konsequenzen (u. a. Angstreduktion, Vermeidung, soziale Konsequenzen) und die Organismusvariablen (u. a. Stress- und Überlastungssymptome, vegetative Übererregbarkeit) für den Patienten nachvollziehbar zu explorieren. Ebenso sollte den Ressourcen des Patienten Aufmerksamkeit geschenkt werden.

Neben der Mikroanalyse dient die Makroanalyse als Grundlage für die Erarbeitung des initialen Störungsmodells. Dadurch, dass herausgearbeitet wird, dass der Patient schon immer ein Mensch war, der die Dinge sorgfältig angegangen ist, auf den Verlass ist und der nichts dem Zufall überlässt, wird erkennbar, dass die aktuelle Problematik Teil eines persönlichkeitsnahen Stils der Lebensbewältigung ist. Dies lässt auch eine Klärung dahingehend zu, dass der Patient zwar die Anspannungssymptome los werden möchte, auf gar keinen Fall aber so »fahrlässig« werden möchte wie z. B. der Ehepartner, der sich das Leben »leicht macht«.

Das erste Therapieziel ist danach, »überflüssige« Sorgen zu reduzieren. Patienten können sehr wohl erkennen, dass sie sich immer wieder Sorgen gemacht haben, wo kein Grund bestand. Sorgen können zu Stress führen. Wesentlich ist, dass der Patient ein Verständnis dafür bekommt, dass nicht die Lebenssituation an sich, sondern die eigene Reaktion im Sinne eines »Sich zu viel Sorgens« dazu führen, dass man sich überlastet fühlt.

Man kann versuchen, darauf mit einem Entspannungstraining zu reagieren (Jacobson, 1938). Wichtiger ist jedoch herauszufinden, wie man zu realistischeren Weltsichten kommt, bzw. herausfindet wo man sich sorgen muss und wo nicht. Dazu dient eine Analyse Sorgen auslösender Alltagssituationen. Dabei wird der Patient herausgefordert negative wie banale Erklärungen zu finden. Hierbei lernt der Patient, dass er sehr gut darin ist, vorausschauend Probleme zu sehen, aber alltägliche unproblematische Erklärungen übersieht. Der nächste Schritt ist dann, ein ausbalanciertes Denken einzuüben. Mit der Zwei-Spalten-Technik kann gelernt werden, zu jeder Katastrophenerklärung eine Banalerklärung zu suchen, als Voraussetzung für ein »realistisches und sachgerechtes Denken«. »Wer einseitig denkt, kann nicht gut Probleme vorhersehen!«.

Im nächsten Schritt wird mit dem Patienten geklärt, warum er eigentlich so viel mehr an Problemen sieht als Andere. Er lernt durch Selbstbeobachtung, dass er eine Neigung hat, seine Welt selektiv nach eventuellen Bedrohungen zu scannen. Hierauf aufbauend kann der Patient dann erkennen lernen, dass eine »**Spirale der Angst**« dazu führt, dass die Suche nach Gefahren zur Wahrnehmung von potenziellen Gefahrenquellen führt, was wiederum zu Verunsicherung und Verstärkung von Verunsicherung und Angst führt. So können z. B. Sorgen bzgl. des Wohlergehens des Kindes in der Schule zu einer Erhöhung der Anspannung und Erschöpfungsgefühlen führen, die wiederum – in Anbetracht noch zu erledigender Arbeiten – erneute Sorgen bzgl. des Gelingens der Arbeit zur Folge haben können.

Kern der Therapie ist letztlich eine Distanzierung von Katastrophenantizipationen zu erreichen. In Anlehnung an Verfahren, wie sie von Beck, Emery und Greenberg (1985) beschrieben wurden, werden automatische Gedanken und kognitive Verzerrungen kognitiv umstrukturiert (▶ Kap. 38 und Kap. 72). Dies erfolgt durch eine Identifikation und Modifikation innerer Dialoge und katastrophisierender Kognitionen durch Selbstbeobachtungsaufgaben, gelenkte Phantasien, »Reframing«, sokratische Dialoge, Sorgenexposition, Entkatastrophisieren oder Realitätsprüfung. Wichtig ist, dem Patienten zu vermitteln, dass die Bedrohungswahrnehmung und verarbeitung das Problem sind und nicht die Probleminhalte.

Therapeutisch hilfreich kann auch eine Sorgenexposition sein (Becker & Margraf, 2002; Brown, O'Leary & Barlow, 1993; Zubrägel, Bär & Linden, 2003). Wie bei allen anderen Angststörungen muss der Einsatz von Expositionsverfahren (▶ Kap. 26) mit dem Patienten ausführlich vorbereitet werden, indem sowohl der theoretische Hintergrund als auch die Ziele der Exposition (u. a. Toleranz gegen angstassoziierte aversive Gefühlszustände, Unterbindung von gedanklichem Meideverhalten, Konkretisierung der Sorgen und den damit verbundenen Befürchtungen) dargestellt werden. Nachdem der Patient gelernt hat, sich angenehme Situationen bildhaft sinnlich vorzustellen, wird mit dem Patienten eine Sorgenhierarchie (▶ Kap. 32) erarbeitet, d. h. der Patient ordnet innerhalb eines »Hauptsorgenbereichs« (z. B. Sorge um seinen Arbeitsplatz) seine bereichsspezifischen Sorgen hinsichtlich der durch sie ausgelösten emotionalen Belastung (z. B. einen Fehler machen: 40%, während des Urlaubs der Kollegin krank werden und nicht voll einsatzfähig sein: 75%). Nach einer genauen Exploration der Sorgen wird mit dem Patienten gemeinsam ein Sorgenszenario entwickelt, also eine möglichst genaue und bildhafte Vorstellung des schlimmsten Ausgangs jeder Sorge (typische Fragen: Was würde sich abspielen? Was befürchten Sie genau? Was riechen, hören, sehen Sie? Was spüren, was fühlen Sie?). Unter Anleitung des Therapeuten stellt sich der Patient dann dieses Sorgenszenario für eine Situation aus dem Bereich der am wenigsten belastenden »Hauptsorge« lebhaft vor und hält diese Szene gedanklich ca. 25–30 min fest. Solche Expositionen dürfen nicht mit ernsthaften Themen gemacht werden, z. B. Tod des Kindes, sondern nur mit typischen, alltäglichen, bagatellhaften Beispielen, z. B. man macht einen Ausflug und vergisst das Portemonnaie mitzunehmen. Patienten werden versuchen in Gedanken auszuweichen (der Partner hat Geld dabei). Der Patient muss verstehen, dass es nicht darum geht eine »Problemlösung« zu finden, sondern darum, sich mit dem unangenehmen inneren Gefühl der Anspannung, und Besorgnis vertraut zu machen und zu lernen, es zu tolerieren, statt sich dadurch zu Lösungsaktionen treiben zu lassen. Während der Übung gibt der Patient wiederholt das Ausmaß der erlebten Anspannung auf einer Skala von 1–10 an. Der Patient sollte dieses Vorgehen auch als Hausaufgabe in realen Sorgensituationen wiederholen, um zu lernen, es darauf ankommen zu lassen und sich erst Gedanken zu machen, wenn es konkret und unbedingt erforderlich sein sollte. Dies leitet dann über zu einer Bearbeitung des vordergründig Angst reduzierenden Sorgenverhaltens. Dieses kann mit Hilfe von Tagesprotokollen (▶ Kap. 47) aufgedeckt und durch interne Dialoge, gezielte Wahrnehmungsübungen oder auch durch Expositionsübungen mit Reaktionsverhinderung modifiziert werden.

Zur Bearbeitung von Defiziten in der Bewältigung von Alltagsproblemen sollte ein Problemlösetraining (▶ Kap. 46) eingeführt werden. Die Patienten werden angeleitet, Probleme in kleine, besser zu bewältigende Teilschritte zu zerlegen, um dann für diese Teilschritte mehrere Lösungen zu erarbeiten. Da die Patienten häufig Überforderungen durch Verpflichtungen und Termine erleben, gehört hierzu auch das Einüben von Basisfertigkeiten in Time-Management, wie z. B. die Abgabe von Verantwortung, Selbstsicherheit (um z. B. »nein« zu sagen), aber auch die Fähigkeit, Aufgaben hinsichtlich ihrer Wichtigkeit zu ordnen und Unwichtiges unerledigt zu lassen. Ziel ist, dass die Patienten lernen, ihre Konzentration und Aufmerksamkeit auf die anstehende Aufgabe zu lenken und z. B. nicht auf die Sorge, ob sie diese Anforderung bewältigen oder nicht.

Während der gesamten Therapie sollte ein Augenmerk des Therapeuten auch auf den vorhandenen Ressourcen des Patienten liegen, d. h. mit Angst inkompatibles Verhalten ist zu fördern bzw. es sollte aktiv mit dem Patienten am Aufbau von Verhalten (▶ Kap. 65 und Kap. 69) gearbeitet werden, das vom Patienten ohne Angst ausgeführt werden kann.

103.4 Schwierigkeiten und Probleme

Im Gegensatz z. B. zu Phobiepatienten, die ihre Ängste als unangemessen erleben, sehen GAD-Patienten das Sich-Sorgen weitgehend als gerechtfertigt an. Man denke nur an eine Mutter, die sich Sorgen um die Gesundheit ihres Kindes macht. Die Patienten leiden subjektiv dementsprechend eher unter den Folgen ihrer Überlastung und begeben sich daher primär in hausärztliche Behandlung. Es ist damit ein eigenes therapeutisches Problem, den Patienten die Notwendigkeit einer psychotherapeutischen Behandlung zu vermitteln.

Damit zusammenhängend ist eine therapeutische Falle, wenn die Therapie auf Problemlösungen statt auf die Problemwahrnehmung ausgerichtet wird, was nach Studienbefunden offenbar nur geringe therapeutische Änderungen erwarten lässt.

Bei der Durchführung der Entspannungsverfahren (▶ Kap. 25) ist zu berücksichtigen, dass Patienten mit GAD Schwierigkeiten haben können, sich auf die Entspannungsübungen einzulassen, weil sie sie als Kontrollverlust erleben können oder weil unter Entspannung die Katastrophenphantasien verstärkt auftreten. Es kann daher hilfreich sein, Entspannungsübungen mit offenen Augen durchzuführen.

Ein Problem bei der Durchführung der Sorgen-Exposition stellt wie bei allen Expositionsverfahren das Phänomen der Vermeidung dar. Hier gilt es, im Verlauf der Exposition (▶ Kap. 26) immer wieder darauf zu achten, dass der Patient in der Vorstellung in der Sorgensituation bleibt und die Konfrontation mit den Sorgen ein adäquates Angstniveau hervorruft. Ebenso ist auf die Notwendigkeit von Hausaufgaben (► Kap. 30) hinzuweisen.

Probleme können sich aus komorbiden Störungen wie z. B. Depressionen oder Substanzmittelabusus ergeben. In diesen Fällen sind mehrdimensionale Behandlungen erforderlich.

103.5 Wirksamkeit und Erfolgsbeurteilung

Es liegen mehrere kontrollierte Studien, Übersichtsarbeiten und Meta-Analysen zur Effektivität psychotherapeutischer Interventionen bei GAD vor, die für eine mittlere bis gute Wirkung der kognitiven Verhaltenstherapie sowie eine Überlegenheit gegenüber Kontrollbedingungen oder anderen Therapieformen sprechen (Linden, Zubrägel, Bär et al., 2005). Die erzielten Verbesserungen bleiben auch bei katamnestischen Untersuchung weitgehend stabil.

103.6 Begleit- oder Alternativtherapie

Bei akuten Exazerbationen oder bei komorbiden depressiven und Angststörungen ist an eine episodische oder ggf. auch längerfristige Pharmakotherapie mit Antidepressiva zu denken. Es liegen kontrollierte Studien für trizyklische Antidepressiva, Serotonin-Wiederaufnahme-Hemmer oder Venlafaxin vor. Aussagefähige Studien über einen Vergleich bzw. eine Kombination von Psychotherapie und Pharmakotherapie in der Behandlung der GAD liegen gegenwärtig noch nicht vor.

Literatur

American Psychiatric Association. (1994). *Diagnostic and statistical manual of mental disorders* (4th edn.). Washington, DC: American Psychiatric Association.

Angst, J., Gamma, A., Baldwin, D. S., Ajdacic-Gross, V. & Rössler, W. (2009). The generalized anxiety spectrum: prevalence, onset, course and outcome. *Europ Arch Psychiat Clin Neuroscience, 259*, 37–45.

APA (American Psychiatric Association). (1980). *Diagnostic and Statistical Manual of Mental Disorders* (3rd edn.). Washington, DC: American Psychiatric Association.

Baer, T., Zubrägel, D. & Linden, M. (2007). Kognitive Verhaltenstherapie bei Generalisierten Angststörungen. Das Manual der Berliner KVT-GAD-Studie. *Verhaltenstherapie und Verhaltensmedizin, 28*, 447–462.

Beck, A. T., Emery, G. & Greenberg, R. L. (1985). *Anxiety disorders and phobias*. New York: Basic.

Becker, E. S. & Margraf, J. (2002). *Generalisierte Angststörungen. Ein Therapieprogramm*. Weinheim: Beltz.

Borkovec, T. D., Hazlett-Stevens, H. & Dia, M. L. (1999). The role of positive beliefs about worry in generalized anxiety disorder and its treatment. *Clinical Psychology and Psychotherapy, 6*, 126–138.

Brown, T. A., O'Leary, T. A. & Barlow, D. H. (1993). Generalized anxiety disorder. In D. H. Barlow (Ed.), *Clinical handbook of psychological disorders* (pp. 137–188). New York: Guilford.

Jacobson, E. (1938). *Progressive relaxation*. Chicago: Chicago University Press.

Linden, M. & Zubrägel, D. (2000). Angsterkrankungen: Diagnostik und Epidemiologie. In H. Helmchen, F. Henn, H. Lauter & N. Sartorius (Hrsg.), *Erlebens- und Verhaltensstörungen, Abhängigkeit und Suizid* (Psychiatrie der Gegenwart, Bd. 6, S. 25–39). Berlin: Springer.

Linden, M., Zubrägel, D., Bär, T. et al. (2005). Efficacy of Cognitive Behaviour Therapy in Genralized Anxiety Disorders. Results of a controlled clinical trial (Berlin CBT-GAD-Study). *Psychotherapy and Psychosomatics, 74*, 36–42.

Wells, A. & Carter, K. (1999). Preliminary tests of a cognitive model of generalized anxiety disorder. *Behav Res Ther, 37*, 585–594.

WHO (Weltgesundheitsorganisation). (1993). *Internationale Klassifikation psychischer Störungen. ICD-10*. Bern: Huber.

Zubrägel, D., Bär, T. & Linden, M. (2003). Generalisierte Angststörung. In E. Leibing, W. Hiller & S. Sulz (Hrsg.), *Verhaltenstherapie – Lehrbuch der Psychotherapie für die Ausbildung zur/zum Psychologischen Psychotherapeutin und für die ärztliche Weiterbildung* (Bd. 3). München: CIP Medien.

Hyperkinetische Störungen im Kindesalter

H. G. Eisert

104.1 Symptomatik, Häufigkeit, Komorbidität

Zufolge des ICD-10 sind die hyperkinetischen Störungen gekennzeichnet vor allem durch
- einen frühen Beginn, d. h. vor dem 6. Lebensjahr,
- situationsunangemessenes, oft auch überaktives Verhalten,
- einen erheblichen Mangel an altersgemäß zu fordernder (Dauer-) Aufmerksamkeit sowie
- eine situationsübergreifende und anhaltende Störung, zu Hause, besonders in der Schule, oft überall.

Das hyperaktive Kind ist somit Zappelphilipp und Hans-Guck-in-die-Luft zugleich: Aufmerksamkeit und Hyperaktivität wird gleichermaßen Bedeutung zugemessen. DSM-IV gruppiert die Symptome in solche der Unaufmerksamkeit, der Hyperaktivität und der Impulsivität.

Beispiele für beeinträchtigte Aufmerksamkeit sind ein häufiges, vorzeitiges Abbrechen von Tätigkeiten und Aufgaben und ein schneller Wechsel von einer Sache, einem Spielzeug etwa, oder einer Handlung zur anderen. Die Hyperaktivität als Symptom zeigt sich in exzessiver Ruhelosigkeit, durch ständiges In-Bewegung-Sein, dies vor allem da, wo eher Innehalten gefordert ist. Mangelnde Daueraufmerksamkeit und Hyperaktivität sind nur dann zu diagnostizieren, wenn sie nicht altersgemäß sind und nicht der Intelligenzentwicklung des Kindes entsprechen. Ein Wissen über das, was altersgemäß ist, d. h. Entwicklungsnormen für so mehrdimensionale Konstrukte wie Aktivität und Aufmerksamkeit sind unabdingbar.

Es fällt auf, dass hyperaktive Kinder sehr wohl in der Lage sind, ihre Aufmerksamkeit über längere Zeit einer Aufgabe zu widmen, werden sie nur entsprechend aktiviert. Auffälligkeit, Neuigkeit einer Aufgabe, unmittelbare positive oder auch milde Bestrafung sind geeignet, dafür zu sorgen, dass Hyperaktive angemessen bei einer Sache bleiben (vgl. Barkley, 2006), wenn auch andererseits, im Vergleich zu Unauffälligen, eine schnellere Habituation auf Verstärker einzutreten scheint (Douglas, 1999).

Generell gilt, dass hyperaktives Verhalten sich durch erhebliche Wechselhaftigkeit auszeichnet – in einem solchen Maße, dass der intraindividuellen Variabilität des Verhaltens schon pathognomische Qualität zukommt. Das changierende Verhalten in einer Situation von einem Tag auf den anderen wird gemeinhin von Eltern und Lehrern besonders schlecht toleriert. Was Eltern und Lehrer oft beklagen, ist nicht so sehr ein Zuviel an Aktivität als vielmehr Aktivität am falschen Ort, zur falschen Zeit. Als hyperaktiv imponiert oft ein erwartungs- und situationswidriges Verhalten, das durch Plötzlichkeit und Heftigkeit gekennzeichnet ist (Whalen & Henker, 1985).

Untersuchungen zur taxometrischen Struktur der Aufmerksamkeits-Hyperaktivitäts-Symptomatik auf der Grundlage von Lehrer- oder Klinikerratings zeigen übereinstimmend neben einem Faktor »Unaufmerksamkeit – Unorganisiertheit« eine zweite Dimension, die mit »Hyperaktivität – Impulsivität« zu kennzeichnen ist. Hyperaktivität

(u. a. »immer in Bewegung«) geht also mit Impulsivität (»handelt, bevor er nachdenkt«) zusammen.

Die Intervention muss die sozial-emotionalen Probleme hyperaktiver Kinder berücksichtigen. Oft sind sie sozial isoliert, von Gleichaltrigen zurückgewiesen. Dabei gehen sie durchaus auf andere zu, sind um Kontakte bemüht. Ihr soziales Engagement manifestiert sich jedoch häufig in negativ-kritischem Verhalten anderen gegenüber. Von denen werden sie dann auch als aufdringlich erlebt. Andere fühlen sich von ihnen unter Druck gesetzt. Zwar verfügen sie über ein altersgemäßes Verständnis »sozialer Skripten«: offensichtlich wissen sie zumeist, wie man sich in bestimmten Situationen verhalten sollte, setzen diese Handlungskonzepte aber nicht um, u. U. weil sie daran nicht interessiert oder nicht situationsangemessen aktiviert sind (Henker & Whalen, 1999, S. 159). Schulische Misserfolge im Verein mit Ablehnung durch andere führen oft zu einer hinter einem expansiven Gestus verdeckten negativen Affektivität, einer Entmutigung, die sich darin zeigt, dass sich das hyperaktive Kind kaum noch auf etwas einlässt. Ihm dazu zu verhelfen, sich als wirksam handelnd zu erleben, ist dringend angezeigt.

Im Grundschulalter machen Kinder mit hyperkinetischer Störung etwa 1–3% einer Altersstufe aus. Eine Klassifikation nach den Kriterien von DSM-IV führt zu einer höheren Prävalenz. Die Jungen sind davon erheblich, d. h. etwa 6-mal häufiger betroffen als Mädchen. Das ist eine typische Schulkrankheit; die größte Inanspruchnahme von psychiatrischen Diensten liegt im Alter von 7–8 Jahren. Sie dürfte mit zunehmendem Sozialisationsdruck zusammenhängen.

Zu den Langzeitfolgen Hyperaktivität persistiert bei einem beträchtlichen Teil der im Kindesalter so auffällig Gewordenen; amerikanischen Studien (vgl. Eisert, 1998; differenziert bei Hechtman, 2009) zufolge weisen 50–70% der hyperaktiven Kinder beim Erreichen des Erwachsenenalters Verhaltensprobleme und nach wie vor Symptome der Hyperaktivität auf (► Kap. 91). Vor allem wenn Hyperaktivität mit Störungen des Sozialverhaltens (Aggressivität) einhergeht, ist die Wahrscheinlichkeit eines negativen Verlaufs erheblich erhöht und erheblicher Behandlungsaufwand geboten.

Zur Komorbidität In Inanspruchnahmepopulationen ist die hyperkinetische Störung bei 40–70% mit oppositionellem Verhalten bzw. Störungen des Sozialverhaltens verknüpft. Hyperaktivität ist einer der Wege zu Störungen des Sozialverhaltens. Überzufällig häufig, bei 20–30%, geht die hyperkinetische Störung auch mit Teilleistungsschwächen einher. Komorbidität ist darüber hinaus mit affektiven und Angststörungen gegeben (Übersicht von Tannock, 2009 und Carlson & Meyer, 2009). Kinder und Jugendliche mit Tic- und Tourette-Störungen weisen zu ungefähr 60% gleichzeitig eine hyperkinetische Störung auf. Diagnostisch ist demnach breitbandig anzusetzen. Die Intervention muss die mit der Hyperaktivität einhergehenden anderen Störungen und Auffälligkeiten einbeziehen.

104.2 Verhaltenstherapeutische Ansatzpunkte, Modellvorstellung und Ziele

Hyperaktivität (als Syndrom) lässt sich auch als eine dysregulatorische Störung begreifen, bei der es dem Kind auf der physiologischen, der kognitiven und emotionalen Ebene des Verhaltens nicht gelingt, sich situativen Anforderungen jeweils anzupassen. Geminderte Daueraufmerksamkeit, vorschnelles Handeln, die Unfähigkeit, die Aktivierung situationsangemessen zu regulieren, zusammen mit extremer Suche nach unmittelbarer Verstärkung beeinträchtigen die metakognitive Entwicklung. Das hyperaktive Kind lernt nicht, altersgemäß planvoll zu handeln, über sein Denken nachzudenken – mit Misserfolgen als Konsequenz.

Der genetische Beitrag zu dieser Störung ist – vielfach belegt – ganz erheblich: 70–95% der Trait-Varianz in der Population werden darauf zurückgeführt (Barkley, Cook, Duncan et al., 2002). Ein biologischer Hintergrund wird ganz eindeutig favorisiert (vgl. Sagvolden, Johansen, Aase & Russell, 2005). Angenommen wird vor allem eine Störung, bei der das Frontalhirn involviert ist: eine beeinträchtigte Funktion im orbitofrontalen Kortex und seinen wechselseitigen Verbindungen zu den ventromedialen Kernen des Striatums. In Übereinstimmung damit steht in den neueren theoretischen Formulierungen zur hyperkinetischen Störung die

Impulsivität, näher gekennzeichnet als motorische Disinhibition, vornan; dies, nachdem sich gezeigt hat, dass die Vorstellung eines Aufmerksamkeitsdefizits im Sinne einer Unfähigkeit prinzipiell länger bei einer Sache zu bleiben oder die Aufmerksamkeit zwischen verschiedenen Stimuli zu teilen, so nicht haltbar ist (Sergeant, Oosterlaan & van der Meere, 1999). Als zentral gesehen wird eine nicht altersgemäß entwickelte Fähigkeit zu einem situationsangemessenen Handlungsaufschub. Die Hyperaktivität wird dabei eher als Beiprodukt einer Hyperresponsivität aufgefasst (Barkley, 2006). In Barkleys heuristischem Modell (Barkley, 1997, 2006), das den Versuch unternimmt, die höchst umfänglichen experimentellen Befunde zur hyperkinetischen Störung zu integrieren, hat die vornan stehende mangelnde Hemmung kaskadenartig eine defizitäre Ausbildung exekutiver Funktionen wie Arbeitsgedächtnis, Selbstregulation von Affekt, Aktivierung und Motivation und u. a. eine Internalisierung von Sprache zur Folge. Bei aller Diskussionsbedürftigkeit dieser Modellvorstellung – eine neuere haben Sagvolden et al. (2005) vorgelegt – ist deutlich, dass weder hyperkinetische Störung noch Aufmerksamkeitsdefizit angemessene Deskriptoren für die komplexen Auffälligkeiten abgeben, die hier zu fassen sind. Unabhängig davon, ob die Disinhibition primär ist, andere Probleme der Regulation wie »Arousal« angestoßen werden, oder ob die Disinhibition sich sekundär ergibt, etwa aus einem gestörten »Arousal«, »Effort« oder Aktivierung (Pribram) – das Barkley-Modell ist geeignet, wie das sehr ähnliche von Brown (2009), überhaupt erst einmal die vielfältigen Probleme Hyperaktiver ins Blickfeld zu rücken: z. B. den gestörten Zeitsinn, der spätestens im Jugendalter deutlich wird. Das Barkley-Modell wie das von Brown (2009) sehen die vielfältigen Störungen als Ausfluss einer Entwicklungsbeeinträchtigung exekutiver Funktionen. Ob eine differenziertere Betrachtung der Probleme schon zu einer differenzierteren Behandlung zu führen vermag, mag bisher dahingestellt sein. Ganz offensichtlich sind aber Konzentrationstrainings, noch dazu losgelöst von den situativen Gegebenheiten, in denen bisher ein Mangel daran beklagt wird, unzulänglich.

104.3 Behandlungsplan und Einzelschritte

Wenn bei der hyperkinetischen Störung Probleme der Selbstregulation und motivationale Probleme vornan stehen, so wird zum einen eine kognitiv orientierte Intervention nahegelegt, die dem Kind Strategien vermittelt, sich besser selbst zu steuern; zum anderen wird deutlich gemacht, dass systematisches Kontingenzmanagement (▶ Kap. 67 und Kap. 21), das in der Sozialökologie des Kindes, vorab im Elternhaus, möglichst auch in der Schule, unterstützt wird, wesentlich ist. Dem Kind dazu zu verhelfen, sich ansatzweise als wirksam handelnd zu erleben, ist anfangs dringend geboten, damit es sich überhaupt wieder auf Spielerisches und Schulisches einlässt.

■ Arbeit mit den Eltern

Eltern von Kindern mit hyperkinetischer Störung sind erheblichen Belastungen ausgesetzt. Aufforderungen an das Kind wird keine Folge geleistet, gestellte Aufgaben werden nicht zu Ende geführt. Mütter sind neben Auseinandersetzungen mit dem Kind häufig damit befasst, bei Problemen in der Schule, mit Gleichaltrigen und Nachbarn zu schlichten, vor allem wenn zur Hyperaktivität des Kindes noch aggressives Verhalten hinzukommt. Das Bemühen muss dahingehen, die Erziehungskompetenz der Eltern (▶ Kap. 73 und Kap. 78) zu steigern, die aufrechterhaltenden und problemausweitenden Bedingungen in der Eltern-Kind-Interaktion zu reduzieren, vor allem das fast immer zu beobachtende Sich-gegenseitig-unter-Druck-Setzen (»Verstärkerfalle«). Den Beteiligten die Veränderbarkeit der Schwierigkeiten in der Interaktion mit dem Kind zu belegen, ist anfangs geboten, um die Bereitschaft zu steigern, das Kind zu einer üblicherweise ambulanten Intervention über längere Zeit zu bringen. Bei der Arbeit mit den Eltern hyperaktiver Kinder ist zu berücksichtigen, dass übliche Elterntrainings bei dieser Klientel oft hohe Abbruchraten zu verzeichnen hatten. Ein möglicher Ausweg besteht darin, den Eltern ein in Anspruch und Umfang reduziertes Training anzubieten, das im Wesentlichen darauf abzielt, das Verstärkungsverhalten zu verändern. Darauf aufbauend kann dann ggf. eine eher kognitiv orientierte Intervention erfolgen, in der dysfunktionale Gedanken und Annahmen, die sich in kritischen Situationen mit dem Kind einstellen, entautomatisiert, d. h. bewusst und veränderbar gemacht werden (▶ Kap. 38). Wut und Arger als Auslöser aggressiven Verhaltens der Eltern dem Kind gegenüber können in einem Programm zur Stressimpfung (▶ Kap. 86) angegangen werden. Die Eltern lernen dabei, die Wut und Ärger auslösenden Situationen zu erkennen und damit, etwa dank Selbstinstruktionen (▶ Kap. 52), besser umzugehen. Unter Umständen bieten sich auch behavioral-familientherapeutische Interventionen an, die die Kommunikation der Ehepartner und das gegenseitige Unterstützen bei der Erziehung fördern sollen.

▪ Intervention in der Schule

Für Interventionen in der Schule bietet die Verhaltensmodifikation eine breite Palette von Interventionen (Eisert & Barkey, 1979), nur sind die Umsetzungsmöglichkeiten von außerhalb des Schulsystems eher gering. Ein individuelles Münzverstärkungs-Programm (▶ Kap. 45) wird dem Lehrer vorgeschlagen. Zusätzliche Verstärkung kann außerhalb des Unterrichts dank einer täglichen Berichtskarte erfolgen, in der der Lehrer oder auch der Schüler selbst die vom Kind erzielten Punkte einträgt. Der Lehrer sollte bereit sein, wiederholte systematische Verhaltenseinschätzungen zu liefern, schließlich ist nahezu immer die Schule die Sozialökologie, in der das Verhalten für untragbar erachtet und eine Behandlung über die Eltern initiiert wurde.

▪ Intervention mit dem Kind

Die Intervention mit dem Kind muss, der Konzeptualisierung der Störung zufolge, bei dem Problem mit der Selbstregulation (▶ Kap. 82) ansetzen. »Motivationale« Probleme stehen vornan. Dies legt zum einen eine kognitiv orientierte Intervention nahe, bei der dem hyperaktiven Kind Strategien vermittelt werden, sich selbst besser zu steuern. Gleichermaßen wichtig ist es aber auch, ein Kontingenzmanagement einzuführen, die Konsequenzen des Verhaltens deutlicher zu machen, u. a. durch Verstärkerentzug bei Nichteinhalten von zuvor definierten Regeln.

Ein wesentliches Ingredienz der Intervention mit dem hyperaktiven Kind ist das Selbstinstruktionstraining (▶ Kap. 51 und Kap. 77). Mit Hilfe von handlungsanleitendem Zu-sich-selbst-Sprechen, das schrittweise durch einen Problemlösungsprozess leitet, soll das Kind exekutive Kontrolle über problematisches Verhalten bei der Aufgabenbewältigung (impulsives Handeln, Nicht-bei-der-Sache-Bleiben) oder in sozialen Situationen (Ausagieren) gewinnen (»Worum geht es hier?« – »Was kann man da machen?« – »So gehe ich vor« – »Wie habe ich das gemacht?« – »Gut gemacht« bzw. »Hat noch nicht ganz geklappt, ich hab' mir aber Mühe gegeben«).

Diese Intervention nimmt etwa 17–20 Sitzungen, möglichst massiert, in Anspruch. Die ersten Sitzungen sind Einzelsitzungen. Erst wenn Regelspiele und Aufgabenbewältigungen hinlänglich gelingen, werden andere Kinder hinzugenommen. Betont werden anfangs lautes Denken und genaues Zuhören, einfache Arbeitstechniken (Blatt von links nach rechts bearbeiten) werden vermittelt. Die Materialien, tunlichst wenig schulähnlich, stellen eher geringe kognitive Anforderungen. Später werden Kooperationsspiele eingeführt, Konflikte in der Klasse diskutiert und in Rollenspiele umgesetzt. Neben der Problemidentifikation stehen das Generieren von Alternativen zu den bisherigen, häufig aggressiven Lösungen, das Denken an die Konsequenzen des Handelns und das Vorwegnehmen vor eventuellen Schwierigkeiten im Mittelpunkt des sozialen Lernens.

Affektivem Lernen, d. h. Erkennen eigener Gefühle und der anderer, wird Bedeutung beigemessen, wie auch der Einschätzung der momentanen, häufig situationsunangemessenen Aktivierung. Entspannungstechniken als Mittel der Selbstkontrolle werden eingeübt.

Bei allem kognitiven Training ist es wichtig, den behavioralen Teil nicht zu vernachlässigen. In der Tat fällt es schwer, sich vorzustellen, dass ein zuvor impulsives, nicht bei der Sache bleibendes Kind sich auf das doch mit Mühe verbundene schrittweise, überlegte Vorgehen der Problembewältigung einlässt, nur auf das Versprechen hin, dass dies ihm danach im Unterricht zustatten kommen werde. Eine hohe Verstärkerdichte ist geboten, ständiges Feedback und häufige unmittelbare Konsequenzen.

Angesichts der Vielfalt, des Ausmaßes und der Hartnäckigkeit der Schwierigkeiten hyperaktiver

Kinder und Jugendlicher und der dabei oft gegebenen Notwendigkeit, schnell Verbesserungen zu erzielen, etwa bei drohender Ausschulung, wird häufig von vornherein das verhaltenstherapeutische Vorgehen mit einer Stimulanzientherapie kombiniert. Unter dem Handlungsdruck unterbleibt dabei leider oft eine Wirksamkeitsüberprüfung der einzelnen Elemente.

Zu einer eingehenden Diskussion der Elemente multimodaler Behandlung wird auf Eisert (1999) verwiesen, v. a. der Trainingsmaterialien wegen auf Lauth und Schlottke (2009). Ein sehr differenziertes und auf seine Wirksamkeit überprüftes Behandlungsprogramm haben Döpfner, Schürmann und Frölich (2007) vorgelegt. Schließlich sei auf die europäischen Leitlinien für »Assessment« und Behandlung der hyperkinetischen Störung (Taylor et al., 2004) hingewiesen, die widerspiegeln, was derzeit zu guter Praxis gehört.

104.4 Wirksamkeit und Erfolgsbeurteilung

Kontingenzmanagement und die medikamentöse Therapie mit Stimulanzien gelten als wirksame Intervention bei hyperaktiven Kindern. Die Stimulanzienbehandlung erweist sich den operanten Techniken überlegen, zumal sie auch offenkundig ein breiteres Verhaltensspektrum affiziert. Eine Behandlungskombination erweist sich nicht durchweg als der Pharmakotherapie für sich genommen überlegen, wenn auch mit einer kombinierten Behandlung eine Normalisierung des Verhaltens eher zu erreichen scheint (Hinshaw, Klein & Abikoff, 2007). Vor allem die beinahe immer präsenten komorbiden Störungen sprechen für eine Behandlungskombination.

Trotz des scheinbar guten Zuschnitts auf die Probleme hyperaktiver Kinder und der Akzeptanz der Behandlung durch Eltern, Lehrer und Therapeuten, belegen die Therapiestudien zur Wirksamkeit eher kognitiver Interventionen, vor allem des Selbstinstruktionstrainings, »grosso modo« nicht den angenommenen Einfluss auf Denken, schulische Leistungen und soziales Verhalten. Stimulanzien erweisen sich als relativ wirksamer. Positive Veränderungen über das dank Stimulanzien Erreichte sind – auf die Gruppe Hyperaktiver bezogen – eher nicht zu erreichen (MTA Cooperative Group, 1999). Eine eingehende Diskussion dieser höchst aufwändigen Studie findet sich in Hinshaw (2009). Das mag, z. T. jedenfalls, damit zusammenhängen, dass kontrollierte Studien schulischen Aufgaben und Fertigkeiten nicht immer Bedeutung beigemessen haben. Überhaupt dürften einerseits Unterrichtsinhalte oft zu wenig in die außerschulische Intervention einfließen, andererseits das in den Therapiesitzungen Gelernte im Unterricht zu wenig systematische Stärkung erfahren. Das Kind wird nicht für die Anwendung der Problemlösungsstrategien verstärkt. Die Wirksamkeit seines Handelns wird ihm nicht hinlänglich verdeutlicht. Für eine Veränderung der Selbstzuschreibung »Gute Leistungen haben eher was mit Glück zu tun als mit eigener Anstrengung«, wird oft nicht gesorgt. Und wenn Hyperaktivität etwa mit Teilleistungsschwächen einhergeht, ist kaum davon auszugehen, dass Selbstinstruktion und interpersonelle Problemlösungsfertigkeiten genügen, den hyperaktiven Schüler zu einem besseren Leser, Schreiber oder Rechner zu machen. Das verweist auch darauf, dass eine kognitiv-verhaltenstherapeutische Intervention bestenfalls die Grundlage für länger währendes, vorwiegend pädagogisches Handeln abgeben kann. Dabei liegt, jedenfalls in der amerikanischen Sonderpädagogik, durchaus auch eine Technologie vor, die vergleichbare, wenn nicht gar identische Ansätze der Metakognition und des Problemlösens im Zusammenhang mit schulischen Inhalten verfolgt.

Grundsätzlich gilt, dass die hyperkinetische Störung, vor allem wenn sie mit einem gestörten Sozialverhalten einhergeht, eine chronische Störung ist. Alle Therapiemaßnahmen müssen daher in ein rehabilitativ ausgerichtetes Langzeitmanagement eingeordnet werden.

Literatur

Barkley, R. A. (1997). *ADHD and the nature of self-control.* New York: Guilford.

Barkley, R. A. (2006). *Attention-deficit hyperactivity disorder. A handbook for diagnosis and treatment* (3nd edn). New York: Guilford.

Barkley, R. A., Cook, E. H., Duncan, M. et al. (2002). Consensus statement on ADHD. *Eur Child Adolesc Psychiatry, 11*, 96–98.

Brown, T. E. (2009). Developmental complexities of attentional disorders. In T. E. Brown (Ed.), *ADHD comorbidities. Handbook for ADHD complications in children and adults* (2nd ed., pp. 3–22) Wahington, DC: American Psychiatric Publishing.

Carlson, G. & Meyer, S. (2009). ADHD with mood disorders. In T. E. Brown (Ed.), *ADHD comorbidities. Handbook for ADHD complications in children and adults* (2nd ed., pp. 97–130). Wahington, DC: American Psychiatric Publishing.

Döpfner, M., Schürmann, S. & Frölich, J. (2007). *Therapieprogramm für Kinder mit hyperkinetischem und oppositionellem Problemverhalten THOP* (4. Aufl.). Weinheim: Beltz.

Douglas, V. A. (1999). Cognitive control processes in attention-deficit/hyperactivity disorder. In H. C. Qay & A. E. Hogan (Eds.), *Handbook of disruptive behavior disorders* (pp. 105–138). New York: Kluwer & Plenum.

Eisert, H. G. (1999). Hyperkinetische Störungen. In H. C. Steinhausen & M. Aster (Hrsg.), *Handbuch der Verhaltenstherapie und Verhaltensmedizin bei Kindern und Jugendlichen* (2. Aufl., S. 131–159). Weinheim: Beltz.

Eisert, H. G. & Barkey, P. (1979). *Verhaltensmodifikation im Unterricht – Interventionsstrategien in der Schule*. Bern: Huber.

Hechtman, L. (2009). ADHD in adults. In T. E. Brown (Ed.), *ADHD comorbidities. Handbook for ADHD complications in children and adults* (2nd ed., pp. 81–94). Wahington, DC: American Psychiatric Publishing.

Henker, B. & Whalen, C. K. (1999). The child with attention-deficit/hyperactivity disorder in school and peer settings. In H. C. Qay & A. E. Hogan (Eds.), *Handbook of disruptive behavior disorders* (pp. 157–178). New York: Kluwer & Plenum.

Hinshaw, S. P. (2009). Psychosocial interventions for for ADHD and comorbidsities. In T. E. Brown (Ed.), *ADHD comorbidities. Handbook for ADHD complications in children and adults* (2nd ed., pp. 385–398). Wahington, DC: American Psychiatric Publishing.

Hinshaw, S. P., Klein, R. G. & Abikoff, H. B. (2007). Childhood Attention-Deficit Disorder: Nonpharmacological treatments and their combination with medication. In P. E. Nathan & J. M. Gorman (Eds.), *A guide to treatments that work* (3rd ed., pp. 3–27). New York: Oxford University Press.

Lauth, G. W. & Schlottke, P. F. (2009). *Training mit aufmerksamkeitsgestörten Kindern. Diagnostik und Therapie* (6. Aufl.). Weinheim: Psychologie.

MTA Cooperative Group. (1999). A 14-month randomized clinical trial of treatment strategies for attention-deficit/hyperactivity disorder. *Arch Gen Psychiatry, 56*, 1073–1086.

Sagvolden, T., Johansen, E. B., Aase, H. & Russell, V. A. (2005). A dynamic developmental theory of Attention-Deficit/Hyperactivity Disorder (ADHD) predominantly hyperactive/impulsive and combined subtypes. *Behavioral and Brain Sciences, 28*, 397–419.

Sergeant, J. A., Oosterlaan, J. & van der Meere, J. (1999). Information processing and energetic factors in attention-deficit/hyperactivity disorder. In H. C. Qay & A. E. Hogan (Eds.), *Handbook of disruptive behavior disorders* (pp. 75–104). New York: Kluwer & Plenum.

Tannock, R. (2009). ADHD with anxiety disorders. In T. E. Brown (Ed.), *ADHD comorbidities. Handbook for ADHD complications in children and adults* (2nd ed., pp. 131–155). Wahington, DC: American Psychiatric Publishing.

Taylor, E. et al. (2004). Clincal guidelines for hyperkinetic disorder – first upgrade. *Eur Child Adolesc Psychiatry, 13 (Suppl. 1)*, 17–30.

Whalen, C. K. & Henker, B. (1985). The social worlds of hyperactive (ADHD) children. *Clin Psychol Rev, 5*, 441–478.

104

Hypochondrie und Gesundheitssorgen

G. Bleichhardt und W. Rief

105.1 Symptomatik und Epidemiologie

Hypochondrie wird unter die somatoformen Störungen (▶ Kap. 113) klassifiziert. Während bei den typischen somatoformen Störungen das Leiden unter unklaren Körperbeschwerden im Vordergrund steht, ist das Kernkriterium der Hypochondrie die Angst, eine ernsthafte Erkrankung zu haben. Auf den vier bekannten Beschreibungsebenen lässt sich das Störungsbild folgendermaßen charakterisieren:

- **kognitiv**: Gedanke, ernsthaft erkrankt zu ein, der v. a. aus einer Fehlinterpretation körperlicher Sensationen folgt; hohe körperbezogene Aufmerksamkeit;
- **körperlich**: verschiedenste Missempfindungen – potenzielle »Krankheitssymptome«;
- **emotional**: Angst ernsthaft erkrankt zu sein (oft auch: Angst, daran frühzeitig zu versterben) und
- **behavioral**: »sicherheitssuchendes« Verhalten (z. B. Rückversicherung bei Ärzten, »Checking Behavior«), Vermeidungsverhalten (z. B. Krankenhäuser, Gesundheitsreports).

Fast jeder erwachsene Mensch kennt die vorübergehende Sorge, ernsthaft erkrankt zu sein. Gemäß der Klassifikationssysteme DSM-IV und ICD-10 liegt Hypochondrie dann vor, wenn Krankheitsängste

1. über mindestens 6 Monate bestehen,
2. trotz negativer medizinischer Befunde aufrecht erhalten werden und
3. die Lebensführung deutlich beeinträchtigen.

So klassifiziert, leidet vermutlich etwa 0,5–1% der deutschen Bevölkerung an Hypochondrie. Leichtgradige, vorübergehende Gesundheitssorgen bestehen bei etwa 6% der Deutschen (Bleichhardt & Hiller, 2007). Entgegen dem Klischee, Hypochondrie beträfe vor allem Männer, ist das Verhältnis zwischen den Geschlechtern in epidemiologischen Studien ungefähr ausgewogen (vgl. Creed & Barsky, 2004). Über das Ersterkrankungsalter ist wenig bekannt. In einer retrospektiven Befragung (Bleichhardt & Weck, 2010) lag der Onset-Mittelwert bei 27 Jahren, ein Drittel der Patienten gab an, die Krankheitsangst habe bereits im Jugendalter begonnen.

105.2 Verhaltenstherapeutische Ansatzpunkte und Ziele

Die meisten verhaltenstherapeutischen Behandlungsprogramme (Abramowitz & Braddock, 2008; Bleichhardt & Martin, 2010; Taylor & Asmundson, 2004) unterscheiden zwei Hauptziele bzw. Ansatzpunkte:

1. **Veränderung der Krankheitsideen**: Üblicherweise besteht der erste Teil der Therapie aus der Identifikation und Bearbeitung der zentralen Kognition(en) der Patienten. Diese besteht aus der Überschätzung der Wahrscheinlichkeit, ernsthaft erkrankt zu sein, die sich durch auf diese Krankheit hindeutende körperliche Missempfindungen (z. B. »Meine Magenschmerzen könnten ein Zeichen für Magenkrebs sein.«) sowie i.d.R. durch weitere

Argumente begründet (»Mein Großvater starb an Darmkrebs.«).

2. **Verminderung sicherheitssuchenden Verhaltens**: Bevor Patienten ihr sicherheitssuchendes Verhalten vermindern bzw. abstellen können, muss dieses identifiziert und problematisiert werden. Danach sollte unbedingt eine Entscheidungsphase folgen, dessen erwünschtes Ziel die Absichtserklärung des Patienten ist, bestimmte Verhaltensweisen zu reduzieren. Als therapeutische Strategien kommen dann Exposition und Reaktionsverhinderung zur Anwendung.

105.3 Behandlungsplan und Einzelschritte

■ Therapieeingangsphase

Bevor sich hypochondrische Patienten in eine Psychotherapie begeben, liegt die Krankheitsangst i.d.R. seit vielen Jahren vor. In dieser Zeit wurden etliche Ärzte aufgesucht und zahlreiche diagnostische Untersuchungen durchgeführt, deren Ergebnisse nie so aussahen, dass die eigentliche Befürchtung bestätigt werden konnte. Wagt dieses Klientel erstmalig den Weg zum Psychotherapeuten, kann es deshalb zumeist schon beschreiben, dass ihr Problem in einer übermäßigen Krankheitsangst liegt (und nicht, wie vorher jahrelang angenommen, in einer unentdeckten schlimmen Krankheit).

Falls diese Einsicht nicht oder nur eingeschränkt vorliegt, sollte mittels geleiteten Entdeckens die Verschiebung der Problemauffassung vom Thema »Krankheit« zum Thema »Krankheitsangst« erfolgen. Das Behandlungsziel, auf das sich der Patient zu Beginn einlassen können sollte, ist eine Verminderung von Krankheitsangst. Dies heißt nicht, dass er bereits als Therapievoraussetzung auf Arztbesuche und andere sicherheitssuchende Verhaltensweisen verzichten müsste.

■ Kognitiver Schwerpunkt: Relativierung der Krankheitsannahmen

Das Hauptargument für die Krankheitsannahmen hypochondrischer Patienten sind in der Regel körperliche Missempfindungen, die als vermeintliche Krankheitszeichen fehlinterpretiert werden. Der erste Abschnitt der Psychotherapie besteht deshalb darin, alternative Erklärungen für körperliche Beschwerden zu vermitteln und durch Verhaltensexperimente zu erproben:

Somatosensorische Verstärkung Dem Prozess der somatosensorischen Verstärkung (»somatosensory amplification« nach Barsky) wird für die Entstehung und Verstärkung körperlicher Sensationen erhebliche Bedeutung beigemessen. Kerngedanke ist ein Teufelskreis, der aus der Wahrnehmung einer Körperempfindung, der katastrophisierenden Interpretation derselben sowie einer daraus folgenden verstärkten Wahrnehmung der betroffenen Körperregion besteht. Beispielhaft ausgedrückt, kann ein harmlos verursachter Magenschmerz (z. B. nach Essen einer schwer verdaulichen Speise) bei einer vulnerablen Person die Interpretation auslösen, der Magen sei erkrankt. Aufgrund dessen wird die Aufmerksamkeit unwillkürlich immer wieder in die Magenregion gelenkt. Dies führt zu einer intensiveren, häufigeren, komplexeren Wahrnehmung des Magenschmerzes, der die katastrophisierende Annahme so weit verstärkt, bis der Betroffene irgendwann Magenkrebs für die wahrscheinlichste Ursache seines Schmerzes hält.

Die Wirkung einer habituell auf spezifische körperliche Regionen ausgerichteten Wahrnehmung ist kaum zu unterschätzen. Eine gute Möglichkeit zur Verdeutlichung dieses Effekts ist, Patienten zu bitten, sich in den folgenden 24 Stunden so häufig wie möglich auf eine nicht betroffene Körperregion zu konzentrieren, z. B. den rechten Fuß. Üblicherweise werden danach eine Vielzahl von Missempfindungen (Anschwellen, Kribbeln, Druckgefühl etc.) berichtet.

Stress bzw. intensive Emotionen Die Funktionsweise des vegetativen Nervensystems, seine entwicklungsbiologische Bedeutung, typische Symptome der Aktivierung des Sympathikus sowie mögliche Auslöser können mit den Patienten durch eine Mischung von Sokratischem Dialog und Psychoedukation erarbeitet werden. Eine gute Möglichkeit zur Erfahrbarkeit des Zusammenhangs von Stressoren und körperlichen Missempfindungen bieten Stressprovokationsübungen durch einfache Leistungsaufgaben (z. B. Kopfrechnen). Ausgesprochen hilfreich ist hier die Methode des Biofeedbacks. Diese Technik mutet den Patienten zunächst sehr medizin-diagnostisch an, bei o. g. Provokationsübungen wird die Rolle von Gedanken, Gefühlen und externen Stressoren aber schnell klar (z. B. Martin & Rief, 2009).

Spezieller Stressor: Krankheitsangst Eine besondere Form von Stressoren stellen Ängste dar. Einige Patienten erleben sogar Hypochondrie-spezifische Panikattacken, die durch Gedanken an lebensbedrohliche Krankheiten (z. B. »So schlimm war der Schwindel noch nie. Ich könnte bald tot sein.«) ausgelöst werden. Anhand der strukturierten Analyse von Situationen, z. B. anhand von Krankheitsangst-Protokollen, kann der spezielle Zusammenhang von Krankheitsangst und Stresssymptomen erarbeitet werden.

Weitere Erklärungen Für die meisten vermeintlichen Krankheitssymptome kann man gemeinsam mit den Patienten weitere Erklärungen sammeln. So können z. B. bestimmte Nahrungsmittel, Getränke oder Medikamente körperliche Empfindungen provozieren. Eine dauerhafte Anspannung bestimmter Muskeln bzw. Fehlhaltungen können Schmerzen bewirken. Auch Schlaf- oder Flüssigkeitsmangel sowie Mangelernährung sind zu erwägen. Die Wirkung einiger dieser Faktoren können Patienten gezielt in Verhaltensexperimenten ausprobieren.

Zusammenfassung aller möglichen Erklärungen für Hauptbeschwerden Als Abschluss dieser Einheit können sämtliche Erklärungen, die der Patient in Erwägung ziehen kann, zusammengetragen und in einem Kreisdiagramm veranschaulicht werden. Jeder möglichen Erklärung soll dabei ein Kreissegment entsprechend der Wahrscheinlichkeit, die der Patient dieser Erklärung beimisst, zugeteilt werden. Das Ziel dieser Übung ist zunächst nicht explizit, das Kreissegment für die bedrohliche Interpretation zu schmälern, sondern das Spektrum möglicher Erklärungen zu erweitern.

Gegenüberstellen von Argumenten für und gegen die Krankheitsannahme Im nächsten Schritt kann nun mit der Veränderung der Krankheitsannahme mittels klassischer Strategien zur kognitiven Umstrukturierung begonnen werden. Dabei ist zu empfehlen, genauso viel Zeit mit der Suche nach Argumenten *für* die Krankheitsannahme wie für die Suche nach Gegenargumenten zu verbringen. Oftmals haben Patienten neben ihren körperlichen Missempfindungen weitere Gründe für ihre Befürchtungen. Einige davon sollten als realistisch betrachtet und in ihrer Wahrscheinlichkeit beurteilt werden (z. B. bei gesundheitsschädigendem Verhalten wie Rauchen), einige andere erweisen sich nach geleitetem Entdecken für Patienten als sehr unwahrscheinlich bzw. es werden Fehlinformationen aufgedeckt (z. B. »Meine Schwägerin hat gesagt, wenn man zehn Mal in seinem Leben Antibiotika nehmen musste, wirken sie danach nicht mehr.«). Es kommt auch vor, dass Patienten einige Argumente nicht sofort erwähnen können oder möchten. So hatte z. B. eine Patientin die Idee, Gott strafe sie mit einer Krankheit, weil sie sich anderen gegenüber ungerecht verhalten habe. Je genauer diese Pro-Argumente exploriert werden, desto bessere Möglichkeiten bieten sich danach zur Disputation. Im zweiten, »Contra«-Teil dieses Abschnitts sollten deshalb dann die Argumente, die *gegen* die Krankheitsannahmen sprechen, festgehalten werden.

Häufig müssen solche Pro-Contra-Analysen oft und regelmäßig durchgeführt werden, damit sich automatisierte Katastrophen-Kognitionen allmählich verändern können und eine dauerhafte Verminderung der subjektiven Wahrscheinlichkeit, schlimm krank zu sein, erreicht werden kann.

■ Behavioraler Schwerpunkt: Verminderung des sicherheitssuchenden Verhaltens

Die häufigsten Formen sicherheitssuchenden Verhaltens sind:

1. Suche nach Rückversicherung (v. a. bei Ärzten),
2. Kontrolle des Körpers – »Body Checking (z. B. durch Abtasten von Körperregionen) und
3. Vermeidungsverhalten (z. B. großräumiges Umfahren von Krankenhäusern).

Allen gemeinsam ist, dass sie kurzfristig erleichternd und angstreduzierend wirken, langfristig jedoch zu einer Aufrechterhaltung der Problematik führen. Wichtig ist ein individualisiertes Vorgehen, denn nicht für jeden Patienten folgen die gleichen Handlungskonsequenzen: Während es eine Patientin vielleicht nicht mehr ohne drei wöchentliche Arztbesuche »aushält«, mag es einen anderen Patienten geben, der seit langem einen HIV-Test vermeidet, weil im Falle eines positiven Testbefundes »alles vorbei« sei.

Verminderung sicherheitssuchenden Verhaltens Die Veränderung sicherheitssuchenden Verhaltens erfolgt jeweils durch ein ähnliches therapeutisches Vorgehen (hier dargestellt am Beispiel häufigen »Body Checkings« bei Brustkrebsangst):

1. Spezifikation der Verhaltensweise (z. B. mehrfach tägliches Abtasten beider Brüste),
2. Exploration von Konsequenzen (kurz- vs. langfristig; positiv vs. negativ),
3. Erwirken einer Entscheidung (nicht mehr im Sinne der kurzfristig positiven, sondern im Sinne der langfristig angestrebten Konsequenzen zu handeln bzw. weiterzumachen wie bisher),
4. Konkretisierung der Ziele (z. B. Abtasten der Brust 1×/Monat am 3. Tag der Regel) sowie
5. Protokollieren und Analysieren von Erfolgen und Rückschlägen.

Voraussetzung einer dauerhaften Verminderung sicherheitssuchenden Verhaltens ist die bewusste Entscheidung der Patienten, die bestimmte Verhaltensweise seltener auszuführen. Deshalb sollte insbesondere bei Punkt 3 ein nondirektiver Gesprächsstil eingesetzt werden.

Das Rückversicherungsverhalten bei Ärzten sollte analog zu diesem Vorgehen bearbeitet werden. Hilfreich kann hier zudem die Vereinbarung von Zeit- statt Symptom-/Angstkontingenz sein: Der Patient sollte einen festen Zeitabstand festlegen, in dem er bestimmte Ärzte aufsucht und es verhindern, bei akuten Angstschüben medizinische Rückversicherung einzuholen.

Expositionen in sensu Verhältnismäßig neu und bisher eher aus der Behandlung der Generalisierten Angststörung (▶ Kap. 103) bekannt ist die Exposition in sensu mit den schlimmsten Befürchtungen der Patienten (»Worst-Case-Expositionen«). Bevor sich Therapeut und Patient auf diese verhältnismäßig unangenehme Übung einlassen, sollte das Behandlungsrational vermittelt (Erreichen einer Habituation, Verminderung von kognitiver Vermeidung) und die Einwilligung des Patienten eingeholt werden. Dann werden die Patienten gebeten sich auszumalen, was genau passieren würde, wenn die befürchtete Krankheit sicher eingetreten sei. Da hypochondrische Patienten zumeist lebensbedrohliche Erkrankungen befürchten, thematisieren diese Übungen nicht selten die Angst vor dem Sterben oder Totsein. Wichtig ist, die unangenehmen Vorstellungen lange, möglichst bis zu einer Reduktion von Angst oder Unwohlsein auszuhalten. Mittels Audio-, Video- oder schriftlicher Aufzeichnungen sollte der Patient sich mit der unangenehmen Vorstellung in der Folge täglich auseinandersetzen, bis eine deutliche Gewöhnung eingetreten ist. Ausführliche Anleitungen zu den »Worst-Case-Expositionen« finden sich bei Furer, Stein und Walker (2006) sowie Bleichhardt und Weck (2010).

Expositionen in vivo Führen die Patienten beobachtbares Vermeidungsverhalten aus (z. B. großräumiges Umfahren von Krankenhäusern/Friedhöfen, Vermeidung von TV-Gesundheitssendungen etc.), so sollte auch dieses im Rahmen von Expositionen in vivo reduziert werden. Zu diesem Vorgehen finden sich Anleitungen in ▶ Kap. 26.

105.4 Typische Schwierigkeiten und Probleme

Aufgabe/Verminderung des sicherheitssuchenden Verhaltens Sicherheitssuchendes Verhalten zu vermindern und dann akute Krankheitsängste auszuhalten, fällt vielen Patienten sehr schwer. Häufig werden diese unvermittelt durch alltägliche Begebenheiten ausgelöst (z. B. Nachbarin erzählt von Krebstod eines Bekannten → Auftreten einer neuen körperlichen Missempfindung). Die nächste Therapiesitzung kann dann subjektiv »in weiter Ferne« liegen, der Gang zum Arzt als »alte Gewohnheit« viel näher. Therapeuten sollten Verständnis für die Rigidität des Rückversicherungsverhaltens haben und solche Vorfälle als »Rückschläge« genau mit den Patienten analysieren.

Rückversicherung beim Therapeuten Nicht selten kommt es vor, dass Patienten die Rückversicherung auch beim Therapeuten einzuholen versucht. Mitunter geschieht dies recht subtil (z. B. »Ich denke mir, wenn Sie mich hier behandeln, werden Sie wohl sicher sein, dass ich keinen Krebs habe.«). Zu Therapiebeginn, wenn die Aufgabe des Therapeuten auch in der Informationsvermittlung zu harmlosen, psychophysiologischen Erklärungen für Symptome besteht, ist eine angstvermindernde Wirkung therapeutischer Äußerungen nicht zu vermeiden. Im weiteren Verlauf der Behandlung sollte der Therapeut jedoch darauf achten, möglichst wenig zu einer Rückversicherung beizutragen. Oft ist es für den Therapeuten verlockend, Rückversicherung zu geben, da dadurch schnell Unbehagen reduziert wird und man sich dann wieder auf das vorgesehene Thema der Stunde konzentrieren kann. Stattdessen sollte das Einholen der Rückversicherung beim Therapeuten jedoch explizit als sicherheitssuchendes Verhalten thematisiert werden (Vorgehensweise, s. oben).

105.5 Begleit- oder Alternativbehandlungen

Die Befundlage zur Pharmakotherapie der Hypochondrie ist bescheiden, nur vereinzelt existieren kontrollierte Medikamentenstudien. In den meisten Untersuchungen kamen selektive Serotonin-Wiederaufnahmehemmer (SSRI) zur Anwendung. Für Fluoxetin liegen zwei Placebo-kontrollierte Doppelblindstudien vor (Fallon et al., 2008; Fallon et al., 1996). In der größeren und neueren der beiden Studien erhielten 45 Patienten mit Hypochondrie über 24 Wochen Medikation oder Placebo. Blind durchgeführte Beurteilungen des Therapieerfolgs ergaben etwa doppelt so viele Therapieerfolge für die Fluoxetin-Gruppe (54% vs. 24%). Über die Entwicklung der hypochondrischen Symptomatik nach Absetzen der Medikamente ist nichts bekannt.

In einer niederländischen Untersuchung zum Vergleich von Pharmako- und Psychotherapie wurden 112 Patienten mit der Primärdiagnose Hypochondrie randomisiert einer kognitiven Verhaltenstherapie, einer Behandlung mit dem SSRI-Paroxetin sowie einer mit Placebo zugewiesen (Greeven et al., 2007). Zum Ende der Behandlungsphase erwiesen sich Psycho- und Pharmakotherapie als vergleichbar erfolgreich, beide waren der Placebo-Behandlung deutlich überlegen. Die Responder-Rate betrug 45% für die kognitive Verhaltenstherapie, 30% für die Paroxetin-Behandlung und 14% für die Placebo-Gruppe. Leider wurde auch hier keine Katamnese durchgeführt.

105.6 Wirksamkeit und Erfolgsbeurteilung

Einen guten Überblick zur Erfolgsbeurteilung gibt der »Cochrane-Review« von Thomson und Page (2007). Hier wurden sechs randomisiert-kontrollierte Studien mit insgesamt 440 Patienten analysiert. Therapiebedingung war dabei stets eine ambulante Verhaltenstherapie im Einzelsetting, deren Dauer zwischen 6 und 19 Sitzungen betrug. Gegenüber der Kontrollbedingung (Wartegruppe oder »medical care as usual«) zeigten sich in allen Erfolgsmaßen signifikante positive Effekte. Die standardisierten mittleren Differenzen (SMD) zwischen Psychotherapie- und Kontrollgruppe betrugen zu Therapieabschluss für die Verbesserung der hypochondrischen Symptomatik SMD = .86, der depressiven Symptomatik SMD = .78 und der körperlichen Beschwerden SMD = 0.41. Auch wenn die Ergebnisse durchweg positiv waren, zeigte sich im Ausmaß der Veränderungen eine große Heterogenität. In den 3- bis 12-Monats-Katamnesen findet sich eine vollständige oder weitgehende Aufrechterhaltung der Therapieeffekte.

Literatur

Abramowitz, J. S. & Braddock, A. E. (2008). *Psychological Treatment of Health Anxiety and Hypochondriasis*. Göttingen: Hogrefe.

Bleichhardt, G. & Hiller, W. (2007). Hypochondriasis and health anxiety in the German population. *British Journal of Health Psychology, 12*, 511–523.

Bleichhardt, G. & Martin, A. (2010). *Hypochondrie und Krankheitsangst*. Göttingen: Hogrefe.

Bleichhardt, G. & Weck, F. (2010). *Kognitive Verhaltenstherapie bei Hypochondrie und Krankheitsangst*. Berlin: Springer.

Creed, F. & Barsky, A. (2004). A systematic review of the epidemiology of somatisation disorder and hypochondriasis. *Journal of Psychosomatic Research*, 56, 391–408.

Fallon B. A., Petkova, E., Skritskaya, N., Sanchez-Lacay, A., Schneier, F., Vermes, D., Cheng, J. & Liebowitz, M. R. (2008). A double-masked, placebo-controlled study of fluoxetine for hypochondriasis. *Journal of Clinical Psychopharmacology, 28*, 638–645.

Fallon, B. A., Schneier, F. R., Marshall, R., Campeas, R., Vermes, D., Goetz, D. & Liebowitz, M. R. (1996). The pharmacotherapy of hypochondriasis. *Psychopharmacology Bulletin, 32*, 607–611.

Furer, P., Stein, M. B. & Walker, J. (2006). *Treating health anxiety and fear of death*. Berlin: Springer.

Greeven, A., van Balkom, A. J., Visser, S., Merkelbach, J. W., van Rood, Y. R., van Dyck, R., Van der Does, A. J. W., Zitman, F. G. & Spinhoven, P. (2007). Cognitive behavior therapy and paroxetine in the treatment of hypochondriasis: A randomized controlled trial. *American Journal of Psychiatry, 164*, 91–99.

Martin, A. & Rief, W. (2009). Biofeedback. In M. Hautzinger & P. Pauli (Hrsg.), *Psychotherapeutische Methoden* (Enzyklopädie der Psychologie, Serie Psychologische Interventionsmethoden, Bd. 2, S. 599–663). Göttingen: Hogrefe.

Taylor, S. & Asmundson, G. J. G. (2004). *Treating Health Anxiety*. New York: Guilford Press.

Thomson, A. B. & Page, L. A. (2007). Psychotherapies for hypochondriasis. *Cochrane Database of Systematic Reviews, 4*, CD006520.

Persönlichkeitsstörungen

W. Ecker und M. Geibel-Jakobs

106.1 Symptomatik, Klassifikation, Epidemiologie

Von Persönlichkeitsstörungen spricht man, wenn das Verhalten oder die Emotionalität einer Person durch starke Ausprägung bestimmter Merkmale so akzentuiert ist, dass sich hieraus ernsthafte Leidenszustände oder/und Konflikte ergeben. Die traditionelle Skepsis der Verhaltenstherapie in Bezug auf das in »doppelter Elternschaft von Psychiatrie und Psychoanalyse« entwickelte Konzept der Persönlichkeitsstörung (im Folgenden: PS) wurde erst durch die Einführung der »deskriptiven Diagnostik und Klassifikation psychischer Störungen« (ICD-10, DSM IV) relativiert. Es werden drei Hauptgruppen unterschieden:

- **Gruppe A (sonderbar/exzentrisch)**: Hierzu zählen **paranoide** (Neigung, Handlungen anderer als absichtlich erniedrigend/bedrohlich zu interpretieren), **schizoide** (Gleichgültigkeit gegenüber sozialen Beziehungen, eingeschränkte emotionale Erlebnis- und Ausdrucksfähigkeit) und **schizotypische** PS (Beziehungsideen/seltsame Überzeugungen und Wahrnehmungen).
- **Gruppe B (dramatisch/emotional/launisch)**: Sie umfasst **antisoziale** (verantwortungs- und rücksichtsloses, aggressiv-reizbares Verhalten ohne Reue), **Borderline-** (affektive Instabilität/Identitätsstörungen/instabile soziale Beziehungen zwischen Idealisierung und Abwertung/Selbstverletzungsverhalten), **histrionische** (dramatisierende Emotionalität, leichte Erregbarkeit und übermäßiges Verlangen nach Aufmerksamkeit) und **narzisstische** PS (grandioses Selbstbild, starke Kränkbarkeit, Empathiemangel).
- **Gruppe C (ängstlich/furchtsam)**: Hierzu gehören **vermeidend-selbstunsichere** (soziales Unbehagen, Schüchternheit, Angst vor Negativbewertung), **dependente** (abhängig, unselbstständig, entscheidungsunfähig, Angst vor Verlassenwerden) und **zwanghafte** PS (Perfektionismus, Rigidität, Unentschlossenheit).

Weitere Formen der Persönlichkeitsstörungen sind z. B. die **passiv-aggressive** (negativistische Einstellungen, passiver Widerstand gegen Anforderungen), die **depressive** PS (trübsinnige Stimmung, niedrige Selbstachtung, Selbstanklage, Pessimismus) oder die **impulsive Persönlichkeitsstörung** (früher explosible/erregbare PS, mit gewalttätigem, aggressivem Kontrollverlust).

Aufgrund epidemiologischer Studien rechnet man mit 10–15% PS in der Allgemeinbevölkerung. Unter psychiatrischen Patienten ist die Prävalenzrate erheblich höher, in einer internationalen Pilotstudie im Auftrag der WHO z. B. 39,5% (ICD-10) bzw. 51,1% (DSM-III-R). Uneinheitlich ist die Befundlage zu der Frage, ob das Vorliegen von PS als negativer prognostischer Indikator zu werten ist. Auch wenn in einer Reihe von Studien Patienten mit zusätzlichen PS bei gleicher Achse-I-Diagnose auf kognitiv-verhaltenstherapeutische Standardmethoden und pharmakologische Behandlungen weniger gut ansprechen, können doch bei auf die persönlichkeitsspezifischen Probleme abgestimmtem verhaltenstherapeutischem Vorgehen und etwas verlängerter Therapiedauer gleichwertige Erfolge erzielt werden.

106.2 Verhaltenstherapeutische Ansatzpunkte, Ziele und typische Probleme

Gemeinsam ist den PS, dass es sich immer auch um Störungen der zwischenmenschlichen Interaktion bzw. Beziehungsstörungen mit sozial unflexiblen und wenig angepassten Verhaltensauffälligkeiten handelt, die der Betreffende als Ich-synton, d. h. zu sich gehörig erlebt. Als Teil einer mehrgliedrigen Diagnose im DSM IV treten PS (Achse II) in Kombination mit klinischen Syndromen auf Achse I auf (z. B. Panikstörung bei dependenter PS). Typischerweise beginnt ein Patient die Psychotherapie aufgrund von als Ich-dyston, d. h. Ich-fremd erlebten Achse-I-Beschwerden, die er gerne »wieder los« wäre (z. B. depressive Verstimmungen bei einem Patienten mit narzisstischer PS). Er kann jedoch im Hinblick auf persönlichkeitsbedingte, Ich-syntone interpersonelle Schwierigkeiten (z. B. Ich-Bezogenheit, Empathiemangel) meist nur Leidensdruck erzeugende Negativreaktionen seiner Umwelt schildern (z. B. Verlassenwerden durch Partnerin), kaum aber eigene Anteile an deren Provokation verstehen.

Aufgrund von Ich-Syntonie und mangelndem Störungsbewusstsein ist es meist verfehlt, Problem- und Zieldefinition von Patienten direkt als Therapieauftrag zu übernehmen. So könnten Patienten mit paranoider PS die Therapie mit dem Wunsch nach mehr Selbstsicherheit, der Klage über eine nichtgewährte Beförderung oder Unfähigkeit zu entspannen eröffnen. Wenn dies jedoch auf der Basis paranoider Wahrnehmungen geschieht (»alle hacken auf mir herum«, »alle sind gegen mich«), ist nicht unbedingt Selbstsicherheits- oder Entspannungstraining angezeigt.

Ein weiteres Beispiel wären Patienten mit (unerkannter) dependenter PS, deren Tendenz zur Anpassung an Bedürfnisse anderer dem direktiv-psychoedukativ arbeitenden Verhaltenstherapeuten aufgrund ihrer hohen Motivation und Compliance zunächst viel Freude bereitet. Erst gegen Ende der Therapie, wenn es aus Angst vor dem baldigen Entzug der abhängigen Beziehung zu Rückfällen kommt, werden zentrale Defizite im Hinblick auf die eigene Autonomie, das Treffen selbstständiger Entscheidungen etc. deutlich.

Diskrepanzen zwischen Problem- und Therapiezieldefinitionen von Therapeut und Patient lassen sich nur behutsam und kaum durch »Frontalangriff« des Therapeuten auf die Achse-II-Problematik beheben. Es ist zu berücksichtigen, dass auch für Interaktionspartner aversive Verhaltensweisen (z. B. überempfindliche/ärgerliche Reaktionen auf harmlose Bemerkungen bei paranoider PS) stabilisierende Selbsthilfeversuche im Sinne eines Ich-syntonen Selbst- bzw. Vulnerabilitätsschutzes (Fiedler, 2007) darstellen, den man durch eine auf die Störungstypik zugeschnittene therapeutische Beziehungsgestaltung (Ritz-Schulte, 2004; Ritz-Schulte, Schmidt & Kuhl, 2008) respektieren sollte. Auf diesem Hintergrund ist es ratsam, sich langfristigen Therapiezielen (bei narzisstischer PS z. B. Veränderung des grandiosen Selbstbildes und Affektkontrolle bei Kritik und Kränkung) zunächst nur auf dem Umweg über bereits vom Patienten formulierte Ziele (z. B. Symptomkontrolle, ausgeglichene Stimmungslage, Arbeitsplatzsicherung) zu nähern.

Überdies bewährt es sich, gerade zu Beginn der Therapie, akzentuierte Persönlichkeitsmerkmale als Ressourcen im Sinne von Überlebenskompetenzen in spezifischen Sozialisationskontexten zu würdigen. Schmitz, Schuhler, Handke-Raubach und Jung (2001) haben hierzu ein psychoedukativ- und kompetenzorientiertes gruppentherapeutisches Programm vorgelegt, die von einem Kontinuum vom (milderen) Persönlichkeitsstil (z. B. wachsam, anhänglich, gewissenhaft) zur akzentuierteren Persönlichkeitsstörung (z. B. paranoid, dependent, zwanghaft) ausgehen. Stärken wie Risiken/Schwächen der verschiedenen Stile und ihrer Übertreibungen werden in einer wertschätzenden, von den Patienten gut zu akzeptierenden Sprache beschrieben. Gruppenübungen sowie Hausaufgaben für jeden Stil werden vorgeschlagen, die vielfach auch für die Einzeltherapie gut nutzbar sind. Eine Hilfestellung zur differenzierten Beziehungsgestaltung in Abhängigkeit von dem Vorliegen eines Persönlichkeitsstils oder einer ausgeprägten PS bietet Trautmann (2004).

Wichtig ist zudem eine individuelle Bedingungsanalyse (▶ Kap. 41), die Hypothesen über Entwicklung und Aufrechterhaltung einer PS und Zusammenhänge zwischen verschiedenen Problemen des Patienten umfasst. Eine für ihn transparente Fallkonzeption, die aktuelle Verhaltensmuster als im lerngeschichtlichen Kontext verständlich würdigt, entlastet normalerweise den Patienten und macht ihn offener für die Problematisierung den Therapeuten belastender, »nerviger« Anteile seines Interaktionsstils. Dem Therapeuten wiederum erleichtert ein lebensgeschichtlicher Zugang eine zugewandte, empathische Haltung und reduziert die Gefahr, dass als Resonanz auf Beziehungsstörungen des Patienten beim Therapeuten entstehende negative Emotionen den Therapiefortschritt blockieren. – Nicht selten ergibt sich aus der Bedingungsanalyse die Notwendigkeit der Aufarbeitung traumatischer Aufwuchsbedingungen wie Inzest, Gewalterfahrungen etc., die z. B. bei Patienten mit Borderline-PS (▶ Kap. 97) gehäuft vorkommen.

Aufgrund der Heterogenität der Gruppe der Persönlichkeitsstörungen sind diagnoseabhängig unterschiedliche therapeutische Schwerpunktsetzungen im Sinne einer selektiven Indikation erforderlich. So werden z. B. Menschen mit Borderline- und dissozialen PS sehr strukturierte und zielorientierte Therapieangebote zur Unterbrechung selbst- und fremddestruktiver Handlungen und zum Aufbau von Selbstkontrolle und Selbstvertrauen brauchen, während bei dependenter oder zwanghafter PS eher die Ermöglichung von Selbstaktualisierung und mehr Offenheit gegenüber neuen Erfahrungen im Vordergrund stehen könnte (Fiedler, 2000). Auf einen Typ von PS beschränkte Therapieformen wie die innovative, gut elaborierte und in ihrer Wirksamkeit empirisch abgesicherte dialektische Verhaltenstherapie für Borderline-Persönlichkeitsstörungen (Linehan, 1996) bleiben im Folgenden aus Platzgründen unberücksichtigt (▶ aber ausführlich Kap. 97).

106.3 Behandlungsplanungen, Vorgehensweisen und Einzelschritte

▪ Kognitive Modelle

Die kognitiven Therapieansätze von Beck und Freeman (1993) und Young, Klosko und Weishaar (2005) sind als klinisch nützlich und vergleichsweise gut ausgearbeitet zu bewerten (▶ Kap. 29, Kap. 72 und Kap. 81).

▪ Ätiologie und Aufrechterhaltung

Beck und Freeman (1993) verstehen Persönlichkeitszüge als interpersonelle Strategien, die sich aus der Interaktion angeborener Dispositionen mit Umwelteinflüssen entwickeln. Zur Entstehung von PS können genetische Prädispositionen für Strategien mit evolutionärem Überlebenswert (z. B. exzessives Beute- und Konkurrenzverhalten – antisoziale PS), direkte Verstärkung entsprechender Strategien durch wichtige Bezugspersonen (z. B. extrem dysfunktionale elterliche Erziehungshaltungen), Modelllernen und kompensatorische Bewältigung extremer Aufwuchsbedingungen (z. B. Bewältigung von Chaos durch Herausbildung zwanghafter Persönlichkeitsstrukturen) beitragen. Young et al. (2005) betonen die Rolle früher, chronischer Negativerfahrungen mit wichtigen Bezugspersonen, die dem Kind eine gesunde Entwicklung in den Bereichen Autonomie, Zugehörigkeit, Kompetenz und Selbstwert erschweren.

Die genannten Faktoren führen dazu, dass bei Menschen mit PS spezifische Verhaltensstrategien in extremer Weise über- bzw. unterentwickelt sind (z. B. Kontrolle/Verantwortlichkeit/Systematisierung vs. Spontanität/Freude am Spielerischen bei zwanghaften PS), typische Affekte vorherrschen (z. B. nicht offen ausgedrückter Ärger bei passiv-aggressiven PS) und auf der kognitiven Ebene besonders rigide und generalisiert über viele Situationen hinweg ausgelöste **Kernschemata** Informationsverarbeitung und Weltsicht bestimmen (z. B. »Andere Menschen sind potenzielle Feinde mit verdächtigen Motiven« bei paranoiden PS). Sie beeinflussen insbesondere das Selbstbild (z. B. »Ich bin bedürftig, hilflos, schwach und inkompetent« bei dependenten PS) und die Wahrnehmung anderer (z. B. »Die anderen sind schlampig, verantwortungslos, lassen sich gehen« bei zwanghaften PS).

Im Unterschied zu Achse-I-Störungen, bei denen ebenfalls die Umwelt- und Selbstwahrnehmung verzerrende Schemata angenommen werden (z. B. bei Ängsten auf Gefahr, bei Depressionen auf Verlust bezogene), die sich jedoch durch kognitive Umstrukturierung (▶ Kap. 38 und Kap. 72) relativ rasch im Sinne der Aktivierung konkurrierender,

üblichen Kippeffekts zu vermeiden (zu dem ja auch aggressives oder hilfloses Reagieren des Therapeuten im Sinne einer negativen Gegenübertragung gehören würde). Zusätzlich sollte man sich komplementär zur Motivebene verhalten, d. h. die erschlossenen, biographisch frustrierten Grundbedürfnisse (bei narzisstischer PS z. B. nach unkonditionaler Wertschätzung) im Rahmen der therapeutischen Regeln befriedigen und so eine vertrauensvolle Therapeut-Klient-Beziehung fördern. Durch dieses Entgegenkommen erwirbt man sich nach Sachse den »Beziehungskredit« für Interventionen, die Patienten auch konfrontativ ihr Spielhandeln transparent machen und dadurch die Voraussetzung für die Entwicklung einer Veränderungsmotivation schaffen. Es gilt, Menschen mit PS bewusst zu machen, wie sie welche Ersatzziele auf Spielebene verfolgen, warum sie in ihrer Lerngeschichte zu dieser »Notlösung« gekommen sind und welche Kosten dies heute für sie verursacht. Zu den Kosten gehört es u. a., dass ursprünglich frustrierte Grundbedürfnisse (z. B. bei narzisstischer PS Anerkennung als Person unabhängig von bestimmten Verhaltensweisen) durch die bevorzugten Spielstrategien (hier: durch Leistung oder »angeberische« Selbstdarstellung Lob/Bewunderung provozieren) gerade nicht befriedigt werden.

■ Interpersonelle Modelle

Benjamin (2001) hat einen gerade für die Bearbeitung lerngeschichtlicher Determinanten von PS sehr fruchtbaren interpersonellen Ansatz vorgelegt, der zukünftig für die Verhaltenstherapie an Bedeutung gewinnen dürfte und daher zumindest in seinen Grundideen kurz skizziert werden soll.

Mittels der von ihr entwickelten Strukturanalyse sozialer Beziehungen (»Structural Analysis of Social Behavior«, SASB) beschreibt sie die typischen intrapsychischen und interpersonellen Muster von PS auf einer Zuneigungsdimension (Liebe – Hass, von feindselig bis freundlich zugeneigt), einer Statusdimension (Unterscheidung – Verstrickung, Autonomie – Kontrolle) sowie hinsichtlich dreier sog. interpersoneller Aufmerksamkeitsfoki (Andere, Selbst, Introjekt = Grundhaltung im Umgang mit sich selbst). So würden etwa narzisstische Menschen andere ignorieren, vernachlässigen, herabsetzen und beschuldigen, falls die erwartete Bewunderung ausbleibt, im Sinne der eigenen Bedürfnisbefriedigung kontrollieren und wütend angreifen, wenn die eigene Anspruchshaltung frustriert wird. Sich selbst würden sie als autonom betrachten. Die Grundposition im Umgang mit sich selbst wäre Selbstliebe und bewunderung, die in Abwesenheit von bedingungsloser Bewunderung durch andere oder Perfektion in vernichtende Selbstablehnung kippt.

Solche pathologischen Muster würden nach Benjamin gemäß den Prinzipien operanten und respondenten Konditionierens in frühen Bindungen erlernt. Aktuell verstärkend wirkt aus ihrer Sicht die Hoffnung, dass inzwischen internalisierte Bindungsobjekte, sog. »IPIR« (»**I**mportant **P**ersons and their **I**nternalized **R**epresentations«) mit Liebe, Zustimmung etc. reagieren, wenn die Betroffenen sich loyal zu ihnen verhalten. Dementsprechend sieht Benjamin pathologische Muster als »Geschenke der Liebe« an destruktive IPIR. Die Treue zu diesen IPIR werde durch Nachahmungsprozesse wie Identifikation (»Sei wie er oder sie«), Rekapitulation (»Handle, als sei er oder sie noch da«) und Introjektion (»Behandle dich selbst so, wie er oder sie es getan hat«) realisiert. Implizit würde eine sich selbst verletzende Borderline-Patientin z. B. zum internalisierten, sie misshandelnden und sexuell missbrauchenden Vater sagen: »Ich liebe dich so, dass ich mich so behandeln werde, wie du mich behandelt hast«. Auch hinter vordergründig feindseligen Gefühlen oder Rachewünschen IPIR gegenüber werde regelhaft ein Residuum positiver Bindung spürbar. Die von Benjamin konzipierte Behandlungsform, die sie »SASB-basierende rekonstruktive Lerntherapie« nennt, zielt darauf ab, es Patienten immer wieder erfahrbar zu machen, dass ihre pathologischen Muster vor dem Hintergrund biographischer Erfahrungen Sinn machen. Wenn z. B. Borderline-Patienten nach jeglicher Bewegung in Richtung Kompetenz oder Glück mit Selbstsabotage reagieren (z. B. Rückfälle in Selbstverletzung und Suizidalität direkt nach Therapiefortschritten, überstürzte Kündigung eines guten Jobs, überstürzter Abbruch einer vielversprechenden Paarbeziehung), kann dies häufig als »Geschenk der Liebe« an die Herkunftsfamilie verstanden werden, in der gelernt wurde, dass Autonomie schlecht, Verselbstständigung, Verrat und Beachtung nur durch

Unglück und Krankheit zu erlangen ist. Letztlich soll es den Betroffenen ermöglicht werden, sich – häufig in einem intensiven Trauerprozess – von ihren Wünschen nach der Liebe, Zustimmung und Bestätigung destruktiver IPIR zu verabschieden.

Emotionale Modelle

Bereits Kraepelin (1896) beschrieb Persönlichkeitsstörungen, d. h. psychopathische Zustände, als »konstitutionelle Affektstörungen«. Jede Persönlichkeit ist über eine charakteristische Störung des Emotionalitätsausdrucks oder der Emotionsregulation zu beschreiben. Linden (2006) hat diesen Ansatz in dem Konzept der emotionalen Teilleistungsstörung bzw. »Minimalen Emotionalen Dysfunktion, MED« zusammengefasst. Die paranoide Persönlichkeitsstörung ist danach durch ein persistierendes Misstrauen als dominierendem Affekt gekennzeichnet, die schizoide Persönlichkeitsstörung durch Affektarmut, die dissoziale Persönlichkeit durch einen Mangel an Affektansprechbarkeit, d. h. besonders einen Mangel an Mitgefühl, die impulsive Persönlichkeitsstörung durch Reizbarkeit und partiell auch Affektinkontinenz, die emotional instabile Persönlichkeitsstörung i. S. der Borderline-Störung durch Affektlabilität, die histrionische Persönlichkeitsstörung durch Affektinadäquatheit und erhöhte Affektexpressivität, die anankastische Persönlichkeitsstörung, die ängstlich vermeidende Persönlichkeitsstörung und die abhängig asthenische Persönlichkeitsstörung durch Angst in unterschiedlicher Kombination mit vorwiegend phobischer Konnotation oder durch Insuffizienzgefühle. Dieses Affektmodell der Persönlichkeitsstörungen findet sich auch bei Linehan (1996) als Kern der Beschreibung von Borderline-Persönlichkeitsstörungen. Es kann sich ätiologisch um anlagebedingte Störungen, um frühkindlich traumatische oder um Entwicklungsstörungen handeln. Dies erklärt, dass diese Störungen in allen Lebensbereichen zum Tragen kommen, dass es eine Dissoziation zwischen Verhalten und Intelligenz gibt und vor allem, dass Menschen mit Persönlichkeitsstörungen häufig schon beim Gegenüber negative Reaktionen hervorrufen, wenn sie auch nur den Raum betreten, ohne dass man sagen könnte, was sie eigentlich an Kritikwürdigem getan hätten. Eine solche basale Störung der Affektivität muss zwangsläufig zu einer Störung der affektiven Kommunikation und damit der sozialen Interaktion insgesamt führen. Die im Weiteren auftretenden kognitiven Schablonen können als nahezu zwingende Konsequenz auf eine solche Lebenserfahrung hin verstanden werden. Auf diesem Hintergrund sind schließlich auch Probleme in allen Lebensbereichen zu erwarten.

Psychotherapeutisch folgt aus dem MED-Modell, dass sich die Therapie weniger auf die Lösung aktueller Lebensprobleme als vielmehr auf die Kontrolle oder Modifikation der emotionalen Teilleistungsstörung konzentrieren muss. Hierbei kann genutzt werden, dass diese emotionale Störung auch unmittelbar in der Therapeut-Patient-Begegnung zum Tragen kommt. Patienten mit paranoider Persönlichkeitsstörung misstrauen nicht nur anderen Menschen, sondern auch dem Therapeuten. Während ungeschulte Interaktionspartner auf diese Emotionen mit teilweise unbewussten ungefilterten Gegenemotionen wie z. B. Abwehr, Herabwürdigung oder Rückzug reagieren, empfiehlt sich für die therapeutische Interaktion folgendes Vorgehen:

- Der Therapeut stellt sicher, dass die Emotionsstörung nicht die Interaktion mit dem Patienten beeinflusst (Interaktion an der Psychopathologie vorbei).
- Nicht der Patient ist das Problem (gestörte Person), sondern der Patient hat ein Problem (gestörter Emotionsausdruck), welches er als intelligenter Mensch klären und in den Griff bekommen muss.
- Die Interaktion zwischen Therapeut und Patient dient als diagnostisches und therapeutisches Instrument zur Präzisierung der emotionalen Teilleistungsstörung (»Wenn ich nicht Ihr Therapeut wäre und es besser wüsste, hätte ich jetzt den Eindruck gehabt, Sie wollten mich angreifen oder mir Vorwürfe machen. Was wollten sie wirklich zum Ausdruck bringen? Können Sie versuchen, es mir so zu sagen, dass ich Sie richtig verstehe?).
- Die Therapie bearbeitet nicht Lebenskonflikte, sondern den eigenen emotionalen Ausdruck.
- Es werden kompensatorische Strategien erarbeitet (Was kann man machen, wenn man sich missverständlich ausgedrückt hat, z. B. um sich zu entschuldigen).

- Mit dem Patienten wird erarbeitet, wann die eigene Form der Emotionalität auch von Vorteil ist (ich als ein Mensch, der nicht langweilig ist).
- Dem Patienten wird ein »Rehabilitationsmodell« vermittelt. Er hat eine Behinderung, mit der es zu leben gilt; die Herausforderung ist, sie zu meistern.

106.4 Grad der empirischen Absicherung und persönliche Bewertung

Die skizzierten, klinisch brauchbaren Vorgehensweisen sind sämtlich empirisch noch nicht hinreichend überprüft.

Abschließend soll nicht unerwähnt bleiben, dass der Begriff »Persönlichkeitsstörung« zu Recht als pejorativ und stigmatisierend kritisiert wird. Er führt zur Personperspektivierung komplexer Störungen des zwischenmenschlichen Beziehungsverhaltens (Fiedler, 2007) und beschreibt Verhaltensmuster, die in bestimmten Kontexten eine hohe Überlebenskompetenz darstellen, ausschließlich defizitorientiert (s. auch das gut fundierte Plädoyer von Lieb, 1998, für einen grundsätzlichen Verzicht auf diesen Begriff).

106

Literatur

Beck, A. T. & Freeman, A. (1993). *Kognitive Therapie der Persönlichkeitsstörungen*. Weinheim: Beltz/PVU.

Benjamin, L. S. (2001). *Die interpersonelle Diagnose und Behandlung von Persönlichkeitsstörungen*. München: CIP-Medien.

Fiedler, P. (2000). *Integrative Psychotherapie bei Persönlichkeitsstörungen*. Göttingen: Hogrefe.

Fiedler, P. (2007). *Persönlichkeitsstörungen*. Weinheim: Beltz/PVU.

Grawe, D. (1998). *Psychologische Therapie*. Göttingen: Hogrefe.

Lieb, H. (1998). *»Persönlichkeitsstörung«. Zur Kritik eines widersinnigen Konzeptes*. Tübingen: DGVT.

Linden, M. (2006). Minimal emotional dysfunctions (MED) in personality disorders. *European Journal of Psychiatry, 21*, 325–332.

Linehan, M. M. (1996). *Dialektisch-behaviorale Therapie der Borderline-Persönlichkeitsstörung*. München: CIP-Medien.

Merod, R. (2005). *Behandlung von Persönlichkeitsstörungen. Ein schulenübergreifendes Handbuch*. Tübingen: DGVT.

Ritz-Schulte, G. (2004). *Problembearbeitung und Beziehungsgestaltung bei Persönlichkeitsstörungen*. Göttingen: Hogrefe.

Ritz-Schulte, G., Schmidt, P. & Kuhl, J. (2008). *Persönlichkeitsorientierte Psychotherapie*. Göttingen: Hogrefe.

Roediger, E. (2009). *Praxis der Schematherapie*. Stuttgart: Schattauer.

Sachse, R. (2004). *Persönlichkeitsstörungen*. Göttingen: Hogrefe.

Sachse, R. (2009). *Persönlichkeitsstörungen verstehen*. Bonn: Psychiatrie-Verlag.

Sachse, R., Püschel, O., Fasbender, J. & Breil, J. (2008). *Klärungsorientierte Schematherapie*. Göttingen: Hogrefe.

Schmitz, B., Schuhler, P., Handke-Raubach, A. & Jung, A. (2001). *Kognitive Verhaltenstherapie bei Persönlichkeitsstörungen und unflexiblen Persönlichkeitsstilen*. Lengerich: Pabst.

Trautmann, R. D. (2004). *Verhaltenstherapie bei Persönlichkeitsstörungen und problematischen Persönlichkeitsstilen*. Stuttgart: Pfeiffer bei Klett-Cotta.

Young, J. E., Klosko, J. S. & Weishaar, M. E. (2005). *Schematherapie. Ein praxisorientiertes Handbuch*. Paderborn: Junfermann.

Posttraumatische Belastungsstörungen

A. Maercker

107.1 Symptomatik und Epidemiologie

Posttraumatische Belastungsstörungen (PTB; engl. »Post-Traumatic Stress Disorder«, PTSD) können nach belastenden Ereignissen oder Situationen auftreten, die von außergewöhnlicher Bedrohung oder katastrophenartigem Ausmaß waren (ICD-10), wobei heute zwischen Typ-I-Traumen (einmalig bzw. kurz) und Typ-II-Traumen (mehrfach bzw. lang anhaltend) unterschieden wird. Beispiele für Typ-I-Traumen sind schwere Verkehrsunfälle oder Naturkatastrophen, Beispiel für Typ-II-Traumen sind wiederholter sexueller Missbrauch, Kriegshandlungen und Folter. PTB sind gekennzeichnet durch drei Symptomgruppen:

1. Intrusionen bzw. Symptome sich aufdrängender, belastender Erinnerungen (z. B. Flashbacks),
2. Symptome von Vermeidung und »Numbing« (emotionaler Taubheit) sowie
3. chronische »Hyperarousal«-Symptome (z. B. erhöhte Schreckhaftigkeit).

Häufig anzutreffende kognitiv-emotionale Veränderungen sind:

- anhaltendes Gefährdungsgefühl,
- generalisiertes Entfremdungsgefühl, vermehrtes Misstrauen,
- gestörte Intimität,
- verminderte Selbstachtung,
- vergröberte Verantwortungsattribution: Schuldgefühle und/oder externale Attribution negativer Ereignisse,
- Ärger, Wut, Rache sowie
- deregulierte emotionale Feinabstufung.

Für die Diagnose nach DSM IV ist erforderlich, dass die PTB-Symptome länger als einen Monat nach dem traumatischen Ereignis andauern. Nach Ablauf eines Monats bis zum 6. Monat nach einem traumatischen Ereignis liegt eine akute PTB vor, danach wird von einer chronischen PTB gesprochen. Innerhalb des ersten Monats nach einem Trauma wird ein extremer psychischer Leidenszustand als akute Belastungsstörung diagnostiziert, deren Symptomatik durch eine schockähnliche bzw. dissoziative Symptomatik gekennzeichnet ist. Die psychologischen Behandlungsmöglichkeiten in dieser Zeit unmittelbar nach dem Trauma unterscheiden sich von den PTB-Therapiemethoden. Die Wirksamkeit der hierfür angewandten Interventionen (z. B. »Debriefing«) ist nach kontrollierten Therapiestudien noch zweifelhaft bzw. zeigten einige kontrollierte Therapiestudien sogar negative Effekte dieser Interventionen.

Der im DSM IV beschriebene »verzögerte Typ« von PTB kommt sehr selten vor. Viele PTB-Patienten suchen allerdings oft erst mehrere Jahre nach ihrer Traumatisierung psychotherapeutische Hilfe auf. Einzelne PTB-Symptome, die über Jahre hinweg gar nicht oder nur gering ausgeprägt waren, können allerdings durch Änderungen von Lebensumständen stärker werden, sodass sich im Laufe des Lebens nach einem subsyndromalen Intervall ein Vollbild einer PTB herausbildet (z. B. nach Beendigung des Arbeitslebens im Rentenalter).

Neuere epidemiologische Untersuchungen zeigen, dass die PTB in der Allgemeinbevölkerung keine sehr seltene Störung ist. Untersuchungen in Deutschland belegen ein Lebenzeitrisiko von 2–4% für PTB. Epidemiologische Untersuchungen in den

USA weisen eine höhere Prävalenz von 5–10% auf, was durch die unterschiedliche Traumaprävalenz in verschiedenen Ländern zu erklären ist. Länder mit Kriegsaktivitäten, einem höheren Ausmaß offener Gewalt bzw. häufigeren Naturkatastrophen haben vergleichsweise höhere PTB-Prävalenzen. Die vorliegenden Untersuchungen zeigen jedoch, dass die jeweilige bedingte Wahrscheinlichkeit, nach einem traumatischen Erlebnis PTB auszubilden, in verschiedenen Ländern und Kulturkreisen ungefähr gleich hoch ist. PTB entsteht demnach in

- 50–65% der Fälle nach direkt erlebten Kriegserlebnissen mit persönlicher Gefährdung,
- 50–55% der Fälle nach Vergewaltigungen und sexuellem Missbrauch,
- 3–11% der Fälle nach Verkehrsunfällen,
- ca. 5% der Fälle nach Natur-, Brand- oder Feuerkatastrophen,
- 2–7% der Fälle, die Zeugen von Unfällen und Gewalthandlungen wurden.

Die Auflistung zeigt, dass bei weitem nicht jede Person, die ein traumatisches Ereignis erlebt hat, eine PTB ausbildet. Einige Lebensaltersphasen sind besonders vulnerabel für die Ausbildung von PTB nach einem traumatischen Ereignis (Kindheit, Jugend, höheres Lebensalter; Maercker, Schützwohl & Solomon, 1999).

Die PTB tritt häufig mit komorbiden Störungen auf wie Angststörungen, depressiven Störungen, somatoformen Störungen sowie – vor allem nach Traumatisierungen im Kindesalter – mit Persönlichkeitsstörungen. Das Suizidrisiko von Personen mit PTB ist 15-mal höher als bei nichttraumatisierten Personen der Allgemeinbevölkerung. Nichtbehandelte PTB führen zu höheren Raten von Familien- und Partnerschaftsproblemen, erhöhten Scheidungsraten sowie höheren Raten von Arbeitsproblemen bzw. Arbeitslosigkeit. Für diese psychosozialen Komplikationen lassen sich symptombedingte Beeinträchtigungen der Patienten (z. B. Vermeidungsverhalten, Konzentrationsschwierigkeiten, erhöhte Reizbarkeit) verantwortlich machen.

107.2 Verhaltenstherapeutische Ansatzpunkte und Ziele

Die wichtigsten (kognitiv-verhaltenstheoretischen) Erklärungsansätze sollen kurz vorgestellt werden, die eine unmittelbare therapeutische Relevanz haben, da sie die Grundlage für erfolgreiche Behandlungsmethoden darstellen. Sie beruhen auf dem zunächst entwickelten »Lerntheoretischen Modell« für PTB, dass sich an die Zwei-Faktoren-Theorie der Angstentstehung nach Mowrer anlehnt. Demnach führt ein traumatisches Ereignis (z. B. eine Vergewaltigung) im ersten Schritt der klassischen Konditionierung zu einer Kopplung von neutralen Reizen (z. B. Dunkelheit, Stadtpark, Mann mit Schnauzbart), an eine traumatische Erfahrung (z. B. Vergewaltigung). Dies führt dazu, dass bei Einwirkung der konditionierten Reize (z. B. Begegnung mit einem schnauzbärtigen Mann) eine intensive emotional-physiologische Angstreaktion aktiviert wird. Im zweiten Schritt lernt die Patientin (z. B. das Vergewaltigungsopfer), die konditionierte Angstreaktion dadurch zu reduzieren, dass sie die konditionierten oder Schlüsselreize (Dunkelheit, Stadtpark, Mann mit Schnauzbart) vermeidet bzw. bei spontaner Konfrontation mit diesen Reizen aus den entsprechenden Situationen flieht (operante Konditionierung). Diese Flucht- und Vermeidungsreaktion hat kurzfristig einen Angst reduzierenden Effekt. Bis hierher handelt es sich um die klassische Entwicklungslinie einer Agoraphobie (► Kap. 92). Das Auftreten intrusiver Symptome ließ sich mit diesem Ansatz allerdings nicht befriedigend erklären. Wenn der Angst auslösende Stimulus jedoch nicht mehr ein äußerer Reiz ist, sondern nach Art eines kognitiven Rehearsal (vgl. Kap. 62) alleine schon die gedankliche Vorstellung genügt, um Angst auszulösen und wenn die Betroffenen dann versuchen solche aufkommenden Erinnerungsbilder zu unterdrücken, dann entspricht dies dem klinischen Bild der Intrusionen.

Furchtstrukturmodell

Einige Autoren (z. B. Foa & Rothbaum, 1998) nahmen an, dass es bei einer Traumatisierung zu einer Aktivierung und Veränderung von drei Arten von mentalen Phänomenen kommt:

1. kognitiven Fakten (mit dem Trauma assoziiert),
2. emotionalen Bedeutungen sowie
3. physiologischen Reaktionen.

Wenn ein emotional extrem bedeutsamer Stimulus mit einem bzw. mehreren kognitiven Fakten mit emotionalen Bedeutungen sowie mit physiologischen Reaktionen gekoppelt wird, bildet sich demnach die posttraumatische Furchtstruktur heraus.

Furchtstrukturen sind leicht zu aktivieren, da sie sehr viele Elemente umfassen (z. B. mit dem Trauma nur locker assoziierte Fakten). Eine Aktivierung der Furchtstruktur kann von allen Elementen aus durch Schlüsselreize (Fakten, Gefühle, Körperreaktionen) in Gang gesetzt werden, was die Häufigkeit der intrusiven Wiedererinnerungen an das Trauma erklärt. Je mehr Elemente eine Furchtstruktur beinhaltet, desto häufiger wird sie durch die verschiedensten Schlüsselreize aktiviert werden und desto stärker wird die PTB-Symptomatik ausgeprägt sein.

Die Modifikation der chronischen Furchtstrukturen ist nach diesen Modellvorstellungen nur durch umfassende, zeitlich ausgedehnte Konfrontationstechniken zu erreichen, in der alle Arten von Elementen (Fakten, Gefühle, Körperreaktionen) therapeutisch aktiviert werden und im Ergebnis eine Habituation (Rückbildung) der Angstaktivierung eintritt. Die Belege für die Furchstrukturannahme entstammen meist der Therapieerfolgsforschung, in der gezeigt werden konnte, dass eine umfassende In-sensu-Konfrontation gute Therapieresultate erzielt.

Kognitive Störungsmodelle

Kognitive Veränderungen nach Traumata stehen im Mittelpunkt verschiedener Störungskonzepte, die nicht nur der Verhaltenstherapie (z. B. Resick & Schnicke, 1993) sondern auch psychodynamischen Orientierungen (z. B. Horowitz, 2003) entstammen. Gemeinsam ist diesen Modellvorstellungen, dass traumatisierte Menschen bestimmte kognitive Veränderungen aufweisen. Wichtige kognitive Veränderungen in der Selbst-, Fremd- und Weltsicht sind:

- Vertrauensverlust gegenüber anderen Menschen (z. B. »Die Welt ist abgrundtief schlecht«; »Die Menschen sind abgrundtief schlecht«),
- Überzeugung von der eigenen anhaltenden Verletzbarkeit,
- Gefühl der Fremdheit oder Losgelöstheit von anderen (generalisiertes Entfremdungsgefühl) und
- Eindruck einer eingeschränkten Zukunft.

Ehlers und Clark (2000) haben einen Ansatz zur Entstehung und Aufrechterhaltung der chronischen PTB entwickelt, in dessen Mittelpunkt die Erklärung der fortbestehenden Angstsymptome sowie starker Emotionen wie Ärger, Scham oder Trauer steht. Sie nehmen an, dass sich eine chronische PTB nur dann entwickelt, wenn die Betroffenen das traumatische Ereignis und/oder seine Konsequenzen so verarbeiten, dass sie eine schwere gegenwärtige Bedrohung und Beschädigung wahrnehmen. Ihr Modell besteht aus mehreren Kernaussagen:

- **Die Interpretation des Traumas und seiner Konsequenzen kann zur anhaltenden Wahrnehmung der Bedrohung und Beschädigung führen**: Hierzu gehören nicht nur Interpretationen des Eintretens des Traumas (z. B. »Ich bin nirgends sicher«), sondern auch das eigene Erleben und Verhalten während des Traumas (z. B. »Ich verdiene es, das mir schlimme Dinge passieren«). Weiterhin werden die anfänglichen Symptome negativ interpretiert sowie die Reaktionen anderer nach dem Trauma.
- **Die Spezifika des Traumagedächtnisses und seiner Einbettung in andere autobiografische Erinnerungen führen ebenfalls zum anhaltenden Bedrohungsgefühl**: Das Traumagedächtnis ist durch mehrere Eigenschaften gekennzeichnet: die »Hier-und-Jetzt«-Qualität der Intrusionen, »Emotionen ohne Erinnerungen: körperliche Reaktionen oder Emotionen werden erlebt, ohne dass sie dabei eine bewusste Erinnerung an das Trauma haben; ungenügende Elaboration des autobiographischen Gedächtnisses.
- **Die anhaltend wahrgenommene Bedrohung erzeugt außer der typischen PTB-Symptomatik eine Reihe von kognitiven Veränderungen und Verhaltensweisen, die die wahr-**

genommene Bedrohung mindern sollen, die jedoch die Störung aufrechterhalten: Beispiele sind die Gedankenunterdrückung sowie dysfunktionales Sicherheitsverhalten.

Brewin (2003) entwickelte das Modell der dualen Traumarepräsentation bzw. des Traumagedächtnisses, das zwischen verbal zugänglichen Erinnerungen (VZE) und situational zugänglichen Erinnerungen (SZE) unterscheidet. Die VZE enthalten die Bedeutungszuschreibungen zu einem Ereignis sowie Informationen über Gefühls- und Körperreaktionen. Die SZE setzen sich dagegen aus elementaren sensorischen Eindrücken und den unmittelbaren gefühlsmäßigen Situationsinterpretationen zusammen (z. B. Angstgefühl zum Zeitpunkt eines Traumas). Sie sind nicht bewusst oder intentional abrufbar. Die SZE können als solche nicht einfach verändert oder in eine Erzählung eingebaut werden wie die VZE. Bei PTB-Patienten bilden die SZE die dominierenden Erinnerungen an das Trauma.

Dieses Modell impliziert, dass PTB eine Störung von zwei Prozessen ist, einem ersten, der die Herausbildung von negativen Kognitionen und den sie begleitenden Emotionen beinhaltet und einem zweiten, der das Auftreten von intrusiven Flashbacks betrifft. Die Genesung muss beide Prozesse umfassen. Für den ersten Prozess müssen die negativen Emotionen reduziert werden, die durch die kognitive Repräsentanz des Traumas entstehen – dies geschieht durch eine psychische Verarbeitung des Traumas durch ein wiedererlangtes Kontrollgefühl und die Integration der neuen Informationen in die vorherbestehenden Konzepte und Überzeugungen. Für den zweiten Prozess müssen die automatischen Reaktivierungen der SZE beendet werden – dazu müssen neue SZE vermittelt werden, die die traumabezogenen ersetzen sowie eine Reduzierung des Hyperarousals und der negativen Affektivität erreicht werden, die der Spontanaktivierung der traumabezogenen SZE Vorschub leisten.

107.3 Behandlungsplan und Einzelschritte

Nach den Erstkontakten und einer diagnostischen Phase setzen die therapeutischen Interventionen ein, die im Folgenden als Therapiemodule beschrieben werden (vgl. Zöllner, Karl, Maercker, Hickling & Blanchard, 2005). Ein Modul umfasst jeweils das Vorgehen nach einer bestimmten Therapietechnik bzw. mit einem bestimmten Therapieziel, wobei wichtige Module der PTB-Behandlung die In-sensu-Konfrontation, In-vivo-Konfrontation (► Kap. 26), kognitives Restrukturieren (► Kap. 38) und Rückfallprophylaxe sind. Ein Modul kann mehrere Therapiestunden umfassen. Module können nacheinander bzw. parallel bearbeitet werden. Sie werden in Hinblick auf die Erfordernisse des Patienten ausgewählt und angeordnet.

▪ In-sensu-Konfrontation

Ziel der Konfrontation mit der/den am meisten belasteten Erinnerung/en ist die Reduktion der spontanen, belastenden Intrusionen und der damit verbundenen Angst. Ausgehend vom Furchtstrukturmodell ist eine **umfassende** (gebräuchlicher engl. Begriff: »**prolonged**«) In-sensu-Konfrontation (► Kap. 26 und Kap. 48) das therapeutische Mittel der Wahl, bei der der Patient mit Angst auslösenden und traumassoziierten Reizen (Situationsabläufen, Empfindungen, Gedanken während des traumatischen Ereignisses) in der Vorstellung konfrontiert wird.

Für die Compliance des Patienten bzw. das Gelingen der In-sensu-Konfrontation hat sich eine gründliche **kognitive Vorbereitung** als wichtig herausgestellt. Bestandteile der kognitiven Vorbereitung sind:
- Erklärungsmodell der Symptomatik (Störungsmodell, ► Kap. 79),
- Ableitung des Therapierationals (Veränderungsmodell, ► Kap. 41) und
- gemeinsames Erarbeiten der Therapieplanung.

Die Gesprächsführung während der kognitiven Vorbereitung sollte systemimmanent sein, d. h. der Therapeut sollte sich in das kognitive und emotionale System des Patienten hineinversetzen, deren Schlussfolgerungen und Befürchtungen antizipieren und verbalisieren. Bei einer systemimmanenten Gesprächsführung (▶ Kap. 44) kommt der Patient dann selbst zu dem Schluss, was die angemessene Intervention ist. Dabei ist es bei PTB-Patienten wichtig, das posttraumatische Vermeidungsverhalten in den Mittelpunkt zu stellen, zu illustrieren und sich dessen Konsequenzen zu vergegenwärtigen.

Für die Durchführung der In-sensu-Konfrontation wird der Patient gebeten, sich die belastendste Trauma-Erinnerung mit allen Einzelheiten zu vergegenwärtigen. Er wird instruiert, sich das Ereignis in allen Sinnesqualitäten (sehen, hören, riechen, schmecken, fühlen) vorzustellen. Vor die erste Konfrontation mit dem traumatischen Ereignis wird eine neutrale Übungsimagination vorgeschaltet, die diese Sinnesqualitäten einbezieht.

Die In-sensu-Konfrontation findet meist mit geschlossenen Augen statt. Die verbalen Kommentierungen des Patienten während der Konfrontationsübung erfolgen im Präsens (z. B. »Ich merke, wie das Blut auf meiner Haut herunterfließt«). Der Grad der Detailliertheit wird bei der ersten Imagination dem Patienten überlassen, spätestens beim zweiten Durchgang mit derselben Szene soll er jedoch zunehmend mehr Details über externe und interne Reize wie Gedanken, physiologische Reaktionen und befürchtete Konsequenzen einbeziehen. Der Therapeut stellt das gegenwärtige Angstniveau des Patienten dadurch fest, dass er im Abstand von einigen Minuten während der Konfrontationsübung den Patienten die Angst auf einer 10-stufigen (oder Thermometerskala von 0–100) einschätzen lässt (»Subjective-Units-of-Distress«-Erfassung). Der Therapeut achtet darauf, dass nach dem Durchleben des Traumas in der Vorstellung die Angst bis zum Ende einer Sitzung wieder abklingt, wenn erforderlich durch zusätzliche Intervention des Therapeuten (z. B. Atemtechniken).

Die In-sensu-Konfrontation geschieht als Einzelbehandlung und nimmt günstigerweise die erste Hälfte von zwei zusammengelegten (90 minütigen) Therapiestunden ein (im Rest der Therapiesitzung kann z. B. kognitives Restrukturieren stattfinden). Mit dieser Kopplung mit einer anderen Therapietechnik wird zusätzlich abgesichert, dass eine eventuelle Resterregung aus der Konfrontationsübung noch vor dem Therapiesitzungsende abgebaut wird. Insgesamt werden In-sensu-Konfrontationen mit der gleichen Traumaszene oder den nächsthöchst belastendsten Szenen in 8–12 aufeinanderfolgenden Therapiestunden wiederholt, bis sich das Angstniveau während der Konfrontation generell reduziert hat.

Der Ablauf der einzelnen In-sensu-Konfrontation wird auf Tonband aufgenommen. Dem Patienten wird bis zur nächsten Sitzung die Hausaufgabe (▶ Kap. 30) aufgegeben, sich das in der Therapiesitzung aufgenommene Band mit der Beschreibung des traumatischen Ereignisses täglich anzuhören.

▪ In-vivo-Konfrontation

Ergänzend zur In-sensu-Konfrontation können In-vivo-Konfrontationen durchgeführt werden. Diese sind insbesondere dann indiziert, wenn bestimmte Fertigkeiten und Fähigkeiten durch das posttraumatische Vermeidungsverhalten beeinträchtigt waren (z. B. Autofahren nach traumatisch erlebten Verkehrsunfällen, Berufsausübung untertage bei Bergleuten nach Katastrophen). Ein In-sensu-Konfrontationsmodul kann möglicherweise vorgeschaltet werden. Die kognitive Vorbereitung erfolgt entsprechend wie bei der In-sensu-Konfrontation (s. oben).

▪ Kognitives Restrukturieren

Kognitive Interventionen beziehen sich primär auf die veränderten kognitiven Überzeugungen oder auf den Umgang und die Interpretation der Symptomatik. Nach Resick und Schnickes kognitivem Modell (1993) lassen sich 5 Bereiche identifizieren, in denen traumatische Erlebnisse zu gestörten Selbst- und Fremdkonzepten führten. Diese Bereiche sind:

- Sicherheit,
- Vertrauen,
- Macht/Einfluss,
- Selbstachtung und
- Intimität.

Das Ziel kognitiver Interventionen nach diesem Ansatz ist, dass die Patienten eine ausgeglichenere Selbst- und Weltsicht wiedererlangen. Dazu dient der **sokratische Dialog** (▶ Kap. 56), der gekennzeichnet ist durch eine flexible Arbeitshaltung des Therapeuten, interessierte Neugierde und durch wertfreies Disputieren von Annahmen, Einstellungen, Verhaltensweisen und Erlebnissen des Patienten nach rationalen und logischen Gesichtspunkten (»Welche Beweise haben Sie dafür, dass ihre Erwartungen neuer Unglücke zutreffend sind?«, »Sind auch Alternativen denkbar?«). Unmittelbar im Zusammenhang damit steht das **geleitete Entdecken**, d. h. der Therapeut regt den Patienten zum Entdecken von Zusammenhängen z. B. zwischen Gedanken und Gefühlen an (»Immer, wenn ich mir denke, wenn ich vorsichtiger gewesen wäre, wäre es nicht passiert, fühle ich mich ganz schlecht«). Neben dem geleiteten Entdecken im sokratischen Dialog können sog. **A-B-C-Arbeitsblätter** (▶ Kap. 47) zur Identifikation automatischer Gedanken durch den Patienten eingesetzt werden (vgl. Maercker, 2003).

Im Mittelpunkt des kognitiven Therapieansatzes von Ehlert und Clark stehen die verschiedenen Formen kognitiver Vermeidung (z. B. Ehlers, 1999). Die therapeutischen Techniken dienen drei Veränderungszielen:

1. Elaboration (Differenzierung) des Traumagedächtnisses und dessen Einordnung in das autobiographische Gedächtnis.
2. Veränderung der problematischen Interpretationen des Traumas und/oder seiner Konsequenzen, die das Gefühl der aktuellen Bedrohung hervorrufen.
3. Veränderung der dysfunktionalen Verhaltensweisen und kognitiven Strategien, mit denen die wahrgenommene aktuelle Bedrohung und die PTB-Symptome zu kontrollieren versucht werden.

Für das erste Ziel wird meist eine kurze Konfrontationstechnik mit einem oder mehreren traumatischen »Hot spots« durchgeführt (kurze Narration, Traumabericht schreiben etc.) und anschließend nachbesprochen (Wie hat der Patient es erlebt? War es so schlimm wie erwartet? Hat er neue Aspekte erinnert? Ist dem Patienten etwas eingefallen, was seine ursprünglichen Eindrücke korrigiert?). Das zweite Ziel wird durch die Identifikation von Denkfehlern und die Durchführung eines sokratischen Dialogs gestaltet. Typische Themen sind dabei die Verantwortlichkeit für das Trauma, Schuld- und Schamgefühle, übermäßige Beschäftigung mit Ungerechtigkeit, Ärger und weitere veränderte Überzeugungen über das Selbst und die Welt (Ehlers, 1999). Für das dritte Therapieziel werden Techniken des Diskriminationslernens von Auslösern des intrusiven Wiedererlebens vermittelt sowie Verhaltensexperimente zur Gefahreneinschätzung und In-vivo-Konfrontationsübungen durchgeführt.

Explizit integrative Therapiemodelle (z. B. Maercker, 2007) beziehen Konfrontations- (mehrere Varianten möglich: z. B. Schreib- und Internet-Therapie) und kognitive Techniken (▶ Kap. 90) sowie Ressourcenarbeit (z. B. imaginative Stabilisierungstechniken; Reddemann, 2001) und die Diskussion von Sinnfragen (Zöllner & Maercker, 2006) ein.

■ Rückfallprophylaxe

Nach einem erfolgreichen Verlauf der Konfrontationen und der kognitiven Restrukturierung wird eine mehrwöchige Selbstkontrollphase vereinbart, in der der Patient nur noch telefonische bzw. Kurzkontakte zum Therapeuten hat. Damit soll die Unterstützung des Therapeuten bei den kognitiven und Konfrontationsübungen ausgeblendet werden.

Wichtig beim Übergang zum selbstständigen Planen und Durchführen von Übungen durch den Patienten ist eine Entkatastrophisierung von eventuellen Rückschlägen. Das Risiko ist nicht auszuschließen, dass nach erfolgreicher Therapie die verschiedenen Symptome dennoch vereinzelt auftreten, vielleicht durch Stressoren oder belastende Lebensereignisse ausgelöst. Dies sollte zwar als ein teilweiser, aber kein kompletter Rückschlag interpretiert werden, der nicht alle bisherigen Erfolge zunichte macht.

107.4 Schwierigkeiten und Probleme

Insbesondere die Therapie von PTB-Patienten nach einem Typ-II-Trauma ist ein komplexer und schwieriger Prozess. Die Erfahrung bedrohlicher und/oder überwältigender Lebensereignisse hat tiefgreifende Auswirkungen auf das interpersonelle Verhalten der Patienten, was sich auch auf die Therapeut-Patient-Beziehung auswirkt. Für die meisten Patienten mit traumatischen Erlebnissen ist es schwer, sich der professionellen Hilfe eines Psychotherapeuten anzuvertrauen, wofür insbesondere das störungsbedingte Vermeidungsverhalten (»Ich will nicht mehr daran denken«) sowie das generalisierte Entfremdungsgefühl (»Mich kann sowie niemand verstehen, auch kein Psychotherapeut, wenn er das nicht selbst erlebt hat«) verantwortlich gemacht wird. Deshalb ist es wichtig, schon während der Erstkontakte auf die spezifischen Bedürfnisse dieser Patientengruppe gezielt einzugehen:

- Vom Patienten kann als Enttäuschung erlebt werden, wenn der Therapeut (ebenfalls) ein Vermeidungsverhalten zeigt, sich den Bericht über das Trauma nicht in allen Einzelheiten anzuhören.
- Ebenso kann es sich als ungünstig erweisen, wenn auf zunächst ambivalente Tendenzen des Patienten, über das Trauma zu berichten (»Darüber möchte ich eigentlich nicht reden.«) vom Therapeuten mit Ausweichverhalten reagiert wird (»Gut, dann reden wir auch nicht darüber.«).
- Erhöhte Sensibilität ist in Bezug auf »Formalitäten der Therapiedurchführung« geboten, z. B. keine standardisierte Eingangsdiagnostik vor dem Gespräch über die traumatischen Erlebnisse.

Generell ist zu beachten, dass viele Patienten einen Rechtsstreit (z. B. bzgl. Entschädigung, Erwerbsunfähigkeit, Berentung, Asylstatus) führen und den Therapeuten als Verbündeten für ihre Position einsetzen wollen. Differenzialdiagnostisch muss man sich dann immer die Frage stellen, ob tatsächlich eine PTB im eigentlichen Sinne vorliegt. Hierbei sind dann auch ausführliche Gespräche zur Therapeutenrolle und deren Begrenzungen angebracht.

107.5 Begleit- oder Alternativbehandlungen

Ergänzend zur hier beschriebenen Psychotherapie kommen Psychopharmaka mit folgendem Ziel zur Anwendung: Reduktion von

- Intrusionen,
- Flashback-Episoden,
- Alpträumen und Schlafstörungen,
- Depressionen,
- Panikattacken und Angstzuständen.

Grundsätzlich spielen meistens nur Antidepressiva vom Typ der selektiven Serotonin-Wiederaufnahmehemmer (SSRI), seltener MAO-I bzw. Benzodiazepine, eine adjuvante Rolle.

Die EMDR-Methode (▶ Kap. 27) ist keine eigenständige oder alternative Behandlung, sondern eine Methode im Rahmen eines notwendig komplexen Therapieplans.

107.6 Wirksamkeit und Erfolgsbeurteilung

Es existiert eine wachsende Zahl kontrollierter Studien, in denen die Wirksamkeit des konfrontativen, kognitiven bzw. kombiniert kognitiv-verhaltenstherapeutischen Vorgehens nachgewiesen wurde. Die kognitive Verhaltenstherapie bei Typ-I-Träumen gehört zu den am besten gesicherten Therapiemethoden. Sie zeigt umfassendere Therapieeffekte (d. h. alle 3 PTB-Symptomgruppen betreffend) verglichen mit den Effekten von Psychopharmaka. Letztere wirken meist nur auf einzelne Symptomgruppen (z. B. Intrusionssymptome). Die Dauer der kognitiven Verhaltenstherapie variiert in kontrollierten Therapiestudien zwischen 12 und 30 Sitzungen. Im Vergleich mit anderen Angststörungen (z. B. Panik, Agoraphobie) dauert die Therapie damit meist etwas länger.

Die nachgewiesenen Therapieeffekte treten bei Patienten auf, deren Behandlungsbeginn einige Monate nach dem Trauma lag (3 Monate), sodass generell eine PTB-Therapie erst nach einem mehrmonatigen Intervall nach dem Trauma zu empfehlen ist. In diesem 3-Monatszeitraum kommt es im Übrigen bei einem großen Teil der Betroffenen zur Spontanrückbildung der anfänglichen Symptomatik.

PTB nach Typ-II-Träumen lässt sich schwieriger behandeln. Grundsätzlich können auch erfolglos vorbehandelte bzw. unbehandelte chronische PTB-Patienten nach Jahren und Jahrzehnten noch erfolgreich behandelt werden (z. B. erwachsene Opfer sexuellen Kindesmissbrauchs). Dabei ist zu beachten, dass es bei chronischen Störungsbildern vermehrt zu komorbiden Störungsbildern und Problemen kommen kann, für die dann weitere Methoden, z. B. zur Borderline-Symptomatik, zum

Ärgermanagement sowie zur Veränderung der Partner- und Familienkommunikation zusätzlich zur Anwendung kommen können.

Ähnlich wie bei anderen Angststörung ist nicht das völlige Verschwinden der Symptomatik sondern eine bedeutende Verminderung der Symptomatik und der individuellen Belastung durch die Symptomatik das realistische Therapieziel.

107.7 Prävention sekundärer Traumatisierung der Therapeuten

Die Behandlung von traumatisierten Patienten fordert oft einen hohen psychischen Tribut von den Therapeuten. Durch PTB-Patienten mittelbarer Zeuge von Verbrechen, Unglücksfällen oder anderen katastrophalen Erlebnissen zu sein, kann für Therapeuten selbst zu PTB-ähnlichen Veränderungen führen. Dieses Phänomen wird als u. a. »sekundäre Traumatisierung« beschrieben (vgl. Saakvitne & Pearlman, 1996).

Sekundäre PTB ist ein Resultat wiederholter Belastungen durch traumatische Berichte der Patienten. Sie kann zusätzlich zu einer eigenen PTB-Symptomatik auftreten in Form von

- Hilflosigkeitsgefühlen,
- Entfremdung,
- Burn-out und
- Zynismus.

Häufig kommt es dazu direkt nach Einsätzen in Katastrophenfällen. Ein frühzeitiges Erkennen der eigenen Reaktionen (z. B. Schlaflosigkeit, Grübeln) sowie das Sich-Öffnen gegenüber Kollegen und notfalls eigenen Familienmitgliedern sind hilfreich für die Prophylaxe einer sekundären PTB und eines Burn-out-Syndroms. Sinnvoll ist es, für sich selbst das Gefühl zu akzeptieren, dass nach einem mittelbaren oder unmittelbaren traumatischen Erlebnis »nichts mehr so ist, wie es früher war«. Eine besondere Rolle kommt in diesem Zusammenhang der Nutzung professioneller Netzwerke und kollegialer Unterstützung (z. B. Supervision) sowie der bewussten Planung eigener Entspannungs- und Freizeitmöglichkeiten zu.

Literatur

Brewin, C. (2003). *Posttraumatic stress disorder*. New Haven: Yale University Press.

Ehlers, A. (1999). *Posttraumatische Belastungsstörung*. Göttingen: Hogrefe.

Ehlers, A. & Clark, D. M. (2000). A cognitive model of posttraumatic stress disorder. *Behav Res Ther, 38*, 319–345.

Foa, E. B. & Rothbaum, B. O. (1998). *Treating the trauma of rape. Cognitive-behavioral therapy for PTSD*. New York: Guilford.

Maercker, A. (Hrsg.). (2003). *Therapie der posttraumatischen Belastungsstörungen* (2. Aufl.). Berlin: Springer.

Maercker, A. (2007). Posttraumatische Belastungsstörungen. In B. Strauss, F. Hohagen & F. Caspar (Hrsg.), *Lehrbuch Psychotherapie*. Göttingen: Hogrefe.

Maercker, A., Schützwohl, M. & Solomon, Z. (Eds.). (1999). *Post-traumatic stress disorder: A lifespan developmental perspective*. Seattle: Hogrefe & Huber.

Reddemann, L. (2001). *Imagination als heilsame Kraft*. Stuttgart: Klett-Cotta.

Resick, P. A. & Schnicke, M. K. (1993). *Cognitive processing therapy for rape victims. A treatment manual*. Newbury: Sage.

Saakvitne, K. W. & Pearlman, L. A. (1996). *Transforming the pain. A workbook on vicarious traumatization*. London: Norton.

Zöllner, T., Karl, A., Maercker, A., Hickling, E. J. & Blanchard, E. B. (2005). *Posttraumatische Belastungsstörungen nach schweren Verkehrsunfällen – ein Therapiemanual*. Lengerich: Pabst.

Zöllner, T. & Maercker, A. (2006). *Posttraumatic growth and psychotherapy*. London: Erlbaum.

Schizophrenie

R.-D. Stieglitz und R. Gebhardt

108.1 Symptomatik und Epidemiologie

Den aktuellen Klassifikationssystemen ICD-10 und DSM-IV-TR entsprechend lassen sich schizophrene Störungen kennzeichnen durch Beeinträchtigungen in verschiedenen Funktionsbereichen wie

- Ich-Funktionen (z. B. Gedankenentzug),
- Denken (z. B. Gedankenabreißen),
- Realitätsbeurteilung (z. B. Verfolgungswahn),
- Wahrnehmung (z. B. akustische Halluzinationen),
- Affekt (z. B. inadäquater Affekt) oder
- Psychomotorik (z. B. Mutismus).

Weiterhin lassen sich Subtypen basierend auf dem dominierenden Querschnittsbild definieren (z. B. paranoide, hebephrene, katatone Form). Zwischenzeitlich haben weitere Konzepte Eingang in die Beschreibung dieser Störungsgruppe gefunden, zu nennen sind hier insbesondere die Negativsymptomatik und die Basisstörungen. Durch kontinuierliche Instrumentenentwicklungen in den letzten Jahren lassen sich für die verschiedenen Facetten der Störung zuverlässige diagnostische Beurteilungen treffen (Vauth & Stieglitz, 2001).

Die Erkrankungswahrscheinlichkeit als Lebenszeitrisiko wird für schizophrene Störungen zwischen 0,5 und 1,6% geschätzt (Gaebel, Falkai, Weinmann & Wobrock, 2006). Die Prävalenzrate liegt zwischen 1,4 und 3,9/1.000 (Leucht, Fritze, Lanczik, Vauth & Olbrich, 2009). Männer und Frauen erkranken etwa gleich häufig, das Ersterkrankungsalter liegt bei Frauen etwas höher. Im Hinblick auf Komorbiditäten spielen bei schizophrenen Erkrankungen vor allem Suchterkrankungen eine wichtige Rolle (sog. duale Diagnosen). Es hat sich in den letzten Jahren zunehmend die Relevanz des Substanzmissbrauchs für die Therapie allgemein und den weiteren Verlauf gezeigt, vor allem auch im Hinblick auf die Notwendigkeit spezifischer Behandlungsstrategien (Mueser, Drake & Wallach, 2002).

Die Erkrankung kann akut auftreten oder sich schleichend entwickeln und verläuft meist in Episoden (z. T. auch als Phasen bzw. Schübe bezeichnet). Entgegen früherer Annahmen eines chronischen Verlaufs weisen neuere Studien auf individuell sehr unterschiedliche Entwicklungen hin. Nach Hahlweg und Dose (1998) weisen 25% aller schizophrenen Patienten nur eine Phase auf, 50% mehrere Phasen mit Beeinträchtigungen im sozialen Bereich sowie 25% einen chronischen Verlauf. Zudem ist von einem hohen Suizidrisiko auszugehen (ca. 10%).

Hinsichtlich der Entstehung wird eine multifaktorielle Genese angenommen, wobei biologische, soziale und psychologische Variablen zu berücksichtigen sind. Die Mehrzahl der heute diskutierten Theorien, wie z. B. das Vulnerabilitäts-Stressmodell und dessen Weiterentwicklungen (Leucht et al., 2009; Hahlweg & Dose, 1998), gehen von dieser Annahme aus. Die meisten verhaltenstherapeutischen Ansätze beziehen sich auf dieses Modell.

108.2 Verhaltenstherapeutische Ansatzpunkte und Ziele

Therapieziele und Ansatzpunkte therapeutischer Interventionen ergeben sich aus der Vielschichtigkeit und Komplexität der Symptomatik, aus den Folgen der Erkrankung sowie aus dem Verlauf und dessen Prognose (Leucht et al., 2009; Pratt & Mueser, 2002). Entsprechend den Leitlinien sind psychotherapeutische Interventionen in jeder Behandlungsphase von Bedeutung (Gaebel et al., 2006; Klingberg, 2010). Im Vorfeld der Erkrankung werden oft Prodromalzeichen wahrgenommen wie z. B. soziale Isolierung oder Zurückgezogenheit und ausgeprägte Beeinträchtigungen der Rollenerfüllung im Beruf, in der Arbeit oder im Haushalt. In der Akutphase steht die Bewältigung der Produktivsymptomatik (insbesondere von akustischen Halluzinationen und Wahn) im Vordergrund, in der Remissionsphase die nichtpsychotische Symptomatik wie z. B. die Bewältigung der durch die Psychose sekundär entstandenen sozialen Probleme, die oft überdauernde Negativsymptomatik oder der Aufbau fehlender oder verlorengegangener sozialer Fertigkeiten. Bei nicht vollständig remittierten bzw. eher chronischen Verläufen steht die Behandlung der jeweils persistierenden Symptomatik (oft Produktivsymptomatik) im Vordergrund (Vauth & Stieglitz, 2007). Große Bedeutung kommt auch der Behandlung depressiver Symptomatik zu. Zunehmend an Bedeutung gewinnen Ansätze zur Rezidivprophylaxe (Klingberg, Schaub & Conradt, 2003).

Entsprechend dem Verlauf der Erkrankung und den Beeinträchtigungen verschiedener Grundfunktionen lassen sich zentrale Therapieziele formulieren wie

- die Identifizierung von Prodromalzeichen oder Frühwarnzeichen und Stressoren zur Rückfallverhinderung,
- die Bewältigung der Akutsymptomatik oder der persistierenden Symptomatik,
- die Verbesserung sozialer Kompetenzen und kognitiver Defizite sowie
- die Verbesserung familiärer Kommunikations- und Problemlösestrategien.

Entsprechend diesen unterschiedlichen Zielen können verhaltenstherapeutische Strategien beim Individuum als Einzel- oder Gruppentherapie oder im familiären Kontext als Familientherapie ansetzen. Darüber hinaus sollte es in jeder Therapie gehen um

- Stärkung der Selbst- und Eigenverantwortlichkeit sowie des Selbsthilfepotenzials,
- Förderung und den Ausbau von Spontanbewältigungsstrategien und Ressourcen des Patienten,
- Vermittlung eines adäquaten Krankheitskonzeptes sowie
- Verbesserung der Medikamentencompliance.

Die Festlegung verhaltenstherapeutischer Behandlungsziele erfolgt, wie sonst auch, im Kontext der Verhaltensdiagnostik und setzt eine individuelle Problemanalyse (▶ Kap. 41) voraus, d. h. die Interventionen müssen auf die spezifischen Probleme und Bedürfnisse des Patienten zugeschnitten werden (Kingdon & Turkington, 2005: »individualized caseformulation and treatment planning«).

108.3 Behandlungsplan und Einzelschritte

Völlig unabhängig von der jeweiligen Ausgestaltung der verhaltenstherapeutischen Konzepte ist der erste Schritt immer die Erarbeitung eines individuellen Störungsmodells unter Einbeziehung des Vulnerabilitäts-Stressmodells als heuristischer Rahmen zur Therapieplanung (▶ Kap. 79). Dabei ist es wichtig, die verschiedenen Defizite und auch die Schwere der Beeinträchtigungen nicht zu bagatellisieren, aber durch das Aufzeigen der Bedeutung der gesunden Anteile, der Kompetenzen und vielfältigen Bewältigungsmöglichkeiten dem Betroffenen die Notwendigkeit einer aktiven Mitgestaltung nahe zu bringen. Ohne die Grenzen der Belastbarkeit außer Acht zu lassen, wird der Patient als Experte für seine Erkrankung ernst genommen. Dadurch ist er nicht länger passiver Empfänger einer Therapie, sondern aktiver Mitgestalter.

Einen wesentlichen allgemeinen Bestandteil der Behandlung stellt die Psychoedukation dar, d. h. die gezielte Information des Patienten (und seiner Angehörigen) über die Störung, besonders über die Symptomatik, die Entstehung, den Verlauf und die Behandlung. Vor allem zu Beginn der Behandlung können schriftliche Informationsmaterialien, besonders Patientenratgeber, hilfreich eingesetzt werden (Angenendt & Stieglitz, 2004). Ein umfassender Überblick zu allen bei schizophrenen Störungen zu beachtender Aspekte findet sich bei Bäuml und Pitschel-Walz (2003). Darüber hinaus geht es auch darum, Angehörige als Unterstützungsressourcen zu mobilisieren und sie zu Verbündeten im Behandlungsprozess zu machen (Vauth & Stieglitz, 2002).

■ Einzeltherapie

Aus historischen Gründen sei darauf hingewiesen, dass zwei klassische Methoden der Verhaltenstherapie, nämlich die in den 1960er-Jahren entwickelte »Token-Economy« (Münzverstärkung, ► Kap. 45), und das Anfang der 1970er-Jahre von Meichenbaum und Cameron beschriebene Selbstinstruktionstraining (► Kap. 51 und Kap. 52) an Patienten mit schizophrenen Störungen entwickelt wurden. Im Prinzip lassen sich jedoch alle verhaltenstherapeutischen (VT-) Ansätze bei schizophrenen Störungen anwenden. Die Techniken der VT bedürfen jedoch oft einer Modifikation aufgrund der spezifischen Einschränkungen des Lernens und der Belastbarkeit schizophren Erkrankter (Süllwold & Herrlich, 1998). Ein unreflektierter Einsatz ist auf jeden Fall zu vermeiden, da z. B. Angst und Vermeidungsverhalten oder auch Zwangssymptomatik bei einem schizophrenen Patienten eine andere Bedeutung haben können als bei einem Patienten mit einer reinen Angststörung. Bei der Therapieplanung sollte generell jeder eigene Kontroll- oder Bewältigungsversuch (Saupe, Englert, Gebhardt & Stieglitz, 1991; Schaub, 2003) des Patienten wahrgenommen und in die Therapie einbezogen werden, dabei sollten bereits vorhandene Techniken verbessert und ein individualisiertes, auf den Patienten zugeschnittenes VT-Konzept entwickelt werden. Überlegungen zu einzelnen kognitiv-verhaltenstherapeutischen Techniken in ihrer Anwendung bei schizophren Erkrankten finden sich bei Roder, Zorn, Andres, Pfammatter und Brenner (2002b), nämlich zum Rollenspiel (► Kap. 43 und Kap. 65), zum Problemlösen (► Kap. 46), zur kognitiven Umstrukturierung (► Kap. 38 und Kap. 56), zu Entspannungsverfahren (► Kap. 25) und zur Stressbewältigung (► Kap. 85).

Nach Rector und Beck (2002) sieht die Struktur einer kognitiv-verhaltenstherapeutischen Sitzung bei schizophrenen Patienten wie folgt aus:

1. Verlauf seit der letzten Sitzung (u. a. Stimmung, Status Medikation),
2. Herstellen einer Verbindung zur letzten Sitzung (u. a. Zusammenfassung, Identifikation möglicher Themen für die aktuelle Sitzung, z. B. Bearbeitung Wahn),
3. Festlegen der Struktur der aktuellen Sitzung (z. B. Fortsetzen der Entwicklung kognitiver Strategien bei Wahn),
4. Bearbeiten der Themen in der aktuellen Stunde und Planung von Hausaufgaben (z. B. graduierte Exposition kritischer Situationen mit Realitätskontrolle),
5. Zusammenfassung der Sitzung und Rückmeldung durch Patienten,
6. Überblick: Behandlungsplan bis zur nächsten Sitzung (z. B. Besuche bei Psychiater).

In den letzten Jahren sind zur Behandlung therapieresistenter Produktivsymptomatik vor allem in England (Gruppen um Tarrier, Kuipers und Bebbington) kognitiv-verhaltenstherapeutische Konzepte entwickelt worden, die immer stärkere Akzeptanz finden. Differenzierte Beschreibungen und Effektivitätsstudien liegen vor. Die 6 Komponenten der Therapie nach Garety, Fowler und Kuipers (2000) sind (zit. nach Wiedemann & Klingberg, 2003):

1. Aufbau und Aufrechterhaltung einer therapeutischen Beziehung,
2. Arbeit an den kognitiv-behavioralen Krankheitsverarbeitungsstrategien,
3. Entwicklung eines (neuen) Verständnisses der Erfahrungen in der Psychose,
4. Arbeit an Halluzinationen und Wahn,
5. Bearbeiten von negativen Selbsteinschätzungen, Angst und Depression,
6. Umgang mit dem Rückfallrisiko und sozialer Behinderung.

Zwischenzeitlich liegen auch deutschsprachige Manuale zur Behandlung dieser spezifischen, oft therapieresistenten Störungen vor (Lincoln, 2006; Vauth & Stieglitz, 2007). Die in den Programmen eingesetzten VT-Techniken berücksichtigen vor allem kognitive Verfahren (▶ Kap. 28 und Kap. 52).

Speziell bei schizophrenen Störungen ist ein Behandlungsfokus die Compliance der Patienten. Durch Psychoedukation wird dies in einzel- wie gruppentherapeutischen Ansätzen angestrebt, jedoch gibt es mittlerweile auch spezielle Ansätze. Am bekanntesten ist sicherlich die sog. »Compliance Therapy« (Kemp, Hayward, Applewhaite, Everitt & David, 1996).

In einem Psychotherapiekonzept für ersterkrankte Schizophrene, das im Rahmen des Kompetenznetzes Schizophrenie (www.kompetenznetz-schizophrenie.de) an mehreren Kliniken als ambulante Einzeltherapie untersucht wird, sind die wesentlichen Elemente einer integrierten Therapie enthalten (Mayenberger, Blaumann, Klingberg, Buchkremer & Gaebel, 2003). Es besteht aus

- 8 h Psychoedukation,
- 20 h kognitive Verhaltenstherapie,
- 8 h computergestütztes kognitives Training und
- 8 h Angehörigenarbeit.

Gruppentherapie

Verhaltenstherapeutische Gruppen haben seit vielen Jahren einen festen Stellenwert in der Behandlung schizophrener Störungen (Vauth & Stieglitz, 2002). Zunehmend werden standardisierte Programme entwickelt, für die Manuale und auch Arbeitsbücher für die Patienten zur Verfügung stehen. Während bis vor einigen Jahren vor allem Trainings im Hinblick auf den Aufbau sozialer Kompetenz und sozialer Fertigkeiten (▶ Kap. 69) existierten, wurde in den letzten Jahren der Fokus im Hinblick auf psychoedukative Trainings und Trainings kognitiver Fertigkeiten erweitert.

Die Entwicklung von Trainingsverfahren zur Rehabilitation kognitiver Funktionsstörungen (»Cognitive remediation«), die oft auch als Einzeltherapie durchführbar sind, basiert auf dem gesicherten empirischen Befund, dass viele schizophrene Patienten auch über die akute Episode hinaus an einer Reihe kognitiver Beeinträchtigungen leiden (u. a. Aufmerksamkeit, Merkfähigkeit und Gedächtnis). Die Bedeutung dieser Beeinträchtigungen ist nicht zu unterschätzen. So reduzieren kognitive Funktionsstörungen die Ansprechrate bei psychotherapeutischen Interventionen wie z. B. bei Programmen zum Fertigkeitenaufbau (Vauth & Stieglitz, 2002).

Der zunehmenden Relevanz der Psychoedukation im Gesamtbehandlungsplan wurde durch die Entwicklung spezieller psychoedukativer Gruppenprogramme Rechnung getragen (Bäuml & Pitschel-Walz, 2003; Wiedemann, Klingberg, Pitschl-Walz & Arbeitsgruppe Psychoedukation, 2003). Exemplarisch zu nennen sind hier die Ansätze von Roder et al. (2002a, b), Behrendt (2001) sowie Kieserg und Hornung (1996). Es handelt sich um standardisierte Verfahren mit folgenden Elementen:

- umfassende Information zum Thema Schizophrenie,
- Verbesserung der Behandlungscompliance,
- Identifizierung von Frühwarnzeichen,
- Erstellung von Krisenplänen,
- Bewältigung von Belastungen und
- Verringerung des Rückfallrisikos.

In den Programmen werden sehr ähnliche Themen bearbeitet, wobei die Schwerpunkte unterschiedlich gesetzt sind. Die meisten Autoren betonen, dass auch bedingt durch den häufigen Wechsel der Teilnehmer, Abweichungen vom standardisierten Vorgehen notwendig sind.

Da schizophren Erkrankte häufig Defizite in sozialen Fertigkeiten besitzen, kommt dem Training in diesem Bereich eine große Bedeutung zu. Therapeutische Elemente in allen Kompetenztrainings sind:

- gestufter Aufbau von Teilkomponenten komplexer Handlungen (▶ Kap. 21),
- Abstimmung auf die kognitiven Defizite durch langsame und repetitive Informationspräsentation, Instruktionslernen, Modellprozesse (▶ Kap. 43),
- wiederholtes Durchspielen von Verhaltensabfolgen (»behavioral rehearsal«; ▶ Kap. 65),
- Bieten von Hinweisreizen (»prompting«),
- abgestufte Verhaltensformung (»shaping«),
- Rückmeldung, soziale Verstärkung (▶ Kap. 67) sowie
- Übungen zwischen den Sitzungen (Hausaufgaben ▶ Kap. 30).

Die bekanntesten Beispiele sind das »Social-Skills-Training« (SST), d. h. das Training sozialer Fertigkeiten und unabhängiger Lebensführung, das von der Gruppe um Liberman entwickelt wurde und das »Integrierte Psychologische Therapieprogramm für schizophrene Patienten« (IPT) sowie dessen Erweiterungen von der Gruppe um Brenner (Roder et al., 2002a, b). Als aktuelle Erweiterung des Standardverfahrens (Module: kognitive Differenzierung, soziale Wahrnehmung, verbale Kommunikation, soziale Fertigkeiten, interpersonelles Problemlösen) wurde ein manualisiertes Programm für die Bereiche Wohnen, Arbeit und Freizeit (WAF) entwickelt.

Die verhaltenstherapeutischen Prinzipien des Trainings sozialer Fertigkeiten (▶ Kap. 69) und des interpersonellen Problemlösens sind in den verschiedenen Programmen ähnlich. Es handelt sich um Gruppen für 5–7 Patienten und 2 Therapeuten, die meist zweimal pro Woche über einige Monate stattfinden und jeweils ca. 90 min dauern. Auch im Programm von Vauth und Stieglitz (2008) geht es im Training zur »Verbesserung der Emotionalen Intelligenz« um primär soziale Aspekte. Es hat sich als günstig erwiesen, wenn die Gruppen nach Alter und Geschlecht heterogen sind, die Akutsymptomatik weitgehend abgeklungen ist und das Ausmaß der kognitiven Defizite der einzelnen Patienten nicht zu stark variiert. Trotz der vielen Vorteile von Gruppenprogrammen wird die Einbindung bei manchen Patienten nicht möglich sein, da sie z. B. aufgrund der Negativsymptomatik, der Basisstörungen, der schweren Kontaktstörungen oder der mangelnden Motivation nicht in der Lage sind, an Gruppen teilzunehmen.

In den letzten Jahren haben Programme an Bedeutung gewonnen, die die verschiedenen Möglichkeiten der Krankheitsbewältigung in das Zentrum stellen und z. T. auch auf Ersterkrankte abzielen. So umfasst z. B. die »Bewältigungsorientierte Therapie« (BOT) von Schaub (2003) außer der Psychoedukation das Erkennen persönlicher Belastungen und individueller Stressreaktionen sowie Stressmanagement. Es geht sowohl um den Umgang mit Symptomen, um soziale Kompetenz, Aufbau positiver Aktivitäten als auch um Gesundheitsverhalten und Stärkung des sozialen Netzwerkes des Patienten.

Die Rolle des Therapeuten ist stark strukturierend, die Patienten müssen immer wieder zur aktiven Mitarbeit aufgefordert werden, erarbeitete Ziele oder kleine Schritte mit konkreten Bewältigungsstrategien müssen wiederholt und auch zusammenfassend ständig vergegenwärtigt werden.

Die Therapeuten müssen Kenntnisse und Erfahrungen in der Behandlung Schizophrener, in der Umsetzung verhaltenstherapeutischer Prinzipien auf den Individualfall sowie mit Gruppenprozessen und Gruppendynamik haben.

▪ Familientherapie

In den letzten 20 Jahren wurden auch Faktoren der familiären Interaktion als auslösende (nicht verursachende) und verlaufsmodifizierende Bedingungen schizophrener Erkrankungen herausgestellt. Zu nennen ist hier insbesondere das EE-Konzept (»Expressed Emotion«). In zahlreichen Studien konnte die Bedeutsamkeit dieses Konstrukts für die Vorhersage eines Rückfalls belegt werden. Allgemeines Ziel der familientherapeutischen Ansätze ist die Veränderung des sozialen Umfeldes, in das der Patient nach der Entlassung aus der Klinik zurückkehrt. Erreicht wird dies durch Veränderungen von Einstellungen, des Stressniveaus und der Bewältigungsfähigkeiten der gesamten Familie.

Ansätze zu der sog. psychoedukativen Familienbetreuung Schizophrener wurden von verschiedenen Arbeitsgruppen entwickelt, am bekanntesten sind die um Leff, um Falloon, um Tarrier und um Hahlweg (Hahlweg, Dürr, Dose & Müller, 2006). Trotz Unterschieden z. B. im »Setting« (Klinik oder Zuhause) oder der Dauer (6–24 Sitzungen pro Jahr) lassen sich eine Reihe von Gemeinsamkeiten auf formaler und inhaltlicher Ebene aufzeigen. Diese Ansätze zeichnen sich durch eine Fokussierung auf das »Hier und Jetzt« und eine klare Strukturierung aus. Sie setzen an den positiven Aspekten, den Stärken des Familiensystems an und betonen die Fähigkeit der Familie, Änderungen zu bewirken. Sie umfassen zumeist kognitive Elemente sowie verhaltensorientierte Techniken. Die Ansätze beinhalten auch psychoedukative Teile mit dem Ziel der Wissens- und Informationsvermittlung über die Schizophrenie sowie Therapiebausteine zur Verbesserung der Kommunikation (▶ Kap. 76), der sozialen Kompetenzen (▶ Kap. 69) und der Problemlösefähigkeiten (▶ Kap. 46) in der Familie.

Mit Hilfe des Kommunikations- und Problemlösetrainings (▶ Kap. 76 und Kap. 46) in der Familie führt die Therapie zu einer Verbesserung der Kompetenzen und Eigenverantwortlichkeiten von Patient und Familie, zur Verbesserung der Lebensqualität für alle sowie zu einer Reduktion von Rückfällen und dient somit präventiven Zielen. Die VT-Familienbetreuung nach Falloon bzw. Hahlweg setzt sich aus mehreren Teilen zusammen. Am Anfang steht die Verhaltensanalyse der Familiensituation (▶ Kap. 4 und Kap. 41). Die Stärken und Schwächen der Familie als einer Problemlöseeinheit werden analysiert, die Beziehungen zwischen den unterschiedlichen Zielen und Problemen der einzelnen Familienmitglieder werden erfasst und die Familie bei der Diskussion eines Problems beobachtet. Das eigentliche Behandlungsprogramm besteht aus einer Informationsphase, einem Kommunikationstraining und einem Problemlösetraining. Über dieses standardisierte Programm hinaus können bei Bedarf zusätzliche Strategien bei spezifischen Problemen (z. B. Angst, Zwangssymptome, Wahn oder Halluzinationen) vermittelt werden oder aber auch allgemeine Bewältigungsstrategien, z. B. beim Auftreten von Prodromen.

108.4 Schwierigkeiten und Probleme

Da es bisher noch nicht möglich ist, den Verlauf schizophrener Störungen im Einzelfall zuverlässig zu prognostizieren, muss mit Rezidiven und auch der Möglichkeit einer Chronifizierung gerechnet werden. Dem Patienten muss dennoch das Konzept vermittelt werden, dass eine Besserung erreicht werden kann und ein berechtigter Anlass zum Optimismus und zur Hoffnung besteht. In einer Zusammenstellung aller großen Langzeitstudien wurde wie ein Fazit die Forderung gestellt, die Behandler sollten sich bei jedem individuellen Patienten so verhalten, als ob dieser Kranke einen günstigen Verlauf haben wird.

Die unrealistischen Ziele und Erwartungen mancher Patienten und ihrer Angehörigen – und auch mancher Therapeuten – stellen ein weiteres Problem dar. Das Akzeptieren von teilweise sehr begrenzten Zwischenzielen, die in vielen mühsamen kleinen Schritten angestrebt werden sollten, ist oft nur schwer zu erreichen. Apathie, mangelnde Motivierbarkeit, große Antriebslosigkeit und Anhedonie, aber auch mangelnde Medikamentencompliance (z. T. bedingt durch die Nebenwirkungen der Medikamente) des Patienten sind als bedeutsame Probleme anzusehen, führen jedoch oft auch zur Resignation bei den Therapeuten.

Viele Probleme werden deutlich am Bild des »Seiltanzes« in Anlehnung an J. Wing, d. h. einer Gratwanderung zwischen Über- und Unterstimulation auch im Kontext therapeutischer Konzepte.

Ein bisher ebenfalls nicht geklärtes Problem betrifft den Behandlungsbeginn, d. h. die Frage, in welcher Phase der Erkrankung psychologische Interventionen beginnen sollten. Während Einigkeit darin besteht, dass Psychoedukation und familientherapeutische Interventionen möglichst früh beginnen sollten, ist dies für die individuelle Therapie nicht eindeutig zu beantworten. Bestimmte Interventionen, wie z. B. Gruppentherapien zu sozialen Fertigkeiten, erfordern jedoch bestimmte Voraussetzungen (z. B. keine ausgeprägten Defizite in den Informationsverarbeitungsprozessen) und sind u. U. in der Akutphase der Erkrankung eher kontraindiziert.

108.5 Begleit- oder Alternativbehandlungen

Ausgehend von einem multifaktoriellen Modell der Schizophrenie ist die Einbindung der verhaltenstherapeutischen Ansätze in einen Gesamtbehandlungsplan, der die Pharmakotherapie und die Soziotherapie von Anfang an mit berücksichtigt, von grundlegender Bedeutung. VT-Ansätze sind also nur ein Baustein in der Behandlung schizophren Erkrankter. Es gilt zu berücksichtigen, dass bei der Behandlung schizophrener Störungen heute der Einsatz von Antipsychotika als Methode der ersten Wahl angesehen wird, d. h. die Medikation kann und muss als notwendige Basis jeglicher weiterer Therapie berücksichtigt werden. Dies gilt für die Akut- wie auch die Langzeitbehandlung. Allerdings bleiben auch 15–20% aller Patienten ohne rezidivprophylaktische Medikation rezidivfrei und 25–35% erleiden auch unter zuverlässiger Langzeitmedikation ein psychotisches Rezidiv. Es ist davon auszugehen, dass bei einer Kombination von Pharmako- mit Sozio- und Verhaltenstherapie die besten Erfolge erzielt werden können. Durch die Kombination der bisher entwickelten verschiedenen Behandlungsmöglichkeiten ist die Prognose über den Verlauf der Erkrankung sicherlich als deutlich günstiger anzusehen als früher angenommen wurde.

108.6 Wirksamkeit und Erfolgsbeurteilung

VT-Interventionen haben sich in der Behandlung schizophrener Patienten als effektiv erwiesen (s. Klingberg, Borbé & Buchkremer, 2006; Klingberg, 2010). Leucht et al. (2009) kommen bzgl. der Bewertung der verschiedenen Ansätze zu folgenden Einschätzungen:

- Mit Psychoedukation lassen sich Rückfall- und Rehospitalisierungsraten erwiesenermaßen senken.
- Trainings zur sozialen Fertigkeit verbessern das »Outcome«, wobei noch ungeklärt bleibt, inwieweit eine Generalisierung auf den Alltag stattfindet.
- Für kognitiv-behaviorale Therapien bei Halluzinationen und Wahn konnten in einer Reihe von randomisierten Studien Hinweise auf die Wirksamkeit hinsichtlich der Symptomatik gefunden werden (vgl. auch Rector & Beck, 2001).
- Für die verhaltenstherapeutisch orientierte Familientherapie konnte eine Reduktion des Rückfalls, zumindest für einen Zeitraum von einem Jahr, belegt werden.

Literatur

Angenendt, J. & Stieglitz, R. D. (2004). Psychoedukation, Patientenratgeber und Selbsthilfemanuale. In M. Berger (Hrsg.), *Psychische Erkrankungen. Klinik und Praxis* (2. Aufl.). München: Urban & Fischer.

Bäuml, J. & Pitschel-Walz, G. (Hrsg.). (2003). *Psychoedukation bei schizophrenen Erkrankungen*. Stuttgart: Schattauer.

Behrendt, B. (2001). *Meine persönlichen Warnsignale – Ein Therapieprogramm zur Vorbeugung von Rückfällen bei schizophrener und schizoaffektiver Erkrankung*. Tübingen: DGVT.

Gaebel, W., Falkai, P., Weinmann, S. & Wobrock, T. (2006). *Behandlungsleitlinie Schizophrenie*. Darmstadt: Steinkopff.

Garety, P. A., Fowler, D. & Kuipers, E. (2000). Cognitive-behavioral therapy for medication-resistant symptoms. *Schizophr Bull, 26*, 73–86.

Hahlweg, K. & Dose, M. (1998). *Schizophrenie*. Göttingen: Hogrefe.

Hahlweg, K., Dürr, H., Dose, M. & Müller, U. (2006). *Familienbetreuung bei Schizophrenen. Ein verhaltenstherapeutischer Ansatz zur Rückfallprophylaxe* (2. Aufl.). Göttingen: Hogrefe.

Kemp, R., Hayward, P., Applewhaite, G., Everitt, P. & David, A. (1996). Compliance therapy in psychotic patients: A randomized controlled trial. *Br Med J, 312*, 345–349.

Kieserg, A. & Hornung, W. P. (1996). *Psychoedukatives Training für schizophrene Patienten* (PTS) (2. Aufl.). Tübingen: DGVT.

Kingdon, D. G. & Turkington, D. (2005). *Cognitive therapy of schizophrenia*. New York: Guilford Press.

Klingberg, S. (2010). Psychotherapeutische Interventionen bei schizophrenen Erkrankungen. In U. Voderholzer & F. Hohagen (Hrsg.), *Therapie psychischer Erkrankungen. State of the Art 2009*. München: Urban & Fischer.

Klingberg, S., Schaub, A. & Conradt, B. (2003). *Rezidivprophylaxe bei schizophrenen Störungen*. Weinheim: Beltz.

Klingberg, S., Borbé, R. & Buchkremer, G. (2006). Evidenzbasierte Psychotherapie schizophrener Störungen. *Nervenarzt, 77 (Suppl. 2)*, 99–110.

Leucht, S., Fritze, J., Lanczik, P., Vauth, R. & Olbrich, H. (2009). Schizophrenien und andere psychotische Störungen. In M. Berger (Hrsg.), *Psychische Erkrankungen. Klinik und Praxis* (3. Aufl.). München: Urban & Fischer.

Lincoln, T. (2006). *Kognitive Verhaltenstherapie der Schizophrenie*. Göttingen: Hogrefe.

Mayenberger, M., Blaumann, G., Klingberg, S., Buchkremer, G. & Gaebel, W. (2003). Neue Psychotherapie-Konzepte bei ersterkrankten schizophrenen Patienten – Vergleich, Durchführbarkeit, Annahme und Therapieverlauf. *Nervenarzt, (Suppl. 2)*, 106.

Mueser, K. T., Drake, R. E. & Wallach, M. A. (2002). Komorbidität von psychotischen Störungen und Substanzstörungen. In F. Moggi (Hrsg.), *Doppeldiagnosen*. Bern: Huber.

Pratt, S. I. & Mueser, K. T. (2002). Schizophrenia. In M. M. Antony & D. H. Barlow (Eds.), *Handbook of assessment and treatment planning for psychological disorders*. New York: Guilford.

Rector, N. A. & Beck, A. T. (2001). Cognitive behavioral therapy for schizophrenia: an empirical review. *J Nerv Ment Dis, 189*, 278–287.

Rector, N. A. & Beck, A. T. (2002). Cognitive therapy for schizophrenia: From conceptualisation to intervention. *Can J Psychiatry, 47*, 39–48.

Roder, V., Brenner, H. D., Kienzle, N. & Hodel, B. (2002a). *Integriertes Psychologisches Therapieprogramm für schizophrene Patienten* (IPT; 5. Aufl.). München: PVU.

Roder, V., Zorn, P., Andres, K., Pfammatter, M. & Brenner, H. D. (2002b). *Praxishandbuch zur verhaltenstherapeutischen Behandlung schizophren Erkrankter*. Bern: Huber.

Saupe, R., Englert, J. E., Gebhardt, R. & Stieglitz, R. D. (1991). Schizophrenie und Coping: Bisherige Befunde und verhaltenstherapeutische Überlegungen. *Verhaltenstherapie, 1*, 130–138.

Schaub, A. (2003). Coping-Forschung und bewältigungsorientierte Therapie bei schizophrenen Störungen. In J. Bäuml & G. Pitschel-Walz (Hrsg.), *Psychoedukation bei schizophrenen Erkrankungen*. Stuttgart: Schattauer.

Süllwold, L. & Herrlich, J. (1998). *Psychologische Behandlung schizophren Erkrankter* (2. Aufl.). Stuttgart: Kohlhammer.

Vauth, R. & Stieglitz, R. D. (2001). Diagnostik schizophrener Störungen. In R. D. Stieglitz, U. Baumann & H. J. Freyberger (Hrsg.), *Psychodiagnostik in klinischer Psychologie, Psychiatrie, Psychotherapie*. Stuttgart: Thieme.

Vauth, R. & Stieglitz, R. D. (2002). Kognitiv-verhaltenstherapeutische Ansätze in der Gruppenpsychotherapie. In H. J. Freyberger, W. Schneider & R. D. Stieglitz (Hrsg.), *Kompendium Psychiatrie, Psychotherapie, Psychosomatische Medizin* (11. Aufl.). Basel: Karger.

Vauth, R. & Stieglitz, R. D. (2007). *Chronisches Stimmenhören und persistierender Wahn*. Göttingen: Hogrefe.

Vauth, R. & Stieglitz, R. D. (2008). *Training Emotionaler Intelligenz bei schizophrenen Störungen*. Göttingen: Hogrefe.

Wiedemann, G. & Klingberg, S. (2003). Psychotherapie produktiver Symptomatik bei Patienten mit schizophrenen Störungen. *Nervenarzt, 74*, 76–84.

Wiedemann, G., Klingberg, S., Pitschl-Walz, G. & Arbeitsgruppe Psychoedukation. (2003). Psychoedukative Interventionen in der Behandlung von Patienten mit schizophrenen Störungen. *Nervenarzt, 74*, 789–808.

Schlafstörungen

D. Riemann

109.1 Symptomatik und Epidemiologie

Beeinträchtigungen des Schlafes im Sinne einer Insomnie, d. h. Klagen über Ein- und Durchschlafschwierigkeiten, frühmorgendliches Erwachen bzw. unerholsamen Schlaf und daraus resultierende Beeinträchtigungen der Tagesbefindlichkeit sind in westlichen Industrieländern sehr häufig. Primärepidemiologische Studien in der Allgemeinbevölkerung zeigen, dass dort etwa 3–5% (Punkt-Prävalenz) unter einer schweren Insomnie leiden (Ohayon, 2002). Etwa jeder fünfte Patient, der einen Hausarzt in Deutschland konsultiert, leidet an einer Insomnie mit einer Beeinträchtigung der Tagesbefindlichkeit (Backhaus, Junghanns, Mueller-Popkes, Riemann & Hohagen, 2002). Frauen sind von Insomnien häufiger betroffen als Männer. Schlafstörungen nehmen mit dem Alter deutlich zu. Der Verlauf ist in zwei Drittel aller Fälle chronisch und führt häufig zur Einnahme von Schlafmitteln. Diese Praxis ist jedoch je nach Präparat mit der Gefahr einer Toleranz- und Abhängigkeitsentwicklung, »Rebound«-Insomnie beim Absetzen oder der Gefahr nächtlicher Stürze bedingt durch Muskelrelaxation (vor allem beim älteren Menschen) verbunden. Verhaltenstherapeutische Strategien sind nicht nur eine Behandlungsalternative sondern bei chronischen Insomnien die Therapie der ersten Wahl.

Insomnie, bzw. genauer gesagt die »psychophysiologische Insomnie«, wird nach DSM-IV bzw. ICD-10 (Diagnose F 51.0) wie folgt definiert:

- Die vorherrschende Beschwerde besteht in Einschlaf- oder Durchschlafschwierigkeiten oder nicht erholsamem Schlaf für mindestens einen Monat.
- Die Schlafstörung (oder damit assoziierte Tagesmüdigkeit) führt zu klinisch signifikantem Leiden oder Beeinträchtigung in sozialen, beruflichen oder anderen wichtigen Funktionsbereichen.
- Die Schlafstörungen sind nicht ausschließlich zurückzuführen auf eine Narkolepsie, atmungsgebundene Schlafstörung, Schlafstörung mit Störung des zirkadianen Rhythmus oder eine Parasomnie.
- Die Schlafstörung ist nicht primär zurückzuführen auf eine psychische Erkrankung (z. B. Depression, Angststörung etc.).
- Die Schlafstörung ist nicht direkt auf die Wirkung einer Substanz (Droge, Medikament) oder eine medizinische Erkrankung zurückzuführen.

Differenzialdiagnostisch sind die primären Insomnien also abzugrenzen von Insomnien, die auf eine psychische Störung, eine organische Erkrankung bzw. die Einnahme einer schlafstörenden Medikation zurückzuführen sind. Vor Beginn jeder Behandlung muss eine gründliche organische und psychiatrische Diagnostik vorgeschaltet werden. Im DSM-V wird anstelle dieses differenzialdiagnostischen Konzepts der Überbegriff einer »Insomnia Disorder« vorgeschlagen werden.

Die verhaltenstherapeutischen Behandlungsansätze zielen in erster Linie auf die primäre psychophysiologische Insomnie. Bestandteile dieser Behandlungsstrategien können jedoch auch mit

Erfolg bei Insomnien psychischer oder organischer Genese eingesetzt werden.

109.2 Verhaltenstherapeutische Ansatzpunkte und Ziele

Für die primäre Insomnie wird ein psychophysiologisches Bedingungsmodell angenommen (z. B. Morin, 1993; Riemann et al., 2010). Danach wird die primäre Insomnie als Folge bzw. Wechselwirkung verschiedener Problembereiche interpretiert:

»Arousal«, d. h. Angespanntheit bzw. Erregtheit, wird als ein zentraler Faktor primärer Insomnie angesehen. Das »Arousal« kann isoliert oder simultan auf emotionaler, motorischer, kognitiver und physiologischer Ebene bestehen. Kognitiv findet sich bei vielen Insomniepatienten eine ausgeprägte Hyperaktivität, vor allem in der Nacht, mit einem Nicht-abschalten-Können. Das Konzept des »Attentional Bias« bei Insomnien nimmt an, dass bei Menschen mit chronischer Insomnie schlafbezogene Reize (etwa das Bett) zum Auslöser für erhöhte Anspannung auf emotionaler, kognitiver und physiologischer Ebene werden (Spiegelhalder et al., 2010).

Viele Patienten mit primärer Insomnie entwickeln im Laufe ihrer Erkrankung dysfunktionale und schlafinkompatible Kognitionen wie Sorge um den Schlaf, Grübeln über die Folgen der Schlaflosigkeit und unrealistische Erwartungen im Hinblick auf das eigene Schlafverhalten. Ausgeprägte Selbstbeobachtung, ein innerer Druck, einschlafen zu müssen, sowie die Antizipation unangenehmer Folgen der Schlaflosigkeit erhöhen das Anspannungsniveau. Oftmals unrealistische Erwartungen, wie etwa jeder Mensch brauche acht Stunden Schlaf, und die Diskrepanz zum subjektiv erlebten Schlaf vergrößert das Gefühl der Schlaflosigkeit. Nicht selten liegt auch eine Überschätzung nächtlicher Wachzeiten und eine Unterschätzung der Länge und Qualität des Schlafes vor.

Ungünstige Schlafgewohnheiten werden von vielen Patienten im Laufe ihrer Erkrankung entwickelt. Dazu zählen zu lange Bettzeiten, zu frühes Zubettgehen, eine unregelmäßige Schlaf-Wach-Rhythmik, Tagschlaf sowie das Ausführen schlafinkompatibler Aktivitäten wie etwa Fernsehen, Lesen oder Arbeiten im Bett.

Als Konsequenz ihrer Schlaflosigkeit erleben die Patienten Stimmungsbeeinträchtigungen mit erhöhter Ängstlichkeit, Depressivität, Müdigkeit, Leistungs- und Konzentrationsstörung. Eine erhöhte Depressivität kann auch Folge des Kontrollverlustes über den Schlaf sein, da die Patienten frustrane Anstrengungen durchführen, die den Schlaf jedoch nicht verbessern. Erhöhte Tagesmüdigkeit und gestörte Konzentrations- und Leistungsfähigkeit können aus einem realen Schlafverlust resultieren, es kann sich allerdings aber auch um eine Überbewertung noch norm- und altersgerechter Vigilanzminderungen handeln, die fälschlicherweise der Insomnie zugeschrieben werden.

Die oben genannten Bereiche bieten auch die wichtigsten Ansatzpunkte für verhaltenstherapeutischen Interventionen:

- Entspannungstechniken, insbesondere Muskelentspannung nach Jacobson,
- Aufklärung über Schlafhygiene und Psychoedukation,
- Schlaf-Wach-Rhythmus-Strukturierung,
- Stimuluskontrolle,
- Schlafrestriktion,
- Einsatz kognitiver Techniken zur Reduktion nächtlicher Grübeleien und zum Abbau dysfunktionaler Kognitionen über den Schlaf.

109.3 Behandlungsplan und Einzelschritte

Voraussetzung einer erfolgreichen Therapie ist eine ausführliche Diagnostik und Differenzialdiagnostik sowie Verhaltensanalyse (▶ Kap. 41). In diesem Kontext sind Schlaftagebücher (▶ Kap. 49; Backhaus & Riemann, 1999; siehe auch: www.dgsm.de) von hohem Stellenwert, in denen der Patient vor und während der Behandlung jeden Morgen sein Schlafverhalten (wie von ihm subjektiv erlebt), protokolliert. Das Schlaftagebuch enthält Fragen zur Müdigkeit vor dem Zubettgehen, zur Einschlafzeit, zur Frequenz nächtlicher Wachperioden und zur Qualität des Schlafes generell. Zudem können belastende Tagesereignisse und Tagesmüdigkeit protokolliert werden. Damit wird bereits ein erster wichtiger Schritt zur Verhaltensänderung gelegt. Die Protokollierung des subjektiven Schlaferlebens erlaubt es schon häufig dem Patienten, generalisiert negativ vorgebrachte Urteile wie etwa »Ich habe seit Wochen kein Auge mehr zugetan« zu relativieren. Nicht selten zeigt sich, dass im Laufe einer Woche neben schlechten durchaus auch »gute« Nächte auftreten. Es ist dabei sehr wichtig, die Patienten zu instruieren, ihren subjektiven Eindruck am Morgen zu dokumentieren. Es geht nicht darum, das eigene Schlafverhalten durch permanentes nächtliches Auf-die-Uhr-Schauen zu erfassen.

Zentraler Bestandteil jeder verhaltenstherapeutischen Behandlung primärer Insomnien sind Entspannungstechniken (► Kap. 25). In erster Linie zu nennen ist hier die Muskelentspannung nach Jacobson, die meist von Patienten gut angenommen wird und bei konsequentem Üben auch alleine die Symptomatik positiv beeinflussen kann. Die Muskelentspannung kann erweitert werden durch Techniken zur kognitiven Entspannung wie etwa dem sog. Ruhebild.

Ein weiterer wichtiger Bestandteil der Insomnie-Therapie ist die Vermittlung der Regeln zur Schlafhygiene (Überblick bei Backhaus & Riemann, 1999). Dabei handelt es sich um Erkenntnisse aus der wissenschaftlichen Schlafforschung, die jedem Patienten nahegebracht werden sollten wie etwa

- Einhalten eines regelmäßigen Schlaf-Wach-Rhythmus (auch an Wochenenden),
- Vermeiden von Tagschlaf-Episoden,
- Abstinenz von stimulierenden Substanzen wie etwa Nikotin und Koffein,
- Karenz von Alkohol,
- regelmäßige sportliche Aktivität,
- Reduktion anstrengender geistiger und körperlicher Tätigkeiten mindestens zwei Stunden vor dem Zubettgehen,
- nachts nicht auf den Wecker sehen.

In differenzierter Form kann mit Hilfe von Stimuluskontrolltechniken (► Kap. 57), Regeln zur Schlaf-Wach-Rhythmus-Strukturierung und der Schlafrestriktion Einfluss auf den Schlaf-Wach-Rhythmus genommen werden. Bei der Stimuluskontrolltechnik geht es darum das Bett für den schlafgestörten Patienten wieder zum Stimulus für Schlaf und nicht für Ärger und Nicht-abschalten-Können zu machen. Deshalb soll der Patient nur zu Bett zu gehen, wenn er müde ist. Beim Nicht-einschlafen-Können wird wieder aufgestanden, ebenso bei nächtlichen Wachperioden. Schlafinkompatible Verhaltensweisen wie etwa Fernsehen, Essen etc. dürfen nicht im Bett ausgeführt werden.

Die Methode der Schlafrestriktion basiert auf der Annahme, dass schlafgestörte Patienten zu viel Zeit im Bett verbringen. Bei Behandlungsbeginn wird deswegen bei dieser Methode mit dem Patienten eine Bettzeit vereinbart, die seiner von ihm geschätzten subjektiven Schlafzeit entspricht, z. B. fünf Stunden. Wochenweise kann dann die Bettzeit wieder ausgedehnt werden. Mit Hilfe dieser Technik kommt es initial zu einer Schlafdeprivation, die einen erhöhten abendlichen Schlafdruck und damit ein verbessertes Ein- und Durchschlafen bewirkt.

Kognitive Techniken bei schlafgestörten Patienten beinhalten die Methode des Gedankenstopps (► Kap. 28) und die Umstrukturierung dysfunktionaler negativer Kognitionen (► Kap. 38). Mit Hilfe des Gedankenstopps sollen die Patienten wieder lernen, Gedankenketten, die sich im Bett aufdrängen, zu unterbrechen und positive bzw. entspannungsherbeiführende Vorstellungen dagegen zu setzen. Die Umstrukturierung dysfunktionaler Kognitionen soll auf den Schlaf bezogene irrationale Gedanken verändern. Dazu gehören die exzessive Beschäftigung mit dem Thema Schlaf und katastrophisierende Befürchtungen. Mit dem Patienten werden alternative Gedankengänge besprochen, die des Nachts angewandt werden sollen.

Die angeführten Techniken können entweder einzeln oder kombiniert (je nach Bedingungsgefüge der Insomnie) in der Einzel- oder Gruppentherapie eingesetzt werden (► Kap. 2). Zusätzlich können Patienten dazu angehalten werden, sich zur Thematik in entsprechenden Ratgebern über Schlaf und Schlaflosigkeit zu informieren (z. B. Riemann, 2004).

109.4 Schwierigkeiten und Probleme

Therapeuten, die sich mit schlafgestörten Patienten befassen, sollten über ein umfangreiches, wissenschaftlich gesichertes Wissen über den Schlaf und seine Dysregulationen verfügen. Ebenso ist eine gute Kenntnis der hypnotischen Substanzen notwendig, die in der Behandlung von Insomnien eingesetzt werden, da die meisten Patienten, die einen Verhaltenstherapeuten konsultieren, in der Vorgeschichte medikamentös behandelt wurden. Dort wurde oft die Erfahrung gemacht, dass zumindest initial die Einnahme eines Hypnotikums die Schlafstörung recht erfolgreich behebt. Aus diesem Grund ist es wichtig, dem Patienten zu vermitteln, dass die verhaltenstherapeutischen Maßnahmen anders, d. h. erst bei konsequenter Übung und Praxis, wirken. Die einzelnen Therapieschritte sollten zudem auch nicht dogmatisch vorgegeben werden, sondern zu jedem Zeitpunkt der Therapie sollte der Therapeut die von ihm vorgeschlagenen Therapieschritte dem Patienten als mögliche experimentelle Lösungsschritte darlegen, die dieser jeweils über 7- bis 14-tägige Zeiträume selbst evaluiert. Das parallele Ausfüllen des Schlaftagebuches kann dann dazu dienen, dem Patienten Erfolge oder Misserfolge rückzumelden. Im Hinblick auf eine zusätzliche hypnotische Medikation sollte keine strikte Ablehnung einer Begleitmedikation erfolgen, da dann Patienten möglicherweise dazu tendieren werden, den Griff zum Schlafmittel ihrem Therapeuten zu verheimlichen. Bei Benzodiazepinen ist es ratsam, die eingenommenen Dosen, wenn diese in einem mittleren Bereich liegen, während der verhaltenstherapeutischen Behandlung in 7- bis 14-tägigen Abständen jeweils zu halbieren. Den Patienten muss klar gemacht werden, dass unter Umständen beim vollständigen Absetzen der Medikation sog. »Rebound«-Effekte auftreten, d. h., dass es zu einem verstärkten Auftreten von Schlafstörungen kommt. Dies sollte soweit wie möglich durch langsames Absetzen und Stärkung der Eigenkompetenz durch Vermittlung verhaltenstherapeutischer Strategien aufgefangen werden.

109.5 Wirksamkeit und Erfolgsbeurteilung

Inzwischen liegen in der englischsprachigen Literatur mehrere Metaanalysen zur Effektivität nicht pharmakologischer Behandlungsmöglichkeiten von Insomnien vor, die in ihren Ergebnissen deckungsgleich sind (Überblick bei Riemann und Perlis, 2009). Hierbei konnte gezeigt werden, dass die Effektstärken für die erläuterten verhaltenstherapeutischen Strategien kurzfristig zwischen 0,6 und 1,2 liegen. Katamnese-Untersuchungen über 6- und 12-Monatszeiträume belegten zudem, dass die verhaltenstherapeutischen Strategien auch langfristig effektiv sind, während dies bei Hypnotika nicht der Fall ist. Ein direkter Literaturvergleich zwischen verhaltens- und pharmakotherapeutischen Interventionen demonstrierte darüber hinaus die Gleichwertigkeit beider Strategien bei Zeiträumen von 3–6 Wochen (Smith et al., 2002).

Literatur

Backhaus, J. & Riemann, D. (1999). *Schlafstörungen. Fortschritte der Psychotherapie* (Bd. VII). Göttingen: Hogrefe.

Backhaus, J., Junghanns, K., Mueller-Popkes, K., Riemann, D. & Hohagen, F. (2002). Short-term training increases diagnostic and treatment rate for insomnia in general practice. *Eur Arch Psy Clin Neurosci, 252*, 99–104.

Morin, C. M. (1993). *Insomnia – psychological assessment and management*. New York: Guilford.

Ohayon, M. M. (2002). Epidemiology of insomnia: what we know and what we still need to learn. *Sleep Med Rev, 6*, 97–111.

Riemann, D. (2004). *Ratgeber Schlafstörungen – Informationen für Betroffene und Angehörige*. Göttingen: Hogrefe.

Riemann, D. & Perlis, M. L. (2009). The treatments of chronic insomnia: a review of benzodiazepine receptor agonists and psychological and behavioral therapies. *Sleep Med Rev, 13*, 205–214.

Riemann, D., Spiegelhalder, K., Feige, B., Voderholzer, U., Berger, M. & Nissen, C. (2010). The hyperarousal model of insomnia: a review of the concept and its evidence. *Sleep Med Rev, 14*, 19–31.

Smith, M., Perlis, M., Park, A., Smith, M., Pennington, J., Giles, D. & Buysse, D. (2002). Comparative meta-analysis of pharmacotherapy and behavior therapy for persistent insomnia. *Am J Psychiatry, 159*, 11.

Spiegelhalder, K., Kyle, S., Feige, B., Prem, M., Nissen, C., Espie, C. & Riemann, D. (2010). The impact of sleep-related attentional bias on polysomnographically measured sleep in primary insomnia. *Sleep, 33*, 107–112.

Schlafstörungen im Kindesalter

A. A. Schlarb

110.1 Symptomatik und Epidemiologie

Schlafstörungen im Kindesalter sind weit verbreitet. Von den mehr als 85 verschiedenen Schlafstörungen der »International Classification of Sleep Disorders« (2005) können mehr als die Hälfte bereits im Kindesalter auftreten. Die Prävalenzraten im Kindesalter liegen zwischen 20 und 45%. Besonders zu berücksichtigen ist, dass kindliche Schlafstörungen denen Erwachsener zwar ähneln, sich jedoch deutlich hinsichtlich Häufigkeit, Schweregrad, Ursachen und indizierter Behandlung unterscheiden. Eine Hypothese für die Entstehung der kindlichen Schlafproblematik ist, dass Kinder aufgrund ihrer anderen Schlafarchitektur sensibler für die Entwicklung von Schlafstörungen sind: Durch die kürzere Dauer eines Schlafzyklus durchlaufen sie häufiger die leichten Schlafstadien I und II des Non-REM-Schlafs, in denen der Schlaf sensibler für Störreize ist. Zudem ist in der Kindheit der dominierende Schlafzustand der REM-Schlaf, dem in der Regel ein kurzer Arousalzustand und leichte Erweckbarkeit vorausgehen. Daher ist als Folge der biologischen Reifung des Schlaf-Wach-Rhythmus und der psychologischen Entwicklung das Risiko für spezifische Schlafstörungen in gewissen Altersstufen höher.

Die beiden, in der klinischen Praxis häufig verwendeten Diagnoseschemata, die ICD10 und das DSMIV ermöglichen bei Kindern und Jugendlichen lediglich eine grobe Klassifikation der Schlafstörungen und beziehen nicht die kindheitstypischen Schlafschwierigkeiten mit ein. Hingegen findet sich in der »International Classification of Sleep Disorders« (ICSD-II, American Academy of Sleep Medicine, 2005) eine wesentlich angemessenere Darstellung kindlicher Schlafstörungen. Dieses Klassifikationssystem differenziert genauer zwischen verschiedenen auch kindlichen Schlafstörungen.

Altersspezifische Schlafschwierigkeiten

Im ersten Lebensjahr treten vor allem Ein- oder Durchschlafprobleme gehäuft auf. Im Vor- und Grundschulalter nehmen zu den Ein- und Durchschlafschwierigkeiten die Widerstände beim Zu-Bett-Gehen zu und es treten vermehrt Parasomnien wie z. B. Alpträume oder Pavor nocturnus auf. Die Insomnien stellen jedoch weiterhin die häufigste Störungsgruppe dar, wobei es die Störung der »behavioural insomnia« im Kindesalter mit zwei Subtypen gibt:

a. »sleep onset-association type« und
b. »limit-setting type«.

Beide stellen eine sinnvolle Erweiterung der kindlichen Insomnie dar, da diese Typen vor allem auch das Elternverhalten einbeziehen. Beim »Sleep-onset-association«-Typ (SOT) besteht die Hauptsymptomatik in einer Abhängigkeit des Kindes von speziellen Schlafhilfen. So finden diese Kinder am Abend und in der Nacht in der Regel nur dann in den Schlaf, wenn spezifische Stimulationen durch die Eltern gegeben werden (bestimmte Objekte zum Einschlafen ohne die sie nicht schlafen können und deren Abwesenheit zu Schlafproblemen führt). Nicht selten benötigen diese Kinder auch die Anwesenheit der Eltern beim Einschlafen, das Sitzen der Eltern am Bett oder auch eine bestimmte Schlafumgebung wie das Elternbett. Fehlen diese

Stimuli, verschärft sich die Ein- und Wiedereinschlafproblematik bis die gewohnten Stimulationen wieder herbeigeführt werden. Der »Limit-setting«-Typ (LST) ist hingegen vor allem durch eine fehlende elterliche Grenzsetzung gekennzeichnet. Die Eltern dieser Kinder setzen keine, inkonsistente oder nicht vorhersehbare Grenzen, was sich in teilweise massiven Widerständen beim Zubettgehen oder einer sehr verlängerten Zu-Bett-Geh-Prozedur bzw. Einschlaflatenz äußern kann. Häufig zeigen diese Kinder eine starke Abwehr davor ins Bett zu gehen, zögern die Zubettgeh-Routine und das Zubettgeh-Ritual hinaus und benötigen viel Zeit, um tatsächlich einzuschlafen. Im Zusammenhang mit dem »Limit-setting«-Typus stehen geringe elterliche Erziehungsfertigkeiten.

In der Adoleszenz stehen ein erhöhtes physiologisches Schlafbedürfnis und höhere schulische, soziale bzw. berufliche Anforderungen miteinander in Konflikt und münden häufig in irregulären Schlaf-Wach-Rhythmen mit verringerter Schlafenszeit. In diesem Alter zeigt sich häufig eine zirkadiane Rhythmusstörung; insgesamt jedoch stellt die Gruppe der Insomnien auch in dieser Lebensphase die am häufigsten vorkommende Schlafstörung dar.

■ Einflussvariablen

Wie im Erwachsenenalter auch bedingen im Kindesalter eine Vielzahl an Einflussvariablen die Entstehung und Aufrechterhaltung von Schlafstörungen. Neben der im Vordergrund stehenden physiologischen Reifung beeinflussen weitere Faktoren das kindliche Schlafverhalten. So können kindliche Merkmale wie Temperament, Verhaltenspräferenzen, individuelle zirkadiane Differenzen, körperliche Faktoren, Entwicklungsverzögerungen und Stress eine Rolle spielen. Als Einflussvariable in diesem Alter besonders zu berücksichtigen ist der Erziehungsstil der Eltern, deren Bildungsstand, auftretender akuter familiärer Stress oder partnerschaftliche Konflikte sowie die Qualität und Quantität des elterlichen Schlafes, welcher wiederum häufig durch kindliche Schlafstörungen verändert wird. Neben diesen eher familienbezogenen Faktoren können sich auch Umweltfaktoren wie die physische Umgebung (z. B. räumliche Bedingungen wie ein eigenes Zimmer, Wärme, Helligkeit/Dunkelheit, Lärm), die familiäre Konstellation (z. B. Geschwisterzahl) sowie familiäre Lebensumstände (z. B. Berufstätigkeit beider Eltern) und kulturelle Aspekte (»Co-Sleeping«) auf das Schlafverhalten des Kindes deutlich auswirken.

■ Chronifizierung

Die Tendenz zur Chronifizierung ist auch bei Kindern und Jugendlichen nicht zu unterschätzen. So neigen schon Schlafprobleme im Vorschulalter zur Persistenz. Diverse Studien der letzten Jahre konnten aufzeigen, dass Schlafstörungen im Kindes- und Jugendalter mit zunehmendem Alter abnehmen, die Kinder jedoch keinesfalls aus der Problematik herauswachsen. So zeigen Ergebnisse einer prospektiven Längsschnittstudie, dass Kinder, bei denen mit fünf Jahren Schlafprobleme diagnostiziert wurden, im Alter von zehn Jahren immer noch ein erhöhtes Risiko für Schlafprobleme aufwiesen. Werden diese Schlafstörungen nicht behandelt, dauern die Probleme häufig an und bestehen in vielen Fällen sogar noch im Erwachsenenalter. Auch sind Schlafstörungen als Risikofaktor für die Entwicklung einer weiteren psychischen Störung zu sehen.

Schlafprobleme im Alter von vier Jahren zeigen mit hoher Wahrscheinlichkeit Verhaltens- und emotionale Probleme in der mittleren Adoleszenz an. Insomnie bei Jugendlichen führt in der Regel zu einem dreifachen Risikoanstieg für Depression, zu einem vierfach erhöhten Risiko für beeinträchtigte Lebensqualität und zu einem fünffach erhöhten Risiko einer mentalen Beeinträchtigung. Vor allem geringe Schlafmengen führen zu externalisierenden Verhaltensproblemen wie aggressives bzw. delinquentes Verhalten oder auch zu Aufmerksamkeitsproblemen und haben gerade bei Jugendlichen ein größeres Unfall- und Fehlerrisiko zur Folge. Auch werden Probleme mit dem Schlaf-Wach-Rhythmus als Prädiktor für Tabak-, Alkohol- und Marihuanakonsum, geringes Sicherheitsverhalten und ungeschützte sexuelle Aktivitäten gesehen. Bezüglich der Insomnien ist besonders zu berücksichtigen, dass diese oftmals vor dem Auftreten von emotionalen Störungen vorhanden sind (40%) oder jedoch gleichzeitig (>22%) zu der psychischen Problematik auftreten. Bei Angststörungen treten z. B. Insomnien beinahe gleichzeitig (>38%) oder später auf (>34%). Insgesamt können Ein- und Durchschlafprobleme häufig als Begleitsymptomatik bei ängstlichen und emotional belasteten, hyperkinetischen und sozial auffälligen Kindern und Jugendlichen gesehen werden. Das Thema gewinnt an Brisanz, wenn man den Zusammenhang zur Suizidalität betrachtet. Hierbei gilt der Schlaf als wesentlicher Einflussfaktor bei Suizidgedanken und Suizidversuchen, selbst nach Kontrolle von psychischer Störung oder Belastung. Jugendliche mit einer psychischen Störung die Suizid begehen, leiden signifikant häufiger zuvor unter Schlafproblemen als Jugendliche mit gleicher Störungsintensität bzw. dauer.

110.2 Therapeutische Ansatzpunkte und Ziele

Der kindliche Schlaf wird durch das Erziehungsverhalten der Eltern und durch die von ihnen hergestellte Schlafumgebung deutlich beeinflusst. So verhindert zum Beispiel die überfürsorgliche elterliche Anwesenheit das Erlernen von eigenständigen Einschlafstrategien des Kindes; gleiches gilt für einen nachlässigen Erziehungsstil. Ebenfalls ungünstig sind elterliche Fehlkonzeptionen über die normale Schlafdauer oder ein normales Schlafverhalten des Kindes. Oftmals führt dies zu einem zu frühen Zubettbringen oder auch Zubettbringen nach rigidem Zeitplan. Besonders Ein- und Durchschlafstörungen im frühen Kindes- bzw. sogar Säuglingsalter sind in hohem Maße bedingt durch konditionierte Fehlverhaltensweisen zwischen Eltern und Säuglingen oder Kleinkindern. Diese Eltern neigen zu überhäufigen Fütterungsangeboten als Reaktion auf nächtliches Schreien ihrer Kinder. Meist zeigt sich vor allem bei älteren Kindern eine elterliche Unzulänglichkeit konsequent zu handeln und klare Einschlafrituale und Zubettgehzeiten zu etablieren.

Zu differenzieren ist hierbei, dass verschiedene Schlafstörungen unterschiedlich stark durch das elterliche Erziehungsverhalten beeinflusst werden. Schlafstörungen wie z. B. schlafbezogene Atmungsstörungen sind weniger durch Erziehungsverhalten verursacht, können aber durch ungünstige Erziehungsstrategien weiter verstärkt werden. Hingegen wird die schon oben benannte »behaviourale insomnia« des Kindesalters massiv durch Erziehungsverhalten beeinflusst.

Im Jugendalter schließlich spielen die Eltern nicht mehr eine so große Rolle, diese nehmen eher die Gruppe der Peers ein, die zum Beispiel durch nächtliches Kommunizieren oder Interagieren zu einer Entstehung und Etablierung einer Schlafproblematik beitragen können. Zugleich sind der Einsatz von Medien und das Schlafhygieneverhalten besonders zu berücksichtigen.

Psychologische Modellvorstellungen beziehen sich vor allem auf die Insomnien. Es wird davon ausgegangen, dass das Schlafverhalten im jungen Alter neben einer Prädisposition vor allem durch eine ungünstige Erziehungshaltung seitens der Eltern bedingt ist. Im Jugendalter hingegen können schon deutlicher Faktoren, die denen des Erwachsenenalters entsprechen, wie Grübeln oder sich auf die ungünstigen Aspekte des Schlafes konzentrieren (fokussieren), zum Tragen kommen.

Typische **Probleme bei Schlafstörungen** im Kindesalter sind:

- wenig strukturierte Tages- und Zubettgeh-Routine,
- wenig bewegungsreiche Spielzeit während des Tages,
- fehlende Bewältigungsstrategien für Sorgen und Ängste sowie
- zu hohe Anspruchshaltungen.

Seitens der Eltern:

- fehlende erzieherische Kompetenz,
- fehlende Diskriminationskompetenz zwischen kindlichen Ängsten und dem Wunsch des Kindes Macht auszuüben.

Abhängig vom Alter lassen sich daher folgende **Ziele einer Behandlung** formulieren:

- Vermittlung von Schlafhygieneregeln (Psychoedukation),
- Veränderung der Schlafumgebung,
- Tages- und Abendstruktur etablieren,
- bewegungsreiche Zeit während des Tages initiieren,
- Bewältigungsmöglichkeiten für Ängste und Sorgen generieren,

- kognitive Umstrukturierung der hohen Anspruchshaltung,
- Aufbau eines selbständigen Bewältigungsverhaltens des Kindes,
- Bewältigung von Alpträumen,
- verändertes Erziehungsverhalten seitens der Eltern (Regeln und Grenzsetzungen ermöglichen, positives Feedback etc.) und
- Anpassung der Erziehungsstrategie an die Symptom-Motivation des Kindes (Angst vs. Macht).

110.3 Behandlungsplan und Einzelschritte

Dem therapeutischen Prozess sollte eine genaue Diagnostik vorausgehen. Unter anderem sollten Differenzialdiagnosen wie das Vorliegen einer schlafbezogenen Atmungsstörung ausgeschlossen werden. Hierzu eignen sich altersspezifische Screeninginstrumente und insbesondere Schlaftagebücher (► Kap. 49), die aufschlussreich sein können. Bei Verdacht auf eine schlafbezogene Atmungsstörung sollte das Kind für eine polysomnographische Untersuchung in einem (kindgerechten) Schlaflabor angemeldet werden. Wird jedoch von einer Insomnie ausgegangen, ist eine funktionale Problemanalyse (► Kap. 41 und Kap. 42) höchst sinnvoll. Diese sollte als Basis für den Veränderungsprozess genutzt werden. Insgesamt kommen im Kindes- und Jugendalter bei Insomnien vor allem folgende Interventionsmethoden und techniken zur Anwendung:

- Entspannungstechniken (► Kap. 25),
- Reizkontrolle (► Kap. 57),
- systematische Desensibilisierung (► Kap. 59),
- graduelle Löschung (► Kap. 32),
- positive Verstärkung (► Kap. 67),
- Verhaltensformung (► Kap. 64 und Kap. 67),
- Diskriminationslernen (► Kap. 21) und
- positive Routine (► Kap. 73).

Bei der Behandlung der kindlichen Schlafstörung stehen die Eltern im Mittelpunkt (► Kap. 7 und Kap. 78), dies gilt besonders für Kinder im Säuglings- oder Kleinkindalter. Ab dem Vorschulalter kann das Kind zunehmend in den therapeutischen Prozess eingebunden werden.

Die altersspezifischen Trainings für Kinder mit Schlafstörungen (Schlarb, 2011a, b, c) umfassen sechs Doppelsitzungen. Diese werden je nach Alter mit den Eltern (½–4 Jahre), mit den Kindern und den Eltern (5–10 Jahre) oder hauptsächlich mit den Kindern und Jugendlichen (ab 11 Jahre) durchgeführt (◘ Tab. 110.1).

Die Eltern werden dabei über verschiedene Aspekte bezüglich des kindlichen Schlafverhaltens informiert:

- Charakteristika des normalen altersadäquaten Schlafs,
- entwicklungsspezifische Schlafgewohnheiten (z. B. bereits in der frühen Kindheit Einführung eines Verhaltensmusters mit tagsüber gefüttert werden und nachts schlafen; bei jüngeren Kindern nicht zu viele/zu wenige oder zu frühe/zu späte zusätzliche Schlafphasen am Tag),
- individuell unterschiedliche Schlafbedürfnisse (Kurz-/Langschläfer, Früh-/Spätschläfer),
- angemessene Schlafhygiene: regelmäßige Zeiten, keine aufregenden Aktivitäten vor dem Einschlafen, ruhige, abgedunkelte, angenehm temperierte Schlafumgebung, bequemer Schlafplatz, Zubettbringen bei Müdigkeit des Kindes, Umgang mit Hunger, Durst und Schlafen,
- Einschlafrituale,
- Betonung der Fähigkeit des Kindes, in Abwesenheit der Eltern einzuschlafen,
- entwicklungsspezifisch potenzielle, schlafbezogene kindliche Ängste,
- Aufbau der elterlichen Diskriminationskompetenz, um unterscheiden zu können, ob der Schlafproblematik des Kindes Ängste zu Grunde liegen oder ob das Kind seine eigene Wirksamkeit spüren möchte und daher Macht ausübt und
- erzieherische Kompetenz der Eltern erweitern (Einführung von schlafbezogenen Regelungen und Grenzen, Hilfsmaßnahmen bei vorhandenen Ängsten).

Die oben genannten Trainings sind so aufgebaut, dass sie in Gruppen oder auch im Einzelrahmen

Tab. 110.1 Behandlungsplan einer Verhaltenstherapie bei kindlichen Schlafstörungen bei Grundschulkindern. (Nach Schlarb, 2011b)

Sitzung	Wer?	Thema	Beispiele
1	Eltern	Psychoedukation	Aufgaben des Schlafes Schlafdruck-Teufelskreis Schlafstörungen und beeinflussende Faktoren Regeln und Rituale für einen guten Schlaf Bedeutung des Schlafplatzes Einschlafgeschichten
2	Kind	Entspannungstechniken	Atemtechnik Schlafsterne Imaginationsübung zum Schlafen
3	Eltern	Erziehungsverhalten und Schlaf	3-Schritte-Technik: Probleme erkennen Erziehungskompetenzen der Eltern Wichtigkeit der Grenzsetzung Förderung von Selbständigkeit
4	Kind	Problemlösestrategien	Bedeutung des eigenen Bettes Schlafritual Umgang mit Sorgen und Ängsten Selbstwirksamkeitssteigerung
5	Kind	Selbständig schlafen können	Werkzeuge für sich verwenden Sich weiterentwickeln und Kompetenzen hinsichtlich des Schlafes aufbauen Neue Ideen zur Bewältigung der Schlafproblematik formulieren
6	Eltern	Rückfallprophylaxe	Belohnungssysteme sinnvoll einsetzen Schlafregeln prüfen Typische Fallen entdecken und vorsorgen

durchgeführt werden können. In den typischerweise 6 Sitzungen werden vor allem die schlafbezogenen Schwierigkeiten jeder Familie herausgearbeitet und anhand eines strukturierten Vorgehens das kindliche Verhalten und das elterliche Erziehungsverhalten verändert (Tab. 110.1).

110.4 Schwierigkeiten und Probleme

Bei den Schlafstörungen im Kindes- und Jugendalter sind mehrere Problembereiche zu bedenken. Zum einen gibt es sehr unterschiedliche (mehr als 85 verschiedene) Schlafstörungen, von denen die meisten auch für das Kindes- und Jugendalter auftreten können. Daher kann ein Problem in der mangelnden diagnostischen Kenntnis (Kompetenz) seitens des Therapeuten liegen. Eine Reihe an Schlafstörungen, vor allem die schlafbezogenen Atmungsstörungen, erfordern differenzialdiagnostisch eine polysomnographische Untersuchung. Auch können Schlafstörungen Tagessymptomatiken hervorrufen, die wie ADHS oder aggressives Verhalten wirken, sodass es zu der Fehldiagnose ADHS kommt, obwohl eigentlich eine kindliche Schlafstörung vorliegt.

Bei Eltern, die ihr Erziehungsverhalten nicht entsprechend umstellen können, ist eine Therapie weniger wirksam. Dies gilt besonders, wenn die Eltern sehr ängstlich sind und befürchten, dass ihr Kind traumatisiert würde. Bei Jugendlichen hingegen kann eine geringe Veränderungsmotivation vorliegen, die zu mangelnden Veränderungen hinsichtlich der Einschlafzeiten und der Schlafhygiene führen kann. Dies geht dann mit geringem Erfolg einher.

110.5 Begleit- oder Alternativbehandlungen

Begleitend zur schlafbezogenen Therapie sollten kindliche Ängste behandelt werden. Auch Alpträume kommen nicht selten im Kindesalter vor, die durch Imaginationsübungen (▶ Kap. 33 und Kap. 35) gut verändert und somit ihren angstbesetzten Charakter verlieren können. Eine medikamentöse Behandlung ist im Kindesalter wenig wirksam und wird von den meisten Eltern nicht gewünscht, wenngleich viele Kinderärzte pflanzliche Medikamente bei Insomnien verschreiben.

110.6 Effektivität und Evidenz

Insgesamt ist die Studienlage im Kinder- und Jugendbereich zu Interventionen bei Schlafstörungen noch recht bescheiden und damit verbesserungsbedürftig. Evaluierte psychotherapeutische Behandlungsansätze von Schlafstörungen bei Vor- und Grundschulkindern gibt es trotz der hohen Prävalenz erstaunlich wenig. Es existieren meist nur deskriptive Einzelfallberichte, Studien mit fehlenden Kontrollgruppen und kurze Katamnesen von bis zu vier Monaten.

Dennoch sind die schlafbezogenen Effekte bei den Kindern evident und es zeigen sich vor allem auch positive Auswirkungen auf die Eltern. Nach einer solchen Therapie berichten die Eltern in der Regel über eine höhere Zufriedenheit in der Partnerschaft. Mütter fühlen sich danach weniger durch die Schlafproblematik ihres Kindes beeinträchtigt und erleben eine Stressreduzierung, erhöhte wahrgenommene internale Kontrolle sowie erhöhte Zufriedenheit mit ihrem Schlaf.

110

110.7 Grad der empirischen Absicherung und persönlichen Bewertung

Die Effizienz der Verhaltenstherapie bei kindlichen Schlafstörungen, vor allem bei Insomnie, ist belegt (DGKJPP, 2003). Es liegen einige kontrollierte Studien vor, jedoch fehlen nach wie vor für die verschiedenen Lebensalter (Kleinkinder, Schulkinder, Jugendalter usw.) bzw. verschiedenen Teilstörungen, kontrollierte Studien. Langfristige Nachweise über die Stabilität der erzielten Effekte stehen weitestgehend aus.

Da eine medikamentöse Behandlung nicht zu empfehlen ist und auch von den Eltern nicht besonders gerne angenommen wird, ist die Verhaltenstherapie das Mittel der Wahl, um die kindlichen Schlafprobleme zu behandeln. Im jüngeren Alter sollten vorrangig die Eltern in ihrer Erziehungskompetenz geschult werden, sodass die Kinder angemessen in der Abend- und Nachtsituation betreut und zur eigenen Bewältigung angeregt werden.

Literatur

American Academy of Sleep Medicine (2005). *International Classification of Sleep Disorders. Diagnostic and coding manual* (2nd ed.). Westchester: American Academy of Sleep Medicine.

DGKJPP – Deutsche Gesellschaft für Kinder- und Jugendpsychiatrie und Psychotherapie. (2003). *Leitlinien zur Diagnostik und Therapie von psychischen Störungen im Säuglings-, Kindes- und Jugendalter.*

Schlarb, A. A. (2011a). *Mini-KiSS – das Therapeutenmanual. Das Elterntraining für Kinder (0,5–4 Jahre) mit Schlafstörungen.* Stuttgart: Kohlhammer.

Schlarb, A. A. (2011b). *KiSS – das Therapeutenmanual. Das Training für Kinder von 5–10 Jahren mit Schlafstörungen.* Stuttgart: Kohlhammer.

Schlarb, A. A. (2011c). *JuST – das Therapeutenmanual. Das Training für Jugendliche ab 11 Jahren mit Schlafstörungen.* Stuttgart: Kohlhammer.

Schmerzerkrankungen

W.-D. Gerber und M. Hasenbring

111.1 Symptomatik und Epidemiologie

Nach allgemeinen Schätzungen leiden in Deutschland ca. 5 Mio Menschen an chronischen Schmerzzuständen, davon bedürfen mehr als ½ Mio Personen ständiger ärztlicher Hilfe. Rückenschmerzen, chronische Gelenkschmerzen, Gesichtsschmerzen und insbesondere Kopfschmerzen stehen dabei im Vordergrund. Für letztere wurden neuen epidemiologischen Untersuchungen zufolge sogar 16 Mio Betroffene (20% der Bevölkerung) angegeben. Das individuelle Leiden der Schmerzpatienten mit drastischer Einschränkung der Lebensqualität ist ebenso dramatisch wie die volkswirtschaftliche Belastung durch Ausfall von Arbeitstagen, Kosten für Krankenhausaufenthalte und medikamentöse Behandlungen. Allein für die Behandlung von Kopfschmerzpatienten werden in Deutschland jährlich ca. 2 Mrd € veranschlagt.

Akute und chronische Schmerzzustände bzw. erkrankungen beziehen sich nosologisch auf nahezu unüberschaubare einzelne Erkrankungen, die je nach Lokalisation und Topographie als Rückenschmerzen, Gesichtsschmerzen, Kopfschmerzen und dergleichen beschrieben werden. So hat etwa die »International Headache Society« (IHS) ein Klassifikationssystem für Kopfschmerzerkrankungen vorgelegt, das 13 Hauptgruppen mit insgesamt 159 verschiedenen Arten von Kopfschmerzen vorsieht (Soyka, 1989). In der neuen Revision der IHS-Klassifikation werden zusätzlich der kindliche Kopfschmerz und die chronische Migräne genauer definiert. Das Kategoriensystem der »International Association for the Study of Pain« (IASP) besteht aus einer Sammlung von 320 Schmerzerkrankungen, die anhand von 5 Achsen (Achse I: Schmerztopik; Achse II: primär betroffenes System; Achse III: Zeitcharakteristik/Phänomenologie; Achse IV: Intensität/Dauer; Achse V: Ätiologie) definiert und klassifiziert werden.

In der klinischen Praxis sind diese Klassifikationssysteme meist wenig praktikabel und letztlich lediglich für die Abgrenzung von Diagnosen geeignet. Für die verhaltenstherapeutische Behandlung ist eine verhaltensorientierte Definition des Schmerzes, die Unterscheidung zwischen chronischem und akutem Schmerz sowie die systematische, schmerzbezogene Verhaltensanalyse von besonderer Bedeutung.

Ausgehend von einem trimodalen Modell des Schmerzverhaltens wird daher heute Schmerz als eine Reaktion aufgefasst, die auf drei Ebenen des Organismus ablaufen kann:

1. Subjektiv-verbale Ebene: Sie äußert sich sowohl in offenen Reaktionen (z. B. Klagen, Stöhnen) als auch in verdeckten Reaktionen (Gedanken, Gefühlen, Vorstellungen).
2. Motorisch-verhaltensbezogene Ebene (schmerzhafte Mimik, Einnehmen einer bestimmten schonenden Körperhaltung).
3. Physiologische Ebene (z. B. Erregung der Nozizeptoren, biochemische Prozesse und dergleichen).

Ausgehend von lernpsychologischen Überlegungen wird angenommen, dass die Schmerzreaktionen wie jedes andere menschliche Verhalten gelernt und partiell auch wieder verlernt werden können. Lernprozesse spielen bei chronischen Schmerzzuständen eine größere Rolle als bei akuten. Daher ist die Unterscheidung zwischen akuten und chronischen Schmerzzuständen von besonderer Bedeutung. Akuter Schmerz tritt meist plötzlich auf, ist an bestimmte Auslöser (z. B. entzündliche Prozesse) gebunden und dauert Sekunden bis Wochen an. Chronischer oder rezidivierender Schmerz wird meist als konstanter, sich wiederholender Schmerz beschrieben, der länger als 6 Monate andauert. Verhaltenstherapeutische Verfahren sind nicht – wie oftmals fälschlicherweise angenommen – nur auf chronische Schmerzzustände bezogen sondern können auch bei akuten Schmerzen eingesetzt werden (s. unten). Die für die Verhaltenstherapie besonders relevanten Schmerzzustände sind die chronischen Rückenschmerzen, die entzündlich-rheumatischen Schmerzen und insbesondere die chronischen Kopfschmerzsyndrome Migräne und Kopfschmerzen vom Spannungstyp. Grundsätzlich jedoch sind psychologische bzw. verhaltenstherapeutische Behandlungsverfahren bei allen Schmerzerkrankungen (auch bei Krebserkrankungen) indiziert, wenn sich verhaltensrelevante Bedingungen ergeben (z. B. Schonhaltung, aber auch psychologische Ablenkung). Der Verlauf von schwerwiegenden Schmerzerkrankungen ist meist progredient. Kopfschmerzen treten oftmals bereits im frühen Kindes- und Jugendalter auf, sind hier eng mit schulischen und sozialen Belastungsfaktoren verknüpft und werden durch ungünstige operante Bedingungen (z. B. frühzeitige Einnahme von Schmerzmittel = negativer Verstärker) aufrechterhalten und sogar geformt. Das chronische Schmerzleiden führt häufig zu sozialem Rückzug, Einschränkung der Arbeitsfähigkeit, Invalidität und damit zu Depressivität und Hilflosigkeit. Im Verlauf der Chronifizierung von Schmerzzuständen bilden sich spezifische schmerzbezogene Verhaltensmuster heraus, die durch die Art des Umgehens des Patienten mit seinem eigenen Schmerz (z. B. Schonhaltung bei Rückenschmerzen), aber auch durch die Einwirkung seiner sozialen Umgebung verstärkt und aufrechterhalten werden. Die Überweisung des Schmerzpatienten an einen Verhaltenstherapeuten erfolgt häufig als Ultima Ratio nach jahrelangen, meist medikamentösen Behandlungsversuchen. Es ist daher zu erwarten, dass die festgefügten, gelernten Schmerzerfahrungen und Verhaltensmuster nur mühsam verändert werden können. Kurz: der Verhaltenstherapeut muss sich bei chronischen Schmerzzuständen auf eine langfristige, geduldige Betreuung des Patienten einstellen.

Die verhaltensmedizinische Schmerzbehandlung setzt eine umfassende medizinische und psychologische Schmerzdiagnostik voraus. Medizinisch ist daran zu erinnern, dass mangelnde Befunde bei Röntgen- oder sonstigen Untersuchungen nicht zu dem Schluss führen dürfen, dass der Patient keine Schmerzen habe. Viele Schmerzerkrankungen, von Zahnschmerzen bis Muskelzerrungen, lassen sich nicht objektivieren und schmerzen dennoch.

Bei der psychologischen Schmerzanamnese (Verhaltensanalyse – ▶ Kap. 41) müssen die funktionellen Bedingungen des Schmerzverhaltens des Patienten eruiert werden. So soll u. a. geprüft werden, inwieweit soziale und kognitive Einflüsse das Schmerzempfinden des Patienten verstärken bzw. aufrechterhalten oder auch mindern können. Für die subjektive Schmerzmessung bieten sich Schmerzfragebogen wie z. B. der »McGill-Pain-Questionaire« (Wortlisten der Schmerzdimensionen sensorisch, affektiv und evaluativ), die Hoppe-Skala u. a. an. Für die klinische Praxis sind diese Schmerzfragebogen von nur eingeschränkter Bedeutung. Visuelle Analogskalen (VAS) sind die in der klinischen Praxis am häufigsten angewendeten Schmerzmessungsmethoden. Normalerweise werden die Patienten aufgefordert, anhand einer Liste (meist 10 cm lang) ihre Schmerzausprägung, intensität oder erträglichkeit anzukreuzen. Häufig sind die VAS-Skalen in sog. Schmerz- (auch Kopfschmerz-) Tagebücher integriert. Insbesondere bei chronischen Schmerzpatienten können hier konkrete Angaben über den Verlauf und damit über zeitabhängige und situationsabhängige Merkmale des Schmerzgeschehens gewonnen werden. Psychophysiologische Messungen können bei bestimmten Schmerzsymptomen Hinweise auf die Reagibilität physiologischer Systeme (z. B. EMG-Aktivität bestimmter Muskelbereiche, ereigniskorrelierende evozierte Potenziale) unter belastenden, aber auch aufmerksamkeitsbezogener Situationen (Stress, Ablenkung) geben.

111.2 Verhaltenstherapeutische Ansatzpunkte und Ziele

Die Behandlungsziele leiten sich grundsätzlich aus der (Schmerz-) Verhaltensanalyse ab. Jedoch sind gerade bei der verhaltenstherapeutischen Behandlung von Schmerzen folgende generelle Behandlungsziele äußerst relevant:

- Der Patient soll systematisch in die Selbstbeobachtung eingeführt werden (z. B. anhand von Schmerz- und/oder Aktivitätstagebüchern – ▶ Kap. 49 und Kap. 60).
- Der Patient soll eine ausführliche Beratung und Edukation hinsichtlich der Pathophysiologie seiner Schmerzzustände (z. B. »Gate-control-theory«), der dem Schmerz zugrunde liegenden Bedingungen (z. B. physikalische und psychologische Auslöser) und den individuellen Schmerzbewältigungsstrategien (z. B. Aufzeigen von individuellen Ressourcen) erhalten (▶ Kap. 79).

Durch die Edukation sollen vorwiegend die Attributionen des Patienten geändert oder vertieft werden. Gerade bei chronischen Schmerzzuständen ist eine günstige Behandlungsprognose davon abhängig, ob der Patient dazu geführt werden kann, eigene Selbstkontrollstrategien (Schmerzbewältigungstechniken – ▶ Kap. 82 und Kap. 85) zu akzeptieren und diese systematisch umzusetzen. Die konkreten Behandlungsziele beziehen sich jeweils auf die schmerzrelevanten (Schmerz-) Reaktionen (subjektiv-verbal, motorisch, physiologisch) und auf die für die Aufrechterhaltung des Schmerzes verantwortlichen operanten oder respondenten Mechanismen (z. B. Ausblenden der Medikamente durch »Paincocktail«, Ignorieren von Schmerzäußerungen etc.). Schließlich beziehen sich die Behandlungsziele auf die Frage, ob ein akuter oder chronischer Schmerz beeinflusst werden soll.

111.3 Behandlungsplan und Einzelschritte

▪ Allgemeine Strategien

Die Behandlung beginnt mit einer sehr ausführlichen Befragung des Patienten, die sich neben der systematischen Problem- und Verhaltensanalyse (▶ Kap. 41) insbesondere auf die Frage der Schmerzattribution richtet (»Wie erklären Sie sich Ihren Schmerz, was ist Ihrer Meinung nach die Ursache?« und »Was tun Sie gegen die Schmerzen? Wie glauben Sie, können Ihre Schmerzen am besten behandelt werden bzw. was wünschen Sie sich?«). Es soll überprüft werden, ob der Patient bereits dazu bereit ist, Selbstkontrolltechniken (sog. Kontrollattributionsstrategien, wie z. B. »ich sollte mich ablenken« etc.) zu übernehmen. Es zeigt sich häufig, dass äußerst gefestigte Kausalattributionen, wie etwa »meine Schmerzen sind wetterbedingt« oder »mein Kopfschmerz kommt von einem Tumor«, prognostisch ebenso ungünstig sind, wie das allzu schnelle Bedürfnis zur Schmerzbefreiung durch Medikamente.

Das sog. Attributionsgespräch (▶ auch Kap. 44 und Kap. 56) beinhaltet pathophysiologische und psychobiologische Ansätze (z. B. »Gate-Control«-Theorie von Melzack & Wall, 1965; Diathese-Stress-Modell von Flor, 1991). Für die weitere Therapieplanung dienen die Aufzeichnungen der Verhaltensanalyse und die Schmerztagebücher (▶ Kap. 49).

Ausschnitt aus einem Attributionsgespräch

Therapeut zum Patienten: »Schmerz ist immer ein subjektives Empfinden. Kein Mensch kann Ihren Schmerz nachempfinden. Sie haben also Ihren ganz eigenen Schmerz. Ich möchte Ihnen erklären, was der Schmerz ist, was in Ihrem Körper vor sich geht. Dies ist sehr wichtig, denn dann werden Sie vielleicht verstehen, dass Sie selbst sehr viel tun können, Ihre Schmerzen zu beeinflussen. Wenn Sie sich z. B. an einer heißen Herdplatte die Finger verbrennen, wird eine Erregung an den sog. Nozizeptoren ausgelöst. Diese sind Fühler in Ihrer Hand, die den Schmerz über Nerven (Kabel gleich) zum Rückenmark weiterleiten. Schon dort werden erste Entscheidungen getroffen, etwa dass Sie die Hand zurückziehen. Aber erst die Weiterleitung der elektrischen Erregung an Ihr Gehirn führt dazu, dass

Sie den Schmerz wirklich auch spüren. Ihr Gehirn reagiert auch anders. Es kann die Schmerzerregung im Rückenmark hemmen. Etwa ein Kind, das umfällt und sich aufschürft. Es weint. Die Mutter tröstet ein wenig und zeigt dann plötzlich in den Himmel nach einem Zeppelin. Das Kind lacht und vergisst sofort den Schmerz. Wir Menschen können somit, etwa durch Ablenkung, unseren Schmerz beeinflussen. Positive Gedanken, bestimmte Vorstellungen, in unserem Gehirn produziert, hemmen also die Schmerzausbreitung. Genau dies wollen wir in der Therapie nutzen …«

Grundsätzlich sollte beachtet werden, dass »bei großen Schmerzen Worte wie Fliegen auf Wunden wirken«. Dieses französische Sprichwort verdeutlicht eindrucksvoll, dass psychotherapeutische Maßnahmen, die sich lediglich auf verbale Interventionen beziehen, bei chronischen Schmerzzuständen meist nicht wirksam sind. Vielmehr sollte vor allem Schmerzbewältigung geübt werden.

▪ Die Behandlung akuter Schmerzsymptome

Mit Hilfe von Biofeedback (▶ Kap. 18) können Schmerzpatienten lernen, bestimmte physiologische Reaktionen (z. B. Gefäßmodalität, Muskeltonus) willentlich zu kontrollieren. Dabei wird angenommen, dass bei chronischen Schmerzzuständen pathologische (physiologische) Veränderungen (z. B. bei Rückenschmerzen eine Erhöhung des Muskeltonus) vorliegen. Die Wirksamkeit von Biofeedback wurde bislang für Spannungskopfschmerzen, Migräne und Rückenschmerzen gut belegt.

Ein Beispiel ist das Gefäßtraining zur nichtmedikamentösen Anfallskupierung bei der Migräne. Der Patient soll dabei lernen, den Dehnungszustand der Schläfenarterie (A. temporalis superficialis) oder der A. cerebri media willkürlich zu beeinflussen (verengen). Zu diesem Zweck wird die Pulsamplitude der A. temporalis superficialis plethysmographisch bzw. die A. cerebri media dopplersonographisch erfasst und dem Patienten über einen Bildschirm zurückgemeldet. Der Patient sieht auf einem TV-Schirm einen Fluss, der sich je nach Geschwindigkeit des Blutes (als Maß der Gefäßweite) beschleunigt oder verlangsamt. Die Patienten werden aufgefordert ihre Gefäße zu beeinflussen, ohne dass sie zunächst eine bestimmte Strategie erhalten. Nach Phasen des Versuchs und Irrtums sollen ihnen Strategien, wie die Vorstellungen »in einen Tunnel zu fahren, Eisberge etc.«, angeboten werden. Jede Sitzung läuft nach dem gleichen Muster ab: Nach einer Grundlinienbestimmung wird der Patient zunächst aufgefordert, die Gefäße ohne Rückmeldung zu beeinflussen (sog. »Voluntary-control«-/VC-Bedingung). Diese VC-Bedingung ist das eigentliche Ziel der Behandlung, da ja die Patienten zu Hause auch ohne Gerät in der Lage sein sollen, ihre Anfälle zu kupieren. Es folgen mehrere Feedbackphasen, die immer wieder von 1-minütigen Pausen unterbrochen sind. In jeder Sitzung wird zusätzlich ein Schmerzbewältigungstraining durchgeführt, bei dem der Patient intensiv seinen letzten Migräneanfall im Rollenspiel durchspielt, wobei der Therapeut Strategien zur adäquaten Bewältigung des Anfalls vorgibt (z. B. Ablenkung, Gedankenstopp, Aktivierung etc. – ▶ Kap. 11 und Kap. 28). Mit zunehmender Übungsdauer werden die Patienten angehalten, die gelernten Strategien auch beim ersten Anzeichen des Migräneanfalles anzuwenden. Bei akuten Schmerzen wie z. B. Phantomschmerz, Geburtsschmerz und Krebsschmerz hat sich die Hypnose (▶ Kap. 33) bzw. die hypnotische Analgesie bewährt. Das Ziel ist hier die fremd- und/oder autosuggestive Beeinflussung der Schmerzwahrnehmung. Als Techniken sind neben

- Analgesie (veränderte Körperwahrnehmung),
- Amnesie (Vergessen des emotionalen Schmerzerlebnisses),
- Dissoziation (der schmerzende Körperteil wird von dem übrigen Körper losgelöst),
- Transformation (der Schmerz wird in eine andere Bedeutung wie z. B. Temperatur umgewandelt),
- Konfusion (Verwirrung des Patienten zur Neubewertung des Schmerzes),
- indirekte Techniken (Geschichte erzählen mit Einstreuung von schmerzbezogenen Inhalten) und
- Entspannungstechniken (▶ Kap. 25) sowie die Hypnose (▶ Kap. 33).

▪ Die Behandlung chronischer Schmerzzustände

Das Ziel der sog. Schmerzbewältigungs- bzw. Immunisierungstechniken (▶ Kap. 85) ist das Erlernen einer aktiven Schmerzkontrolle und Schmerzregulation. Das Training beinhaltet 3 Phasen:

1. edukative Phase,
2. Übungsphase und
3. Praxisphase.

Edukative Phase Die edukative Phase bezieht eine ausführliche Information des Patienten über neuronale, biochemische und psychologische Mechanismen seiner Schmerzerkrankung mit ein (Vermittlung der »Gate-control«-Theorie). Er soll dabei für eine multidimensionale Therapie, die vorwiegend auf eine Selbstregulation bzw. kontrolle der Schmerzen gerichtet ist, motiviert werden.

Übungsphase In der Übungsphase lernt der Patient, sich zunächst systematisch zu entspannen (muskuläre Relaxation). Aufmerksamkeitsfokussierung, Ablenkung und Vorstellung sind die wichtigsten Bewältigungsstrategien des Schmerzimpfungstraining (▶ Kap. 86). Unter Einbeziehung spezifischer Suggestionsübungen (etwa der Hypnose; ▶ Kap. 33) soll der Patient üben, seine Aufmerksamkeit nicht mehr auf das Schmerzsymptom selbst zu lenken, sondern auf schmerzlindernde Ereignisse (z. B. Vorstellung eines kühlenden Sees).

Die Aufmerksamkeitsverschiebung kann sowohl imaginativ (Vorstellungsbilder; ▶ Kap. 37) als auch nichtimaginativ (Aufmerksamkeitslenkung auf Gegenstände, Objekte) erfolgen. Die Technik der kognitiven Umstrukturierung (▶ Kap. 38) ist auf die Änderung von ungünstigen belastenden Gedanken und Selbstverbalisationen (Schmerzempfinden) gerichtet. Der Patient soll sich dabei auf den Schmerz einlassen und eigene erfolgreiche Schmerzbewältigungstechniken sowie entlastende Selbstverbalisationen (▶ Kap. 52) versuchen.

Praxisphase Die in der Therapie gelernten Schmerzbewältigungsmechanismen sollen dann systematisch im Alltag angewendet werden (Praxisphase).

▪▪ Operante Techniken

Unter operanten Techniken (▶ Kap. 45 und Kap. 67) versteht man Verfahren, die vorwiegend auf die Veränderung der Bedingungen, die die Schmerzen aufrechterhalten bzw. begünstigen, gerichtet sind (Fordyce, Fowler, Lehmann, Delateur, Sand & Trieschmann, 1973). Es wird dabei davon ausgegangen, dass Patienten mit chronisch-rezidivierenden Schmerzen auf instrumentellem oder operantem Wege lernen, ihr Leben auf das Schmerzproblem auszurichten. Schonhaltung, Reduktion der körperlichen und sozialen Aktivitäten, erhöhter Schmerzmittelmissbrauch sowie erhöhte Aufmerksamkeitslenkung (Klagen) auf den Schmerz sind Folgen dieses Lernprozesses. Die operante Therapie zielt daher auf Folgendes ab:

- Erhöhung des allgemeinen Aktivitätsniveaus im Alltag des Patienten (▶ Kap. 11),
- Reduktion der Inanspruchnahme von klinischen Institutionen zur Diagnose und Behandlung des Schmerzproblems,
- Verminderung des verbalen Schmerzverhaltens und der Reduzierung von Schmerzmitteln sowie Förderung von gesundem Verhalten einschließlich Verbesserung der sozialen Aktivitäten (▶ Kap. 69),
- Änderung der Verstärkungsbedingungen (z. B. Änderung der Reaktionen von Bezugspersonen auf Schmerzäußerungen des Patienten) der unmittelbaren sozialen Umgebung des Patienten.

Die Änderung des Aktivitätsniveaus erfolgt unter Zuhilfenahme von Bewegungsprogrammen und Sport, die eine andauernde schmerzhemmende Wirkung auf die Abnahme des Vermeidungs- und Schonungsverhaltens haben und gleichzeitig zur Ablenkung von den Schmerzreizen führen. Die körperliche Aktivität kann zudem zu einer Normalisierung des Schlafes führen.

Das Ausmaß der Verminderung der schmerzkontingenten Medikation ist weitgehend von der Organdiagnose abhängig. Fordyce führt bei der Behandlung chronischer Rückenschmerzen den »Pain Cocktail« ein, mit dem die Kontingenz zwischen Schmerz und Schmerzmitteleinnahme mit zunehmender Therapiedauer gelöscht werden soll. Der Patient erhält seine Medikation stets zur gleichen Zeit (also zeit- und nicht schmerzkontingent) sowie in einer stets gleich aussehenden und gleich schmeckenden Flüssigkeit, wobei eine zunehmende Reduktion der Schmerzmitteldosis angestrebt wird.

Die Verminderung der offenen und verdeckten Schmerzäußerungen des Patienten erfolgt durch Selbstkontrollverfahren (z. B. ablenkende Instruktionen, positive Vorstellungen). Zentrale Bewältigungsstrategien sind dabei die Veränderung der Selbstverbalisation und die spezifische Ablenkung von Schmerzreizen durch den Patienten.

Im besonderen Maße wird in der Behandlung auf die Veränderung der Einflussnahme durch Bezugspersonen (Pflegepersonal, Familienangehörige) im Hinblick auf das Schmerzverhalten geachtet. So werden etwa die Bezugspersonen ermuntert, Schmerzäußerungen (Klagen, Stöhnen) zu ignorieren (operante Löschung; ▶ Kap. 40) und auf positive und aktivitätsfördernde Äußerungen des Patienten gezielt einzugehen und diese positiv zu bekräftigen (▶ Kap. 21 und Kap. 67). Ein komplexes multidimensionales Therapiekonzept, das insbesondere zur Behandlung chronischer Kopfschmerzen, speziell der Migräne entwickelt wurde, ist das Migräne-Patienten-Seminar (MIPAS; vgl. www.mipas-zirkel.de). MIPAS ist analog zu anderen Schulungsprogrammen (wie z. B. die Diabetesschulung) eine Patientenschulungskonzeption. Durch eine Zusammenführung von Patienten in kleinen Gruppen (bis zu 10 Patienten) soll der Psychotherapeut eine gezielte Edukation und Übungen anbieten, wobei **die Hilfe zur Selbsthilfe** im Vordergrund steht. In insgesamt acht bis zehn 90–120 min umfassenden Sitzungen sollen in einem interaktiven Seminar edukative Elemente, aber auch spezifische verhaltensmedizinische Elemente den Patienten nahegebracht werden. MIPAS besteht aus 3 Modulen, die sich auf die Diagnostik, Edukation und verhaltensmedizinische Intervention beziehen.

- In dem ersten Modul Diagnostik soll durch die Einführung interaktiver Seminarinhalte in der Gruppe gemeinsam mit den Therapeuten die jeweils individuelle Kopfschmerzdiagnose erarbeitet und erläutert werden.
- In dem zweiten Modul Edukation soll insbesondere erneut interaktiv die Ätiopathogenese der Migräne, der Ablauf des Migräneanfalls, aber auch bereits die Möglichkeit der Einflussnahme auf die Migräne als Erkrankung und auf den Migräneanfall insbesondere mit Hilfe von medikamentöser Therapie eingegangen werden.
- Das dritte Modul bezieht sich auf verhaltensmedizinische Techniken, die sich sowohl auf spezifische Entspannungstechniken, Stressbewältigungstechniken und insbesondere auch auf das **Reizverarbeitungstraining** beziehen (Gerber, 1999). Diese Technik bezieht sich auf grundlagenorientierte Forschungen, wonach bei Migränepatienten eine Reizverarbeitungsstörung des Gehirnes vorliegt. In der Therapie werden die Patienten systematisch mit akustischen, visuellen und geruchsspezifischen Reizen konfrontiert und im Sinne eines Habituationstrainings behandelt (z. B. Bewältigung eines klingelnden Telefons). Ein besonders wichtiger Teil der verhaltensmedizinischen Behandlungsanteile bezieht sich zudem auf das sog. Schmerzbewältigungstraining. Die Patienten lernen dabei spezifische kognitive und operante Techniken zur Bewältigung eines Migräneanfalls. Unter Verwendung von Imaginationstechniken werden zudem medikamentöse und nichtmedikamentöse Techniken im Sinne einer klassischen Konditionierung miteinander verknüpft. Mehr als 100 Patienten haben in der Zwischenzeit an einem Evaluationsmodellversuch von MIPAS teilgenommen. Es konnte gezeigt werden, dass mehr als 60% der Patienten eine deutliche Verbesserung ihrer Kopfschmerzsymptomatik erreichten.

111.4 Begleit- oder Alternativbehandlungen

Bei schweren Schmerzsymptomen greifen Patienten häufig zu Medikamenten. In manchen Fällen kann die häufige Einnahme von Schmerzmitteln (etwa bei Kopfschmerzpatienten) zu einem schmerzmittelinduzierten Kopfschmerz führen, der nach Entzugsbehandlung verschwindet. Grundsätzlich muss festgehalten werden, dass verhaltenstherapeutische Behandlungsansätze bei Schmerzmittelabusus wenig wirksam sind. Von daher ist es für den Therapeuten wichtig, durch den behandelnden Arzt die Medikamente zu reduzieren oder umstellen zu lassen. In manchen Fällen werden kombinierte Behandlungen notwendig sein. Etwa sind bei Krebspatienten Morphine in manchen Fällen dringend erforderlich. Oder bei schweren Migräneanfällen mag eine Intervallprophylaxe zur Verhaltenstherapie angezeigt sein. Verhaltensmedizinische und pharmakologische Maßnahmen schließen demnach einander nicht aus, sondern können in sinnvoller Weise aufeinander abgestimmt werden.

Für die Schulmedizin ist wichtig, dass in zunehmendem Maße auch bei somatogenen Schmerzzuständen psychologische Faktoren – insbesondere zur Aufrechterhaltung von Schmerzen – berücksichtigt werden. Schmerz ist ein multifaktorielles Geschehen und erfordert daher die interdisziplinäre Kooperation zwischen verschiedenen medizinischen und psychologischen Fachdisziplinen.

111.5 Wirksamkeit und empirische Absicherung

Die Behandlung verschiedener akuter und chronischer Schmerzerkrankungen gehört neben den Angststörungen heute zur Primärindikation der Verhaltenstherapie. Es liegen zahlreiche empirische Studien zu deren Wirksamkeit vor (Basler, Franz, Kröner-Herwig, Rehfisch & Seemann, 1999; Bischoff & Traue, 2004). Es kann mit Erfolgsquoten um 60% gerechnet werden. Für die klinische Praxis ist weniger die Heilung vom Schmerz als vielmehr die bessere Bewältigung des Schmerzes (z. B. ohne Medikamente) von Bedeutung. Verschiedene evidenzbasierte Empfehlungen haben in der Zwischenzeit die Wirksamkeit verhaltensmedizinischer Behandlungsstrategien bei Schmerzerkrankungen, auf der Grundlage von kontrollierten Studien und Metaanalysen, hervorgehoben.

Literatur

Basler, H. D., Franz, C., Kröner-Herwig, B., Rehfisch, H. P. & Seemann, H. (1999). *Psychologische Schmerztherapie*. Berlin: Springer.

Bischoff, C. & Traue, H. C. (2004). *Kopfschmerzen*. Göttingen: Hogrefe.

Flor, H. (1991). *Psychobiologie des Schmerzes*. Bern: Huber.

Fordyce, W., Fowler, R. S., Lehmann, J. F., Delateur, B. J., Sand, P. L. & Trieschmann, R. B. (1973). Operant conditioning in the treatment of chronic pain. *Arch Phys Med Rehabil, 54*, 399–408.

Gerber, W. D. (1999). *Kopfschmerzen – Migräne*. München: Mosaik.

Melzack, R. & Wall, P. D. (1965). Pain mechanism: A new theory. *Science, 150*, 971–979.

Soyka, D. (1989). Klassifikation und diagnostische Kriterien für Kopfschmerzerkrankungen, Kopfneuralgien und Gesichtsschmerz. *Nervenheilkunde, 8*, 161–203.

Sexuelle Funktionsstörungen

S. Hoyndorf

112.1 Symptomatik und Epidemiologie

Störungen der Lust, der Erregung, des Orgasmuserlebens und Schmerzen beim Geschlechtsverkehr werden als sexuelle Funktionsstörungen bezeichnet. Zur Diagnose ist erforderlich, dass ein deutliches Leiden besteht. Ist die Stimulation hinsichtlich Situation, Fokus, Intensität oder Dauer inadäquat, wird die Diagnose *nicht* gestellt. Bei der Diagnostik sind Faktoren wie Lebensalter, Erfahrung, Häufigkeit und Dauer des Symptoms zu berücksichtigen. Unterschieden werden primäre und sekundäre Störungen (lebenslanger vs. erworbener Typus). ICD-10 schlägt vor, im Einzelfall bei mehreren sexuellen Beschwerden die im Vordergrund stehende Diagnose zu wählen; DSM IV sieht in diesen Fällen die Mehrfachdiagnose vor.

Die häufigsten Ursachen für primäre sexuelle Störungen sind sexueller Missbrauch und eine negative Bewertung von Zärtlichkeit und Sexualität in der Primärfamilie und Probleme der allgemeinen soziosexuellen Entwicklung (Kontakt in der Peergroup, Dating- und Rollenverhalten) mit oft tiefgreifenden Folgen für das Selbsterleben der Betroffenen.

Sekundäre sexuelle Störungen können in jedem Lebensalter auftreten auch bei einer bisher unauffälligen Entwicklung. Typische kritische Lebensereignisse vor der Entwicklung einer sekundären sexuellen Störung sind die Geburt eines Kindes, sexueller Druck des Partners, Verlust des Arbeitsplatzes, Gewalterfahrungen, körperliche Probleme bzw. Erkrankungen.

Als behandlungsbedürftig gelten anhaltende und wiederkehrende sexuelle Störungen. Passagere und situative sexuelle Probleme sind als normal zu bewerten. Die epidemiologischen Daten zeigen eine große Variabilität in Abhängigkeit von Stichprobencharakteristika und soziokulturellen Einflüssen. Wesentliche soziokulturelle Faktoren der letzten Jahrzehnte sind die zunehmende Verfügbarkeit sexueller Informationen und die gestiegene Rate von Trennungen bzw. Scheidungen. Beide Faktoren tragen zu einer relativ geringeren Häufigkeit funktioneller Sexualstörungen in Partnerbeziehungen bei. Der relative Anteil von psychisch bedingten und kombiniert bedingten Störungen (Störungen mit medizinischer Krankheitsursache oder ätiologisch relevantem Substanzmittelgebrauch) ist stark altersabhängig.

- Bei **Störungen der sexuellen Lust** werden die Verminderung bzw. das Fehlen der sexuellen Lust differenziert von **sexueller Aversion**. Das Fehlen sexueller Lust kann Ursache für Probleme der körperlichen sexuellen Erregung sein als auch Folge von anderen sexuellen Funktionsstörungen innerhalb der sexuellen Beziehung. Bei primären Störungen kommt es zu Problemen, eine stabile Partnerschaft einzugehen. Differenzialdiagnostisch sind Probleme der sexuellen Orientierung bzw. paraphile Neigungen abzuklären. Sexuelle Aversion ist gekennzeichnet durch Ekel und Abscheu im Zusammenhang mit Anblick oder Berührung der eigenen Genitalien oder der des Partners.
- Die **Störung der sexuellen Erregung der Frau** ist gekennzeichnet durch eine Unfähigkeit, eine adäquate Lubrikation zu erlangen bzw. aufrechtzuerhalten sowie geringes Anschwellen der äußeren Genitalien (Schamlip-

pen, Klitoris). Die Folgen sind schmerzhafter Geschlechtsverkehr oder Vermeiden sexueller Aktivität. Medizinische Faktoren wie Reduktion des Östrogenspiegels in der Meno- oder Postmenopause und Diabetes können Ursache der Erregungsstörung sein.

- Eine **Erektionsstörung beim Mann** besteht, wenn dieser keine adäquate Erektion erreichen oder bis zur Ejakulation bzw. Beendigung der sexuellen Aktivität halten kann. Je nach Ausprägung kommt es zwar beim Vorspiel zur Erektion, jedoch zum Erschlaffen beim Versuch der Penetration oder während der koitalen Bewegungen. Oft ist die Erektion bei der Masturbation unbeeinträchtigt. Gelegentlich kommt es sekundär zu Problemen der Ejakulationskontrolle zu Erektionsproblemen. Diagnostisch sind substanzinduzierte Einflüsse (z. B. Antidepressiva, Antihypertensiva, Drogen) abzuklären.
- Die **weibliche Orgasmusstörung** hat das Ausbleiben oder die klinisch auffällige Verzögerung des Orgasmuserlebens als Merkmal. Nur eine Minderheit der betroffenen Frauen hat auch bei der Selbststimulation Orgasmusprobleme. Da die Diagnose nicht zu stellen ist, wenn die Stimulation inadäquat ist, sind die meisten Orgasmusprobleme von Frauen nicht als Funktionsstörungen zu diagnostizieren, sondern als Problem der sexuellen Partnerbeziehung einzuordnen.
- Bei der **männlichen Orgasmusstörung** kommt der Mann beim Geschlechtsverkehr nur verzögert oder gar nicht zur Ejakulation. Typischerweise kommt der Mann bei der Selbstbefriedigung ohne Problem zum Höhepunkt, nicht jedoch beim Koitus. Manche Männer benötigen auffallend viel nichtkoitale Stimulation, um mit dem Partner zur Ejakulation zu kommen. Die subjektive Erregung der Männer ist trotz bestehender Erektion meist gering.
- **Ejaculatio praecox** besteht, wenn es kurz vor, während oder kurz nach der Penetration zur Ejakulation kommt. Männer, die kurz nach der Penetration zur Ejakulation kommen, erleben dies nicht unbedingt als Störung. Häufig ist es die Partnerin, die irgendwann deutlich macht, dass sie an der Sexualität in dieser Form das Interesse verliert. Bei jungen Männern kommt es zu Beginn der koitalen Aktivität oft zu Problemen der Ejakulationskontrolle, die jedoch nur unter ungünstigen Bedingungen bestehen bleiben. In seltenen Fällen ist die Störung sekundär, bedingt etwa durch Ängste gegenüber einer neuen Partnerin.
- Als **Dyspareunie** werden genitale Schmerzen bezeichnet, die mit dem Koitus einhergehen. Die Schmerzen können während oder nach dem Koitus auftreten; betroffen sind mehrheitlich Frauen. Klinische Beobachtungen legen nahe, dass bei vielen Fällen ein latentes Problem der sexuellen Lust vorliegt.
- **Vaginismus** ist gekennzeichnet durch eine wiederkehrende oder anhaltende unwillkürliche Kontraktion der Muskulatur im äußeren Drittel der Vagina beim Versuch der Penetration. In leichten Fällen kommt es lediglich beim Versuch des Koitus zu Vaginismus, in schweren Fällen sind auch das Einführen eines Tampons und die gynäkologische Untersuchung nicht möglich. Die Störung ist meist primär und manifestiert sich beim ersten Versuch der Penetration durch den Partner oder auch bei der ersten gynäkologischen Untersuchung. In manchen Fällen kommt es erst dann zu Leidensdruck, wenn die Frau ein Kind wünscht.

Verlauf und Folgeprobleme sexueller Probleme und Störungen sind unterschiedlich. Es kann als relativ normal bewertet werden, dass Probleme der sexuellen Lust entstehen, wenn die sexuellen Wünsche diskrepant sind oder dass es zu Orgasmusproblemen kommt, wenn die Partner sich sexuell zu wenig abstimmen. Viele Probleme werden durch mehr Mut zur sexuellen Kommunikation, einem neuen Partner oder besseren Ausgangsbedingungen überwunden. Allerdings werden viele sexuelle Störungen chronisch. Häufige Folgen sind Alkoholmissbrauch, Selbstwertprobleme sowie Trennungen bzw. Scheidungen.

Neben störungsspezifischen Aspekten liegen bei sexuellen Funktionsstörungen typischerweise eine oder mehrere der folgenden aufrechterhaltenden Bedingungen im Sexuellen vor:

- unzureichende sexuelle Kommunikation,
- Störungen der Zärtlichkeit,
- Angst, Erwartungen nicht zu genügen, bzw. Versagensängste,
- rigide sexuelle Verhaltensmuster und Vorstellungen,
- Druck des nichtsymptombeladenen Partners.

Hinzu kommt ein Teufelskreis von Versagensängsten, »Versagen«, verkrampften Problemlöseversuchen und erneuten Versagensängsten, der zur Chronifizierung der Störung beiträgt.

Zusätzlich zu diesen sexuellen Faktoren können zur Aufrechterhaltung der Störung beitragen:

- Stress (»nicht abschalten können«),
- Depression bzw. Anhedonie und andere psychische Störungen,
- Probleme des Körperbildes bzw. des Körpererlebens,
- medizinische Faktoren,
- Nebenwirkungen von Medikamenten bzw. Substanzen,
- Partnerschaftskonflikte oder Mangel an Liebe.

Wer unter Sexualstörungen leidet, ohne einen Partner zu haben, ist oft überfordert mit der (Neu-) Aufnahme einer Partnerbeziehung. Es kommt zu massiven Ängsten vor Ablehnung und zu einem Selbsterleben als unattraktiv. Besonders bei primären Störungen haben die Betroffenen soziosexuelle Defizite: unklare Vorstellungen der Partnersuche, Hilflosigkeit im Werbungsverhalten, mangelhafte Beziehungs- und Kommunikationskompetenz.

112.2 Verhaltenstherapeutische Ansatzpunkte, Behandlungsplanung und Ziele

Die meisten Patienten, die sich um Behandlung bemühen, haben eine Partnerschaft. In diesen Fällen gilt es abzuklären, ob die Voraussetzungen für die Sexualität hinreichend gut sind oder ob nichtsexuelle Faktoren wesentlich zur Störung beitragen. In der diagnostischen Abklärungsphase sind die sexuelle Lerngeschichte beider Partner und eine Verhaltensanalyse der partnerschaftlichen Sexualität zu erstellen. Die Erhebung der Lerngeschichte beinhaltet auch Erfahrungen sexuellen Missbrauchs bzw. sexueller Gewalt. Für die Verhaltensanalyse im Bereich der Sexualität ist die Erhebung des BASIC ID (▶ Kap. 4) beider Partner zu empfehlen. Bestehen weder nichtsexuelle behandlungsbedürftige Probleme des Patienten noch massive Partnerschaftprobleme, steht das Sensualitätstraining (▶ Kap. 54) im Mittelpunkt der Behandlung. Im Rahmen dieser Partnerübungen werden sowohl Probleme der sexuellen Kommunikation als auch Versagensängste, rigide Verhaltensmuster, Probleme der Zärtlichkeit und Druck auf den symptombehafteten Partner behandelt. Im anderen Fall sind Behandlungsphasen mit Kommunikationstraining (▶ Kap. 76), Stressbewältigung (▶ Kap. 85), Unterstützung zur Verarbeitung von Missbrauchserfahrungen (▶ Kap. 107) oder andere Behandlungsschritte vorzuschalten.

Bei Patienten ohne Partner wird in der Behandlung versucht, die Chancen für das Eingehen einer sexuellen Beziehung zu fördern. Versagensängste können in der Einzelbehandlung durch mentales Training (▶ Kap. 62) oder Hypnotherapie (▶ Kap. 33) überwunden werden. Zu den Maßnahmen der Einzelbehandlung gehören auch Masturbationsübungen, Übungen zur Ejakulationskontrolle (▶ Kap. 22), Hegarstifttraining (▶ Kap. 31) und Training sexueller Phantasien (▶ Kap. 35).

112.3 Schwierigkeiten und Probleme

Das Hauptproblem in der Behandlung sexueller Probleme besteht in der Indikationsstellung zu sexualtherapeutischen Interventionen. Erfahrungen in der Ausbildung zeigen, dass sich Verhaltenstherapeuten ähnlich wie die Patienten selbst mit dem offenen Gespräch über Sexualität schwer tun und oft die Sexualität in ihrer Diagnostik vernachlässigen. Lieber wird – das heikle Thema vermeidend – über andere partnerschaftliche Probleme gesprochen. Hinzu kommen – oft aufgrund von mangelnden Kenntnissen – Vorbehalte, diesem intimen Bereich mit Interventionen zu begegnen.

Unbefriedigend ist die für Betroffene nichttransparente Versorgungsstruktur. Patienten stehen vor der Frage, ob sie sich an psychologische Beratungsstellen, Pro Familia, den Hausarzt, den

Frauenarzt bzw. Urologen, den Psychiater oder den Psychotherapeuten wenden sollen. Je nachdem, an wen sie sich wenden, werden oft nichtindizierte Behandlungen begonnen. Ein weiteres Problem sind unrealistische Erwartungen von Patienten hinsichtlich Sexualität. Die Hoffnung, die Sexualität könnte eine gegen Alltagssorgen, Stress und Partnerkonflikten immune Insel der Lust darstellen, erfüllt sich kaum, auch wenn sexualtherapeutische Anleitung gegeben ist.

112.4 Begleit- und Alternativbehandlungen

Seit Mitte der 1980er-Jahre besteht ein Trend zur Medikalisierung der Sexualität. Die Zahl der Studien von Urologen und anderen Somatomedizinern über die Möglichkeiten der medizinischen Behandlung von Erektionsstörungen übertrifft die Anzahl aller anderen Studien zu sexuellen Funktionsstörungen bei weitem.

Die Erfolgsrate von Viagra und verwandten Präparaten (Cialis, Levitra) für die eigentliche Zielgruppe – Männer mit Erektionsstörungen gemischter, oft altersbedingter Ätiologie – beträgt ca. 90% und ist damit der Psychosexualtherapie überlegen. Auch für die Behandlung von Ejaculatio praecox und Erregungsstörungen der Frau nach der Menopause gibt es im Einzelfall positive Effekte. Der Nutzen von Psychopharmaka in der Behandlung funktioneller Sexualstörungen wird mit unterschiedlichen Präparaten seit vielen Jahren immer wieder untersucht. Die Ergebnisse dieser Studien – etwa zur Erregungsdämpfung bei Ejaculatio praecox – waren bisher bei weitem schlechter als die Ergebnisse sexualtherapeutischer Behandlungen.

112.5 Wirksamkeit und Erfolgsbeurteilung

Eine Vielzahl von Studien dokumentiert eine Erfolgsrate von durchschnittlich 60–80% von Paartherapien sexueller Störungen für Patienten mit Partner (dokumentiert ist die Effektivität bei heterosexuellen Paaren. Es gibt jedoch auch positive Erfahrungen mit homosexuellen Paaren). Bei funktionellen Störungen wie Orgasmusstörungen oder Erektionsstörungen liegt die Erfolgsrate höher als bei Luststörungen. Prognostisch günstige Faktoren sind ein junges Alter der Patienten (unter 40 Jahren) und starke partnerschaftliche Verbundenheit.

Der entscheidende Wirkfaktor stellt die Durchführung des Sensualitätstrainings (▶ Kap. 54) dar, in dem die Patienten »Hand an ihr Problem legen«, sich ihren unerwünschten Gefühlen stellen, diese schrittweise angehen und sexuelle Wünsche und Bedürfnisse zu kommunizieren lernen. Hinzu kommen bei Bedarf vorbereitende oder ergänzende Interventionen, z. B. Übungen zur Selbststimulation. Die unterschiedliche Akzentsetzung der verschiedenen Arbeitsgruppen – Intensivtherapie, Integration tiefenpsychologischer oder systemischer Aspekte – hat für die Erfolgsrate eher untergeordnete Bedeutung.

Die Empirie für die Einzeltherapie ist bei weitem nicht so umfangreich wie für die Paartherapie. Publiziert wurden Studien und Einzelfallberichte mit sehr guten Erfolgen mit mentalem Training und Hypnotherapie (▶ Kap. 33). Der Erfolg dieser Behandlungen wurde in den Studien an den Fortschritten in der Partnersexualität überprüft. Da die Paartherapie die Therapie der Wahl ist, wird in der klinischen Praxis Einzeltherapie meist nur Patienten ohne festen Partner angeboten. Finden die Patienten im Therapiezeitraum keinen Partner, bleibt in vielen Fällen letztlich offen, inwieweit die Behandlung wirklich erfolgreich war.

112.6 Paraphilien und Sexsucht

Bei Paraphilien (früher Perversionen genannt) lassen sich benigne Paraphilien von Paraphilien mit Opfern und strafrechtlichen Konsequenzen unterscheiden. Bei Paraphilien mit Delinquenz – Pädophilie und Exhibitionismus sind die häufigsten – ist die Störung in eine komplexe Persönlichkeitsproblematik eingebettet. Die Behandlung integriert Maßnahmen der Impuls- und Selbstkontrolle (▶ Kap. 62 und Kap. 82) und allgemeine psychotherapeutische Behandlung. Bei Bedarf sind auch Medikamente (Antiandrogene, Antidepressiva, Neuroleptika) sinnvoll.

Im Verständnis benigner Paraphilien (Sadomasochismus, Fetischismus – Sex mit einwilligenden Erwachsenen) hat bei Fachleuten wie auch Betroffenen ein Umdenken begonnen. Immer weniger wird die benigne Paraphilie als Krankheit erlebt und bewertet, stattdessen setzt sich das Konzept sexueller Minderheiten zunehmend durch. Kommt es zur Behandlung, stellen sich Fragen des Selbstbildes, der Geheimhaltung und des Auslebens und evtl. der Integration in die Partnerschaft.

Bei Sexsucht (nach ICD-10 als gesteigertes sexuelles Verlangen zu diagnostizieren) fungiert das sexuelle Verhalten als ein »Analgetikum«, das psychischen Schmerz (▶ Kap. 88 und Kap. 97) oder innere Leere kurzfristig überdeckt. Bleiben die psychischen Probleme unbewältigt, kann ein Teufelskreis von psychischem Schmerz und kurzfristig wirkender Schmerzbekämpfung entstehen. Infolge dominiert das sexuelle Verhalten immer mehr das Leben, bei Vernachlässigung anderer Aktivitäten und trotz sozialer und/oder finanzieller Kosten. Die bei der Sexsucht zugrunde liegende Sexualisierung, das Ausagieren von Konflikten über sexuelles Verhalten, kann durch eine Behandlung besser kontrollierbar, jedoch kaum überwunden werden. In der Behandlung sind sowohl der unbewältigte Konflikt und das negative Selbsterleben Gegenstand der Behandlung als auch das konkrete sexuelle Erleben und Verhalten. Zu den möglichen Auswirkungen des Pornographiekonsums von Jugendlichen, die oft vor ihrem »1. Mal« schon alles gesehen haben, lassen sich bisher keine Aussagen machen.

Literatur

Beier, K. M., Bosinski, H. A. G., Hartmann, U. & Loewit, K. (2001). *Sexualmedizin. Grundlagen und Praxis*. München: Urban & Fischer.

Clement, U. (2006). *Systemische Sexualtherapie*. Stuttgart: Klett Cotta.

Hauch, M. (2005). *Paartherapie bei sexuellen Störungen. Das Hamburger Modell: Konzept und Technik*. Stuttgart: Thieme.

Hoyndorf, S., Reinhold, M. & Christmann, F. (1995). *Behandlung sexueller Störungen. Ätiologie, Diagnostik, Therapie: Sexuelle Dysfunktionen, Missbrauch, Delinquenz*. Weinheim: Beltz/PVU.

Sigusch, V. (2006). *Sexuelle Störungen und ihre Behandlung*. Stuttgart: Thieme.

Strauß, B. (1998). *Psychotherapie der Sexualstörungen. Krankheitsmodelle und Therapiepraxis – störungsspezifisch und schulenübergreifend*. Stuttgart: Thieme.

Somatisierungsstörung

W. Rief

113.1 Symptomatik und Epidemiologie

Merkmal der somatoformen Störungen ist meist das Vorliegen von körperlichen Beschwerden, ohne dass diese ausreichend auf eine organische Erkrankung zurückzuführen sind. Typische Beschwerden sind Rückenschmerzen, Bauchschmerzen, Gliederschmerzen, Blähungen und Durchfall, Schwitzen, leichte Erschöpfbarkeit, Hitze- und Kältewallungen u. a. Somit finden sich Patienten mit somatoformen Symptomen in allen Fachgebieten der Medizin. In verschiedenen Schätzungen wird davon ausgegangen, dass 20–50% der in Arztpraxen geschilderten Symptome nicht auf eine eindeutig organische Erkrankung zurückzuführen sind. Meist findet sich beim Patienten mit somatoformen Störungen das Bild von multiplen, oftmals wechselnden körperlichen Beschwerden. Bei besonders intensiven Ausprägungen spricht man von Somatisierungsstörung. Trotz des häufigen Vorliegens von multiplen Symptomen werden die Kriterien der Somatisierungsstörung nur selten erreicht, sodass auf offizielle Restdiagnose-Gruppen (z. B. undifferenzierte somatoforme Störung) oder andere Beschreibungen ausgewichen werden muss (multiples somatoformes Syndrom, Somatisierungssyndrom). Während die Somatisierungsstörung eine Prävalenz von vermutlich deutlich unter 1% hat, liegt die Lebenszeit-Prävalenz für ein multiples somatoformes Syndrom im Bereich von vermutlich 5–8%. Laut Bundesgesundheitssurvey wird für somatoforme Störungen insgesamt von einer Prävalenzrate von 11% ausgegangen.

▪ Merkmale der Somatisierungsstörung

1. Multiple körperliche Beschwerden, die mehrere Organsysteme betreffen und nicht ausreichend auf eine körperliche Erkrankung zurückzuführen sind (bei DSM IV mindestens 8 Symptome, bei ICD-10 mindestens 6 Symptome).
2. Beginn meistens in der Jugend oder jungem Erwachsenenalter (vor dem 30. Lebensjahr nach DSM IV).
3. Neigung zur Chronifizierung (Dauer mindestens 2 Jahre nach DSM IV und ICD-10).
4. Differenzialdiagnostisch abzugrenzen von körperlichen Krankheiten sowie von körperlichen Symptomen, die ausschließlich während Depressionen oder Angstattacken auftreten.
5. Ist das Vollbild der Somatisierungsstörung nicht erreicht, wäre auch an eine andere somatoforme Störung zu denken (Hypochondrie, somatoforme autonome Funktionsstörung – nur ICD-10, undifferenzierte somatoforme Störung, Konversionsstörung, dissoziative Störung, somatoforme Schmerzstörung; ▶ Kap. 105 und Kap. 111).

Je nach Schwerpunkt der geschilderten körperlichen Symptome kann im Einzelfall auch von somatoformer Schmerzstörung, somatoformer autonomer Funktionsstörung oder Konversionsstörung gesprochen werden. Eine spezielle Störungsgruppe bei den somatoformen Störungen stellt die Hypochondrie dar (▶ Kap. 105). Bei somatoformen Störungen findet sich übermäßig häufig auch eine depressive Störung. Die körperdysmorphe Störung (»Dysmorphophobie«) wird ebenfalls zu den somatoformen Störungen gerechnet. Der Betroffene leidet an der Überzeugung, dass ein Körperteil von ihm gravierend entstellt sei, obwohl Außenstehende diese Beobachtung nicht teilen. Diese Problematik geht oftmals mit Symptomen wie sozialer Rückzug bis hin zur Isolation sowie mit Verzweiflung einher; häufig findet sich auch eine Komorbidität von körperdysmorpher Störung und Zwangsstörung.

113.2 Verhaltenstherapeutische Ansatzpunkte und Ziele

Bis Betroffene mit somatoformen Störungen in eine verhaltenstherapeutische Behandlung kommen, vergehen in aller Regel viele Jahre mit zahlreichen Behandlungsversuchen. In dieser Zeit hat sich ein spezifisches Muster des chronischen Krankheitsverhaltens manifestiert, das zur Krankheitsaufrechterhaltung beiträgt. Typische Aspekte solchen Krankheitsverhaltens können sein:

- ausgeprägte passive Veränderungserwartung,
- häufige Arztkontakte,
- das Suchen nach Rückversicherung über die Unbedenklichkeit der Beschwerden,
- Schonverhalten, Vermeidung körperlicher Belastung, Vermeidung von Belastungssymptomen (wie Schwitzen, Herzklopfen etc.),
- selbstständige, bis hin zur risikoreichen Einnahme von zum Teil verschiedenen Medikamenten,
- Drängen auf weitere organmedizinisch orientierte Untersuchungen, um endlich die Lösung des Problems zu haben,
- Antrag auf Frühberentung sowie
- häufiges Beklagen u. v. m.

Für die Psychotherapie ist es hilfreich, chronisches Krankheitsverhalten als ein gelerntes Verhalten aufzufassen, das durch die langjährige Erfahrung mit dem Gesundheitswesen sowie durch Modelllernen bei wichtigen anderen Personen angeeignet wurde. Aus diesem Grund ist es oftmals das erste Ziel in der Behandlung, eine Evaluation des bisherigen Krankheitsverhaltens vorzunehmen, die mit dem Erkennen der Ineffektivität abschließt und zum Suchen von neuen Verhaltensmöglichkeiten und Einstellungen motivieren soll. Als Ziel kann formuliert werden: Suche nach aktiven Bewältigungsmöglichkeiten und Abbau des chronischen Krankheitsverhaltens.

Viele Patienten haben beim Auftreten der somatoformen Symptome auch durch den Aufbau von Schonverhalten reagiert. Dadurch hat sich zum einen der Lebensradius eingeengt, was die Entwicklung depressiver Symptome fördern kann. Zum anderen hat sich die körperliche Belastbarkeit reduziert, wodurch Symptome wie Kurzatmigkeit, Schwitzen und körperliche Missempfindungen noch häufiger auftreten. Oftmals entstand daraus ein sich selbst verstärkender Regelkreis. Als Therapieziel lässt sich daraus ableiten:

Aufbau von körperlicher Belastbarkeit und Alternativen zum Schonverhalten als Reaktion auf somatoforme Symptome entwickeln.

Mit somatoformen Störungen gehen auch spezifische Einstellungen und Bewertungsprozesse einher. Die Betroffenen haben von sich ein Selbstbild als »schwächlich, kränklich, wenig belastbar und benachteiligt«. Dieses Selbstbild wird oftmals durch einen zu strengen Gesundheitsbegriff genährt. Die typische Vorstellung des Patienten ist, dass Gesundsein mit dem Fehlen jeglicher körperlicher Beschwerden oder Empfindungen verbunden sei. Es wird nicht erkannt, dass viele körperliche Empfindungen Zeichen eines gesunden Funktionierens sind. Aus diesen Aspekten lässt sich als Ziel ableiten:

Realistische Einschätzung der Belastbarkeit, Entwicklung eines positiven Selbstbildes, Entwicklung eines realistischen Gesundheitsbegriffes.

Personen mit somatoformen Symptomen haben häufig ein organmedizinisch orientiertes Krankheitsmodell. Aus diesem Krankheitsverständnis entspringt oftmals die starke Fokussierung der Aufmerksamkeit auf die Beschwerden, da der Patient annimmt, seinen Körper noch genauer beobachten zu müssen, um dem Arzt das nächste Mal vielleicht die entscheidenden Informationen zur Lösung des Problems geben zu können. Mit dieser Sensibilisierung für die Wahrnehmung von Körperprozessen geht oftmals die Reduktion von Interessen für die

Umgebung einher. Für viele Betroffene ist das komplexe Wechselspiel zwischen psychischen Faktoren und körperlichen Empfindungen nicht nachvollziehbar. Deshalb sind **wichtige Therapieziele**:

- Demonstration psychophysiologischer Zusammenhänge zur Entwicklung eines neuen Krankheitsverständnisses (▶ Kap. 79),
- Reduktion der Aufmerksamkeitsfokussierung auf körperliche Prozesse,
- Förderung des Interesses an der Wahrnehmung der Umgebung und
- Aufbau der Genussfähigkeit (▶ Kap. 74).

Bei vielen Patienten (sowie oftmals in ihren Ursprungsfamilien) herrscht die Einstellung vor, dass körperliche Symptome generell Zeichen einer Krankheit sind und deshalb zum sofortigen Arztbesuch führen müssen. Der Patient sollte deshalb in der Behandlung lernen, allgemeine körperliche Missempfindungen von potenziellen Krankheitssymptomen differenzieren sowie die erstgenannten auch selbstständig aushalten zu können.

Schließlich findet sich auch bei vielen Patienten, dass die passiven Veränderungserwartungen sich nicht nur auf den speziellen Krankheitsverlauf beziehen, sondern auf die allgemeine Lebensführung. Auch ist die Kommunikation des Patienten von seinem Selbstbild als kranker Mensch sowie seinen Beschwerdeschilderungen geprägt. Unter Umständen können Bedürfnisse nicht mehr direkt geäußert werden, sondern werden über den Umweg des Ausdrucks von Symptomen erreicht. Wenn solche Aspekte eine erhöhte Rückfallgefährdung mit sich bringen, sollen auch sie in der Festlegung von Therapiezielen berücksichtigt werden.

Neben diesen allgemeinen Aspekten bei der Behandlung von somatoformen Störungen können – abhängig von der individuellen Symptomatik und Problemanalyse – auch weitere Therapieziele von Relevanz sein. Gerade bei hypochondrischen Patienten ist es wichtig, dass sie keine Rückversicherung von Experten über die Unbedenklichkeit der Beschwerden benötigen, sondern eigene »Beruhigungsstrategien« entwickeln können. Bei vielen Personen basiert die somatoforme Störung auch auf einer allgemeinen Ablehnung des eigenen Körpers, die über eine spezielle Ablehnung der Symptome hinausgeht. Auch scheinen bei Personen mit somatoformen Störungen in der Vergangenheit oftmals traumatische Körpererfahrungen vorzuliegen (sexuelle Übergriffe, Aggressionsausbrüche von Erziehungspersonen, Unfälle oder schwere Operationen). Dies scheint nicht nur beim Vorliegen dissoziativer Symptome der Fall zu sein, sondern auch bei anderen Somatisierungssymptomen und Hypochondrie.

113.3 Behandlungsplan und Einzelschritte

◘ Abb. 113.1 zeigt einen Ablaufplan zur Behandlung von Personen mit somatoformen Störungen. Den Schwerpunkt der Behandlung stellt die Umattribution von einem eher organischen Krankheitsverständnis zu einem psychosomatischen oder psychophysiologischen Krankheitsmodell dar. Dazu ist der Einsatz von zahlreichen Verhaltensexperimenten (▶ Kap. 65) oder leicht nachvollziehbaren Alltagsbeispielen sinnvoll. Anschließend können Maßnahmen zur Aufmerksamkeitsumlenkung, zur Steigerung der körperlichen Belastbarkeit oder zur kognitiven Neubewertung (▶ Kap. 38) des Selbstbildes eingesetzt werden. Eine ausführliche Behandlungsanleitung findet sich in Rief und Hiller (2010); Ansatzpunkte für ein Gruppentherapeutisches Vorgehen sind bei Rief, Bleichhardt und Timmer (2002) dargestellt.

113.4 Typische Schwierigkeiten und Probleme

Oftmals ist die Hauptschwierigkeit in der Behandlung von Personen mit somatoformen Störungen, mit der man sich gerade am Anfang der Therapie konfrontiert sieht, das Aufbauen einer tragfähigen therapeutischen Beziehung. Der Patient trägt durch Merkmale wie Beklagen, Negativismus und Vorwürfe gegenüber früheren Behandlern zu der Gefahr bei, dass der Therapeut in den ersten Sitzungen zu wenig Rücksicht auf die zentrale Bedingung des therapeutischen Handelns nimmt, nämlich einen entsprechenden Rapport herzustellen.

Der Aufbau einer therapeutischen Beziehung wird auch oftmals dadurch belastet, dass der Psy-

Organische Abklärung ausreichend? → Nein → Nötige Untersuchungen veranlassen
↓
Empathische Besprechung der Anamnese und Vorerfahrungen
↓
Psychodiagnostik

Zusammenfassung der Befunde, auf Bias achten, Patient wiederholen lassen
↓
Für Psychotherapie bereit? → Nein → Motivation für zeitlich befristete Psychotherapie schaffen
↓
Vorerst weitere Arztkontakte notwendig? → Ja → Zeitkontingenz vereinbaren
↓
Bild von Gesund sein entwerfen
Gesundheitsbegriff hinterfragen
↓
Mehrdimensionale abgestufte Zieldefinition (Sysmptommanagement, Beruf, Familie und Freundeskreis, Freiziet)
↓
Zu enger Gesundheitsbegriff? → Ja → Gesundheitsbegriff erweitern, »gesunde körperliche Empfindungen« erarbeiten und provozieren
↓
Körperliches Schonverhalten → Ja → Motivation und Durchführung von Aufbautraining
↓
Checking Behaviour → Ja → Funktion durch Provokationstests verdeutlichen, Möglichkeiten zur Reduktion erarbeiten
↓
Weiteres Vermeidungs- und Schonverhalten → Ja → Funktion verdeutlichen
Langfristige Folgen herausarbeiten
Reduktion von Vermeidungsverhalten
↓
Weiterhin stark organmedizinisches Krankheitsmodell → Ja → Umattribution:
langsam psychologische Begriffe einführen (Angst, Belastung, Streß, Depressivität, Aufmerksamkeit)
Informationen und Beispiele für Verbindungsglieder Seele-Körper, Kognition-Physiologie, ...
Provokationstests
↓
Selbstbild als schwach und wenig belastbar → Ja → Belastungsgrenzen erhöhen
realistische Zielsetzungen und Bewertungen fördern
↓

Abb. 113.1 Behandlung somatoformer Störungen

chotherapeut zu früh in Richtung eines psychosomatischen Krankheitsverständnisses drängt. Ein rigides organisches Krankheitsverständnis beim Patienten wird jedoch nicht durch ein rigides psychosomatisches Krankheitsverständnis beim Psychotherapeuten aufgelöst. Vielmehr sollte der

Psychotherapeut ein Modell sein für Experimentierfreudigkeit, um verschiedene Ansätze zum Verständnis und zu den Hintergründen der Störung zu überprüfen.

Manchmal gestaltet sich auch die Koordination zwischen organmedizinischer und psychotherapeutischer Betreuung als schwierig. Im ungünstigsten Fall findet eine Pendelbewegung statt, in der der Patient abwechselnd im organmedizinischen Denken und im psychotherapeutischen Ansatz unterstützt wird. Wenn die beiden Ansätze gegeneinander konkurrieren, kann dies nicht zum Wohle des Patienten sein. Es wird vielmehr ein klar abgesprochenes Gesamtkonzept benötigt, mit dem sowohl Psychotherapeut als auch Organmediziner einverstanden sind und das möglichst frühzeitig mit dem Patienten besprochen wird.

Häufig setzen Psychotherapeuten beim Patienten bereits bei Behandlungsbeginn die notwendige Veränderungsmotivation voraus. Motivationsaufbau (► Kap. 7 und Kap. 44) sollte jedoch nicht eine Voraussetzung zur Behandlung sein, sondern ein Ziel der ersten Interventionen. Dazu gehört auch eine ausführliche Motivationsanalyse (► Kap. 41 und ► Kap. 42), die auch Gratifikationsbedingungen für Krankheitsverhalten berücksichtigt (z. B. laufendes Rentenverfahren, Vorteile durch Krankenrolle in der Familie, in der Familie vorherrschendes organmedizinisches Krankheitsverständnis usw.).

113.5 Wirksamkeit und Erfolgsbeurteilung

Die Forschungstradition bei somatoformen Störungen ist gerade bzgl. psychotherapeutischer Interventionen noch sehr jung. Trotzdem sprechen erste Metaanalysen dafür, dass die Prognose des Behandlungsverlaufs nicht so negativ ist, wie es früher oftmals formuliert wurde, als die Patienten noch als therapieresistent galten. Looper und Kirmayer (2002) finden mittlere Effektstärken beim Somatisierungssyndrom von 0.50–0.80, während sie bei Hypochondrie oder körperdysmorphen Störungen deutlich über 1 liegen. Eine größere Studie aus der eigenen Arbeitsgruppe mit 200 Somatisierungspatienten (Timmer, Bleichhardt & Rief, 2004) bestätigt Effektstärken beim Somatisierungssyndrom von über 0.80. Damit liegen zurzeit die Erfolgsraten gerade für das häufige Somatisierungssyndrom noch niedriger als für andere psychische und psychosomatische Störungen (z. B. Angststörungen oder Depressionen). Da spezifische, auf die somatoforme Störung ausgerichtete Interventionsansätze erst in jüngster Vergangenheit entwickelt wurden, ist für die Zukunft mit einer deutlichen Verbesserung der Behandlungsmöglichkeiten zu rechnen.

Literatur

Looper, K. J. & Kirmayer, L. J. (2002). Behavioral medicine approaches to somatoform disorders. *J Consult Clin Psychol, 70*, 810–827.

Rief, W., Bleichhardt, G. & Timmer, B. (2002). Gruppentherapie für somatoforme Störungen – Behandlungsleitfaden, Akzeptanz und Prozessqualität. *Verhaltenstherapie, 12*, 183–191.

Rief, W. & Hiller, W. (1992). Somatoforme Störungen. *Körperliche Symptome ohne organische Ursache*. Bern: Huber.

Rief, W. & Hiller, W. (2010). *Somatisierungsstörung*. Göttingen: Hogrefe.

Timmer, B., Bleichhardt, G. & Rief, W. (2004). Effektivität einer stationären Gruppentherapie für somatoforme Störungen. Ergebnisse einer kontrolliert-randomisierten Therapieevaluationsstudie. *Zeitschrift für Klinische Psychologie und Psychotherapie, 33*, 24–32.

Soziale Ängste

U. Pfingsten

114.1 Symptomatologie und Epidemiologie

Ängste vor bestimmten sozialen Situationen sind weit verbreitet. Die meisten Menschen sind aufgeregt, wenn sie vor Publikum eine Rede halten müssen. Auch ein erstes Rendezvous wird kaum jemanden völlig kalt lassen. Solche emotionalen Reaktionen sind normal und durchaus zweckmäßig, denn sie motivieren dazu, sich anzustrengen und das Beste zu geben. Wenn sie jedoch sehr intensiv sind und im Alltag ständig auftreten, wird das Sozialverhalten der Betroffenen beeinträchtigt statt optimiert. Entsprechende Situationen werden als Belastung empfunden und mit der Zeit oft auch völlig gemieden, vor allem wenn Misserfolgserlebnisse hinzukommen. Das hat nachweisbare negative Auswirkungen auf die Lebensqualität sozialängstlicher Menschen, auf ihre berufliche und private Entwicklung.

Ein Behandlungsbedarf ergibt sich, wenn die Ängste selbst Störungswert besitzen und die Kriterien einer einschlägigen klinischen Diagnose erfüllen (s. unten). Aber auch bei subklinischen Sozialängsten kann eine Intervention geboten sein, denn sie können bei der Aufrechterhaltung, Exazerbation, Rehabilitation und Prävention vieler psychischer Störungen eine wichtige Rolle spielen.

Soziale Ängste können sich auf *alle* Arten zwischenmenschlicher Interaktion beziehen. Durch die Klassifikationssysteme hat sich allerdings der Blickwinkel von Forschung und Praxis auf Ängste eingeengt, die als **soziale Phobie** oder **soziale Angststörung** bezeichnet werden (ICD-10: F 40.1). Entscheidende Diagnosekriterien sind:

- Anhaltende Angst des Patienten vor Situationen, in denen er im Mittelpunkt der Aufmerksamkeit anderer steht und befürchtet, etwas zu tun, was demütigend oder peinlich sein könnte. **Beispiele**: Sprechen, Essen oder anderes Verhalten in der Öffentlichkeit, Umgang mit Bekannten oder Fremden, Teilnahme an kleinen Gruppen wie Partys, Konferenzen usw.
- Die phobischen Situationen werden gänzlich vermieden oder nur unter intensiver Angst durchgestanden.
- Das Vermeidungsverhalten beeinträchtigt die berufliche Leistungsfähigkeit, die üblichen sozialen Aktivitäten/Beziehungen oder es verursacht ausgeprägtes Leiden.

Soziale Phobien können **spezifisch**, d. h. auf eine ganz bestimmte Art von Situationen beschränkt sein (z. B. Lampenfieber vor öffentlichen Auftritten). Im Behandlungsalltag häufiger ist dagegen der **generalisierte Typ**, bei dem sich die Ängste auf verschiedene Sozialsituationen beziehen. Dieser Störungstyp ist allerdings oft nur unzureichend von der **ängstlich-vermeidenden Persönlichkeitsstörung** (F 60.6) mit besonders umfassenden und tief greifenden Sozialängsten abzugrenzen. Bei vielen Patienten kommen dann auch beide Diagnosen in Betracht.

Mindestens ein Fünftel der Gesamtbevölkerung fühlt sich in bestimmten Alltagssituationen durch Sozialängste beeinträchtigt. Die Kriterien einer sozialen Angststörung i.e.S. erfüllen etwa 2–8%. Dabei sind Männer insgesamt seltener, in klinischen Stichproben allerdings fast genauso häufig betroffen wie Frauen. Obwohl auch bei Kindern soziale

Ängste vorkommen, beginnt die Störung typischerweise erst in der frühen Adoleszenz. Wird überhaupt eine Therapie begonnen, erfolgt dies durchschnittlich erst mit 27–37 Jahren. Die Betroffenen versuchen ihre Schwierigkeiten über lange Zeit zu kompensieren und vor sich selbst und ihren Mitmenschen zu verbergen. Das geschieht aus Scham und weil Sozialängste von Patienten und Behandlern zu selten als therapiebedürftige Störung angesehen werden. Erst wenn sich gravierende Folgeprobleme einstellen, bemühen sich die Betroffenen um eine Therapie, typischerweise dann auch eher wegen dieser Sekundärsymptomatiken. Das ist ein Grund dafür, dass in der Behandlungspraxis bei etwa jedem zweiten Patienten mit komorbiden Störungen zu rechnen ist. Besonders verbreitet sind neben Persönlichkeitsstörungen vor allem

- Depressionen,
- Missbrauch von Alkohol/Medikamenten,
- andere Angststörungen und
- psychosomatische Störungen.

Empirische Befunde bestätigen dabei oft die primäre Rolle der Sozialängste, weil diese z. B. den affektiven Störungen weitaus häufiger zeitlich vorausgehen als umgekehrt. Über eine gegenüber anderen Angstpatienten erhöhte Tendenz von Sozialphobikern zu suizidalen Handlungen wird berichtet, was die klinische Bedeutsamkeit des Störungsbildes unterstreicht.

Viele Patienten können Erlebnisse angeben, bei denen ihre Ängste erstmalig auftraten. Meist handelt es sich um Auslösesituationen, denen auch viele andere Menschen ausgesetzt sind. Deshalb ist anzunehmen, dass sich Sozialängste mit Störungswert aus solchen Erfahrungen erst vor dem Hintergrund spezieller biologischer, kognitiver oder behavioraler Dispositionen entwickeln (Hofmann & diBartolo, 2001; Stangier & Fydrich, 2002).

Hilfsmittel bei der Diagnose sozialer Angststörungen sind gängige Interviewleitfäden und spezielle Fragebögen (Mitte et al. 2007).

114

114.2 Verhaltenstherapeutische Ansatzpunkte und Ziele

Zur Entstehung und Behandlung sozialer Ängste gibt es drei grundlegende Hypothesen:

a. Sie werden durch konditionierte **physiologische Überreaktionen** verursacht, die v. a. mit Expositionsverfahren zu behandeln sind.
b. Sie resultieren aus **sozialen Verhaltensdefiziten**, die v. a. übende Interventionen erfordern.
c. Sie entstehen durch **dysfunktionale Kognitionen**, die kognitive Therapiemaßnahmen notwendig machen.

Es hat sich inzwischen gezeigt, dass wohl keine dieser Hypothesen Allgemeingültigkeit beanspruchen kann. Wenig erfolgreich waren auch Versuche, Patienten zu Indikationszwecken danach zu unterteilen, ob sie eher physiologisch reagieren (»somatic reactors«), ob die Verhaltensdefizite überwiegen (»behavioral reactors«) oder die kognitiven Dysfunktionen (»cognitive reactors«). Bei den meisten Patienten ist eher von einem Zusammenwirken verschiedener Bedingungsfaktoren aus allen drei Reaktionssystemen auszugehen. Diese Faktoren lassen sich den Zeitabschnitten vor, während und nach den phobischen Situationen zuordnen (▣ Tab. 114.1).

Aus jedem dieser Bedingungsfaktoren ergeben sich Ansatzpunkte und Teilziele für die Behandlung, wobei jeweils auch geeignete verhaltenstherapeutische Interventionen zur Verfügung stehen. Allerdings spielen bestimmte Faktoren beim einzelnen Patienten eine wichtigere, andere eine geringere Rolle und erfordern dann jeweils auch einen unterschiedlichen Behandlungsaufwand. Informationen dazu können schon in der Eingangsdiagnostik erhoben werden, zumal für einige Faktoren spezielle Fragebögen zur Verfügung stehen. Sie beziehen sich z. B. auf negative Erwartungen, irrationale Überzeugungen und Sicherheitsverhaltensweisen (Stangier, Heidenreich & Peitz, 2009; Mitte et al. 2007). Meistens wird eine genauere Abklärung aber erst an geeigneter Stelle im Verlauf der Therapie vorgenommen.

114.3 Behandlungsplan und Einzelschritte

▪ Eingangsphase

Über soziale Ängste informieren Die meisten Patienten haben gerade auch bzgl. sozialer Ängste

Tab. 114.1 Bedingungsfaktoren sozialer Ängste und Ansatzpunkte für die Behandlung

Situationsbezug	Bedingungsfaktor/Ansatzpunkt	Beispiele
Vorher	Angstfördernde Interpretation der Situation	»Die anderen warten nur darauf, dass ich mich blamiere.«
	Katastrophierende Erwartungen bzgl. des eigenen Verhaltens und seiner Konsequenzen	»Ich werde anfangen zu stottern und schließlich so blockiert sein, dass ich keinen vernünftigen Satz mehr hervorbringen kann.«
	Irrationale Überzeugungen bzgl. sozialer Interaktionsprozesse	»Wenn man Zeichen von Unsicherheit zeigt, halten die anderen einen für unfähig, lächerlich oder nicht ganz normal.«
	Völliges Vermeiden bestimmter Situationen (primäre Vermeidung)	Keine Einkaufsbummel, Theater- oder Lokalbesuche im eigenen Wohnort mehr unternehmen, um sich bei Begegnungen mit Bekannten nicht durch ungeschicktes Verhalten zu »blamieren«
Während	Konzentration auf sog. Sicherheitsverhalten	Sich bei einem Vortrag krampfhaft an ein vorbereitetes Skript halten »um bloß nicht aus dem Konzept zu kommen«
	Übertriebene Selbstaufmerksamkeit	Ständige Überprüfung, ob und in welcher Form erwartete Angstreaktionen wie Zittern, Erröten, Stottern usw. auftreten
	Aktivierung verzerrter Wahrnehmungsschemata	Visuelle Vorstellungen des »Selbst-als-Objekt«, die die Selbstwahrnehmung prägen (z. B. mit hochrotem Gesicht hilflos dastehen wie ein Schulmädchen, das bei einer Lüge ertappt wurde)
	Ungünstige Selbstverbalisationen	Selbstentmutigungen wie: »Jetzt passiert genau das, was ich befürchtet habe.«
	Sich aufschaukelnde physiologische Erregungsprozesse	Eventuell vorhandene Anspannung wird durch Selbstaufmerksamkeit und Selbstverbalisationen zu intensiven Angstgefühlen oder Panikattacken gesteigert
	Ungeschickte Verhaltensmuster/ strategien	Leise Stimme, unklare Formulierungen, mangelnde Selbstöffnung
Nachher	Ausgedehntes grüblerisches Bilanzieren (»post-event-processing«)	Zwanghaftes nachträgliches Durchspielen der Situation bzgl. negativer Aspekte des eigenen Verhaltens; Hineinsteigern in Phantasien über ungünstige Folgen bei den Interaktionspartnern
	Selbstwertherabsetzende Attributionsgewohnheiten bei Erfolgs-/Misserfolgsaspekten des eigenen Verhaltens	»Zuhörerin X hat meinen Vortrag nur gelobt, weil sie mir etwas Nettes sagen wollte.«
	Schwächung aktiver Bewältigungsbemühungen durch übertriebene Selbstkritik	»Mit solchen Situationen komme ich einfach nicht klar, ich habe mich verhalten wie ein Idiot.«
	Selbstverstärkung für Vermeidungsverhalten	»Es hat sich wieder einmal gezeigt: Ich sollte solchen Situationen aus dem Weg gehen.«

therapiehinderliche Wissensdefizite. Deshalb sind grundlegende Kenntnisse zu vermitteln (► Kap. 79), etwa durch die patientengerechte Aufarbeitung von Informationen, wie sie am Anfang des Kapitels zusammengefasst sind. Auch Materialien aus Selbsthilfebüchern (z. B. Fehm & Wittchen, 2008; Consbruch u. Stangier 2010) oder Patientenmerkblätter können verwendet werden (Stangier et al., 2009; Vriends & Margraf, 2005).

Selbstbeobachtung anleiten Während des gesamten Behandlungsverlaufs werden die in der Therapiestunde erarbeiteten Inhalte durch Hausaufgaben (► Kap. 30 und Kap. 49) vertieft. In der Eingangsphase führen die Patienten Tagebuch darüber, in welchen sozialen Alltagssituationen Ängste auftreten und wie sich diese äußern (kognitiv, physiologisch, motorisch). Solche Hausaufgaben sollten immer nachbesprochen und von den Patienten in einem besonderen Therapieordner gesammelt werden.

Erklärungsmodell erarbeiten Die Patienten haben oft auch unzutreffende Annahmen über die Entstehung ihrer Ängste entwickelt. Manche sehen z. B. als zentrale Ursache ihre vermeintlich unbeeinflussbaren physiologischen Angstreaktionen an, die bei ihren Mitmenschen zwangsläufig zur Ablehnung führen. Um solche Annahmen zu korrigieren, ist in der Therapie anhand einer Beispielsituation ein angemesseneres Erklärungsmodell zu entwickeln. Dieses sollte die o. g. Bedingungsfaktoren, ihre Abfolge und Interaktion in vereinfachter Form verdeutlichen. Ein solches Modell zeigt den Patienten, dass sie das Geschehen an verschiedenen Punkten aktiv beeinflussen können und es macht die Bedeutung der nachfolgenden Behandlungsschritte verständlich (einfaches Beispiel bei Hinsch u. Pfingsten 2007, S. 139ff). Bei Sozialphobikern i.e.S. sind Erklärungsmodelle nach Clark und Wells in letzter Zeit besonders gebräuchlich (z. B. Ambühl, Meier & Willutzki, 2006; Stangier et al., 2006, 2009).

Entspannungsverfahren anleiten Die Durchführung eines Entspannungstrainings (► Kap. 25) ist nicht unbedingt notwendig. Es erhöht allerdings die Kompetenzerwartung von Patienten, indem es ihnen die Erfahrung vermittelt auch physiologische Reaktionen in gewissem Maße beeinflussen zu können. Es sollte jedoch betont werden, dass eine völlige Entspannung in vielen sozialen Situationen weder möglich noch sinnvoll ist. Außerdem ist ein Entspannungstraining natürlich wenig sinnvoll, wenn explizit ein Therapierational verfolgt wird, in dem es z. B. um die Habituation an auftretende Ängste geht.

Neben dem Aufbau einer tragfähigen Beziehung (► Kap. 8) besteht ein allgemeines Ziel der Eingangsphase darin, die Bereitschaft der Patienten zu einer aktiven Auseinandersetzung mit problematischen Alltagssituationen zu fördern. Im Übrigen kann auch ein ressourcenorientiertes Vorgehen schon zu Beginn der Therapie eine effektive Behandlungsergänzung darstellen (Ambühl, Meier & Willutzki, 2006; Willutzki, Neumann, Haas, Koban & Schulte, 2004).

■ Expositionsübungen

Schon nach 2–3 Sitzungen können Übungen kritischer Alltagssituationen sinnvoll sein. Sie dienen einer

a. Habituation von Angstreaktionen,
b. Förderung der Kompetenzerwartung, gefürchtete Situationen bewältigen zu können, sowie
c. Überprüfung und Einübung funktionalerer Kognitionen und Verhaltensweisen.

Zur Exposition motivieren Um primäres Vermeidungsverhalten abzubauen und die Patienten für Expositionsübungen zu motivieren ist es hilfreich, mit ihnen zunächst die **Grundregeln zum Umgang mit Angst** zu bearbeiten (► Kap. 26 und Kap. 92). Außerdem werden sie zur alltäglichen Durchführung kleiner sozialer Initiativen angeregt. Dabei kommt es mehr auf das vorsätzliche aktive Handeln, das tägliche Üben und die Wiederholung an als auf die Handlungsergebnisse selbst. Solche **Täglich-üben-Aufgaben** sind z. B.:

- Sagen Sie »Guten Tag« zu jemandem, den Sie schon immer grüßen wollten.
- Machen Sie einen Telefonanruf, den Sie normalerweise aufschieben würden.
- Machen Sie eine kleine Bemerkung zu einer Person, die Sie sonst nicht ansprechen würden.
- Stellen Sie einem oberflächlich Bekannten eine Frage, um diese Person etwas besser kennen zu lernen.
- Machen Sie bewusst kleine Aufgaben, bei denen sie eine gewisse Aufmerksamkeit erregen (z. B.: beim Einkaufen mit einem Scheck bezahlen, an einer Verkaufstheke zu einer Ware etwas fragen usw.).
- Bitten Sie jemanden um einen kleinen Gefallen, z. B. Sie eine kleine Strecke mit dem Auto mitzunehmen.

Übungssituationen herausfinden Einen wichtigen Schwerpunkt der weiteren Therapie bilden Expositionsübungen, die auf den einzelnen Patienten zugeschnitten sind. Dabei werden in oder zwischen den Sitzungen immer wieder neue soziale Situationen bearbeitet. Oft wird in Abstufungen von weniger zu stärker Angst auslösenden Situationen übergegangen, aber auch massiertes Vorgehen ist möglich. Hinweise für geeignete Übungssituationen ergeben sich aus der Eingangsdiagnostik (▶ Kap. 41). Hinzu kommen Anregungen aus Hausaufgaben und Gesprächen mit den Patienten. Auch der folgende **Situationsbaukasten** kann Therapeuten bei der Entwicklung von Expositionsübungen behilflich sein:

- **Verhalten**
  - Aktivitäten in Gegenwart anderer (z. B. Schreiben, Essen, Arbeiten), Reden/Vorträge halten, Bewerbungen/Tests/Prüfungen, Personen begrüßen, Gespräche beginnen und aufrechterhalten, Verhalten bei Partys und Festlichkeiten, persönliche Meinungen äußern, Forderungen/Bitten äußern, Forderungen/Bitten ablehnen, kritische Sachverhalte ansprechen, diskutieren
- **Ort**
  - Auf der Straße, öffentliche Verkehrsmittel, Arbeitsstelle, Behörden, Kaufhäuser/Geschäfte, Lokale/Gaststätten/Diskos, Theater/Kino, am Telefon
- **Interaktionspartner**
  - Fremde, Arbeitskollegen, Freunde, mehr oder minder gute Bekannte, Verwandte, Nachbarn, Vorgesetzte, Autoritätspersonen, Dienstleistungspersonen (variierbar nach Geschlecht, Alter, Anzahl usw.)

Übungen planen und durchführen Die speziellen Übungen ergeben sich aus der Kombination folgender Merkmale:

- **Setting**
  - Einzeln – teils einzeln/teils Gruppe – Gruppe
- **Modalität**
  - Im Gespräch – in sensu – Rollenspiel – in vivo
- **Unterstützung**
  - Therapeut – Bezugspersonen/andere Gruppenmitglieder – keine (= Selbstexposition)

Viele Therapeuten bevorzugen eine dieser Möglichkeiten, also etwa Rollenspiele oder Einzelexposition in vivo. Es kann jedoch auch effektiv sein, verschiedene Verfahren in sinnvoller, auf die spezielle Problematik des Patienten bezogener Weise neben- oder nacheinander zu kombinieren. So kann bei Patienten mit starken Ängsten oder einer besonders idiosynkratischen Problematik mit Verfahren begonnen werden, die in allen drei Merkmalen eher links angeordnet sind, z. B. Einzelsetting, Konfrontation in sensu, Therapeutenunterstützung. Nach entsprechenden Fortschritten geht man dann sozusagen nach rechts zu Rollenspielen und In-vivo-Übungen über. Zugleich kann auch der Wechsel in ein Gruppensetting ratsam sein, wenn dies organisatorisch möglich ist (max. 6 Teilnehmer!).

Für jeden Expositionsdurchgang wird mit dem Patienten zunächst eine geeignete Übungssituation erarbeitet. Diese wird dann z. B. als Rollenspiel (▶ Kap. 65) mit dem Therapeuten durchspielt, wobei Videoaufnahmen das Vorgehen wesentlich effektiver machen. Eine Nachbesprechung schließt sich an. Bei einer geplanten In-vivo-Übung als Hausaufgabe (▶ Kap. 30) ist dafür zu sorgen, dass der Patient geeignete Aufzeichnungen seiner Erfahrungen anfertigt. Ein einfaches Protokollblatt enthält folgende Angaben:

- Situation/Ereignis,
- Tag/Uhrzeit,
- Dauer,
- erwarteter Angstverlauf (Rating von 0–10),
- tatsächlicher Angstverlauf (Rating von 0–10),
- spezielle Kommentare (z. B. Reaktion der anderen usw.).

Selbstverbalisationen verändern Ungünstige Kognitionen werden bei Expositionsübungen in Form von Selbstverbalisationen festgestellt, analysiert, verändert und neu eingeübt (▶ Kap. 52). So benutzt der Therapeut bei der Nachbesprechung videografierter Rollenspiele z. B. folgende Leitfragen: »Was ging Ihnen an dieser Stelle durch den Kopf?« »Welche Folgen für Ihr Gefühl/Verhalten hatte das?« »Was könnten Sie da besser zu sich sagen?« »Wie würde sich das auf Ihr Gefühl/Verhalten auswirken?« und übt evtl. die veränderten Selbstverbalisationen im wiederholten Rollenspiel ein. Für Hausaufgaben mit In-vivo-Übungen werden Protokollblätter mit entsprechenden Spalten verwendet, mit deren Hilfe die Patienten ihre Selbstverbalisationen nach den Übungen aufschreiben und analysieren können.

Blickphobie Ein besonderes Problem bei sozialen Phobien stellt die Angst dar, angesehen zu werden. »Im Auge behalten zu werden« ist ein unbedingt Angst auslösender Stimulus. Manche soziale Phobien können als Monophobien i. S. einer Blickphobie verstanden werden. Von daher ist bei Expositionsübungen immer auch sehr viel Wert auf die Exposition gegenüber Blicken und »angesehen werden« zu legen.

▪ Expositionsübungen wiederholen

Insbesondere Patienten mit generalisierten sozialen Ängsten fallen häufig auch durch ungeschickte Verhaltensweisen oder strategien auf. Wiederum helfen videografierte Rollenspiele dem Therapeuten, mit den Patienten entsprechende Probleme zu präzisieren und konkrete Möglichkeiten zur Optimierung ihres Verhaltens herauszuarbeiten. Im wiederholten Rollenspiel versuchen sie dann diese Vorsätze gezielt umzusetzen, was wiederum aufgezeichnet und gemeinsam überprüft wird (Pfingsten, 2000). Solche vorbereiteten Wiederholungen derselben Expositionsübungen (mit oder ohne Videofeedback) sind ganz allgemein zu empfehlen, weil sie den eingangs beschriebenen drei Zielen der Exposition oft in besonderem Maße gerecht werden.

▪ Nützliche Ergänzungen

Wenn Entspannungsverfahren verwendet werden sollten Therapeuten in den Expositionsübungen dazu anleiten, diese in kritischen Situationen auch tatsächlich einzusetzen. Es gibt weitere Übungen, die sich bei der Behandlung wichtiger Bedingungsfaktoren sozialer Ängste vor allem bei Sozialphobikern i.e.S. als besonders effektiv erwiesen haben (Clark & Wells, 1995; Heinrichs et al. 2010; Stangier et al. 2006, 2009).

Wahrnehmungsfehler korrigieren Viele sozialängstliche Patienten haben verzerrte visuelle Vorstellungen davon, wie sie in kritischen Situationen aussehen und auf andere wirken. Diese oft sehr stereotypen und hartnäckigen Vorstellungen führen dazu, dass z. B. das Ausmaß der sichtbaren Nervosität, des Errötens, der Sprechprobleme oder des Zitterns erheblich überschätzt wird. In diesem Falle werden Patienten vor oder nach videografierten Rollenspielen zunächst sehr detailliert nach ihrem Aussehen in der betreffenden Situation befragt. Bei der anschließenden Betrachtung der Videoaufzeichnung werden diese Aussagen überprüft und ggf. korrigiert.

Aufmerksamkeitssteuerung trainieren Sozial ängstliche Patienten reagieren in kritischen Situationen mit erhöhter Selbstaufmerksamkeit, was zahlreiche ungünstige Folgen hat (Pfingsten, 2007, S. 29ff). Darüber sollten Patienten an geeigneter Stelle der Therapie aufgeklärt werden. Anschließend werden sie angeleitet, in Expositionsübungen und in Alltagssituationen mit ihrer Aufmerksamkeitssteuerung bewusst zu experimentieren und eine externale Aufmerksamkeitsrichtung zu trainieren. Das Vorgehen ähnelt dabei der Bearbeitung von Selbstverbalisationen (▶ Kap. 52), wobei Fragen mit internem Fokus (z. B. »Wie fühle ich mich?«) zunehmend durch solche mit externem Fokus ersetzt werden sollen (z. B. »Was sehe/höre ich?«).

Verzicht auf Sicherheitsverhalten üben Sicherheitsverhalten wirkt sich auf die Bewältigung sozialer Situationen oft eher negativ aus. Außerdem beeinträchtigt es die Wirksamkeit von Expositionsübungen, weil Patienten meinen, sie würden die gefürchteten Situationen nur mit seiner Hilfe bewältigen. Bei allem Verständnis für ihr Sicherheitsbedürfnis sollten den Patienten diese Zusammenhänge verdeutlicht werden. Wiederum ist es dann in Rollenspielen am einfachsten, den Verzicht auf Sicherheitsverhalten zu üben und zu testen, wie sich das auf das eigene Verhalten und die Interaktionspartner auswirkt. Anhaltspunkte für Sicherheitsverhaltensweisen ergeben sich aus Befragungen des Patienten, aus einem speziellen Fragebogen (Stangier et al., 2009) und aus Beobachtungen im Rollenspiel.

Verhaltensexperimente durchführen Die dargestellten Interventionen können von erfahrenen Therapeuten systematisch zu Verhaltensexperimenten ausgebaut werden. Sie vermitteln Patienten Erfahrungen, mit denen verzerrte Kognitionen besonders klar und anschaulich widerlegt werden. Dabei sind mit dem Patienten vor der eigentlichen Exposition eindeutig überprüfbare Erwartungen darüber zu formulieren, was in der betreffenden Situation geschehen wird. Für Übungen in vivo werden Protokollblätter entwickelt, mit deren Hilfe der Patient seine tatsächlichen Erfahrungen mit den vorher aufgeschriebenen Erwartungen vergleichen kann (Ambühl et al., 2006; Stangier et al., 2009). Bei Rollenspielen erfolgt diese Überprüfung ähnlich, aber zusammen mit dem Therapeuten bzw. den anderen Mitgliedern einer Therapiegruppe.

Ein spezielles Verhaltensexperiment bezieht sich auf die Neigung sozialängstlicher Patienten, die Auswirkungen eigenen Fehlverhaltens katastrophierend zu übertreiben. Die Patienten werden veranlasst, das betreffende Verhalten in kritischen Alltagssituationen ganz bewusst zu zeigen (also z. B. deutlich zu zittern). Ihre Erwartungen über die Reaktionen der Mitmenschen werden im Vorhinein aufgeschrieben und später mit den beobachteten Reaktionen der anderen verglichen. Sog. **Shame-attack-Übungen** gehen noch weiter, indem Patienten durch deutlich abweichende Verhaltensweisen die Aufmerksamkeit ihrer Mitmenschen erregen sollen (z. B. bei trockenem Wetter mit aufgespanntem Regenschirm durch eine belebte Fußgängerzone gehen). Auch hierbei geht es um die Widerlegung übertriebener Konsequenzerwartungen, allerdings sollten unerfahrene Therapeuten mit dem Einsatz solcher Übungen bei sozialängstlichen Patienten besonders vorsichtig sein.

■ Schlussphase und Rückfallprophylaxe

Falls zuvor überwiegend mit Rollenspielen gearbeitet wurde, ist spätestens in der Schlussphase der Therapie auf die Durchführung von Expositionsübungen in vivo zu achten. Außerdem sollten Therapeut und Patient anhand des schon erwähnten Therapieordners ein übersichtliches Dossier zusammenstellen. Mit seiner Hilfe kann der Patient auch nach längerer Zeit die einzelnen Schritte der Therapie nachvollziehen, wenn er bestimmte Interventionen auffrischen will oder einen Rückfall befürchtet. Zugleich wird mit dem Patienten herausgearbeitet, woran er die Gefahr eines Rückfalls rechtzeitig erkennt und wie er einzelne Behandlungsschritte in diesem Falle selbstständig reaktivieren kann. Gerade bei sozialen Ängsten ist es sinnvoll, einen Folgetermin z. B. im zweimonatigen Abstand zu verabreden, für diesen Zeitraum weitere Übungen zu planen und die entsprechenden Erfahrungen dann zu besprechen.

114.4 Schwierigkeiten und Probleme

Bei der therapeutischen Beziehungsgestaltung sind einige Eigenheiten vieler sozial ängstlicher Patienten zu berücksichtigen:

- Starke Irritierbarkeit durch konfrontierende oder kritische Äußerungen anderer,
- Bedürfnis nach klaren Aufgabenstellungen sowie
- perfektionistische Ansprüche an sich selbst.

Besonders zu beachten ist, dass das Erkennen eventueller Probleme durch die ausgeprägte Konformitätstendenz der Patienten erschwert sein kann. In Therapiegruppen ist deshalb die Zusammenarbeit mit Kotherapeuten empfehlenswert. Die Patienten stehen auch Lob sehr skeptisch gegenüber und neigen zur **negativen Bilanzierung** sozialer Erfahrungen (◘ Tab. 114.1). Deshalb sollten Therapeuten z. B. bei der Nachbesprechung von Expositionsübungen den Anfängerfehler vermeiden, nur auf die Wirksamkeit externer Verstärkung zu setzen. Stattdessen ist die selbstständige Bewertung positiver Erfahrungen gezielt einzuüben, aber auch der konstruktive Umgang mit Misserfolgen (Pfingsten, 2007).

Oft sind ungünstige Selbstverbalisationen in tief greifenden irrationalen Überzeugungen verankert, die sich speziell bei Patienten mit depressiven Reaktionstendenzen als besonders änderungsresistent erweisen können. Um solche Überzeugungen grundlegender zu bearbeiten, kann der Rückgriff auf einschlägige Methoden der kognitiven Therapie erforderlich werden (► z. B. Kap. 29, Kap. 38 und Kap. 56). Weitere Probleme können sich aus den komorbiden Störungen ergeben, mit denen, wie erwähnt, bei bis zur Hälfte aller sozial ängstlichen Patienten zu rechnen ist. Das gilt vor allem wiederum für komorbide Depressionen, aber auch für Substanzmissbrauch, Persönlichkeits- oder anderen Angststörungen. Das Vorgehen bei der Behandlung der sozialen Ängste selbst ändert sich in solchen Fällen nicht wesentlich, ist aber natürlich auf die sonstige Behandlungsstrategie abzustimmen. Weitere Hinweise zum Umgang mit Schwierigkeiten während der Therapie geben Ledley u. Heimberg (2005).

114.5 Alternative Behandlungen

Inwieweit andere psychotherapeutische Verfahren (v.a. IPT und psychodynamische Kurzzeittherapie) wirksame Alternativen zur Behandlung sozialer Ängste darstellen, ist bisher noch nicht klar zu beantworten (Heinrichs et al. 2010). Studien zur pharmakologischen Behandlung zeigen inzwischen, dass diese bei sozialen Phobien mindestens kurzfristig ebenfalls wirksam sein kann. Das gilt zurzeit vor allem für Serotonin-Wiederaufnahmehemmer (SSRI) wie z. B. Paroxetin, daneben auch für irreversible Monoaminoxidase- (MAO-) Hemmer (Phenelzin, in Deutschland nicht zugelassen), für einige Benzodiazepine sowie – nicht mehr ganz eindeutig – auch für Moclobemid als reversiblem MAO-Hemmer (Überblick z. B. Bhogal u. Baldwin, 2007). Im Gegensatz zur kognitiven Verhaltenstherapie wurden in der Vergangenheit allerdings kaum Studien zur Nachhaltigkeit der erreichten Veränderungen publiziert. Die wenigen vorliegenden Studien sprechen wegen der hohen Rückfallgefahr bei Absetzen der Medikamente für eine Dauermedikation, was oft als Argument für die Bevorzugung von SSRI gesehen wird. Die weit verbreitete Vermutung, dass die Wirksamkeit kognitiver Verhaltenstherapie bei sozialen Angststörungen durch die standardmäßige Kombination mit einem der genannten Pharmaka weiter verbessert wird, ist durch empirische Studien bisher noch kaum überzeugend belegt.

114.6 Wirksamkeit und Erfolgsbeurteilung

Viele der beschriebenen Interventionen haben sich bei der Behandlung sozialer Ängste und vieler anderer Störungen bewährt, die mit sozialen Ängsten in Zusammenhang stehen. Was die soziale Phobie i.e.S. angeht, führt ein expositionszentrierter Behandlungsansatz bei den meisten Patienten zu deutlichen Besserungen der Hauptsymptomatik, oft auch begleitender Symptome wie z. B. Depressionen. Dabei reichen oft 12–30 Therapiestunden aus, wobei die Behandlung im ambulanten oder stationären Setting oder als mehrtägige Intensivtherapie erfolgen kann. Es gibt Belege dafür, dass in der Therapie erzielte Verbesserungen über Jahre andauern. Auch Studien im klinischen Behandlungsalltag zeigen gute Erfolge. Einen Überblick über Wirksamkeitsstudien geben u. a. Ruhmland und Margraf (2001) und Heinrichs et al. (2010).

Literatur

Ambühl, H., Meier, B. & Willutzki, U. (2006). *Soziale Angst verstehen und behandeln*. Stuttgart: Pfeiffer.

Bhogal KS, Baldwin DS (2007) Pharmacological treatment of social phobia. *Psychiatry 6:5*:217–223

Clark, D. M. & Wells, A. (1995). A cognitive model of social phobia. In R. G Heimberg, M. Liebowitz, D. Hope & F. Schneier (Eds.), *Social phobia*. New York: Guilford.

Consbruch, K.v. & Stangier, U. (2010) *Ratgeber Soziale Phobie*. Göttingen: Hogrefe.

Fehm, L. & Wittchen, H. U. (2008). *Wenn Schüchternheit krank macht*. Göttingen: Hogrefe.

Heinrichs, N., Stangier, U., Gerlach, A.L., Willutzki, U. & Fydrich, T. (2010). *Evidenzbasierte Leitlinie zur Psychotherapie der Sozialen Angststörung*. Göttingen: Hogrefe.

114

Hinsch, R. & Pfingsten, U. (Hrsg.). (2007). *Gruppentraining sozialer Kompetenzen* (GSK). Weinheim: Psychologie.

Hofmann, S. G. & diBartolo, P. M. (Eds.). (2001). *From social anxiety to social phobia*. Needham Heights: Allyn & Bacon.

Ledley, D.R. & Heimberg, R.G. (2005) Social anxiety disorder. In: Antony MM, Ledley DR, Heimberg R (eds) *Improving outcomes and preventing relapses in cognitive-behavioral therapy*. New York: Guilford.

Mitte, K., Heidenreich, T. & Stangier, U. (2007) *Diagnostik bei Sozialen Phobien*. Göttingen: Hogrefe.

Pfingsten, U. (2000). Kognitive Verhaltenstherapie bei sozialen Ängsten, Unsicherheiten und Defiziten. In M. Hautzinger (Hrsg.), *Kognitive Verhaltenstherapie bei psychischen Störungen*. Weinheim: Beltz/PVU.

Pfingsten, U. (2007) Ein Erklärungsmodell sozialer Kompetenzen und Kompetenzprobleme. In R. Hinsch & U. Pfingsten (Hrsg.), *Gruppentraining sozialer Kompetenzen* (GSK). Weinheim: Beltz/PVU.

Ruhmland, M. & Margraf, J. (2001). Effektivität psychologischer Therapien von generalisierter Angststörung und sozialer Phobie: Meta-Analysen auf Störungsebene. *Verhaltenstherapie, 11*, 27–40.

Stangier, U. & Fydrich, T. (Hrsg.). (2002). *Soziale Phobie und soziale Angststörung*. Göttingen: Hogrefe.

Stangier, U., Clark, D.M. & Ehlers, A. (2006) *Soziale Phobie*. Göttingen: Hogrefe.

Stangier, U., Heidenreich, T. & Peitz, M. (2009). *Soziale Phobien*. Weinheim: Beltz/PVU.

Vriends, N. & Margraf, J. (Hrsg.). (2005). *Soziale Kompetenz, soziale Unsicherheit, soziale Phobie*. Hohengeren: Schneider.

Willutzki, U., Neumann, B., Haas, H., Koban, C. & Schulte, D. (2004). Zur Psychotherapie sozialer Ängste. *Z Klin Psychol, 33*, 42–50.

Chronischer Tinnitus

B. Kröner-Herwig

115.1 Symptomatik und Epidemiologie

Tinnitus bezeichnet das Auftreten von akustischen Wahrnehmungen, die nicht durch eine Geräuschquelle in der Umgebung verursacht werden, sondern als Konsequenz einer Funktionsstörung des Ohres sowie einer Störung der peripheren oder zentralnervösen Verarbeitung zu verstehen sind, wobei die genauen pathophysiologischen und neuronalen Mechanismen noch nicht hinreichend aufgeklärt sind. Im Gegensatz zu Halluzinationen ist sich der Betroffene über die Quelle des Geräuschs und die Unabhängigkeit von Außenreizen im Klaren.

Der Charakter der Ohrgeräusche ist von Patient zu Patient bezüglich der Geräuschqualität (z. B. Pfeifen, Brummen), der Gleichförmigkeit und der Lautheit des inneren Geräusches sehr verschieden.

Nicht jeder Tinnitus führt automatisch zu einer psychischen Beeinträchtigung. Er hat keinen sich progredient verschlechternden Verlauf, und eine bedrohliche Grunderkrankung (z. B. Akustikusneurinom) ist eine seltene Ausnahme (Kröner-Herwig, Jäger & Goebel, 2010b, Kap. 4.1). Dies bedeutet, dass Tinnitus nicht per se als »gefährliche« Gesundheitsstörung anzusehen ist. Von den chronisch Betroffenen kommen die meisten mit den Geräuscheindrücken ohne große Einbuße an Lebensqualität zurecht. Ein kleinerer Anteil fühlt sich vom Tinnitus jedoch stark beeinträchtigt und »leidet« unter ihm. Das Befinden dieser Patienten ist gekennzeichnet durch autonome, kognitiv-emotionale und behaviorale Symptome wie Schlafstörungen, Reizbarkeit, Depressivität, kognitive Einengung oder sozialer Rückzug. Auch Kommunikationsbeeinträchtigung und Geräuschüberempfindlichkeit (Hyperakusis) sind oft mit anhaltendem Tinnitus assoziiert. In Einzelfällen ist die Erwerbsfähigkeit bedroht und es kommt sogar zu Suizidgedanken. Manifeste psychische Komorbiditäten (Depression, Angststörungen, somatoforme Störungen) können sowohl Folge als auch Vorläufer der Tinnitus bezogenen Beeinträchtigung sein (Hiller & Goebel, 2001).

Das Ausmaß der Beeinträchtigung lässt sich u. a. mit dem Tinnitus-Fragebogen (Goebel & Hiller, 1998) abbilden, der sich in seiner Langform (52 Items) und einer Kurzversion (i=12) bewährt hat. Auf Basis des Gesamtscores ist eine Schweregradbeurteilung (I–IV) möglich (vgl. Kröner-Herwig et al., 2010a, Kap. 3.1). Ab Schweregrad II kann eine ambulante Intervention sinnvoll sein (Hiller & Goebel, 2004).

Zur Bestimmung der Prävalenzen in der BRD hat die Deutsche Tinnitus-Liga 1998 eine repräsentative Erhebung mittels Telefoninterviews durchführen lassen. Dabei wurden mehr als 3.000 zufällig ausgewählte Einwohner befragt (Pilgramm, Rychlik, Lebich, Goebel & Knör, 1999). Es berichteten 3,9% der Bundesbürger zum Untersuchungszeitpunkt von aktuellem Tinnitus (Punktprävalenz). Die Lebenszeitprävalenz lag bei 25%. Bei 3,6% der Bevölkerung bestand ein chronischer Tinnitus, der von den Betroffenen als »mittelgradig« bis »unerträglich« eingestuft wurde. Etwa 43% dieser so belasteten Menschen berichtetete auch über Hyperakusis. Die Altersgruppe zwischen 50 und 69 Jahren war am häufigsten von Tinnitus betroffen.

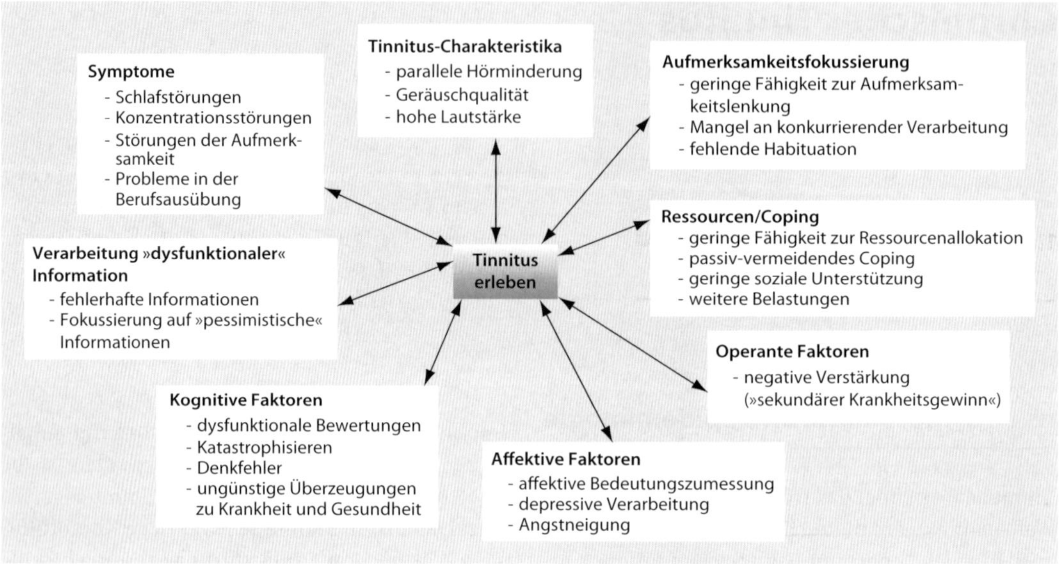

Abb. 115.1 Integratives Modell zu den Faktoren mit Einfluss auf die Beeinträchtigung durch Tinnitus

115.2 Verhaltenstherapeutische Behandlungsziele

Ausgehend von der Einordnung des Tinnitus als neuroakustischer Störung (Hesse, 2008) kann die Beseitigung der Geräuschperzeption *nicht* als Ziel der kognitiven Verhaltenstherapie (KVT) definiert werden. Ihr globales Ziel ist die Minderung der Tinnitus bedingten Beeinträchtigung und ihrer assoziierten Symptome. Aus dem psychologischen Prozessmodell der »misslungenen Krankheitsbewältigung« (Abb. 115.1), wie es in Anlehnung an Kröner-Herwig et al. (2010d, Kap. 4.2) skizziert wird, ergeben sich die Ansatzpunkte der Therapie.

Der Einfluss der akustischen Parameter des Tinnitus auf die Beeinträchtigung (Lautheit, Geräuschqualität) des Patienten ist erheblich geringer als früher angenommen. Den psychologischen Prozessen ist damit sehr viel mehr Bedeutung beizumessen. Dysfunktionale und fehlerhafte Bewertungen und emotional negative Bedeutungszuschreibung des erlebten Tinnitus bestimmen den Umgang mit der Störung und modulieren das Befinden (»*Ich bin ganz sicher, dass der Tinnitus immer lauter wird.*« »*Mit diesem Ohrgeräusch im Kopf kann man sich auf nichts mehr konzentrieren.*« »*Es ist ganz furchtbar, warum ist mir das passiert?*« »*Ich werde nie mehr Stille erleben.*« »*In meinem Beruf kann ich nicht mehr funktionieren.*« »*Das muss sich ändern, sonst breche ich irgendwann zusammen!*«) Ein vorrangiges Ziel der KVT ist somit die kognitive Umstrukturierung im Sinne des Abbaus dieser katastrophisierenden Überzeugungen, die den Tinnitus als unveränderbaren Stressor erscheinen lassen, dem man hilflos ausgeliefert ist. Dazu gehört die Defokussierung der Aufmerksamkeit auf die inneren Geräusche, die auch gerade wegen der negativen Bedeutungszumessung auf den Tinnitus gerichtet bleibt. Hallam, Rachman & Hinchcliffe (1984) bezeichnen die fehlende kognitiv-emotionale Habituation als wesentliche Aufrechterhaltungsbedingung der gestörten Anpassung. Passive und depressive Bewältigungsreaktionen (z. B. dauerndes Grübeln über den Tinnitus) werden zum Gegenstand der Therapie. Die Tinnitus bezogene Beeinträchtigung wird auch durch (meist interne) negative Verstärkungsprozesse gesteigert. Eine auf Tinnitus attribuierte Arbeitsunfähigkeit mindert z. B. die Angst vor Versagen und hält die entlastende subjektive Zuschreibung von krankheitsbedingter Unfähigkeit sich Anforderungen zu stellen aufrecht. Auf die spezifischen »psychosomatischen« Symptomatiken, die selbst wiederum Rückwirkung auf das Belastungserleben haben, kann auf den beschriebenen Wegen (Umstrukturierung) indirekt Einfluss genommen werden, aber auch in direkter Weise (z. B. auf Schlafstörungen durch Schlafhygienemaßnahmen).

115.3 Behandlungsplanung und verlauf

Typisches Setting für die ambulante Therapie ist die **Gruppe** als therapeutischer Rahmen (Kröner-Herwig et al., 2010e, Teil II). Auch im Kontext stationärer Therapie nehmen gruppentherapeutische Interventionen einen großen Raum ein. Der Umfang der Therapie kann im ambulanten Setting, wo zumeist weniger schwer gestörte Patienten angetroffen werden, auf 8–12 Sitzungen begrenzt werden, wie die Metaanalyse von Andersson und Lyttkens (1999) zeigte.

Im Rahmen der **Psychoedukation**, die eine höchst bedeutsame Rolle in der Tinnitustherapie spielt, sind positive Erwartungen hinsichtlich der Wirksamkeit des Trainings auf symptomatischer Ebene, d. h. im Hinblick auf die Krankheitsfolgen, explizit zu fördern (»*Sie werden den Tinnitus weniger bemerken, vielleicht überhaupt kaum noch wahrnehmen. Auf jeden Fall wird er Sie weniger stören.*«). Der Therapeut sollte deutlich machen, dass KVT in wissenschaftlichen Studien ihre Wirksamkeit bewiesen hat, sodass jeder Patient darauf hoffen kann, selbst vom Training zu profitieren. Die Psychoedukation ist durch Medien und Materialien (Folien, Graphiken, Flipchart-Arbeit, Handouts) zu unterstützen (vgl. Kröner-Herwig et al., 2010e, Teil II). Eine gute Psychoedukation erhöht in der Regel auch die vom Patienten wahrgenommene Kompetenz des Behandlers. Die strukturierte Vermittlung von Informationen und Anleitung von Übungen sollte auf der Basis einer wertschätzenden, empathischen Grundhaltung erfolgen.

Die Psychoedukation beinhaltet die Integration des neuroakustischen Störungsmodells und psychologischen Modells zur Entwicklung und Aufrechterhaltung des »Leidens« an Tinnitus. Hier werden erste Hinweise auf günstigere Verarbeitungsstrategien gegeben, die die Selbstwirksamkeitsüberzeugung des Patienten fördern, ihm also zeigen, dass er selbst etwas zur Minderung seines Leidens tun kann. Hier können Ablenkungsstrategien (Skills), die die Aufmerksamkeit vom Tinnitus auf externale akustische oder andere sensorische Eindrücke richten, sehr nützlich sein (z. B. Hören leiser Musik zur Förderung des Einschlafens; Nutzung eines Tischbrunnens beim Arbeiten in ansonsten stiller Umgebung). Der Therapeut bespricht regelmäßig zu Beginn jeder Sitzung mit dem Patienten den Einsatz dieser Übungen im Alltag. Im Umgang mit den sog. »Hausaufgaben« ist ein sorgfältig ausbalanciertes Verhalten der Therapeuten erforderlich: Er soll zur Durchführung motivieren, aber nicht Druck ausüben und sanktionieren. Er kann auf die Modellwirkung anderer Teilnehmer setzen, die von eigenen häuslichen Übungen berichten.

Entspannungsübungen werden sehr früh eingesetzt, auch unter bewusster Konzentrierung auf die inneren Geräusche um eine »gelassene« Akzeptanz des Tinnitus zu fördern. Auch Aufgaben zur Aufmerksamkeitslenkung, bei denen die Patienten eigene Skills entwickeln, stehen zunächst im Vordergrund des Trainings. Erlebensaktivierende Übungen (z. B. ein »Experiment«, das zu der überraschenden Erkenntnis führt, wie leicht sich Geräusche aus dem Bewusstsein »ausblenden lassen«) fördern die aktive Beteiligung des Patienten.

Methoden der **kognitiven Umstrukturierung** nehmen innerhalb der Therapie einen hohen Stellenwert ein. Zu den Zielen gehört die Sensibilisierung für negative Befindenszustände, die eine Hinweisfunktion für die Reflexion der eigenen Situationsbewertungen gewinnen, die ihrerseits wiederum die emotionalen Reaktionen und Verhaltensweisen steuern. Das Hinterfragen von dysfunktionalen Bewertungen (▶ Abschn. 115.2) sowie der Versuch der Entwicklung von alternativen förderlicheren Überzeugungen stehen über längere Zeit vorrangig auf der Tagesordnung.

In weiteren Sitzungen geht es um das Identifizieren und die Veränderung von **Vermeidungsverhalten** im Zusammenhang mit Tinnitus, welches wie bei anderen Problemen die Aufrechterhaltung der Beeinträchtigung wesentlich mitbestimmt. So vermeiden Tinnituspatienten häufig Kommunikationssituationen, aber auch Situationen, in denen Geräusche oder Klänge dominieren (Konzerte, Filme, Sportveranstaltungen). Die Vermeidung erhöht die Angst vor dieser Art Situationen und der Rückzug weitet sich aus. Dass die regelmäßige Konfrontation mit Geräuschen nicht nur den wahrgenommenen Tinnitus, sondern auch die Geräuschüberempfindlichkeit mindern kann (vgl. Ziegler, Gosepath & Mann, 2000), sollte herausgestellt werden.

Des Weiteren werden die Problembereiche **Depression** und **Schlafstörungen** angesprochen. Der Patient erhält Informationen zur Depression und die Bearbeitung eines Fragebogens ermöglicht es ihm zu erkennen, ob er kritische Werte der Depressivität überschreitet (was eine vertiefte Psychotherapie nach dem Tinnitusbewältigungstraining (TBT) erwägenswert macht). Zum Umgang mit Schlafstörungen werden per Broschüre Informationen zur Selbsthilfe vermittelt, die in folgenden Sitzungen aufgearbeitet werden.

Operante Faktoren der Aufrechterhaltung sind Thema weiterer Sitzungen, deren Ziel es ist, über hypothetische Fragen (»*Was wäre wenn der Tinnitus plötzlich nicht mehr da wäre?*«) das Thema »positive Krankheitsfolgen« aufzuarbeiten, ohne dass es einen den Selbstwert bedrohenden Charakter annimmt. Es wird erarbeitet, dass einige Probleme dem Tinnitus unzulässigerweise angelastet werden und diese einer eigenständigen Lösung bedürfen. Den Teilnehmern wird die »Problemlöseleiter« als Hilfsmittel für die Identifikation von Problemen und Generierung von Bewältigungsstrategien an die Hand gegeben.

Allgemeine **Stile der Krankheitsverarbeitung** werden im Rahmen des vorgestellten **Salutogenese-Modells** erarbeitet und ihre kurz- und langfristigen Folgen reflektiert. In diesem Kontext wird zur Bedeutung des Genießens, also zur Bedeutung der **Selbstfürsorge** übergeleitet. Das regelmäßige Anwenden von individuellen Selbstfürsorgestrategien als Mittel zur Steuerung, d. h. Verbesserung der eigenen Befindlichkeit wird gefördert.

Gegen Ende der Behandlung geht es um die **Rückfallprophylaxe**, was die Aufarbeitung des Trainingsnutzens für den Teilnehmer und die konkrete individuelle Ziel- und Handlungsplanung für die Zeit nach dem Ende der Therapie umfasst. Dabei sollen insbesondere die Befürchtungen des Patienten exploriert und bearbeitet werden und Vertrauen in seine Selbsthilfefähigkeit werden. Insbesondere für die Nutzung in Krisensituationen soll sich der Patient seinen eigenen »Handwerkskasten« für die Tinnitus-Bewältigung zusammenstellen.

Es wird empfohlen, den Patienten eine »Booster«-Sitzung (nach ca. drei Monaten) anzubieten. Hier sollten die im »therapiefreien« Alltag gemachten Erfahrungen besprochen werden und, falls nötig, Inhalt und Bedeutung bestimmter Selbsthilfestrategien aktualisiert werden.

115.4 Schwierigkeiten und Probleme

Eine besondere Problematik der Tinnitustherapie besteht in der Akzeptierung des Therapieziels, das eben nicht, wie die meisten Patienten noch hoffen, in der Elimination des Tinnitus selbst liegt, sondern in der Minderung der Beeinträchtigung durch den Tinnitus bei seinem zu erwartenden Weiterbestehen. Die Psychoedukation hat vor allem das Ziel, dass der Patient das neuroakustische und psychologische Modell der Beeinträchtigung verbinden kann, ohne dass Schuld- oder Minderwertigkeitskognitionen entstehen.

Tinnituspatienten sind oft geneigt, zu obskuren (und oft kostspieligen) Therapien Zuflucht zu nehmen, die ja immer »Heilung« versprechen (Kröner-Herwig et al., 2010c, Kap. 5). Der Therapeut muss mit Kompetenz und Selbstsicherheit dem Patienten vermitteln, dass er mit einer KVT-Behandlung einen richtigen, prognostisch günstigen Therapieweg beschreitet. Wie bei den meisten Störungen mit somatischer Grundlage ist das Vertrauen des Patienten in die Selbstwirksamkeit, d. h. die selbst bestimmte Einflussnahme auf die Symptome, eher gering. Dass Zweifel dieser Art überwunden werden können, ist häufig dem Modellverhalten von Mitpatienten in einer Gruppentherapie zu verdanken.

Die Interventionen und Übungen zur kognitiven Umstrukturierung überfordern manche Patienten. Der Therapeut hat die heikle Aufgabe, immer wieder das Verständnis für die psychologischen Maßnahmen zu fördern und zur Mitarbeit anzuregen, ohne in ein direktiv-autoritäres bzw. sanktionierendes Verhalten zu verfallen.

115.5 Wirksamkeit

Die bereits in einer frühen Phase der psychologisch orientierten Tinnitustherapie isoliert eingesetzten Interventionsverfahren wie Biofeedback oder Entspannung haben sich im Vergleich mit der multimodalen KVT als nicht ausreichend wirksam gezeigt, wie die Metaanalyse von Andersson und Lyttkens (1999) nachweisen konnte (Effektstärke der KVT bzgl. der Minderung der Beeinträchtigung: 0.86). Eine neue für die Cochrane-Bibliothek durchgeführte Metaanalyse von Martinez-Devesa, Waddell, Perera, & Theodoulou (2007) bezog ausschließlich randomisierte Kontrollgruppenstudien (n=6) ein. Bezogen auf das Kriterium »Tinnitus-Lautheit« fanden sich keine Verbesserungen durch die Therapie. Dagegen wurden bezüglich des primären Outcome-Kriteriums »Beeinträchtigung« mittelhohe Effektstärken von 0.60–0.70 festgestellt.

Drei Studien aus der eigenen Forschungsgruppe wurden in diese Metaanalyse eingeschlossen:

- In der ersten Studie (Kröner-Herwig, Hebing, van Rijn-Kalkmann, Frenzel, Schilkowsky & Esser, 1995) wurde ein Vorläufer des in Kröner-Herwig et al. (2010) veröffentlichten Trainings im Vergleich zu Yoga und einer Warteliste evaluiert.
- Die zweite Studie (Kröner-Herwig, Frenzel, Fritsche, Schilkowski & Esser, 2003) verglich das Tinnitus-Bewältigungstraining (TBT) mit Minimalinterventionen (Psychoedukation von einer bzw. zwei Sitzungen Umfang). Es zeigten sich deutliche Vorteile für das 12 Sitzungen umfassende TBT, aber auch die Edukation erzielte Verbesserungen.
- Die Studie von Zachriat und Kröner-Herwig (2004) verglich TBT mit der sog. Tinnitus-Retraining-Therapie (Jastreboff & Hazell, 1993) und einer Edukation. Dabei wurden katamnestische Erhebungen bis zu 18 Monate nach Therapieende durchgeführt. Das TBT ebenso wie das Tinnitus-Retraining erzielten deutliche und stabile Verbesserungen der Symptomatik.

Weise, Heinecke & Rief (2008) ergänzten ein klassisches TBT mit Biofeedback und erreichten eine außerordentlich hohe Erfolgsrate. Ob Biofeedback eine additive Wirkung hatte oder andere Gründe für das Ausmaß des Erfolges ausschlaggebend waren, ist unklar.

Nach dem Vorbild der KVT entwickelten Kaldo et al. (2007a, 2007b) ein Selbsthilfe-Programm, das sie zum einen per Buch und zum anderen per Internet verfügbar machten. Sie konnten die Wirksamkeit beider mediengestützten Interventionsansätze nachweisen.

Insgesamt kann also festgestellt, dass multimodale KVT bei Tinnitus auf dem Evidenzlevel 1a gemäß den Kriterien der Evidenz basierten Medizin hinsichtlich seiner Wirksamkeit abgesichert ist und daher empfohlen werden kann.

115.6 Alternativbehandlungen

Viele Patienten wissen nicht, dass sich sämtliche medizinische Behandlungsverfahren bei anhaltendem Tinnitus in der wissenschaftlichen Überprüfung als nicht wirksam gezeigt haben (vgl. Kröner-Herwig et al., 2010c, Kap. 5). Dies gilt auch für die Infusionstherapie, die augenblicklich noch nahezu jeder Patient zumindest in der Akutphase erhält. Auch die Wirksamkeit einer hyperbaren Sauerstoff-Behandlung oder einer Behandlung mit Lidokain oder Akupunktur konnte wissenschaftlich nicht abgesichert werden. Es gibt also bis zum heutigen Zeitpunkt kein verlässliches medizinisches Verfahren zur Minderung oder gar Beseitigung der Tinnitus-Perzeption.

Die im Folgenden berichteten Verfahren basieren zumindest zum Teil auf psychologischen Prozessen. Das sog. Tinnitus-Retraining wurde von Jastreboff, Gray & Gold (1996) für Patienten mit chronischem Tinnitus entwickelt und enthält zwei wesentliche Behandlungsmodule, das sog. »directive counselling«, das der Psychoedukation in der KVT ähnelt und zweitens die Verwendung sog. »noisers«, d. h. Geräuschgeneratoren, die über längere Zeit im Ohr getragen werden und dem Tinnitus entgegen wirken sollen. Jastreboff et al. (1996) berichten von außerordentlich positiven Erfahrungen mit dem Training, legten aber keine methodisch zufrieden stellenden Studien dazu vor. Ein an das Retraining angenähertes Interventionsprogramm (Zachriat & Kröner-Herwig, 2004) führte in einer eigenen RCT-Studie wie bereits beschrieben zu ähnlichen Effekten wie die KVT, allerdings wurde die allgemeine Stressbelastung durch diese stärker reduziert. Die meisten Studien legen nahe, dass das wirksamste Modul im Retraining Programm das counselling ist, der Einsatz der »noiser« ist aber der kostenträchtigste Teil der Behandlung.

In jüngerer Zeit ist von Gerhards (2002) das »Ablenkungs- und Entspannungstraining« entwickelt worden. Nach der Psychoedukation lernt der Patient zunächst sich zu entspannen und wird angeleitet, dazu passende imaginative Szenen zu entwickeln, die dann »sensorisch« durch Helligkeit und Wärme-Induktion unterstützt werden. Die viel versprechenden Ergebnisse müssen erst in von unabhängigen Forschergruppen durchgeführten randomisierten Kontrollgruppen-Designs repliziert werden.

Zu weiteren alternativen psychologischen Therapieansätzen, etwa Neurofeedback, auditives Diskriminationstraining, Acceptance- und Commitment-Therapie liegen bisher zu wenige Befunde vor, um ihre Potenziale angemessen einschätzen zu können (vgl. Kröner-Herwig et al., 2010c, Kap. 5).

Literatur

Andersson, G. & Lyttkens, L. (1999). A meta-analytic review of psychological treatments for tinnitus. *British Journal of Audiology, 33*, 201–210.

Gerhards, F. (2002). Kombiniertes Ablenkungs- und Entspannungstraining (AET) als ambulante verhaltenstherapeutische Methode bei chronischem Tinnitus: Kurz-, mittel- und langfristige Effekte im Einzeltherapiesetting. In M. Jerusalem & H. Weber (Hrsg.), *Psychologische Gesundheitsförderung – Diagnostik und Prävention* (S. 601–604). Göttingen: Hogrefe.

Goebel, G. & Hiller, W. (1998). *Tinnitus – Fragebogen (TF) – Ein Instrument zur Erfassung von Belastung und Schweregrad bei Tinnitus (Manual)*. Göttingen: Hogrefe.

Hallam, R. S., Rachman, S. & Hinchcliffe, R. (1984). Psychological aspects of tinnitus. In S. Rachman (Ed.), *Contributions to Medical Psychologie* (3rd ed.; pp. 31–53). Oxford: Pergamon.

Hesse, G. (2008). *Tinnitus*. Stuttgart: Thieme.

Hiller, W. & Goebel, G. (2001). Komorbidität psychischer Störungen. In G. Goebel (Hrsg.), *Ohrgeräusche. Psychosomatische Aspekte des komplexen, chronischen Tinnitus* (S. 47–67). München: Urban & Vogel.

Hiller, W. & Goeble, G. (2004). Rapid assessment of tinnitus-related psychological distress using the Mini-TF. *International Journal of Audiology, 43*, 600–604.

Jastreboff, P. J. & Hazell, J. W. P. (1993). Neurophysiological approach to tinnitus: Clinical implications. *British Journal of Audiology, 27*, 7–17.

Jastreboff, P. J., Gray, W. C. & Gold, S. L. (1996). Neurophysiological approach to tinnitus patients. *The American of Otology, 17*, 236–240.

Kaldo, V., Cars, S., Rahnert, M., Larsen, H. C. & Andersson, G. (2007a). Use of self-help book with weekly therapist contact to reduce distress: a randomized controlled trial. *Journal of Psychosomatic Research, 63*, 195–202.

Kaldo, V., Levin, S., Widarsson, J., Buhrmann, M., Larsen, C. & Andersson, G. (2007b). Internet versus group cognitive behavioural treatment of distress associated with tinnitus (a randomized controlled trial). *Behavior Therapy, 39*, 348–359.

Kröner-Herwig, B., Frenzel, A., Fritsche, G., Schilkowski, G. & Esser, G. (2003). The management of chronic tinnitus-comparison of an outpatient cognitive-behavioral group training to minimal contact interventions. *Journal of Psychosomatic Research, 54*, 381–389.

Kröner-Herwig, B., Hebing, G., van Rijn-Kalkmann, U., Frenzel, A., Schilkowsky, G. & Esser, G. (1995). The management of chronic tinnitus – comparison of a cognitive-behavioural group training with yoga. *Journal of Psychosomatic Research, 39*, 135–165.

Kröner-Herwig, B., Jäger, B. & Goebel, G. (Hrsg.). (2010). *Tinnitus – Kognitiv-verhaltenstherapeutisches Behandlungsmanual*. Weinheim: Beltz.

Kröner-Herwig, B., Jäger, B. & Goebel, G. (2010a). Diagnostik, Differenzialdiagnostik, Komorbidität: Psychologische Diagnostik. In B. Kröner-Herwig, B. Jäger & G. Goebel (Hrsg.), *Tinnitus – Kognitiv-verhaltenstherapeutisches Behandlungsmanual* (22–32). Weinheim: Beltz.

Kröner-Herwig, B., Jäger, B. & Goebel, G. (2010b). Entstehung und Aufrechterhaltung von Tinnitus: Die medizinische Perspektive. In B. Kröner-Herwig, B. Jäger & G. Goebel (Hrsg.), *Tinnitus – Kognitiv-verhaltenstherapeutisches Behandlungsmanual* (33–47). Weinheim: Beltz.

Kröner-Herwig, B., Jäger, B. & Goebel, G. (2010c). Stand der Therapieforschung. In B. Kröner-Herwig, B. Jäger & G. Goebel (Hrsg.), *Tinnitus – Kognitiv-verhaltenstherapeutisches Behandlungsmanual* (59–68). Weinheim: Beltz.

Kröner-Herwig, B., Jäger, B. & Goebel, G. (2010d). Psychologische Erklärungsansätze zum Misslingen der Krankheitsbewältigung bei Tinnitus. In B. Kröner-Herwig, B. Jäger & G. Goebel (Hrsg.), *Tinnitus – Kognitiv-verhaltenstherapeutisches Behandlungsmanual* (47–58). Weinheim: Beltz.

Kröner-Herwig, B., Jäger, B. & Goebel, G. (2010e). Teil II Das Manual. In B. Kröner-Herwig, B. Jäger & G. Goebel (Hrsg.), *Tinnitus – Kognitiv-verhaltenstherapeutisches Behandlungsmanual* (69–138). Weinheim: Beltz.

Martinez-Devesa, P., Waddell, A., Perera, R. & Theodoulou, M. (2007). *Cognitive behavioural therapy for tinnitus. Cochrane Database of Systematic Reviews*. London: Wiley.

Pilgramm, M., Rychlik, R., Lebich, H., Goebel, G. & Knör, H. (1999). Tinnitus in the Federal Republic of Germany: a representative epidemiological study. In J. Hazel (Ed.),

Proceedings of the Sixth international Tinnitus Seminar (64–67). London: The Tinnitus and Hyperakusis Centre.

Weise, C., Heinecke, K. & Rief, W. (2008). Biofeedback-based behavioral treatment for chronic tinnitus: Results of a randomized controlled trial. *Journal of Consulting and Clinical Psychology, 76*, 1046–1057.

Zachriat, C. & Kröner-Herwig, B. (2004). Treating chronic tinnitus: Comparison of cognitive-behavioural and habituation-based treatments. *Cognitive Behaviour Therapy, 33*, 187–198.

Ziegler, E. A., Gosepath, U. & Mann, W. (2000). Therapie der Hyperakusis bei Patienten mit Tinntius. *Laryngo Rhino Otology, 79*, 320–326.

Zwangsstörungen

N. Hoffmann

116.1 Symptomatik und Epidemiologie

Von einer Zwangsstörung wird dann gesprochen, wenn
- wiederholt Zwangsgedanken, Zwangsbefürchtungen oder Zwangshandlungen auftreten und
- diese so gravierend sind, dass sie erhebliches Leid verursachen, viel Zeit in Anspruch nehmen (mehr als 1 h pro Tag), und
- sie den normalen Tagesablauf, die berufliche Leistung oder die sozialen Aktivitäten stören.

Es gibt 4 Haupterscheinungsformen, von denen 1 oder 2 das Krankheitsbild der meisten Patienten prägen:
- Kontrollzwänge,
- Kontaminationsängste mit Reinigungs- und Waschzwängen,
- zwanghafte Langsamkeit sowie
- Zustände, bei denen Zwangsgedanken oder grübeleien im Vordergrund stehen.

Man kann bei allen 4 Formen zwischen der »Angstseite« und der »Abwehrseite« unterscheiden. So können Befürchtungen auftreten, durch Unachtsamkeit sich selbst oder anderen Schaden zuzufügen (Kontrollzwänge), durch Berührung mit gefährlichen Stoffen kontaminiert zu werden (Waschzwänge) oder durch nicht ausreichend ordentliches Erledigen von alltäglichen Verrichtungen zu »verkommen« (zwanghafte Langsamkeit). Schließlich kann die Sorge, durch eigene Gedanken Unheil zu verursachen, im Vordergrund stehen. Gegen diese zwanghaften Befürchtungen, die von erheblichen Ängsten oder Ekelgefühlen begleitet sein können, versucht der Kranke ein Abwehrverhalten einzusetzen, das ihm innerhalb seines Zwangssystems geeignet erscheint, um die drohenden Gefahren abzuwenden. Dieses zwanghafte Absicherungs- oder Neutralisierungsverhalten kann aus passiver (z. B. Nichtberühren von bestimmten Objekten) oder aus aktiver Vermeidung (z. B. Kontrollieren von Haushaltsgeräten oder zwanghaftem Händewaschen) bestehen. Weiter kann das Abwehrverhalten auf der Ebene des offenen motorischen Verhaltens stattfinden oder aus kognitiven Reaktionen (wie »Gegengedanken«) bestehen.

Die Zwangssymptomatik als solche sollte nicht als isoliertes Endprodukt einer noch nicht genau erforschten, pathologischen, psychischen und somatischen Entwicklung angesehen werden, sondern sie ist eingebettet in ein Persönlichkeitsgefüge (Hoffmann, 1998) und in ein soziales Interaktionsgeflecht. Somit hat sie in vielen Fällen intraindividuelle und interaktionelle Funktionen, die bei der Therapie berücksichtigt werden müssen.

Zwangsstörungen können nach außen sehr ähnlich aussehen, sich in ihrem psychologischen Ablauf jedoch sehr unterscheiden. Eine Kontrollhandlung kann erfolgen vor dem Hintergrund oder im Kontext einer Abwehr von konditionierten Ängsten, von Ekelkonditionierung, von abergläubigen Annahmen, von Unvollkommenheitsgefühlen, von Gedächtnisunsicherheit, Sicherheitsbedürfnis, von Impulskontrollstörungen, von blaptophobischen Ängsten, von Ordnungsbedürfnis u. a. Entsprechend ist bei der Behandlung von Zwangsstörungen zunächst eine differenzierte Verhaltensanalyse unerlässlich, da bei den verschiedenen psychologischen Kontexten unterschiedliche Behandlungsschwerpunkte gesetzt werden müssen.

Es wird heute geschätzt, dass 1–2% der Gesamtbevölkerung betroffen ist.

Differenzialdiagnostisch müssen Zwänge von einer Anzahl anderer Störungen unterschieden werden. Bei dem generalisierten Angstsyndrom werden auch zwanghaft wiederkehrende Sorgen und Befürchtungen beobachtet, aber der Patient erlebt sie als völlig plausibel und entwickelt keine Abwehrrituale gegen die Gedanken als solche. Auch bei der »Major Depression« treten nicht selten depressive Grübeleien auf, deren Inhalte aber nicht in Frage gestellt werden. Auch hier fehlt das Zwangsverhalten. Die zwanghafte Persönlichkeitsstörung, die durch Perfektionismus, extreme Gewissenhaftigkeit, Inflexibilität und eingeschränktes Gefühlsleben gekennzeichnet ist, stellt eine separate Störung dar und lässt sich bei weniger als einem Viertel aller Zwangskranken zusätzlich zu der eingangs geschilderten Symptomatik feststellen. Zwanghaft wirkendes Verhalten, das, etwa bei Schizophrenen, in Form von Bewegungsstereotypien auftreten kann, ist von echtem Zwangsverhalten zu unterscheiden, hauptsächlich deshalb, weil es ziellos ist, d. h. für den Patienten keinerlei Funktion besitzt. Zwei Drittel aller Zwangskranken leiden im Laufe ihres Lebens an mehreren rekurrierenden »Major-Depression«-Episoden. Gleichzeitig können neben der Zwangsstörung Angsterkrankungen, wie soziale Phobien, generalisierte Ängste, Panikerkrankungen usw., auftreten. Oft wird noch behauptet, dass Zwänge einen Übergang zur Schizophrenie darstellen. Dafür liegen keinerlei Belege vor. Es gibt im Gegenteil Hinweise, dass Zwänge und Schizophrenie keinerlei nosologische Verknüpfung aufweisen.

116.2 Verhaltenstherapeutische Ansatzpunkte und Ziele

Als potenzielle Behandungsziele kommen in Frage:

- Vollständige Eliminierung bzw. Reduktion der Zwangssymptomatik (Gedanken, Befürchtungen und Handlungen) auf ein sozial akzeptables Maß, das den Patienten möglichst wenig in seiner Lebensführung behindert.
- Beeinflussung von intraindividuellen Faktoren (wie Insuffizienzgefühlen, mangelnder Assertivität) sowie von interaktionellen Momenten (Kommunikationsstörungen in Partnerbeziehungen, Kontrollbedürfnis des sozialen Umfeldes), von denen eine ursächliche Beteiligung an dem Zwangsgeschehen hypothetisch angenommen wird.
- Behebung von Sekundärschäden der Krankheit wie soziale Isolation, beruflicher Abstieg bis hin zur Berentung usw.

Welche Ziele oder Kombination von Zielen gewählt werden, hängt von den Bedingungen des einzelnen Falles ab. Eine Modifikation der eigentlichen Zwangssymptomatik scheint so gut wie immer unerlässlich und hat zeitlich den Vorrang. Eine Kontraindikation für einen frühen und direkten Beeinflussungsversuch der Symptomatik besteht dann, wenn sie eindeutig der Ablenkung von schwerer Depressivität dient. Inwieweit es nötig und möglich ist, die angesprochenen Momente therapeutisch anzugehen (man spricht dabei von Therapie »am Symptom vorbei«), muss von Fall zu Fall geprüft werden.

116.3 Behandlungsplan und Einzelschritte

Da die oben angeführten Therapieziele fallspezifisch sind und sich nicht allgemein beschreiben lassen, werden sie hier ausgeklammert. Zu ihrer Behebung steht die ganze Palette der Verhaltenstherapie (▶ Kap. 37, Kap. 41, Kap. 64, Kap. 72, Kap. 74 und Kap. 82) zur Verfügung. Im Folgenden werden die auf die eigentliche Symptomatik gerichteten Interventionen geschildert. Da der zentrale Therapieschritt eine Exposition in vivo (▶ Kap. 26 und Kap. 58) darstellt, werden zuerst die Vorbereitungen darauf und anschließend die eigentliche Durchführung geschildert.

▪ Einleitende Maßnahmen

Hierbei stehen 3 Ziele im Vordergrund:

- Einmal soll die Einstellung des Patienten zu seinen eigenen zwanghaften Reaktionen beeinflusst werden.

- Daneben ist es hilfreich, störungsspezifische Kognitionen zu erschließen und zu modifizieren.
- Schließlich muss berücksichtigt werden, dass der Patient erfahrungsgemäß unter einer großen Normunsicherheit leidet, gerade was das normale, d. h. zwangsfreie Alltagsverhalten angeht.

Einstellung zum Zwang Zwangskranke haben nicht immer eine deutliche innere Distanz zum Inhalt ihrer Befürchtungen, wie vielfach behauptet wird. In manchen Fällen haben ihre Bedrohungsphantasien geradezu die Qualität von überwertigen Ideen, bis hin zum Quasi-Wahnhaften. Damit sie in kritischen Situationen, auch bei späteren Übungen, nicht immer von den Zwangsgedanken überwältigt werden und vorschnell den Impulsen zu Zwangshandlungen nachgeben, müssen sie lernen, auftretende Kognitionen immer sicherer als Symptome ihrer Zwangskrankheit zu identifizieren und als solche zu behandeln. Wenn einem Kranken z. B. nach dem Berühren einer Türklinke der Gedanke kommt, er habe sich nun die Hand infiziert (gefolgt vom Impuls, sie durch ritualisiertes Waschen zu »reinigen«), so muss er unter Anleitung erlernen, folgende Einstellung einzunehmen:

»Der Gedanke, der eben aufgetreten ist, ist ein Zwangsgedanke. Er ist lediglich ein Anzeichen dafür, dass ich noch an einer Zwangserkrankung leide. Er ist kein Indiz dafür, dass ich selbst in irgendeiner Weise gefährdet bin oder andere gefährden könnte. Es gibt also nichts, was ich dagegen unternehmen müsste.«

Auf diese Weise gelingt es dem Patienten immer besser, sich von den eigenen Befürchtungen zu distanzieren und den Impulsen zu Zwangshandlungen Widerstand zu leisten. Es kann dabei auch hilfreich sein, den Patienten über die (reversiblen) neurophysiologischen Anomalien bei der Zwangskrankheit aufzuklären (und sie ihm etwa anhand von Aufnahmen von Positronenemissionstomographien geradezu sichtbar zu machen). So kann er das eigene zwanghafte Erleben als zeitweiligen »neurologischen Tick« begreifen lernen, der im weiteren Verlauf der Therapie abgebaut werden wird.

Kognitive Besonderheiten Man weiß, dass der Versuch, dem Kranken seinen Zwang ausreden zu wollen, sinnlos ist. Dennoch ist es nützlich, kognitive Muster, die der scheinbaren Logik der Zwangsstörung zugrunde liegen, zu identifizieren (▶ Kap. 37 und Kap. 38) und im Gespräch mit dem Patienten (vor allem im sokratischen Dialog – ▶ Kap. 56) in Frage zu stellen. Exemplarisch sei auf folgende Besonderheiten hingewiesen: Allen Zwanghaften gemeinsam ist der Versuch, sich total gegen die zwangssystemimmanenten Gefahren abzusichern. Wir alle sind im Straßenverkehr, im Haushalt usw. von potenziellen Risiken umgeben, verhalten uns aber weitgehend unbeschwert, bis Gefahren deutlich sichtbar werden. Zwangskranke drehen die Verhältnisse geradezu um. Sie sind beunruhigt, bis sie sicher sind, dass keine Gefahr droht. Diese Evidenz der Abwesenheit von Gefahr versucht etwa der Patient mit Waschzwang dadurch herzustellen, dass er immer wieder versucht, jede Bewegung im Badezimmer mental zu rekonstruieren, auf der (vergeblichen) Suche nach der Gewissheit, keinen gefährlichen Gegenstand unfreiwillig berührt zu haben. Ein Patient mit Kontrollzwang benutzt beim Inspizieren seiner Wohnung nicht die Commonsense-Kriterien (aus den Hähnen läuft kein Wasser, also sind sie in Ordnung), sondern möchte durch endloses Zudrehen das Gefühl in sich herstellen, dass er die Wohnung risikolos verlassen kann. Ein anderer Patient hält an der Idee der möglichen negativen Fernwirkung tabuisierter Gedanken so lange fest, bis er, etwa durch positive Gegengedanken, jede Befürchtung in sich zum Schweigen gebracht hat. Durch das Aufzeigen und Bearbeiten dieser zwanghaften Fiktionen nach den Regeln der kognitiven Therapie kann der Patient einen wichtigen Schritt beim Entlarven des irrationalen Charakters seines Zwangssystems machen, das er bisher evtl. niemals dauerhaft in Frage gestellt hat, weil er den davon diktierten Automatismen immer wieder nachgegeben hat.

Mentales Einüben von Alltagsverhalten Kaum ein schwer gestörter Zwangskranker kann sich so recht ein Leben ohne Zwänge vorstellen. Es bewährt sich der Erfahrung des Autors nach sehr (etwa vor einer In-vivo-Exposition), normale Verhaltensabläufe, z. B. das Verlassen der eigenen Wohnung, so genau wie möglich mit dem Patienten abzusprechen (»Wie macht man das?«) und zum Thema von Übungen nach der Technik der kognitiven Probe (▶ Kap. 35) durchzuführen. Dabei auftretende Zwangsphänomene identifiziert er als solche und begegnet ihnen mit der oben beschriebenen Einstellung. Um zwangsfreie Abläufe zu verdeutlichen, kann dem Patienten zusätzlich zur Aufgabe gemacht werden, andere als Modell (▶ Kap. 43) bei den entsprechenden Tätigkeiten zu beobachten, wobei auch der Therapeut sich selbst als Modell anbietet. Dieser Therapieschritt ist vor allem bei der Symptomatik der zwanghaften Langsamkeit von großer Bedeutung.

▪ Exposition in vivo

Die Konfrontation in vivo mit zwanghaft besetzten Situationen wird selbstverständlich, wie jede Expositionstherapie (▶ Kap. 26 und Kap. 48), ausführlich mit dem Patienten vorbereitet. Es bedarf einer ausführlichen und glaubhaften Rechtfertigung für diese Prozedur, denn sie hat ja zum Ziel, ihn gerade die Empfindungen produzieren und tolerieren zu lassen, die er passiv vermeidet oder die er zumindest durch sein aktives Abwehrverhalten im Keim zu ersticken versucht. Sie wird, kurz gesagt, als eine Reihe von Lernschritten dargestellt, bei denen er mit seinem Einverständnis und auch unter dem Schutz des Therapeuten, hauptsächlich 3 Erfahrungen macht: Einmal kann er sein zwanghaftes Erleben, durch Konfrontation mit vorher abgesprochenen Situationen, absichtlich und kontrolliert hervorrufen und es auf diese Art besser kennen lernen. Stellt er sich so seinem inneren Geschehen, so erfährt er, dass er es aus eigenen Ressourcen heraus immer besser bewältigen kann, ohne von seinem bisherigen zwanghaften Abwehrverhalten Gebrauch zu machen. Schließlich merkt er, dass er für ihn immer schwierigere Sequenzen des täglichen Lebens annähernd normal ausführen kann und dass die dabei auftretenden zwanghaften Störungen immer weniger gravierend und immer besser zu bewältigen sind. Dieses von Hand, Goodman und Ewers (1992) als »Exposition mit Reaktionsmanagement« bezeichnete Grundvorgehen bildet das Kernstück der Therapie (neuere Überlegungen zur »Philosophie« der Exposition in Hoffmann, 1998).

Bei der Durchführung sollen folgende Punkte berücksichtigt werden: Die Konfrontation soll so weit wie möglich in der natürlichen Umgebung des Patienten erfolgen. Am Anfang soll der Therapeut anwesend sein, um ein ordnungsgemäßes Absolvieren der Übungen zu gewährleisten und um dem Patienten bei evtl. auftretenden Problemen zur Seite zu stehen. Später kann dann das Programm für eine selbstgeleitete Exposition aufgestellt werden. Die anfängliche Frequenz der Sitzungen soll möglichst hoch sein (4–5 Sitzungen pro Woche); bzgl. der Sitzungsdauer muss evtl. mit mehreren Stunden gerechnet werden. Es muss genug Zeit zur Verfügung stehen, um eine deutliche Abnahme des Unbehagens des Patienten zu gewährleisten. Bei Kontrollzwängen ist ein »Setting« herzustellen, bei dem der Patient von Anfang an möglichst eigenverantwortlich agieren muss, da er sonst automatisch dem Therapeuten die letzte Verantwortung zuschiebt und daher kaum Schwierigkeiten empfindet. Hier können Hilfsmaßnahmen wie Therapie am Telefon (es besteht Kontakt, aber der Therapeut kann die Situation nicht »überblicken«) gute Dienste leisten. Bei Kontaminationsängsten soll es vor allem um die möglichst zwangsfreie Einübung alltäglicher Verhaltensabläufe gehen. Künstliche Übungssituationen, wie stundenlanges Hantieren mit »Gefahrenstoffen« bringen wenig, da der Transfer auf alltägliche Situationen sehr gering ist. Bei Zwangsgedanken kann eine Exposition entweder dadurch erfolgen, dass (in vivo oder in sensu) Situationen bearbeitet werden, in denen die Gedanken besonders häufig auftreten, oder anhand der Gedanken selbst, die in handhabbarer Form, z. B. auf Kärtchen, festgehalten sind. Auch einfache Regeln, die der Entlarvung von Zwangsgedanken, im Gegensatz zu realitätsbezogenen Kognitionen, dienlich sind, können nützen (z. B.: »Immer wenn mir der Gedanke kommt, ich könnte jemand unabsichtlich Schaden zufügen, handelt es sich um einen Zwangsgedanken.«). Der wesentliche Effekt jeglicher Exposition ist die wachsende Gewissheit des Patienten, dass er immer mehr so leben kann wie andere auch, ohne ständig entsetzliche und schier aussichtslose Kämpfe führen zu müssen, die seinen Mitmenschen erspart bleiben.

116.4 Schwierigkeiten und Probleme

Es gibt Patienten, die sich (evtl. seit Jahrzehnten) ihren Zwängen so ausgeliefert fühlen, dass sie sich eine aktive Auseinandersetzung mit ihnen, besonders unter Verletzung ihrer zwanghaften Regeln, kaum vorstellen können. Sie haben massive Angst, auch nur an einer Stelle ihr System (im therapeutisch gewünschten Sinne) zu durchbrechen, weil sie dann einen totalen Zusammenbruch des quasistabilen Gleichgewichtes befürchten, in dem sich ihr bisheriges Arrangement zwischen den Notwendigkeiten des Lebens und dem Diktat des Zwanges niedergeschlagen hat. Dies ist besonders dann der Fall, wenn ihre Zwangsbefürchtungen den Charakter von überwertigen Ideen haben oder wenn Depressivität ihnen fast jegliche Zuversicht in ihre Fähigkeiten raubt. In solchen Fällen kann »Therapie am Symptom vorbei« oder eine Phase der Stützung (evtl. mit medikamentösen Maßnahmen gegen die Depression) am Anfang unerlässlich sein, will man sie nicht vorschnell als Therapieverweigerer abtun.

Ein weiterer Problemtyp besteht darin, dass der Therapeut zur letzten Instanz erhoben wird und ständig bis ins kleinste Detail festlegen soll, wie sich der Patient zu verhalten habe. So soll er z. B. ein für allemal bestimmen, unter welchen Bedingungen genau Händewaschen »erlaubt« ist, wie das Waschen genau auszusehen hat usw. Der Patient erscheint dann zur Therapie mit einer langen Liste von Fragen, wie er sich in dieser oder jener Situation verhalten sollte, oder der Therapeut wird mit Telefonanrufen bombardiert, damit er Spontanentscheidungen für den Patienten trifft. Kommt der Therapeut unreflektiert diesen Wünschen entgegen, so wird lediglich ein Zwang durch einen anderen ersetzt und der Patient verzichtet aus Unsicherheit von vornherein darauf, eigene Maßstäbe für sein Handeln zu entwickeln. Dabei ist es oft schwer, einen vernünftigen Kompromiss zwischen notwendiger therapeutischer Lenkung und Anleitung zur Selbständigkeit zu finden, um die Autonomie wiederherzustellen, die der Patient braucht, um sein Leben auch nach Beendigung der Therapie bewältigen zu können.

116.5 Begleit- oder Alternativbehandlung

Als Alternative oder als Begleitbehandlung von Zwangsstörungen hat sich die Verabreichung von serotonergen Antidepressiva erwiesen, d. h. speziell Clomipramin oder selektive Serotonin-Reuptake-Hemmer. Die Dosis liegt bei der Behandlung von Zwangsstörungen im höheren Bereich. Niedrigere Dosierungen oder andere Antidepressiva sind nach den vorliegenden Daten nicht wirksam. Gegebenenfalls ist auch eine Zweizügeltherapie indiziert, d. h. die gleichzeitige Gabe von einem serotonergen Antidepressivum und einem Neuroleptikum. In Kombination mit verhaltenstherapeutischen Maßnahmen erscheinen sie dann besonders sinnvoll, wenn neben der Zwangssymptomatik eine depressive Verstimmung besteht und wenn Zwangsgedanken im Vordergrund stehen. Inwieweit die Medikation sich daneben auch spezifisch positiv auf die Zwangshandlungen auswirkt, ist noch umstritten. Bei einer ausschließlich medikamentösen Behandlung lässt sich innerhalb von 1–9 Monaten nach Absetzen der Medikation eine Rückfallquote von 70–80% feststellen. Verschiedene Formen sonstiger anxiolytischer Medikationen haben sich bei Zwangsstörung als ineffektiv erwiesen.

116.6 Wirksamkeit und Erfolgsbeurteilung

In etwa einem Dutzend Follow-up-Studien (Nachuntersuchung 1–5 Jahre) ergibt sich im Schnitt ein Langzeiterfolg von 75% der erfassten Patienten. Weiteren Studien zufolge beträgt die Quote der Therapieverweigerer bis zu 25%. Die Häufigkeit von therapeutischen Ausfällen (»Drop-Outs«) wird bis zu 12% geschätzt. Wenn man auch die Erfolgsquote in der Routinepraxis als deutlich geringer einschätzen sollte, so darf heutzutage Verhaltenstherapie als Therapie der Wahl bei Zwängen angesehen werden (Oelkers, Hautzinger & Bleibel, 2007).

Literatur

Hand, I., Goodman, B. K. & Ewers, U. (1992). *Zwangsstörungen.* Neue Forschungsergebnisse. Berlin: Springer.

Hoffmann, N. (1990). *Wenn Zwänge das Leben einengen.* Mannheim: Pal.

Hoffmann, N. (1998). *Zwänge und Depressionen.* Berlin: Springer.

Hoffmann, N. (1999). *Zwangshandlungen.* Zürich: Kreuz.

Hoffmann, N. & Hofmann, B. (2004). *Expositionen bei Ängsten und Zwängen.* Weinheim: Beltz/PVU.

Lakatos, A. & Reinecker, H. S. (1999). *Kognitive Verhaltenstherapie bei Zwangsstörungen.* Göttingen: Hogrefe.

Oelkers, C., Hautzinger, M. & Bleibel, M. (2007). *Kognitive Verhaltenstherapie der Zwangsstörung.* Weinheim: Beltz/PVU.

Reinecker, H. S. (1991). *Zwänge.* Bern: Huber.

Stichwortverzeichnis

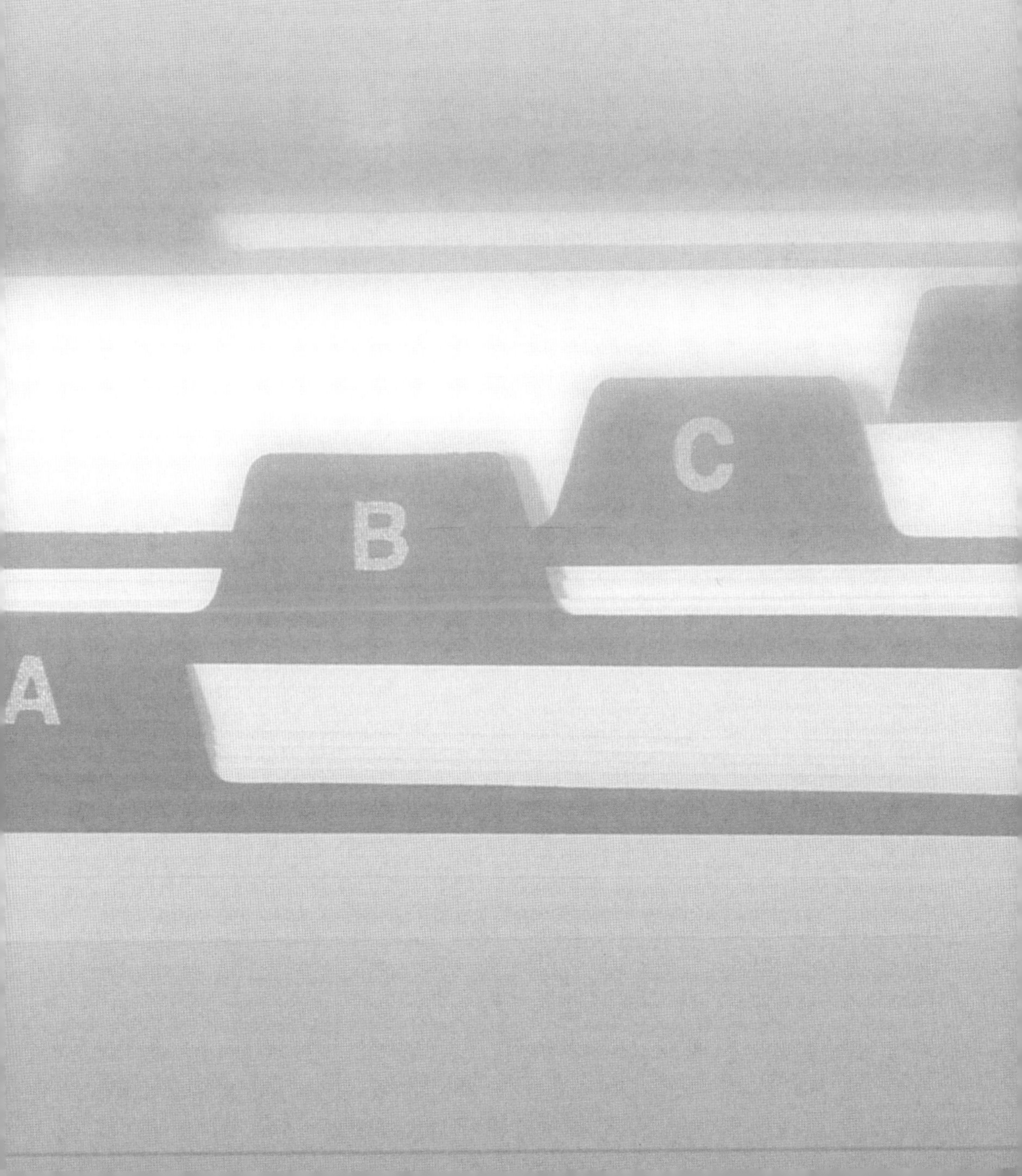

A

B

C

D

E

F

G

H

I

J

K

L

M

Q

R

S

T

U

V

W

Z

Printing: Ten Brink, Meppel, The Netherlands
Binding: Stürtz, Würzburg, Germany